中华影像鉴别诊断学

胸部分册

主 审 郭佑民 陈起航

主 编 伍建林 萧 毅

副主编 胡春洪 赵绍宏 于 红

U0387715

人民卫生出版社

·北 京·

图书在版编目（CIP）数据

中华影像鉴别诊断学. 胸部分册／伍建林，萧毅主编. -- 北京：人民卫生出版社，2024. 10. -- ISBN 978-7-117-36920-6

Ⅰ. R445

中国国家版本馆 CIP 数据核字第 2024PG6309 号

| 人卫智网 | www.ipmph.com | 医学教育、学术、考试、健康，购书智慧智能综合服务平台 |
| 人卫官网 | www.pmph.com | 人卫官方资讯发布平台 |

中华影像鉴别诊断学——

胸部分册

Zhonghua Yingxiang Jianbie Zhenduanxue——
Xiongbu Fence

主　　编：伍建林　萧　毅

出版发行：人民卫生出版社（中继线 010-59780011）

地　　址：北京市朝阳区潘家园南里 19 号

邮　　编：100021

E - mail：pmph @ pmph.com

购书热线：010-59787592　010-59787584　010-65264830

印　　刷：北京华联印刷有限公司

经　　销：新华书店

开　　本：889×1194　1/16　　印张：35

字　　数：1084 千字

版　　次：2024 年 10 月第 1 版

印　　次：2024 年 11 月第 1 次印刷

标准书号：ISBN 978-7-117-36920-6

定　　价：198.00 元

打击盗版举报电话：010 - 59787491　E - mail：WQ @ pmph.com

质量问题联系电话：010-59787234　E - mail：zhiliang @ pmph.com

数字融合服务电话：4001118166　E - mail：zengzhi @ pmph.com

于　红	上海交通大学医学院附属胸科医院	张立娜	中国医科大学附属第四医院
于　晶	大连大学附属中山医院	张永高	郑州大学第一附属医院
王　健	陆军军医大学第一附属医院	张丽芝	四川大学华西医院
王仁贵	首都医科大学附属北京世纪坛医院	陈　淮	广州医科大学附属第二医院
王丽华	浙江大学医学院附属第二医院	陈疆红	首都医科大学附属北京友谊医院
王建卫	中国医学科学院肿瘤医院	范　丽	海军军医大学第二附属医院
叶兆祥	天津医科大学肿瘤医院	林　艳	汕头大学医学院第二附属医院
叶晓丹	复旦大学附属中山医院	金晨望	西安交通大学第一附属医院
史河水	华中科技大学同济医学院附属协和医院	赵绍宏	解放军总医院第一医学中心
史景云	同济大学附属上海市肺科医院	胡春洪	苏州大学附属第一医院
伍建林	大连大学附属中山医院	胡晓云	南京医科大学附属无锡人民医院
刘　敏	中日友好医院	柳学国	中山大学附属第七医院
李　铭	复旦大学附属华东医院	高　莉	北京大学第一医院
李　琼	中山大学肿瘤防治中心	萧　毅	海军军医大学第二附属医院
李智勇	大连医科大学附属第一医院	崔　磊	南通大学第二附属医院
杨文洁	上海交通大学医学院附属瑞金医院	彭德昌	南昌大学第一附属医院
宋　伟	北京协和医院	韩　丹	昆明医科大学第一附属医院
张　旻	北京医院	熊　曾	中南大学湘雅医院

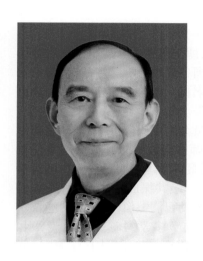

郭佑民

　　医学博士,一级主任医师、二级教授。西安交通大学博士研究生导师,曾任首都医科大学、新疆医科大学博士研究生导师。现任西安交通大学第一附属医院教授、西安交通大学第二附属医院特聘教授、延安大学附属医院特聘教授、西北大学附属医院·西安市第三医院特聘教授。

　　现任学术职务包括国家医学继续教育委员会影像专业组专家组成员,第一届国家呼吸医学中心学术委员会委员,第一届新疆省部共建国家重点实验室学术委员会委员,中国医师协会呼吸医师分会呼吸放射工作委员会主任委员,陕西省住院医师规范化培训质量控制专家指导委员会副主任。

　　研究方向包括重大疾病的影像学基础与临床,脏器结构、功能与分子成像,影像学技术与工程。从事医学影像专业医、教、研工作45年,擅长呼吸系统疑难疾病的诊断与鉴别诊断。发表包括SCI收录论文超过250篇,主编、主译专著、参编教材20部。主持国家级、省部级课题20余项,获国家科学技术进步奖二等奖、陕西省科学技术进步奖一等奖、陕西省教学成果奖一等奖、中华医学奖二等奖、北京市科学技术进步奖二等奖、陕西省科学技术进步奖二等奖等。指导博士、硕士超过150名。

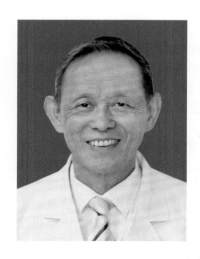

陈起航

　　北京医院放射科主任医师,中央保健会诊专家。中华医学会放射学分会心胸学组顾问,中华医学会呼吸病学分会间质性肺疾病学组委员,中国医师协会呼吸医师分会呼吸放射工作委员会副主任委员,中华预防医学会呼吸病预防与控制专业委员会委员,亚洲胸部放射学会顾问。

　　1983年毕业于中山医学院,同年分配到北京医院放射科,1987—1988年被李果珍教授选派赴美国加州大学旧金山分校医学中心放射科学习胸部影像诊断,师从美国胸部放射学会主席Gamsu教授,主要学习肺部高分辨率CT诊断,回国后在国内首先开展肺部高分辨率CT的临床运用及一系列的相关研究,1995年编著出版国内首部肺部高分辨率CT专著。从事放射诊断近四十余年,以胸部综合影像诊断为专长,尤其在弥漫性肺部疾病和呼吸系统疑难疾病的影像诊断上有丰富的经验,主编6部胸部影像学专著,在国内外专业期刊发表论文60余篇。7次应邀在北美放射学会(RSNA)、亚洲大洋洲放射学大会(AOCR)、亚洲胸部影像学大会(ACTI)等国际专业学术会议上做英文专题报告,2005年作为中华医学会放射学分会唯一代表参加亚洲胸部放射学会的创建并成为首届核心成员,2023年获亚洲胸部放射学会特别贡献奖。

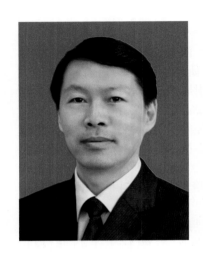

伍建林

医学博士,主任医师、二级教授,硕士、博士研究生导师及博士后合作导师,武汉大学中南医院特聘教授。享受国务院政府特殊津贴,获第十三届"中国医师奖",辽宁省医学名医、教学名师、优秀科技工作者,大连市劳动模范、首批领军人才和优秀专家等荣誉。

目前担任国际 DICOM 标准中国区委员会副主任委员、中国肺癌防治联盟医学影像专委会主任委员、辽宁省医师协会放射医师分会副主任委员和大连市医师协会放射医师分会主任委员等学术兼职;担任《中国医学影像技术》杂志副主编,《中华放射学杂志》《磁共振成像》等多种杂志编委。主要研究方向为呼吸系统常见病 AI 辅助智能影像诊断,脑功能及重大脑疾病多模态 MRI 研究。率先开设肺结节多学科诊疗特色专诊和"伍建林劳模创新工作室",并牵头成立辽宁沿海经济带"大医学影像"联盟。在肺结节、肺癌及呼吸系统疑难疾病综合影像诊断与鉴别诊断方面颇具专长,主编《肺癌综合影像诊断学》《中华医学影像案例解析宝典——心胸分册》,副主编和参编各级各类专著与教材 20 余部。发表专业论文 250 余篇(SCI 收录 60 余篇)。主持国家级、省部级科研课题 10 余项,获国家级和省市级科技成果奖和教学成果奖 20 余项。培养硕士、博士研究生及博士后百余名。

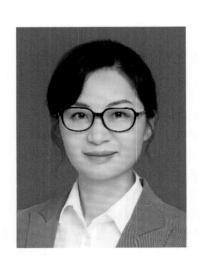

萧　毅

教授,博士研究生导师,海军军医大学第二附属医院放射诊断科副主任、医学影像与核医学教研室副主任、放射科住院医师规范化培训基地教学主任。中华医学会放射学分会第十六届委员会委员兼秘书长、心胸专业组副组长;上海市医学会放射科专科分会副主任委员;国际心血管 CT 协会中国区论坛委员会委员。

从事医学影像学专业教育 20 余年,承担本科生专业课教学及"三生教育"20 余年。从事临床工作 30 余年,熟悉全身各系统疾病影像学诊断,尤其擅长心胸影像学诊断与鉴别诊断。科研方向主要为胸部影像诊断及医学影像人工智能研究。近五年在肺癌影像诊断、治疗评价及医学影像人工智能研发方向主持科学技术部重点研发计划子课题、国家自然科学基金面上项目等 14 项科研课题。发表学术论文 60 余篇;编写医学影像学专著 18 部,其中,近 5 年参编全国高等学校影像学专业教材等各类教材 6 部。实质审查及授权发明专利 10 项、计算机软件著作 8 项,主持及参编 6 项中国专家共识,参与出版了 7 部医学人工智能团体及行业标准。2019 年获上海市科技进步奖一等奖,2023 年获第六届"国之名医"称号,2023 年获"人民好医生"(放射学科)称号。

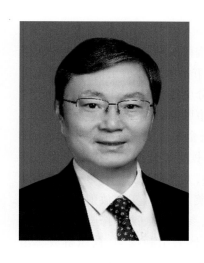

胡春洪

主任医师、教授、博士研究生导师。苏州大学苏州医学院第一临床学院副院长、苏州大学影像医学研究所所长、苏州大学附属第一医院放射科主任及教研室主任，国家临床重点专科、国家一流本科专业、省重点学科建设项目负责人。

现任中华医学会放射学分会委员兼会员发展及国内交流工作组组长，江苏省医学会放射学分会主任委员，中国生物医学工程学会医学影像工程与技术分会副主任委员，中国医师协会放射医师分会委员兼呼吸专委会副主任委员，江苏省医师协会放射医师分会候任会长，苏州市医学会放射学分会主任委员，《中华放射学杂志》等5本专业期刊的编委。从事医学影像医疗、教学、科研工作38年，主攻心血管、呼吸系统等影像诊断。近5年来主持国家重点研发计划和国家自然科学基金面上项目共4项计2 100余万元。获得省市级科技成果奖9项。主编教材、参考书12部，参编国家本科规划教材3部。主持国家级一流本科课程2门。

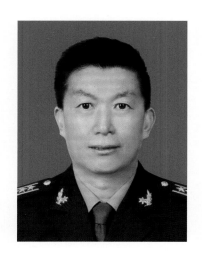

赵绍宏

主任医师、教授，解放军总医院第一医学中心放射诊断科副主任，解放军医学院、南开大学医学院博士研究生导师。

现任中华医学会放射学分会心胸学组专业委员会资深委员，中国医学影像技术研究会常务理事及放射分会常务委员，中国医师协会放射医师分会呼吸专委会委员，中国人民解放军放射医学专业委员会委员，《中华放射学杂志》《中国医学影像学杂志》《实用放射学杂志》编委。1996年获解放军医学院影像医学与核医学专业博士学位，2002—2003年美国斯坦福大学医学院博士后。从事影像专业近30年，尤其擅长胸部影像专业。承担包括国家自然科学基金、科技部重点研发计划、首都卫生发展科研专项基金在内的多项国家、省部级及军内课题；曾获得军队医疗成果奖二等奖，北京市科学技术进步奖一等奖、二等奖，解放军总医院医疗成果奖和科技成果奖一等奖，解放军总医院教学成果奖一等奖；主编、主译专著9部，发表论文130余篇。

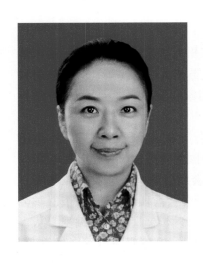

于 红

主任医师，上海交通大学医学院附属胸科医院放射科主任，中华医学会放射学分会人工智能学组副组长、上海市医师协会放射医师分会委员心胸学组组长、上海市医学会放射学专科分会委员及心胸学组副组长、中华医学会放射学分会心胸学组委员、上海市肿瘤影像学会心胸学组组长、上海市医学会医疗鉴定专家库成员。曾任全军放射学会青年委员、中华医学会放射学分会青年委员、心胸学组秘书及副组长等。从事影像诊断工作30余年，积累了丰富的影像诊断经验，尤其擅长肺癌诊断、早诊和新技术研究，曾获得上海市科学技术奖一等奖。现任《实用放射学杂志》及《国际医学放射学杂志》编委。先后主编、参编十余部影像学专著，专著获"十二五"国家重点出版物、第五届中华优秀出版物奖、首届解放军出版奖图书奖等。以第一课题负责人获得国家自然科学基金面上项目5项，上海市重点项目5项，主持国家级继续教育项目2项。曾获得2项国家发明、实用新型专利授权。近年来，以第一或通信作者在 *European Radiology*、*The European Journal of Radiology*、*Quantitative Imaging in Medicine and Surgery* 等影像领域代表性杂志发表 SCI 文章，以及国内各学术论文100余篇。

出版说明

医疗资源分布不均、区域不平衡是我国医疗卫生体系中长期存在的突出问题。2024 年政府工作报告指出,提高基层医疗卫生服务能力和引导优质医疗资源下沉依然是政府保障和改善民生的工作重点。相信在今后较长的时期内,这项工作重点一直会是我们卫生健康行业需要解决的瓶颈问题,也自然是出版工作的使命所在。

正是基于以上的认识和思考,人民卫生出版社联合中华医学会放射学分会和中国医师协会放射医师分会启动了"中华影像鉴别诊断学丛书·中华临床影像征象库"的编写工作。

相对于既往医学影像类图书以疾病为单元的内容体系,"中华影像鉴别诊断学丛书·中华临床影像征象库"在编写思路方面进行了系统性的创新。丛书以临床所能见到的影像学基本病变/征象为编写切入点,直面"同病异征,同征异病"的临床实际问题,对人体疾病在身体各部位的影像学变化/征象进行了系统梳理,对临床上能见到的各种影像学基本变化相关疾病的鉴别诊断进行了全面总结。通过"逆向"的编写思路契合临床实践中"正向"的影像诊断思维,实现了编写思路的重大突破,更好地契合了影像科医师的实际需求。

在纸质书稿编写的同时,构建了"以影像学基本病变/征象为单元"的中华临床影像征象库。征象库汇集了纸质书中各种基本病变/征象所对应疾病的具体病例,对各病例影像学检查 DICOM 格式的影像资料进行了系统展示,以类似于"情景再现"的形式为读者呈现了影像科医师在临床工作中所能获取的病例资料,并由权威专家进行了全面解读。登录中华临床影像征象库,相当于随时随地进入 165 家大型三甲医院影像科的联合工作站,零距离跟着知名专家学习阅片。创新性地解决了医学影像从业人员业务能力提升中"百闻不如一见"的痛点,推动了优质医疗影像资源的扩容和下沉。

纸质书与征象库"目录相互对应""内容相互融合""纸质载体与数字载体(手机/电脑)互补运用",为读者呈现了从所见影像学变化/征象,到诊断思路解读,再到具体疾病的诊断与鉴别诊断,全流程"闭环"的知识体系。创新了出版形式,体现了理论总结、思路梳理与临床阅片场景再现的有机结合,进一步缩短了出版物中知识的抽象性与临床工作的实践性之间的距离,创新性地落实了优质医疗影像资源下沉的国家战略。

基于医学影像从业人员的亚专科分工,丛书共分为 9 个分册,征象库包括 9 个分库。汇集了全国 165 家大型三甲医院珍贵的病例资源和近千位专家丰富的临床智慧。中华医学会放射学分会和中国医师协会放射医师分会等学术组织的专家构成了编委的核心力量。

该丛书将于 2024 年下半年陆续出版,相应的征象库也将同步上线。

神经分册	主　审	陈　敏
	主　编	马　林、朱文珍
	副主编	张　辉、余永强、廖伟华、陈　峰
头颈分册	主　审	王振常
	主　编	鲜军舫、陶晓峰
	副主编	曹代荣、吴飞云、沙　炎、罗德红
胸部分册	主　审	郭佑民、陈起航
	主　编	伍建林、萧　毅
	副主编	胡春洪、赵绍宏、于　红
心血管分册	主　审	卢光明
	主　编	郑敏文、赵世华
	副主编	吕　滨、侯　阳、张龙江、王怡宁
消化分册	主　审	梁长虹、宋　彬
	主　编	严福华
	副主编	刘爱连、孙应实、刘再毅、孟晓春
泌尿生殖分册	主　审	洪　楠、张惠茅
	主　编	赵心明、居胜红
	副主编	高剑波、薛华丹、沈　君、辛　军
骨肌分册	主　审	孟悛非
	主　编	袁慧书
	副主编	程晓光、曾献军、王绍武、陈　爽
乳腺分册	主　审	王培军
	主　编	彭卫军
	副主编	顾雅佳、汪登斌、杨　帆
儿科分册	主　审	朱　铭
	主　编	邵剑波、李　欣
	副主编	钟玉敏、宁　刚、彭　芸、严志汉

前　言

众所周知,肺是人体各系统中最"繁忙"、易受外部环境袭扰发生病变、疾病谱中病种繁多的器官之一;同时也是相对起病隐匿且难以在早期即主动显现病症的部位之一,加之肺天然具有良好的对比度,因此影像学检查在肺部疾病的早期发现和早期诊断中扮演着十分重要的角色。随着现代医学科技的快速发展,以及近年来胸部疾病影像学检查的逐渐增多,胸部影像学检查在临床工作中所占的分量越来越重,尤其薄层CT的广泛应用和肺结节AI检测软件的临床落地也使得大量肺结节和其他征象被检测出来。目前,与日益增加的胸部影像学检查工作量相悖的瓶颈问题主要体现在如下几个方面:一是影像诊断医生数量相对匮乏,青年医生成长周期漫长、临床经验不足;二是肺部疾病影像学征象具有多样性、复杂性与特殊性,如"同影异病、同病异影"等;三是尚缺乏基于多模态征象学、培养青年医生横向鉴别思维并快速提升其影像诊断水平的有针对性和实用性的参考书。为此,本分册依据"中华影像鉴别诊断学"丛书的编写原则,基于临床影像工作阅片的实际场景,以肺部疾病影像学征象分析为切入点,遵循临床实际工作的路径和影像科医生在影像诊断与鉴别诊断实操中应有的科学思路,最大限度地打破以疾病为单元、纵向编写书稿的传统定势思维,在大纲、目录的设置与撰写风格上充分体现上述编写原则。本分册旨在探索适应现代医学影像高质量发展的新理念、新模式和新路径,编者团队期望书籍内容能够帮助和引导广大青年影像医生尽早养成基于临床问题、聚焦疾病征象、全面综合分析并作出正确诊断的科学性、专科化与个性化的影像诊断和鉴别诊断思维。

本分册内容共包括十章,基本涵盖了呼吸系统、纵隔、胸膜与横膈等部位疾病的相关内容。与全套丛书撰写框架一致,本分册前两章的内容为概论、临床症状和体征,概述了分册编写思路、胸部解剖要点、肺部疾病群发病特点与影像表现规律等;同时有针对性地介绍了呼吸系统疾病的9个常见临床症状与体征,有助于影像诊断医生夯实与拓展有关的临床基础知识。第三、四章"大、小气道"基本涵盖了肺部气道疾病的常见种类、基本征象与临床影像诊断的思路及鉴别诊断问题。第五、六章"肺局灶性、弥漫性病变"为本分册的重点与难点,以翔实文字和丰富图像阐述了临床中常见的两大类肺部病变的数十种征象及其分析思路、鉴别诊断流程等内容,其中,编者团队对大征象与相应的小征象群采取了集中分级编写的设计,有助于读者理清彼此逻辑关系和正确分析征象,并且体现出以大征象为线索的横向分析和系统鉴别的全书撰写指导思想。第七章"胸部淋巴系统"为本分册特色内容之一,因目前尚缺乏相关内容的影像学专著供参考,故本章的撰写具有一定的探索性与挑战性。本章主要介绍了胸部淋巴系统的解剖与生理、影像学检查方法和常见肺淋巴相关病变类型与基本征象等内容。第八、九章分别为"纵隔""胸膜、横膈与胸壁",这两章针对该部分常见疾病的相关征象进行了梳理分析和鉴别诊断,具有较强的临床实用性与工作指导性。第十章"肺术后影像学"亦为本分册特色与探索内容,其在简介肺切除术术式的基础上,着重对肺术后的影像学表现、并发症、余肺的代偿与气道改变进行了详细阐述,有助于影像诊断医生在日益增多的肺切除术后影像学随诊工作中,作出全面、客观且准确的评价与诊断。总之,从基础到临床、从征象到疾病、从分析到鉴别、从表格到导图,本分册编委团队力争为广大读者奉献一部内容较为翔实而又突显征象分析、提升鉴别诊断能力的实用性参考书,并且强调了现代医学影像诊断探索多学科模式的必要性及影像人在其中应有的地位与作用。

在纸质书稿编写的同时,还同步编写了影像征象库,征象库汇集了纸质书中各种基本病变/征象所对应疾病的具体病例,对各病例影像学检查 DICOM 格式的影像资料进行了系统展示,并进行了全面解读。

在本书撰写全过程中,衷心感谢刘士远总主编的顶层设计和悉心指导;感谢郭佑民、陈起航主审的学术把关与耐心指导;感谢编者团队在编写过程中展现出的高度重视,他们严把标准,倾注大量心血,筛选典型病例,反复打磨精修,为本书保质保量的最终完稿作出了巨大的贡献。尽管我们竭尽全力地期望能够奉献给广大读者一部实用的精品专著读物,但由于时间紧张、经验和水平有限,本书中难免存在一定不足或有待商榷之处,恳请广大读者和专家不吝赐教、批评指正,以便在未来的再版中予以修正和完善,在此表示衷心的感谢。

伍建林　萧　毅

2024 年 9 月

目　录

第一章　概论

第一节　编写思路

人体胸部主要包含呼吸与循环两大系统,本分册主要叙述呼吸系统的有关内容。呼吸(respiration)是呼吸系统主要功能之一,也是机体维持正常代谢和生命活动所必需的基本功能之一,它是指从外界环境摄取机体新陈代谢所需要的氧气,并向外界排出代谢所产生的二氧化碳的生理过程,呼吸系统的主要脏器为肺脏(lung)。在人体各个系统的诸多器官中,肺脏是人体最重要的生理器官之一,也是人体与外界环境通过呼吸而交流最为频繁、最为直接的富含空气的脏器。人体的肺脏具有非常广泛的呼吸面积,正常成年人肺脏约有 7 亿个肺泡,每个肺泡平均直径约 0.2mm,总的呼吸面积可高达 $100m^2$ 以上,相当于人体皮肤表面积的数倍;每天平均的呼吸次数约为 2 万次,日平均呼吸的气体总量约为 1 万余升。

在人体肺脏与外界环境广泛"沟通"的呼吸过程中,外界环境中的有机或无机物,如微生物、细菌、病毒、衣原体、蛋白变应原及有害气体等也可同时进入呼吸道和肺脏,从而引起各种各样的疾病。因此,临床上肺部疾病的种类与数量繁多且常常充满复杂性。尽管胸部组织结构天然具有良好的密度对比,并十分适宜 X 线类影像设备的检查和成像,但疾病种类繁多,病理机制复杂,影像征象丰富,且存在"同影异病、同病异影"等特殊现象,使得肺部疾病的影像诊断具有很大的挑战性和疑难性。例如,在肺部常见的基本征象中,肺结节征象既可大量见于肺部恶性肿瘤,亦可见于肺部良性肿瘤、炎症或感染等病变;而原发性肺癌既可表现为各种各样的结节或肿块征象,亦可表现为类似炎症病灶的大片状阴影;作为肺部常见的感染性病变之一的肺结核,既可表现为结节或肿块,又可显示为斑片影、空洞影、树芽征、纤维化与钙化等诸多基本征象,充分体现出肺结核病变具有病理改变多样性、影像表现多征性等复杂特点,但这些特点也有助于提示该病的影像分析与诊断方向,甚至有助于肺结核活动性的评估与判定。因此,作为影像诊断医生,不仅应熟悉和掌握肺部的影像解剖、生理功能、疾病症状与体征,更应熟悉和掌握肺部各种征象特点、病理基础以及共性表现规律,并尽可能培养发现各种疾病征象的细微不同之处的敏感性和决策能力,这将有助于影像科青年医生构建呼吸系统疾病的影像分析思路、增长鉴别诊断的经验和提升正确的影像诊断水平。

一方面,随着现代影像设备和先进成像技术的快速发展,尤其是各种先进 CT 设备的逐渐普及和临床应用越来越广泛,呈现出逐步取代胸部 X 线摄片检查的发展趋势,而且影像诊断的数据量、工作量和临床对影像诊断的速度与准确性的需求也与日俱增,目前的胸部影像检查已占到放射科日常工作量的近半。另一方面,影像诊断医生不仅数量的增长明显滞后,而且存在明显年轻化、培养周期短和影像诊断与水平较低等现实问题。此外,大量基层医疗机构的放射科医生以及青年医师渴望得到专业基础知识和诊断思维能力的系统培训和继续教育,尤其是影像分析与鉴别诊断思维的培养与建立。为适应新时代公立医院高质量发展的需求,更好地快速培养更多更优的影像科青年人才,以刘士远总主编为顶层策划和总指导,在人民卫生出版社大力支持下,经过广泛深入调研和长期精心准备,终在 2023 年 4 月正式启动了以突显影像征象和鉴别诊断为切入点的大型影像丛书"中华影像鉴别诊断学"(共 9 个分册)的撰写工程。胸部分册为丛书中十分基础和重要的分册,遵循丛书指导思想,制订如下编写思路:

总体编写思路:以胸部常见和多发疾病的影像学征象为切入点,以基于临床工作路径的影像阅片、分析、诊断与鉴别为导向;充分组建以国内各省市富有临床经验和教学经历的权威胸部影像诊断专家为主的强大编写团队，以科学实用的编写大纲为核心、以标准化的撰写模板为蓝本，以大量典型病例的影像征象为剖析对象，以横向结合纵向的思维模式展现影像科医生真实的工作场景，旨在培养和构建影像科医师应有的专业化、系统性、逻辑化、规范化的思维方法和工作习惯，也为临床相关科室青年医师提供肺部疾病的影像诊断参考学习资料；并为持续不断地提高现代医学影像学科的诊断水平和服务引领作用发挥更加积极关键的作用。

遵循的编写指导思想主要体现在以下几个方面：一是摒弃以疾病纵向表述为编写模式的传统习惯，从临床工作路径入手，以影像征象为切入点，以鉴别诊断思路为引导，以训练方法和提升能力为培养目标。二是原则性与灵活性有机结合，如有的部分可按征象进行鉴别，有的可按解剖部位分层鉴别，有的则按疾病种类进行鉴别等。三是从疾病影像表现的实际出发，而不是将各种征象独立开来进行分析，并提出"征象群"的表述法，即某种大征象可包括诸多小征象，两者密不可分，故在同节中进行集中撰写和描述。例如，肺部基本病变中的肺结节属于大征象，其伴随的分叶征、毛刺征、空泡征、胸膜凹陷征等属于小征象，则安排在第五章第一节中进行统一分析和表述。四是突显本分册内容的先进性与权威性，注重体现最新版国内外指南、分类及共识，并力求图像与征象的典型性和最新性。五是总结和凝练思维导图与鉴别诊断要点，有利于读者建立疾病和征象分析诊断与鉴别的思路，以求做到科学性、规范性和实用性。

在各章节框架的编排与撰写中，为体现科学性和规范性，针对每个征象的具体编写格式与结构顺序均进行如下规定，即首先介绍某征象的定义与概述，其次简要介绍其病理基础，然后着重描述该征象表现（包括 X 线、CT、MRI 等）及特点并辅以典型病例图像，最后对本征象的相关疾病、分析思路与鉴别诊断进行详细的横向梳理，并构建思维导图和鉴别要点表格。在"相关疾病"中，列出与该征象相关且需要鉴别的主要常见疾病，以疾病谱或病因分类的方式给出相应疾病名称，对重要的相对少见与罕见病种亦可列出。在"分析思路"中，注重体现本分册"授之以渔"的编写思想，这也是本书的重点与亮点，结合编者数十年丰富的临床经验给出路径式、场景式的讲授，包括如何认识、分析该征象，如何养成良好的全面阅片和缜密分析的习惯，如何抽丝剥茧

式地排除与鉴别，如何给出科学准确的影像学诊断及建议，等等。例如，以胸部 CT 检查中最常见的肺结节征象为例，既要全面分析其发生的部位、形态、大小、数目、边缘、内部结构及周围改变等宏观征象，又要仔细观察内在的细微联系，并善于发现具有特征性和有助于鉴别诊断的导向性或排他性征象，必要时应行增强检查获取血供等重要信息。有时既可从正向分析入手，亦可从反向排除入手。在遵循上述路径的基础上，多加强临床实践和疑难病例分析讨论，即可逐渐养成和建立良好的影像思维习惯，并不断丰富临床诊断经验和逐步提升诊断水平。在"疾病鉴别"中，对相关的疾病列出其征象特点和主要鉴别要点，并以简单明晰的表格方式总结出其主要和关键鉴别点；也可以思维框图的模式展示鉴别诊断的流程图。此外，在编写过程中，充分结合与体现临床工作的实际场景和流程路径，重点聚焦肺部常见多发疾病的影像征象，层层展开、逐步剖析、点面结合、循序渐进，培养和构建专业化的抽丝剥茧式的全面分析、细致解读、缜密思考、有机鉴别和准确诊断的医学影像学系统思维和实践能力，具有很强科学性、专业性和实操性。

在整体内容的设计安排上也具有一定的探索性与新颖性。例如第七章为胸部淋巴系统，重点介绍肺部淋巴系统解剖与生理、影像学检查方法，以及常见疾病的基本影像表现、相关征象及诊断要点等内容。现代影像检查技术的进步也致使肺淋巴系统相关疾病的检出增多，且征象辨识和影像诊断均具有较大的疑难性，但目前尚罕见相关影像学专著，故本章节旨在进行探索性尝试。此外，第十章为肺术后影像学，这是针对目前肺结节大量检出、肺微创手术激增和术后影像学检查量大增而专门设计的特色章节，该章节的编写也具有很大挑战性。本章着重介绍术后改变的常见影像学征象、近期与晚期并发症，以及术后余肺叶与气道代偿性改变规律的影像学表现等，旨在帮助或指导影像诊断医生能够客观、全面和准确地作出肺术后影像学改变的描述与诊断。同时，也提醒和引导放射科医生，不仅要关注本专业的影像征象分析、鉴别与诊断，还应拓展和学习相应临床学科的治疗原则、技术方法及其后续变化的多学科知识与相关技能，以便更好地发挥出影像学科"侦查、参谋"的作用，进而为临床诊疗提供精准的服务。

总之，胸部影像学检查在临床工作中所占比重越来越高，影像科医生在肺部疾病影像诊断临床场景中的地位与作用越来越突显，大数据的数字化肺

部影像阅览分析和认证诊断的难度与挑战也在不断加大。为了适应形势的发展和解决面临的实际问题，本分册坚持从临床实际工作场景出发，以影像征象分析为切入点，以提升鉴别诊断能力和构建科学影像思维为编写特色的探索性尝试，为广大青年影像医师培养良好专业习惯、增长临床鉴别能力、提高影像诊断水平和自身业务快速成长而提供重要的参考与借鉴。

（伍建林　萧　毅）

第二节　解剖生理与疾病特点

一、肺部解剖与生理

（一）导气部分

肺脏在外部形态上分为左肺和右肺，并通过叶间裂又分成左肺的上、下两叶和右肺的上、中、下三叶，但可出现变异，如奇叶、下副叶等。肺脏的呼吸道系由粗细不等的多级含气体的管道所组成，其形状似倒置的树状结构，故称之为气管支气管树（tracheobronchial tree），共分为 24 级，起始端为气管，末端为肺泡（pulmonary alveoli），按其功能大致可分为导气部分和换气部分。其中导气部分包括气管、主支气管、叶支气管、段支气管、小支气管、细支气管和终末细支气管（第 14~16 级），其作用主要是负责运送氧气、二氧化碳等，而无气体交换功能。大气道指管径>2mm 的 0~6 级气道，包括气管、主支气管、叶支气管、段支气管和 5~6 级支气管。小气道管径≤2mm 的气道，包括细支气管和终末细支气管。正常小气道在高分辨率 CT（HRCT）上多难以清晰显示，当发生小气道病变时则可显示相应征象。此外，在终末支气管的组织结构上呈现"三无"特点，即无杯状细胞、软骨、腺体；而平滑肌呈完整环形，其上皮内见高柱状细胞，无纤毛，在胞质内含有分泌颗粒，通过分泌蛋白酶、黏液溶解酶，保持气道的通畅。

肺部气管支气管树的变异十分常见，且左、右两侧肺的支气管分支形式也存在较大的区别，大致可总结以下 5 点不同：①左主支气管分为上、下两支肺叶支气管；右主支气管分为上、中、下三支肺叶支气管。②左上叶支气管先分出上部及下（舌）部支气管，再分别分出肺段支气管；右上叶支气管直接分出肺段支气管。③左上叶的上部支气管分为尖后支及前支肺段支气管；右上叶支气管直接分出尖、后、前三支肺段支气管。④左侧无中间支气管，而右侧主

支气管分出上叶支气管后至中叶支气管开口前的一段称为中间段支气管。⑤左下叶支气管分为背、内前、外、后四支肺段支气管；而右下叶支气管共分出背、内、前、外、后五支肺段支气管。此外，还可出现支气管开口异常、支气管闭锁等先天性发育异常。熟知和掌握上述支气管分支规律及其变异表现，对作出准确的影像诊断、为胸外科微创手术提供参考具有十分重要的临床意义。

（二）换气部分

呼吸（respiration）是指人的机体与外界环境之间气体交换的全过程，主要包括如下三个环节：即外呼吸（external respiration）、气体运输和内呼吸（internal respiration）；其中外呼吸是指肺毛细血管血液与外界环境之间的气体交换过程，又包括肺通气（pulmonary ventilation）与肺换气（gas exchange in lungs），前者系指肺泡与外界环境之间的气体交换，后者系指肺泡与肺毛细血管血液之间的气体交换过程；而内呼吸则指组织细胞与组织毛细血管之间的气体交换（亦称组织换气）以及组织细胞内的氧化代谢的过程。上述三个环节相互衔接、同时进行，以维持机体的新陈代谢。

肺换气部分包括呼吸性细支气管（17~19 级）、肺泡管（20~22 级）、肺泡囊（23 级）和肺泡（24 级），其上皮为单层立方状，是肺脏进行气体交换的功能部位。所谓肺换气是指肺泡和血液之间进行气体的物理性扩散交换的过程；当肺脏进行呼吸时，吸入空气的氧分压高于血氧分压，则氧气通过薄而湿润的肺泡壁和毛细血管壁进入血液，其中血液中的氧气与血红蛋白结合形成氧合血红蛋白，然后再输送到身体各部分，以供应细胞和组织，此过程称为氧气输送。而二氧化碳是组织和细胞代谢过程中产生，其压力高于血液并由组织内先排入血液，再通过相同的肺泡壁结构释放到肺泡中，最终通过呼吸被排出体外，从而完成气体周而复始的交换循环。

在终末细支气管的管壁上有肺泡开口，由单层立方上皮构成，故也称为呼吸性细支气管；其下级延续为肺泡管，它是人体肺脏呼吸系统的重要组成结构，也是从肺泡囊到呼吸性细支气管的关键通道，它由更多的肺泡围成，管壁更加不完整，形态上呈结节状膨大，仅含有少量平滑肌及单层扁平上皮。再下一级为肺泡囊，它是由相邻多个肺泡围成的类似葡萄状的无管壁的空腔样结构称为肺腺泡（pulmonary acinus），也是肺脏的基本功能单位和执行呼吸功能的末端结构并由多单元化的细胞所构成。最末级

(24级)为肺泡,平均直径约为 0.2mm,它的一面有肺泡口与肺泡囊、肺泡管或呼吸性细支气管相通,其余各面与相邻的肺泡彼此相接形成依存关系,当其中某个肺泡趋于塌陷时,则周围肺泡壁张力增加以限制其进一步塌陷,从而增加了肺泡的稳定性。

肺泡(pulmonary alveoli)是肺脏进行气体交换的主要场所,氧气自肺泡腔内经呼吸膜(respiratory membrane)向血液弥散。该呼吸膜平均厚度<1μm且通透性很高,其包括肺泡内表面液膜、肺泡上皮细胞膜、肺泡上皮与毛细血管内皮之间的间质和毛细血管内皮细胞膜四层结构。在相邻肺泡之间的组织称为肺泡隔,其内含有丰富毛细血管及弹力纤维、网状纤维,以保障肺泡良好的弹性。此外,肺泡壁上还包含三种细胞,即扁平上皮细胞(Ⅰ型肺泡细胞)、分泌上皮细胞(Ⅱ型肺泡细胞)和隔细胞。其中的Ⅰ型肺泡细胞主要进行气体交换,无增殖能力;Ⅱ型肺泡细胞可分泌表面活性物质,降低肺泡表面张力;而隔细胞位于肺泡隔中,如进入肺泡腔内即为尘细胞,其胞质内含有大量尘埃颗粒,属于吞噬细胞,来自血液单核细胞。

(三)肺小叶

肺小叶(pulmonary lobule)也称为次级肺小叶(secondary pulmonary lobule,SPL)是由 3~5 个终末细支气管及其远端肺组织所组成的肺脏解剖结构的基本或最小单位,也是最基本的功能单位和影像学表现的单元。每个肺小叶典型者可包括 12 个或更少的肺腺泡结构(范围 3~24 个)。通常呈圆锥形或多边形,其大小范围为 10~25mm,主要包括三部分:①小叶核心,主要由小叶肺动脉和细支气管构成。②小叶实质,即小叶核心的外围结构,主要为肺腺泡结构。③小叶间隔,由疏松结缔组织组成,其内包含小叶静脉及淋巴管,两者相伴走行并引流肺泡的毛细血管网。小叶间隔在肺表面较完整而利于肺小叶的识别。常规的 5mm 层厚 CT 上难以显示肺小叶结构,但在 1mm 左右的薄层 CT 或 HRCT 上可以显示,常见于肺周边部,呈不规则多边形或截头锥形,底朝胸膜,尖指肺门。构成小叶核心的小叶肺动脉呈致密的细点状,其直径约为 1mm,有时在 HRCT 上肺小叶的中央区或距离脏胸膜下约 1cm 范围内可显示该线状或点状的高密度影,但其伴随的细支气管不能显示。小叶间隔可表现为长约 10~25mm 均匀细线状致密影,多在胸膜下区且与胸膜垂直。在正常小叶间隔发育最好的部位(肺尖、前部和沿纵隔胸膜面)可在 HRCT 上显示小叶间隔影;此外,老年人或吸烟者也较年轻人的小叶间隔容易显示。

Richard Webb 等学者曾提出肺脏皮质区和髓质区的概念,即中央部为肺髓质区,周围部为肺皮质区,后者由 2~3 排结构清晰的肺小叶组成,它们分布在肺的周围部或叶间裂附近肺的浅表处,厚度为 3~4cm,形状为圆锥形或扇形。肺皮质区的肺小叶结构较中央髓质区更大些,故也容易显示清楚的小叶间隔及肺小叶的轮廓。虽然在 HRCT 上可见到肺皮质区的肺小叶的中央小动脉,但无法显示其伴随的细支气管影,如被显示出来则提示该小气道病变。熟悉和掌握上述解剖特点和 CT 表现规律有助于解读某些病毒性肺炎、间质性肺疾病以及小气道病变在影像学上征象的解剖与病理学基础,从而及时作出正确的影像诊断。

(四)肺循环结构

肺循环结构及生理功能相对较特殊,主要包括输送静脉血的肺动脉、收集动脉血的肺静脉和提供营养的支气管动脉等。

1. **肺动脉** 起源于右心室动脉圆锥,并与同级别的气道并行相伴而进入肺内并逐级分支,其主要负责将静脉血输送至肺部,与肺泡腔内吸入的空气进行气体交换。肺动脉及其分支走行于相应肺解剖单元(如肺叶、肺段等)的核心区,其直径和伴随的同级别支气管腔的横截面直径大致相等,但不同年龄其比值有所差异:①正常成年人,支气管腔与其同级别肺动脉的横截面直径的比值约为 0.65~10,如大于 1.0 则视为异常。②在老年人群中,两者比例介于 1.0~1.5 之间,如大于 1.5 则视为不可逆性支气管扩张。在肺脏外周的肺动脉可呈现出独特的分支模式,即肺动脉分支呈直角分叉,分支管径明显缩小,有助于向细支气管周围肺泡的供血。

2. **肺静脉** 起始于肺泡毛细血管网的静脉侧,负责收纳和运送氧合血回流至左心房,再经左心室供应体循环。尽管肺门处的肺静脉主干与肺动脉主干相邻,但肺实质内的肺静脉却与肺动脉"分道扬镳",单独走行于小叶间隔内和肺解剖单元(如肺段、肺亚段等)的周边处,且发生变异的情况较多。

在胸部 X 线平片和肺部 CT 上,由肺血管结构形成的分支状阴影常描述为肺纹理(lung markings)影。在 CT 上可借助以下三点辨识肺动脉与肺静脉纹理:①走行部位与伴行结构,肺动脉纹理走行于肺段单元的核心区域,且与同级别的支气管相伴行;而肺静脉纹理则走行于肺段单元的边缘处,且不与支气管伴行。②起始部位与走行方向,肺动脉纹理起始于纵隔内主肺动脉,经肺门向外走行并逐渐分支变细;而肺静脉纹理起始于肺泡毛细血管网的静脉侧,由外向内逐渐融合成较大的血管进入左心房。③形态表现与分支角度,肺动脉纹理自内向外粗细变化明显,边缘清晰锐利,分支多呈锐角(图1-2-1);而肺静脉纹理在一定范围内呈条带状表现,边缘较清晰柔软,细小分支多呈直角(图1-2-2)。有时两个相邻肺段可共用一支肺静脉,因此在胸外科肺段切除术前准确辨识肺静脉纹理十分重要。

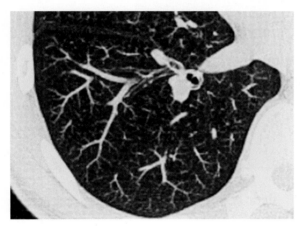

图1-2-1 肺动脉纹理的CT表现
HRCT示,右肺下叶肺动脉纹理的分支呈锐角,并见相邻的支气管与其伴行。

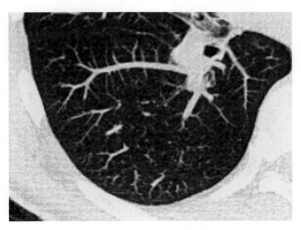

图1-2-2 肺静脉纹理的CT表现
HRCT示,右肺下叶肺静脉纹理呈条带状,细小血管分支呈直角汇入该静脉。

在肺部CT上,有时肺小血管断面与邻近的肺实性小结节需仔细甄别:①小血管断面往往与伴行的支气管断面紧邻,其直径基本相同。②与邻近血管影比较,如直径略大于相邻血管者应为小结节灶。③在≤1mm上下横断层面上连续动态追踪观察,如连续出现者为血管影,否则为小结节灶。④改变患者体位扫描时,因血管及血流方向等改变,其断面影随之改变或消失,而小结节形态和位置保持不变。

⑤行多平面重建(MPR)冠状位图像重组后连续观察,血管影为连续走行、由粗渐细的平滑曲线影,而小结节为独立于血管外的点状影。⑥借助于人工智能(artificial intelligence,AI)检测软件,有助于辨别肺血管断面与附近肺的实性小结节,且灵敏度和准确性很高。

3. 支气管动脉 起源于胸部降主动脉侧壁(多位于$T_5 \sim T_6$水平,通常左右各2支),其起始部位与动脉数量的变异较多。它是肺脏支架结构的营养血管,负责供应呼吸性支气管以上各级支气管;走行于支气管血管鞘内且与支气管伴行,其小分支供应支气管黏膜的毛细血管网、平滑肌和外膜,并与肺动脉末梢毛细血管吻合;较大的支气管动脉可在气道外膜内显示,而黏膜下分支几乎不可见。在支气管动脉供应的毛细血管网的静脉侧,支气管静脉最终进入肺静脉并将血液回流至左心房。

(五) 肺淋巴循环

肺部淋巴循环网络广泛存在于肺血管周围结缔组织和肺泡壁周围,其功能是清除血管外液体和肺泡周围的颗粒物及尘埃等。肺淋巴回流方向包括离心和向心两个方向,即肺外周部的淋巴回流称为离心性回流,呈横向到达胸膜,再回流至肺门淋巴结;其余大部分的淋巴回流呈向心性,主要沿支气管血管束回流至肺门,但有时两者难以准确区分。重力作用可导致肺动脉内产生压力差,而淋巴回流的驱动力即源于肺动脉压力。此外,肺和胸壁的运动亦在淋巴回流上发挥一定作用,例如胸壁运动似"挤牛奶"样促进淋巴的回流,恰似四肢肌肉的收缩促进淋巴回流的机制一样。

肺脏周围部的淋巴管起源于肺腺泡的外缘,沿小叶间隔引流最终汇合至肺门。肺小叶内Ⅰ级呼吸细支气管及其远端所属的肺组织称肺腺泡,其内肺动脉的淋巴管网向远端延伸并超过伴行的终末细支气管周围的淋巴管网;在淋巴回流至肺门途径中,支气管和肺动脉周围的淋巴管网自然相互吻合。淋巴管(和静脉)也分布在胸膜内的肺脏外表面上,当受到某种疾病影响时,肺淋巴管的分布则可明确显示出来。此外,肺部淋巴结引流可分为两大类,即肺淋巴结和纵隔淋巴结。肺淋巴结又可分为肺内淋巴结和肺支气管淋巴结,后者再分为肺门淋巴结和肺叶间淋巴结。纵隔淋巴结依其不同位置与分布而分为1~9个区(详见第七章第一节)。

(六) 肺实质与肺间质

肺实质(lung parenchyma)是指具有气体交换功

能的含气间隙及其结构,包括肺泡管、肺泡囊、肺泡及肺泡壁,约占肺容积的90%。肺间质(lung mesenchyme)是指结缔组织所构成肺脏的纤维网络框架与间隙等结构,正常情况在HRCT上不能显示,但异常增厚的肺间质则可以显示。它包括各级支气管和血管周围、小叶间隔、肺泡隔、胸膜下和肺泡黏膜下的结缔组织等。

肺间质主要划分为以下三部分:①中轴间质,包括支气管血管周围间质和小叶中心间质,前者为包绕支气管和肺动脉束的纤维组织系统,从肺门向外延伸至肺泡管和肺泡囊;后者进入次级肺小叶后,即小叶中心支气管和肺动脉的间质;在肺门旁区的支气管血管周围间质形成了包裹大支气管和肺动脉坚固的结缔组织鞘。②周围间质,包括胸膜下间质和小叶间隔,前者位于脏胸膜下,形成包裹肺的结缔组织"囊"并以结缔组织将肺组织分隔成次级肺小叶。③间隔间质,即小叶内间质,它是沿肺泡壁分布的结缔组织构成的微型纤维网,系联系位于小叶中心的小叶中心间质与位于次级肺小叶周围的小叶间隔与胸膜下间质之间的重要桥梁。

(七)胸膜与叶间裂

胸膜(pleura)系覆盖于肺表面与胸廓内面菲薄的浆膜,由纤维弹性结缔组织的扁平间皮细胞构成,光滑而富有弹性,依其位置又分为脏胸膜与壁胸膜,两者之间密闭间隙称之为胸膜腔(pleural cavity),其腔内为负压,正常含有少量浆液(<20mL)以减少脏、壁胸膜之间的摩擦。脏胸膜覆盖包裹在肺表面,并伸入肺内形成叶间裂(interlobar fissure),将肺脏分隔成不同的肺叶,其厚度0.1~0.2mm。壁胸膜也由间皮细胞膜和一层薄的结缔组织构成,较脏胸膜更薄,约0.1mm,其外侧为薄层的疏松结缔组织或胸膜外脂肪,将胸膜和内衬在胸腔上的弹性纤维胸内筋膜分开。此外,脏胸膜的动脉由支气管动脉和肺动脉供给,其淋巴注入肺门淋巴结,神经来自肺神经丛;而壁胸膜动脉由支气管动脉、肋间动脉及膈上动脉供应,淋巴多注入胸骨旁及肋间后淋巴结,仅胸膜顶者汇入锁骨上淋巴结;其神经来自肋间神经及膈神经。

正常叶间裂厚度小于1mm,厚度均匀、边缘光滑,在HRCT上多显示为细线样高密度影。但叶间裂发育不全或先天变异十分常见,在HRCT上及时发现并作出提示,对胸外科实施的微创腔镜手术十分重要。例如,有时斜裂细线影未达纵隔或肺门处,称之为斜裂不全分隔,可见该处肺融合部分的肺静

脉、肺动脉或支气管穿行。目前可将叶间裂发育不完整分为以下四种类型:①叶间裂不连续,呈乏血管区(图1-2-3);②邻近肺叶的血管及分支交叉通过叶间裂区;③相邻的肺内血管,尤其是肺静脉血管穿过该无叶间裂区(图1-2-4);④肺静脉位于叶间裂区,且与邻近肺叶血管相连。

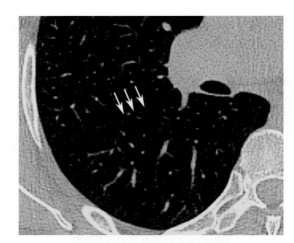

图1-2-3 肺叶间裂不连续的CT表现
HRCT示,右肺下叶斜裂近纵隔内1/3处显示局部不连续(箭头)。

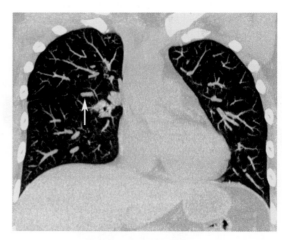

图1-2-4 肺叶间裂不连续并血管穿行的CT表现
CT冠状位重建图像示,右肺斜裂不连续并见肺静脉血管穿过该区域(箭头)。

总之,肺部的解剖结构较为复杂且变异多样;充分熟知和掌握其规律性和特殊性有助于提高肺部疾病影像诊断与鉴别诊断的能力和水平。因此,放射科医生不仅要重视基本病变和常见多发疾病的影像学表现/征象,还应重视某些解剖要点的特殊影像表现规律及其临床意义,并善于横向比较和甄别,旨在培养全面、仔细、准确地解读影像学表现/征象的良好习惯并构建科学的、综合性影像诊断与鉴别的思维,从而不断进行自我学习,优化和提高影像学诊断水平。

二、纵隔局部解剖要点

（一）基于 CT 图像纵隔分区

纵隔是位于两侧肺之间的特殊结构，它包括诸多重要的大血管和非血管性结构与器官，其分区在纵隔疾病的影像诊断中占有十分重要的地位。传统的分区多是基于胸部 X 线侧位平片，但目前 CT 检查逐渐取代 X 线而成为临床最常用的影像学方法。在 2014 年，日本胸腺研究协会（Japanese Association for Research on the Thymus，JART）基于 445 例纵隔病变研究，提出了利用 CT 横轴位图像来进行纵隔各区划分的新分区法，该分区法更加适用于胸部 CT 检查的影像学描述与疾病诊断。具体分为上纵隔、前纵隔、中纵隔、后纵隔四个区域。

1. 上纵隔　上界为胸廓入口，下界为左头臂静脉下缘，前缘为胸骨后，后缘为胸椎前方，约 82% 胸骨后甲状腺肿发生于该区（图 1-2-5，彩图见文末彩插）。

2. 前纵隔　系指位于大血管前方与胸骨后之间的不规则区域，上界与上纵隔的下界（左头臂静脉

下缘）相接。在临床上，约 99% 的胸腺上皮肿瘤、93% 的胚胎源性肿瘤和 100% 淋巴瘤可位于该区域。

3. 中纵隔　即纵隔内的血管性与非血管性结构和器官所占据的区域。临床上，约 2/3 的纵隔囊性病变位于该区域，此外还可见淋巴结病变（淋巴瘤或转移瘤）、气管病变与食管肿瘤等。

4. 后纵隔　即胸椎旁的区域，约 80% 的神经源性肿瘤位于该区；此外，某些感染性、创伤性或其他原发性病变（如髓外造血）亦可发生于该区。

从胸部纵向来看，前、中、后纵隔的上下界几乎位于胸部纵隔的相同水平，由前至后依次排列和相接，其各区之间界限以不同颜色而区分，详见图 1-2-6，彩图见文末彩插。

（二）腔静脉后气管前间隙

该区域是右上纵隔代表性间隙之一，正常为脂肪密度，有时可见小的淋巴结。当该区域出现异常时的常见病因包括淋巴结肿大和/或钙化（转移性、结核性等）、巨大淋巴结增生症（血供极其丰富）、异位胸腺瘤、高位心包上隐窝等。有时高位心包上隐

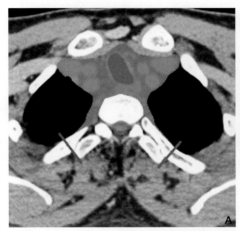
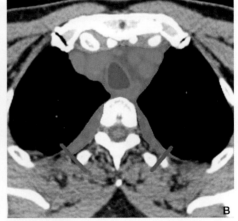
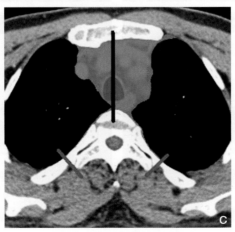

图 1-2-5　上纵隔分区的 CT 表现
图 A、B、C 示不同层面的上纵隔区域（蓝色），其中图 A 为上界的胸廓入口，图 C 为下界的左头臂静脉；黑线为中央线，红线为双侧胸椎横突。

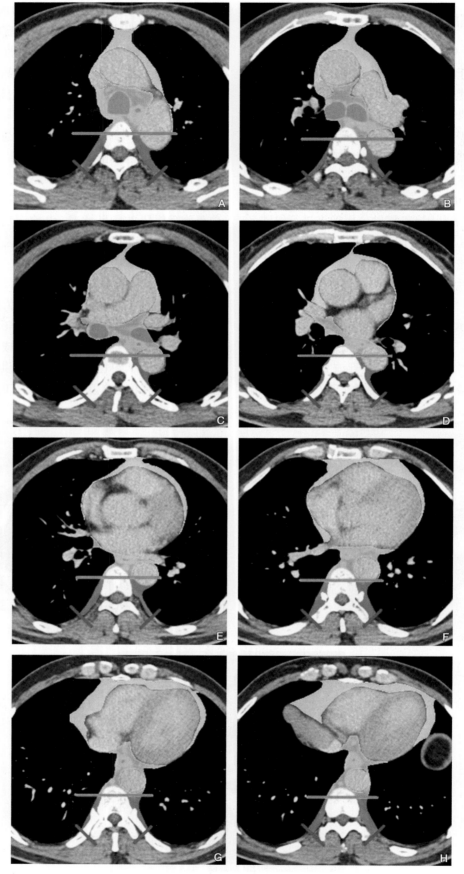

图 1-2-6　前、中、后纵隔分区的 CT 示意图

图 A～H 示不同层面的 CT 横轴位图像，其中的前、中、后纵隔分区以不同颜色标识，黄色区域为前纵隔，粉色区域为中纵隔，绿色区域为后纵隔；橘黄水平线为胸椎前缘后 1.0cm，代表中、后纵隔的分界线；后方的红色线为双侧胸椎横突外缘。

窝需与该区域的淋巴结肿大进行鉴别,前者多呈液性密度(如伴发出血亦可高密度),易沿着血管间隙分布呈钻隙样生长,与升主动脉后方的心包上隐窝关系密切,增强时无强化;如连续层面分析并行 CT 冠状位重建图像观察,则有助于显示高位心包上隐

窝与升主动脉后方的心包上隐窝的关联性(图 1-2-7);而该区域的肿大淋巴结多为孤立性存在(亦可多发),呈软组织密度,可伴有明显钙化(图 1-2-8)。当发生右侧肺癌伴该间隙明显肿大的淋巴结转移时,应注意观察是否压迫抑或侵袭上腔静脉及其程度。

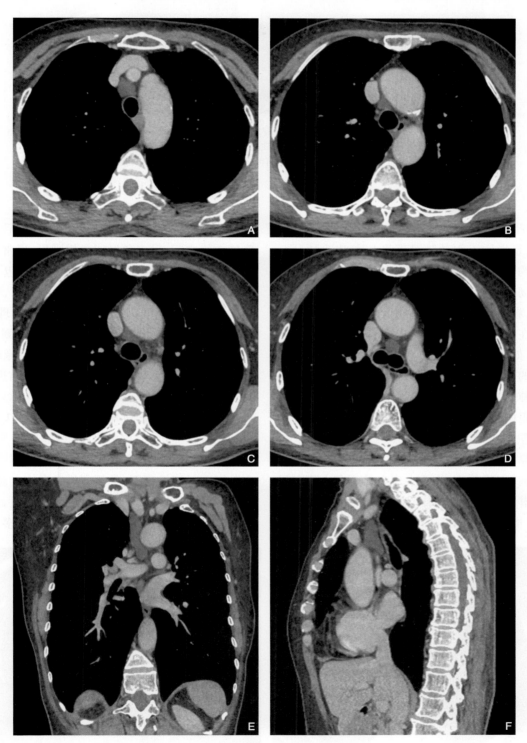

图 1-2-7　右上纵隔高位心包上隐窝的 CT 表现
图 A~D 为不同层面的横轴位 CT 增强图像,示右上纵隔的腔静脉后气管前间隙内不同形态的液性密度影,呈钻隙样生长,并向下与升主动脉后的心包上隐窝相连。图 E、F 分别为 CT 增强后冠、矢状位图像,更加直观、清晰显示心包上隐窝的走行与分布。

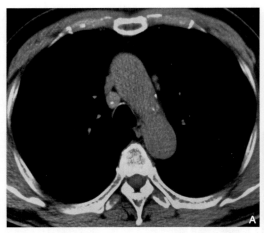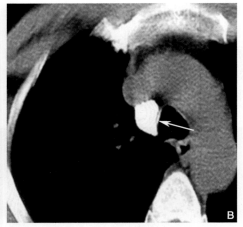

图 1-2-8　右上纵隔肿大淋巴结的 CT 表现

图 A 示,右上纵隔腔静脉后气管前间隙见孤立性类圆形肿大淋巴结,边缘清晰,密度较高,内见小点状钙化;图 B 示,右上纵隔腔静脉后气管前间隙见孤立性明显增大的淋巴结,呈完全钙化表现(箭头)。

(三)主-肺动脉窗

主-肺动脉窗(aorto-pulmonary window,APW)简称主肺窗,是指位于主动脉弓下缘与左肺动脉弓上缘之间宽约 1~2cm 的特殊间隙,其内主要结构包括动脉导管韧带、左侧喉返神经、淋巴结和脂肪组织等(图 1-2-9,彩图见文末彩插),该区域具有重要的临床意义。在临床上,有时患者以声音嘶哑为主要症状来就诊,如专科检查排除喉部声带病变,则需考虑肺部病变的可能而应进行胸部 CT 检查。大多数情况为左侧肺癌直接侵犯主肺窗内结构或通过转移性淋巴结侵犯该间隙,如该间隙内左侧喉返神经受侵,则是引起左侧声带麻痹而出现“声音嘶哑”临床症状的主要原因。因此,对于部分耳鼻喉专科声音嘶哑患者的胸部 CT 检查,需重点观察是否在主肺窗间隙内出现淋巴结转移或左肺门区的恶性肿瘤直接侵犯该间隙(图 1-2-10,图 1-2-11)。

(四)升主动脉后气管隆嵴前间隙

该间隙位于中纵隔区域的升主动脉后缘与气管隆嵴前缘之间,呈多角形或欠规则形,通常含有脂肪组织、淋巴结和紧贴升主动脉后缘的心包上隐窝等结构。心包隐窝是心包腔内由心包的脏、壁两层浆膜折返形成的空腔,正常可含有少量生理性液体。它可分为主动脉上隐窝、下隐窝和左、右侧肺隐窝等结构。在临床上,常见者为升主动脉后缘的心包上隐窝,有时应注意与该间隙的肿大淋巴结进行鉴别:①位置与形态,心包上隐窝位于升主动脉后缘,多呈半月形,凹面向前紧贴升主动脉后缘(图 1-2-12);淋巴结位置较随机,但更贴近气管隆嵴,多呈三角形、肾形或半圆形,可单个或多个。②密度与增强,心包上隐窝多呈液性密度,低于邻近的升主动脉,增强时无任何强化;淋巴结密度多呈软组织密度,内部可见局限脂肪性低密度,有时伴钙化,增强时多出现不同

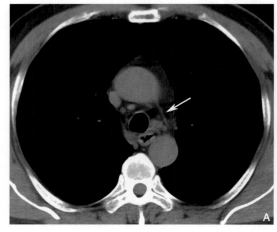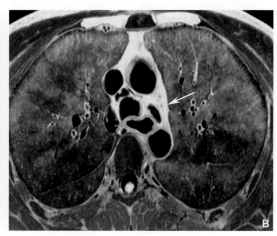

图 1-2-9　主肺窗结构 CT 与大体解剖图比较

图 A 为经主动脉弓下缘的 CT 层面,示主肺窗内可见动脉导管韧带(箭头)、小淋巴结和脂肪组织等;图 B 为胸部横断面大体解剖图的主肺窗层面,可见脂肪组织和其内的小淋巴结等(箭头)。

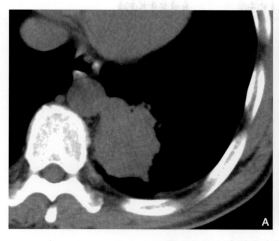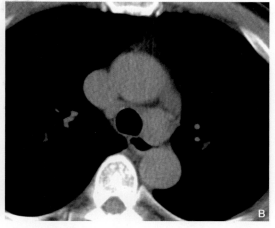

图 1-2-10　主肺窗内的淋巴结转移 CT 表现

图 A 为 CT 平扫纵隔窗,示左肺下叶内侧胸膜下周围型肺癌病灶,边缘见分叶征和棘状突起征;图 B 为
CT 平扫纵隔窗,示主肺窗内明显肿大淋巴结(长径 2.3cm),考虑淋巴结转移。

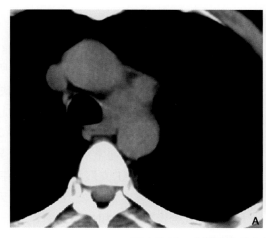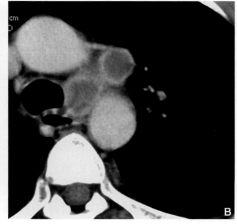

图 1-2-11　主肺窗内的多发淋巴结转移 CT 表现

图 A 为 CT 平扫纵隔窗,示主肺窗内可见多发的肿大淋巴结,部分边缘不清,密度欠均匀;图 B
为 CT 增强纵隔窗,示主肺窗内多发肿大的淋巴结呈环形强化,中央坏死无强化。

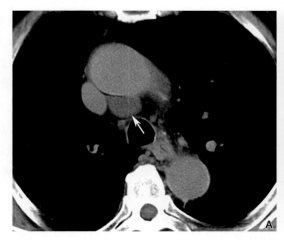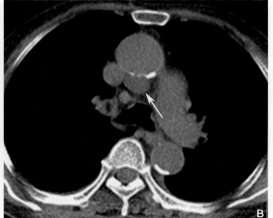

图 1-2-12　升主动脉后心包上隐窝 CT 表现

图 A 为 CT 平扫纵隔窗图像,示升主动脉后缘的半月形心包上隐窝,呈液体密度(箭头);图 B 为 CT 平扫
纵隔窗图像,示升主动脉后缘的半月形心包上隐窝(箭头)及右后方的较高密度的小淋巴结影。

程度、不同形态的强化(图 1-2-13)。③其他,心包上隐窝有时可向其他间隙蔓延,如与右上纵隔的腔静脉后气管间隙的囊性结构相连;长期随访几乎无变化;淋巴结大小、形态可伴随临床疾病和有关症状而相应变化,如肺癌的纵隔淋巴结肿大、转移,肺结核的纵隔淋巴结干酪样坏死及钙化等。

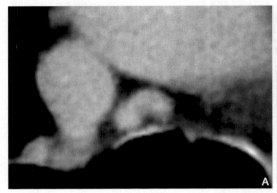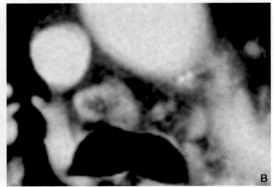

图 1-2-13 升主动脉后气管隆嵴前间隙淋巴结的 CT 表现

图 A 为 CT 平扫纵隔窗图像,示该间隙内呈肾形的软组织密度的淋巴结影;图 B 为 CT 增强纵隔窗图像,示该间隙内肿大的淋巴结呈明显强化,核心区无强化,周边可见小淋巴结亦出现强化。

三、肺部疾病发病特点

呼吸系统的主要功能就是从外界环境摄取机体新陈代谢所需要的氧气,并向外界排出代谢所产生的二氧化碳,该功能主要通过胸腔内肺脏的呼吸运动来实现,呼吸也是机体维持正常代谢和生命活动所必需的基础功能之一。同时,肺脏也是人体各系统中最为"开放"和忙碌的脏器之一,它通过呼吸运动时刻与机体生存的外环境进行持续和有规律的气体交换过程。据估算,正常成人每天平均呼吸次数约为 2 万次,日平均呼吸的气体总量约为 1 万余升。因此,肺脏不仅十分辛苦,而且也极易发生多种疾病,尤其是经过呼吸道而发生的传染性、感染性、职业性疾病等。由于肺部疾病的种类繁多、病理改变复杂、影像征象丰富,而且还存在"同影异病,同病异影"等复杂现象。因此,在临床影像诊断工作中,不仅胸部影像检查的工作量与日俱增,而且影像阅读与诊断报告也存在很大的挑战性和疑难性。应紧密结合临床病史、实验室检查,聚力梳理肺部疾病的病因、发生发展过程、影像学表现规律等,并将同类或相近的肺部疾病谱进行整合归类,进而从多维度分析和凝练其相对的发病特点、征象规律及其诊断思路;由于规律的本质具有客观性、普遍性、稳定性和可预测性等特点,因此,针对肺部同类疾病谱的发病特点和征象规律的总结与认识,对构建科学高效的阅片模式与诊断思维并快速提高影像诊断水平具有十分重要的实际意义。本节将从以下几类肺部疾病进行简要阐述。

(一)先天发育性疾病

肺先天发育性疾病(congenital lung abnormalities,CLA)是指机体肺脏在发育过程中所导致的气道、肺实质及肺血管异常的一组先天性缺陷性疾病。在肺脏胚胎发育过程中,支气管肺发育起源于原始前肠或其衍生物即肺芽,如在胚胎第 3~24 周,肺组织正常发育受到干扰通常可导致其发育异常。目前主要包括以下 3 类:①支气管肺或肺萌芽异常,又包括先天性肺发育异常和肺发育不全、先天性支气管闭锁、支气管源性囊肿和先天性囊性腺瘤样畸形等;②肺血管异常,又包含先天性动静脉瘘、肺动脉发育不全和肺动静脉畸形;③肺和血管合并异常,如肺隔离症、弯刀综合征等。

在临床上,如肺先天发育性疾病在婴幼儿时期即出现明显的症状,则易于被及时发现,通过辅助检查作出相应临床诊断。但更多病情较轻者或无明显临床症状者,可能在成年后体检或因其他原因行胸部影像检查时才被偶然发现,如气管性支气管、单肺叶发育不全等。因此,多数影像科医生对先天性发育性疾病的认识及临床诊断经验相对匮乏,应注重该方面的日常训练并提高针对该类疾病征象识别的敏感性,以便及时发现异常并作出相应的正确诊断。

实际上,该类疾病的影像表现具有一定特点,并有助于提示相应先天性发育性疾病的影像诊断。例如在支气管分支异常中,气管性支气管是起源于气管右侧壁的支气管异常(图 1-2-14),只要注意观察不难诊断。在先天性支气管闭锁中,最常累及左肺上叶尖后段,CT 表现为椭圆形、分支状黏液嵌塞征

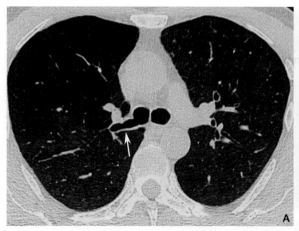
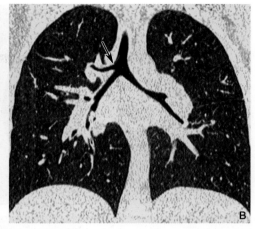

图 1-2-14　气管性支气管的 CT 表现

患者男,36 岁,体检偶然发现。图 A、B 分别为胸部 CT 横轴位与冠状位图像,示气管下端右后壁直接发出右肺上叶支气管(箭头),右上叶前段肺野透亮度增加、肺纹理减少。

象,相应肺部呈节段性过度充气和血管减少。支气管源性囊肿约 25% 发生于肺部,CT 上表现为肺门区或沿支气管走行区的类圆形或椭圆形液性密度影,边缘光滑,但部分可呈软组织密度,增强扫描无强化的特点有助于提示该病诊断。肺叶发育不全则表现为体积缩小伴叶间裂向患处移位,其内支气管与血管纹理聚拢(图 1-2-15),有时伴支气管扩张、继发感染等。肺隔离症分为叶内型和叶外型,常位于左下肺靠近脊椎旁,呈软组织密度或囊肿肿物,如考虑本病可能,只要进行 CT 增强检查并显示发自于体循环的供血动脉即可明确本病的诊断(图 1-2-16)。因此,增强对肺先天发育性疾病的诊断意识,夯实相应专业基础知识的基础,注重影像征象的分析观察,通常不难对该类疾病作出准确诊断。从影像学检查技术来说,胸部 X 线平片价值有限,CT 检查为一线的检查方法,有时 MRI 检查能够起到关键性作用,例如对等密度的肺囊肿中囊液成分的显示等。对疑似

血管发育异常类疾病(如肺动静脉瘘、肺隔离症等)则需要进行 CT 和/或 MRI 增强检查并进行后处理重建技术观察,有时可起到事半功倍的诊断效果。

(二)气道疾病

气道是肺脏进行呼吸的重要管道系统,从起始端的气管至末端的肺泡共计 24 级,有时也称支气管树(bronchial tree),依其结构与功能的不同大致可分为大气道与小气道两大部分(其管腔内径以 2mm 为界)。尽管发生于大、小气道的疾病种类繁多,但有时疾病的征象相对隐蔽,加之影像诊断医生的关注度较低,故引起漏诊或误诊的情况时有发生。实际上,气道疾病也可呈现出相对共性的影像表现及规律,认识、熟悉和掌握这些疾病的共性影像特点有助于提高对该类疾病影像诊断与鉴别的临床能力。

在临床上,气道疾病可表现出相应的症状,如刺激性咳嗽、咯血、运动后喘憋、呼吸困难、声音嘶哑等(参见第二章临床相关症状与体征)。在影像学检查

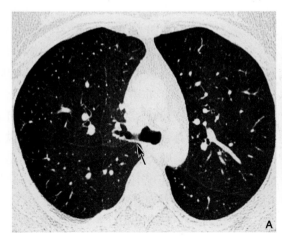
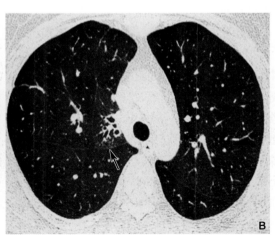

图 1-2-15　右肺上叶发育不全的 CT 表现

患者女,53 岁,无临床症状,体检发现。图 A、B 分别为不同层面横轴位图像,示右肺上叶体积明显缩小,叶间裂向患处移位;右上叶支气管及分支近端通畅,但发育短小、聚拢,肺血管纹理亦减少(箭头)。

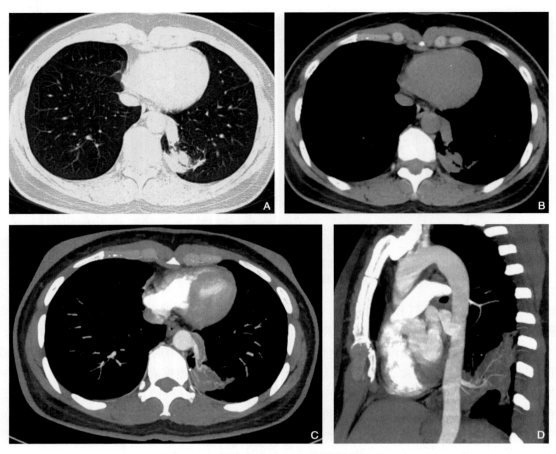

图 1-2-16 左胸腔后下部肺隔离症的 CT 表现

患者女,38 岁,体检发现。图 A、B 为 CT 平扫肺窗与纵隔窗图像,示左胸腔后下部靠近胸椎处不规则团块影,似有条带影与胸主动脉相连。图 C、D 为 CT 增强横轴位与矢状位图像,示起自胸主动脉侧壁的供养动脉血管进入团块状病灶内。临床诊断为肺隔离症。

方法上,应首推 CT 扫描及后处理重建技术。在 CT 表现征象上,大气道病变可包括管腔的扩大或缩小/狭窄、管壁的局限性或弥漫性增厚(图 1-2-17),以及管壁的结节或肿块;而小气道病变包括直接征象与间接征象两大类,前者有小气道的管壁增厚、管腔扩张、树芽征和小叶中心结节等,后者有马赛克征、空气潴留、小灶性低密度影和局限性磨玻璃影等(图 1-2-18)。在疾病的病因上,大气道疾病病因包括肿瘤类(恶性、良性)(图 1-2-19)、非肿瘤类(先天性、炎症或感染性以及特殊原因,如淀粉样变性、复发性多软骨炎等,后者特点是多不累及气管后 1/3 的膜部)以及外伤性或医源性等。小气道疾病的病因较多,如炎症或感染性、支气管扩张、支气管哮喘、慢性阻塞性肺疾病、吸烟者肺以及弥漫性泛细支气管炎等。有时,所谓气道疾病也是肺部整体病变或全身性疾病的一部分,在征象分析和因果关系判定时,应充分结合临床、全面观察、综合分析、理清关系,最终作出符合因果和逻辑关系的合理准确性影像学诊断。此外,不断加强大、小气道疾病专业知识的学习和提升对其影像征象认知的敏感性,也有助于减少该类疾病的漏诊率和误诊率。

(三)肺气腔病变

人体肺脏以其结构与功能大体上可分为肺实质(lung parenchyma)与肺间质(lung mesenchyme)两大部分,其中的肺实质是指具有气体交换功能的含气间隙及其结构,包括肺泡管、肺泡囊、肺泡及肺泡壁。目前有学者倾向于将发生于肺实质的病变称之为肺气腔病变。而肺间质是指结缔组织所构成肺的纤维网络框架与间隙等,包括各级支气管和血管周围、小叶间隔、肺泡隔、胸膜下和肺泡黏膜下结缔组织等;正常情况下,HRCT 亦不能显示。

临床上,引起肺气腔病变的病因很多,可表现为呼吸系统及全身性临床症状或体征,如咳嗽、咳痰、发热、肌肉酸痛、周身无力等。影像学检查是发现和显示该类疾病的常规有效的检查手段,其共性表现主要是指肺的换气部分(以呼吸性细支气管、肺泡管、肺泡囊和肺泡等受累为主),即传统意义的肺实质所发生病理改变而显现出的相应影像学表现。在胸部 X 线平片上,共性表现是不同范围、不同形态、不同程度的肺野密度增高,可描述为淡薄的云絮状

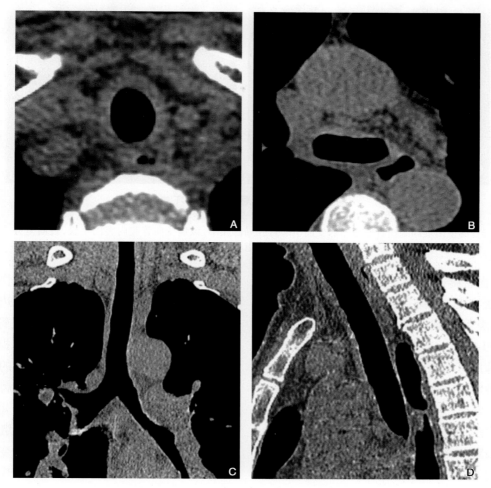

图 1-2-17　大气道弥漫性增厚的 CT 表现
图 A、B 分别为不同层面的 CT 横轴位图像,图 C、D 分别为冠状位和矢状位 CT 图像,示气管壁呈弥漫性较均匀增厚,以软骨部受累为主,而气管后 1/3 的膜壁未见累及,诊断为复发性多软骨炎。

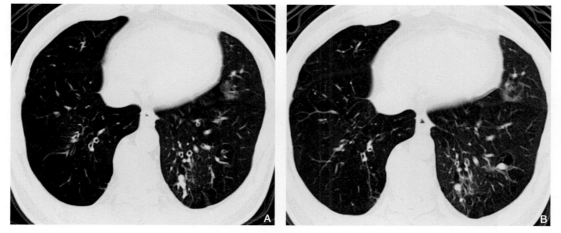

图 1-2-18　小气道疾病的 CT 表现
患者男,56 岁,吸烟史 30 余年,咳嗽、气短。图 A、B 分别为不同层面 CT 横轴位图像,示双下肺小气道管壁增厚、轻度扩张,周围散在局灶性低密度影,边缘较清晰。

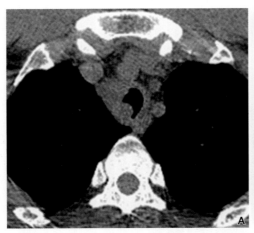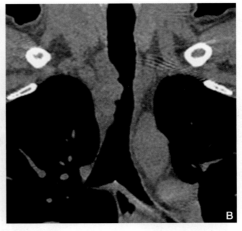

图 1-2-19　大气道局限性狭窄 CT 表现

患者男，31 岁，运动后出现喘憋症状。图 A、B 分别为 CT 横轴位与冠状位图像，示气管中段右侧壁出现局限性管壁增厚病变而引起管腔局部狭窄，该病变向管腔内突出生长，表面呈分叶状；同时侵犯管壁全层并向外蔓延，管壁外脂肪间隙消失。病理诊断为气管腺样囊性癌。

影（不掩盖肺血管影，病理上以渗出为主）或大片状较均匀的致密实变影（掩盖肺血管影，如大叶性肺炎、干酪样肺炎等），其边界模糊或清晰（多位于叶间裂处，见图 1-2-20），通常体积无明显增大或缩小，其内部靠近肺门区有时可见空气支气管征；当病因为急性肺水肿时，还可出现以肺门为中心、双侧较对称分布的"蝶翼征"（图 1-2-21）。实际上，目前 CT 已成为肺气腔病变一线的、最佳的影像学检查方法，虽然其共性表现与 X 线平片相仿，但在显示早期病变、轻微改变和隐蔽处病变方面可表现出更加敏感、更加直观和更具自信等特点，如病毒、细菌或出血引起的局限性斑片状磨玻璃影、数毫米直径的单纯磨玻璃结节等；而且还可提供肺气腔病变更多详尽的细节信息，如病灶内部有无虫蚀样小空洞（可提示干酪样肺炎等，见图 1-2-22）、空气支气管征是否呈枯树枝样（可提示肺炎型肺癌等）、病灶边缘是否伴短细毛刺征、晕征或局部磨玻璃影、支气管壁或腔的改变、树芽征等；此外，CT 增强扫描还可提供病灶血供信息、病灶变性坏死的有无及其强化的形态特征等（图 1-2-23）。尽管 MRI 不是肺部疾病检查的一线方法，但近年来快速扫描序列，如超短回波（ultra-short TE，UTE）等新技术开发应用和组织分辨力高等特点，也使得 MRI 在某些肺气腔病变的病因鉴别诊断方面显现出一定的优势和广阔的应有前景。

值得强调的是影像学征象上，有时难以完全区分肺气腔病变与肺间质病变，如在磨玻璃影背景之上出现细网格影，则应考虑该磨玻璃影为肺间质异常所导致。此外，还应充分结合临床症状和体征、可

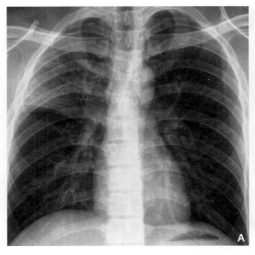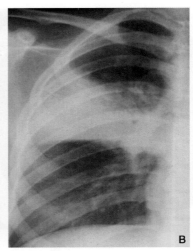

图 1-2-20　不同程度肺气腔病变 X 线表现

图 A 为胸部 X 线正位片，示右肺上中野见淡薄云絮状影（渗出病变为主），上缘模糊，下缘清晰（靠近水平裂处）；图 B 为胸部 X 线正位片，示右肺中野见三角形或锥形致密实变影，靠近肺门区似见空气支气管征，下缘为水平裂而显示清晰。

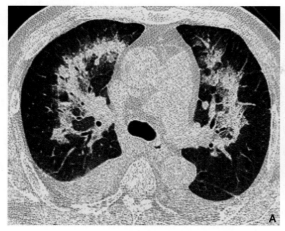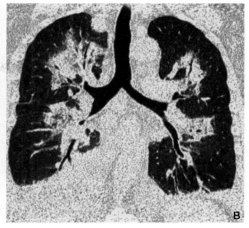

图 1-2-21 双肺门区分布为主"蝶翼征"CT 表现

患者男,27 岁,临床诊断急性左心衰伴双侧肺水肿。图 A、B 为 CT 平扫横轴位与冠状位图像,示双侧肺脏以肺门为中心的似"蝶翼征"大片状致密实变影,双肺野的外带未见受累;双侧胸腔积液。

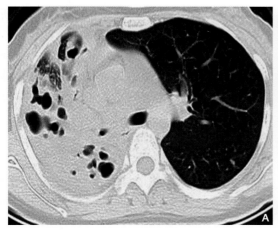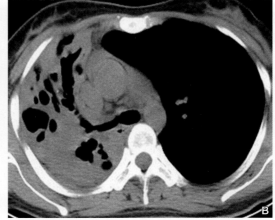

图 1-2-22 肺实变中虫蚀样空洞 CT 表现

患者女,39 岁,临床诊断大叶性干酪样肺炎。图 A、B 分别为 CT 横轴位肺窗与纵隔窗图像,示右肺上叶大片状肺实变,其内可见多发大小不等的虫蚀样空洞及支气管扩张;病变肺的体积缩小,纵隔向右侧明显移位。

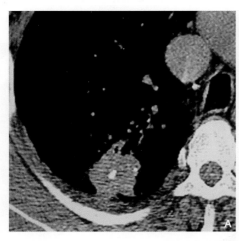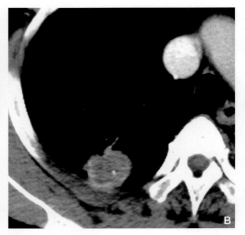

图 1-2-23 肺结节病灶 CT 平扫与增强表现

患者男,44 岁,糖尿病十余年,临床诊断肺结核。图 A、B 分别为 CT 平扫与增强的纵隔窗图像,示右肺上叶后段不规则实性结节病灶,直径约 2.6cm,边缘呈分叶状,平扫示软组织密度,内见点状钙化;增强示中央无强化,周边呈环状强化。

能的致病原因、疾病发生发展的过程和影像学征象的演变规律等进行综合详细的分析与鉴别。

(四) 间质性肺疾病

间质性肺疾病(interstitial lung disease, ILD)是指各种病因(可多达200余种)引起的主要发生于肺间质的以肺泡炎症和间质纤维化等为主要病理改变的一大组疾病的总称。ILD不仅累及肺间质,也可累及肺泡上皮细胞、血管内皮细胞等肺实质,因此有学者认为,称之为慢性实质性肺疾病或许更为恰当。在当今临床工作中,由于薄层CT和HRCT的广泛应用,越来越多的间质性肺疾病被检测出来,但其影像诊断具有很大挑战性和疑难性,不仅因临床症状和体征缺乏特异性,且影像学征象仅能提示为肺间质异常改变,而缺乏作出病因提示性诊断的特异性征象。

在临床表现上,以特发性肺间质纤维化为例,本病无明确诱因(部分可具有遗传易感基因),好发于50岁以上的中老年人,吸烟男性略多于女性。主要的临床表现和体征为缓慢进展的劳力性呼吸困难、咳嗽(干咳)及双肺底爆裂音(下肺后部)等,少数还可伴有杵状指,部分患者可合并肺气肿、肺动脉高压、肺癌等。行肺功能试验时,多表现为限制性肺功能障碍的模式。

在ILD的初期阶段或病变累及范围较小时,胸部X线平片可能表现正常,诊断价值不大。在ILD晚期阶段,其共性X线表现为,两侧中下肺、胸膜下、肺外带分布为主的网状或网织结节状阴影;双侧肺野可呈朦胧样密度增高,其中肺纹理增强而模糊不清,肺下叶体积可缩小,可出现肺气肿及肺动脉高压等改变。常见疾病可包括特发性肺间质纤维化、药

物及环境或有害物诱发的肺间质异常改变、肉芽肿性及其他形式的弥漫性间质性肺疾病等。虽然X线平片可能显示有关征象或提示ILD可能,但要更加全面、详细地反映ILD病变改变及影像征象还应首选薄层CT或HRCT检查,后者也是目前显示病变范围、评估影像特点和提示ILD诊断的最常用和有效的影像学方法。

在HRCT上,ILD主要的共性表现或征象包括:

(1) 网状影:是由肺间质网出现异常而形成的网格状表现。该间质网包括轴向(支气管血管周围)间质、小叶间(包括胸膜下和叶间裂下)间质和肺泡隔(即小叶内)间质,其中肺淋巴管也沿肺间质网走行。因此,网状影亦可分为以下3种类型:①大(粗)网状影,大于1cm,系小叶间隔增厚所致;②中网状影,多见于蜂窝状改变,形成叠堆式的胸膜下小囊状影;③细网状影,多由肺泡隔(小叶内)增厚所致。

(2) 磨玻璃影:是指肺野透过度下降(肺密度略增高),其中的支气管血管束仍可见,多见于ILD初期或病情较轻微患者,以两肺后下部胸膜下区较多见(图1-2-24),随病情的进展可逐渐向中上肺发展;有时在胸膜下1cm范围内可见到长约2~5cm弧线状影,称之为胸膜下线。

(3) 蜂窝影与支气管扩张:表现为集中在双肺胸膜下成簇的、多层的薄壁小囊腔影,大小多在3~10mm之间(图1-2-25);有时可见其中伴随的牵引性小支气管扩张,多提示为ILD疾病晚期阶段的改变。值得注意的是,少部分肺结核患者亦可在CT上表现为以肺间质改变为主要征象,即双肺弥漫性网格状或网格结节样改变(图1-2-26)。

(五) 弥漫性肺疾病

弥漫性肺疾病(diffuse lung disease, DLD)是一

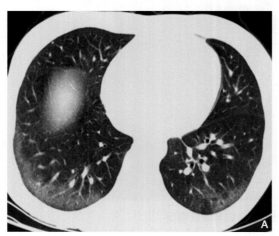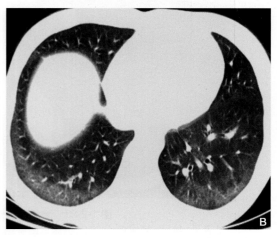

图 1-2-24　肺间质纤维化初期 CT 表现

患者女,53岁,临床诊断肺间质纤维化(初期)。图A、B分别为不同层面CT肺窗图像,示双肺下叶后部靠近胸膜下可见较对称性弧形磨玻璃影,内见细网格影。

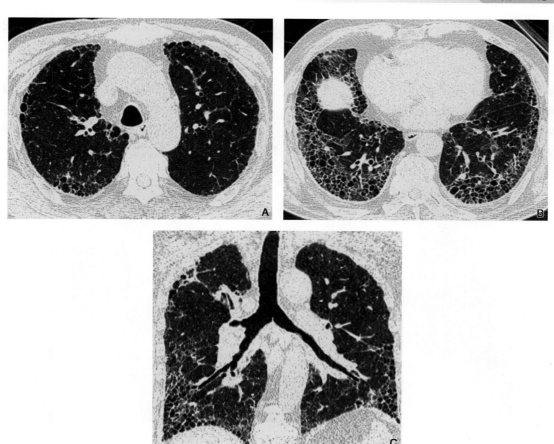

图 1-2-25 肺间质纤维化晚期 CT 表现

患者男,61 岁,咳嗽、气短一年余,临床诊断特发性肺间质纤维化(晚期)。图 A、B 为不同层面 CT 横轴位肺窗图像,示双肺下部可见广泛性网格影、蜂窝影、小支气管扩张及肺结构扭曲改变。图 C 为冠状位 CT 肺窗图像,示双肺下部及右肺上部外带分布为主的网格影及蜂窝影,右下肺支气管扩张。

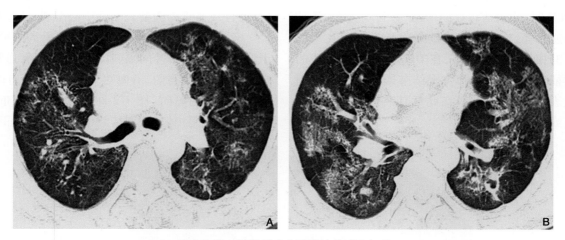

图 1-2-26 肺间质改变肺结核的 CT 表现

患者男,33 岁,干嗽、气短、低热伴乏力 1 个月余,临床诊断肺结核。图 A、B 为不同层面 CT 肺窗图像,示双肺弥漫分布较对称的大片状磨玻璃影,其内可见小结节及细网状影,以双下肺为著,并见小空洞影。

个影像学概念,系指各种病因所导致的两侧肺脏全部或大部分肺实质和/或肺间质广泛性分布的单独征象或多种征象并存的一大类疾病的总称。尽管 DLD 不一定都累及肺间质部分,但间质性肺疾病(ILD)在影像上均表现为弥漫性病变的形式,两者往往可出现相对共性的影像学表现。在本分册第六章中,将 DLD 表现形式划分为如下征象分别阐述:肺弥漫性磨玻璃影、肺实变影、肺弥漫结节影、网状影与细线影、肺低密度或囊腔影以及支气管血管束增厚等。

伴随着现代影像检查设备和薄层、高分辨力、迭代算法等新技术的快速发展和临床应用,越来越多

DLD 被检查出来,但病种繁多、病理复杂、同影异病等现象,常导致该类疾病在诊断与鉴别诊断上的疑难与挑战。尤其在胸部 X 线平片上,虽然可识别出 DLD 类病变,但由于征象繁多、表现复杂且缺乏特异性等特点而导致病因诊断十分困难。常见 X 线表现包括双肺纹理增强紊乱模糊、弥漫分布大小形态不等的结节或肿块影、斑片影或大片状致密影、线条或网格影、蜂窝影等,往往须紧密结合临床病史及有关实验室检查资料方能作出方向性的初步判断。常见的可能病因包括病毒性肺炎、重症肺感染、急性肺水肿、肺出血、严重肺创伤、特发性肺间质纤维化以及特殊的肺肿瘤(弥漫分布的淋巴瘤、肺炎型黏液肺腺癌)等(图 1-2-27);不同病因或疾病的不同阶段则表现出相应的临床症状或体征。

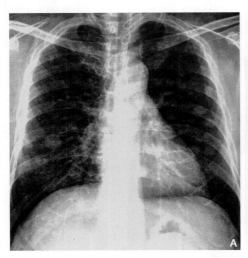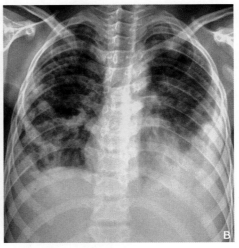

图 1-2-27 双肺弥漫性病变的胸部 X 线表现
图 A 为肝癌患者伴双肺血行播散的多发弥漫性转移瘤;图 B 为菌血症患者伴双肺弥漫分布的大小不等结节与斑片病灶伴双侧胸腔积液,临床确诊为双肺金黄色葡萄球菌感染。

目前,在临床上最常应用和最为有效的影像检查方法首推薄层 CT 或 HRCT。在 HRCT 上分析和评估 DLD 时,应包括病灶的形态、数目与分布,活动性和可逆性等,有时可提示影像学表现与 DLD 组织病理学的相关性。实际上,在 DLD 多种表现形式的影像学征象中,还是以肺弥漫结节影的诊断与鉴别最具代表性和挑战性,故在此对其共性的 HRCT 表现特点或规律总结如下:

(1)弥漫结节分型:根据其发生与分布的特点或规律,大体上可分为淋巴管周围型、随机分布型(血行性或血管周围型)、小叶中心型和气腔型等。

(2)各型结节表现特点:①淋巴管周围型,多位于胸膜下,可沿小叶间隔、叶间裂和支气管血管束分布,往往分布欠均匀、有时可呈小斑片状,有时呈聚集成簇分布的倾向(图 1-2-28)。②随机分布型,与淋巴管周围型相似,该型结节也分布于胸膜下,但由

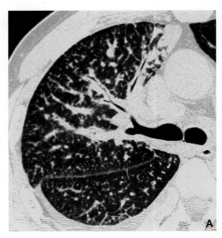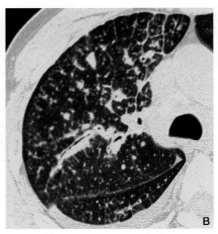

图 1-2-28 淋巴管周围型肺结节的 CT 表现
图 A、B 为右肺上叶病灶不同层面局部 HRCT,可见弥漫性小结节沿小叶间隔、叶间裂和胸膜下,以及支气管血管束分布,局部呈斑片状,并见小叶间隔增厚;其中沿支气管血管束分布的小结节聚集成簇。

于是血行播散所致,多呈均匀性、弥漫性分布,通常无聚集成簇的特点(图1-2-29);亦可能以双肺底分布为主,位于小叶中心、胸膜下和其邻近供血血管处。③小叶中心型,与上述两型结节分布有所不同的是,该型结节通常不累及胸膜下区域和叶间裂区

域的肺组织,多距邻近胸膜表面5~10mm;呈弥漫性或斑片状分布,常包绕小血管(图1-2-30)。④气腔型结节,既往亦称为腺泡结节,也是属于小叶中心型结节范畴,亦可形成"树芽征",但结节直径略大于典型的小叶中心型结节,界限多欠清晰。

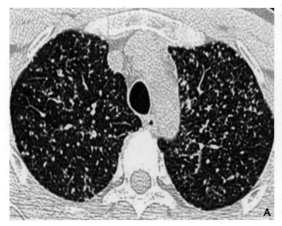
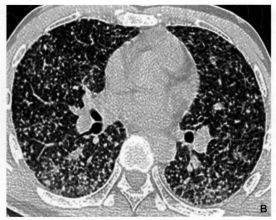

图 1-2-29　随机分布型肺结节的 CT 表现
图 A、B 为不同层面薄层 CT 肺窗图像,示双肺呈现"三均匀"特点的弥漫分布的粟粒结节影,该结节也分布于胸膜下和叶间裂,但无聚集成簇的特点,呈均匀性、弥漫性分布;临床诊断急性粟粒型肺结核。

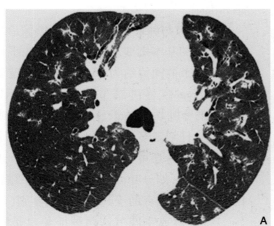
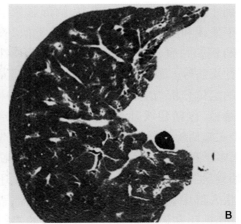

图 1-2-30　小叶中心型肺结节的 CT 表现
图 A、B 为不同层面薄层 CT 肺窗图像,示双肺弥漫分布结节或小斑片影,特点是位于小叶中心,
而不累及胸膜下和叶间裂区域肺组织,多包绕小支气管血管束;临床诊断感染性细支气管炎。

(3)各型结节疾病谱:①淋巴管周围型,最常见于结节病、癌性淋巴管炎和硅沉着病等;当成簇结节发生在胸膜下时,亦可形成假斑块;值得注意的是,部分癌症患者接受免疫检查点抑制剂治疗后,肺部可能出现结节病样反应性的淋巴管周围型结节,应注意结合临床病史和既往影像资料进行鉴别。②随机分布型,常见于粟粒型肺结核、粟粒型真菌病、脓毒性肺栓塞和肿瘤转移性播散等;如小灶性血行转移瘤结节形成空洞或囊腔时,则可形成小圈形的"cheerio 征"。③小叶中心型,常见于过敏性肺炎、结节病、朗格汉斯细胞组织细胞增生症(LCH),以及

呼吸性、滤泡性和细胞性细支气管炎等,亦可偶见于弥漫性特发性肺神经内分泌细胞增生。如伴"树芽征"则提示感染性细支气管炎或误吸等。此外,如表现为小叶中心型磨玻璃结节则可见于吸烟者的呼吸性细支气管炎,以及滤泡性细支气管炎和过敏性肺炎(多为非吸烟者)。④气腔型结节,多见于结核的支气管源性(支气管内)播散、误吸、感染性细支气管炎和弥漫性泛细支气管炎等,其对应的病理改变为脓液、黏液、干酪样物质蓄积或细支气管壁炎性浸润等。

(4)观察分析思路:根据弥漫结节是否接触壁

胸膜或叶间裂,分为以下两种类型进行分析和鉴别。①接触型结节,应更多考虑为淋巴管周围型或血行性;如出现结节簇则提示为结节病、硅沉着病或癌性淋巴管炎,后者常伴有小叶间隔增厚;如邻近胸膜或叶间裂非成簇样、弥漫性结节则很可能为随机型、血行播散结节,如粟粒型结核、真菌播散、血行转移性疾病或脓毒性栓塞等。②非接触型结节,应确定是否存在"树芽征",如不伴"树芽征"的小叶中心型结节则主要见于呼吸性细支气管炎、过敏性肺炎和LCH;而伴有"树芽征"的小叶中心型结节则主要见于感染性细支气管炎和误吸等。

纵隔、胸膜与横膈病变的共性特点及其影像表现详见第八章、第九章。

(于　晶　伍建林)

第三节　成像技术比较与征象特点

在以呼吸系统症状为主诉的患者中,影像学成像技术在发现病变、病因分析、疾病诊断和治疗随访等方面均起到十分重要的作用。其中,胸部影像学检查也常用于发现和反映全身多系统疾病,类似"镜子"般的效果,例如肿瘤分期、感染播散、自身免疫性疾病或代谢性疾病等。放射诊断医师通过对胸部异常影像征象的定位分析与定性诊断可直接影响临床诊疗方案及路径,包括建议补充病史或有关实验室检查,进一步实施活检采样,或相关治疗措施的优选等,也是临床多学科团队中发现肺部异常和解读临床症状的"侦察兵"与"参谋长"。此外,胸部影像还可以在无症状人群中检出偶发异常,常用于胸部恶性肿瘤、心血管钙化和慢性阻塞性肺疾病等的筛查与早期诊断。尽管呼吸系统疾病种类繁多,征象丰富,但也具有一定的特点和共性规律。

一、X线检查

目前,数字化的胸部X线平片是呼吸系统疾病常采用的常规影像检查手段之一,可用于各种体检、非胸部疾病而需外科手术患者的术前常规检查以及重症患者的床旁摄片等,后者多采用半卧或卧位的前后位胸片,当怀疑肋骨骨折时常加拍左/右肋骨斜位片。优质的胸部X线平片需要投照部位正确、摆位标准、吸气充分、成像清晰、对比良好、层次丰富、无运动伪影或体外异物遮挡等。但因重症患者病情与各种监测设备的影响往往难以达到优质标准,从而给放射科诊断医生的准确判断带来挑战,因此应

熟悉有关的影响因素及其排除的方法。尽管胸部X线平片具有便捷、经济、低电离辐射等优点,但近年来的临床应用逐渐减少,有被CT检查所取代的趋势。

(一) X线征象特点

胸部X线检查的设备与操作技术均相对简便、快捷,适用于初步宏观评估胸腔、肺脏、纵隔、大气道、横膈和胸壁等结构的大体轮廓,反映具有较高密度差的组织或相对较明显的基本病变等。在优质的数字化胸部X线平片上,如在双肺较对称的低密度背景之上出现以下的基本病变则易于显示。

1. **斑片或大片实变影**　由于肺泡腔内的气体被渗出的液体、蛋白及细胞所替代而形成的部分或完全实变,则X线平片上可见形态、大小、范围不等的较高密度实变影,靠近叶间裂处则边缘清晰,靠近肺门处有时可见空气支气管征。当出现阻塞性肺不张亦可表现为高密度影,且相应肺体积缩小,周围结构向患处移位。如仅为小斑片状、密度浅淡的阴影,则有时难以显示而遗漏,其显示的效果远不如CT敏感和准确。

2. **结节与肿块**　已成为胸部影像诊断工作场景中最常见的基本病变之一。胸部X线平片显示非钙化性肺结节的阈值约为13mm(多指磨玻璃结节),但直径≥8mm实性肺结节通常可以显示,对直径≥3.0cm的肺肿块更易于显示。但对隐蔽或遮挡部位者应注意仔细观察,可疑者应建议及时行胸部CT检查。X线平片还可显示较大的实性结节或肿块病变的伴随征象,如分叶征、毛刺征、胸膜凹陷征、空洞及钙化等,从而也有助于其良恶性的鉴别(图1-3-1)。

3. **空洞或空腔**　这两种征象也是肺部病变中较常见的基本病变之一,前者根据洞壁厚度可分为厚壁空洞、薄壁空洞等类型,在胸部X线平片上均可显示高密度的环状洞壁影和其内含气的低密度影,有时洞内可见气-液平面。而空腔是肺内生理腔隙的病理性扩大所致,如肺大疱等,由于其囊壁菲薄而在X线平片上多难以显示,除非巨大空腔伴有囊壁的增厚或继发感染等。

4. **钙化**　钙化属于变质性病变,多见于肺脏或淋巴结干酪性结核病灶的愈合阶段或较大的肺错构瘤等。通常来说,如肺部病灶出现钙化征象则是良性病变中的重要佐证。高质量的胸部X线平片对显示非遮盖部位的肺部结节状、斑块状及环形钙化也较为敏感,表现为相应形态的高密度影(图1-3-2),但有时结节或肿块内的细小钙化则难以显示。

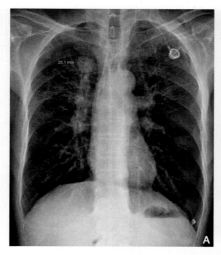
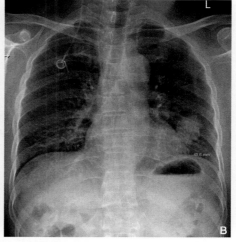

图 1-3-1　肺结节与肺肿块的胸部 X 线表现

图 A 为患者男,60 岁,胸部 X 线体检示右肺上野内带实性结节,直径 2.5cm,界限清楚,边缘见分叶征、毛刺征;穿刺活检病理为肺腺癌。图 B 为患者男,54 岁,因发现颈部淋巴结肿大查找原发病灶而行胸部 X 线检查,示左肺下野肿块影,直径 4.5cm,界限清楚,边缘见分叶征、毛刺征;经穿刺活检病理证实为肺鳞癌。

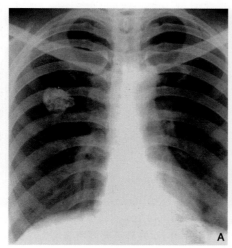
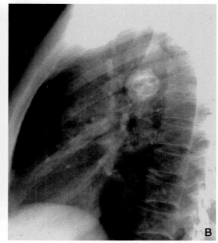

图 1-3-2　肺错构瘤胸部正侧位 X 线平片表现

图 A、B 为胸部正侧位 X 线平片,示右肺上叶后段分叶状肿块影,边界清晰锐利,直径约 3.4cm,其内可见"爆米花"样钙化;手术病理证实为肺错构瘤。

5. **肺间质病变**　间质性肺疾病(interstitial lung disease,ILD)是指各种病因(可多达 200 余种)引起的主要发生于肺间质的以肺泡炎症和间质纤维化等为主要病理改变的一大组疾病的总称,它不仅累及肺间质,也可累及肺实质。其在影像上的共性表现为双肺的弥漫性病变,早期病变的 X 线平片可能正常;但在晚期病变中可表现为双侧中下肺、胸膜下、肺外带分布为主的网状、网织结节状及蜂窝状阴影,同时双肺野密度略增高,其中的肺纹理模糊不清(图 1-3-3),还可出现肺气肿及肺动脉高压等改变。

6. **支气管病变**　是指支气管发生的各种形态与功能性疾病的总称,其病因复杂、类型繁多,包括各种炎症、支气管扩张、哮喘、肺气肿等。胸部 X 线平片对支气管炎症病变的显示与诊断价值有限,但对较明显的先天性支气管发育异常及支气管扩张等病变可显示相应征象,如肺纹理增粗、模糊、紊乱,呈管状、囊状透亮影等,如果扩张的管腔内积聚分泌物则可表现为杵状或分叉状致密影。此外,支气管阻塞所引起的阻塞性肺气肿可显示为相应的密度减低等改变(图 1-3-4)。胸部 X 线平片对各肺叶阻塞性肺不张亦具有较好的显示和提示诊断价值,其共性表现为肺叶体积不同程度缩小、密度均匀增高、无空气支气管征、叶间裂及纵隔向患处移位、邻近肺代偿性气肿等(图 1-3-5)。上述表现特点与大叶性肺炎有所不同,有助于两者鉴别。然而,X 线平片对小气道病变的显示与诊断价值不大。

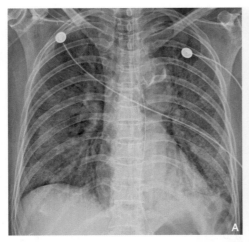
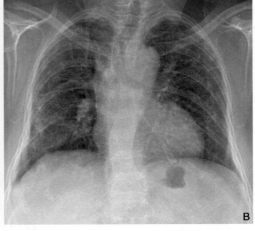

图 1-3-3　间质性肺疾病的胸部 X 线表现

图 A 为患者女,71 岁,因咳嗽、气促 5d 入院。胸部 X 线平片示双肺野密度增高,可见斑片状磨玻璃影及细网织影,临床诊断为双肺间质性炎症。图 B 为患者女,58 岁,气短 1 个月余。胸部 X 线平片示双肺小叶间隔增厚呈网格样改变,心脏形态呈靴形;既往因重症新型冠状病毒感染入院治疗,临床诊断肺间质纤维化。

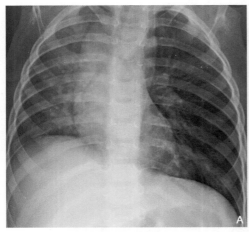
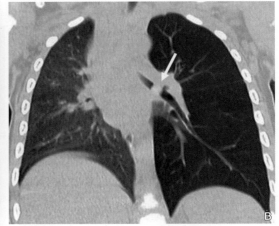

图 1-3-4　阻塞性肺气肿的 X 线与 CT 比较

患儿男,1 岁,因呛咳气促 1h 而就诊。图 A 为胸部 X 线平片,示左肺透亮度明显增高伴肺纹理稀疏,肺体积增大,纵隔及心脏向右移位;图 B 为 CT 冠状位重建图像,示左主支气管内异物影(箭头),左肺体积增大、密度减低、肺血管纹理稀疏;经纤维支气管镜证实并取出异物,为花生米。

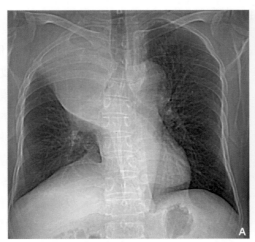
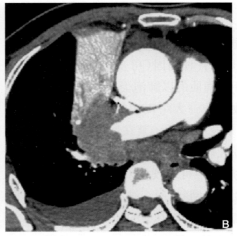

图 1-3-5　阻塞性肺不张的 X 线与 CT 比较

患者男,55 岁,确诊右肺上叶中央型肺鳞癌。图 A 为胸部 X 线平片,示右肺上叶体积缩小、密度增高、水平裂上移,与肺门区肿块下缘形成反"S"征;右侧膈肌明显升高。图 B 为 CT 增强横轴位图像,示右肺门肿块侵及右肺上叶支气管,引起右肺上叶肺不张,并向内移位至纵隔侧;并见气管隆突下淋巴结增大及右侧胸腔积液。

此外,胸部 X 线平片在显示肺门位置异常、肺门影明显增大,纵隔位置和形态异常,横膈位置高低和轮廓异常以及中量以上的胸腔积液、气胸或液气胸等方面均具有一定的临床价值,但通常需进一步推荐相应的影像学检查(如 CT、MRI 等)以提供更直观、更丰富、更确切的征象信息,从而有助于疾病的鉴别诊断。目前,数字化高清晰的 X 线透视有时可用于观察胸部脏器的动态变化,如纵隔摆动、心脏搏动、膈肌矛盾运动等。

(二) X 线阅片挑战性

放射诊断医师在阅读胸部 X 线平片和作出影像

诊断时极具挑战性,一是因为胸部不同密度的组织和多个器官影像的相互重叠以及较低的密度分辨力,导致轻微或较小病变的遮盖或遗漏;二是随着 CT 等断层成像技术的广泛普及应用,中青年医师在阅读和诊断 X 线平片上投入的时间与经验相对偏少。为更准确解读 X 线平片影像信息,放射诊断医师需具备深厚的影像解剖、病理生理及临床知识的功底,并投入较长时间的临床实践,不断积累阅片经验,才能避免误判和作出较为准确的诊断。同时,还要熟练应对患者不同体型、不同体位、不同呼吸状态、无法配合等复杂状况带来的影像挑战(图 1-3-6)。

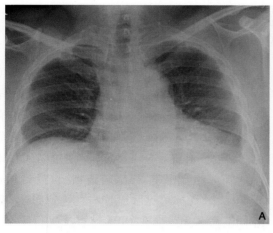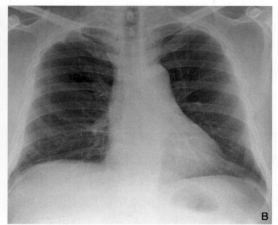

图 1-3-6　不同呼吸状态胸部 X 线平片比较

图 A 为患者吸气不足 X 线平片,示双肺纹理模糊,双侧膈肌抬高,双侧肋膈角消失,心影增大;图 B 为训练呼吸并深吸气后重拍 X 线平片,示双侧膈肌位置正常,肺门及肺纹理清晰,心影正常范围,双肋膈角清晰锐利。

(三) X 线技术进展及应用前景

1. 数字体层成像(digital tomosynthesis) 通过 X 线球管小角度旋转并多次曝光后计算并显示出胸部组织结构的断层影像,可显著提高微小病变和重叠病变的检出率(图 1-3-7)。结合人工智能等技术有望丰富并优化肺癌、肺结核、肺尘埃沉着病等筛查手段与策略。

2. X 线荧光体层摄影 利用 X 射线光子激发待测物质中的原子,使之产生荧光(次级 X 射线)可进行物质成分分析和化学态研究与成像。可用于检测并显示光谱匹配的纳米颗粒的体内分布,有望在分子影像应用方向取得进展。

3. 微型移动数字化与智能化床旁 X 线机 移动式 DR 可满足疫情防控隔离区域、急诊室、重症监护室及手术室等床边快速胸部高清及低剂量影像评估需求。移动动态 DR 既可帮助在床边实时、直观、动态监控肺部通气状态,也可指导血管或引流管置管操作。

二、CT 检查

计算机体层成像(computed tomography,CT)经半个世纪的发展与进步,目前已成为临床上应用最广泛和最高效的先进设备之一。CT 检查具有简便快捷、多扫描技术、可进行后处理重建、密度分辨力高和能进行各向同性重建等优势,尤其在肺部疾病的检查、诊断、鉴别、治疗、随访等方面均发挥至关重要的作用,目前已逐渐取代 X 线平片而成为肺部疾病检查的首选影像学方法。其常用的检查技术包括肺部 CT 平扫、高分辨率 CT(HRCT)、低剂量 CT(LDCT)、增强扫描、CT 血管造影和双能量 CT 等。人体胸部各组织脏器之间具有最佳天然对比等特点,尤其肺脏具有体积大、富含大量空气、密度低等特点,十分适宜以密度分辨力高为优势的 CT 检查,正常情况表现为较均匀的黑色背景(低密度影),异常病变则表现为低密度背景之上的各种形态不一、大小不等、密度各异的阴影,基于各种不同的病理基

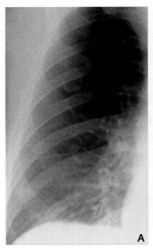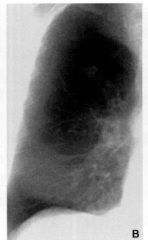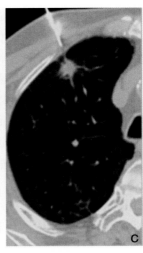

图 1-3-7　普通 X 线平片与数字体层成像及 CT 比较

患者男,55 岁。图 A 为普通 X 线平片,未见明显异常;图 B 为数字体层成像,示右肺上叶不规则实性小结节伴毛刺征;图 C 为 CT 引导下穿刺活检,病理证实为肺腺癌。

础形成的丰富多彩的各种 CT 征象有助于临床上甄别各种疾病或提示各种疾病诊断的思路与方向。

（一）CT 征象特点

1. 斑片或大片实变影　薄层 CT 可以敏感显示全肺出现的斑片状、大片状密度增高影,可表现为形态各异、大小不等、密度均匀或欠均匀的肺部阴影,其内部有时可见空气支气管征或空洞征（图 1-3-8）;还可通过其密度的高低大致分析或解读其可能的病理机制,如浅淡的磨玻璃阴影,可能由于肺泡腔内出现渗液（如出血等）、肺泡壁增厚或间质纤维化等;而均匀的叶段分布的实变影则提示肺泡腔气体完全或大部分被病理性组织细胞所替代,亦可能为肺不张而出现体积缩小和完全实变,当病变靠近叶间裂处则边缘清晰;肺实变影是否伴有邻近叶间裂的移位取决于病变的性质和疾病的发展阶段。

2. 磨玻璃影或磨玻璃结节　磨玻璃影（ground-glass opacity,GGO）系肺内大小不等、形状各异的稍高密度阴影,类似于磨砂玻璃样或云雾状,边界清晰或模糊,可见其内的肺血管与支气管分支影;而磨玻璃结节（ground-glass nodule,GGN）是指在 CT 肺窗上显示的肺部略高密度、界限较清晰、直径≤30mm 类圆形阴影,其内亦可见肺血管与支气管影,它由美国专业词汇命名委员会在 1996 年首次进行定义。因此,GGO 是一个更加宽泛的概念或征象,而 GGN 是包含其中的特殊类型,它既有大小的限制（≤30mm）,通常也有形态上的较规则表现,也是 CT 上发现最多的征象之一,故本节仅对此征象进行阐述。

GGN 有时也称亚实性结节,又包括单纯磨玻璃结节（pure ground-glass nodule,pGGN）和混合磨玻璃结节（mixed ground-glass nodule,mGGN）。依据其大

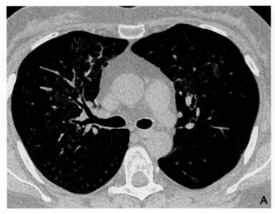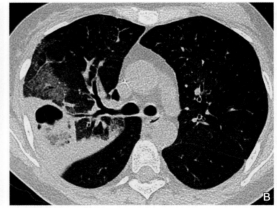

图 1-3-8　斑片状磨玻璃影与肺实变伴空洞影的 CT 表现

患者女,42 岁,确诊急性淋巴细胞白血病。图 A 为 CT 平扫,示双肺上叶可见散在多发斑片状磨玻璃影,多位于支气管血管束旁,经抗感染治疗后吸收。图 B 为 1 年后出现发热、咳嗽、咳脓痰再次复查 CT,示右肺上叶后段出现大片状实变影伴内部空洞影,病变前部伴磨玻璃影,后缘为叶间裂处显示清晰;经痰培养证实为微小根毛霉菌及链球菌混合感染。

小又可再分为如下4类:直径≤3mm 称粟粒结节;3mm<直径≤5mm 称微结节(Fleishner 标准为≤3mm);5mm<直径≤10mm 称小结节;直径≤30mm 统称肺结节。尽管 GGN 在薄层 CT 或 HRCT 上具有一定特征而容易辨认,但并非具有特异性,其病因种类很多,病理基础也颇为复杂:①既可能为肺泡内薄层分泌物,如出血、水肿液或炎性分泌物渗出、肺泡蛋白沉积等;②亦可为肺泡壁增厚,如非典型腺瘤样

增生(AAH)、肺腺癌沿肺泡壁附壁式生长(AIS)、肺泡炎性改变(感染性或过敏性肺泡炎等);③还可以是肺间质出现增粗,如肺间质纤维化、肺间质炎症、肺间质水肿等。引起 CT 上 GGN 的疾病谱可包括良性病变(局灶炎症、小灶出血、局灶纤维化、淋巴滤泡球形增生)、腺体前驱病变(AAH、AIS)及浸润肺腺癌等(图 1-3-9)。

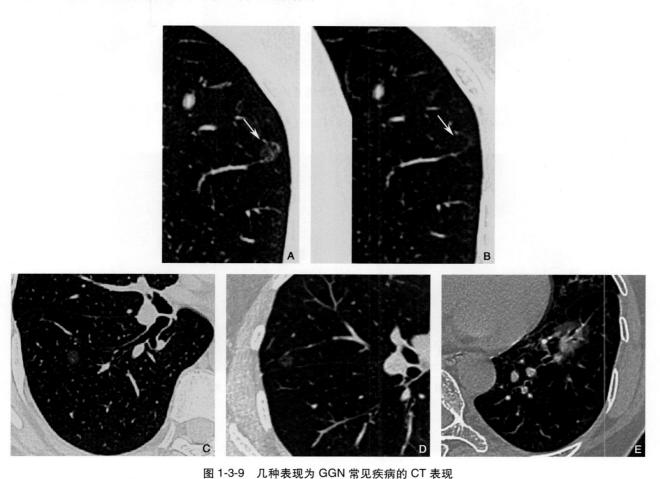

图 1-3-9　几种表现为 GGN 常见疾病的 CT 表现
图 A、B 为基线时 CT 与抗炎治疗后复查 CT,示 pGGN 明显吸收,提示为局灶性炎症(箭头);图 C 示 pGGN,手术病理为非典型腺瘤样增生(前驱病变);图 D 示 pGGN,手术病理为原位肺腺癌(前驱病变);图 E 示 mGGN,手术病理为浸润肺腺癌。

3. 结节或肿块　亚实性结节详见上述,此处主要阐述实性结节或肿块,即在 CT 上显示为完全实性密度的局灶性病变,其内的血管影不可见。在 CT 上评估和测量实性肺结节的大小具有十分重要的临床意义,通常按其直径大小可将肺结节分为:粟粒结节(≤3mm)、微结节(>3mm~≤5mm;Fleishner 标准≤3mm)、小结节(>5mm~≤10mm)和肺结节(≤30mm),而大于 30mm 则称为肿块。理论上,薄层 CT 或 HRCT 可显示和检出各种大小的肺结节,加之人工智能(AI)检测软件的辅助,使得大量小结节、微结节、粟粒结节被检出。CT 检查的优势还在于客观、清晰显示结节或肿块中伴随的各种"小征象":

①边缘征象,如分叶征、毛刺征、棘状突起征等;②内部征象,如小泡征、空洞征、空气支气管征、钙化等;③周围征象,如血管集束征、胸膜凹陷征、卫星灶等。通过前后 CT 图像的比较,还可分析和评价肺结节的变化及生长速度(倍增时间等),有助于良恶性质的判定(图 1-3-10,图 1-3-11)。

此外,对肺结节或肿块内不同大小、各种形态的钙化显示也是 CT 突出的优势之一,其 CT 值通常大于 100Hu。在形态上,"爆米花"样钙化最多见于错构瘤(有时具有很高的特异性),环状、板层样钙化或整体钙化多见于肺结核瘤,散在斑片或细小钙化亦多见于良性结节,但沙砾状或大小粗细混杂钙化可

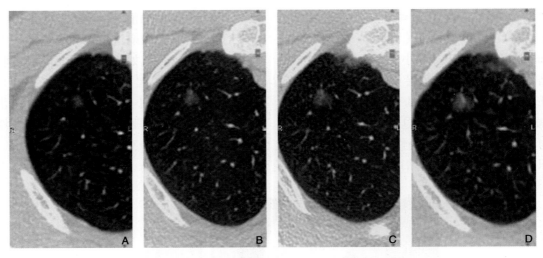

图1-3-10 亚实性肺结节动态随访变化的CT比较

患者女,43岁,体检发现右肺上叶亚实性结节。图A~D为基线CT与连续3年的CT随访,显示该亚实性结节逐渐增大、密度增高;手术病理证实微浸润腺癌(MIA)。

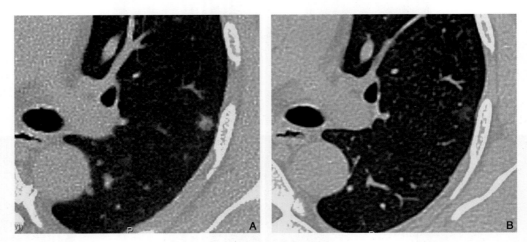

图1-3-11 亚实性肺结节抗炎前后的CT比较

患者男,60岁,因感冒而行胸部CT检查。图A、B分别为基线CT与抗感染治疗后CT复查,示左肺上叶混合磨玻璃结节(mGGN)经抗感染治疗1个月后明显吸收缩小。

见于恶性肿瘤,原发性肺癌与肺转移瘤均可能出现,但发生的概率较低。

4. 空洞或空腔 在显示该两种征象和分析细节等方面,CT检查较X线平片具有更大的优势,尤其在薄壁空洞、小空腔病变的显示方面具有不可替代的作用。空洞在CT上表现为中央低密度的气体影、环绕厚薄不等的软组织密度洞壁,如≥3mm则称为厚壁空洞,常见急性肺脓肿、肺结核和周围型肺癌等,前者洞壁内缘较光滑,外缘模糊或伴磨玻璃影,洞内多可见气-液平面;肺结核厚壁空洞多欠规则,常伴钙化和周围"卫星灶";后者多见于鳞状细胞癌,洞内壁可见壁结节,外缘清晰可伴分叶征及毛刺征。薄壁空洞可见于肺结核、慢性肺脓肿及部分转移瘤等,其CT表现具有相应的特点。空腔可包括肺大疱、含气肺囊肿、囊状支气管扩张、蜂窝肺等,CT上显示腔内张力较大,其囊壁菲薄而均匀,当局灶含

气的囊腔病灶的囊壁厚薄不均、出现壁结节或混杂磨玻璃影,尤其是随访过程中的实性成分不断增加,则应考虑囊腔型肺癌的可能(图1-3-12)。

5. 肺间质病变 CT具有明显优势,可表现为网状、网织结节状、细线影、磨玻璃影、条索状影及蜂窝影等,其病理改变可以为渗出或漏出、炎性细胞或肿瘤细胞浸润、纤维结缔组织或肉芽组织增生等。常见疾病包括慢性支气管炎、特发性肺纤维化、结缔组织病、癌性淋巴管炎及肺尘埃沉着病等。HRCT在发现早期轻微肺间质病变方面较为敏感,尤其对小叶间隔增厚的显示已成为目前的"金标准"检查技术,表现为与胸膜相连的细线状影,长1~2cm,明显时可呈三角形或多边形网状影;有时可在胸膜下1cm范围显示长约2~5cm的弧形胸膜下线影;晚期可在此基础上出现局部和广泛的蜂窝状影(图1-3-13)。

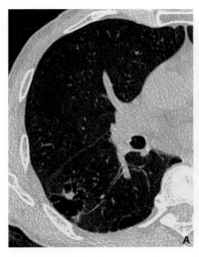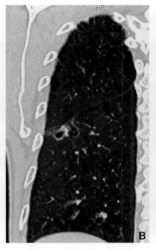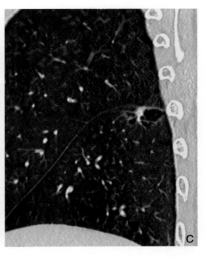

图 1-3-12　囊腔型肺癌的 CT 表现

患者男,69 岁,体检发现右肺下叶囊性病灶。图 A、B、C 分别为 CT 横轴位及冠、矢状位 CT 重建图像,示右肺下叶背段靠近叶间裂处见多房样薄壁囊腔病灶,局部囊壁见实性结节,邻近胸膜牵拉增厚。手术病理证实为浸润肺腺癌。

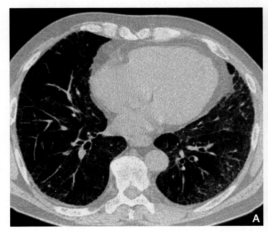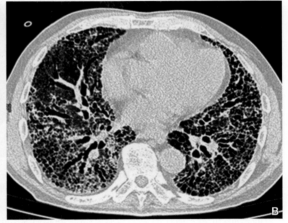

图 1-3-13　不同时期肺间质纤维化 CT 表现

患者男,67 岁,进行性肺间质纤维化。图 A 为基线 CT 肺窗,示双肺下叶胸膜下可见细网织影并磨玻璃影;图 B 为 5 年后复查 CT 肺窗,示双肺间质纤维化明显进展为大量网织蜂窝状伴支气管扩张。

　　6. 肺弥漫性实变　为影像学概念,系指累及双侧肺脏、呈弥漫性分布的各种影像征象的一类病变,在临床上具有较大的诊断难度和挑战性,既要密切结合临床病史、职业史及有关实验室检查,又要仔细分析病变的分布规律、形态特点、密度改变以及是否伴随结节或小叶间隔增厚等,大致从如下几类进行区分:肺水肿、肺炎症或感染、肺出血、肺肿瘤等(图1-3-14)。

　　7. CT 增强的价值　肺部 pGGN 或局限性 GGO通常无需 CT 增强扫描,但实性结节或肿块以及较大范围实变病灶需进行 CT 增强扫描,有助于提供病变血供情况及其与周围结构关系等信息。通常以 CT增强后病变强化的程度与模式进行分析和表述,如无强化(增强前后 CT 值几乎不增加)、轻度强化(净增强值<20Hu)、中度强化(净增强值 20~50Hu)、明显强化(净增强值>50Hu)和极富血供强化(净增强值>100Hu 或接近附近血管结构强化程度);在增强模式上,可描述为均匀强化、不均匀强化或环形强化等。还可依据增强程度随时间而变化的规律形成时间密度曲线,如持续低平型(多为良性)、速升速降型(多为恶性)、速升缓降型(多为血管性或急性炎性)、缓升缓降型(多为慢性炎性)。有时,通过 CT 增强可提供重要的征象并进而提示某种疾病的临床诊断,如肺隔离症、肺动静脉畸形等(图 1-3-15,图 1-3-16)。

　　(二) CT 检查的应用价值

　　目前,CT 设备呈逐渐普及和广泛临床应用趋势,并具有超越其他影像检查技术方法的独特优势,因此在胸部疾病的检查与诊断中成为首选和最佳的影像学方法,并具有逐步取代胸部 X 线检查的趋势。虽然 CT 检查辐射剂量也是广泛关注的问题,但近年

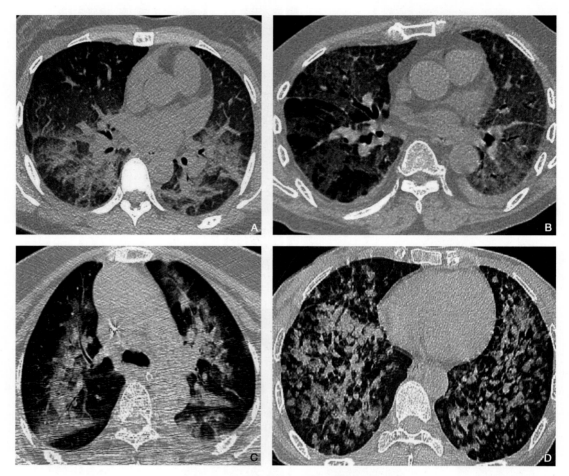

图 1-3-14　不同种类肺弥漫性实变的 CT 表现

图 A 为患者女,38 岁,气促、胸闷 1 周;CT 示双肺呈"蝶翼征"样实变,为急性肺水肿,对症治疗后 3 天明显吸收。图 B 为患者男,74 岁,因发热、呼吸困难 3 天入院;CT 示双肺弥漫性磨玻璃影伴马赛克征,考虑肺部炎症,抗感染治疗后 2 周吸收。图 C 为患者女,38 岁,系统性红斑狼疮患者,以咯血收入院;CT 示双肺呈中央型分布实变及磨玻璃影,为急性肺泡出血。图 D 为患者女,65 岁,咳嗽、咳痰 1 年加重 1 周入院;CT 示双肺弥漫分布的多发结节及小斑片影,部分融合成大片状,病理证实为浸润性黏液腺癌。

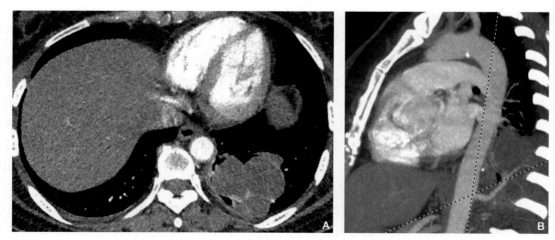

图 1-3-15　左下肺隔离症的 CT 表现

患者女,38 岁,反复咳嗽 2 个月行胸部 CT 检查。图 A 为 CT 增强横轴位图像,示左肺下叶后基底段处的多房囊性肿物影,其间隔略有强化;图 B 为 CT 增强斜矢状位 MIP 图像,示发自胸主动脉的供养血管向左后方走行进入该多囊状肿物,诊断为肺隔离症。

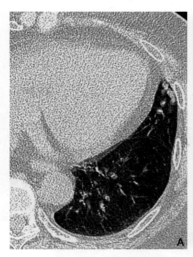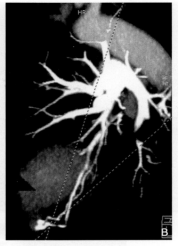

图 1-3-16 左肺动静脉畸形的 CT 表现

患者女,64 岁,无临床症状,因体检发现左肺病变。图 A 为 CT 平扫肺窗,
示左肺上叶的下舌段靠近外侧胸膜下可见蜿蜒迂曲的管状影;图 B 为 CT
增强后处理重建 MIP 图像,示明显强化的细小肺动脉及较粗大迂曲的肺静
脉与分叶状的瘤囊相连,从而提示肺动静脉畸形。

来各种新型 CT 设备充分结合 AI 技术,在降低辐射剂量和改善图像质量等方面均取得了可喜的进展。

1. **肺部病变定位与定性诊断** 在有无肺部病变的发现、细节征象的显示等方面 CT 具有很大优势,尤其在早期间质性病变的细微改变、小而浅淡的磨玻璃结节等方面的显示与检出成为"金标准"检查方法。CT 发现和显示病变后,首先应依据病变发生部位及有关 CT 征象作出定位判断,即分析和判断该病变的准确解剖位置及可能的组织来源,后者可依据病变中心位置、病变边缘交界的夹角、周围结构推挤或受侵情况以及病变血供来源等信息,以推断病变起源于肺脏、纵隔、胸膜或胸壁等。其次应结合临床病史针对该病变作出定性诊断,其中 CT 上显示的病变形态学征象特点、增强血供情况及动态病变演变等信息均具有重要的鉴别价值,并可从肺部疾病的几大类着手进行分析判断,即先天性、感染性、肿瘤性、血管性或自身免疫性等。此外,定量诊断也是放射科医生需要重视和报告描述的内容,它是指病变累及的范围及其与周围结构关系的评估,也包括淋巴结、结节或肿块等直径和体积测量等数据,以及对恶性肿瘤进行影像学分期等。在部分特殊感染病变还应尽可能做出活动性判定,例如肺结核病变中钙化、增殖、纤维条索、边缘锐利等征象常提示为非活动性病灶,而病变边缘模糊、实变、空洞、"树芽征"等多反映该结核病变为活动性。

2. **在胸部急重症的检查与诊断** 目前,CT 已成为大范围检查、快速扫描、实时成像,并可一次增强实现多部位或多脏器联合检查的最佳影像学方法,使其在临床上急危重症患者的检查与诊断中扮演着十分重要的角色。例如,急性肺水肿、气管支气管异物、自发性气胸以及胸部外伤等;尤其是 CT 增强和 CTA 可在"胸痛三联症"(主动脉夹层、肺动脉栓塞和冠脉狭窄)的诊断与鉴别中实现"一站式"快速检查。目前,更先进的超快速、超宽覆盖范围的 CT 扫描技术还可同时完成头颈胸部血管 CTA 的检查,以全面评估头颈部与胸部血管病变的关联及其程度。

3. **在胸膜、纵隔及横膈疾病的检查** 除了肺脏检查的优势之外,CT 在围绕肺脏周围各结构如胸膜、纵隔、横膈及胸壁等疾病中检出与诊断中也具有重要的价值,尤其对轻微胸膜病变的显示十分敏感,如少量胸腔积液、气胸、液气胸及胸膜增厚粘连钙化等,在胸膜结节或肿块中的定位与定性诊断也发挥重要作用,尤其在显示肺癌的胸膜转移方面具有直观性与敏感性(图 1-3-17)。值得强调的是,临床工作中应重视胸膜肺实质弹力纤维增生症的发现与诊断,该病主要集中在肺脏的上部,其 CT 表现特点为肺容积减少、胸膜和胸膜下致密实变伴有网状影、肺结构扭曲和牵拉性支气管扩张等。此外,CT 在纵隔非心脏血管病变的诊断与鉴别中也具有重要的地位,尤其对病灶中脂肪、钙化及液体十分敏感。

此外,CT 对膈肌位置、形态、厚度、有无结节或肿块病变的显示更直观清晰(应注意冠、矢状位重建技术的应用);在对肋骨骨折或骨质破坏等发现与诊断也具有重要价值,但有时早期或轻微肋骨骨折亦漏诊,应强调定期随诊观察。

(三)技术进展及应用前景

1. **双能 CT** 双能 CT 的解析需实现"三同"

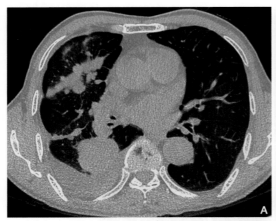
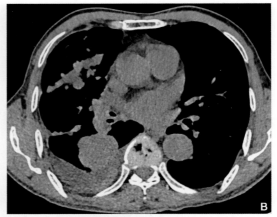
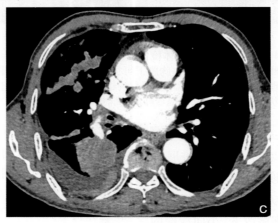

图 1-3-17 肺恶性肿瘤累及胸膜的 CT 表现

患者男,68 岁,无明显诱因胸背痛,伴气喘、咳嗽,白色黏液痰入院检查。图 A 为 CT 平扫肺窗,示右肺下叶背段肿块呈分叶状,右肺中叶水平裂增厚伴大小不等的结节聚集;图 B 为 CT 平扫纵隔窗,示右侧后胸膜及斜裂广泛不均匀增厚并多发结节影,右胸腔积液。图 C 为 CT 增强扫描,示肺部肿块及胸膜结节呈一致性明显不均匀强化,右肺门淋巴结肿大;穿刺活检证实为肺腺癌伴胸膜转移。

(即同时、同源、同像)。为此,在序列扫描、双球管双能量成像、双层探测器、光子计数和单源瞬时 kVp 切换等技术相继出现并逐渐应用于临床。与常规混合能量 CT 比较,其显著优势在于 1 次扫描能同时得到基物质图像、单能量千电子伏(kiloelectron volts,keV)图像、能谱曲线、有效原子序数等多个有价值的参数。目前,双能量 CT 胸部主要应用包括:

(1)肺动脉双能 CT 成像:单能量图像可改善细小血管的显示,通过物质分离技术,依靠碘分布来检测肺部血流分布状态。目前 CT 肺动脉造影(CT-PA)是急性肺动脉栓塞的标准检查方式,与常规 CT-PA 比较,双能 CTPA 不仅能提供肺血管形态学信息,还能提供全肺血流灌注状态双重信息,从而提高栓子检出率,并全面评估栓子对肺部血流灌注的影响(图 1-3-18,彩图见文末彩插),为患者的治疗、风险评估、预后评估提供重要的信息和指导。

(2)肺肿瘤双能 CT 成像:单能量图像可得到不同 keV 条件下的准确 CT 值,能谱曲线和碘基图像

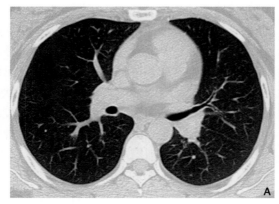
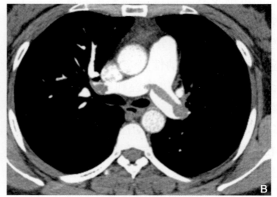

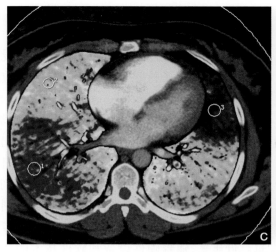
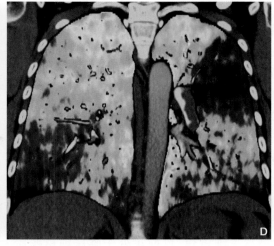

图 1-3-18　肺动脉栓塞及肺灌注异常的双能 CT 表现

患者女,31 岁,急性胸痛 2 小时入院检查。图 A、B 分别为 CT 平扫与增强,示双侧肺动脉内充盈缺损影(提示急性血栓);图 C、D 为双能 CT 碘灌注图像,示右肺下叶和左肺上叶局部肺灌注明显减低(蓝色区)。

有助于肺结节及肿块病变的性质判定与鉴别诊断(图 1-3-19,彩图见文末彩插)。基于各种组织的能谱曲线对比分析可能发现某些规律性特征,有助于肺部恶性肿瘤的疗效评估和预测。

(3)肺通气双能 CT 成像:利用氙气作为对比剂吸入后进行双能量 CT 成像可以用于评价慢性阻塞性肺疾病、支气管闭锁和哮喘的肺通气功能。

2.**光子计数 CT(proton-counting CT)**　采用全新半导体材料(碲锌镉、CdZnTe)探测器,无需可见光间接转换而直接读取逐个 X 线光子脉冲信号,其空间分辨力进一步提高(XY 轴方向达 11μm、Z 轴方向达 0.2mm),可全视野超高清评估肺部精细结

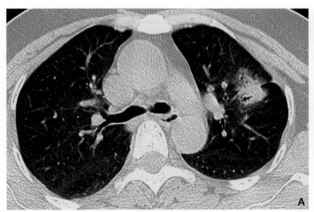
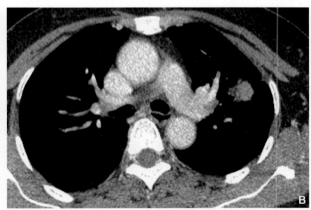
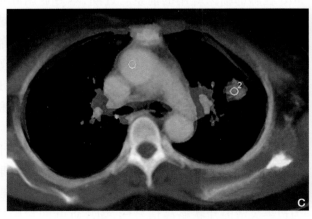
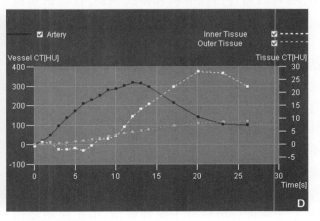

图 1-3-19　肺癌双能 CT 灌注增强与碘基测量时间密度曲线

患者男,62 岁,左肺上叶周围型肺癌。图 A、B 分别为 CT 平扫与增强,示左肺上叶混合密度肿块影,边界清楚,直径约 3.3cm,呈中度强化;图 C 为碘基图、病灶测量兴趣区及数值;图 D 为碘基测量时间密度曲线,示肿瘤实性部分增强为速升速降型(白线),升主动脉与肺野曲线分别为红线及黄线。

构(肺间质、小气道、微结节等),并能在降低辐射剂量时不降低甚至提高图像质量和信噪比,还能够在大螺距扫描时"一站式"完成胸部形态学加功能学(通气、血流灌注、血管成像)检查,展示出新的临床应用前景和科研方向。

3. **立位 CT(upright computed tomography, UCT)**　人体多个系统受到重力的影响较为明显,并与许多疾病的临床症状或体位相关,但受到目前卧位 CT 设备与扫描模式的限制,对站立状态下人体解剖与病理生理的认识亟待提高。近年来研发的立位 CT(UCT)可实现人体在自然站立位状态下进行横断面 CT 扫描与三维重建,目前正处于临床前试验阶段。依据现有的资料表明,UCT 对人体脏器的解剖结构或疾病特点的显示与分析评估的优势主要包括:①在 UCT 上,大小气道管腔直径和面积均大于卧位 CT,配合深吸气与深呼气分别扫描,可更精确评估 COPD 患者的气道狭窄与肺过度膨胀;②对上下腔静脉及腹部大静脉直径与体积的显示呈明显增大趋势,对是否存在上述血管的狭窄或阻塞及其程度评估可能更加准确;③有助于盆底下降及器官脱垂的精确评估与测量;④腹壁疝、腹股沟疝的显示和程度评估更加真实;⑤肩峰-肱骨距离变窄意味着肩袖撕裂,而在 UCT 上测量会更加准确,而卧位 CT 易低估。

4. **AI 辅助智能 CT**　AI 在 CT 扫描中的应用主要集中在影像的获取、处理和解读三个环节。首先,AI 可以辅助优化扫描参数,如自动调整辐射剂量,以达到既保证图像质量又尽可能降低患者辐射暴露的效果。其次,AI 可以在图像重建过程中,利用深度学习等算法,减少图像噪声,提高图像质量。最后,AI 可以通过图像分析和模式识别,自动识别和定位病变,甚至预测疾病的进展和预后。

5. **胸部 AI 软件应用**　目前投入临床试用者包括肺部结节自动标注、风险分级、随访自动匹配与对比评估,以及肋骨病变自动检测与提醒,肺动脉栓塞自动标注等。尽管胸部 AI 软件可以使复杂繁重的日常工作简便化和智能化,但各厂家 AI 软件均存在不同程度的假阳性和假阴性,需与临床医生共同研发、不断优化和逐步提高。未来胸部 AI 软件的功能将更加丰富、准确和智能化。例如:预测肺结节性质、肿瘤病理分级或分子病理亚型、生长速率及预后;肺部感染病变定量对比与预测进程及预后;肺间质疾病定量与预测进程;肺气肿定量与预测肺功能等。

三、MRI 检查

在前人系列研究基础上,Lauterbur 教授与团队于 1973 年将原子核磁共振物理现象率先应用于人体磁共振成像(magnetic resonance imaging, MRI)。它是利用人体原子核(^{1}H)在强大的外部磁场内,在特定射频脉冲作用下产生磁共振现象并发出信号而进行成像的崭新技术,不仅具有独特的软组织分辨力,而且具有无辐射、多参数、多方位、多序列和功能性成像等特点,可为临床疾病的诊断与鉴别提供不同于 X 线源成像设备(如 DR、CT 等)的多维度信息。近年来,随着硬件设备和软件技术的快速发展和不断优化,现代 MRI 技术在肺部疾病的综合诊断与特殊检查中逐渐显示广阔的应用前景。

尽管 MRI 具有上述诸多优势,但也存在如下局限性:①由于 MRI 是多序列、多方位成像,故检查时间相对较长,不利于急重症患者、呼吸或心脏搏动影响部位病变的检查。②具有不同类型伪影的影响,为图像和征象的解读带来困难;同时,对钙化的识别远不如 CT 敏感和准确。③具有禁忌证,如体内金属植入物(尤其铁磁性)、心脏起搏器等;妊娠 3 个月之内、幽闭恐惧症者亦不适宜检查。

(一)MRI 征象特点

MRI 在肺部疾病检查技术主要包括增强前常规序列(T_1WI、T_2WI)、弥散加权成像(DWI)及发现病变后的增强检查等。既往 MRI 被认为无助于肺部疾病的检出与诊断,但近年来,以超短回波(ultrashort TE,UTE)或零回波(zero echo time,ZTE)为代表的超快速扫描序列的研发成功与尝试临床应用,带来了令人振奋的临床与科研成果,明显拓展了 MRI 在肺部临床应用的前景。近期,本专业国际顶级学术期刊相继发表的权威论文表明,UTE 和/或 ZTE 技术在发现肺实质病变、肺结节检测与分类能力,显示恶性肿瘤及真菌感染的影像学典型特征等方面均与标准剂量或低剂量的 CT 检查相当,进一步肯定了当今 MRI 技术在肺部疾病应用的价值和前景。

1. **斑片或大片实变影**　MRI 对液体的成像十分敏感,故对肺泡腔的渗出与实变病变的显示效果良好,即使较小的斑片影亦可显示。在 T_1WI 上表现为边界欠清的片状略高信号影,如靠近叶间裂则边缘清晰;在 T_2WI 上表现为信号欠均匀的较高信号影;有时在病变区内可见含气体支气管影和流空所致的血管影。此外,由于渗出液所含成分或蛋白质含量的不同所表现的 MRI 信号也不同,如蛋白质或脂质含量较多,则可表现为脂肪样信号的特点,从而有助于推测其病因或作出相应的诊断。

2. **结节与肿块**　目前,MRI 快速扫描、特殊采集、降磁伪影等新成像技术的应用不断提升了肺脏 MRI 的信噪比和分辨力,使得 10mm 以内的小结节乃至 GGN 均可良好地显示,其显示的效果与 CT 基本相当(图 1-3-20)。因 MRI 具有组织分辨力高的特点,故肺结节或肿块内的血管结构、纤维结缔组织、肌组织和脂肪组织等不同成分可以在 MRI 上表现为不同的信号。如慢性肉芽肿、干酪性结核灶或肺错构瘤由于其内含有较多的纤维组织与钙质,故可在 T_2WI 上表现为相应的低信号或较低信号,而不像肺癌或肺转移瘤那样表现为较高的信号。当较大结节或肿块内部出现变性坏死时,则在 T_1WI 上表现不均匀低信号,T_2WI 上表现为较高信号影;如出现囊性变则 T_2WI 上可呈现水样的更高信号影。在增强检查时,依据肺结节或肿块内成分不同而出现不同强化模式,其与 CT 增强规律大致相仿,但往往强化程度更高,显示细小病灶更加敏感(图 1-3-21)。

3. **空洞与空腔**　MRI 检查对空腔病变或很薄壁的空洞病变显示的价值有限。但对厚壁空洞可良好显示,其中空洞内的气体在 T_1WI 和 T_2WI 上均表现为很低信号,而空洞壁多呈中等信号;在增强后,癌性空洞、感染病灶的空洞壁多可出现明显厚环状强化,而典型肺结核球则出现边缘薄环形强化(图 1-3-22),有助于同肺癌进行鉴别。

4. **肺间质病变征象**　正常肺脏的 MRI 信号很低,故对早期或轻微的肺间质病变如网状、细线状及胸膜下线等显示欠佳;如出现较大的条索状病灶则可以显示,在 T_1WI 和 T_2WI 上均表现为中等信号影。

(二)MRI 在胸部应用的价值

在胸部诸多器官和组织结构中,MRI 检查在如下疾病检查中也具有较好的应用价值或优势,如评估纵隔、淋巴结、大血管、胸膜、胸壁软组织等基本病

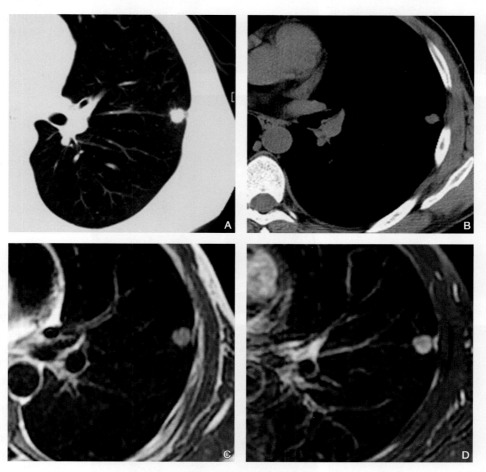

图 1-3-20　肺实性结节的 CT 与 MRI 比较

患者男,54 岁,因感冒行胸部 CT 检查发现左肺结节。图 A、B 为 CT 平扫的肺窗与纵隔窗,示左肺上叶舌段靠近外侧胸膜下实性小结节,直径约 9mm;图 C、D 为 MRI 检查的 T_1WI 与 T_2WI,显示该实性结节的效果几乎与 CT 相同,尤其在显示外侧胸膜牵拉的征象更加清晰。

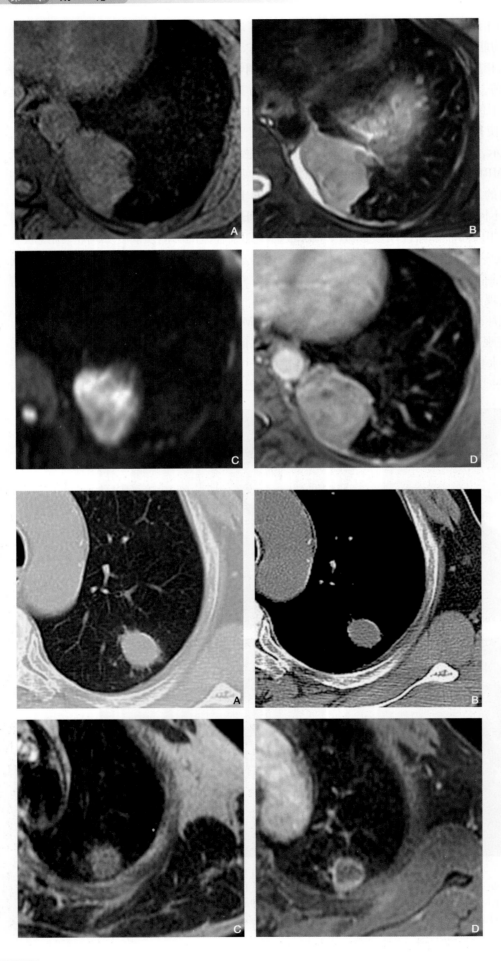

图 1-3-21　左肺下叶肺癌病灶 MRI 比较

患者女,66 岁,因胸痛入院检查发现左肺下叶肿块。图 A、B 为 MRI 平扫 T_1WI、T_2WI,示左肺下叶近内侧胸膜下巨大肿块,直径约 6.3cm,形态欠规则,T_1WI 上呈不均匀等低信号,T_2WI 上呈不均匀较高信号,邻近胸膜增厚,局部呈明显高信号(积液);图 C 为 DWI 图像,示该肿块呈明显高信号;图 D 为 MRI 增强图像,示该肿块呈明显不均匀强化,局部增厚的胸膜可见数个小结节样强化(DWI 上呈高信号),考虑为胸膜转移。

图 1-3-22　左肺结核球的 CT 与 MRI 表现比较

患者女,38 岁,体检发现左肺上叶结节性质待查。图 A、B 为 CT 肺窗与纵隔窗,示左肺上叶尖后段胸膜下类圆形实性结节,界线清晰,直径约 2.1cm,边缘见毛刺征,未见明显钙化;图 C、D 为 MRI 平扫与增强图像,示该结节出现边缘薄环形强化,后缘略厚;经手术病理证实为肺结核球。

变或肿瘤侵犯等；T_2WI 加权像对少量胸腔积液和胸膜增厚更加敏感，还有助于区分肺结核病灶中的干酪样坏死及其他肿块中的液化坏死（T_2WI 呈高信号）；在肺特发性间质纤维化患者中，利用全肺在 T_2WI 上高信号灶的体积可以反映病变的活动性及其严重程度。

1. 特殊部位肿瘤诊断与侵犯评估　发生于肺

尖部的肺上沟瘤也称为 Pancoast 瘤，MRI 检查有助于分析和评估肿瘤病变的累及范围、内部结构以及是否侵犯胸壁和/或臂丛神经等（图 1-3-23）。此外，MRI 检查还有助于评估靠近纵隔或胸膜下的肺癌病灶是否侵及心脏大血管以及是否侵犯胸膜或胸壁等，也有助于纵隔型肺癌与纵隔内肿瘤的鉴别诊断。

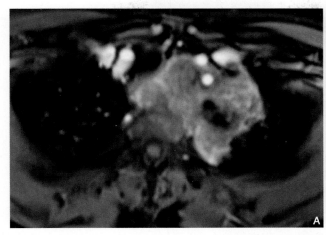 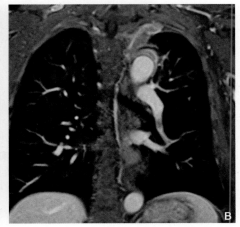

图 1-3-23　左侧肺上沟瘤的 MRI 表现

患者男，54 岁，左肩背痛 3 周，左上睑下垂 2 周入院检查。图 A 为 MRI 增强横轴位图像，示左肺尖部巨大不规则明显强化的肿块影突入纵隔内生长，并包绕胸椎、左侧颈总及左锁骨下动脉，其内可见不强化坏死区。图 B 为 MRI 增强冠状位图像，示该肿瘤向上侵犯左肺尖胸膜及纵隔胸膜、椎旁神经丛，并包绕主动脉弓。穿刺活检为左上肺低分化腺癌。

2. 区分阻塞性肺不张中肺癌病灶　在 MRI 检查技术中，主要有以下两种方法有助于区分阻塞性肺不张的肺癌病灶及其范围：①动态增强 MRI 扫描，在增强的动脉期，由于肺癌病灶强化并不是很明显，而此时肺不张组织强化明显，两者即形成明显的差别；当静脉期或延迟期时，肺不张组织逐渐均匀强化，而肺癌组织仍强化欠明显，从而有助于勾画出肺癌病灶的轮廓。②利用 DWI 序列检查，由于肺癌组织的表观弥散系数（ADC）更低，而肺不张组织 ADC 较肿瘤组织高，故在 ADC 图上两者信号对比度明显。

3. 评估肺癌化疗或放疗的疗效　在肺癌化疗前，如动态灌注增强 MRI（DCE-MRI）测得的容积转换常数（K^{trans}）越高、血管外细胞外容积分数（V_e）越低，则代表其血液供应越丰富、毛细血管通透性越高，抗血管生成药物越易渗透到肺癌组织中发挥作用，故治疗效果越好。在肺癌化疗后，DWI 上 ADC 的增高可用来早期判断非小细胞肺癌（NSCLC）对治疗方案的反应或疗效，可能比[18]F-氟代脱氧葡萄糖（[18]F-FDG）PET/CT 更加敏感和利于早期评估。此外，MRI 在肺癌的立体定向放疗（SBRT）上的辅助价值也较突出：肺癌的诊断和分期；肿瘤和周围累及器官（OAR）的精准勾画，治疗计划制订；器官运动与补偿管理等。

4. 纵隔肿瘤或瘤样病变的鉴别　MRI 可显示其与邻近组织器官结构关系（尤其利于评估与心脏大血管和椎管/神经的关系）并推测肿瘤内部成分，对于纵隔肿瘤及瘤样病变的鉴别诊断及术前评估具有重要价值。MRI 同反相位成像对胸腺肿块内胸腺增生与肿瘤病灶的鉴别诊断更有信心。此外，DWI 信号及 ADC、DCE-MRI 强化曲线类型等亦有助于纵隔肿瘤良恶性鉴别。

（三）技术进展及应用前景

1. 超短回波（UTE）和零回波（ZTE）MRI　由于肺脏含有大量气体属超短 T_2/T_2^* 组织，加之磁敏感效应及呼吸、心跳的影响而导致肺部疾病的显示效果不佳。近年来的 UTE 和 ZTE 通过在激发前加用编码梯度来实现快速扫描，可采集更多短 T_2 组织的信号，弥补了常规 MRI 在短 T_2 组织成像中的缺陷，亦可获得具有较高信噪比和空间分辨力的肺脏的形态与功能图像，并可定量分析组织成分，如磁化转移率（MTR）等。目前的研究显示，在肺癌筛查人群中，UTE/ZTE MRI 在 Lung-RADS 分级方面的表现与 CT 相当（图 1-3-24）。目前，高分辨力的 UTE 扫描时间仍较长（3～5 分钟），如在不久的未来，将共轭梯度法（conjugate gradient method）应用于 UTE 技术，则高分辨力 UTE 扫描时间有望缩短至 1 分钟以内，从而可进一步拓展 MRI 新技术在肺部疾病的应用领域。

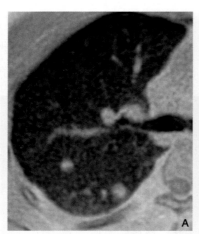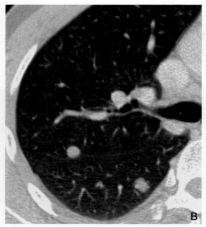

图 1-3-24 肺实性小结节 UTE MRI 与 CT 比较

患者女，54 岁，体检发现肺结节。图 A、B 分别为 UTE MRI 图像与 CT 图像，示右肺上叶后段与下叶背段两个直径<10mm 的实性小结节，UTE MRI 显示效果与 CT 基本相当。

2. **肺部功能性 MRI 技术** 目前，临床尝试应用的 MRI 肺通气成像方法主要有超极化惰性气体，如氙（^{129}Xe）、氦（^{3}He）成像，氧增强质子成像，氟化气体成像，超级化^{13}C 成像以及钆对比剂（Gd-DTPA）雾化吸入成像。其优点在于：可以获得高信噪比、高空间分辨力、时间分辨力的通气图，具有良好的灵敏度和安全性，优于具辐射性的核素显像。但也存在如下不足：需要患者屏气的依从性，需加用门控技术；还需特异性的胸部射频线圈和具有成像超极化的宽带磁共振扫描仪以及具备获取图像的快速脉冲序列等。

四、PET/CT 检查

正电子发射体层成像（positron emission tomography，PET）是一种无创性探测发射正电子的核素在机体内分布的断层显像技术。实际上，正电子发射计算机断层显像（positron emission tomography and computed tomography，PET/CT）是将反映人体分子水平代谢情况的 PET 和反映人体断层解剖的 CT 图像有机融合在一起的新型影像学检查设备，实现了两种设备的信息互补、优势互补和彼此印证，可进一步提高对疾病诊断的灵敏度、特异度和准确性。全身肿瘤是 PET/CT 临床应用的主要适应证，而肺癌也恰是 PET/CT 最好的适应证之一。^{18}F-氟代脱氧葡萄糖（^{18}F-fluorodeoxyglucose，^{18}F-FDG）是目前临床应用最多的肿瘤代谢示踪剂，它是葡萄糖类似物。^{18}F-FDG PET/CT 能够同时获得全身病变形态及葡萄糖转运蛋白代谢程度等信息，还可同时评估原发灶和全身情况，对淋巴结及远处转移检出率高。在肺部疾病中，多数情况下肺肿瘤的恶性程度与其^{18}F-FDG 摄取成正比，但少数可出现高摄取假阳性（如结核瘤或结核性肉芽肿、炎性假瘤、隐球菌病、肺脓肿、结节病、硬化性肺泡细胞瘤、尘肺纤维团块、化疗后纤维化等）和低摄取假阴性（肿瘤直径<10mm、磨玻璃为主的肺腺癌，原发或转移性低代谢肿瘤或黏液癌、类癌，血糖升高等）的情况（图 1-3-25，图 1-3-26），故在诊断时应注意紧密结合临床与 CT 征象进行仔细综合分析。当肺癌患者接受放疗、化疗、免疫治疗后，PET/CT 可早期对疗效进行评估和监测。

五、技术特点与优选应用

上述介绍了目前几种常用的胸部影像检查技术特点，虽然 CT 是肺部疾病最佳和最常用的影像学检查方法，但各种影像技术均不是全能和完全不可替代的，它们各有其优势与不足，在临床工作中应根据患者状况和疾病种类等具体情况进行优选应用。对胸部不同影像技术所展现的征象特点与共性规律进行分析和掌握，有利于对肺部疾病患者实施个体化和最优化的检查策略。表 1-3-1 中梳理和总结了 4 种常用影像学检查技术的优点与不足（仅供参考）。关于 X 线、CT 及 MRI 技术对胸部基本病变成像与显示的效能比较，详见表 1-3-2。此外，胸部疾病常用影像学检查方法的思路导图，详见图 1-3-27。

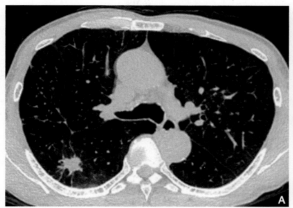
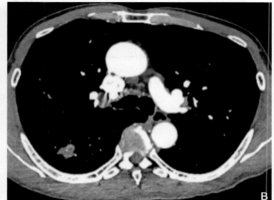
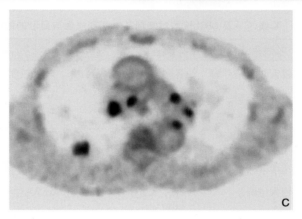

图 1-3-25　肺实性结节^{18}F-FDG PET 摄取假阳性表现

患者男,67 岁,体检 CT 发现右肺上叶结节。图 A、B 为 CT 平扫与增强图像,示右肺上叶后段明显不规则实性结节,边缘可见毛刺征与伪足征;增强后呈轻中度不均匀强化,纵隔内见小淋巴结。图 C 为 PET/CT 图像,示右肺上叶结节及纵隔内多发的淋巴结摄取明显增高,提示恶性病变可能;但 CT 引导穿刺活检病理证实为肺结核结节。

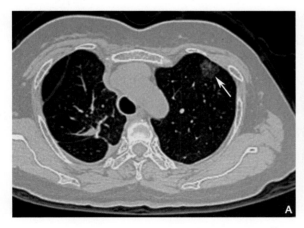
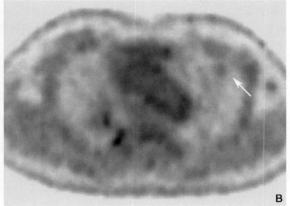

图 1-3-26　肺结节^{18}F-FDG PET 摄取假阴性表现

患者男,64 岁,右肺上叶肺癌术后复查。图 A 为 CT 平扫肺窗图像,示左肺上叶前段胸膜下可见直径约 15mm 亚实性结节,边缘见分叶征,极似肺腺癌;图 B 为 PET/CT 图像,示该肺结节无摄取增高,提示良性病变可能;但手术病理诊断为左肺上叶浸润性肺腺癌。

表 1-3-1　几种胸部不同影像学检查技术应用与优劣比较

类型	原理	特点	主要用途	优势	劣势	辐射	时间
DR	对 X 线吸收程度投照成像	自然对比,重叠,宏观	常规基础检查	便捷,空间分辨力高	重叠和遮掩	有+	0.3s
CT	X 线断层成像	组织密度对比优,断层,动态增强,后处理,AI	肺部、支气管、纵隔、胸膜病变精细评估	快速,密度分辨力高,钙化,定量	有伪影,对比剂过敏	有+++	3~10s
MRI	原子核磁共振信号断层成像	组织分辨力高,断层,动态增强,功能成像	纵隔胸膜胸壁病变,肺部通气弥散功能评估	组织分辨力优,血管流空,定量	运动伪影,部分禁忌	无	20~30min
PET/CT	正电子发射与 X 线层融合成像	分子代谢显像,灵敏、特异、全身、三维	肿瘤分期,鉴别,疗效评估	分子特异性,全身检测	部分假阴性或假阳性	有++++	30min

表 1-3-2　X 线、CT 及 MRI 技术对胸部基本病变成像与显示的效能比较

		X 线平片(DR)	CT	MRI	效能比较
肺部局灶病变	斑片影	较大较实斑片影	各种大小、密度斑片影	较大较实斑片影	CT>DR>MRI
	条片影	粗大条片影	各种条片影	粗大条片影	CT>DR>MRI
	结节	较大实性结节	各种大小、密度肺结节检出及随访	亚实性及钙化结节敏感性较低	CT>MRI>DR MRI-ZTE 可用
	肿块	发现肿块	征象、增强分析,敏感	多参数、强化等补充	CT>MRI>DR
	空洞	较大空洞	各种大小形态与成分空洞	较大空洞	CT>DR>MRI
	空腔	较大空腔	各种大小形态空腔	较大空腔	CT>DR>MRI
	钙化	敏感	更敏感	不敏感	CT>DR>MRI
肺部弥漫病变	粟粒结节	不敏感	敏感,区分分布类型	不敏感	CT>DR>MRI
	间质病变	较重病变	各种间质异常	纤维化评估	CT>MRI>DR
	实变	较重较实	各种密度与分布	肿瘤鉴别补充	CT>DR>MRI
气道病变	支气管扩张	较重	各种范围、类型支气管扩张	较重	CT>DR>MRI
	狭窄阻塞	大气道明显病变	大中小气道病变	大中气道病变	CT>MRI>DR
	阻塞性气肿	大范围明显气肿	轻中重各型肺气肿	中重度肺气肿	CT>DR>MRI
	阻塞性不张	大片	各种节段肺不张	较大节段肺不张	MRI>CT>DR
	阻塞性肺炎	大片	节段阻塞肺炎	节段阻塞肺炎	MRI>CT>DR
纵隔病变	移位	较敏感	敏感	敏感	CT>MRI>DR
	弥漫增大	较敏感	敏感,并诊断来源	敏感,并诊断来源	MRI>CT>DR
	局灶肿块	较大肿块	细小结节及肿块	细小结节及肿块	MRI>CT>DR
胸膜	胸腔积液	中大量	少中大量,少量较敏感	少中大量,少量敏感	MRI>CT>DR
	气胸	较敏感	敏感	欠敏感	CT>DR>MRI
	增厚	欠敏感	敏感	敏感	MRI>CT>DR
	结节/肿块	较大结节	细小结节	细小结节	MRI>CT>DR

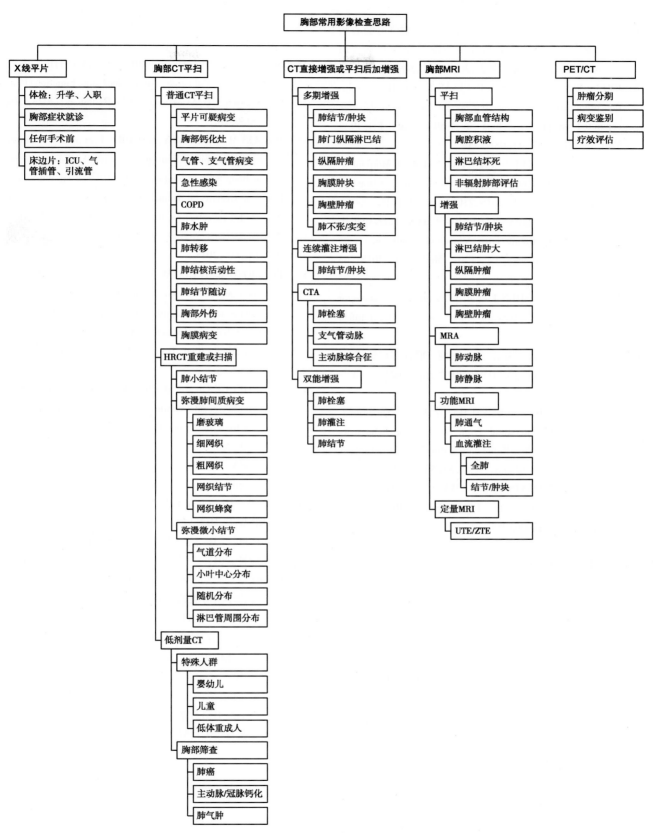

图 1-3-27　胸部疾病常用影像学检查方法的思路导图

ICU：重症监护室；COPD：慢性阻塞性肺疾病；HRCT：高分辨率 CT；CTA：CT 血管成像；MRA：磁共振血管成像；UTE：超短回波；ZTE：零回波。

（柳学国　伍建林）

参 考 文 献

[1] 中国食品药品检定研究院,中华医学会放射学分会心胸学组.胸部 CT 肺结节数据标注与质量控制专家共识(2018)[J].中华放射学杂志,2019,53(1):9-15.

[2] PREISSNER M,MURRIE R P,PINAR I,et al. High resolution propagation-based imaging system for in vivo dynamic computed tomography of lungs in small animals[J]. Phys Med Biol,2018,63(8):08NT03.

[3] WIELPÜTZ M O,LEE H Y,KOYAMA H,et al. Morphologic Characterization of Pulmonary Nodules With Ultrashort TE MRI at 3T[J]. AJR,2018,210(6):1216-1225.

[4] LARSSON J C,VOGT C,VÅGBERG W,et al. High-spatial-resolution X-ray fluorescence tomography with spectrally matched nanoparticles [J]. Phys Med Biol, 2018, 63(16):164001.

[5] YAN Q,YANG S,SHEN J,et al. 3T magnetic resonance for evaluation of adult pulmonary tuberculosis[J]. Int J Infect Dis,2020,93:287-294.

[6] 中华医学会影像技术分会.急性胸痛三联征多层螺旋 CT 检查技术专家共识[J].中华放射学杂志,2021,55(1):12-18.

[7] BENLALA I,ALBAT A,BLANCHARD E,et al. Quantification of MRI T2 Interstitial Lung Disease Signal-Intensity Volume in Idiopathic Pulmonary Fibrosis:A Pilot Study [J]. J Magn Reson Imaging,2021,53(5):1500-1507.

[8] OHNO Y,HANAMATSU S,OBAMA Y,et al. Overview of MRI for pulmonary functional imaging[J]. Br J Radiol, 2022,95(1132):20201053.

[9] 范丽,夏艺,刘士远.肺部磁共振成像机遇与挑战——中国十年来发展成果及展望[J].磁共振成像,2022,13(10):61-65.

[10] 柳学国,何建行,HENSCHKE C I,等.肺癌 CT 筛查与诊治[M].北京:科学出版社,2022.

[11] GULATI M,LEVY P D,MUKHERJEE D,et al. 2021 AHA/ACC/ASE/CHEST/SAEM/SCCT/SCMR Guideline for the Evaluation and Diagnosis of Chest Pain:A Report of the American College of Cardiology/American Heart Association Joint Committee on Clinical Practice Guidelines [J]. J Cardiovasc Comput Tomogr,2022,16(1):54-122.

[12] 杨咏青,赵鹏,林祥涛.MRI 在肺肿瘤诊疗中的应用与进展[J].医学影像学杂志,2022,32(6):1032-1035.

[13] 刘士远,郭佑民.中华影像医学——呼吸系统卷[M].北京:人民卫生出版社,2019.

[14] SCHARM S C,SCHAEFER-PROKOP C,WINTHER H B, et al. Regional Pulmonary Morphology and Function:Photon-counting CT Assessment [J]. Radiology, 2023, 308(1):e230318.

[15] JINZAKI M,YAMADA Y,NAGURA T,et al. Development of Upright Computed Tomography With Area Detector for Whole-Body Scans Phantom Study,Efficacy on Workflow, Effect of Gravity on Human Body,and Potential Clinical Impact[J]. Investigative Radiology,2020,55(2):73-83.

[16] 李继承,曾园山.组织学与胚胎学[M].9 版.北京:人民卫生出版社,2018.

[17] FUJIMOTO K,HARA M,TOMIYAMA N,et al. Proposal for a new mediastinal compartment classification of transverse plane images according to the Japanese Association for Research on the Thymus (JART) General Rules for the Study of Mediastinal Tumors [J]. Oncol Rep, 2014, 31(2):565-572.

[18] HOCHHEGGER B,LANGER F W,IRION K,et al. Pulmonary Acinus:Understanding the Computed Tomography Findings from an Acinar Perspective[J]. Lung,2019,197(3):259-265.

[19] KNUDSEN L,OCHS M. The micromechanics of lung alveoli:structure and function of surfactant and tissue components[J]. Histochem Cell Biol,2018,150(6):661-676.

[20] WEBB W R,MLILLEC N L,NAIDICH D P. 高分辨率肺部 CT[M]. 5 版.潘纪戊,胡荣剑,译.北京:中国科学技术出版社,2017.

[21] 中华医学会放射学分会传染病放射学专业委员会.肺结核影像学及分级诊断专家共识[J].新发传染病电子杂志,2018,3(2):118-127.

[22] 陈学飞,邓燕芳,林祺等.胸部薄层 CT 在新型冠状病毒肺炎的临床应用[J].医学理论与实践,2021,34(10):1638-1640.

[23] 张景峰,江茂情,陈国平,等.以影像诊断思维能力提升为核心的放射科教学病例讨论方法探索[J].中国毕业后医学教育,2021,5(4):293-297.

第二章 临床相关症状和体征

第一节 咳 嗽

一、定义及概述

咳嗽(cough)是机体的防御性神经反射,系指喉部或气管黏膜受到刺激而迅速吸气,随即强烈呼气,声带震动而发声的保护性发射动作。

咳嗽发生机制复杂,分布于上气道、咽喉、食管、外耳道等迷走神经或其分支受刺激后均可能导致咳嗽;非自主咳嗽反射由延髓咳嗽中枢始发并受大脑皮层调节;中枢咳嗽敏感性增高是难治性慢性咳嗽与咳嗽高敏综合征的重要发生机制。成人咳嗽按持续时间分为急性咳嗽(<3周)、亚急性咳嗽(3~8周)和慢性咳嗽(>8周)。不同类型咳嗽的临床表现及其病因各异,其中慢性咳嗽危险因素包括大气污染、季节变换、吸烟、哮喘、慢性阻塞性肺疾病(COPD)及胃食管反流病等。广义上的慢性咳嗽包括影像学正常与异常者。目前,CT是临床上咳嗽病因筛查的重要影像学方法。

二、临床表现与诊断检查

(一)临床表现

1. **咳嗽性质** 咳嗽无痰或痰量极少为干性咳嗽(简称干咳)。干咳或刺激性咳嗽常见于急性或慢性咽喉炎、喉癌、急性支气管炎初期、气管受压、支气管异物、支气管肿瘤、胸膜疾病、原发性肺动脉高压及二尖瓣狭窄等。咳嗽有痰者称为湿性咳嗽(简称湿咳),常见于慢性支气管炎、支气管扩张、肺炎、肺脓肿和空洞型肺结核等。

2. **咳嗽时间与规律** 突发性咳嗽常由于吸入刺激性气体或异物、淋巴结或肿瘤压迫气管或支气管分叉处引起。发作性咳嗽多见于百日咳、咳嗽变异性哮喘等。长期慢性咳嗽多见于慢性支气管炎、

支气管扩张、肺脓肿及肺结核等。夜间咳嗽常见于左心衰竭、咳嗽变异性哮喘等。

3. **咳嗽音色** 指咳嗽声音的特点。伴声音嘶哑多为声带的炎症或肿瘤压迫喉返神经所致;鸡鸣样咳嗽多见于百日咳,会厌、喉部疾病或气管受压;金属音咳嗽常因纵隔肿瘤、主动脉瘤或支气管肺癌直接压迫气管所致;咳嗽声音低微或无力多见于严重肺气肿、声带麻痹及极度衰弱者。

4. **痰液** 有助于病因鉴别:①黏液性痰,多见于急性支气管炎、支气管哮喘及大叶性肺炎初期,亦可见于慢性支气管炎、肺结核等;②浆液性痰,见于肺水肿、黏液性肺腺癌等;③脓性痰,常见于化脓性细菌致下呼吸道感染,如支气管扩张、肺脓肿等;④铁锈色痰,为肺炎球菌性肺炎的典型特征;⑤黄绿色或翠绿色痰,提示铜绿假单胞菌感染;⑥金黄色痰,提示金黄色葡萄球菌感染;⑦黏稠白痰呈拉丝状,提示真菌感染可能;⑧粉红色泡沫痰,系肺水肿的特征;⑨恶臭痰,提示厌氧菌感染。

此外,咳嗽还与服用相关药物、手术史、体位、职业或环境暴露史等有关。例如:食管反流引起的咳嗽多发生在夜间平卧时;肺部感染后咳嗽往往迁延为慢性咳嗽,如新型冠状病毒感染后等。咳嗽的诊断思路见图2-1-1和图2-1-2。

(二)体格检查

相应的体格检查包括体型、鼻、咽、喉、气管、肺部等。肺部听诊有无哮鸣音、湿啰音和爆裂音,上气道异常如咽部黏膜充血,咽后壁淋巴滤泡增生(鹅卵石样改变),黏性分泌物附着,鼻黏膜苍白水肿或充血,鼻腔分泌物等。肥胖体型者应注意阻塞性睡眠呼吸暂停(obstructive sleep apnea,OSA)或胃食管反流的可能。

(三)诊断检查

诊断检查包括影像学、诱导痰细胞学、肺通气功能和气道反应性检查及变应原检测等。胸部X线平

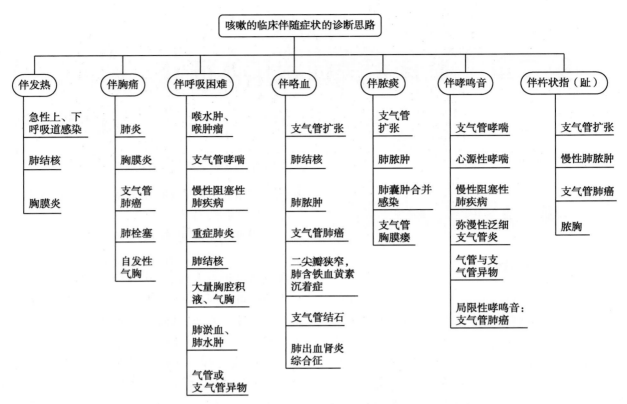

图 2-1-1 咳嗽的临床伴随症状的诊断思路

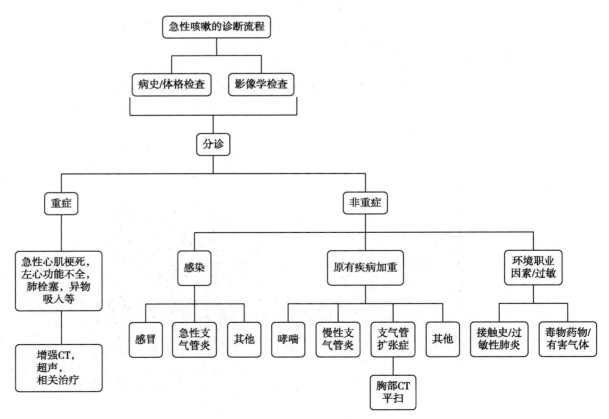

图 2-1-2 急性咳嗽的诊断流程

片为慢性咳嗽的常规检查,如无明显病变,则按慢性咳嗽诊断流程进行检查。对初诊慢性咳嗽者,不建议将胸部 CT 作为首选检查;对既往检查仍无法明确病因,或怀疑支气管扩张、支气管肺癌或异物等病因所致的慢性咳嗽者,建议行高分辨率 CT 检查;有助于显示气管与支气管壁增厚、管腔狭窄、钙化及支气管扩张等,还可发现少见慢性咳嗽的病因,如支气管结石、异物、复发性多软骨炎、早期间质性肺疾病等。但应避免短期内反复进行胸部 X 线或 CT 检查。

三、影像学在急性咳嗽中的应用

根据临床病史、体格检查及初始影像学检查,可将咳嗽患者分为重症和非重症型两种类型。

(一) 重症型咳嗽

常见病因包括急性心肌梗死、二尖瓣狭窄或其他原因所致左心衰竭引起肺淤血或肺水肿等,因肺泡及支气管内有浆液性或血性渗出物,可引起严重咳嗽、咳痰。右心或体循环静脉栓子脱落造成肺栓塞时也可引起严重咳嗽,此时经临床评估建议行增强 CT 或 CT 血管成像(CT angiography,CTA)。如有异物吸入史则建议行纵隔薄层 CT 检查,并可通过支气管树重建或仿真支气管内镜明确异物的有无及其位置。

(二) 非重症型咳嗽

常见病因包括感冒、急性支气管炎或其他病因等。虽然影像学检查不能提示病因,但可作为排他性诊断手段。当原有疾病加重,如哮喘、慢性支气管炎、支气管扩张或其他原因所致咳嗽等,胸部 CT 检查有助于显示支气管扩张、急性肺部感染等征象。如为环境和职业因素或过敏所致咳嗽者,询问临床病史可追溯其病因,此时建议行胸部 X 线平片或 HRCT 检查,以明确有无渗出、结节或间质性异常等改变,详见图 2-1-2。

四、影像学在慢性咳嗽中的应用

(一) 影像学检查阳性的病因

1. **上气道咳嗽综合征** 上气道咳嗽综合征(upper airway cough syndrome,UACS),也称鼻后滴流综合征(postnasal drip syndrome,PNDS),是由于鼻部疾病引起分泌物倒流至鼻后和咽喉等部位,直接或间接刺激咳嗽感受器,引起以咳嗽为主要表现的临床综合征。UACS 是引起慢性咳嗽的常见病因之一,基础疾病以鼻炎、鼻窦炎为主,还可与咽喉部疾病,如慢性咽喉炎、慢性扁桃体炎等有关。

影像学检查:可协助慢性鼻窦炎的诊断,以 CT 检查更常用,可表现为鼻窦黏膜增厚、窦腔内气-液平面等。必要时可行鼻内窥镜、变应原和免疫学检查等。

2. **支气管扩张症** 支气管扩张症(bronchiectasis)临床上可表现为慢性咳嗽、大量咳脓痰及间断性咯血等症状,常合并慢性鼻窦炎。

影像学检查:胸部 X 线平片如显示卷发样阴影、轨道征等则有助于提示诊断;但最佳检查方法为 HRCT,可在 CT 上显示较特征的轨道征、印戒征、蜂窝征等,不仅有助于支气管扩张的诊断与分类,还可评估累及范围,先天性或后天性,有无合并感染,隐匿的肿瘤性病变等。

3. **气管支气管结核** 气管支气管结核(tracheobronchial tuberculosis)多合并肺结核,部分患者仅表现为单纯性支气管结核。主要症状为慢性咳嗽,可伴有低热、盗汗、消瘦等结核中毒症状;有时咳嗽可能是唯一的临床表现。对疑诊患者应首先行痰涂片查找抗酸杆菌以求确诊。

影像学检查:胸部 X 线平片有时可显示病变气管、主支气管的管壁增厚、管腔狭窄或阻塞性改变。胸部 CT 可更加敏感显示气管、支气管病变,特点是气管、支气管长段范围的不均匀狭窄伴管壁增厚;肺内多可见原发病灶和支气管播散灶。

4. **胃食管反流性咳嗽** 胃食管反流性咳嗽(gastroesophageal reflux cough,GERC)系胃酸和其他胃内容物反流进入食管,导致以咳嗽为突出表现的临床综合征,也是慢性咳嗽的常见原因。食管反流监测是诊断该病的常用和有效方法,其他检查手段包括胃镜、鼻咽镜、食管测压及消化道钡餐等。

影像学检查:主要通过食管钡餐 X 线检查,可见钡剂反流入食管下端、贲门收缩异常等改变。

5. **支气管肺癌** 支气管肺癌(bronchogenic carcinoma)引起的咳嗽常见于中央型肺癌,发生率为 25%～86%;患者多有长期吸烟史,为刺激性干咳、痰中带血,晚期可出现胸痛及消瘦等症状。支气管镜检查及活检病理有助于确诊。

影像学检查:胸部 X 线平片早期多无异常征象;晚期可见肺门区肿块及阻塞性肺不张等改变。CT 检查应同时行增强扫描,可显示肺门区肿块与肺不张或阻塞性肺炎的关系,评价纵隔淋巴结以协助分期诊断。MRI 检查也具有潜在的重要应用价值;PET/CT 检查有助于肺癌的临床分期和发现其他部位病灶。

6. **支气管结石**　支气管结石(broncholithiasis)有时可引起咳嗽,多位于肺段支气管内,表现为高密度的钙化影部分或全部位于支气管腔内,该处支气管被结石阻塞,引起相应远端肺不张或阻塞性肺炎,如动态观察显示钙化影沿支气管方向移动表现,则具有较特异的诊断价值。

影像学检查:胸部 X 线平片有时可显示钙化的结石影,但以 HRCT 检查更加敏感和准确,可显示支气管结石的位置、大小、密度及其与支气管关系,以及继发性改变等。

7. **复发性多软骨炎**　复发性多软骨炎(relapsing polychondritis,RP)是一种免疫介导的全身性疾病,以耳鼻喉弹性软骨、外周关节透明软骨、中轴部位纤维软骨和气管支气管树软骨等富含软骨和蛋白聚糖组织的炎症反复发作为特征,导致受累结构的进行性解剖变形和功能损害。由于早期诊断困难,多导致治疗延迟。约30%成人患者合并其他自身免疫性疾病,以类风湿关节炎最常见。

影像学检查:胸部 X 线平片价值有限。CT 是常用检查方法,主要以中央性大气道受累为主,可表现为气道壁广泛增厚、气道狭窄、气道软化、气道壁钙化和肺内空气潴留等。MRI 在疾病早期可显示气道壁增厚和炎症改变;PET/CT 可用于诊断和评估疾病活动性。

8. **长新冠综合征**　长新冠综合征(long-COVID-19 syndrome)是指新型冠状病毒感染后患者在 6 个月甚至 1~2 年仍存留慢性咳嗽等症状,影像学阴性或少许间质性异常改变,尤以伴 COPD 及肺间质纤维化等基础病者多见,有时需鉴别原有基础疾病是否进展。

影像学阳性慢性咳嗽病因的思维导图见图 2-1-3,合并相应症状的思维导图见图 2-1-4。

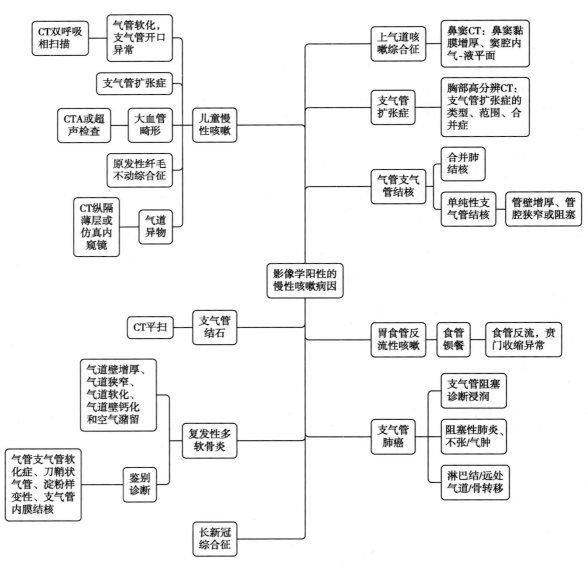

图 2-1-3　影像学阳性的慢性咳嗽病因的思维导图

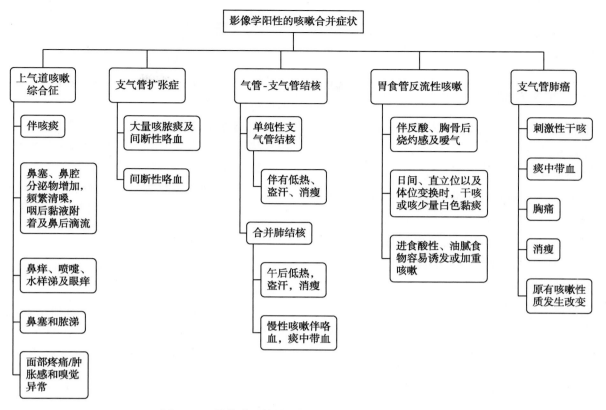

图 2-1-4　影像学阳性的慢性咳嗽合并症状的思维导图

（二）影像学检查阴性的病因

1. 咳嗽变异性哮喘　咳嗽变异性哮喘（cough variant asthma，CVA）是哮喘的特殊类型，咳嗽是其唯一或主要临床表现，无明显喘息、气促等症状，但存在气道高反应性。符合以下全部标准可确诊为 CVA：①慢性咳嗽，常伴有明显夜间刺激性咳嗽。②支气管激发试验阳性，或 PEF 平均昼夜变异率>10%，或支气管舒张试验阳性。③抗哮喘治疗有效。

2. 嗜酸性粒细胞性支气管炎　嗜酸性粒细胞性支气管炎（eosinophilic bronchitis，EB）占慢性咳嗽病因 13%～22%，以气道嗜酸性粒细胞浸润为特征，痰液中嗜酸性粒细胞增多，约 1/3 患者合并变应性鼻炎。符合以下全部标准者可确诊 EB：①慢性咳嗽，表现为刺激性干咳或伴少量黏痰；②肺通气功能正常，无气道高反应性，PEF 变异率正常；③痰细胞学检查嗜酸性粒细胞比例≥2.5%；④排除其他嗜酸性粒细胞增多性疾病；⑤口服或吸入糖皮质激素有效。

3. 变应性咳嗽　变应性咳嗽（atopic cough，AC）患者的痰液嗜酸性粒细胞正常，无气道高反应性，糖皮质激素及抗组胺药物治疗有效。符合下述标准之一者可确诊：①慢性咳嗽，多为刺激性干咳。②肺通气功能正常，支气管激发试验阴性。③诱导痰嗜酸性粒细胞无增高。④具有下列指征之一：有变应性疾病史或变应原接触史；变应原皮试阳性；血清总 IgE 或特异性 IgE 增高。⑤糖皮质激素或抗组胺药治疗有效。

4. 慢性支气管炎　慢性支气管炎（chronic bronchitis）是指咳嗽、咳痰症状连续 2 年以上，每年累计或持续至少 3 个月，并排除其他引起慢性咳嗽的病因；常与吸烟和环境暴露等因素相关。通常影像学检查没有诊断提示，需进行肺功能检查。

5. 血管紧张素转化酶抑制剂和其他药物诱发咳嗽　血管紧张素转化酶抑制剂（angiotensin converting enzyme inhibitor，ACEI）引起咳嗽的独立危险因素包括吸烟史、既往史、种族等，而与年龄、性别和剂量无关，其特点是停用药物后咳嗽缓解者有助于确诊。

6. 心理性咳嗽/躯体性咳嗽综合征　心理性咳嗽（psychologic cough）/躯体性咳嗽综合征（somatic cough syndrome）与中枢调节紊乱、焦虑或抑郁等精神因素有关。临床上表现为日间咳嗽，专注于某一事物及夜间休息时咳嗽消失，常伴随焦虑症状。诊断系排他性诊断，缺乏特异性诊断标准。

7. 不明原因慢性咳嗽　不明原因慢性咳嗽（unexplained chronic cough）又称为特发性咳嗽，须排除已知的慢性咳嗽病因且治疗无效的情况下方可考虑。

（王丽华　胡春洪）

第二节 咯 血

一、定义及概述

咯血（hemoptysis）是指喉以下呼吸道任何部位出血经口腔排出。

对咯血量的定义，通常规定 24h 内咯血大于 500mL（或 1 次咯血量达 100mL 以上）为大量咯血，100～500mL 为中等量咯血，小于 100mL 为小量咯血。应注意疾病的严重程度与咯血量有时并不完全一致，对于咯血量的评估除了出血量以外还应当考虑咯血的持续时间、咯血的频率以及机体的状况，综合考虑咯血的预后和危险性。

咯血的原因很多，主要见于呼吸系统疾病和心血管疾病：

1. **支气管疾病** 常见的有支气管扩张、支气管肺癌、支气管结核和慢性支气管炎等；少见的有支气管结石、支气管腺瘤、支气管黏膜非特异性溃疡等。其发生机制主要是炎症、肿瘤、结石致支气管黏膜或毛细血管通透性增加，或黏膜下血管破裂。

2. **肺部疾病** 常见于肺结核、肺炎、肺脓肿等；较少见于肺寄生虫、肺真菌感染、肺泡炎、肺含铁血黄素沉着症和肺出血肾炎综合征等。在我国引起咯血的首要原因仍为肺结核。肺结核咯血的机制为结核病变使毛细血管通透性增高，血液渗出，导致痰中带血或小血块。肺炎咯血的机制为炎症导致肺泡毛细血管通透性增加或黏膜下小血管壁破溃而出现痰中带血或咯血。

3. **心血管疾病** 常见于二尖瓣狭窄，其次为先天性心脏病所致的肺动脉高压或原发性肺动脉高压，还有肺栓塞、肺血管炎等。心血管疾病引起的咯血可表现为小量咯血或痰中带血、大量咯血、粉红色泡沫痰和黏稠暗红色血痰。其发生机制多为肺淤血造成肺泡壁或支气管内膜毛细血管破裂或支气管黏膜下层支气管静脉破裂。

4. **其他** 血液病（如白血病、血小板减少性紫癜、血友病、再生障碍性贫血等）、某些急性传染性疾病（如流行性出血热、肺出血型钩端螺旋体病等）、风湿性疾病（如结节性多动脉炎、系统性红斑狼疮、肉芽肿性多血管炎、贝赫切特综合征等）或气管、支气管子宫内膜异位症等均可引起咯血。

二、临床表现与诊断检查

（一）临床表现

1. 首先明确是否为咯血，除外鼻腔、牙龈和上消化道出血。

2. **咯血量、次数和时间** 大量咯血常发生于空洞型肺结核、支气管扩张和慢性肺脓肿等疾病以及二尖瓣重度狭窄；中量咯血常发生于支气管扩张、慢性支气管炎；而小量咯血常见于肺癌。咯血是初次或多次，如为多次应了解此次咯血与以往有无不同，对于反复咯血者应追问是否有呼吸系统疾病（如肺结核和支气管扩张）和心源性疾病的病史。痰中带血持续数周或数个月应警惕肺癌，慢性支气管炎患者剧烈咳嗽时可偶有血性痰。

3. **咯血的颜色及性状** 空洞型肺结核、气管支气管结核、支气管扩张患者咯血颜色多为鲜红，大叶性肺炎可见铁锈色痰，肺炎克雷伯菌肺炎可见砖红色胶冻样血痰，卫氏并殖吸虫病患者的典型特征是咳出烂桃样血痰，肺阿米巴病患者咳痰为棕褐色、带有腥臭味的脓血痰，肺淤血者咯血一般为暗红色，左心衰竭肺水肿患者常咳出浆液性粉红色泡沫样血痰，肺血栓栓塞时常咳黏稠暗红色血痰。

4. **起病急缓** 起病急多考虑肺炎、传染性疾病。慢性起病、多次咯血，多考虑空洞型肺结核、支气管扩张、心血管疾病等。

5. **年龄、性别** 儿童慢性咳嗽、小量咯血伴有贫血，应注意特发性肺含铁血黄素沉着症；发生于幼年者，可见于支气管扩张、先天性心脏病；青壮年咯血多注意肺结核、支气管扩张等。中年以上咯血伴有慢性咳嗽应警惕支气管肺癌。年轻女性反复咯血要考虑支气管结核；生育期女性咯血应考虑子宫内膜异位症；女性患者有多系统损害的症状和咯血应考虑结缔组织病所致，如系统性红斑狼疮、结节性多动脉炎。

6. **基础疾病及个人生活史** 幼年时曾患麻疹、百日咳、肺炎，而后长期反复咳嗽、咯血、咳脓痰较多者多考虑支气管扩张；有风湿病、心脏病史者要注意二尖瓣狭窄和左心衰竭；咯血的发生与月经周期关系密切者应考虑子宫内膜异位症；个人史中还需要注意是否有结核病密切接触史；有长期职业性粉尘接触者应考虑肺尘埃沉着病；有生食螃蟹与蜊蛄者应警惕吸虫病；女性患者在月经周期或流产葡萄胎后咯血，需要警惕子宫内膜异位症或绒毛膜上皮癌肺转移；骨折外伤、长期卧床、口服避孕药者咯血伴有胸痛需要警惕肺栓塞。

7. 诱因 需要询问有无感染、外伤或手术病史，此外还要注意询问有无服用抗凝药物史。

咯血的临床伴随症状诊断思路见图2-2-1。

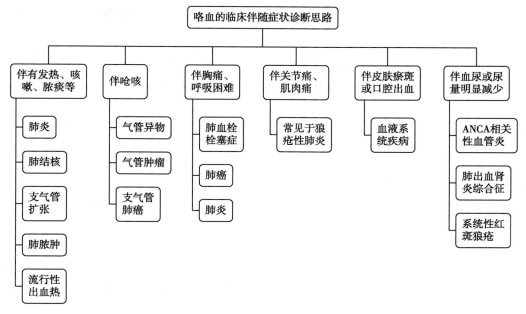

图2-2-1 常见咯血的临床伴随症状诊断思路

ANCA：抗中性粒细胞胞质抗体。

（二）相关体格检查

口咽和鼻咽部检查，应仔细检查口咽和鼻咽部，可除外声门以上部位出血。胸部体检常用听诊法，有无湿性啰音、哮鸣音、心脏杂音、胸膜摩擦音等。浅表淋巴结检查，如锁骨上淋巴结肿大多见于肺癌转移。其他，有无贫血、杵状指、黏膜及皮下出血、体重减轻等。

（三）诊断检查

实验室检查、胸部X线检查、胸部CT检查、支气管镜检查、超声心动图检查和支气管动脉造影等。

胸部X线平片为咯血的常规检查，有时可发现咯血的病因和部位。从胸部X线平片上可以发现肺部肿瘤、肺脓肿、肺结核、肺炎等。此外，严重的左心衰竭或二尖瓣狭窄，胸部X线平片上也可有相应的征象。对于X线平片无明显异常者，应进一步行胸部CT检查。

胸部CT可以发现肺内细小的病灶和隐匿性病灶，在诊断支气管扩张、肺动静脉瘘和肺癌引起的咯血有独到之处。增强CT及血管成像可以清晰分辨肺内血管，包括支气管动脉、肺动脉、肺静脉等，同时有助于指导支气管动脉栓塞术。支气管动脉造影推荐用于急性中量咯血、大量咯血、反复咯血者。支气管动脉栓塞术为有效止血措施。如怀疑心脏病变，如二尖瓣狭窄等，则进一步行心脏超声检查。

三、影像学在咯血中的应用

（一）影像学检查阳性的病因

1. 肺结核 肺结核（pulmonary tuberculosis）患者表现为低热、乏力、盗汗和消瘦等结核中毒症状，以及咳嗽、咳痰、咯血和胸痛等呼吸系统症状。肺结核浸润期炎症仅累及毛细血管时为小量咯血，如果肉芽肿组织中的小血管损伤则咯血量增加。肺结核愈合期如出现肺组织纤维化可因继发支气管扩张而咯血。

影像学检查：继发性肺结核最常见，胸部X线平片见病灶多发生于两肺上叶尖后段及下叶上段，病灶表现多样。CT除了能显示肺内病变，有时可更加敏锐地显示出气管、支气管病变，其特点是气管、支气管长段范围的不均匀狭窄伴管壁增厚。

2. 支气管扩张症 支气管扩张症（bronchiectasis）是指支气管内径异常增宽，咳嗽、咳痰、咯血是支气管扩张症的三个主要症状。咯血可由小量痰中带血到大量咯血，少数患者以大量咯血为首发症状。

影像学检查：早期轻度支气管扩张在胸部X线平片上可无异常发现，较严重者如显示卷发样征、轨道征等有助于提示诊断；CT对支气管扩张的检出率很高，已成为支气管扩张诊断的主要手段，典型支气管扩张在CT上可显示特征征象，也有助于支气管扩张的分类，累及范围，有无合并各种感染等。

3. **支气管肺癌** 支气管肺癌(bronchogenic carcinoma)早期多无症状。其特点是咯血、刺激性干咳和胸痛,而间断性痰中带少量鲜血是重要的临床表现。活检病理有助于确诊。

影像学检查:引起咯血的多为中央型肺癌,早期胸部 X 线平片多无异常征象,或肺门影轻度增大。肿瘤进展后显示肺门区肿块及阻塞性肺气肿、阻塞性肺不张等改变。CT 可显示支气管壁增厚、支气管腔内或腔外肿块、阻塞性肺气肿及阻塞性肺不张,淋巴结转移引起肺门及纵隔淋巴结肿大等。PET/CT检查有助于确定肺癌的临床分期和发现其他部位转移病灶。

4. **大叶性肺炎** 大叶性肺炎(lobar pneumonia)为细菌引起的急性肺部炎症,主要致病菌为肺炎链球菌。多见于青壮年,以突然高热、恶寒、胸痛、咳嗽、咳铁锈色痰为临床特征。

影像学检查:X 线表现要比临床症状出现晚,早期无明显 X 线征象,实变期表现为与肺叶轮廓一致的大片均匀致密影,吸收期表现为实变影密度逐渐降低,呈不规则散在斑片状影。CT 显示肺叶实变、支气管充气征,以及病灶吸收的情况优于 X 线平片,能更好与干酪样肺炎、肺不张等鉴别。

5. **肺脓肿** 肺脓肿(lung abscess)是多种化脓性细菌所引起,早期如肺炎的症状,继之出现大量脓痰,可痰中带血,大量咯血者少见。慢性肺脓肿临床上以咳脓痰或脓血痰、胸痛等为主要表现。

影像学检查:急性化脓性炎症阶段表现为肺内大片模糊致密影,坏死物排出后可形成空洞,空洞内壁光滑,可有气-液平面。CT 增强检查能显示病灶中央低密度和强化明显的空洞壁,有助于诊断。

6. **风湿性心脏病** 风湿性心脏病(rheumatic heart disease)以二尖瓣狭窄最为常见,并常伴有关闭不全。以中青年患者多见,有心脏病史和心脏杂音等。咯血的特点为起初肺瘀血时咯血量少,一般为暗红色,并发肺水肿时咳大量浆液性粉红色泡沫样血痰。典型的二尖瓣狭窄面容、心脏杂音和心脏超声检查有助于诊断。

影像学检查:胸部 X 线平片为常用的检查方法,肺淤血表现为双上肺静脉影增粗,间质性肺水肿可出现 Kerley 线,肺泡性肺水肿表现为肺门周围蝶翼样分布云雾状模糊影;心影增大呈二尖瓣型,左房及右室增大。CT 应用软件可测量左心室射血分数等。MRI 诊断价值较大,以长轴位的四腔心显示最佳,MRI 电影可显示二尖瓣狭窄的形态及严重程度。

7. **肺曲霉病** 肺曲霉病(pulmonary aspergillosis)为肺部最常见的真菌病。大部分起病急,可有发热、咳嗽、咳痰、咯血等症状,酷似急性肺炎;少部分起病缓慢,有低热、盗汗、咳嗽、咳脓痰带血,与结核相似。

影像学检查:肺曲霉病以肺曲霉球最具特征,表现为肺内空洞或空腔内圆形或类圆形致密影,可有空气新月征,在 CT 仰、俯卧位扫描时,肺曲霉球均处于近地侧;另外可发现支气管黏液栓,肺内结节或肿块,周围出现晕征。

8. **肺动静脉瘘** 肺动静脉瘘(pulmonary arteriovenous fistula)又称肺动静脉畸形,是肺部的动脉和静脉直接相通。患者多无症状,肺动静脉瘘破裂常见的症状为咯血,其量多少不等。

影像学检查:早期者胸部 X 线平片多无异常征象;CT 表现为圆形或轻度分叶的致密影,增强后病灶强化明显,供血动脉及引流静脉显示更加清楚,VR 可清晰显示供血动脉、畸形血管团及引流静脉。在 MRI 上呈流空信号,表现比较典型。

影像学检查阳性的咯血病因诊断思维导图见图 2-2-2。咯血中合并其他症状的诊断思路见图 2-2-3。

(二) 影像学检查阴性的病因

1. **气管、大支气管非特异性溃疡** 一般仅有小量咯血或血痰。通过支气管镜检查可以发现病变。

2. **气管或支气管疾病早期** 如早期支气管腺瘤、支气管腺癌等,容易被忽视,建议出现肺部影像正常时的咯血,应该注意观察气道,以免漏诊。

3. **血液、造血系统疾病** 有时也可能以咯血为首发症状。所以对隐匿性咯血病例,也应检查出血时间、凝血时间、血小板、凝血酶原以及其他有关项目。一般常有呼吸道以外的出血征象。

影像学检查阴性的病因思维导图见图 2-2-4。

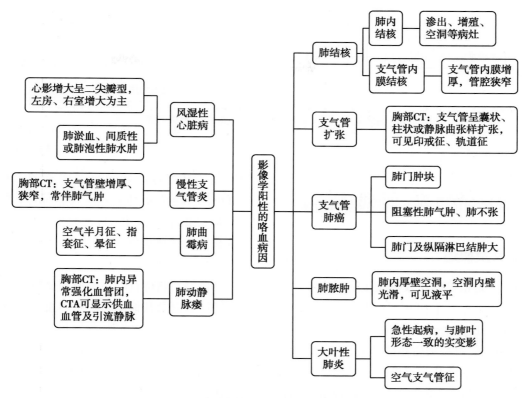

图 2-2-2　影像学阳性的咯血病因思维导图

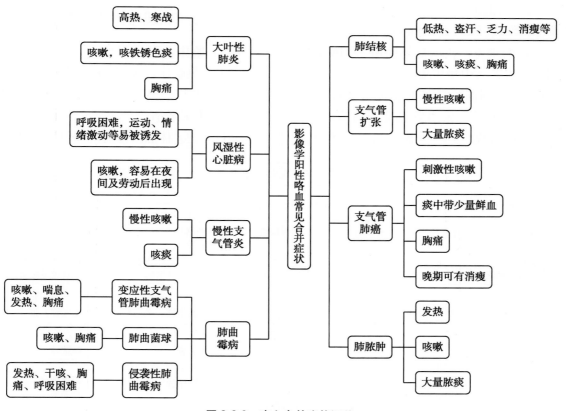

图 2-2-3　咯血合并症状汇总

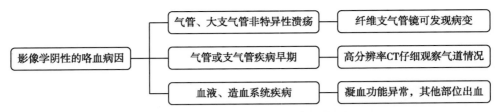

图 2-2-4　影像学检查阴性的咯血病因思维导图

（陈　淮　胡春洪）

第三节　发　热

一、定义及概述

发热（fever）是指机体在致热原作用下或各种原因引起体温调节中枢功能障碍，体温升高超出正常范围（36～37℃），口测法>37.3℃为发热。

根据发病机制，可分为致热原性及非致热原性。根据病因可分为感染性及非感染性。根据分度可分为低热（37.3～38.0℃）、中度热（38.1～39.0℃）、高热（39.1～41.0℃）、超高热（41.0℃以上）。根据热型可分为稽留热、弛张热、间歇热、波状热、回归热。

不明原因发热（fever of unknown origin，FUO）是临床诊疗工作的难点。我国最早使用"发热待查"这一名词进行描述，《中华传染病杂志》编委会根据发热待查的特点、国内外最新的循证医学证据，于2016年组织国内有关专家对发热待查的诊治流程进行了讨论，并形成《发热待查诊治专家共识》。

2022年2月3日，《新英格兰医学杂志》（*The New England Journal of Medicine*）发表综述，系统总结了关于FUO的定义、病因、诊断以及治疗的最新进展。FUO被分为经典病例、院内病例、免疫缺陷相关病例和旅行相关病例。

经典型发热待查的主要原因是感染、肿瘤、自身免疫性疾病以及其他原因。院内发热待查主要的原因是院内感染、术后感染、药物热。免疫缺陷相关发热待查包括HIV感染、器官移植受者、血液系统恶性肿瘤、接受其他免疫抑制治疗的发热待查。旅行相关发热待查最常见的原因是疟疾、伤寒和钩端螺旋体病。

二、临床表现与诊断检查

（一）临床表现

常见发热临床表现、伴随症状和体征的诊断思路见图 2-3-1、图 2-3-2。

（二）体格检查

测量并记录体温。体格检查勿遗漏以下重要体

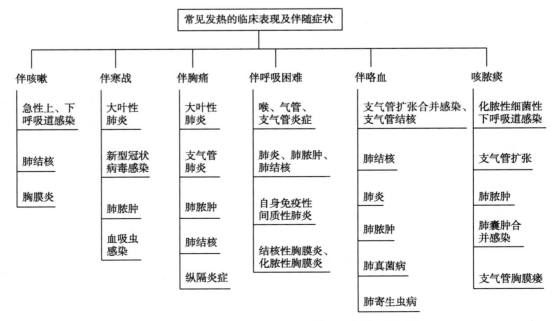

图 2-3-1　常见发热的临床表现及伴随症状的诊断思路

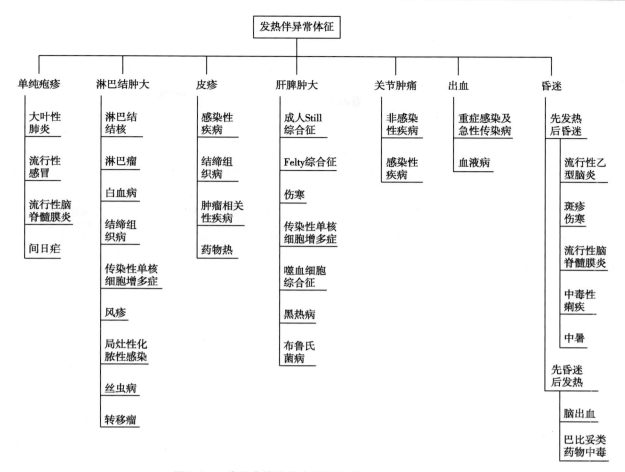

图 2-3-2　常见发热的临床症状及伴随体征的诊断思路

检内容:眼睑、皮肤、甲床、颞浅动脉、口腔、浅表淋巴结、乳突、鼻旁窦触诊,心脏杂音听诊,肝脾触诊,外阴及肛门触诊,"4"字征,病理反射及脑膜刺激征等。

(三) 必要的实验室检查及辅助检查

初筛包括血常规、尿常规、心电图、腹部超声、全身浅表淋巴结超声、胸部 CT 平扫等(图 2-3-3)。如果发热未自行消退,应根据新出现或新显现的症状进一步检查;如果之前未进行 PET/CT 检查,可选择此检查。

三、影像学在发热中的应用

影像学检查阳性的病因主要包括感染、肿瘤、自身炎症疾病或自身免疫疾病以及其他原因。

(一) 感染

1. 细菌性肺炎 细菌性肺炎(bacterial pneumonia)是最常见的肺炎类型,多表现为急性起病、高热,可伴有寒战、脓痰、褐色痰或血痰、胸痛、外周血白细胞明显升高、肺部实变体征或湿性啰音。主要发病机制为定植在肺部的细菌损伤肺泡壁引起的渗出性炎性反应,病理上表现为细支气管及肺泡内被大量渗出物所充填,继而出现不同程度的肺实变。大叶性肺炎(lobar pneumonia)常见的病原菌为肺炎链球菌、肺炎克雷伯菌、军团菌。支气管肺炎(bron-cho pneumonia)常见的病原菌为金黄色葡萄球菌、大肠埃希菌、铜绿假单胞菌、厌氧菌、流感嗜血杆菌。

影像学表现:大叶性肺炎 X 线表现与病理分期密切相关,实变期表现为大片均匀的致密阴影。CT 的基本征象主要是实变的病变呈大叶性或肺段性分布,病变中可见空气支气管征;支气管肺炎 X 线上病变多分布于两肺中下野内中带,沿着支气管分布,呈斑点状或斑片状密度增高影,边缘较淡且模糊。CT 上病灶呈弥漫散在斑片影,典型者呈腺泡样形态,边缘较模糊,或呈散在分布的实变影。

2. 肺结核 肺结核(pulmonary tuberculosis)是由结核分枝杆菌在肺内引起的一种常见的慢性传染性疾病。可无任何临床症状,有的出现咳嗽、低热、咯血、胸痛、盗汗、乏力、消瘦等症状。

影像学表现:典型的原发肺结核表现为原发病灶、淋巴管炎与肿大肺门淋巴结连接在一起,呈哑铃状。胸内淋巴结结核表现为纵隔和/或肺门淋巴结肿大,CT 增强后出现典型环形强化影。急性粟粒性肺结核表现为粟粒结节分布、大小、密度"三均匀"特点。亚急性或慢性血行播散型肺结核表现为病灶大小、密度及分布"三不均匀"特点。继发型肺结核的 X 线或 CT 表现与病变性质有关。

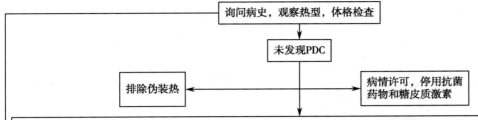

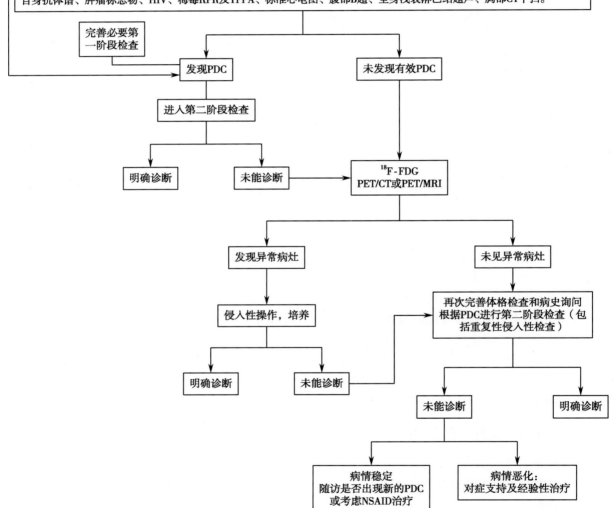

图 2-3-3　影像学在经典型发热待查中的应用

PDC：获得的诊断线索；DIC：弥散性血管内凝血；HIV：人类免疫缺陷病毒；RPR：快速血浆反应素试验；TPPA：梅毒螺旋体抗体检测凝聚法；CT：计算机体层成像；18F-FDG：18F-氟代脱氧葡萄糖；PET/CT：正电子发射计算机 X 线断层扫描；PET/MRI：正电子发射磁共振成像；NSAID：非甾体抗炎药。

3. 真菌性肺炎　真菌性肺炎（fungal pneumonia）易感人群为免疫功能低下患者，包括获得性免疫缺陷综合征（AIDS）、移植术后、血液病、重症监护患者等。危险因素为持续或重度中性粒细胞减少症、留置导管等。常见的病原菌类型包括曲霉菌、隐球菌、白念珠菌、毛霉菌、肺孢子菌等。肺真菌感染常见症状有发热、咳嗽、咳痰、胸痛、血痰或咯血等。

影像学表现：侵袭性真菌病的影像表现更多样化，在诊断侵袭性肺曲霉病和毛霉菌病，CT 优于 X 线平片、MRI 和 PET。

4. 病毒性肺炎 病毒性肺炎(viral pneumonia)是呼吸道感染的最常见原因。多具有季节性,可有流行病学接触史或群聚性发病,表现为急性上呼吸道症状、肌痛、外周血白细胞正常或减低、抗菌药物治疗无效。流感病毒占首位,其他病毒包括副流感病毒、鼻病毒、腺病毒等。病理特点为无气道壁增厚,气管-上皮和周围间质的炎症;包括肺内-细支气管炎,呼吸性细支气管炎,间质淋巴细胞浸润,肺泡内出血、水肿和透明膜形成,弥漫性肺泡损伤等。

影像学表现:弥漫性密度不均的磨玻璃影,主要表现在流感病毒、新型冠状病毒肺部感染,影像学特征以磨玻璃密度为背景,重叠有很多"细小网格"。新型冠状病毒感染患者早期CT表现以外周磨玻璃影、细小网格为主,晚期以机化性肺炎或间质性改变为主。病毒性肺炎一般无坏死的影像学表现,病毒性肺炎若发生坏死,应考虑混合感染。

5. 其他感染 支原体、衣原体肺炎患者症状多较轻,有乏力感或有低热,肺部体征少。

影像学表现:可表现为上肺野和双肺病灶小叶中心性结节、树芽征、磨玻璃影以及支气管壁增厚,病情进展可呈实变。

(二) 自身免疫性疾病

自身免疫性疾病占不明原因发热病例的5%~32%。自身免疫性疾病是全身性、系统性的疾病,会累及身体的各个组织和器官,其中肺部是自身免疫性疾病常受累的部位(图2-3-4)。累及肺部时可出

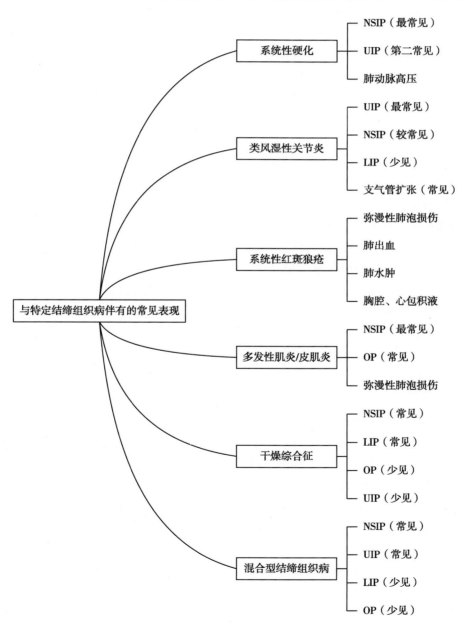

图 2-3-4　特定结缔组织病伴有常见肺部表现
NSIP:非特异性间质性肺炎;UIP:普通型间质性肺炎;LIP:淋巴细胞性间质性肺炎;OP:机化性肺炎。

现间质性肺疾病(interstitial lung disease, ILD)。原发病包括系统性红斑狼疮、类风湿性关节炎、进行性系统性硬化、皮肌炎和多发性肌炎、强直性脊柱炎、干燥综合征和混合性结缔组织病等。患者常伴原发病表现,如皮肤损害、近端肌肉无力、口眼干燥、雷诺现象、急性关节肿痛、指端/手掌毛细血管扩张症等。结缔组织病可导致多种肺部异常,反映肺对损伤的不同反应机制。

影像表现:非特异性间质性肺炎是结缔组织病(CTD)肺部异常的最常见类型,常见于硬皮病、多发性肌炎、皮肌炎和混合型结缔组织病。普通型间质性肺炎在类风湿性肺病中最为常见。典型表现包括蜂窝征、牵引性支气管扩张、不规则网状影。淋巴细胞性间质性肺炎的典型表现包括散在的磨玻璃影、小叶中心性或淋巴管周围结节、程度较轻的实变,淋巴细胞性间质性肺炎中肺囊腔可与其他表现伴发或单发。肺动脉高压是自身免疫性疾病的较常见表现,最常见于进行性系统性硬化、系统性红斑狼疮及混合型结缔组织病。

(三) 肿瘤

肿瘤占不明原因发热病例的 2% ~ 25%,包括血液系统肿瘤、实体器官肿瘤。发生于胸部常见肺癌、淋巴瘤等。发热是肿瘤患者常见症状之一,引起肿瘤患者发热的原因大致有感染性发热、中性粒细胞减少性发热、肿瘤热、药物热、放疗后发热。肿瘤热是肿瘤本身引起一种副癌综合征,主要表现在淋巴瘤、急性白血病和肾癌,也可以发生在实体瘤的进展期。

1. 肺癌 肺癌(lung cancer)是原发于支气管的上皮、腺上皮或肺泡上皮的恶性肿瘤,发病率和病死率均居于我国恶性肿瘤首位。患者多具有长期吸烟史,临床症状常为刺激性干咳、痰中带血,晚期可出现发热、胸痛、消瘦等症状。

影像学表现:中央型肺癌当肿瘤局限于支气管内,见支气管壁增厚或腔内外结节,引起支气管狭窄甚至截断,当病变进展时,可见肺门肿块。周围型肺癌的瘤体多呈分叶状,边缘有毛刺征。

2. 淋巴瘤 淋巴瘤(lymphoma)肺实质浸润大致可分为两大类,一类与现有或既往治疗的淋巴结病变相关,一类由原发性肺淋巴瘤引起。

影像学表现:恶性淋巴瘤肺部浸润的影像学表现各异。常见的类型有:一个或多个区域的肺实变影,类似于肺炎;多发的肺部结节;偶尔呈粟粒状结节或网状结节影,类似于癌性淋巴管炎。肺原发性淋巴瘤少见,影像特征:单发或多发,圆形或肺段样

实变影,空气支气管征常见,可为明显的特征表现;少数病变表现有空洞,但没有钙化。

(四) 变态反应性疾病

过敏性肺炎(allergic pneumonia)指吸入各种具有抗原性的有机粉尘微粒引起的一组肺部过敏性炎性肉芽肿疾病,可分为非纤维化型及纤维化型。临床症状可出现发热、畏寒、咳嗽和呼吸困难,也可出现厌食、恶心和呕吐。

影像学表现:病变主要以中上肺为主,表现可多种多样。急性期主要表现为两肺弥漫的磨玻璃影或广泛的肺实变影;亚急性期主要表现为两肺散在的边缘模糊的小结节影或网状结节影,以及斑片状磨玻璃影;慢性期主要表现除了磨玻璃影之外,还出现不同程度纤维化,可出现线状影、网格影及蜂窝影;过敏性肺炎诊断的关键是有明确的暴露史。

(陈 淮 胡春洪)

第四节 喘 鸣

一、定义及概述

喘鸣(stridor)是一种可变的、高音调的呼吸音。通常喘鸣是由气道(通常是上呼吸道)的空气异常流动产生的,吸气时听到的声音最明显,也可以存在于吸气和呼气期间。

一般来说,喘鸣的病因儿童与成人各异,儿童更常见。确诊方法包括影像学和/或支气管镜检查。如患者的血流动力学稳定,则应尽可能获取完整的现病史和既往史,系统回顾。正确诊断需要依靠患者年龄、病程以及既往史(变应原或传染源暴露)。若病情稳定患者可进行其他检查,包括影像学检查、肺功能和内镜检查。当患者出现喘鸣时,应迅速识别病情,预估病情进展并快速诊断及进行多学科会诊。

二、临床表现与诊断检查

(一) 年龄病因和病程

儿童喘鸣病因分为先天性与非先天性。先天性喘鸣见于:①鼻畸形,如后鼻孔闭锁、鼻中隔畸形、鼻甲肥大、前庭闭锁或前庭狭窄、颅面异常(如皮-罗综合征、阿佩尔综合征、巨舌症);②喉畸形,如喉软化、喉蹼、喉囊肿、喉裂、声门下狭窄、声带麻痹、气管狭窄、气管软化。非先天性急性起病喘鸣可见于细菌性气管炎、会厌炎等,会出现严重的呼吸窘迫和分泌

物,并伴发热。如无发热,则需询问有无异物吸入或过敏反应。气道烧伤、哮喘也有急性喘鸣。亚急性起病见于扁桃体周围脓肿等、咽后脓肿,表现为间歇性喘鸣。慢性起病见于声带功能障碍、喉痉挛、肿瘤、多系统萎缩等。青少年因声带功能障碍、扁桃体周围脓肿会出现喘鸣。

成人喘鸣的病因包括气道阻塞(如喉、气管、支气管的炎症),水肿、异物所致的气道狭窄或阻塞,支气管哮喘发作等。上气道狭窄常见于食物或异物吸入、会厌炎、声门过敏性水肿和声带功能性紊乱,常有咳嗽、喘鸣、哮鸣的体征和上气道发紧的症状。下气道阻塞常见于支气管哮喘发作,常在接触变应原后喘鸣、胸闷发作,双肺听诊可闻及哮鸣音,支气管舒张剂或激素治疗后症状缓解。

喘鸣出现的时相不同,原因和表现也不同。吸气喘鸣由胸外区域的梗阻引起。吸气时,气管内压力低于大气压力,导致气道塌陷,气流受限可发生于从胸腔外大气道到肺内外周小气道的任何部位。可出现吸气性呼吸困难,严重者吸气时可见三凹征(three depression sign),常见于喉部、气管、大支气管的狭窄与阻塞。肺功能检测显示动态肺容积降低。呼气喘鸣由胸内区域梗阻引起。在呼气期间胸腔压力增高压迫气道,导致胸内梗阻部位的气道直径减小。吸气性喘鸣和呼气性喘鸣均可由细菌性气管炎或异物引起。喉蹼和声带麻痹气道阻塞固定,不随呼吸而改变。喘鸣的常见病因见图2-4-1、表2-4-1。

(二)伴随症状

伴发荨麻疹:接触变应原出现皮疹、风团、瘙痒等表现。伴发咳嗽:典型表现为哮鸣流涎,通常见于咽后脓肿、会厌炎或异物吸入。伴发发热:见于口咽部软组织肿胀、扁桃体周围脓肿等。

(三)体征和检查

在确保气道通畅的情况,快速评估患者的气道和呼吸情况很重要。评估患者舌头大小、有无颈部和口咽部软组织肿胀、皮疹或荨麻疹或杵状指;疑似会厌炎患者的口咽部查视需小心操作,以免诱发严重的梗阻,必要时可在手术室进行。检查呼吸频率和深度,听诊吸气和呼气喘鸣,在前颈部听诊较容易闻及明显的喘鸣。出现呼吸窘迫、喘息、流涎、疲劳、发绀等体征提示病情不稳定,需要快速评估,必要时行急诊气管插管或气道手术。如果怀疑传染性疾病所致喘鸣,比如儿童副流感病毒感染,需要快速进行病毒检测。喉镜和支气管镜检查有助于观察气道狭窄和异物。

三、影像学在喘鸣中的应用

颈部侧位X线平片可评估咽后间隙的大小,间隙增宽提示咽后壁脓肿。正常的咽后间隙在颈2水平不应大于6mm,在颈6水平不应大于22mm。

胸部和颈部CT可显示颈部软组织肿胀,蜂窝织炎及狭窄性病变或异物,双呼吸相扫描可明确气管狭窄的部位和喘鸣发生的时相。胸部MRI检查有助于识别儿童气管狭窄的病因、部位及水肿和梗阻情况。

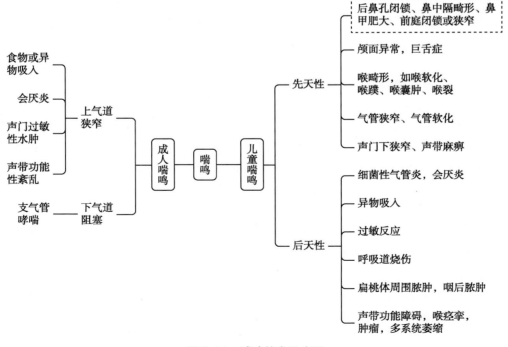

图 2-4-1 喘鸣的常见病因

表 2-4-1　喘鸣常见病因和病程

发病人群	急性	慢性
新生儿		喉软化症,出生后短期内出现 气管软化症,出生后数周出现 声门下狭窄 血管环
儿童	**感染性** 　格鲁布喉炎,3岁以下 　会厌炎,任何年龄,青年常见 　咽后壁脓肿,4岁以下 　细菌性气管炎 　扁桃体周围脓肿 **非感染性** 　速发型过敏反应 　异物 　烧伤	支气管源性囊肿 声带功能障碍
成人	速发型过敏反应	肿瘤 　复发性喉乳头状瘤病 低钙性喉痉挛 声带功能障碍

（王丽华　胡春洪）

第五节　声音嘶哑

一、定义及概述

声音嘶哑（hoarseness）是发声时口腔内或喉头部位异常振动导致发音不清晰、声音嘶哑、哑音、粗哑音和其他异常声音的综合征，是患者发声障碍在音质上的表现，包括语音震颤、声音虚弱、发声疲劳、气息声、声音发紧和音调的改变等，为一种症状复杂的功能性语言损伤。

声音嘶哑可分为生理性和病理性。生理性是因自身激素水平变化出现不同程度声音嘶哑。病理性按病因可分为喉部本身疾病（如喉先天性畸形、喉部炎性疾病、声带病变等），声带的运动神经受损（如喉返神经受损、迷走神经受损、喉上神经受损），癔症（分离性障碍）性声音嘶哑，颈部疾病（颈部血管病变、颈部创伤、颈部肿块）。声音嘶哑的患病率为0.98%，70岁以上的女性患者患病率最高，其次为男性儿童。声音嘶哑的常见职业包括歌手、演员、律师、教师、销售、教练等。

任何影响声带运动、振动的因素，临床上均可引起声音嘶哑。喉肌的运动神经冲动来自大脑皮质第Ⅰ躯体运动区的下 1/3，后经脑干内的疑核、副神经、迷走神经、喉上神经、喉返神经，支配着喉肌运动，神经传导路径上任何部位的病变如果伤及神经，均可造成声带运动障碍。

二、临床表现与诊断检查

（一）临床表现

首先应排除由各种手术所造成的声音嘶哑。声音嘶哑时间长一般多为慢性炎症且时轻时重；突然发病应考虑颈段食管或上纵隔的疾病。发病诱因包括上呼吸道感染（可引起急性喉炎）、用声过度（可引起喉肌无力）、精神创伤（可引起癔症性失音）等。

此外，需注意以下情况：

1. **伴随症状**　伴随喉鸣、喉痛，应考虑喉部本身的疾病；伴随乏力、少汗、疲倦等症状要考虑内分泌疾病；伴有健忘、重复动作、癫痫样抽搐等表现，要考虑中枢神经系统的疾病；伴咳痰带血，应考虑有无肺部疾病；伴颈部肿大，应考虑是否为颈部肿瘤性病变；伴吞咽困难，应考虑是否为食管病变、纵隔肿瘤性病变。

2. **职业情况**　是否为专业用嗓人群，发音时长及频率较高的职业容易患有声带小结或息肉等疾病。

3. **年龄、性别及发声习惯**　儿童声音嘶哑多由发声不当或用声过度所致。激素水平变化会产生不同程度的声音嘶哑，如女性月经期及老年阶段出现生理性声音嘶哑。

4. 服药史　如华法林、溶栓剂等药物可能会造成声带血肿。

声音嘶哑的临床表现伴随症状的诊断思路见图2-5-1。

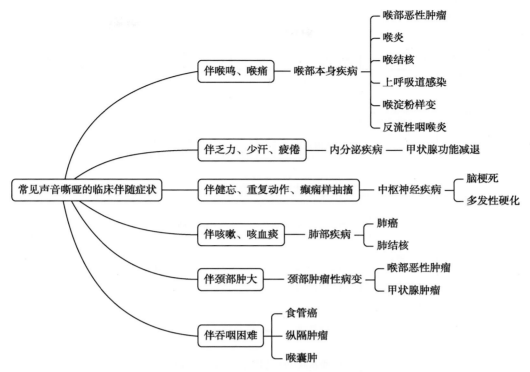

图2-5-1　常见声音嘶哑的临床表现及伴随合并症状诊断思路

（二）相关体格检查

观察颈部有无外形异常，有无外伤等情况，鼻咽、口咽、喉咽部的黏膜有无充血、肿胀或萎缩，是否存在淋巴组织增生、瘢痕以及肿瘤等。查看喉体形态及活动度是否正常。颈部触诊了解甲状腺及颈部淋巴结情况。

（三）诊断检查

主要包括影像学（X线、CT、MRI检查）、喉镜、神经肌肉生理检查、空气动力学检查、喉空气动力学、嗓音声学检测、病理学检查等。其中，喉镜是声音嘶哑最重要的检查方式。

胸部X线可以检查有无肺部病变。CT或MRI可显示喉软骨有无骨折，喉腔内有无黏膜撕脱、血肿，有无喉部、颈部或胸部肿瘤。可以观察病变的范围及周围组织侵犯情况，亦可以明确有无颈部肿大。核素扫描可以用来判断甲状腺疾病。PET/CT可用来了解颈部、纵隔转移淋巴结的原发灶。

声音嘶哑诊断流程见图2-5-2。

三、影像学在声音嘶哑中的应用

（一）影像学检查阳性的病因

1. 喉癌　喉癌（laryngeal cancer）指原发部位在喉部的肿瘤，以鳞状细胞癌最为常见。主要临床症状为声音嘶哑、咽喉痛、呼吸困难、咳嗽、吞咽困难等。根据肿瘤的发生部位分为声门上型喉癌、声门型喉癌、声门下型喉癌、贯声门癌。其中声门型喉癌早期可出现声音嘶哑症状，声门上型喉癌中晚期侵犯勺状软骨、声门旁或喉返神经引起声音嘶哑，声门下型喉癌中晚期侵犯声带则出现声音嘶哑。

影像学检查：X线平片对于喉癌显示欠佳，主要表现为喉部肿块、喉咽腔变窄等。CT是喉癌的基本检查方法，可显示肿瘤的大小、形态、范围，评价肿瘤与邻近结构如喉软骨的关系并了解颈部淋巴结转移情况。MRI通过信号特点显示肿块的成分，对于瘤内出现坏死部分显示更清晰，DWI可以更好地显示颈部周围淋巴结的转移。

2. 声带息肉　声带息肉（polyp of vocal cord）是发生于声带表面的软组织，一般单侧发生，有蒂或广基，是临床导致声音嘶哑常见的原因之一，其病因可能与长期发声不当、长期不良刺激或慢性炎症有关。

影像学检查：CT可以清晰显示其位置、大小、形态及与邻近结构的关系，表现为声带前中部游离缘等密度小结节，边界清，部分可带蒂。MRI可更清晰地显示声带小结节的形态，但因其扫描时间长，仍不作为首选影像学检查。

3. 喉部良性肿瘤　喉部良性肿瘤（benign tumor

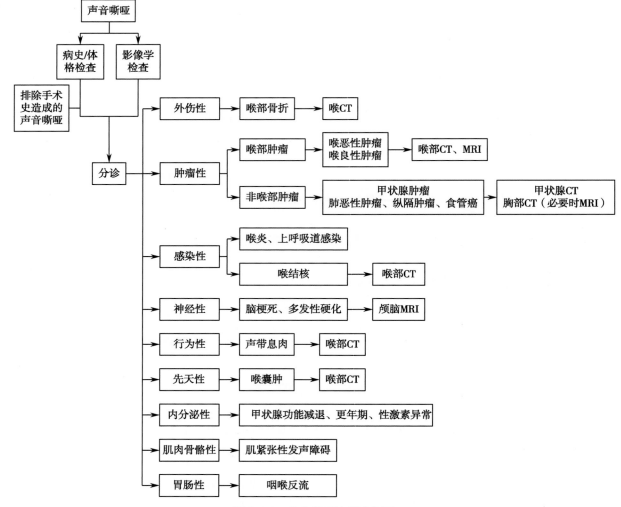

图 2-5-2 声音嘶哑诊断流程图

of larynx)发生率低,组织学类型比较多,相对常见的为乳头状瘤、血管瘤、纤维瘤,其中乳头状瘤是喉部最常见的良性肿瘤,10 岁以下儿童多见,可能与病毒感染或慢性刺激有关,生长较快,且较易复发,成人患者有恶变倾向。其次为喉部血管瘤,多见于成人,常发生在声带和声门下区。

影像学检查:喉部良性肿瘤影像学表现无特异性,CT 平扫多表现为形态规则、边界清晰的等密度病灶,密度均匀;增强扫描多为轻度至中度强化。而血管瘤因存在静脉石或出血可表现为高密度,增强扫描呈明显持续强化。

喉部良性肿瘤的 MRI 多表现为 T_1WI 等或略低信号,T_2WI 呈稍高信号,信号较均匀;若出现钙化低信号或出血信号,则提示血管瘤;若出现 T_1WI、T_2WI 高信号脂肪信号影,则提示脂肪瘤。

4. **喉外伤** 喉外伤(laryngeal trauma)包括闭合性喉外伤、开放性喉外伤及喉烫伤及烧灼伤,如喉黏膜损伤或者喉软骨骨折,空气可经缝隙进入颈部皮下引起皮下气肿,喉镜可见喉黏膜肿胀或血肿、声门

变形、声带断裂或声带运动障碍,严重者喉部软骨骨折。

影像学检查:喉部 CT 可见软骨骨折、错位,根据病史及检查即可做出明确诊断。

5. **喉囊肿** 喉囊肿(laryngeal cyst)多因喉室发育不良,喉室压力增高,喉黏膜黏液腺受阻引起黏液潴留。多为单侧,成人发病。可分为喉内型、喉外型和混合型三种,其中喉内型最常见的症状为发声改变、声音嘶哑或无声。

影像学检查:CT 是主要的检查方法。平扫会厌区可见半圆形囊状液性低密度区,边界清晰,壁薄,囊肿较大可见杓状会厌襞增宽增厚,或见喉前庭的前壁向内膨隆;增强扫描多不强化,若继发感染,可见囊壁强化、增厚,边缘不光整,囊内容物密度增高。

6. **喉结核** 喉结核(laryngeal tuberculosis)多发生于青壮年,多继发于肺结核。声音嘶哑多表现为逐渐加重,晚期会出现失声。喉痛明显,说话及吞咽时加重,通常伴有咳嗽、咳痰,晚期有呼吸及吞咽困难等症状。

影像学检查:首先应行胸部 X 线检查,但少数患者肺部并无阳性发现。CT 表现为会厌、杓状会厌襞、声带和室带等喉内结构对称性、弥漫性增厚,平扫密度不均,双侧喉旁间隙常受累,增强扫描为不均匀斑点状强化,一般不累及喉软骨。

专科检查可明确显示黏膜的情况,喉镜是检查的主要手段之一,CT 或 MRI 可以弥补喉镜不能显示的喉部黏膜下区及喉腔外解剖结构的缺陷。应行细菌学检查包括痰涂片查抗酸杆菌确诊。

7. 喉淀粉样变 喉淀粉样变(laryngeal amyloidosis)是指在喉部组织中出现一种淀粉样蛋白沉着的病变,常见的症状为声音嘶哑,常伴有喉咙干燥感及频繁咳嗽。

影像学表现:常规喉部 X 线侧位片和正位片可显示喉腔、梨状窝大小以及两侧软组织厚度和钙化情况,但价值有限。CT 表现为喉表面光滑,有深部广泛浸润增厚,特征是出现稍高密度灶,类似于钙化灶,但此钙化与成骨性钙化不同,密度较低,散在分布呈砂粒样。MRI 具有区分组织成分的作用。本病仅凭影像学检查很难与喉癌鉴别,定性诊断主要依靠病理检查。

8. 甲状腺肿瘤 甲状腺肿瘤(thyroid tumor),表现为甲状腺区肿物,可引起声音嘶哑、呼吸困难等临床症状。良性甲状腺肿瘤多为腺瘤,恶性甲状腺肿瘤多为甲状腺癌。

影像学检查:甲状腺腺瘤 CT 平扫表现为圆形、类圆形结节或肿块,增强扫描呈不强化或轻度强化;MRI 表现为 T_1WI 低或等信号、T_2WI 高信号结节,边界清楚。甲状腺癌 CT 平扫表现为形态不规则、边界不清结节或肿块,密度不均,其内可有散及更低密度坏死区。CT、MRI 可显示肿瘤对声带压迫。

9. 肺部恶性肿瘤 肺癌(lung cancer)是胸部引起声音嘶哑最常见的肿瘤,多见于中央型肺癌;若肿瘤侵犯喉返神经走行区,临床上可见出现声音嘶哑的症状,以左侧肺癌患者更为常见,其原因与左侧喉返神经绕主动脉弓迂曲走行的解剖位置有关。肿瘤直接侵犯或转移淋巴结侵犯或压迫左喉返神经或上段迷走神经干,均可出现声音嘶哑。

影像学检查:胸部 X 线平片可发现肺部肿块。胸部 CT 可见肺门区不规则软组织肿块影,相应肺叶支气管截断,增强扫描呈不均匀强化,其内可见片状液性坏死区;胸内淋巴结转移引起肺门及纵隔淋巴结肿大,早期扫描更为明显,可显示邻近结构的侵犯。MRI 有助于判断肺门及纵隔淋巴结肿大和肺血管受侵犯。

10. 纵隔肿瘤 纵隔肿瘤(mediastinal tumor)指原发于纵隔的肿瘤,较常见有胸腺瘤、神经源性肿瘤、淋巴瘤和畸胎瘤等。纵隔的恶性肿瘤常呈侵袭性生长,压迫或侵犯喉返神经,可出现声音嘶哑。

影像学检查:CT 显示纵隔内脂肪间隙消失,见软组织肿块影,形态不规则,边界不清,增强扫描呈不均匀强化,CT 及 MRI 主要显示肿块直接侵犯喉返神经走行区。

11. 食管癌 食管癌(esophageal carcinoma)是我国常见的恶性肿瘤之一,50~70 岁占多数。进行性吞咽困难是其特征性临床表现,肿瘤侵犯或转移淋巴结压迫喉返神经,可引起声音嘶哑。

影像学检查:胸部 CT 主要用于食管癌的临床分期,可以显示病变与食管腔外周围组织的关系,了解有无浸润及淋巴结转移情况。MRI 可以为 CT 无法判别食管癌原发灶与周围气管及支气管、主动脉关系时提供有价值的补充信息。

12. 中枢神经系统疾病 中枢神经系统疾病引起的声音嘶哑,有时可为首发症状,多见于脑血管疾病及中枢神经脱髓鞘疾病。前者是由于病变累及协调吞咽、发音动作的皮质延髓束,使会厌、咽喉及舌肌肌群活动不能协调而造成声音嘶哑,其中以脑梗死(cerebral infarction)最常见。而脱髓鞘疾病是指一组由多种原因引起的,以神经髓鞘脱失为主要病理表现的疾病,最常见为多发性硬化(multiple sclerosis)。

影像学检查:脑梗死急性期 CT 征象可不典型或阴性,MRI 比 CT 更敏感,数字减影血管造影(DSA)一般仅用于拟行溶栓治疗的病例。MRI 是诊断多发性硬化最重要的检查方法。

影像学阳性声音嘶哑合并相应症状的诊断思路见图 2-5-3。

(二)影像学检查阴性的病因

1. 喉炎 喉炎为喉部黏膜、黏膜下组织的急性或慢性炎症。声音嘶哑是主要症状,早期可呈间断出现,长期可为持续发作,多发声后症状可加重。

2. 甲状腺功能减退症 甲状腺功能减退症(hypothyroidism)是由于甲状腺激素合成和分泌减少或组织作用减弱导致的全身代谢减低综合征。临床症状包括畏寒、少汗、乏力、行动迟缓、言语缓慢、音调低哑等低代谢症状。

3. 反流性咽喉炎 反流性咽喉炎(laryngopha-

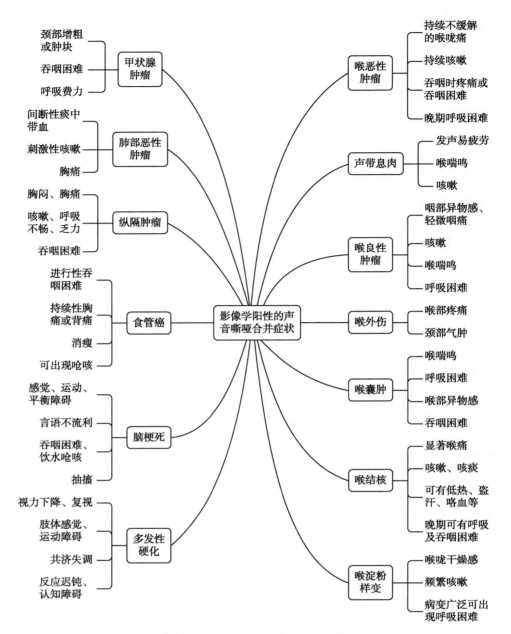

图 2-5-3　影像学阳性的声音嘶哑合并相应症状的诊断思路

ryngeal reflux)是指胃内容物异常反流入咽、喉及上呼吸道而引起的一种慢性症状或黏膜损伤。临床症状为声音嘶哑、咽部异物感、咽干、咽喉疼痛、慢性干咳等。

4. **肌紧张性发声障碍**　肌紧张性发声障碍(muscle tension dysphonia)属于功能性嗓音障碍,是由于喉部及周围肌肉紧张而导致的说话不舒服或声音改变。临床上可出现声音嘶哑、声音粗糙或虚弱、说话时感到疲劳等,可出现突然的声音嘶哑。

5. **药物造成的声音嘶哑**　询问药物服用史,在排除其他病因的情况下需考虑药物副作用导致声音嘶哑。

(陈　淮　胡春洪)

第六节　急性呼吸困难

一、定义及概述

呼吸困难(dyspnea)指患者的某种不同强度、不同性质的自感空气不足、呼吸不畅及窒息等呼吸不适感的主观体验,伴或不伴呼吸费力表现,如张口呼吸、鼻翼扇动、呼吸肌辅助参与呼吸运动等,也可伴有呼吸频率、深度与节律的改变,患者的精神状况、生活环境、文化水平、心理因素及疾病性质等对其呼吸困难的描述具有一定的影响。

呼吸困难是一组异质性疾病的临床表现,有轻度和重度、急性和慢性等不同表现,不同病因引起的呼吸困难的类型、程度及发病机制不尽相同。急性呼吸困难最可能由急性心肌缺血、心力衰竭、心脏压塞、支气管痉挛、肺栓塞、气胸、以支气管炎或肺炎为形式的肺部感染,或因误吸异物或过敏反应引起的上呼吸道阻塞引起。本节主要阐述急性呼吸困难,慢性呼吸困难见本章第七节。

二、临床表现与诊断检查

急性呼吸困难与呼吸阻抗增加导致的通气功能障碍、呼吸系统功能减退、呼吸驱动增加和无效通气有关。呼吸困难的感受亦受情绪、社会、行为、心理的调节,心理异常因素如焦虑、躯体形式障碍、抑郁、诈病等,需要临床甄别。

若呼吸困难伴有下述情况应立即给予相应处理:①心力衰竭患者静息或轻微活动时出现呼吸困难;②冠心病患者出现急性胸痛、多汗、心动过速或心动过缓、高血压或低血压及晕厥;③肺栓塞患者静息时即有呼吸困难、发热、低氧血症、心动过速及低血压;④肺炎患者出现血氧饱和度降低、虚弱气短、呼吸频率过快(>30 次/min)、心动过速、血压降低、高/中度的肺炎严重度评分等;⑤气胸患者出现躁动不安;⑥慢性阻塞性肺疾病和支气管哮喘患者呼气流量峰值(peak expiratory flow,PEF)占预计值百分比<50%,出现三凹征、奇脉;⑦急性胰腺炎、严重创伤(如胸腹部外伤、截肢、巨大创面及骨折)患者出现呼吸频率>20 次/min、进行性发绀、烦躁不安等。

(一) 临床表现

1. 呼吸系统疾病

(1) 气道阻塞:上气道阻塞如喉、气管、支气管的炎症,水肿、异物所致的狭窄或阻塞,支气管哮喘发作等,可有喘鸣,详见本章第四节。正常人的惊恐发作偶有类似症状。上气道阻塞表现为吸气性呼吸困难,显示三凹征,可伴干咳及高调吸气性喉鸣;下气道阻塞常见于支气管哮喘发作,双肺听诊可闻及哮鸣音,较少见病因如气管支气管软化。

(2) 肺部疾病:可引起通气、换气功能障碍导致缺氧和/或二氧化碳潴留。慢性支气管炎(喘息型)、慢性阻塞性肺疾病、弥漫性泛细支气管炎等疾病表现为呼气性呼吸困难:呼气费力、呼气缓慢、呼吸时间明显延长,常伴有呼气期哮鸣音,主要是肺泡弹性减弱和/或小支气管的痉挛或炎症所致。重症肺炎、重症肺结核、大面积肺栓塞(梗死)、弥漫性肺

间质疾病呈现混合性呼吸困难,表现为吸气期及呼气期均感呼吸费力、呼吸频率增快、深度变浅,可伴有呼吸音异常或病理性呼吸音,主要是肺或胸膜腔病变使呼吸面积减少导致换气功能障碍所致。特发性肺间质纤维化(IPF)急性发作也可引起急性呼吸困难,临床分为触发型和特发型:①触发型,因素包括感染、药物毒性、误吸、手术等,病程不超过 1 个月,需排除气胸和胸腔积液及肺栓塞。②特发型,系指在间质纤维化基础上原发病变进展,在胸部 X 线平片上可见双侧磨玻璃影伴纤维化,如蜂窝状、牵引性支气管/细支气管扩张或网状影。

(3) 胸壁、胸廓、胸膜腔疾病:如张力性气胸、外伤等,气胸可表现为胸膜性疼痛、单侧鼓音、呼吸音消失和气管移位。大量胸腔积液、气胸、广泛性胸膜增厚等可表现为呼气性呼吸困难。

2. 循环系统疾病
常见病变有心力衰竭、急性冠脉综合征、心律失常、心包炎等,主要表现为胸痛、端坐呼吸、阵发性夜间呼吸困难和心悸。按照起源部位可有心包源性(心包积液和心脏压塞、缩窄性心包炎)、心肌源性(收缩性或舒张性心功能不全、心肌梗死)、心内膜源性(瓣膜病变、心房黏液瘤、房间隔缺损等)、大血管疾病(主动脉缩窄、动脉导管未闭、冠状动脉疾病/局部缺血)、心律失常(心房颤动、不适当的窦性心动过速、病态窦房结综合征/心动过缓),联合病变较常见。主动脉夹层破裂可导致剧烈胸痛,伴急性呼吸困难。

急性肺栓塞的患者常表现为低氧、胸膜痛、心动过速、喘鸣及下肢水肿,从休克或持续性低血压到轻度气促不等。右室功能不全、右室低排血量或扩张、脑利尿钠肽(brain natriuretic peptide,BNP)、肌钙蛋白升高是死亡的危险因素。

3. 神经精神性疾病
如脑出血、脑外伤、脑肿瘤、脑炎、脑膜炎、脑脓肿等颅脑疾病引起呼吸中枢功能障碍。急性呼吸困难见于肌炎、吉兰-巴雷综合征、声带麻痹、脊髓灰质炎病变累及颈髓等。

精神因素所致的呼吸困难,如焦虑症、癔症等。急性双侧膈肌麻痹可导致严重呼吸困难,甚至有危及生命的呼吸衰竭。惊恐发作(高通气综合征)、焦虑、抑郁、过度通气、神经症、创伤后应激障碍、躯体形式障碍可出现呼吸困难的感觉。多见于精神压力大的年轻人,常自觉胸痛、压迫感、气促、呼吸不够深,可伴头晕和过度通气的症状如手指末端、口周感觉异常。

急性呼吸困难常见疾病见图 2-6-1。

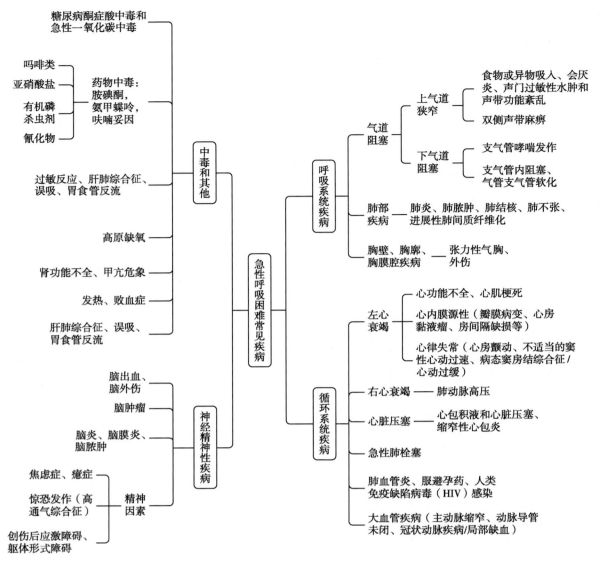

图 2-6-1 急性呼吸困难常见疾病

4. 中毒和其他 如糖尿病酮症酸中毒、吗啡类药物中毒、有机磷农药及杀虫剂中毒、氰化物中毒、亚硝酸盐中毒和急性一氧化碳中毒等。与呼吸困难有关的药物因素，如胺碘酮、呋喃妥因（药物性肺炎）、阿司匹林受体拮抗剂过量（可能会加重气道阻塞性疾病）、氨甲蝶呤（肺纤维化）。其他如过敏反应、高原缺氧、肾功能不全、甲亢危象、发热、败血症、误吸等。

（二）诊断与鉴别诊断

急性呼吸困难是指发生于数分钟至数小时内的气促，几分钟内起病，持续时间小于3周。诊断及鉴别诊断必须考虑患者的年龄、与同龄人的差距、日常活动、总体健康水平及任何其他医疗问题。针对器质性和心源性呼吸困难，必要的检查和仔细的问诊有助于两者的鉴别，需注意两者重叠及相互影响，确定诊断可能需要特定的诊断测试或专科会诊（表2-6-1）。

三、影像学在急性呼吸困难中的应用

（一）呼吸系统疾病

气道阻塞病变可通过颈胸部CT检查明确阻塞的部位、病因和治疗效果。慢性阻塞性肺疾病急性加重时X线平片可显示肺透光增强、肺大疱等，胸部CT可见肺气肿，并可评价气肿程度。肺炎时CT显示多发实变及磨玻璃影，可有节段性或大叶性实变，呈蝶翼、反蝶翼或随机分布。特发性肺间质纤维化（IPF）急性发作胸部X线平片显示双肺密度增高影，高分辨率CT显示两肺磨玻璃影伴蜂窝改变，牵引性支气管/细支气管扩张或网状影。在诊断IPF急性发作时应排除心力衰竭或循环容积过载导致的肺水肿改变。IPF的急性发作肺实变CT表现为三种类型，即外周型、多灶型和弥漫型。外周型和多灶型经皮质类固醇治疗后可消失，而弥漫型病死率较高。

表 2-6-1 急性呼吸困难的来源分层和鉴别诊断

器官	危急	急诊	非急诊
肺源性	气道梗阻/肺栓塞/非心源性肺水肿,过敏性反应/呼吸衰竭	自发性气胸/哮喘/肺源性心脏病/误吸/肺炎(CAP 评分≥70)	胸腔积液/肿瘤/肺炎(CAP 评分<70)/慢性阻塞性肺疾病
心源性	肺水肿/心肌梗死/心脏压塞	心包炎	先天性心脏病/心脏瓣膜病/心肌病
与呼吸驱动增加相关			
腹部		机械干扰/低血压/内脏破裂引起败血症肠梗阻/炎症或感染过程	怀孕/腹水/肥胖
心因性			过度换气综合征/躯体形式障碍/惊恐发作
代谢或内分泌	毒物摄入/糖尿病酮症酸中毒	肾衰竭/电解质紊乱/代谢性酸中毒	发热/甲状腺疾病
感染	会厌炎	肺炎(CAP 评分≥70)	肺炎(CAP 评分<70)
创伤	张力性气胸/心脏压塞/连枷胸	单纯性气胸/血胸/膈肌破裂	肋骨骨折
血液性	一氧化碳中毒	贫血	
与呼吸泵功能减退相关			
神经肌肉	脑血管意外/颅内损伤/有机磷中毒	多发性硬化/吉兰-巴雷综合征/脾性麻痹	肌萎缩侧索硬化/多发性肌炎/卟啉病

CAP 评分:社区获得性肺炎评分。

(二)循环系统疾病

心包积液和心脏压塞、缩窄性心包炎可通过 CT 或超声进行诊断,诊断不明或需要判断积液性质时可行心脏增强 MRI。收缩性或舒张性心功能不全、心肌梗死、心肌活性判断可行心脏增强 MRI 检查,通过延迟强化和心肌应变、特征追踪技术等所提供的多种影像学参数,可准确诊断心肌疾病甚至相关病理学改变。心脏瓣膜病变、心房黏液瘤、房间隔缺损等首选超声心动图检查;大血管疾病如主动脉缩窄、动脉导管未闭、冠状动脉疾病/局部缺血,进行 CT 血管造影均可达到满意的诊断效果。急性肺栓塞需肺动脉 CT 血管造影检查。

(三)神经精神性疾病

脑出血、脑外伤、脑肿瘤、脑炎、脑膜炎、脑脓肿等可通过颅脑 CT 和磁共振多参数成像明确。肌萎缩侧索硬化、多发性硬化还需要特殊序列检查。精神因素所致的呼吸困难属排他性诊断,往往依靠精神科诊断。

(四)中毒和其他

主要依靠临床病史进行诊断,CT 可显示速发型过敏反应所致两肺弥漫磨玻璃影,有机磷农药中毒导致的机化性肺炎表现,并可提供诊断线索。肋骨骨折可通过 CT 和胸部 X 线平片诊断。

(王丽华 胡春洪)

第七节 慢性呼吸困难

一、定义及概述

慢性呼吸困难病程常持续 3 周以上,需要依据呼吸困难的特征鉴别其原因,包括起病方式、诱因、伴随症状、缓解情况、体征,并了解精神心理状态、用药、职业暴露、外伤史及家族史,推测可能的病因,在此基础上进行针对性检查,根据检查结果确定或除外某种疾病。

需判断是否为新发疾病、原有慢性疾病的恶化或加重及其原因,以及是否合并新的疾病。在慢性阻塞性肺疾病和慢性呼吸困难患者中一旦出现急性呼吸困难加重,约 1/5 患者可能存在肺栓塞。若慢性呼吸困难患者在静息时出现呼吸困难,需警惕出现新的疾病或原有基础疾病急性加重。诊疗思维应围绕慢性呼吸困难的常见病因,全面了解患者病情的发生基础(图 2-7-1)。应基于系统检查力求准确判断呼吸困难的性质和程度,尽早针对病因进行有效治疗。

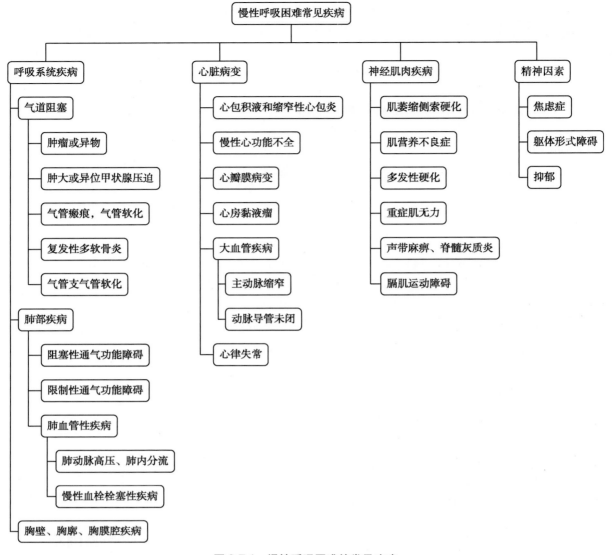

图 2-7-1　慢性呼吸困难的常见疾病

二、临床表现与诊断检查

（一）临床表现

1. 呼吸系统疾病

（1）气道阻塞：病因同急性呼吸困难，如喉、气管、支气管的肿瘤或异物所致的狭窄或阻塞、肿大或异位甲状腺压迫、插管或术后气管瘢痕形成、复发性多软骨炎、气管支气管软化等，病程超过 3 周可导致慢性呼吸困难。

（2）肺部疾病：由肺及其周围结构的限制造成的通气障碍，可分为阻塞性、限制性通气功能障碍和肺血管性疾病。慢性阻塞性肺疾病患者主诉呼吸困难最常见，约 70% 慢性阻塞性肺疾病患者上一层楼后自觉呼吸困难，临床表现包括长期咳嗽、咳痰、气促，肺功能表现为不可逆的气流受限，其他阻塞性通气障碍的病因有支气管扩张、细支气管炎、机化性肺炎、闭塞性细支气管炎、支气管内肿瘤等。

成人哮喘导致的呼吸困难与职业史和运动诱发有关。限制性通气障碍的病因包括弥漫性间质性肺疾病、囊性纤维化、放射性肺炎、肺尘埃沉着病、肺不张、肺切除术后、原发性肺癌或转移灶。

肺血管性疾病包括原发性肺动脉高压、慢性血栓栓塞性疾病、肺内分流（动静脉畸形）。肺动脉高压的呼吸困难多见于年轻女性，其中 60% 可为首发症状，98% 病程中可见。较少见病因有肺血管炎、服避孕药、人类免疫缺陷病毒（HIV）感染、继发性肺动脉高压。

（3）胸壁、胸廓、胸膜腔疾病：如胸壁慢性炎症、严重胸廓畸形、胸部巨大肿块；胸壁烧伤后焦痂形成；肺扩张受限，广泛胸膜增厚粘连、结核、外伤后遗症等；胸腔积液、气胸、脊柱后凸侧弯、胸膜间皮瘤、胸廓成形术后；也可见于过度肥胖和去适应（deconditioning）状态。

2. 心脏病变　心排血量减少、有效血红蛋白减少、低氧血症、肾脏疾病、肺内呼吸感受器兴奋增加等导致呼吸驱动增加,引起呼吸困难,是心力衰竭的最主要症状。好发于休息时,应与肺源性活动后发作区别。常见病因有心包积液和缩窄性心包炎、慢性心功能不全、心瓣膜病变、心房黏液瘤;大血管疾病(主动脉缩窄、动脉导管未闭)、心律失常(心房颤动、不适当的窦性心动过速、病态窦房结综合征/心动过缓)等。

3. 神经肌肉疾病 引起呼吸泵功能减退,常见于肌萎缩侧索硬化、肌营养不良、多发性硬化、声带麻痹、脊髓灰质炎病变累及颈髓、重症肌无力累及呼吸肌、药物导致呼吸肌麻痹等。膈肌运动障碍,如膈肌麻痹、大量腹水、腹腔巨大肿瘤、胃扩张和妊娠末期等。

4. 精神因素 精神因素所致的呼吸困难,如焦虑症、躯体形式障碍、抑郁等。

(二)诊断和鉴别诊断

病史、伴随症状和体格检查十分重要(表2-7-1)。需注意:①持续时间,慢性或进行性,主要是原发性心肺疾病。②发病情况,间歇性发作,多见于可逆性疾病,如支气管痉挛、胸腔积液、充血性心力衰竭(CHF)、慢性反复血栓栓塞;进行性加重见于慢性阻塞性肺疾病、神经肌肉疾病、肺间质性疾病。③体位改变,端坐呼吸可出现于左心衰竭、慢性阻塞性肺疾病、神经肌肉病变;夜间阵发性呼吸困难多见于左心衰竭,也见于慢性阻塞性肺疾病。④伴随症状,咳嗽提示哮喘或肺炎;咳嗽、咳痰、痰液性状改变可能是慢性阻塞性肺疾病急性加重;咳嗽、咳痰和发热更倾向于感染性;呼吸困难伴胸痛可见于冠心病或胸膜疾病;胸膜性胸痛多见于气胸、肺栓塞、肺炎和胸膜炎。⑤消化不良,提示胃食管反流、误吸。⑥需关注流行病史,如新型冠状病毒感染、甲型和乙型流感、禽流感、鹦鹉热等。

表 2-7-1 慢性呼吸困难的常见病因及特点

疾病	病史	体格检查	胸部平片	辅助检查
右心或左心衰竭	胸痛,端坐呼吸,阵发性夜间呼吸困难,水肿	发绀,湿啰音,水肿,颈静脉充盈,杂音(S3或S4)肝颈静脉回流	心脏扩大,胸腔积液,肺间质水肿表现	冠状动脉CTA,心电图,心肺运动实验,脑利尿钠肽,心肌酶谱,肌钙蛋白,超声心动图,同位素,右心导管造影
慢性阻塞性肺疾病	吸烟史,慢性咳嗽	缩唇呼吸,喘息,呼吸音减低,桶状胸	肺过度充气,肺大疱	胸部高分辨率CT,肺通气加弥散功能,血气分析
哮喘	儿童病史,过敏史,职业史,运动诱发	哮鸣,咳嗽	肺过度充气	肺通气加舒张试验,呼气高峰流量(PEFR),支气管激发试验,变应原,IgE,嗜酸性粒细胞计数
间质性肺疾病	渐进性气促,环境和职业暴露	吸气末Velcro啰音	肺容积减小,间质病变,肺纤维化	胸部高分辨率CT,肺泡灌洗,冷冻肺活检,肺顺应性,结缔组织病筛查,血管炎筛查
肺恶性肿瘤	咳嗽,咯血,气促,疲乏,发热,盗汗,消瘦	呼吸音减弱,杵状指	肺部肿块,肺门淋巴结肿大,肺不张	胸部高分辨率CT,PET/CT,同位素扫描,气管镜,肿瘤标志物,胸腔镜,肺活检
心理性:高通气,焦虑惊恐发作	情绪不稳,末日降临感,神经质	叹气	正常	排除器质性疾病,焦虑抑郁评分量表
贫血	疲乏,活动后气促	心动过速,结膜、口唇、面色苍白	正常	血常规,骨髓涂片

三、影像学在慢性呼吸困难中的应用

(一)胸部 X 线平片

可发现胸腔积液、肺癌、膈肌异常,过度充气和肺大疱提示慢性阻塞性肺疾病。

(二)胸部 CT

可提高肺部疾病包括肺间质病变的诊断准确率;双呼吸相CT扫描有利于判断气管支气管软化;肺动脉CT血管造影(CTA)结合下肢深静脉加压彩色多普勒、超声心动图、核素肺通气灌注显像、D-二聚体的动态观察可明确有无肺栓塞和下肢深静脉栓塞;冠状动脉CTA可发现冠脉狭窄,评估斑块性质,预测心肌梗死风险;大血管CTA可筛查主动脉夹层,主动脉缩窄及动脉导管未闭。

（三）心肺磁共振增强检查

可发现心肌梗死、心脏瓣膜病、心肌病、代谢性疾病累及心肺系统；肺磁共振增强检查以及肺通气灌注扫描对气道病变、肺实质病变及肺血管病变都有诊断意义。

（四）超声心动图

可以评估心室、心瓣膜的功能和肺动脉压力，是评估心脏功能评价的首选检查，但对心包疾病的诊断不及 CT 和 MRI 准确。

慢性呼吸困难的影像诊断流程见图 2-7-2。

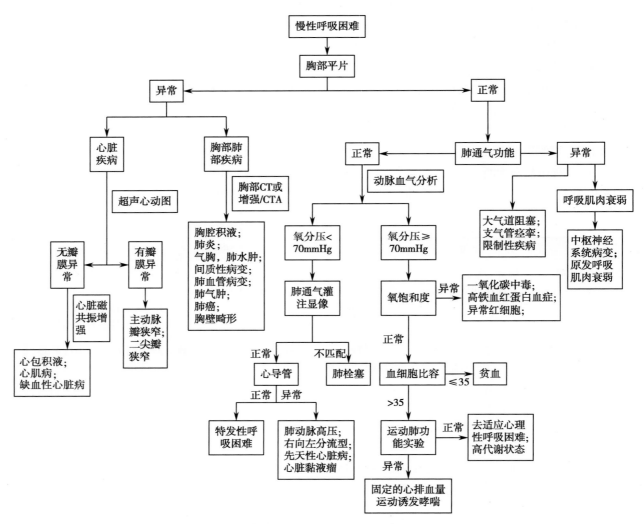

图 2-7-2　慢性呼吸困难常见疾病的影像诊断流程

（王丽华　胡春洪）

第八节　胸　痛

一、定义及概述

胸痛（chest pain）是一种主观感受。胸痛表现复杂多变，其程度因个体痛阈的差异而不同，与疾病轻重程度不完全一致。胸痛的病因几乎涉及胸部的所有器官，少数腹腔器官病变及精神心理障碍也可表现为胸痛。致死性胸痛（主要包括急性心肌梗死、主动脉夹层、急性肺栓塞、张力性气胸）可严重威胁患者的生命，需要依靠临床和影像学快速识别，及时正确处理，提高救治的成功率。

二、临床表现及诊断检查

（一）胸痛发生机制

各种物理、化学因素及炎症因子刺激胸壁的感觉神经（即肋间神经）产生痛觉冲动，肋间神经支配胸壁各层结构、肋胸膜、膈肌周边部分，冲动传至大脑皮质的痛觉中枢产生胸痛。内脏的痛觉传入可放射至相应的体表区域，即放射痛。胸部的感觉神经包括：①交感神经，支配心脏及大血管；②迷走神经，支配气管、支气管及食管；③膈神经，支配膈肌中央部、心包膈面。内脏痛通常定位不清，分布弥散，不同部位疾病可能出现相似的放射部位疼痛。

（二）相关临床表现

胸痛患者需要询问的发病情况：①疼痛开始时间及疼痛诱因，如疼痛是由用力引起的，还是休息时发生；②疼痛部位，是局部疼痛，还是弥漫性疼痛；③疼痛持续时间；④疼痛特点；⑤疼痛加重/减轻的因素，是否与运动、进食或呼吸有关，有无体位影响，有无新的锻炼习惯或活动，如运动和举重等；⑥有无特殊用药史。此外，疼痛辐射提示内脏疼痛。具体如下：

1. 发病年龄 青壮年胸痛多考虑结核性胸膜炎、自发性气胸、心肌炎、心肌病、风湿性心瓣膜病，40 岁以上则需注意排查心绞痛、心肌梗死和支气管肺癌。

2. 部位 胸壁疾病所致的胸痛常固定在病变部位，且局部有压痛，若为胸壁皮肤的炎症性病变，局部可有红、肿、热、痛表现，如带状疱疹；肋软骨炎引起胸痛，常在第一、二肋软骨处见单个或多个隆起，局部有压痛，但无红肿表现；心绞痛及心肌梗死的疼痛多在胸骨后方和心前区或剑突下，可向左肩和左臂内侧放射；主动脉夹层引起疼痛多位于胸背部，向下放射至下腹、腰部与两侧腹股沟和下肢；胸膜炎引起的疼痛多在胸侧部；食管及纵隔病变引起的胸痛多在胸骨后；肝胆疾病及膈下脓肿引起的胸痛多在右下胸，侵犯膈肌中心部时疼痛可放射至右肩部；肺尖部肺癌（肺上沟瘤）引起疼痛多以肩部、腋下为主，可向上肢内侧放射。具体见表 2-8-1。

表 2-8-1　胸痛的部位特点和常见疾病

部位	特点或伴随症状	疾病
胸壁	沿肋间分布、可伴有皮肤疱疹	带状疱疹/肋间神经痛
	发热或皮肤红肿热痛	皮下蜂窝织炎
	肋骨压痛	肋软骨炎、肋骨骨折、骨肿瘤或转移瘤
胸膜	呼吸困难	气胸
	发热、疼痛随呼吸改变	胸膜炎、胸膜肿瘤
气管、支气管与肺部疾病	咳嗽、咳痰	急性气管支气管炎
	咯血、体重减轻	肺癌、肺结核
	发热	肺炎、肺结核
肺血管疾病	咯血、呼吸困难	肺栓塞，肺动静脉瘘
心血管疾病	劳力相关、数分钟内自行缓解	心绞痛、肥厚梗阻性心肌病
	持续性、濒死感	急性心肌梗死
	剧烈，向后背、腹部放射	主动脉夹层破裂
	心前区，可能与体位、呼吸相关，发热	急性心包炎
纵隔疾病	胸闷、呼吸困难	纵隔炎、纵隔肿瘤、纵隔气肿
消化系统疾病	剑突下、左右侧季肋部	急性胃穿孔、胃十二指肠溃疡、胆石症、脾梗死、急性胰腺炎
	胸骨后，反酸、胃灼热，吞咽障碍	反流性食管炎、食管癌

3. 胸痛性质 胸痛的程度可呈剧烈、轻微和隐痛。胸痛的性质多样，如带状疱疹呈刀割样或灼热样剧痛，食管炎多呈烧灼痛。肋间神经痛为阵发性灼痛或刺痛；心绞痛呈绞榨样痛并有重压窒息感，心肌梗死则疼痛更为剧烈并有恐惧、濒死感；气胸在发病初期有撕裂样疼痛；胸膜炎常呈隐痛、钝痛和刺痛；主动脉夹层常呈突然发生胸背部撕裂样剧痛或刺痛；肺梗死亦可突然发生胸部剧痛或绞痛，常伴呼吸困难及发绀。

4. 疼痛持续时间 平滑肌痉挛或血管狭窄缺血所致的疼痛为阵发性，炎症、肿瘤栓塞或梗死所致疼痛呈持续性，如心绞痛发作时间短暂（持续数分钟），而心肌梗死疼痛持续时间很长（数小时或更长）且不易缓解。

5. 影响疼痛因素 主要为疼痛发生的诱因、加重与缓解的因素。例如心绞痛发作可在劳力或精神紧张时诱发，休息后或含服硝酸甘油或硝酸异山梨酯后数分钟内缓解，而对心肌梗死所致疼痛则服药效果较差；食管疾病多在进食时发作或加剧，服用抗酸剂和促动力药物可减轻或消失；胸膜炎及心包炎的胸痛可因咳嗽或用力呼吸而加剧。

（三）伴随症状

伴有咳嗽、咳痰和/或发热：常见于气管、支气管和肺部疾病。

伴呼吸困难:常提示病变累及范围较大,如大叶性肺炎、自发性气胸、渗出性胸膜炎和肺栓塞等。

伴咯血:主要见于肺栓塞、支气管肺癌。

伴苍白、大汗、血压下降或休克:多见于心肌梗死、主动脉夹层、主动脉窦瘤破裂和大面积肺栓塞。

伴吞咽困难:多提示食管疾病,如反流性食管炎等。

胸痛伴随症状及常见疾病见图2-8-1。

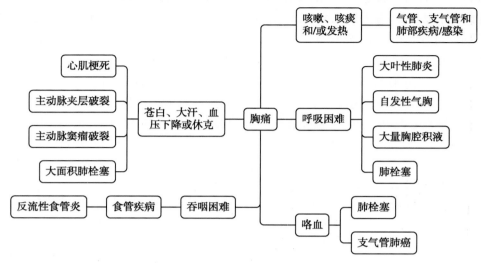

图2-8-1 胸痛伴随症状及常见疾病

三、影像学在胸痛中的应用

(一)胸壁病变

1. 皮肤及皮下组织病变 常见于急性皮炎、皮下蜂窝织炎、带状疱疹等,可引起剧烈胸痛,多为单侧,带状疱疹时疼痛常沿发生疱疹的肋间神经分布,临床典型表现即可诊断,MRI检查在确定严重颈胸部蜂窝织炎的范围方面具有一定应用价值。

2. 周围神经病变 胸部CT等检查可发现肋间神经肿瘤:良、恶性肋间神经肿瘤或肿瘤转移侵犯均可引起肋间神经痛,为持续性剧痛。肋间神经炎多为持续性刺痛或灼痛,常沿肋间神经分布,转身、深呼吸、咳嗽均可使疼痛加重,局部有压痛,以脊椎旁、腋中线及胸骨旁较明显,影像学上一般表现为阴性。

3. 脊神经根痛 常见于强直性脊柱炎、骨关节炎、脊椎结核、椎间盘突出、脊髓硬膜外脓肿、脊髓和椎管内肿瘤等。脊柱X线、CT及MRI等检查有助于提示诊断。

4. 肌肉病变 MRI检查可用于肌炎及皮肌炎:疼痛常于咳嗽或运动时加剧,脂肪抑制序列易于显示肌肉水肿。外伤和肌肉韧带劳损时局部有明显的压痛,与疼痛部位的活动密切相关,局部使用麻醉药多可使疼痛消失,较易诊断。

5. 骨骼及关节病变

(1)常见于骨质破坏,包括感染和非感染所致的胸骨、肋骨、脊椎骨的破坏,均可因为骨膜反应而导致局部出现明显的疼痛及压痛,可行CT和MRI检查明确,必要时活检。

Tietze综合征是一种良性和自限性不典型的胸痛,其特征是单侧第二或第三肋软骨局部压痛和非化脓性肿胀,多数患者保守对症治疗后在几周到几个月内疼痛和肿胀完全缓解。

(2)外伤:累及骨膜,可引起局部疼痛;骨折两断端摩擦可使疼痛加剧。根据外伤史、体检及X线检查即可诊断。隐蔽部位或早期骨折线不明显者应行CT检查和多平面重建。目前多款人工智能软件均可标注骨折,可帮助减少漏诊。

(3)急性白血病:由于白血病细胞浸润形成髓细胞肉瘤、绿色瘤等,常有局部骨质压痛,CT可发现病变,隐匿部位需要MRI协助诊断。

(4)嗜酸性肉芽肿:好发于肋骨及其他扁平骨,引起胸痛及病变骨肿胀,CT和MRI检查可发现病灶并评估治疗效果。

(二)胸腔脏器疾病

1. 胸膜病变

(1)胸膜炎:胸膜炎所致的胸痛在呼吸时加剧,尤其是深呼吸时更明显。干性胸膜炎呈刺痛或撕裂痛,多位于胸廓下部腋前线与腋中线附近。膈胸膜炎可引起下胸部疼痛,可伴有腹壁紧张及压痛。渗出性胸膜炎早期为干性胸膜炎,深呼吸时有胸痛,可触及胸膜摩擦感,闻及胸膜摩擦音。此时影像学常无阳性发现,随着渗出液的增加及胸痛逐渐消失,可出现胸腔积液体征,胸部 X 线和 CT 均可发现胸腔积液表现。

（2）胸膜肿瘤:胸膜的原发性或继发性肿瘤均可引起胸痛,尤其是胸膜间皮瘤,早期为钝痛、刺痛,晚期侵犯肋间神经时出现难以忍受的剧烈疼痛。胸膜间皮瘤患者临床上多有石棉接触史,一般多在 40 岁以上,约 60% 患者有胸腔积液,多见血性胸腔积液,伴进行性胸痛、呼吸困难、乏力、体重减轻或刺激性干咳。胸部 X 线平片示胸膜不规则状、波浪状或结节状增厚,也可见孤立性肿块,边缘光滑,呈分叶状。胸部 CT、MRI 及 PET/CT 可评价胸壁和纵隔的受累情况,胸腔镜直视下活检是确诊的主要手段。

（3）自发性气胸、血气胸:青壮年多发,男性多于女性。胸部 X 线和 CT 检查均有助于诊断。常在突然用力后出现一侧剧烈胸痛,伴有呼吸困难。

2. 气管、支气管疾病

（1）支气管炎:急性支气管炎时因剧烈咳嗽,常引起胸骨后隐痛或紧迫感。慢性支气管炎引起胸痛者少见,异物吸入可有剧烈咳嗽导致胸痛,有时患者描述不清,必要时建议 CT 检查。

（2）原发性支气管肺癌:肺癌侵犯胸膜、肋骨,压迫脊神经后根时可出现胸痛,多为持续性钝痛,夜间为重。可出现放射痛,常见于头部和肩部,若放射痛范围广泛,常提示肺癌已有转移。胸部 X 线平片和 CT 扫描可发现肿瘤部位及转移情况,痰及胸腔积液细胞学检查、支气管镜检查,经皮肺穿刺活检可进一步明确诊断。

3. 肺部疾病

肺部疾病累及胸膜及胸壁时均可引起胸痛。如各种原因引起的肺炎、肺结核等,表现为胸膜炎样胸痛,需要根据临床行胸部 X 线平片或 CT 检查。Sinkeldam 等报道,17% 新型冠状病毒感染患者在就诊时存在胸痛,特征为胸骨后压迫感或压迫性疼痛,无辐射并伴有严重咳嗽;且报告胸痛的患者比无胸痛的患者年轻且多有心血管病史。

4. 肺动脉疾病

（1）急性肺栓塞:常伴发下肢深静脉血栓。心脏疾病、外科手术后、下肢骨折、恶性肿瘤、肿瘤静脉化疗、长期卧床、老年肥胖症为高危患者。可突然发病,表现为心绞痛样胸痛或胸膜炎性胸痛,出现呼吸困难、晕厥、发绀、咯血、休克、右心衰竭等。心电图、胸部 X 线平片、CT、放射性核素肺灌注和通气扫描、肺 MRI 灌注扫描、CT 及 MRI 肺动脉造影可有助于诊断,急诊患者建议肺动脉 CTA。早期疼痛、呼吸困难和心电图改变应与心肌梗死鉴别。

（2）肺动脉高压:胸骨后压榨感或紧缩感,可放射至颈部和上肢。听诊可闻及肺动脉瓣第二心音亢进及分裂,心电图、胸部 X 线平片、超声心动图及多普勒超声检查均有助于诊断,确诊依靠右心导管造影。

5. 心血管系统疾病

（1）冠心病:稳定型心绞痛和急性冠脉综合征均可出现明显的胸痛,常表现为胸部压迫或紧缩感。疼痛多位于胸骨后或心前区,可向左上臂、左肩或背部放射。有时疼痛部位不典型,可在颈部、咽部、下颌部等出现疼痛。心绞痛有明确诱因,如活动、情绪激动、饱餐、受凉等,持续 3~5 分钟,休息或舌下含服硝酸甘油后可缓解。特征性的心电图改变和心肌坏死标志物的检出是确定诊断的重要依据,冠状动脉数字减影血管造影（DSA）是诊断的"金标准"。心肌损伤分为急性与慢性急性发作,造成心肌肌钙蛋白（cTn）浓度升高并与不良预后相关。如果 cTn 浓度随时间快速上升或下降,为急性心肌损伤;当 cTn 浓度持续升高时,为慢性心肌损伤。临床须区分心肌梗死亚型和非缺血性心肌损伤。急性心肌损伤者伴有心电图异常或新发区域室壁运动异常、存活心肌损失的影像学证据时,可诊断心肌梗死。非缺血性心肌损伤可继发于心源性或非心源性疾病。

（2）急性心包炎:常为突然发作的胸骨后中下段或心前区疼痛,可放射至左肩、左颈及左上肢,呈锐痛或压迫感,随吞咽、咳嗽、呼吸、心跳而加重,前倾坐位可减轻胸痛,听诊可闻及心包摩擦音,若有心包积液,则出现心脏压塞症状及心包积液的相应体征,纵隔大量积血可引起类似心脏压塞的体征和表现,胸部 X 线平片、心电图、心脏超声等有助于诊断。

（3）主动脉夹层:是疼痛极为剧烈的疾病之一,往往有高血压病史。发病急骤,其特征为运动后突然出现心前区或胸骨后撕裂痛或剧烈的烧灼痛,放射至头、颈、上肢、背、腰、中下腹部甚至下肢,常伴有呼吸困难等其他症状,易误诊为急性心肌梗死,且在剧烈疼痛时仍能维持较高的血压。如夹层引起无名动脉或左锁骨下动脉阻塞,可致该侧上肢血压较低,脉搏较弱。主动脉 CTA 及 MRA 检查,对主动脉夹层有很高的检出率。当胸部 CT 平扫可显示主动脉明显增宽,伴主动脉周围渗出,心包或胸腔积血时,须预警主动脉夹层破裂风险,并及时做 CT 增强或 CTA 检查明确诊断。

6. 食管疾病所致胸痛

见于食管炎、食管癌、食管裂孔疝、胃食管反流等。常见共同特征是疼痛多位于胸骨后,呈持续性隐痛或钻痛,吞咽常使疼痛加剧并伴有吞咽困难。MRI 有助于食管肿瘤等原发病的诊断及与其他疾病鉴别;食管 24 小时 pH 监测有助于胃食管反流的诊断。

（三）腹腔病变引起的胸痛

常表现为下胸部疼痛或胸腹痛,罕见情况下只表现为胸痛,病变累及膈肌中央部位时可放射至颈、肩部,往往与进食有关,如膈下脓肿、肝脓肿、脾梗死以及神经症等。上消化道内镜检查有助于消化性溃疡的诊断,腹部超声、CT 可显示病变的脏器和部位。

急慢性胸痛的诊断流程不同,所涉及的影像学检查也有所差别（图 2-8-2、图 2-8-3）。

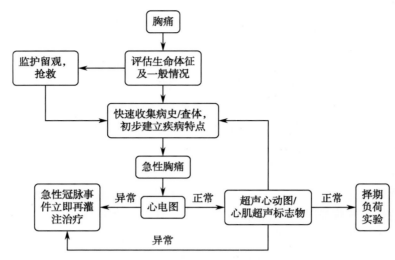

图 2-8-2　急性胸痛的诊断流程

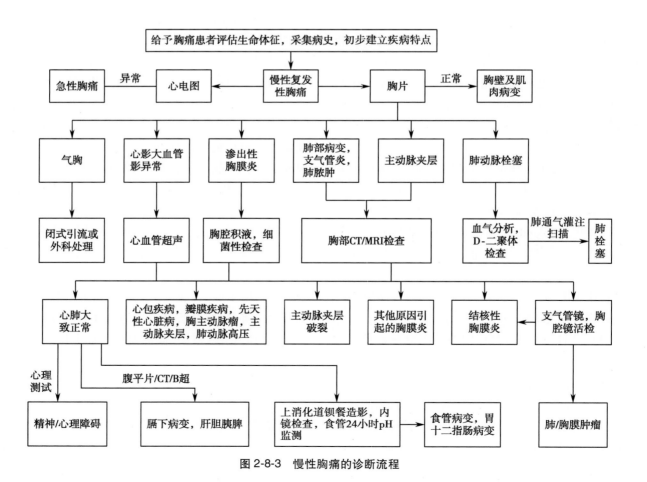

图 2-8-3　慢性胸痛的诊断流程

（王丽华　胡春洪）

第九节 胸壁肿块

一、定义及概述

胸壁肿块是指发生在胸廓骨质及软组织的肿块样病变(图 2-9-1),包括胸壁血肿、胸壁感染性病变、胸壁骨肿瘤、胸壁软组织肿瘤等。CT 检查是胸壁肿块定位、定性的最常用影像学方法。

根据胸壁肿块的性质,可分为外伤性、感染性、肿瘤性及其他类别的病变。外伤性病变所致胸壁肿块一般有明确的外伤史,且多为急性病程。

感染性病变所致胸壁肿块以结核性胸壁脓肿最多见,多为慢性病程,也可见于其他细菌性、真菌性胸壁脓肿。肿瘤性胸壁肿块的分类方法较多,按肿瘤生物学行为分为良性、中间性(局部侵袭型)、中间性(偶有转移型)、恶性四大类。按肿瘤源头分为原发性及继发性两大类,其中超过 50% 的胸壁肿瘤是恶性的。

原发性胸壁肿瘤组织类型较多,可起源于胸壁的肌肉、脂肪、血管、神经、骨或软骨等,但发生率远较身体其他部位低。继发性胸壁肿瘤较原发性胸壁肿瘤更常见,常为邻近组织的恶性肿瘤直接侵犯或其他部位的恶性肿瘤转移所致,也可见于放射相关

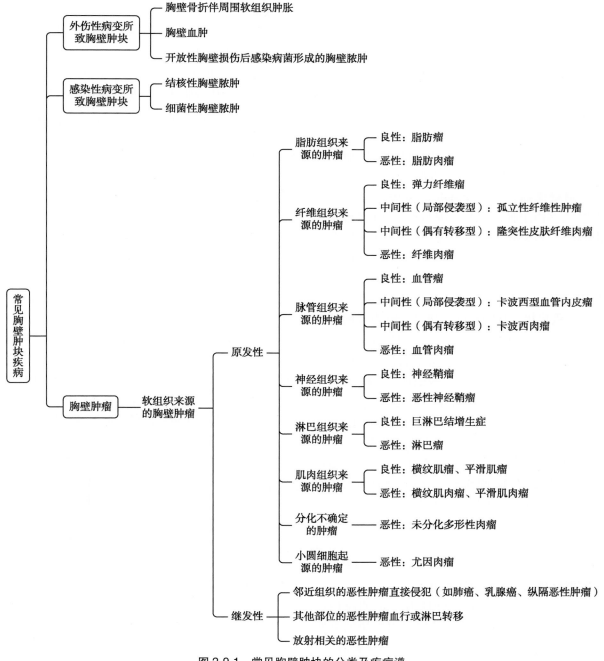

图 2-9-1 常见胸壁肿块的分类及疾病谱

的恶性肿瘤。

二、临床表现与诊断检查

（一）临床表现

胸壁肿块的临床表现与肿块的部位、大小、性质、生长速度以及与周围的关系密切相关，最常见的是局部肿块、局部疼痛，部分表现为呼吸症状、感觉异常，部分可无临床表现。

1. **局部肿块**　局部肿块是胸壁肿块的最直接的体征，但体积较小者因未突出于体表之外而无表现。外伤性胸壁肿块有明确的近期外伤史，如胸壁血肿、胸壁骨折伴周围软组织肿胀等。感染性胸壁肿块可表现为肿块区域皮肤为红、肿、热、痛的急性炎症的典型体征，按压患处可有波动感，部分患者可出现发热、呼吸困难等伴发症状；而结核性胸壁肿块可伴冷脓肿，常继发于肺部活动性结核，因此活动性肺结核患者出现胸壁肿块时，应想到胸壁结核可能。

良性肿瘤常表现为生长缓慢、逐渐增大的胸壁肿块，而恶性肿瘤生长速度比较快。肿瘤大小、深浅、部位及质地依据肿瘤的良恶性不同而出现不同表现，位置较浅的良性肿瘤触诊时可以推动，而恶性肿瘤移动性较差或位置固定并有触痛。

2. **胸壁疼痛**　胸壁疼痛是胸壁肿块最常见的症状之一，多由于肿块累及周围组织结构所致，尤其是累及神经，以外伤、恶性肿瘤常见。外伤一般有明确的病史，恶性肿瘤性病变如转移瘤可能有其他部位的原发肿瘤病史。多数慢性胸壁疼痛提示恶性胸壁肿瘤可能。

3. **呼吸症状**　某些胸壁肿块会影响患者的呼吸状态，多见于胸壁肿块体积较大突入胸腔导致胸腔积液、肺膨胀不全、肺部感染，或者肿瘤直接侵犯肺组织等，导致患者出现胸闷、气促、呼吸困难等症状。

4. **感觉异常**　常出现于胸壁肿块压迫或侵犯周围组织（主要是神经组织）。例如压迫或侵犯臂丛神经或肋间神经会引起神经分布区的疼痛不适；压迫或侵犯交感神经，会产生肢体麻木、疼痛等感觉异常或出现眼睑下垂、瞳孔缩小、局部颜面部无汗的霍纳综合征（Horner syndrome）表现。

（二）辅助诊断检查

辅助诊断检查包括影像学检查、血清学检查、组织活检等，其中影像学检查主要有超声、X 线、CT、MRI、放射性核素及 PET/CT 检查。

超声检查对表浅的胸壁肿块有一定的应用价值，且无辐射，重复性高，对胸壁软组织肿块的囊实性鉴别较可靠，同时可指导软组织肿物的穿刺活检。

X 线平片对单纯的骨质病变有重要作用，但对

胸壁软组织结构的显示和对肿物的发现、定位、定性诊断价值有限，多作为初步的检查方法。

CT 图像具有良好的空间分辨力和密度分辨力，无影像重叠，可直接客观地显示胸壁肿块的来源、部位、范围等，对显示脂肪、钙化、骨质破坏等有很高的敏感性和准确性，增强扫描还可以反映肿块的血供及强化特征，对肿块的定位、定性有重要价值。目前 CT 是诊断胸壁肿块最主要的影像学检查方法。

MRI 软组织分辨力高，可多参数及多平面成像，但因检查时间长、检查费用高且需要患者配合程度高，在临床上应用相对较少，但可作为胸壁肿块定位、定性诊断的补充检查。

PET/CT 除具有上述常规 CT 检查的优势外，同时体现了肿块在功能学上表现以及肿块以外的全身情况。但是，PET/CT 检查费用昂贵，在胸壁肿块的临床应用上远不如 CT 广泛。对 CT 检查无法判断性质的肿块，PET/CT 可作为有效的补充检查。

胸壁肿块的临床诊断思路见图 2-9-2。

三、影像学在胸壁肿块中的应用

（一）外伤性病变所致胸壁肿块

外伤性病变所致胸壁肿块常有明确的近期外伤病史，常伴有胸痛、呼吸困难等症状。常见胸壁骨折伴周围软组织肿胀、胸壁血肿，也可见于开放性胸部损伤后因病菌感染导致的胸壁脓肿。

影像学检查：以 CT 检查常用，可表现为损伤区域的软组织肿胀，可伴有骨折，部分形成血肿。与 X 线检查相比，CT 检查能获得更多细节，除了可显示明显的骨折及周围软组织肿块外，还可显示一些隐匿性的骨折（VR 重建显示更佳）、较小区域的软组织肿胀以及病灶对周围组织的影响（如肺部、脊柱、椎管等）。MRI 常作为补充性检查，主要应用在胸椎的外伤性病变。

（二）感染性病变所致胸壁肿块（胸壁脓肿）

胸壁脓肿常为结核分枝杆菌感染所致，亦可见于金黄色葡萄球菌等细菌感染。结核性胸壁脓肿常见于 30 岁以下的青年人，常合并肺结核，同时伴有肺结核的中毒症状，如慢性咳嗽、低热、盗汗、消瘦等。而金黄色葡萄球菌等细菌性胸壁脓肿在临床上表现为患处红、肿、热、痛的急性炎症特征，按压有波动感，绝大多数为继发性感染，可为开放性胸部损伤后感染细菌所致，也可为胸膜-肺部细菌性感染浸润至胸壁所致。因此，接诊患者时应详细询问病史，若存在结核病史或结核中毒症状，应重点考虑结核性胸壁脓肿；若患者近期存在胸部开放性损伤且消毒不当，或伴发寒战、高热，应重点考虑细菌性胸壁脓肿。

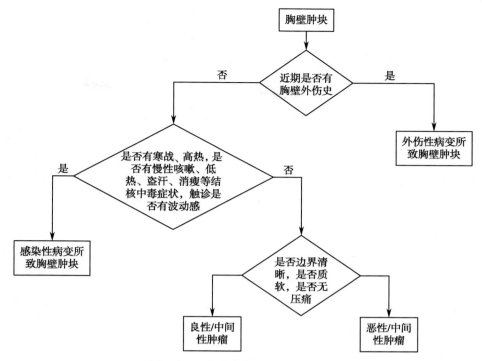

图 2-9-2　胸壁肿块的临床诊断思路

影像学检查：X 线平片对结核性胸壁脓肿、细菌性胸壁脓肿的诊断价值有限，临床上主要通过 CT 检查进行定位、定性诊断，MRI 在胸壁脓肿应用较少。结核性胸壁脓肿在 CT 上常表现为胸壁软组织肿块并冷脓肿形成，灶内中心密度较低，增强扫描呈环形强化，中心低密度坏死区无强化，可伴有邻近骨质的改变（骨质增生为主），可合并纵隔等区域淋巴结结核及冷脓肿形成。金黄色葡萄球菌等细菌性胸壁脓肿在 CT 上常表现为胸壁软组织肿块并脓肿形成，灶内中心液化坏死，内可见分隔，增强扫描可表现为多房环形强化，中心坏死区无强化，邻近骨质一般无增生、硬化、破坏等征象，可伴脓胸、肺脓肿、肝脓肿，多见于血糖控制不佳的糖尿病患者、免疫力低下患者等。

（三）软组织来源的胸壁肿瘤

1. 原发性软组织来源的胸壁肿瘤　胸壁肿瘤可起源于间质内各种组织，常见于脂肪、神经、血管、纤维、肌肉等。原发性胸壁良性软组织肿瘤常表现为边界清楚的胸壁肿块，质软，移动性良好，生长缓慢，无触痛，如脂肪瘤、神经鞘瘤等。原发性胸壁恶性软组织肿瘤常体积较大，边界不清，质硬，移动性差，生长速度迅速，可有不同程度的疼痛，可伴有呼吸困难等呼吸道症状，可出现霍纳综合征，如多形性肉瘤、脂肪肉瘤等，其中多形性肉瘤、脂肪肉瘤的发生率位居前两位。原发性中间性软组织肿瘤，如孤立性纤维瘤、韧带样纤维瘤等介于良性与恶性之间，常表现为胸壁肿块，体积一般较良性者大，质软或硬，移动性良好或差，可伴或不伴有胸痛、呼吸道症状，临床表现与病灶

大小、位置、与周围组织关系密切相关。

影像学检查：日常工作中以 CT 或 MRI 检查为主。CT 通过测量 CT 值在一定程度上对肿块的组织来源可做出较准确的判断，如脂肪密度 −20～−80Hu、水密度约 0～10Hu、肌肉密度为 20～70Hu 等，如肿块为边界清晰的纯脂肪密度常提示脂肪瘤，如肿块以脂肪密度为主夹杂部分实性成分、边界清晰或不清晰时要警惕脂肪肉瘤可能；如病灶为边界清晰的肌肉密度肿块，增强扫描呈渐进性强化，常提示纤维瘤、平滑肌瘤等可能，但若肿块边界不清且与周围组织分界不清，需警惕纤维肉瘤、平滑肌肉瘤等可能。

MRI 通过多参数及多平面成像对肿块组织来源的判断较 CT 更有优势。如脂肪组织成分表现为 T_1WI 高信号、T_2WI 高信号、压脂序列为低信号；纤维组织成分表现为 T_1WI 低信号、T_2WI 低信号、增强扫描呈渐进性轻中度强化；血管组织成分表现为 T_1WI 低信号、T_2WI 高信号、增强扫描呈边缘向中心逐渐填充的明显强化灶；水成分表现为 T_1WI 低信号、T_2WI 高信号、增强扫描无强化。同理，根据肿块内的组织信号特点，结合病灶位置、大小、边界、生长速度可对肿块的良恶性做出较准确的判断。

2. 继发性软组织来源的胸壁肿瘤　继发性胸壁恶性软组织肿瘤，常为邻近组织的恶性肿瘤直接侵犯、其他部位的恶性肿瘤经血行转移以及放射相关的恶性肿瘤。该类别肿瘤常有明确的恶性肿瘤病史，临床症状视病灶大小、位置密切相关，生长速度较快，常有不同程度的疼痛，可伴有呼吸困难等呼吸

道症状,部分肿块较小、位置较深且未侵犯周围组织的可无临床症状。

影像学检查:CT、MRI 检查可显示继发的胸壁软组织肿块的位置、大小、形态、密度/信号、强化特点等,影像学表现特点常与原发的恶性肿瘤一致或相似;同时,CT 及 MRI 还可评估肿块是否累及周围组织、是否远处转移等情况。

(陈 淮 胡春洪)

鸣谢:浙江大学医学院附属第二医院呼吸科
沈华浩教授

参 考 文 献

[1] 中华医学会呼吸病学分会哮喘学组.咳嗽的诊断与治疗指南(2021)[J].中华结核和呼吸杂志,2022,45(1):13-46.

[2] GUILLEMINAULT L,DEMOULIN-ALEXIKOVA S,DE GABORY L,et al. Guidelines for the management of chronic cough in adults. Endorsed by the French speaking society of respiratory diseases[J]. Respiratory medicine and research,2023,83:101011.

[3] HILL A T,GOLD P M,EL SOLH A A,et al. Adult outpatients with acute cough due to suspected pneumonia or influenza:CHEST guideline and expert panel report[J]. Chest,2019,155(1):155-167.

[4] MORICE A H,MILLQVIST E,BIEKSIENE K,et al. ERS guidelines on the diagnosis and treatment of chronic cough in adults and children[J]. The European respiratory journal,2020,55(1):1901136

[5] MOLASSIOTIS A,SMITH J A,MAZZONE P,et al. Symptomatic treatment of cough among adult patients with lung cancer:CHEST guideline and expert panel report[J]. Chest,2017,151(4):861-874.

[6] 中华医学会呼吸病学分会哮喘学组.中国难治性慢性咳嗽的诊断与治疗专家共识[J].中华结核和呼吸杂志,2021,44(8):689-698.

[7] RAHERISON-SEMJEN C,GUILLEMINAULT L,BILLIART I,et al. Update of the 2021 recommendations for the management and follow-up of adult asthmatic patients under the guidance of the French Society of Pulmonology and the Paediatric Society of Pulmonology And Allergology. Long version[J]. Revue des maladies respiratoires,2021,38(10):1048-1083.

[8] SIOW W T,LEE P. Tracheobronchial tuberculosis:a clinical review[J]. Journal of thoracic disease,2017,9(1):E71-E77.

[9] DAVIS H E,MCCORKELL L,VOGEL J M,et al. Long COVID:major findings, mechanisms and recommendations[J]. Nature reviews microbiology,2023,21(3):133-146.

[10] 北京医师协会呼吸内科专科医师分会咯血诊治专家共识编写组.咯血诊治专家共识[J].中国呼吸与危重监护杂志,2020,19(1):1-11.

[11] SHEE B,ANJUM F,ROCKOFF B I. Pulmonary Hemorrhage[M]. Treasure Island:StatPearls Publishing,2023.

[12] MARQUIS K M,RAPTIS C A,RAJPUT M Z,et al. CT for evaluation of hemoptysis[J]. Radiographics,2021,41(3):742-761.

[13] JIN F,LI Q,BAI C,et al. Chinese expert recommendation for diagnosis and treatment of massive hemoptysis[J]. Respiration,2020,99(1):83-92.

[14] PREY B,FRANCIS A,WILLIAMS J,et al. Evaluation and treatment of massive hemoptysis[J]. The surgical clinics of North America,2022,102(3):465-481.

[15] SINGHAL R,K B S B,NARANJE P,et al. Society of chest imaging and interventions consensus guidelines for the interventional radiology management of hemoptysis[J]. The Indian journal of radiology & imaging,2023,33(3):361-372.

[16]《中华传染病杂志》编辑委员会.发热待查诊治专家共识[J].中华传染病杂志,2017,35(11):641-655.

[17] HAIDAR G,SINGH N. Fever of unknown origin[J]. The New England journal of medicine,2022,386(5):463-477.

[18] MARTIN-LOECHES I,TORRES A,NAGAVCI B,et al. ERS/ESICM/ESCMID/ALAT guidelines for the management of severe community-acquired pneumonia[J]. The European respiratory journal,2023,61(4):2200735.

[19] DONNELLY J P,CHEN S C,KAUFFMAN C A,et al. Revision and update of the consensus definitions of invasive fungal disease from the European organization for research and treatment of cancer and the mycoses study group education and research consortium[J]. Clinical infectious diseases,2020,71(6):1367-1376.

[20] BETRAINS A,MOREEL L,DE LANGHE E,et al. Rheumatic disorders among patients with fever of unknown origin:a systematic review and meta-analysis[J]. Seminars in arthritis and rheumatism,2022,56:152066.

[21] JEONG Y J,WI Y M,PARK H,et al. Current and emerging knowledge in COVID-19[J]. Radiology,2023,306(2):e222462.

[22] ZALZAL H G,ZALZAL G H. Stridor in the infant patient[J]. Pediatric clinics of North America,2022,69(2):301-317.

[23] SICARI V,ZABBO C P. Stridor[M]. Treasure Island(FL):StatPearls Publishing,2023.

[24] BHATT J,PRAGER J D. Neonatal stridor:diagnosis and management[J]. Clinics in perinatology,2018,45(4):817-831.

[25] 万学红,卢雪峰.诊断学[M].9 版.北京:人民卫生出版社,2018,21-27.

[26] 陈荣昌,钟南山,刘又宁.呼吸病学[M].3 版.北京:人民卫生出版社,2022.

[27] STACHLER R J, FRANCIS D O, SCHWARTZ S R, et al. Clinical practice guideline: hoarseness (dysphonia) (update) executive summary[J]. Otolaryngology-head and neck surgery, 2018, 158(3): 409-426.

[28] HALD M O, KJÆRGAARD T, FJÆLDSTAD A W. Workup and treatment of voice problems[J]. Ugeskrift For Laeger, 2023, 185(25): V10220607.

[29] MARCHESE M R, LONGOBARDI Y, DI CESARE T, et al. Gender-related differences in the prevalence of voice disorders and awareness of dysphonia[J]. Acta Otorhinolaryngologica Italica, 2022, 42(5): 458-464.

[30] NAQVI Y, GUPTA V. Functional voice disorders[M]. Treasure Island: StatPearls Publishing, 2023.

[31] ADEYEYE F M, ISEH K R, ABDULLAHI M. Hoarseness in a Nigerian tertiary health facility: prevalence, aetiology and predisposing factors[J]. The Nigerian postgraduate medical journal, 2022, 29(4): 341-346.

[32] HASHMI M F, MODI P, BASIT H, et al. Dyspnea[M]. Treasure Island (FL): StatPearls Publishing, 2023.

[33] BHATT D L, LOPES R D, HARRINGTON R A. Diagnosis and treatment of acute coronary syndromes: a review[J]. JAMA, 2022, 327(7): 662-675.

[34] COPELAND C R, LANCASTER L H. Management of progressive fibrosing interstitial lung diseases (PF-ILD)[J]. Frontiers in medicine, 2021, 8: 743977.

[35] WORSHAM C M, BANZETT R B, SCHWARTZSTEIN R M. Dyspnea, acute respiratory failure, psychological trauma, and post-ICU mental health: a caution and a call for research[J]. Chest, 2021, 159(2): 749-756.

[36] KISHABA T. Acute exacerbation of idiopathic pulmonary fibrosis[J]. Medicina (Kaunas), 2019, 55(3): 70.

[37] WIRTH K J, SCHEIBENBOGEN C. Dyspnea in post-COVID syndrome following mild acute COVID-19 infections: potential causes and consequences for a therapeutic approach[J]. Medicina (Kaunas), 2022, 58(3): 419.

[38] MAHLER D A, O'DONNELL D E. Recent advances in dyspnea[J]. Chest, 2015, 147(1): 232-241.

[39] TRIPHAN S M F, BAUMAN G, KONIETZKE P, et al. Magnetic resonance imaging of lung perfusion[J]. Journal of magnetic resonance imaging, 2024, 59(3): 784-796.

[40] EICHHORN C, GREULICH S, BUCCIARELLI-DUCCI C, et al. Multiparametric cardiovascular magnetic resonance approach in diagnosing, monitoring, and prognostication of myocarditis[J]. JACC Cardiovascular Imaging, 2022, 15(7): 1325-1338.

[41] RUSSO V, LOVATO L, LIGABUE G. Cardiac MRI: technical basis[J]. La radiologia medica, 2020, 125(11): 1040-1055.

[42] JOHNSON K, GHASSEMZADEH S. Chest pain[M]. Treasure Island (FL): StatPearls Publishing, 2023.

[43] Horn B. Chest pain[J]. Therapeutische umschau, 2015, 72(1): 62-65.

[44] 邝贺龄, 胡品津. 内科疾病鉴别诊断学[M]. 5版. 北京: 人民卫生出版社, 2006.

[45] SANDOVAL Y, APPLE F S, MAHLER S A, et al. High-sensitivity cardiac troponin and the 2021 AHA/ACC/ASE/CHEST/SAEM/SCCT/SCMR guidelines for the evaluation and diagnosis of acute chest pain[J]. Circulation, 2022, 146(7): 569-581.

[46] SAITTA D, HEBBARD G. Beyond the heart: noncardiac chest pain[J]. Australian journal of general practice, 2022, 51(11): 849-854.

[47] SINKELDAM M, BUENEN A G, CELIKER E, et al. Characteristics of chest pain in COVID-19 patients in the emergency department[J]. Netherlands heart journal, 2022, 30(11): 526-532.

[48] ROSENBERG M, CONERMANN T. Tietze syndrome[M]. Treasure Island (FL): StatPearls Publishing, 2023.

[49] ANDERSON H V S, MASRI S C, ABDALLAH M S, et al. 2022 ACC/AHA key data elements and definitions for chest pain and acute myocardial infarction: a report of the American heart association/American college of cardiology joint committee on clinical data standards[J]. Journal of the American college of cardiology, 2022, 80(17): 1660-1700.

[50] FLÓVENZ S Ó, SALKOVSKIS P, SVANSDÓTTIR E, et al. Non-cardiac chest pain as a persistent physical symptom: psychological distress and workability[J]. International journal of environmental research and public health, 2023, 20(3): 2521.

[51] BUENO J, LICHTENBERGER J P, RAUCH G, et al. MR imaging of primary chest wall neoplasms[J]. Topics in magnetic resonance imaging, 2018, 27(2): 83-93.

[52] CIPRIANO A, BURFEIND W. Management of primary soft tissue tumors of the chest wall[J]. Thoracic surgery clinics, 2017, 27(2): 139-147.

[53] KAKAMAD F H, HASSAN M N, SALIH A M, et al. Primary chest wall tuberculosis mimicking gynecomastia: a case report[J]. International journal of surgery case reports, 2020, 75: 473-475.

[54] WHO Classification of Tumours Editorial BoarD. WHO Classification of Tumours: Soft Tissue and Bone Tumours[M]. 5th eD. Lyon: IARC Press, 2020.

第三章　大气道

气道是包括气管与支气管及其分支的管状结构。第一级为气管,它是一条直行管道,位于胸部中线向后下方走行。在横轴位计算机体层成像(computed tomography,CT)图像上,气管为圆形、类圆形或后缘扁平的卵圆形。在主动脉扭曲扩张者中,气管可向右偏移并向前屈曲。大气道指管径>2mm的0~6级气道,包括气管、主支气管、叶支气管、段支气管和5~6级支气管。小气道管径≤2mm的气道,包括细支气管和终末细支气管。此外,气道在功能上还可分为以下三个部分:①传导部,仅传导空气,由气管、大支气管和膜性细支气管组成;②过渡部,由呼吸性细支气管和肺泡管组成;③呼吸部,仅有呼吸功能,由肺泡囊和肺泡组成。

先天性、外伤性、肿瘤性和感染性等病理过程均可能累及气道,可表现为气道狭窄、扩张和/或管壁增厚等。作为肺部最常见的原发恶性肿瘤肺癌来说,如表现为中央型,则结节或肿块可位于大气道腔内或包绕气道而导致气道不同程度的狭窄。此外,少见的气道恶性肿瘤如支气管类癌、腺样囊性癌、黏液表皮样癌及转移瘤等亦可引起大气道的狭窄或闭塞,并导致相应的阻塞性肺不张或肺炎。目前,CT检查是发现和评估大气道肿瘤或非肿瘤病变的理想影像学方法,不仅可显示原发病灶本身的征象信息,而且还可评估邻近结构受侵及淋巴结病变等情况;通常需CT平扫加增强并薄层多方位重建及结合虚拟仿真支气管镜等多模态技术进行多维度观察,以助于准确诊断并为手术规划提供有价值的信息。

第一节　管　腔　改　变

一、气道扩张

(一)气管扩大

【定义】

气管内径超过生理径线的正常值范围即为扩大。在胸部X线平片中,成年女性气管冠、矢状位最大径线分别为21mm和23mm,男性分别为25mm和27mm。在CT上可以更加精确评估和测量气道内径,成年女性气管横径为(15.2±1.4)mm,男性为(18.2±1.2)mm,超过此标准即为气管扩大。

【病理基础】

不同疾病引起气管扩大的病理基础各异。在巨气管支气管症(tracheobroncho-megaly)中,气管弹力纤维、肌纤维的缺损、萎缩,黏膜肌层变薄等是气管扩大的病理基础。而气管憩室(tracheal diverticulum)多为先天性发育不全或气腔内压力升高所致。

【征象描述】

1. X线表现　在胸部正位X线平片上可以显示气管管腔的明显扩大,但是轻度扩张或气管邻近体积较小的气管憩室等,通常不能在X线平片上显示。因此,对疑似气管扩大的病因及影像学诊断,常需结合薄层CT及临床腔镜检查。

2. CT表现　CT可较X线平片更加敏感和清晰地显示气管的扩大,也是显示和确定病变范围和严重程度较佳的影像学检查方法之一,尤其是多层螺旋CT的薄层扫描数据可进行后处理的多平面重建、最低密度投影、三维重建及CT仿真内镜等诸多显示技术,均有助于清晰显示气管管腔的增大及管壁的异常改变。如巨气管支气管症可表现为气管管腔明显扩大,明显者管腔内径可达3~4cm,见图3-1-1。广义来说,气管憩室亦属于气管旁的气道扩张,多表现为气管右后壁的局限性囊性含气影,可呈多房状,有时可见与气管右后壁交通的细管样影,详见图3-1-2。

【相关疾病】

引起气管扩大的病因有巨气管支气管症、气管憩室(先天性/获得性)、获得性气管软化(尽管长期气管插管多引起气管局限性狭窄,但偶可引起局限性甚至弥漫性气管扩大)。

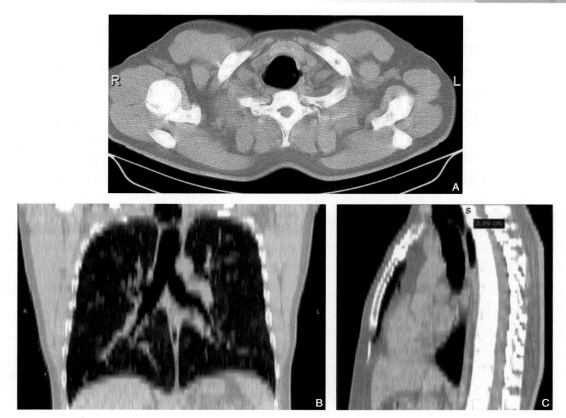

图 3-1-1　巨气管支气管症 CT 表现

患者男,35 岁,上呼吸道感染行胸部 CT 检查。图 A~C 分别为横轴位、冠状位及矢状位 CT 图像,示气管管腔明显扩大,其前后径大于 3cm。

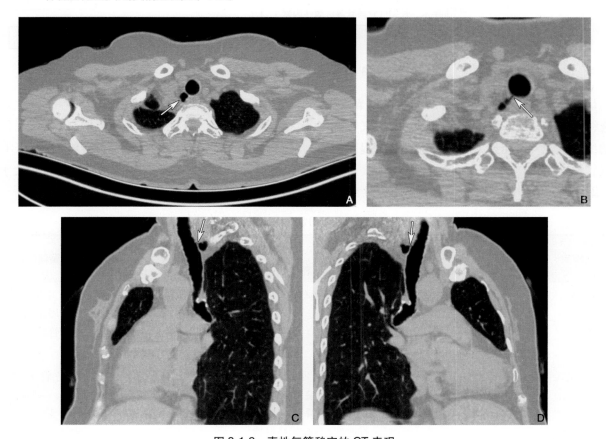

图 3-1-2　真性气管憩室的 CT 表现

患者男,48 岁,体检发现气管憩室。图 A 为横轴位 CT,示气管右旁类圆形含气体密度影(箭头);图 B 为局部 CT,示与气管相通(箭头);图 C、D 为多平面重建 CT 图像,示与气管之间有一较细的管道相连(箭头),提示为真性气管憩室。

【分析思路】

在引起大气道扩大的因素中以先天性或医源性等病因较多见。此外,在引起气管扩大的鉴别诊断中,临床病史也显得十分重要,部分疾病的诊断须满足相应的临床标准,有时影像学表现仅是作为支持性或参考性依据。

第一步,是否存在大气道(气管)结构变异。气管憩室是由气管局部薄弱而膨出的宽基地局限性外凸含气腔,表现为气管的局部扩大。大多位于气管右后壁,可能与气管左后壁有食管紧邻有关,部分可见憩室较狭窄的颈部或分隔,有时薄层 CT 也较少显示气管旁憩室与气管之间的沟通,仅少数为真性憩室,表现与气管右后壁相通的细线样低密度影。气管憩室大多为先天性,临床上可无任何症状。获得性气管憩室认为与长期慢性咳嗽和腔内压力增加有关,常见慢性阻塞性气道疾病患者,少数亦可由手术等医源性因素所致。

第二步,是否存在先天性疾病因素。巨气管支气管症(tracheobronchomegaly)属先天性发育异常,以气管和主支气管弹性组织及平滑肌萎缩致中央气道显著扩张为主要特征的罕见疾病,主要累及 1~4 级大气道。在 CT 上,如主动脉弓以上 2cm 处测量气管的冠状径大于 3cm 时则可诊断该病。

第三步,其他因素。长期气管插管可引起获得性气管软化,虽然多引起气管局限性狭窄,但偶可引起局限性甚至弥漫性气管扩大,根据病史可以鉴别。

【疾病鉴别】

气管扩大的病因包括先天性异常、结构性气道异常、医源性疾病及全身性疾病等。

气管扩大的鉴别诊断流程详见图 3-1-3。

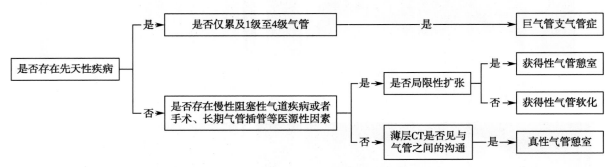

图 3-1-3　气管扩大的鉴别诊断流程图

1. **气管憩室**　位于气管右后侧的含气囊腔影,在连续薄层 CT 上有时可显示低密度影与气管壁之间的细管状含气影相连,具有一定特征性,提示为真性气管憩室。

2. **巨气管支气管症**　多同时累及 1~4 级大气道,也可出现气管支气管软化引起的呼气性气管塌陷。X 线平片上可见气管气柱影明显扩大,正位片较侧位片更易见到。气管腔多均匀增大。CT 和 MRI 上可测量管腔的径线或其横断面积,若大于正常值的上限即可诊断为本病,详见表 3-1-1。

表 3-1-1　气管扩大在不同疾病中的主要鉴别诊断要点

疾病	影像特征		鉴别要点	主要伴随征象
	X 线表现	CT 表现		
气管憩室	由于体积较小,通常不能在 X 线平片上发现	不规则/类圆形/宽基底含气体密度影	连续薄层扫描可发现低密度影与气管之间有一较细的管道相连提示为真性气管憩室	若合并感染可能压迫周围组织,譬如食管,导致气道塌陷
巨气管支气管症	气管直径大于邻近椎体宽度	大支气管异常扩张,扩大的中央大支气管突然转变为周围正常支气管是本病的特征性改变(管腔始终保持通畅)	气管直径>30mm 左主支气管直径>23mm 右主支气管直径>24mm	支气管扩张症(30%~45%)气管支气管憩室病(50%)

（二）支气管扩张

【定义】

支气管扩张（bronchiectasis）与支气管扩张症是不同的概念，前者系解剖学上的概念，是指支气管异常和持久性的扩张，主要是对支气管形态上所进行的表述，而后者是指一种疾病表现，系由于支气管扩张所导致的一系列临床症状，如咳嗽、咯血、咳大量脓性痰等。

支气管扩张亦可简称支扩，根据支扩的病因不同，可分为先天性和继发性；根据其表现类型可分为柱状、囊状和不规则支扩；根据病变所累及的部位，又可分为弥漫性和局限性支扩。

【病理基础】

支气管扩张多与肺部组织的炎症及损伤有关。在急慢性呼吸道感染及周围肺组织的慢性炎症等作用下，支气管管壁结构损伤，肌肉和弹性组织破坏，管壁增厚，最终导致支气管不可逆的持久性扩张。

根据受累管壁的结构（软骨、肌肉和弹性组织等）被破坏并被纤维组织替代而形成的形状特点可分为三种不同类型：①柱状扩张，支气管呈均匀管状扩张，且突然在某处变细，远端的小气道往往被分泌物阻塞；②囊状扩张，管腔呈囊状改变，支气管末端的盲端也呈无法辨认的囊状结构；③不规则扩张，管腔呈不规则或串珠样改变。此外，病变支气管邻近的肺实质可出现肺气肿、纤维化、支气管肺炎和肺萎陷。有时炎症可导致支气管壁的小血管增多，可伴相应支气管动脉扩张及支气管动脉与肺动脉的吻合。

【征象描述】

1. X 线表现　明显的柱状支扩有时可见肺纹理增强模糊、气道管壁增厚、"双轨征"及"环形影"等改变。显著的囊状支扩可表现为多囊样阴影，有时腔内可见气液平面（图 3-1-4）。囊状支扩需与肺大疱或蜂窝肺等相鉴别。

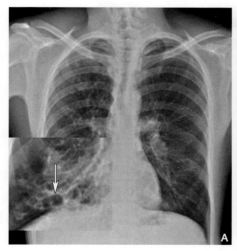
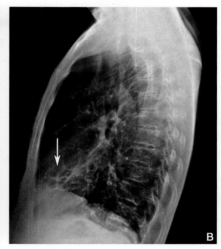

图 3-1-4　支气管扩张的 X 线表现
图 A、B 为胸部正侧位 X 线平片，示右肺中下野多发大小不一、壁菲薄的透亮区（箭头）。

由于胸部 X 线平片密度分辨力有限，且部分组织结构影重叠，因此对于轻度支气管扩张和隐蔽部位者易于漏诊，故在临床上的应用呈逐渐减少的趋势。

2. CT 表现　CT 是本病发现征象和提示诊断的最敏感影像学方法，应在薄层 CT 或高分辨率 CT（HRCT）上进行观察。当支气管由肺门的中央区向外逐渐变细的特点消失，且支气管内径大于邻近同级别肺动脉直径时应考虑支气管扩张。CT 上常见的表现为柱状支扩的"轨道征""印戒征"，或者囊状支扩的"串珠征""蜂窝征"等，还可显示扩张支气管壁增厚、黏液阻塞、"树芽征"及"马赛克征"等，如图

3-1-5 所示。当 CT 扫描层面与支气管平行时，则扩张的支气管可显示为"轨道征"或"串珠征"改变；当 CT 扫描层面与支气管垂直时，则扩张的支气管与伴行的肺动脉形成"印戒征"。

【相关疾病】

总体上，支气管扩张的病因可分为先天性和后天性两大类，其所涉及的相关疾病亦较多，详见表 3-1-2。

【分析思路】

依据 CT 征象和临床表现，典型支气管扩张的发现与诊断通常不难。但在分析其病因、综合诊断以及鉴别方面还需要建立科学完善的思维。

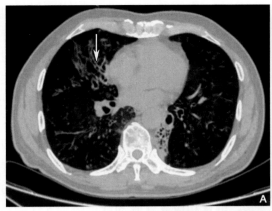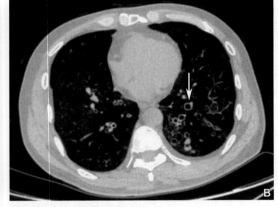

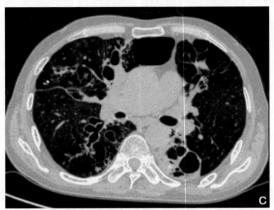

图 3-1-5 支气管扩张的 CT 表现。
A. 柱状支气管扩张"轨道征"（箭头）；B. 柱状支气管扩张"印戒征"（箭头）；C. 囊状支气管扩张。

表 3-1-2 支气管扩张相关疾病的分类

分类	相关疾病
感染性疾病	支气管扩张症（细菌、病毒、结核分枝杆菌和非结核分枝杆菌等）
	变应性支气管肺曲霉病（ABPA）
先天性疾病	囊性纤维化（CF）
	原发性纤毛运动不良症（primary ciliary dyskinesia，PCD）
	巨气管支气管症
	Williams-Campbell 综合征（Williams-Campbell syndrome，WCS）
	黄甲综合征（淋巴管发育不全）
	先天性支气管闭锁
其他	近端支气管阻塞
	邻近纤维化组织的牵拉

第一步，熟悉支气管正常影像表现及其扩张的分型并准确认识相应征象。根据累及部位可分为局灶性和弥漫性。首先，局灶性支扩的特点是局限于某个肺叶或肺段，常继发于感染或误吸；由支气管腔内病变（如肿瘤、结石、异物等）可引起阻塞性的局部支气管扩张；此外，肿块或淋巴结肿大外在压迫近

端支气管狭窄亦可引起远端支气管扩张。其次，弥漫性支扩再分为中央型和外周型：

（1）中央型：如变应性支气管肺曲霉病、巨气管支气管症、支气管软骨发育不全等。

（2）外周型：①上叶为主，如囊性纤维化、分枝杆菌感染、结节病；②下叶为主，如肺纤维化、自身免疫/胶原血管疾病、α-1 抗胰蛋白酶缺乏症等；③中叶/舌段为主，如非结核分枝杆菌感染、原发性纤毛运动障碍、急性呼吸窘迫综合征；④弥漫性受累，闭塞性细支气管炎综合征（移植后）。

第二步，依据病因及征象特点进行分析。

（1）感染性疾病中以结核病和真菌病常见：①结核分枝杆菌感染：特点是多病理改变并存、影像表现多样性，常见厚壁纤维空洞和支气管扩张症（两肺上叶尖后段、下叶背段多见）。②非结核分枝杆菌感染：多发的薄壁空洞，伴支气管扩张（以右肺中叶、左肺舌叶多见）、肺容积减少等。③变应性支气管肺曲霉病：系对曲霉菌抗原过敏导致慢性气道炎症和损伤，最佳诊断线索为哮喘患者的中央型支气管扩张并黏液嵌塞，可呈"指套征"表现。

（2）先天性疾病：①囊性纤维化：为先天性基因突变导致支气管内分泌物变稠和清除受限，定植菌

多为金黄色葡萄球菌、流感嗜血杆菌、铜绿假单胞菌等,反复感染导致进行性气道破坏,支气管扩张常为弥漫性,以上叶受累较重;多见于白种人,亚洲人罕见。②原发性纤毛运动障碍:为纤毛结构/功能异常的常染色体隐性遗传疾病,它是以纤毛功能受损导致多种临床表现的一类疾病,其中包括卡塔格内综合征(Kartagenersyndrome)等,其特点是三联征,即支气管扩张、内脏转位和慢性鼻窦炎。③巨气管支气管症:特点是以气管、支气管管径明显增大合并气管憩室、支气管扩张及下呼吸道反复感染等。

第三步,其他病因需考虑支气管扩张者,包括邻近肺组织纤维化牵拉,如晚期的特发性间质性肺炎、

结节病、过敏性肺炎纤维化、放射性纤维化等。

总之,支气管扩张的诊断需紧密结合临床及病史,综合性考虑特发性、感染性、先天性及其他因素。

【疾病鉴别】

支气管扩张是肺部较常见的影像学征象和临床病变,其病因是多方面的,最常见者应为感染性,亦可与肺部纤维化病变的收缩效应(即牵拉性支气管扩张)有关。其他还包括真菌过敏、黏膜纤毛清除障碍、结构性气道异常及原发性或继发性免疫缺陷等。

1. **支气管扩张的鉴别诊断流程**　详见图 3-1-6。

2. **支气管扩张在几种不同常见疾病中的主要鉴别诊断**　见表 3-1-3。

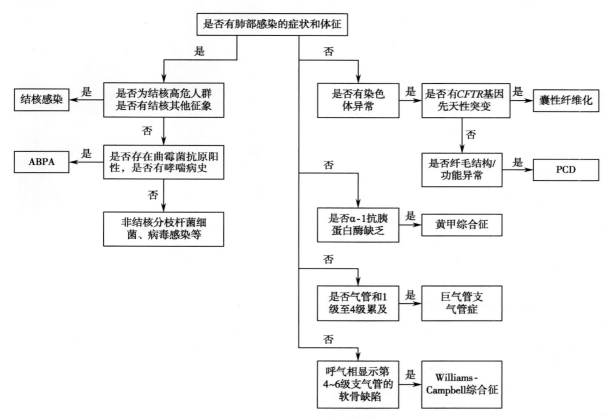

图 3-1-6　支气管扩张的鉴别诊断流程图

表 3-1-3　支气管扩张在不同常见疾病中的主要鉴别诊断要点

疾病	影像特征		鉴别要点	主要伴随征象
	X 线	CT		
支气管扩张	双轨征;囊状透亮影	支气管动脉比率>1.5	支气管壁增厚,伴或不伴黏液栓;树芽征	闭塞性细支气管炎引起的模糊影(吸气)和空气潴留(呼气)
ABPA	游走性上肺区模糊影;指套征	支气管扩张:上叶受累多见;黏液栓	具有高密度黏液栓的哮喘患者和中心性支扩	实变、肺不张;网状结构、结构变形、大疱;胸腔积液

续表

疾病	影像特征		鉴别要点	主要伴随征象
	X线	CT		
CF	上叶支气管扩张	累及中央和外周气道的上叶支气常见;黏液栓、树芽征和支气管壁模糊;肺不张	常染色体隐性遗传病;任何患有无法解释的支气管扩张症的成人都应考虑CF	淋巴结反应性增生常见;胸膜下大疱破裂引起的气胸;胰腺均匀的密度减低
PCD	肺过度充气;支扩	多发于舌叶、中叶及下叶支扩;树芽征;马赛克征	好发于舌叶、中叶及下叶的支扩	内脏位置异常
邻近纤维化组织的牵拉	局限性:边缘高密度影;弥布网状、线条	清晰的条索状影:弥漫分状、蜂窝状影	特发性间质性肺炎、结节病、过敏性肺炎纤维化、放射性纤维化等	蜂窝征、间质增粗、胸膜下线

二、气道狭窄

(一) 剑鞘样气管

【定义】

剑鞘样气管(saber-sheath trachea)是指胸廓内气管形态上的异常状态,即 CT 上测量显示气管的冠状径≤2/3 矢状径。临床上常见于长期吸烟伴有肺气肿的老年患者,气管狭窄及变形程度可能与患者预后相关。

【病理基础】

在病理结构上,该征表现为气管冠状径明显缩小而矢状径保持正常,二者之比为气管指数,如该指数≤2/3 即称为剑鞘样气管;其病理基础为呼吸道管腔纵行弹性纤维萎缩或气道软骨结构被破坏而导致管腔的塌陷、狭窄等,可能与以下三种原因有关:①肺脏的过度膨胀;②慢性阻塞性肺疾病病态时胸腔内压力的变化;③功能残气量的异常改变。

【征象描述】

1. **X 线表现** 在胸部正位 X 线平片上显示气管冠状径变窄,侧位 X 线平片上显示气管矢状径变宽;当正位片测量气管直径与侧位片的气管直径比值≤2/3 时,则诊断的特异度为95%,但灵敏度<10%(图 3-1-7)。

2. **CT 表现** 在横轴位 CT 上,正常成人气管的矢状径为:男性 13~27mm,女性 10~23mm;冠状径为:男性 13~25mm,女性 10~21mm。在 CT 上表现为气管形态呈剑鞘状变形,内壁光滑,气管壁多无增厚,两侧之间狭窄导致冠状径明显减小,矢状径基本正常,且冠/矢状径≤2/3。多见于明显肺气肿患者,故认为是获得性变形,几乎总与阻塞性肺功能障碍有关,如图 3-1-8 所示。

【相关疾病】

在 CT 上,剑鞘样气管征象具有一定的特征性,

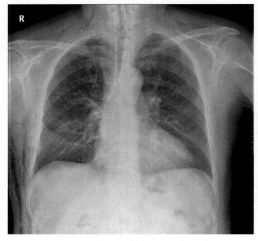

图 3-1-7 剑鞘样气管的 X 线表现
胸部正位 X 线平片,示上纵隔内气管冠状径明显缩小,两肺透亮度增加,肺气肿表现。

但并不具有特异性,它可见于较多疾病当中,如肺气肿、闭塞性细支气管炎等,详见表 3-1-4。

【分析思路】

第一步,熟悉和掌握气管径线的正常值。剑鞘样气管 CT 上测量时,男性冠状径应小于正常值的最低径线 13mm,女性应小于 10mm。由于剑鞘样气管是指气管在胸腔内段的狭窄,故规定在主动脉弓顶上方的 1.0cm 处测量时,如气管的冠状内径小于等于矢状内径的 2/3 即可提示诊断。

第二步,结合临床病史及有关辅助检查。应熟悉引起该征象常见与不常见的疾病及其主要鉴别要点。通常见于慢性支气管炎、肺气肿、闭塞性细支气管炎等,亦可见于甲状腺肿大等疾病。

【疾病鉴别】

1. **基于影像征象及临床信息的剑鞘样气管的鉴别诊断流程** 详见图 3-1-9。

2. **剑鞘样气管与不同气管疾病的常见鉴别的主要鉴别要点** 见表 3-1-5。

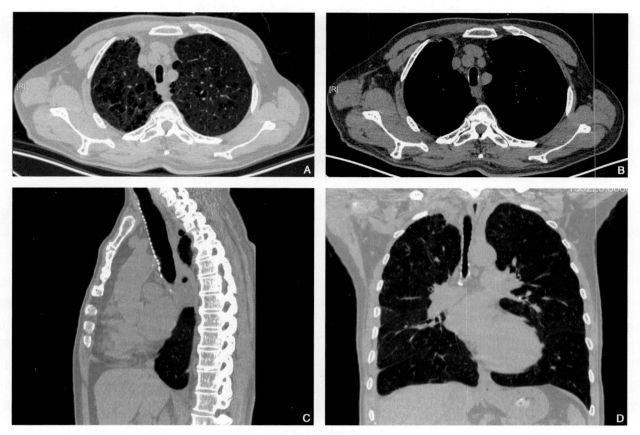

图 3-1-8　剑鞘样气管的 CT 表现

患者男,64 岁,两肺慢性感染合并肺气肿。图 A、B 为横轴位 CT 肺窗与纵隔窗,图 C、D 为 CT 冠、矢状位重建图像,示气管呈刀鞘状,合并弥漫性小叶中心型肺气肿。

表 3-1-4　剑鞘样气管的相关疾病

肺气肿	闭塞性细支气管炎	甲状腺相关疾病
慢性支气管炎肺气肿	肺移植术后闭塞性细支气管炎症	胸骨后甲状腺肿
肺源性心脏病(肺心病)		甲状腺髓样癌
肺尘埃沉着病合并肺气肿		

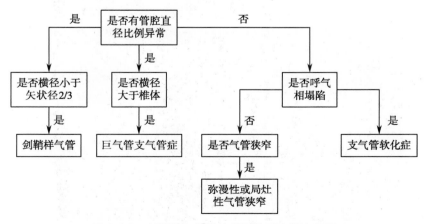

图 3-1-9　剑鞘样气管的诊断及鉴别诊断流程图

表 3-1-5　剑鞘样气管与不同气管疾病的主要鉴别要点

疾病	典型影像特征	鉴别要点	主要伴随征象
剑鞘样气管	胸腔内气管冠状径小于等于矢状径的 2/3	气管壁不一定增厚,通常无增厚	肺气肿,细支气管炎症,甲状腺肿块
气管支气管软化	呼气相 CT 示气管塌陷变窄程度大于 70%	软骨环缺失或发育不全,膜软化	吸气时气道过度扩张,气管前后径变窄
巨气管支气管症	气管直径>邻近椎体的宽度,约 30mm	气管和主支气管明显扩张且管腔始终保持通畅	肺容积增加 合并支气管扩张或者憩室
弥漫性气管狭窄	分为单纯气管狭窄,伴或不伴后壁增厚受累的狭窄	通常为良性病变 病程可分急性及慢性	感染,炎症 肉芽肿伴多血管炎 淀粉样变性 复发性多软骨炎 结节病

（二）局限性狭窄

【定义】

大气道局限性狭窄(the central airway focal stenosis)是指各类病因导致的气管、左右主支气管和各叶、段支气管的局限性狭窄。其病因大致分为原发性及获得性,前者包括先天性疾病、原发性肿瘤及感染性疾病等;后者包括医源性操作以及外伤性病变等。

【病理基础】

引起大气道局限性狭窄的病因不同,其病理基础各异。如大气道原发性病变、医源性操作以及外伤性病变所致气道狭窄的病理基础均有所不同。大气道的原发性肿瘤组织向腔内外生长和/或环壁浸润则可引起相应大气道的狭窄,有时周围肿大淋巴结的压迫亦可引起大气道管腔局限性狭窄(图 3-1-10,彩图见文末彩插)。穿透或钝性损伤引起气管支气管撕

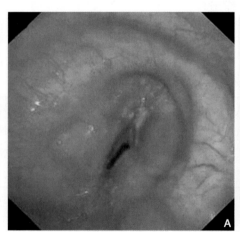
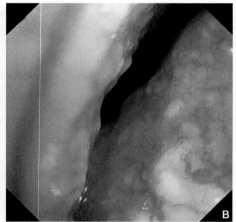
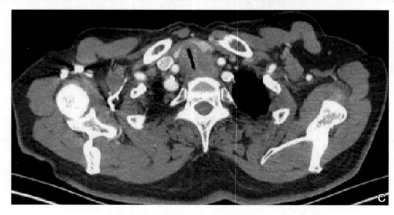

图 3-1-10　气管局限性狭窄的纤维支气管镜及 CT 表现

患者男,79 岁,病理证实为气管鳞状细胞癌。图 A、B 为纤维支气管镜检查,示气管管壁增厚、管腔狭窄,表面隆起;图 C 为 CT 增强图像,示气管上端明显局限性狭窄,管壁明显增厚并向外浸润形成肿块影。

裂时亦可导致管腔狭窄,常继发于纤维化或肉芽组织增生。在大气道感染性病变中,肉芽组织增生及纤维化等均可导致管壁增厚及管腔狭窄。

在气管插管时,如插管口径过大和长时间插管则可引起气管插管后狭窄(post-intubation tracheal stenosis,PITS)中,口径过大的插管或时间过长均可压迫声门下黏膜,导致水肿、溃疡,引起感染、肉芽组织增生及瘢痕病理改变有关。在大气道重建术中,如气道切除过长引起吻合口张力过大或术中大气道剥离广泛,吻合口肉芽组织过度增生等均易导致吻合口狭窄或大气道局限性狭窄。

【征象描述】

1. **X 线表现**　在优质的胸部正位 X 线平片中,可显示明显的局限性大气道狭窄性改变。但由于放射科医生的惯性阅片思维,该处的异常征象易于疏漏,故需培养全面系统的阅片习惯并应仔细观察。

2. **CT 表现**　可清晰显示大气道局限性狭窄的部位、范围和程度(图 3-1-11,图 3-1-12),同时还可显示其他伴随征象及周围组织、器官的异常,如大气道管壁的增厚及钙化、纵隔内肿块、纵隔血管异常及

软骨的缺失程度等。在征象分析中需特别注意观察大气道病变是否累及后壁膜部,具有重要的鉴别诊断价值。对于发生在声门下气道狭窄程度的评估,目前国际上采取 Myer-Cotton 分度法:Ⅰ度,管腔阻塞面积占总面积的 0%~50%;Ⅱ度,管腔阻塞面积占总面积的 51%~70%;Ⅲ度,管腔阻塞面积占总面积的 71%~99%;Ⅳ度,管腔完全闭塞;其中Ⅰ、Ⅱ度属轻度狭窄,Ⅲ、Ⅳ度属重度狭窄。

CT 检查后处理重建中的冠、矢状位更有助于显示大气道狭窄受累的纵向及冠、矢状径比例等改变,相应的技术包括 MPR、MinIP(最小强度投影)、VRT(容积再现技术)和 CTVE(CT 仿真内镜成像技术)等,可从不同角度提供和反映大气道的腔内外受累的信息;但 MinIP 易受阈值和灰阶影响而与术中测量及真实结果可出现过度评估狭窄程度的假象,在临床工作中应引起注意和规避。

【相关疾病】

大气道局限性狭窄的病因可与多种临床疾病相关,包括先天性疾病、感染性疾病、外伤、肿瘤性疾病、外源性压迫及医源性操作等,详见表 3-1-6。

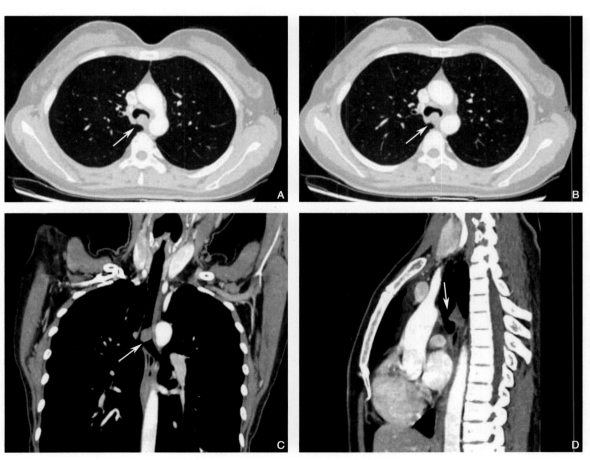

图 3-1-11　气管局限性狭窄的 CT 表现

患者女,32 岁,手术病理证实为腺样囊性癌。图 A、B 分别为不同层面 CT 横轴位肺窗,图 C、D 分别为 CT 增强后的冠、矢状位重建图像,示气管下端、气管隆嵴上可见局限性结节突向管腔(箭头),致局部气管的管腔狭窄;经手术病理证实为腺样囊性癌。

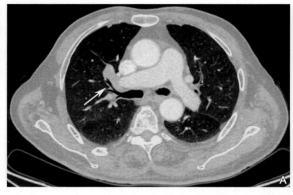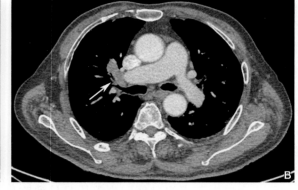

图 3-1-12 支气管局限性狭窄的 CT 表现

患者男,81 岁,因咳嗽数月就诊。CT 肺窗图像示右肺上叶支气管管壁不均匀增厚、管腔狭窄(图 A)(箭头);
CT 增强纵隔窗示病灶呈轻度不均匀强化(图 B)。经病理诊断为非角化型鳞状细胞癌。

表 3-1-6 大气道局限性狭窄的相关疾病及分类

先天性疾病	感染性疾病	外伤	肿瘤性疾病	外源性压迫	医源性操作
先天性心脏病	气管支气管结核	钝性创伤	鳞状细胞癌	甲状腺肿	长时间插管留置
先天性气管支气	慢性炎症	呼吸道烧伤	腺样囊性癌	支气管源性囊肿	大气道重建术后
管狭窄	纵隔纤维化		神经内分泌肿瘤	食管囊肿	气管造瘘
完全性软骨环	克罗恩病		黏液表皮癌	结节病	食管肿瘤放射治疗后
			鳞状细胞乳头状瘤		
			喉乳头状瘤病		

【分析思路】

大气道的局限性狭窄主要由大气道本身的病变、外源性压迫以及医源性操作等因素所致。如下的分析思路在临床工作可提供参考:

第一步,结合病史非常重要,如外伤史、手术史、医源性操作、既往史,以及是否同时伴有其他系统的疾病等,均有助于对大气道局限性狭窄的诊断及鉴别。在重症患者抢救中实施的气管插管,部分导致 PITS。在肺移植术后,气道吻合口狭窄也是较常见的并发症之一。

第二步,分析狭窄段大气道有无伴随的管壁厚度异常及钙化。如狭窄段大气道的管壁厚度正常则常见于外源性压迫;其管壁增厚则常见于大气道原发性及转移性肿瘤、创伤后狭窄等;而狭窄段大气道管壁增厚伴钙化常见于大气道炎症或感染性病变。

第三步,分析狭窄段大气道后壁膜部受累情况。如大气道肿瘤、医源性操作等常可累及大气道后壁膜部,有助于相应疾病的鉴别。

第四步,分析肺部及纵隔内其他影像学表现。如支气管腔内病变导致远端肺不张及肺实变(以原发性肺癌最多见);先天性右位主动脉弓与迷走左锁骨下动脉和左侧动脉导管形成血管环压迫气管可导致其扁平状狭窄;而肺动脉吊带即左肺动脉起于右肺动脉,跨气管后方形成的血管环压迫气管亦可导致其狭窄。

【疾病鉴别】

大气道局限性狭窄在气道病变中是较常见的征象之一,临床上不能孤立性看待该征象,需联合其他影像学表现和临床有关信息进行综合分析与鉴别诊断。

1. **基于临床信息的鉴别诊断流程图** 见图 3-1-13。

2. **大气道局限性狭窄在几种不同常见疾病的主要鉴别诊断要点** 见表 3-1-7。

(三)弥漫性狭窄

【定义】

大气道弥漫性狭窄(the central airway diffuse stenosis)是指由各种病因所导致的以气管、主支气管和叶段等较大气道的广泛或弥漫性的狭窄改变。其病因既可是先天性疾病,亦可是后天的炎症性、感染性及代谢性疾病等。

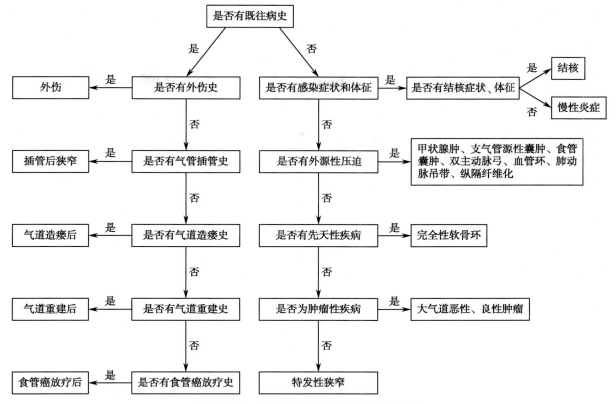

图 3-1-13 基于临床信息的鉴别诊断流程图

表 3-1-7 大气道局限性狭窄常见疾病的鉴别诊断要点

疾病	典型影像特征	鉴别要点	伴随征象
鳞状细胞癌	偏心性狭窄或向心性狭窄	与吸烟有关,外生或浸润性生长,多发生在后壁膜部	肿瘤呈息肉及菜花样,表面不规则;纵隔及肺门淋巴结肿大
腺样囊性癌	向心性狭窄或偏心性狭窄	与吸烟无关,进展缓慢,黏膜下浸润性生长,纵隔范围大于横向范围,常侵犯气道壁半圈以上	肿瘤表面光滑
黏液表皮癌	偏心性狭窄	发生部位较远端;沿气道分支的腔内结节	阻塞性肺炎,阻塞性肺不张,黏液嵌顿
类癌	偏心性狭窄	腔内结节,明显强化	钙化
长时间插管后	沙漏状狭窄或带状节段性狭窄	插管 48 小时以上病史,气管支气管软化	插管处肉芽组织增生,瘢痕修复
外源性压迫	偏心性狭窄	管壁无增厚、管腔无新生物,原发肿瘤病史,先天性疾病病史	大气道周围占位病变、异常血管环、肿大淋巴结
外伤	偏心性狭窄或向心性狭窄	挫伤或烧伤病史,气胸病史	肉芽组织增生,瘢痕形成
鳞状细胞乳头状瘤	偏心性狭窄	基底部宽度小于瘤体最大横径,可有蒂,与管壁夹角为锐角	基底部临近的管壁正常,纵隔淋巴结一般不肿大

【病理基础】

引起大气道弥漫性狭窄不同的病因也表现出不同的病理基础,主要包括增生性改变、炎症性病变及感染性病变等。其中增生性病变主要导致管腔内占位效应而引起狭窄,包括淀粉样变性、骨化性气管支气管病、喉气管支气管乳头状瘤病等。如在大气道淀粉样变性中,淀粉样物质沉积于气管支气管黏膜下及肌层间可引起大气道壁结节样软组织增厚,进而可导致大气道管腔的广泛性狭窄。

炎症性病变包括复发性多软骨炎、肉芽肿性多血管炎等主要引起管腔与管壁炎性浸润及纤维修复而形成广泛性狭窄。例如在复发性多软骨炎中,急性期导致大气道管壁受累、软骨溶解、软骨炎及软骨周围炎等非特异性炎性浸润;后期则软骨被纤维组织替代,受累大气道的管壁出现弥漫增厚、管腔狭窄。

感染性病变包括气管支气管结核、鼻硬结病等主要导致管腔因肉芽肿性病变而形成狭窄。例如在气管支气管结核中,增生性淋巴结的外在压迫、气道壁肉芽肿性改变以及黏膜下结节形成的壁溃疡、坏死,继而出现纤维化等病理改变而导致气管和/或支气管的弥漫性不规则狭窄;此外,约20%狭窄与气道外部淋巴结压迫有关。

【征象描述】

1. **X线表现** 在优质的胸部正位X线平片中可较清晰显示气管与主支气管影,如出现较长范围较明显的大气道狭窄改变亦可能显示。但由于放射科医生对无重叠、高清晰的CT图像的阅片依赖性,易导致对该处异常征象疏于观察而发生漏诊。

2. **CT表现** CT检查具有无重叠、密度分辨力高且能够多方位显示的优点,因此逐渐成为气道疾病无创性检查的常用影像学方法。不仅可清晰显示大气道管腔狭窄的部位、范围和程度,还可显示其他伴随征象及周围组织、器官异常,如大气道管壁的增厚及钙化、纵隔及肺门淋巴结肿大等(图3-1-14,彩图见文末彩插)。在伴随征象中,需注意病变是否累及大气道后壁膜部,具有一定鉴别诊断价值。此外,通过后处理重建的冠、矢状位图像有助于显示狭窄受累在冠、矢状面上的径线比例,MinIP、CTVE技术还可显示大气道腔内外受累信息,有助于全面评估和临床进一步诊疗方案制订。

【相关疾病】

与弥漫性大气道狭窄相关的疾病大致可分如下三类:①不伴管壁增厚的轻度狭窄疾病;②不累及后壁膜部的弥漫性增厚疾病;③累及后壁膜部的弥漫性管腔狭窄疾病。详见表3-1-8。

【分析思路】

弥漫性大气道狭窄主要由多种病因导致中心大气道不同程度的弥漫性狭窄伴管壁增厚及钙化,其分析思路建议如下:

第一步,应掌握正常大气道正常影像解剖表现,例如气管直径为1.5~2.0cm,壁厚度不超过3mm,直径缩小或者管壁增厚或者两者共同存在造成气管狭窄。

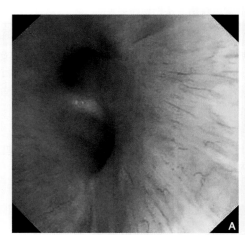
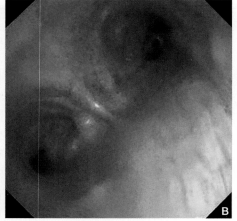
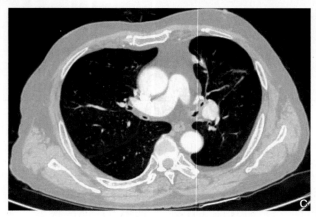

图 3-1-14 大气道弥漫性狭窄 CT 表现

患者男,76岁,间断咳嗽、胸闷一年余。图A、B为纤维支气管镜检查,示左右主支气管及各叶段支气管软骨环呈退缩样改变;图C为CT肺窗图像,示支气管管壁弥漫性不均匀增厚、管腔弥漫不规则狭窄。

表 3-1-8　弥漫性大气管狭窄的相关疾病

不伴气管壁增厚的气道轻度狭窄疾病	不累及后壁膜部的弥漫性增厚疾病	累及后壁膜部的弥漫性管腔狭窄疾病
剑鞘样气管	气管支气管病变软骨增生	结节病
气管憩室	复发性多软骨炎	肉芽肿性多血管炎
气管软化症		淀粉样变性
		肠道炎症疾病
		急性结核或放线菌感染
		副流感病毒性支气管及细支气管炎症
		纤维素性纵隔炎
		罕见的慢性鼻硬结病

第二步,分析大气道病变的范围如相对局限还是弥漫性狭窄,再根据管壁是否增厚以及管壁后膜部是否受累等将弥漫性大气道狭窄分为三类情况进行鉴别。

第三步,如大气道后壁膜部不受累则主要考虑软骨类疾病,如气管支气管病变的软骨增生和复发性多软骨炎等,在 CT 横轴位观察其后壁膜部显示正常。

第四步,如弥漫性大气道狭窄伴后壁膜部受累,其病种分类较多,需紧密结合患者的肺部影像学检查及其他特征进行鉴别。如复发性多软骨炎可合并鞍鼻,耳郭发红,但仅软骨部狭窄,内外壁光滑,可见空气潴留;肉芽肿性多血管炎可出现三联征,即鼻炎、肺部结节及肾功能衰竭,抗中性粒细胞胞质抗体(ANCA)升高等;淀粉样变性较少见,表现为长节段管壁增厚、钙化、狭窄并累及膜部。结核感染所致弥漫性狭窄往往呈不规则、串珠状伴管壁增厚,而肺部多可见斑片状、空洞及树芽征等结核病灶。在部分晚期肿瘤患者,如出现弥漫性气道狭窄亦应考虑气道转移可能;如患者病程较缓慢,少见情况可见于黏膜相关淋巴瘤的可能。

总之,大气道狭窄病因复杂,既可为良性亦可为恶性病变所致,对局灶性气道狭窄多倾向肿瘤性和医源性,而弥漫性气道狭窄多倾向于良性病变;但多数情况病变表现并不具有特异性,在详细分析 CT 征象基础上,应进一步结合临床病史及其他相关检查,必要时应行组织学病理活检明确诊断。

【疾病鉴别】

弥漫性气道狭窄是影像上相对较少见的征象,不仅缺乏特异性,而且涉及的疾病种类较多,需密切结合临床并仔细分析气道狭窄的位置及程度,气道壁是否增厚及后壁膜部有无受累等信息,并与肺部其他影像学表现及全身状况等临床信息进行综合性分析和鉴别诊断。

1. 弥漫性大气道狭窄的鉴别诊断流程　详见图 3-1-15。

2. 弥漫性大气道狭窄常见疾病的主要鉴别诊断　详见表 3-1-9。

表 3-1-9　弥漫性大气道狭窄常见疾病的主要鉴别诊断要点

疾病	弥漫性气道狭窄特征	鉴别要点	主要伴随征象
气管支气管病变软骨增生	黏膜下骨软骨结节增生	多为钙化结节突入气道且不侵犯气管后壁	结节常位于气管下 2/3 及主支气管近端,多见于 50 岁男性,大多数无症状
复发性多软骨炎	弥漫性平滑增厚和钙化,晚期瘢痕造成管腔变形和狭窄	通常无钙化,气管后壁膜部不受累	合并喉软骨,甲状软骨及肋软骨的破坏、肿胀和钙化,出现鞍鼻
结节病	气管支气管壁向心增厚不规则或结节状平滑狭窄	气管壁可钙化继发于淋巴结肿大	两侧肺门淋巴结对称肿大
肉芽肿性多血管炎	局灶性或弥散性,气管周向不规则增厚,可合并溃疡,声门下狭窄显著	无钙化 MPR 示气管变形和狭窄,晚期气道阻塞和不张	鼻,鼻窦,口,咽喉均可受累,上下呼吸道和肾"三联征"
淀粉样变性	远端气管长段后壁结节性环状隆起肿块样增厚	钙化结节 同心	纵隔及两侧肺门淋巴结钙化
结核感染	软骨损伤 气管狭窄和气管缺如	肉芽肿和纤维化狭窄,晚期肿大淋巴结压迫致气道狭窄	肺结核 肺门及纵隔淋巴结肿大
纤维素纵隔性炎	纵隔增殖纤维组织包裹气管主支气管	发病率相对低	纵隔内大血管或食管受压

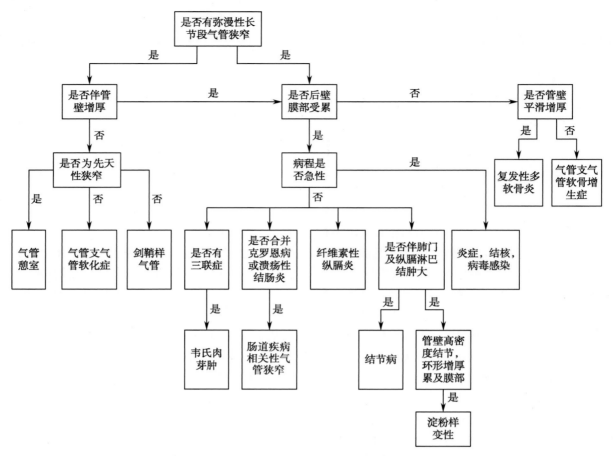

图 3-1-15　弥漫性大气道狭窄鉴别流程图

三、气道瘘

【定义】

气道瘘也称呼吸道瘘（respiratory-tract fistula，RTF）是指由于各种原因导致的呼吸道管壁完整性受损，形成异常通道（瘘管）并连通气道内腔与周围组织或器官的异常改变。

【病理基础】

少数气道瘘见于先天性发育异常患者，如气管憩室可在妊娠早期发生。大多数为后天获得性因素所致，主要见于良性与恶性两类病变。前者包括外伤、感染（结核、真菌等）、外科手术、支架置入及气管插管或气管切开等；后者多继发于食管癌、肺癌、纵隔恶性肿瘤、甲状腺癌及胸部肿瘤等放疗后。其中约70%继发于晚期食管癌，可能与胃酸及胃液消化酶"腐蚀"作用有关。放疗和化疗在杀伤肿瘤细胞同时亦可损伤正常细胞，致使其再生修复能力下降，易形成瘘管。

【征象描述】

1. **X线表现**　胸部X线平片的诊断价值有限。当支气管-胸膜瘘出现气胸或液气胸时可显示相应的征象；有时肺部可出现肺实变或肺不张等改变。

当发生大气道与食管瘘时，X线钡餐造影可见瘘口处对比剂漏入气道改变（图3-1-16），此时钡剂沉积于肺部可导致顽固性异物沉积性肺炎，故应禁用硫酸钡作为对比剂，可改用非离子型水溶性碘对比剂。由于患者可能出现误吸风险，故该检查应用减少，目前以CT检查为主，能准确观察气管腔内外详细信息。

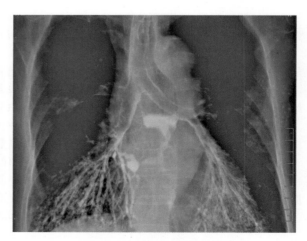

图 3-1-16　气道-食管瘘 X 线表现

76岁女性，食管癌术后4个月，颈部吻合口愈合不佳。X线食管造影示，对比剂通过受阻，部分对比剂漏入气道。

2. **CT 表现** 在横轴位 CT 基础上,结合冠、矢状位重建图像可清晰显示气道瘘口是否存在及其位置,再结合增强或造影检查可明确瘘管累及范围及

其与周围组织结构的关系等,并可评估肺部感染的有无及其严重程度,故临床上更多选用 CT 检查对该疾病进行分析和诊断(图 3-1-17)。

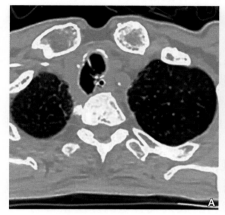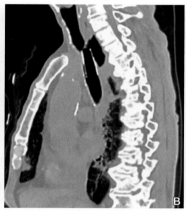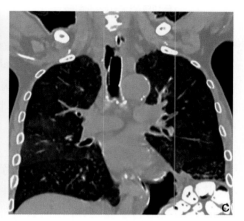

图 3-1-17 气管-食管瘘的 CT 表现
患者男性,58 岁,食管癌术后、气管支架置入术后。A~C 分别为横轴位、矢状位及冠状位 CT 图像,示局部气管与食管之间形成交通。

【相关疾病】

根据瘘管位置可分为气道-胸腔瘘和气道-消化道瘘。前者包括气道与胸膜瘘、气道与纵隔瘘等;后者包括气管-食管瘘、气管或支气管与食管瘘等,详见表 3-1-10。

表 3-1-10 气道瘘的相关疾病

气道-胸腔瘘	气道-消化道瘘
先天性气管-食管瘘	气管-食管瘘
气管-胸膜瘘	气管-胸腔胃瘘
气管-纵隔瘘	气管-食管吻合口瘘
支气管-纵隔瘘	
支气管-胸膜瘘	

【分析思路】

气道瘘主要发生于大气道,以气管、大支气管与周围组织之间的病理性瘘口相沟通为特点,可见于

较多疾病情况,其分析思路如下:

第一步,正确认识该病有关征象,注意选择有效的影像学方法并熟悉其表现。

第二步,发现和判定瘘口或瘘管及其与周围组织结构的关系及继发性改变。

第三步,分析肺内及周围组织的其他影像学表现,如是否伴有肿瘤、损伤等。

第四步,结合患者临床病史、症状体征及诊疗经过等有关资料,有助于明确气道瘘的病因。

【鉴别诊断】

CT 检查及后处理重建技术能够较清晰显示和观察呼吸道、食管、胸腔、纵隔和胃部病变,有助于明确瘘口与周围组织的关系,并能提示周围组织病变。结合患者的病史、临床症状、影像学表现,一般不难诊断(表 3-1-11)。

表 3-1-11 气道瘘常见疾病的诊断要点及鉴别诊断

疾病	病史	典型影像征象
先天性气管-食管瘘	先天性发育异常患者	气管与食管间病理性瘘口相沟通
气管-食管瘘	肿瘤,损伤等	气道与邻近食管破溃形成病理性交通
气管-胸腔胃瘘	食管-胃弓上吻合术或颈部吻合术后;食管肿瘤史	胃与气管或支气管之间相通而形成气道瘘
气管-食管吻合口瘘	食管癌经手术切除弓上吻合后;吻合口区域放疗史;吻合口肿瘤复发;吻合口区合并感染等	食管吻合口与气管或支气管之间相通而形成气道瘘
支气管-胸膜瘘	肺部手术;结核感染等	支气管树和胸膜间隙之间的病理性交通
支气管-纵隔瘘	气管或纵隔淋巴瘤、肿瘤相关治疗、外科手术等	支气管树和纵隔之间的病理性交通

(于 红)

第二节　管　壁　改　变

一、局限性管壁增厚

【定义】

大气道局限性管壁增厚（the central airway focal thicken）是指各种病因引起的大气道病变并导致相应管壁的局限性均匀或不均匀的增厚状态,其范围较局限,受累范围≤5.0cm。

【病理基础】

大气道管壁的局限性增厚多伴局限性管腔狭窄,其病理改变通常是病变侵犯黏膜并向管腔突出生长,或沿气道管壁蔓延,亦可向管壁外侵犯。常见大气道的良恶性肿瘤病变,如中央型肺癌、腺样囊性癌等,局限性气道结核病变均可出现上述改变。原发性大气道恶性肿瘤（如鳞状上皮细胞癌）多生长于软骨环与膜部交界处,可形成突入管腔的结节或肿块样肿物,并可溃破形成溃疡,有时癌变可浸润气道的较长范围。一般来说,囊性腺样癌生长较为缓慢,较晚发生转移,有时呈现长段的黏膜下浸润或向纵隔内生长。此外,原发性大气道良性肿瘤种类相对较多,且多生长缓慢,其表面光滑,黏膜完整,常有瘤蒂,不发生转移。例如乳头状瘤多发生于气管膜部,突入管腔底部,常有细蒂,大小为数毫米至2cm。有时呈多发性,表面呈疣状,质软而脆易脱落,破裂时可出血。

【征象描述】

1. X 线表现　在优质的胸部正位 X 线平片上,当大气道的管壁增厚阴影较明显并引起管腔狭窄时可以显示相应的病变部位,但细节不如 CT 更加清晰。

2. CT 表现　正常情况下大气道中气管的内径为 1.5～2.0cm;在横轴位 CT 上,通过管腔内空气和管壁外脂肪的衬托,成人气管壁的厚度正常为 1～2mm;如厚度>2mm 则应考虑出现气管管壁的增厚,可伴或不伴有相应管腔的狭窄（图 3-2-1、图 3-2-2）。

3. MRI 表现　通过管腔内气体的低信号可衬托相应的气管与支气管等大气道轮廓,当管壁出现致密结节或增厚时,如原发中央型肺癌等,T_1WI 可呈等低信号、T_2WI 呈高信号影。如出现坏死、液化或囊变时,则 T_1WI 呈低信号、T_2WI 呈高信号影。

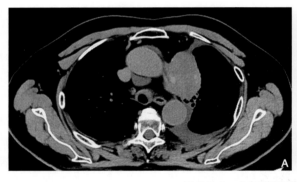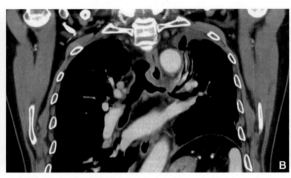

图 3-2-1　大气道局限性管壁增厚的 CT 表现

患者男,年龄 47 岁,病理证实为腺样囊性癌。图 A 为 CT 横轴位平扫,示气管管壁偏心性局限性增厚呈等密度影,厚约 3mm;图 B 为 CT 增强冠状位重建,示气管及左主支气管局限性管壁增厚影呈明显强化。

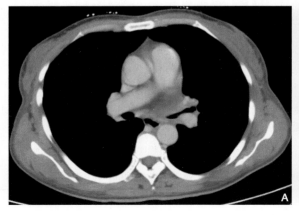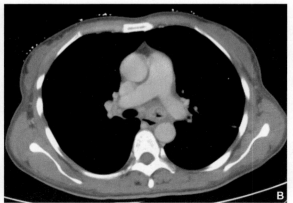

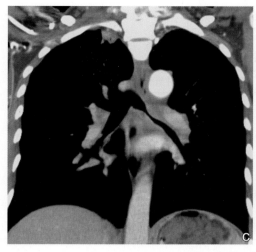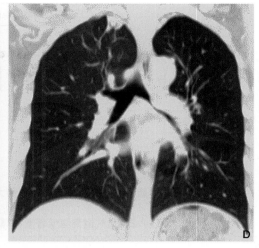

图 3-2-2 大气道局限性管壁增厚的 CT 表现

患者男,年龄 53 岁,支气管镜检诊断为气管结核。图 A、B 为 CT 静脉期横轴位图像示气管管壁偏心性局限性增厚,厚约 8.52mm;图 C、D 为冠状位曲面重建示气管左主支气管增厚的偏心性局限性增厚,范围约 23mm。

【相关疾病】

常见的大气道局限性管壁增厚疾病种类较多,包括非感染性疾病、感染性疾病、良性疾病及恶性肿瘤等,详见表 3-2-1。

表 3-2-1 大气道局限性管壁增厚相关疾病

非感染性疾病	感染性疾病	良性疾病	恶性肿瘤
慢性炎症	气管支气管结核	错构瘤	腺样囊性癌
化学物质刺激	真菌感染	气管支气管淀粉样变	鳞癌
		气管支气管平滑肌瘤	转移性肿瘤

【分析思路】

第一,认识和正确辨识该征象为基础。在横轴位 CT 图像上,正常大气道气管内径为 1.5~2.0cm,管壁厚度通常小于 2mm。当超过上述数值或与正常侧管壁比较而显示明显异常时即可判定该处管壁存在病变的可能。

第二,分析与解读这个征象十分重要。除气管支气管软化症与巨气管支气管症等少数情况可引起管壁变薄之外,大多数的大气道病变均可引起或表现为管壁的不同程度的增厚。其中较常见的原因主要包括原发性大气道恶性肿瘤、少部分良性肿瘤(如中央型错构瘤等)及支气管内膜结核等,需要注意的是,当管壁处于正常与异常增厚的临界状态时,可能易于漏诊,应多方位仔细对比观察,除横轴位 CT 图像外,还应结合冠状位、矢状位等重建图像多角度分析观察,以全面评估是否有病变存在,以及其部位、累及范围、狭窄程度等异常改变。原发性大气道恶性肿瘤管壁新生物通常可向周围浸润,与正常组织分界不清,大气道良性肿瘤通常边缘光滑,黏膜完整。

第三,紧密结合临床是原则。在肺部疾病影像中存在“同影异病、异病同影”的现象,因此紧密结合临床信息对大气道局限性管壁增厚的病因诊断是至关重要的。例如恶性肿瘤常见的早期症状为刺激性咳嗽、痰少或无痰,有时可带有血丝。肿瘤长大逐渐阻塞气道管腔 50% 以上时,则出现气短、呼吸困难、喘鸣等,晚期者可呈现声音嘶哑、吞咽困难、气管-食管瘘、纵隔器官受侵或压迫、颈部淋巴结转移及肺部化脓性感染等症状。纤维支气管镜检查对确诊大气道肿瘤及结核病变具有重要的临床价值。此外,患者的年龄、性别以及有关实验室检查等也有助于相应的鉴别诊断。

【疾病鉴别】

在临床上,引起大气道局限性管壁增厚的病因亦较多,有时 CT 上显示病变很明确,但大多缺乏特异性,故依据征象、结合临床信息的鉴别诊断十分必要。

1. 依据临床信息与影像征象的鉴别诊断思路流程图 详见图 3-2-3。

2. 大气道局限性管壁增厚征象在几种不同常见疾病的鉴别诊断要点 见表 3-2-2。

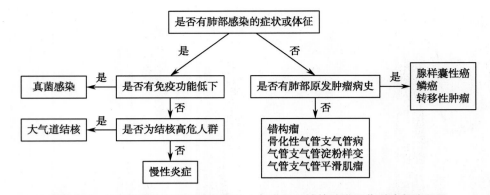

图 3-2-3　结合临床信息和影像征象的大气道局限性管壁增厚鉴别诊断流程图

表 3-2-2　大气道局限性管壁增厚在几种常见疾病的鉴别诊断要点

疾病	鉴别要点
气管或支气管结核	结核仅累及气管或支气管范围小于 5cm 时,需要鉴别。受累管壁不规则增厚、导致气道狭窄与扩张相互并存现象(与肺癌不同),且气道外壁常显示不均匀增厚,而相应的肺内多可显示肺结核病灶等征象。远端肺内常伴有结核播散病灶
大气道良性肿瘤	胸部 CT 表现为气管支气管内圆形或椭圆形影,表面光滑,一般无分叶毛刺,密度均匀,增强扫描轻度均匀强化,邻近支气管壁增厚,阻塞远段有肺组织不张或炎变
大气道恶性肿瘤	沿管腔长轴浸润生长,以管壁弥漫性、不均匀性浸润增厚为主要表现,其次表现为腔内结节,且多不规则,可合并腔外浸润,呈结节或肿块状生长。胸部 CT 平扫病变密度尚均匀,当合并坏死时则表现为不均匀,增强扫描病变强化较明显
转移性肿瘤	患者有原发病灶,症状进行性加重,常有消瘦,胸部 CT 示肿块呈不规则结节或团块状,边缘常有毛刺、分叶,常伴纵隔及肺门淋巴结肿大、周围组织浸润或转移,增强后呈不均匀明显强化

二、弥漫性管壁增厚

【定义】

弥漫性管壁增厚(the central airway diffuse thicken-en)是指各种原因引起大气道管壁的弥漫性不均匀增厚的病理改变,其厚度>2.0mm,范围>5.0cm。

【病理基础】

气管或大支气管的管壁增厚多与大气道的重构有关,所谓气道的重构是由于生物或者物理化学因素的刺激,导致气道反复损伤和修复的过程。这个过程如果不得到及时的治疗可能会导致平滑肌增生,出现气道重构。除气管支气管软化症与巨气管支气管症等少数情况其管壁常变薄外,大多数的气管支气管病变常表现为管壁增厚。引起气管弥漫性管壁增厚的原因包括复发性多软骨炎、骨化性气管支气管病、淀粉样变性、肉芽肿性多血管炎、结节病等。

【征象描述】

1. X 线表现　通常无异常表现,当气管管壁增厚明显且引起管腔明显狭窄时,X 线平片亦可显示纵隔影中央处的气管狭窄改变。

2. CT 表现　无重叠的横轴位、冠状位和矢状位的后处理重建 CT 图像,对大气道管壁弥漫性增厚的显示十分敏感,可表现出气管管壁厚度>2.0mm 的弥漫性不规则增厚,可伴有不同程度的管腔狭窄;还可显示增厚管壁是否伴有钙化以及向管壁外突出的程度及累及范围等,详见图 3-2-4~图 3-2-6。

3. MRI 表现　MRI 图像的组织分辨力高,并可以直接进行冠状位、矢状位成像,在显示气管壁增厚方面具有一定价值。依病变组织成分不同而出现不同 MRI 信号表现,如慢性肉芽肿、干酪样结核病灶或错构瘤等,因其内含较多纤维组织与钙质,可在 T_2WI 上呈低信号影。

【相关疾病】

弥漫性管壁增厚主要是指各种原因引起大气道的管壁呈较大范围的增厚,其主要的相关疾病包括复发性多软骨炎、骨化性气管支气管病、淀粉样变性、肉芽肿伴多血管炎、结节病等,详见表 3-2-3。

表 3-2-3　大气道弥漫性管壁增厚的相关疾病

非感染性病变	感染性病变	良性病变
慢性炎症	气管支气管结核	肉芽肿伴多血管炎
结节病		骨化性气管支气管病
化学物质刺激		气管支气管淀粉样变性
		复发性多软骨炎
		气管支气管平滑肌瘤

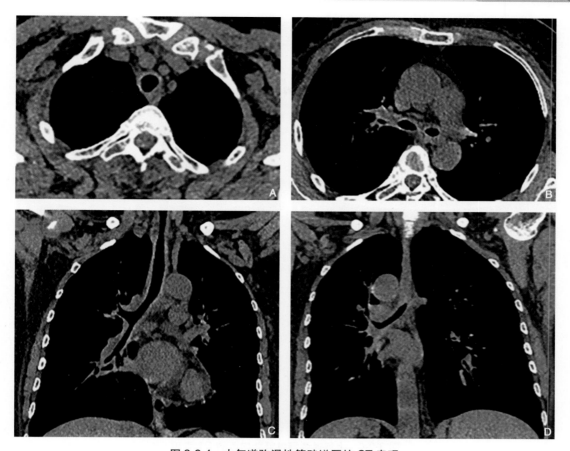

图 3-2-4　大气道弥漫性管壁增厚的 CT 表现
患者男,67 岁,临床诊断为复发性多软骨炎。气管上部横轴位 CT 纵隔窗(A、B)显示气管壁环形增厚。
冠状位曲面多平面重建(C、D)显示气管弥漫性狭窄。

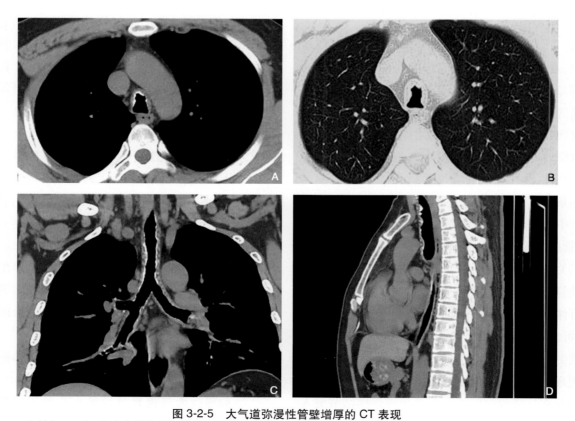

图 3-2-5　大气道弥漫性管壁增厚的 CT 表现
患者女,58 岁,确诊为骨化性气管支气管病。气管上部横轴位 CT 纵隔窗(A)及肺窗(B)显示气管壁增
厚并可见钙化影,管腔不规则。冠状位及矢状位曲面多平面重建(C、D)显示气管弥漫性狭窄并多发
钙化。

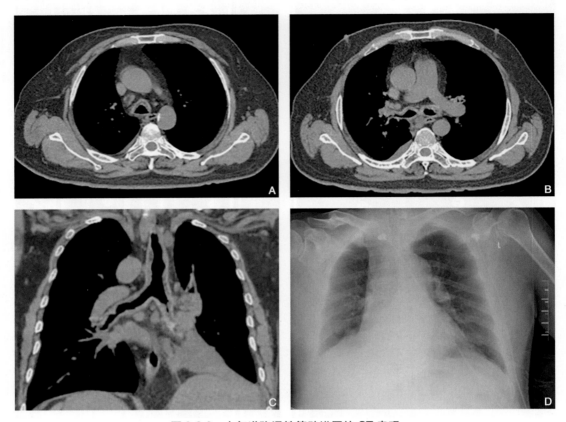

图 3-2-6 大气道弥漫性管壁增厚的 CT 表现
患者女,49 岁,病理确诊为气管淀粉样变性。气管上部横轴位 CT 纵隔窗(A、B)显示气管壁环形增厚。
冠状位曲面多平面重建(C)显示气管弥漫性狭窄。X 线平片(D)显示大气道狭窄。

【分析思路】

第一,认识这个征象。气管管腔的周缘出现增厚影时,通常不难发现。应当仔细观察确认。

第二,分析这个征象。除气管支气管软化症与巨气管支气管症等少数情况下其管壁常变薄外,大多数气管支气管疾病常表现为管壁增厚。弥漫性气管支气管管壁增厚,可见于复发性多软骨炎、气管支气管淀粉样变性、骨化性气管支气管病、韦氏肉芽肿病与结节病累及气管支气管管壁等,且均伴支气管管腔狭窄。其中复发性多软骨炎常表现为气管支气管管壁增厚、管腔狭窄、形态固定;气管软骨钙化同时伴有耳、鼻、关节软骨钙化受侵犯表现。气管支气管淀粉样变性管腔呈向心性狭窄,偶尔呈偏心性狭窄,管壁增厚可伴砂粒样或粗糙的斑片状钙化,气管软骨多正常,但可出现钙化,而不出现软化,气管黏膜面光滑或结节状突入气管、支气管管腔内。骨化性气管支气管病常表现为冠状径狭窄而矢状径正常,气管管壁增厚的同时在气管的前侧壁可有钙化或骨性结节突入到气管腔内,致使病变的气管腔内缘不规则。气管

结节病与淀粉样变性一样气管腔呈偏心或向心性狭窄,管壁增厚,但常无钙化。支气管扩张症、囊性纤维化及慢性支气管炎等也都表现为支气管管壁增厚,前两者还伴支气管扩张征象,其中囊性纤维化主要为柱状支气管扩张伴黏液嵌塞与阻塞征象。

第三,紧密结合临床。临床信息对于大气道多灶或弥漫性非肿瘤性管壁增厚的诊断是至关重要的。在分析影像学征象的基础上,需紧密结合患者的年龄、性别、症状、体征以及实验室检查等,找寻符合诊断的相关标准,综合做出诊断。

【疾病鉴别】

在临床上,引起大气道弥漫性管壁增厚的病因亦较多,有时 CT 上显示病变很明确,但大多缺乏特异性,故依据征象、结合临床信息的鉴别诊断十分必要。

1. **依据临床信息与影像征象的鉴别诊断思路流程图** 详见图 3-2-7。

2. **弥漫性大气道管壁增厚在几种不同常见疾病的鉴别诊断要点** 见表 3-2-4。

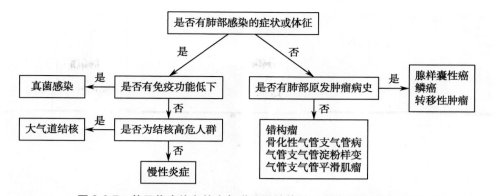

图 3-2-7　基于临床信息的大气道弥漫性管壁增厚鉴别诊断流程图

表 3-2-4　大气道弥漫性管壁增厚在几种常见疾病的鉴别诊断要点

疾病	鉴别要点
复发性多软骨炎	CT 上表现为大气道弥漫性光滑样管壁增厚,而气管后膜不受累,故管腔可呈多边形结构;此外,气道壁密度常增高,严重者可见到明显的钙化
骨化性气管支气管病	是一种良性疾病,表现为沿气管壁分布的多发黏膜下钙化的骨软骨结节,亦可为骨性或混合性结节。CT 表现与复发性多软骨炎相似,此病也不累及气管后膜部
气管支气管结核	常受累部位多在远端气管和近端支气管。影像学表现无特异性,但常表现相对较长范围的气道(常>3.0mm)管壁增厚、狭窄与相对扩张并存的改变,相应肺部可见支气管播散病灶
淀粉样变性	会导致气道不规则狭窄,这是由黏膜下淀粉样物质沉淀所致,可以发生钙化。气管的淀粉样变性非常罕见。气管后膜部同样受累
肉芽肿伴多血管炎	约 20% 患者可出现大气道受累,常表现为声门下气管狭窄伴环形黏膜增厚;与其他疾病不同之处是气管后膜也受累。在 CT 上可见与气管环改变相关的结节或偏心性顶端软组织肿块,可显示钙化或侵蚀性改变;有时声带亦可受累;如引起支气管壁明显增厚和管腔狭窄可导致相应肺叶不张。肺部可出现散在或弥漫性实性结节,可伴空洞、磨玻璃影等

三、管壁结节或肿块

【定义】

管壁结节或肿块(large airway wall nodules or masses)系指起源于气管或较大支气管管壁的组织结构,突向腔内和/或腔外生长的局限性病变,其最大径≤3.0cm 者称管壁结节,>3.0cm 者称肿块。其中向管腔内生长为主者可引起相应管腔不同程度的狭窄甚或闭塞,向腔外生长者可形成肿块。

【病理基础】

管壁结节或肿块通常以有形的肿瘤或类肿瘤性病变为主,恶性病变较良性多见。原发性气管恶性肿瘤发生率低,发病部位以隆嵴附近居多,其发病机理是由于隆嵴分叉处气体形成涡流使某些细菌和有害物易在此滞留所致,以鳞癌及腺样囊性癌最为多见。鳞癌由鳞状上皮细胞异常增生常呈息肉状生长,突向管腔。腺样囊性癌是起源于气管黏膜下浆液及黏液腺体的低度恶性肿瘤,由上皮细胞和肌上皮细胞组成的基底样肿瘤,其形态结构多种多样,包括管状、筛状和实性形态,常向气管腔内、外浸润生长或沿气管黏膜下浸润至远处。黏液表皮样癌起源于气道黏膜下腺体,好发于段及段以上支气管。气管支

气管良性肿瘤主要包括错构瘤、脂肪瘤、多形性腺瘤、神经鞘瘤、乳头状瘤和炎性肌纤维母细胞瘤等,一般生长缓慢,患者多因气道阻塞症状就诊,大部分多起源于黏膜下层,上皮十分完整,外观多光滑平整。

【征象描述】

1. X 线表现　早期的或较小的管壁结节多难以显示,直径较大或密度较高的管壁结节和肿块或可显示,但多数放射科医生的阅片关注和诊断思维常导致漏诊,尤其当临床上没有提供相应的、针对性的症状时更是如此。

2. CT 表现　相比于 X 线检查,CT 具有更高的分辨力,更易于显示大气道管壁的结节或肿块病变,加之增强扫描更易于分辨出病变的良恶性,对于恶性病变能更清晰显示肿瘤的位置、浸润程度、侵犯的范围、周围淋巴结及纵隔转移的情况。例如气管脂肪瘤,符合常规良性肿瘤的生长特征,表面光滑、腔内生长、瘤体体积小等,拥有宽基底但无管壁增厚(图 3-2-8、图 3-2-9,彩图见文末彩插)。气管支气管恶性肿瘤常浸润黏膜下层,CT 上呈软组织密度的管腔内肿块影,或呈弥漫性引起管壁周围增厚,在冠状位重建图像上显示更加直观清晰(图 3-2-10、图 3-2-11,彩图见文末彩插)。

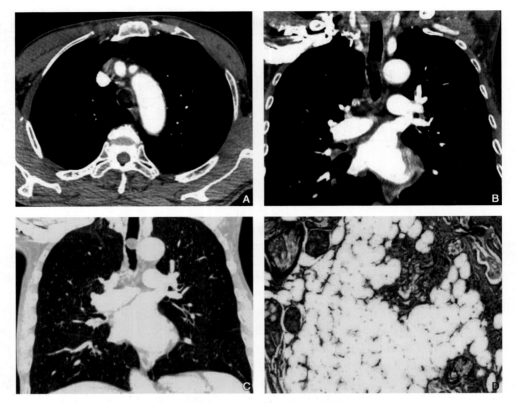

图 3-2-8　气管肿瘤的 CT 表现

患者男,67 岁,间断咳嗽、咳痰 8 年余,再发加重 6 天。胸部 CT 动脉期增强纵隔窗横轴位(A)、冠状位(B)及肺窗冠状位(C)示气管内可见一脂肪密度无强化结节,大小约 13mm×16mm,CT 值约-45Hu,局部突向管腔,边缘清晰,管腔狭窄;病理(D)诊断气管脂肪瘤。

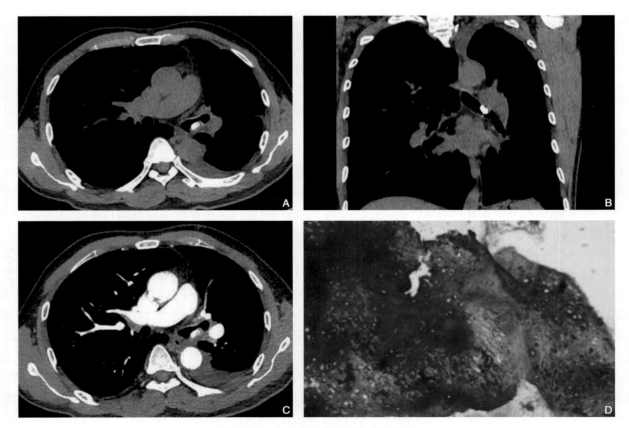

图 3-2-9　左主支气管肿瘤的 CT 表现

患者男,50 岁,胸闷、咳嗽 5 年余。胸部 CT 平扫纵隔窗横轴位(A)、冠状位(B)示左主支气管内可见低密度影及斑片状钙化影,大小约 8mm×14mm;动脉期增强横轴位(C)示气管内结节边缘轻度强化;病理(D)诊断左主支气管内软骨瘤型错构瘤。

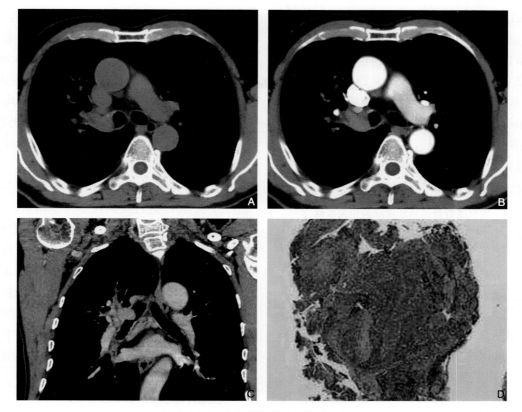

图 3-2-10　右主支气管肿瘤的 CT 表现

患者男,60 岁,咳血 3 个月余。胸部 CT 平扫纵隔窗横轴位(A)示右主支气管管壁增厚并见软组织
密度占位,CT 值约 43Hu,最大横截面约 24mm×19mm;动脉期增强横轴位(B)示右主支气管占位明
显均匀强化,CT 值约 102Hu;静脉期冠状位(C)示占位持续强化,CT 值约 108Hu;病理(D)诊断右主
支气管鳞状细胞癌。

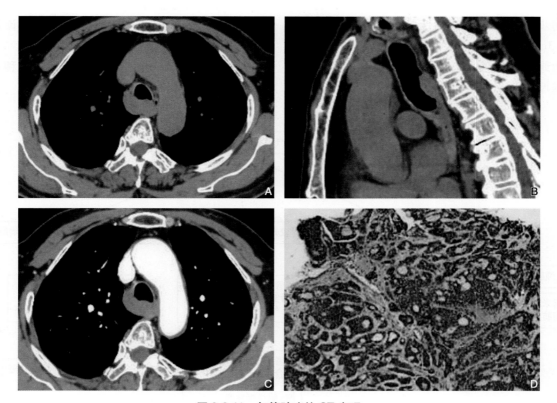

图 3-2-11　气管肿瘤的 CT 表现

患者男,57 岁,阵发性刺激性干咳 3 年余。胸部 CT 平扫纵隔窗横轴位(A)、矢状位(B)示气管中下
段管壁明显增厚,并可见团状软组织密度影,向管腔内外生长,CT 值约 48Hu;动脉期增强横轴位(C)
示该病灶轻度不均匀强化,CT 值约 51Hu;病理(D)诊断气管下段腺样囊性癌。

3. **MRI 表现**　MRI 可多序列、多方位直接成像,对大气道病变的显示具有一定优势。如腺样囊性癌在 T_1WI 上呈中等信号,与肌肉信号接近,T_2WI 上肿瘤呈高信号,增强时可出现中等或明显强化。此外,还可显示周围淋巴结肿大,以及管壁外肿瘤病变与邻近组织、器官的关系等。

【相关疾病】

大气道管壁结节或肿块主要见于肿瘤性疾病,包括良性病变、低度恶性及恶性疾病等,详见表3-2-5。

表 3-2-5　大气道管壁结节或肿块的相关疾病

良性疾病	低度恶性疾病	恶性疾病
错构瘤	腺样囊性癌	鳞癌
脂肪瘤	黏液表皮样癌	腺瘤
平滑肌瘤	类癌	分化不良型癌

【分析思路】

第一步,认识这个征象。正常气道壁较薄,管壁较均匀。当在胸部薄层 CT 图像上观察到管壁隆起呈结节状或肿块状要高度警惕。必要时需结合图像多方位重建及三维气道重建进一步观察病变的部分及范围。

第二步,分析这个征象。根据病灶的大小、是否有蒂、形态是否规则、边界是否清晰、病灶生长方式等,初步判断良恶性。良性肿瘤一般体积较小,直径在 3cm 以下,并且为椭圆形或者圆形息肉样肿块,边缘光整,基底部狭窄,通常不对管壁形成侵犯,管壁厚度比较均匀,且密度均匀无明显强化。

低度恶性肿瘤则为息肉样肿块向管腔内突起,边缘比较光整,基底部较宽,密度均匀,可沿着管壁浸润性生长,管壁稍增厚。恶性肿瘤体积大小不等,直径通常较大,并且有不规则形状向管腔内突起,管腔狭窄不规则,管壁浸润增厚,密度不均匀且有明显的强化。此外还要分析其他组织有无恶性病灶,以判断大气道管壁结节或肿块是原发性还是继发性病变。

第三步,紧密结合临床。结合患者的临床病史、临床症状、诊疗经过及影像学检查结果,可缩小鉴别诊断范围,有助于明确诊断。例如,气管支气管鳞癌好发于吸烟男性,刺激性干咳及偶有血痰是该病早期症状。腺样囊性癌生长较缓慢,早期无明显症状或仅表现为咳嗽、咳痰等呼吸道非特异性症状,当病变阻塞气管一定程度后方出现气促、喘鸣等症状。气管支气管良性肿瘤的临床表现取决于肿瘤的大小、部位及气道堵塞程度,主要为呼吸困难、喘息、喘鸣等气道阻塞及继发性肺炎的表现。

【疾病鉴别】

在临床上,大气道管壁结节或肿块作为一种影像学征象可见于多种疾病,有时 CT 上显示病变很明确,但大多缺乏特异性,故需要结合临床病史和有关信息进行诊断与鉴别。

1. 依据临床信息与影像征象的鉴别诊断思路流程图　详见图 3-2-12。

2. 大气道管壁结节或肿块征象在几种不同常见疾病的鉴别诊断要点　见表 3-2-6。

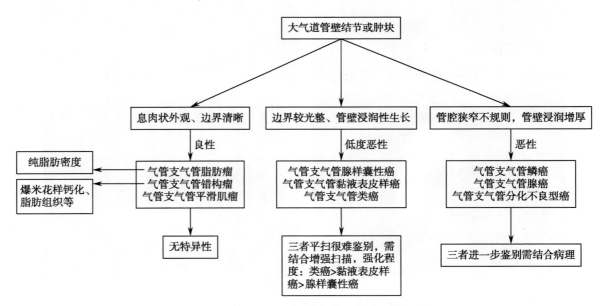

图 3-2-12　基于临床信息和影像征象的鉴别诊断思路流程图

表 3-2-6　大气道结节或肿块征象在几种常见疾病的鉴别诊断要点

疾病	临床特征	典型 CT 征象
鳞癌	好发于吸烟男性,可表现为口咽、喉和肺的异时或同步病变	CT 结果可显示为管腔中央的大息肉样或扁平肿块阻塞气管腔
腺样囊性癌	好发于中年患者(40~50 岁),无性别差异。与吸烟或饮酒无关,是一种惰性、有包膜、生长缓慢的肿瘤	沿管腔长轴浸润生长,以管壁弥漫浸润增厚为主要表现。胸部 CT 平扫密度均匀,增强呈轻中度强化
错构瘤	错构瘤是最常见的良性肿瘤	CT 有助于显示较特异性征象如病灶内的脂肪成分及"爆米花"样钙化
脂肪瘤	脂肪瘤患者一般为中老年,男性明显占多数(约 90%)	在 CT 上特异性表现为脂肪密度的肿块
平滑肌瘤	气管平滑肌瘤患者多为 15~72 岁,无性别差异。好发于气管下三分之一	气管支气管内呈圆形或椭圆形,表面光滑,密度均匀,增强扫描轻度均匀强化
转移瘤	肺、食管和甲状腺是最常见的原发部位	发现原发病灶是关键,转移瘤增强后常呈不均匀明显强化

（张永高）

第三节　其　他

一、支气管袖口征

【定义】

支气管袖口征(peribronchial cuff sign)是用于描述胸部 X 线平片上所见到的支气管及较大细支气管壁密度增高及其周围阴影的放射学术语。1966 年 Gleason 和 Steiner 首次描述了在急性肺水肿患者中发现的支气管袖口征,但随后发现心源性及肾源性间质性肺水肿等患者也可出现此种影像学征象。

【病理基础】

最初,支气管袖口征被认为是间质性肺水肿(特别是支气管周围间质水肿)的可靠放射学征象,系由于液体在支气管壁周围疏松结缔组织积聚,在影像上出现肺门区域支气管轴位投影的环形管壁增厚、边缘模糊的表现。但有充分的放射学证据表明,支气管壁增厚也可能是由于管壁本身(包括黏膜)水肿所致。该征象形成的解剖基础与肺间质以下三部分有关:①支气管血管周围(轴向)间质,围绕并支撑从肺门到呼吸细支气管水平的支气管、肺动脉和静脉;②实质间质,位于肺泡和毛细血管基底膜之间;③与小叶间隔相邻的胸膜下结缔组织。当各种原因引起肺间质内液体增多、积聚于毛细血管及间质内时,可导致支气管壁及其周围结缔组织水肿和管壁增厚、模糊。

肺间质内液体增多主要见于两种情况,即肺间质内液体产生过多与回流受阻。前者主要原因包括:①血管内静水压升高,伴生理情况下关闭的毛细血管床扩张,导致透过系数增加;②毛细血管和肺泡壁通透性增加,与各种原因损伤毛细血管内皮和肺泡上皮,致使其通透性增加有关;③血浆胶体渗透压降低,如低蛋白血症等;④神经源性肺水肿,可能与交感神经系统活动有关。而后者原因主要为淋巴回流障碍导致肺间质液体增多而出现肺间质水肿改变,常见疾病为淋巴瘤、癌性淋巴管炎等。

【征象描述】

1. X 线表现　在正常成人胸部 X 线正位片上,肺野内带肺门区支气管断面可清晰显示,如其管壁厚度>1mm 且管壁轮廓模糊,则称为支气管袖口征,常见于间质性肺水肿患者;有时在肺野外带亦可见小环状密度增高影,类似"甜甜圈"样,故又称为"甜甜圈征"(doughnut sign)。此外,还可见其他伴随的肺水肿征象,如肺纹理模糊、肺门影增大不清、肺小叶间隔增宽等(以 Kerley B 线多见),见图 3-3-1。

2. CT 表现　CT 是发现和显示该征象敏感的影像学方法,且应在薄层或 HRCT 上仔细观察。通常在横轴位 CT 肺窗图像上,该征象可表现为围绕支气管断面的环形模糊阴影;当与 CT 扫描层面平行时,可表现为"轨道征"(tram track sign),见图 3-3-2、图 3-3-3,常可伴有邻近肺小叶间隔的增厚、肺间质水肿等改变。

【相关疾病】

支气管袖口征常见于间质性肺疾病,也是肺间质水肿的一种较特异影像学征象,多伴有小叶间隔增厚和小叶内间隔增厚,偶在部分患者中可为孤立性改变而单独存在。引起间质性肺水肿的原因则需

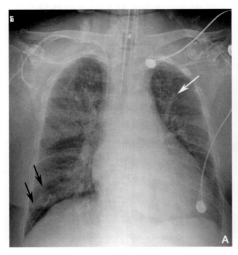
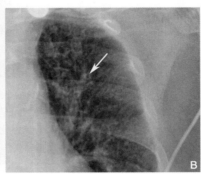
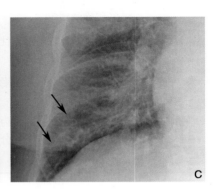

图 3-3-1 支气管袖口征的 X 线表现

患者女,81 岁,主因"咳喘半个月余"入院。临床诊断为心功能不全。图 A 为胸部 X 线,示支气管血管束增粗、模糊,心影增大;图 B 和 C 为局部细节放大。(白色箭头)示支气管袖口征,黑色箭头示胸膜下 Kerley B 线。

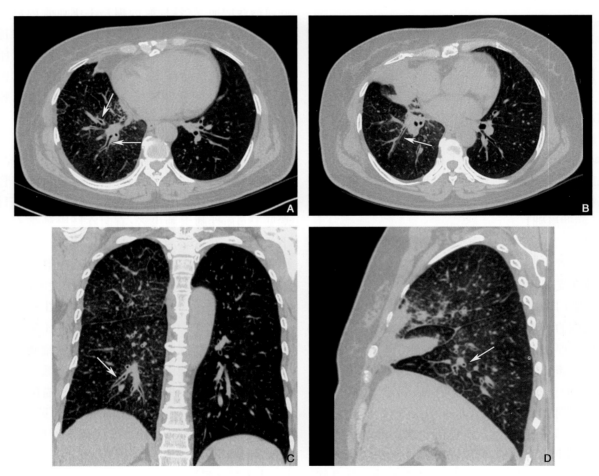

图 3-3-2 支气管袖口征的 CT 表现

患者男,60 岁,主因"确诊肺腺癌 2 个月余"入院。临床诊断为肺腺癌 $T_2N_0M_1$ 伴癌性淋巴管炎。图 A、B 为胸部 CT 横轴位图像,图 C 为冠状位,图 D 为矢状位。图 A~D 示支气管血管周围间质增厚,边缘较光滑,呈"轨道样"改变(箭头),同时伴有小叶间隔串珠样增厚。

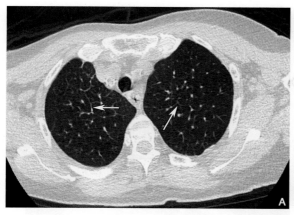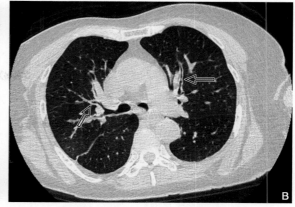

图 3-3-3　支气管袖口征的 CT 表现

患者女,81 岁,主因"活动后喘息 1 年"入院,临床诊断为心功能不全。图 A 和 B 为胸部 CT 横轴位图像,示支气管血管周围间质增厚,呈"轨道征"改变(空心箭头),双肺上叶多发小叶间隔增厚(白色箭头)。

要根据临床情况、病理推理来综合判断。它可以是肺水肿间质期的改变,或者间质性肺炎的支气管周围浸润以及肺淋巴回流受阻的表现。

【分析思路】

在分析支气管袖口征的表现时应正确识别此征象,并注意判断是否存在此征象,是否存在支气管周围间质增厚。明显增厚者较容易判断,此时支气管壁可达数毫米(正常<1mm)。但轻度支气管血管周围间质增厚且病变较弥漫时,该征象的识别较困难,应综合考虑患者肺部总体改变及影像学表现。对仅累及单侧或较局限的病变,可通过比较两侧相应肺区内的支气管管壁厚度来进行评估判断。

【疾病鉴别】

支气管袖口征病因较复杂,疾病种类繁多,最常见于肺水肿间质性改变,亦可见于间质性肺炎的支气管周围浸润或肺淋巴回流受阻。间质性肺水肿与后二者的鉴别需要结合患者临床症状、体征及实验室检查综合诊断。临床表现有咳嗽,胸闷,轻度呼吸浅速、急促,查体可闻及两肺哮鸣音,PaO_2 和 $PaCO_2$ 均轻度降低时,则考虑为肺水肿。心源性肺水肿可发现心脏病体征。

二、界面征

【定义】

界面征(interface sign)是在 HRCT 上显示的基本征象,肺界面是指肺实质结构边缘或肺胸膜表面存在的界面;界面征即指充气的肺实质与支气管、血管、胸膜病变之间存在界面的表现,该征阳性通常提示肺间质结构增厚。

【病理基础】

在自然界中,广义界面是指各种物体或物质间接触分界面的一种表现。现代医学影像检查技术不断发展,图像分辨能力不断提升,使得人体组织结构与器官间的界面得以更好地显示,即人体组织器官密度的差异及其轮廓边缘等存在着自然的分界面,也是各种正常组织器官所固有的影像学特点。

界面征可出现于肺间质改变的基础上。肺间质是指包括支气管血管周围间质、胸膜下间质及小叶内间质(实质间质)所构成肺的连续性纤维骨架。由于小叶间隔或小叶内间隔增厚,引起肺泡壁间毛细血管改变,同时末梢细支气管扩张,并伴胸膜下间质增厚,即可表现病变部位与正常肺组织界面的异常改变。不同的病理改变则反映出不同的界面征表现,例如炎症及感染性渗出可导致正常组织器官的轮廓呈现为界面模糊;而支气管、血管慢性炎性增生及纤维化改变则导致支气管及血管纹理周围界面的不规则,可呈锯齿状。在部分恶性肿瘤中,尤其微浸润腺癌病灶与肺界面较为清晰,病理机制可能是肿瘤边缘肺泡壁厚度的突然变化或肿瘤细胞在肺泡壁的排列较为致密;如呈毛刺或锯齿状浸润,可能是被拉直的脉管及增厚的纤维间隔等肺间质在瘤旁结构受侵的表现。

【征象描述】

1. **X 线表现**　由于界面征是在 HRCT 上才能显示的细微征象,故胸部 X 线平片多不能显示,价值不大,但可观察其他伴随的肺部病变征象。

2. **CT 表现**　界面征常伴有肺内细小网状影的出现,包括小叶间隔增厚、小叶内间隔增厚(小叶内线影)和其他非特异性网状影;CT 上表现为与支气管、血管或胸膜接触的细线样致密影,多呈不规则或毛刺状表现;这些细线影形成的界面征可反映增粗的中轴间质及增厚的小叶间隔(图 3-3-4,

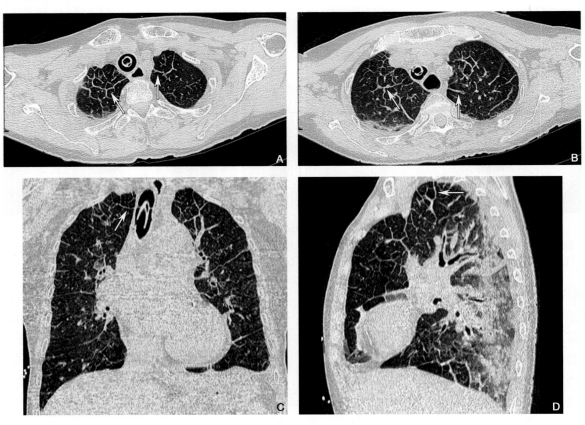

图 3-3-4 界面征的 CT 表现

患者女，70岁，主因"心前区不适后意识丧失 1 小时"入院，经临床诊断为慢性心功能不全急性加重。图 A、B 为胸部 CT 横轴位图像，图 C 为冠状位，图 D 为矢状位。图 A~D 示肺内小叶核心可视性增强，网格状影、多发小叶间隔（箭头），边缘较光滑。

图 3-3-5），有时可出现网织结节影、胸膜下弧线影（图 3-3-6），以及胸膜下、肺外带的蜂窝样阴影；此外，支气管血管束周围大小形状不同病变区内可见柱状支气管扩张。在部分疑似恶性的肺磨玻璃结节中，如为浸润前病变则向周围的侵犯所导致的正常组织器官轮廓出现局部界面的不清晰甚至消失；而对于磨玻璃样的微浸润腺癌来说，其与正常肺组织界面反而较为清晰，并常伴有毛刺或锯齿状边缘。

【相关疾病】

界面征常见于肺间质纤维化病变，但也可见于肺部浸润性疾病、炎症和肺水肿病例中。小叶中心性间质增厚常见于癌淋巴管播散或淋巴瘤患者。在肺间质纤维化中，小叶中心间质增厚也很常见，且多伴有蜂窝影、牵引性细支气管扩张或小叶内细线影。在非特异性间质性肺炎（nonspecific interstitial pneumonia，NSIP）患者中，此征象明显较普通型间质性肺炎（usual interstitial pneumonia，UIP）更为常见。总之，引起肺间质改变的原因较多，需要根据临床病史及有关检查结果而综合判断，详见表 3-3-1。

表 3-3-1 界面征相关疾病

非感染性疾病	感染性疾病	肿瘤性病变	其他
各种原因所致间质性肺水肿	肺结核、非结核分枝杆菌感染	癌性淋巴管炎	某些药物反应
淋巴增生性疾病，如淋巴细胞性间质性肺炎	病毒性肺炎，如巨细胞病毒、呼吸道合胞病毒等	淋巴瘤	手术、外伤
特发性间质性肺炎，如 NSIP、UIP	支原体肺炎	白血病肺浸润	
结节病			
肺尘埃沉着病，如硅沉着病、滑石粉尘肺			
机化性肺炎			

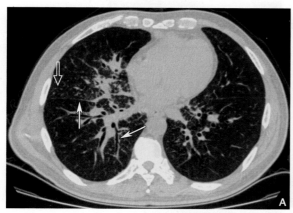
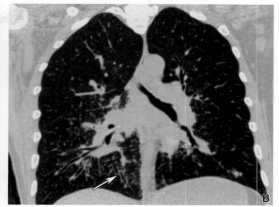

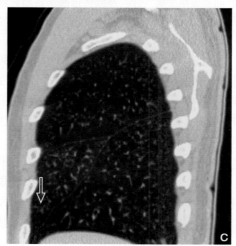

图 3-3-5　界面征的 CT 表现

患者女,58 岁,主因"间断胸闷、咳嗽 2 年"入院,经支气管镜活检证实为结节病。图 A 为胸部 CT 横轴位图像,图 B 为冠状位,图 C 为矢状位。图 A~C 示肺内小叶间隔增厚(空心箭头),支气管血管周围间质及胸膜串珠样增厚(白色箭头),其界面呈不规则状。

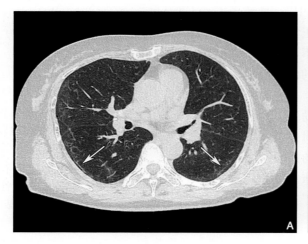
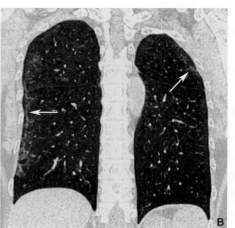

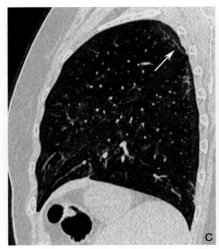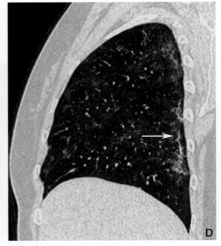

图 3-3-6　界面征的 CT 表现

患者女,60 岁,主因"间断发热 2 周"入院,经临床诊断为新型冠状病毒感染。图 A 为胸部 CT 横轴位图像,图 B 为冠状位,图 C 和 D 为矢状位。图 A~D 示肺内多发磨玻璃影,局部小叶间隔增厚,以胸膜下区分布为著,背侧胸膜下弧线影(箭头)。

【分析思路】

界面征的表现基于"界面"的概念,在不同的疾病中可能表现出多种多样的界面异常征象,因此在认识征象、分析病理和鉴别诊断上具有很大挑战性。

1. **界面是否清晰**　即病变边缘轮廓与含气的肺实质对比,轮廓是否清晰可辨,是否有界面的不清或缺失,以及是否伴有其他有意义的征象。如伴有毛刺征及分叶征等表现时提示肺肿瘤的可能性较大;而界面模糊不清则多见于渗出性病变所导致的组织器官的轮廓异常改变。

2. **界面是否规则**　当出现病变界面不规则时一般多见于支气管、血管结构的慢性炎性改变以及纤维化病变造成肺部支气管血管束周围轮廓不规则,可呈锯齿状。

3. **界面形态特点**　在界面形态规则的病变中,以良性病变或类肿瘤性病变多见,主要对周围正常组织、结构界面所造成的推压、移位改变所致;不规则的界面形态,则以恶性肿瘤多见,可能是增厚的纤维间隔在瘤周受侵所致。

4. **界面征表现多重性**　该特点一方面有助于更清晰认识相关病变的影像学特点,有利于及时发现异常征象及提示疾病诊断或寻找鉴别诊断的线索,另一方面也提醒放射科医生应密切结合临床病史,时刻牢记"影像背后是患者,临床强则影像准"。

【疾病鉴别】

界面征是肺部 HRCT 上常见的基本征象,但并非特指某种疾病,而是出现在许多疾病中,因此并不具有特异性,几乎可见于所有累及肺间质的疾病中,其中不规则的界面征可见于约 90% 的间质性肺疾病患者中。临床上该征象最常见于纤维化性肺疾病中,但

亦可见于浸润性肺疾病、炎症和肺水肿等患者中。

在对界面征的分析与鉴别时,应注意观察病变部位肺间质改变的特点,其在不同的疾病中可以表现为光滑、结节或不规则增厚,相关的原因则需根据临床情况来综合判断。大致包括感染性、非感染性及肿瘤性病变所导致的淋巴回流受阻等。①间质光滑增厚,最典型者见于间质性肺水肿,少数亦可见于癌性淋巴管炎或淋巴瘤等;②间质结节状增厚,常见于结节病和癌性淋巴管炎患者中;③间质不规则增厚,最常见于肺纤维化患者。其主要疾病的鉴别要点见表 3-3-2。

表 3-3-2　界面征在几种不同常见疾病中的鉴别诊断要点

疾病	鉴别诊断要点
肿瘤性病变:癌性淋巴管炎、白血病、淋巴瘤	征象常见,间质光滑或结节样增厚,可为唯一的异常表现
淋巴增生性疾病,如淋巴细胞性间质性肺炎(LIP)	间质光滑或结节样增厚,常伴其他典型的异常
肺水肿	征象常见,间质光滑增厚
结节病	征象常见,常为间质结节状或不规则增厚,终末期典型表现为纤维性团块和牵拉性支气管扩张
特发性肺纤维化(idiopathic pulmonary fibrosis,IPF)或其他类型的间质性肺炎(UIP)	征象常见,常为间质不规则增厚,伴有蜂窝征、牵拉性支气管扩张或其他纤维化表现
非特异性间质性肺炎(NSIP)	征象常见,可伴有磨玻璃影及网状影
肺尘埃沉着病	融合团块影
慢性过敏性肺炎(HP)	征象少见,常为间质不规则增厚,伴有牵拉性支气管扩张

同时,在几乎所有 CT 上存在界面征患者中,还可发现其他具有价值的征象,例如网格影、蜂窝影、牵拉性支气管扩张、磨玻璃影等,应进行全面仔细观察,寻找有助于鉴别诊断的线索征象。此外,准确识别界面征的不同影像表现与其特点,并结合 CT 上其他肺部异常征象和临床资料进行综合分析判断,更有助于提高对该征象所涉及疾病的诊断与鉴别诊断。

(叶兆祥)

参 考 文 献

[1] AWAD M T, IFTIKHAR S, SPETZ S L, et al. Tracheobronchial Dilation (Mounier-Kuhn-like Syndrome) Secondary to Fluoroquinolones[J]. Am J Ther, 2020, 29(2): e248-e250.

[2] LI A, SUN Q. Botulinum Toxin A for the Treatment of Yellow Nail Syndrome and Palmar Primary Hyperhidrosis[J]. JAMA Dermatol, 2022, 158(10): 1218-1219.

[3] TIDDENS H A W M, MEERBURG J J, VAN DER EERDEN M M, et al. The radiological diagnosis of bronchiectasis: what's in a name?[J] Eur Respir Rev, 2020, 29(156): 190120.

[4] 成人支气管扩张症诊治专家共识编写组. 成人支气管扩张症诊治专家共识[J]. 中华结核和呼吸杂志, 2012, 35(7): 485-492.

[5] PASTEUR M C, BILTON D, HILL A T. British Thoracic Society Bronchiectasis non-CF Guideline Group. British Thoracic Society guideline for non-CF bronchiectasis[J]. Thorax, 2010, 65(Suppl 1): i1-i58.

[6] 中华医学会放射学分会传染病学组, 中国医师协会放射医师分会感染影像专业委员会. 肺结核影像诊断标准[J]. 临床放射学杂志, 2020, 39(11): 2142-2146.

[7] 马骏, 朱晓华, 孙希文等. 肺非结核分枝杆菌病的 CT 征象分析[J]. 临床放射学杂志, 2008, 27(5): 619-622.

[8] GREENBERGER P A. Allergic bronchopulmonary aspergillosis[J]. J Allergy Clin Immunol. 2002, 110(5): 685-692.

[9] 于崚. Mounier-Kuhn 综合征 1 例[J]. 医学影像学杂志, 2022, 32(3): 511-512.

[10] KANDIL A, CHUTIPONGTANATE A, WOOD R E, et al. Saber-sheath tracheal deformity[J]. Anesthesiology, 2018, 129(4): 811-814.

[11] TRIGAUX J P, HERMES G, DUBOIS P, et al. CT of saber-sheath trachea. Correlation with clinical, chest radiographic and functional findings[J]. Acta Radiol, 1994, 35(3): 247-250.

[12] RAY A, SINDHU D. Scabbard trachea[J]. Egyptian Journal of Bronchology, 2019, 13: 441-442.

[13] TURKER A, BAYRAKTAROGLU S, CEYLAN N. Computed tomography findings of tracheobronchial system diseases: a pictorial essay[J]. Jpn J Radiol, 2015, 33(2): 51-58.

[14] KARAGIANNIDIS C, VELEHORSCHI V, OBERTRIFTER B, et al. High-level expression of matrix-associated transforming growth factor-beta1 in benign airway stenosis[J]. Chest, 2006, 129(5): 1298-1304.

[15] PRINCE J S, DUHAMEL D R, LEVIN D L, et al. Nonneoplastic lesions of the tracheobronchial wall: radiologic findings with bronchoscopic correlation[J]. Radiographics, 2002, 22: S215-S230.

[16] 张科, 魏宁, 徐浩, 等. 气管插管后狭窄 27 例的 CT 影像特征及其临床指导意义[J]. 介入放射学杂志, 2014, 23(5): 418-421.

[17] MYER C M, OCONNOR D M, COTTON R T. Proposed grading system for subglottic stenosis based on endotracheal-tube sizes[J]. Ann Otol Rhinol Laryngol, 1994, 103(4): 319-323.

[18] 辛衍忠, 闫宇博, 张翔宇, 等. 三维 CT 在气管狭窄诊断中的应用[J]. 现代生物医学进展, 2011, 11(22): 4339-4343.

[19] 王荣品, 梁长虹, 黄美萍, 等. 儿童先天性心脏病伴气管支气管狭窄的多层螺旋 CT 诊断[J]. 中华放射学杂志, 2010, 44(8): 811-815.

[20] 魏小林, 林晓宇, 赵峰, 等. 基于 CT 三维重建提取中心曲线测量喉气管狭窄的研究[J]. 中华耳鼻咽喉头颈外科杂志, 2022, 57(8): 948-956.

[21] 陈红杰, 苗丽君, 张国瑞, 等. 气管支气管淀粉样变 27 例诊治分析[J]. 中国实用医刊, 2022, 49(1): 1-5.

[22] TURKER A, BAYRAKTAROGLU S, CEYLAN N. Computed tomography findings of tracheobronchial system diseases: a pictorial essay[J]. Jpn J Radiol, 2015, 33(2): 51-58.

[23] SEMPLE T P, CALDER A, OWENS C M, et al. Current and future approaches to large airways imaging in adults and children[J]. Clin Radiol, 2017, 72(5): 356-374.

[24] SIMS S E, LI F, LOSTRACCO T, et al. Multidimensional evaluation of tracheobronchial disease in adults[J]. Insights Imaging, 2016, 7(3): 431-448.

[25] MORONI C, BINDI A, CAVIGLI E, et al. CT findings of non-neoplastic central airways diseases[J]. Jpn J Radiol, 2022, 40(2): 107-119.

[26] MAROM E M, GOODMAN P C, MCADAMS H P. Diffuse abnormalities of the trachea and main bronchi[J]. AJR Am J Roentgenol, 2001, 176(3): 713-723.

[27] LEE S. Basic Knowledge of Tracheoesophageal Fistula and Esophageal Atresia[J]. Adv Neonatal Care, 2018, 18(1): 14-21.

[28] 孟涵, 王洪武.《继发性消化道呼吸道瘘介入诊治专家共识》(第二版)解读[J]. 临床内科杂志, 2021, 38(11): 788-790.

[29] 陈智杰, 成程, 胡剑锋, 等. 支气管胸膜瘘的多层螺旋 CT

征象分析[J].中国临床医学影像杂志,2023,34(5):327-330.

[30] GE X,HUANG H,BAI C,et al. The lengths of trachea and main bronchus in Chinese Shanghai population[J]. Sci Rep,2021,11(1):2168.

[31] CHALWADI U K,SWAMY N,AGARWAL A,et al. Determining normal values for lower trachea and bronchi size in children by computed tomography (CT)[J]. Pediatr Pulmonol,2021 Sep;56(9):2940-2948.

[32] GE Y L,CHEN Y,WANG M H,et al. Increased Serum Sedimentation and Positive Tuberculosis Antibody Combined Left Lung Consolidation in Chest CT Scan in an Adult Patient Firstly Misdiagnosed as Tuberculosis Proved as Foreign Body Aspiration in the Left Main Stem Bronchus by Bronchoscopy:a Case Report and Literature Review[J]. Clin Lab,2019,65(8).

[33] JALABER C,PUÉCHAL X,SAAB I,et al. Differentiating tracheobronchial involvement in granulomatosis with polyangiitis and relapsing polychondritis on chest CT:a cohort study[J] Arthritis Res Ther,2022,24(1):241.

[34] DIAZ-MENDOZA J,DEBIANE L,PERALTA A R,et al. Tracheal tumors[J]. Curr Opin Pulm Med,2019,25(4):336-343.

[35] LI D,JIN F,NAN Y,et al. Multi-nodule of large airway:tracheobronchopathia osteochondroplastica[J]. Ann Palliat Med,2021,10(2):1115-1121.

[36] 梁燕珊,蒙虹伽,黄绥丹,等. 气管支气管低度恶性肿瘤CT表现[J]. 放射学实践,2021,36(6):738-741.

[37] MUKKAMALLA S K R,WINTERS R,CHANDRAN A V. Tracheal Cancer. In:StatPearls[M]. Treasure Island (FL):StatPearls Publishing,2023.

[38] HANSELL D M,BANKIER A A,HEBER M M,et al. Fleischner Society:glossary of terms for thoracic imaging[J]. Radiology,2008,246(3):697-722.

[39] WEBB W R,MÜLLER N L,DAVID P. High-resolution CT of the lung[M]. Philadelphia, USA:Wolters Kluwer Health,2017.

[40] WEBB W R,HIGGINS C B. Thoracic Imaging:Pulmonary and Cardiovascular Radiology[M]. 3rd ed. Lippincott Williams & Wilkins,2016.

[41] TSUCHIYA N,GRIFFIN L,YABUUCHI H,et al. Imaging findings of pulmonary edema:Part 1. Cardiogenic pulmonary edema and acute respiratory distress syndrome[J]. Acta Radiol,2020,61(2):184-194.

[42] LARICI A R,CICCHETTI G,MARANO R,et al. Multimodality imaging of COVID-19 pneumonia:from diagnosis to follow-up. A comprehensive review[J]. Eur J Radiol,2020,131:109217.

[43] KO J P,SUH J,IBIDAPO O,et al. Lung Adenocarcinoma:Correlation of Quantitative CT Findings with Pathologic Findings[J]. Radiology,2016,280(3):931-939.

[44] 伏平友,荆霞,于金玉,等. 混合磨玻璃结节肺腺癌HRCT征象再探讨[J].医学影像学杂志,2022,32(2):349-351.

[45] GRUDEN J F,PANSE P M,GOTWAY M B,et al. Diagnosis of Usual Interstitial Pneumonitis in the Absence of Honeycombing:Evaluation of Specific CT Criteria With Clinical Follow-Up in 38 Patients[J]. American Journal of Roentgenology,2016,206(3):472-480.

第四章　小气道

小气道（small airway）是指管腔内径≤2mm 的膜性细支气管及呼吸性细支气管。与大气道截然不同，小气道管壁缺乏软骨支撑以及黏膜下腺体。小气道疾病是指主要累及细支气管的病理状态，包括以传导性小气道为中心的一系列炎性和纤维化性疾病。胸部 X 线平片在小气道病变检出中价值有限。高分辨率 CT 扫描（high resolution computed tomography，HRCT）是检出、分类小气道疾病的主要影像学技术，再结合相关临床和病理资料能够作出准确的诊断。小气道疾病在 HRCT 上可表现为直接征象或间接征象，或二者兼而有之。直接征象主要包括管壁增厚、管腔扩张、小叶中心结节和分支样结节（树芽征）；间接征象则包括中心叶性肺气肿、亚段肺不张、马赛克征以及呼气相 CT 上空气潴留等征象。

第一节　小气道病变直接征象

一、管壁增厚

【定义】

小气道管壁增厚（small airway wall thickening）或细支气管管壁增厚，可见于多种异质性疾病，也是导致支气管袖口征出现的原因之一。对于 CT 上小气道管壁厚度至少为正常小气道的两倍，或小气道管腔内径小于其外径的 80% 者，应判定为小气道管壁增厚。

【病理基础】

小气道管壁增厚通常表明有细支气管炎症或细支气管周围纤维化的发生。例如感染性细支气管炎，其在肺组织病理学检查中可表现为急性细支气管损伤伴上皮坏死、细支气管管壁炎症细胞浸润（主要为中性粒细胞）和管腔内炎性渗出，细支气管管壁也可出现水肿改变和管周纤维化；在发生弥漫性泛细支气管炎时，肺组织病理可见小叶中心细支气管周围泡沫巨噬细胞及淋巴细胞浸润，病变主要发生在呼吸性细支气管水平，并且可见细支气管管腔扩张和管腔内炎性渗出；而在闭塞性细支气管炎中，则可见由管腔黏膜下和细支气管周围的炎症及纤维化导致的膜性和呼吸性细支气管管腔向心性狭窄，不伴管腔内肉芽组织或息肉、息肉样组织，同时不伴有肺组织内弥漫性炎症。上述病理基础有助于理解 HRCT 上相应的表现及其规律性。

【征象描述】

1. X 线表现　胸部 X 线平片通常难以直接显示小气道管壁增厚，但在小气道广泛受累时可能会出现异常征象。例如在发生儿童感染性细支气管炎时，X 线平片可显示双肺纹理增粗、肺野内支气管管周微小结节影或小斑片状实变影，部分小气道闭塞或可见局限性透亮度增强；对于弥漫性泛细支气管炎患者，X 线平片上可见双肺透亮度弥漫增强伴双侧弥漫微小结节影。

2. CT 表现　正常小气道在 HRCT 上通常无法识别，对其位置的辨认主要依赖于与其伴行的次级肺小叶的小叶中央动脉。但当小气道管壁增厚时，其在 HRCT 上可表现为小叶中心边缘模糊的磨玻璃结节或边界清晰的实性结节（详见本章第三节）形成，也可见"Y"字形或"V"字形分支样结节，即"树芽征"形成（详见本章第四节），管腔内亦可见黏液栓塞；如图 4-1-1～图 4-1-3 所示。

【相关疾病】

小气道管壁增厚可见于多种疾病，但主要见于各类细支气管炎，例如感染性细支气管炎，此时通常存在明确的感染原因如细菌、病毒、支原体、分枝杆菌或真菌等；在其他疾病如哮喘、慢性阻塞性肺疾病等病理过程中发生的小气道炎症导致气道重塑时，亦可见小气道管壁增厚；此外，部分少见疾病如气管支气管淀粉样变，可因淀粉样蛋白异常沉积于气道黏膜下及肌层而发生气道狭窄，可表现为远端肺不张、阻塞性肺炎及细支气管炎等改变（表 4-1-1）。

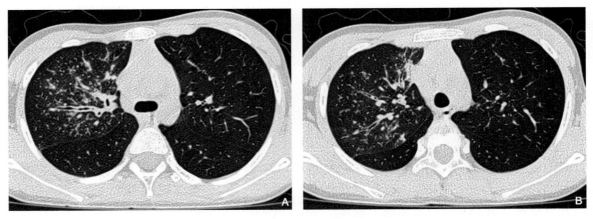

图 4-1-1 小气道管壁增厚的 CT 表现

患儿女,8 岁,感染性细支气管炎(支原体肺炎)。图 A、B 为 CT 肺窗所示,右肺上叶见细支气管管壁增厚、管腔轻微扩张合并小黏液栓塞,伴周围肺野多发微小结节及树芽征。

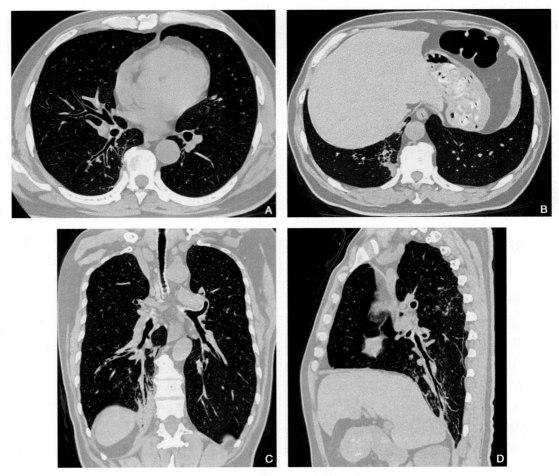

图 4-1-2 小气道管壁增厚的 CT 表现

患者男,50 岁,右肺下叶感染。图 A~D 为 CT 平扫横轴位(A、B)及冠状位(C)、矢状位(D)重建所示,右肺下叶支气管及细支气管管壁增厚,部分管腔内见小黏液栓塞,支气管周围少许实变影。

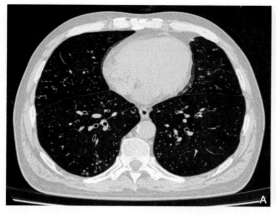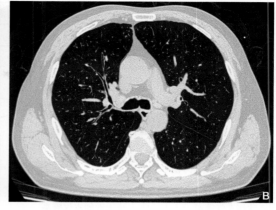

图 4-1-3 小气道管壁增厚的 CT 表现

患者男,58 岁,慢性阻塞性肺疾病。A. CT 横轴位图像;B. 多平面重建图像;示两肺透亮度增强,支气管管壁略增厚,胸膜下可见细支气管扩张及"树芽征"。

表 4-1-1 小气道管壁增厚的相关疾病

富于细胞性细支气管炎	纤维化性细支气管炎	其他疾病
感染性细支气管炎	闭塞性细支气管炎	哮喘
过敏性肺炎		慢性阻塞性肺疾病
吸入性细支气管炎		囊性纤维化
呼吸性细支气管炎		气管支气管淀粉样变
滤泡性细支气管炎		弥漫性特发性肺神经内分泌细胞增生
弥漫性泛细支气管炎		

【分析思路】

小气道管壁增厚是诊断与鉴别小气道疾病的最常见、最重要的 HRCT 基本征象,也是提示该类疾病诊断的关键直接征象之一。

第一步,准确认识该征象并熟知与小气道管壁增厚相关的疾病谱。

第二步,分析肺内其他影像学表现,例如是否伴随细支气管管腔扩张、管腔内黏液栓塞,肺野内有无磨玻璃影、实变影、空气潴留以及马赛克征等,还应分析肺部病变的分布特征,例如有无明显的分布趋势,纵隔淋巴结有无肿大等。

第三步,结合患者的临床病史、症状体征、实验室检查、既往诊疗经过及系列影像学检查对比结果,这有助于缩小鉴别诊断范围。对有明确感染症状如发热、咳嗽病史的儿童患者,若胸部 CT 显示双肺野内散在局灶性支气管管壁增厚、管腔扩张、树芽征、支气管周围小实变影等,则须考虑呼吸道合胞病毒、腺病毒或支原体等所致儿童感染性细支气管炎;对有长期大量吸烟史的男性患者,若胸部 CT 上出现两肺弥漫分布的边缘模糊的小叶中心磨玻璃结节,则须考虑吸烟相关性呼吸性细支气管炎、相关间质性肺炎等。

【疾病鉴别】

1. **基于影像学征象特征及临床信息的诊断与鉴别流程图** 详见图 4-1-4。

2. **小气道管壁增厚征象在几种不同的常见疾病中的主要鉴别诊断要点** 见表 4-1-2。

表 4-1-2 常见小气道管壁增厚相关疾病鉴别诊断

常见疾病	临床特征	HRCT 影像特征
感染性细支气管炎	有明显感染症状如发热、咳嗽、呼吸困难等	单侧肺或双肺分布小叶中心实性结节,可呈树芽征、树雾征,支气管管周亦可见小实变影
过敏性肺炎	中、青年为主,多有有机物、无机物抗原吸入病史	双肺中、下叶为主分布的边缘模糊小叶中心结节,伴磨玻璃影、马赛克征、空气潴留或三密度征象
吸入性细支气管炎	多见于老年、长期卧床或神经认知障碍患者	双下肺分布为主的小叶中心实性结节,可伴磨玻璃影,细支气管腔扩张、肺不张
慢性阻塞性肺疾病	老年男性、吸烟史、慢性咳嗽、咳痰	肺气肿征象,可伴细支气管壁增厚、管腔扩张合并黏液栓塞
闭塞性细支气管炎	多见于器官移植术后、儿童感染、结缔组织病患者	细支气管壁增厚,多伴有细支气管扩张、马赛克征,病灶以下肺分布为主

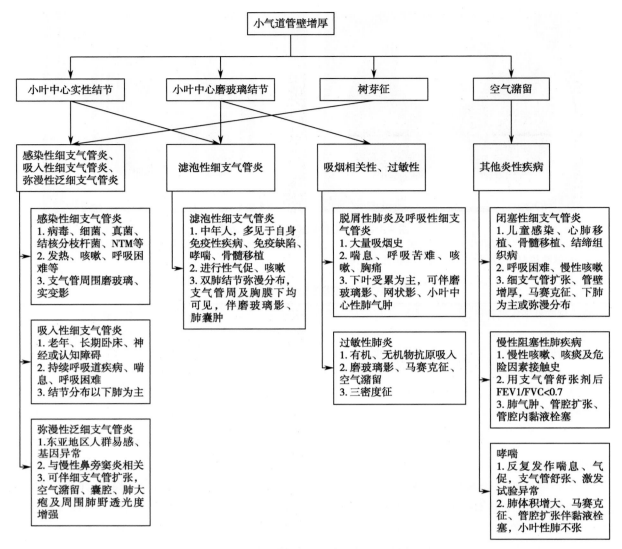

图 4-1-4　小气道管壁增厚的诊断与鉴别流程图
FEV1:第 1 秒用力呼气量;FVC:用力肺活量。

二、管腔扩张

【定义】

小气道管腔扩张(small airway lumen dilation)是指发生在胸膜下区 1~2cm 以内的外周肺野的细支气管扩张改变,也是小气道病变非常重要的直接征象之一。

【病理基础】

导致小气道管腔扩张的主要原因与导致大气道管腔扩张的类似,包括阻塞性病变、感染性病变及牵拉性病变。长期部分性的管腔阻塞如腺体功能障碍(囊性纤维化)、纤毛功能损伤(纤毛运动障碍)所致黏液栓塞以及管腔内生长缓慢的新生物、异物嵌塞等可导致活瓣效应(valve effect),引起远端小气道扩张;感染可导致细支气管管壁破坏、管腔内压增高,从而引起气道壁重塑、管腔扩张;牵拉性小气道扩张通常为外力所致的,可因纤维化导致的周围肺组织

弹性回缩力增强,从而牵拉细支气管并导致管腔扩张。

【征象描述】

1. X 线表现　胸部 X 线平片对检出小气道管腔扩张不灵敏,价值不大。

2. CT 表现　正常情况下,在距离胸膜表面 1cm 范围内的薄层扫描或 HRCT 上,通常无法辨识出正常的细支气管,如在该区域内观察到呈细小囊状或柱状扩张的含气腔隙,则多提示细支气管扩张。扩张的细支气管通常缺乏正常支气管平滑地逐渐变细的趋势,甚至可见其随着向外周延伸而管腔增粗,该处小气道内/外直径常等于或大于伴行小动脉管径;此外,扩张的小气道的管腔内多可见分泌物填充;常同时伴有细支气管管壁增厚、病变区域肺体积缩小以及相应的大气道异常等改变,如图 4-1-5~图 4-1-10 所示。几种典型常见或不常见的肺部疾病均可导致细支气管扩张。

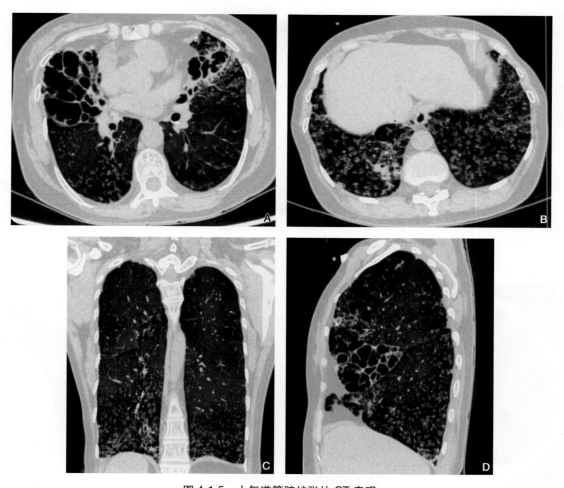

图 4-1-5　小气道管腔扩张的 CT 表现

患者女,55 岁,原发性纤毛运动障碍。CT 横轴位(A、B)及冠状位(C)、矢状位(D)重建图像示右肺中叶及左肺小舌囊状支气管扩张合并两肺弥漫"树芽征"样微结节,两肺下叶见弥漫环形厚壁小透亮影,系小气道管壁增厚、管腔扩张,右肺下叶后底段支气管管腔扩张合并黏液栓塞。

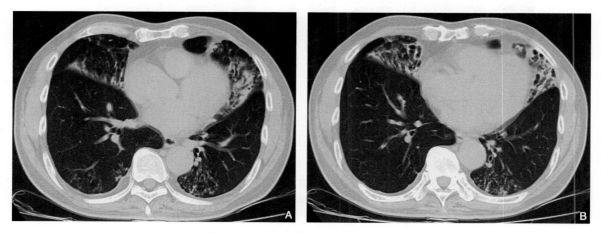

图 4-1-6　小气道管腔扩张的 CT 表现

患者男,65 岁,非结核分枝杆菌感染。CT 横轴位图像(A、B)示右肺中叶及左肺小舌局限性肺不张合并静脉曲张型支气管扩张(牵拉所致)、延伸至胸膜下;右肺下叶见"树芽征",左肺下叶见细支气管扩张合并"树芽征"。

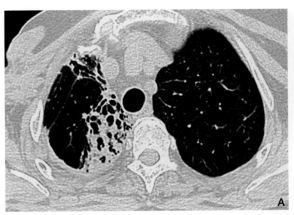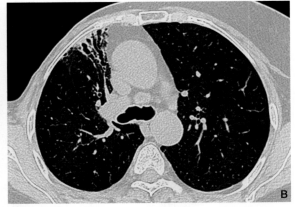

图 4-1-7 小气道管腔扩张的 CT 表现

患者女,66 岁,乳腺癌术后放疗后、放射性肺纤维化。CT 横轴位图像(A、B)示右肺上叶体积减小合并静脉曲张型支气管扩张、细支气管扩张(牵拉所致),病变的边界清晰锐利,边缘呈"刀切样"。

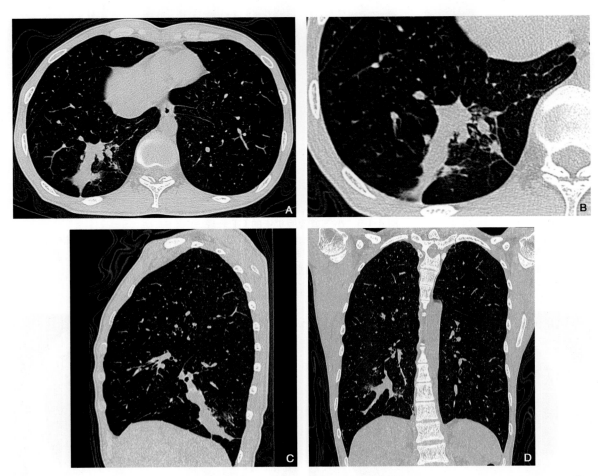

图 4-1-8 小气道管腔扩张的 CT 表现

患者男,29 岁,变应性支气管肺曲菌病。CT 横轴位(A、B)及矢状位(C)、冠状位(D)重建图像示右肺下叶支气管呈柱状扩张伴大量黏液栓形成,呈"指套征",邻近后内侧底段可见小囊状扩张的细支气管影。

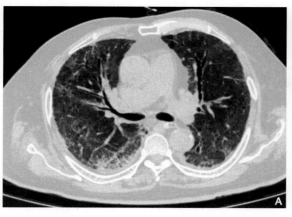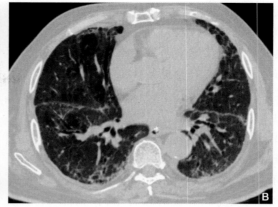

图 4-1-9　小气道管腔扩张的 CT 表现

患者男,76 岁,急性呼吸窘迫综合征(ARDS)后肺纤维化。CT 横轴位图像示两肺可见弥漫磨玻璃影,其内多发牵拉性支气管扩张并延伸至胸膜下,右肺下叶后部胸膜下可见少许小实变影。

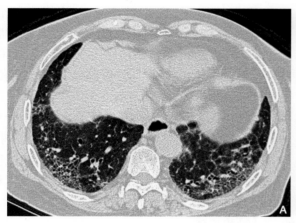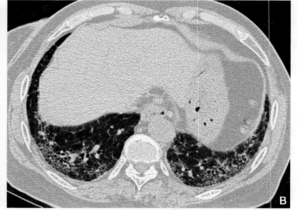

图 4-1-10　小气道管腔扩张的 CT 表现

患者女,64 岁,类风湿关节炎。CT 横轴位图像示两肺下叶胸膜下区网状影、少许磨玻璃影合并其内小囊状或迂曲透亮影(牵拉性细支气管扩张)。

【相关疾病】

临床上,导致小气道管腔扩张的疾病种类繁多,包括常见的感染性疾病如细菌感染、病毒感染、支原体感染、真菌感染等,相对少见的先天性疾病如原发性纤毛运动障碍、α1-抗胰蛋白酶缺乏症,以及免疫缺陷病如获得性免疫缺陷病、自身免疫病等(详见表4-1-3)。

表 4-1-3　小气道管腔扩张的相关疾病

先天性疾病	感染性疾病	免疫缺陷病	其他
原发性纤毛运动障碍	细菌感染	普通变异型免疫缺陷病	哮喘
囊性纤维化	病毒感染	获得性免疫缺陷病	慢性阻塞性肺疾病
α1-抗胰蛋白酶缺乏症	支原体感染	人类免疫缺陷病毒感染	弥漫性泛细支气管炎
软骨缺陷	真菌感染	血液肿瘤	纤维化性过敏性肺炎
		器官移植术后	特发性肺纤维化
		自身免疫病(类风湿关节炎,干燥综合征,硬皮病,炎性肠病)	继发性肺纤维化

【分析思路】

对于小气道管腔扩张,应在 HRCT 或薄层 CT 上观察,该征象主要表现为胸膜下区的细小囊状、柱状的含气腔隙,其扩张的管腔内多可见黏液栓形成。

第一步,准确识别该征象并熟知能够引起细支气管扩张的疾病谱。

第二步,观察、分析细支气管扩张的分布趋势、病变范围以及伴随的其他肺内影像学表现,例如,当细支气管扩张仅见于右肺中叶及左肺小舌,同时伴有两肺小叶中心结节、树芽征、条索影时,病变可能系非典型分枝杆菌感染所致的;而以两肺下叶胸膜下分布为主的细支气管扩张伴蜂窝影,在临床排除其他疾病原因的情况下,则可能为特发性肺纤维化所致的。

第三步,结合患者的临床病史、症状体征、实验室检查、既往诊疗经过及系列影像学检查结果比较,可有助于缩小鉴别诊断范围。例如,在有临床明确诊断的硬皮病病史的患者中,如胸部 CT 上出现以两肺下叶分布为主、胸膜下区分布的细支气管扩张、蜂窝影,则须考虑结缔组织病相关间质性肺疾病、普通型间质性肺炎(UIP)的可能;在有胸部放射治疗史的患者中,如胸部 CT 显示胸膜下、肺野内呈非叶(或段)分布、病灶边缘锐利呈"刀切样"的支气管扩张、细支气管扩张伴局部肺体积缩小,则须考虑其为放射性肺纤维化所致的;对某些有饲鸟史,且临床表现为长期慢性咳嗽及呼吸困难的患者,如胸部 CT 上出现两肺上叶、胸膜下细支气管扩张,伴两肺边缘模糊的小叶中心结节、磨玻璃影、马赛克征及空气潴留征象,则应考虑慢性过敏性肺炎、肺纤维化等。

【疾病鉴别】

小气道管腔扩张的 CT 征象系提示小气道病变的重要直接征象之一,但其并不具有特异性,许多疾病均可出现该征象,应具体分析其表现、分布特点及其他伴随征象,并且应结合临床信息作出综合性诊断与鉴别。

1. 基于影像学征象及临床信息的诊断与鉴别流程图 详见图 4-1-11。

2. 小气道管腔扩张在常见疾病中的主要鉴别诊断要点 如上所述,小气道(或细支气管)的扩张并非特异性征象,所涉及疾病种类较多,依据影像学征象的鉴别诊断须紧密结合临床信息及其他实验室检查。相关疾病的鉴别诊断要点详见图 4-1-11。此外,在胸部 CT 上观察到小气道管腔扩张(或细支气管扩张)征象时还须与以下征象进行鉴别。

(1) 间隔旁型肺气肿:在 CT 冠状位、矢状位重建图像上可显示为胸膜下或叶间裂附近单排的含气小透亮影,应仔细观察其是否与近端支气管连接交通呈柱状、管状,这有助于鉴别细支气管扩张及间隔旁型肺气肿。

(2) 蜂窝肺:为胸膜下呈多层排列的小囊状成簇的透亮影,囊与囊之间可见厚壁分隔,典型囊腔直

径大小约 3～10mm,偶尔达 2.5cm。有时在横轴位 CT 图像上显示的胸膜下密集的细支气管扩张可类似于蜂窝影,但在冠状位、矢状位重建图像上可显示扩张的细支气管与近端大气道相交通,这有助于两者的鉴别。

三、树芽征

【定义】

树芽征(tree-in-bud,TIB)是指在肺部 HRCT 或薄层 CT 上表现为直径 2～4mm 的小叶中心软组织密度结节影和与之相连的分支线状影,形似树枝发芽后的表现。

【病理基础】

正常情况下,次级肺小叶内的细支气管在 HRCT 上是无法辨别的,但在细支气管阻塞、管腔扩张,细支气管管壁增厚,管壁周围浸润有黏液、脓液、体液、细胞、癌栓或细支气管管腔被上述成分嵌塞、浸润等病理情况下,细支气管在 HRCT 或薄层 CT 上可呈现为树芽状阴影;其中,小气道的树枝样分支结构是树芽征形成的解剖学基础,树芽征中的"树"和"芽"分别代表不同病理基础,"树"指的是因阻塞而扩张的细支气管,"芽"指的是呼吸性细支气管和肺泡管内填充的黏液等物质。

【征象描述】

1. **X 线表现** 由于树芽征是小气道病变的微细征象,故其通常在 X 线平片上是难以显示的,主要通过 HRCT 或薄层 CT 检查才能被显示出来。

2. **CT 表现** 该征象由次级肺小叶内边界相对清晰的小叶中心结节和分支样管状结构所组成。因次级肺小叶和细支气管主要位于胸膜下 5mm 以内,故树芽征的典型 CT 表现是位于胸膜下 5mm 以内的小叶中心结节(直径为 2～4mm),且有与中心结节相连的模糊、增厚的分支结构(代表扩张的细支气管或炎性的小动脉)并向近端延伸(图 4-1-12～图 4-1-15)。

【相关疾病】

树芽征在 CT 上的形态表现还是具有一定的形象性、特征性且易于辨识的,但该征象本身并不具有特异性,诸多引起小气道病变的疾病均可出现该征象,但它的出现多提示小气道炎症性病变。实际上,树芽征最初被用于描述肺结核沿支气管播散的 CT 表现,随后研究者发现该征象可出现在多种疾病中,包括远端小气道的病变和远端肺小血管的病变等。常见的相关疾病详见表 4-1-4。

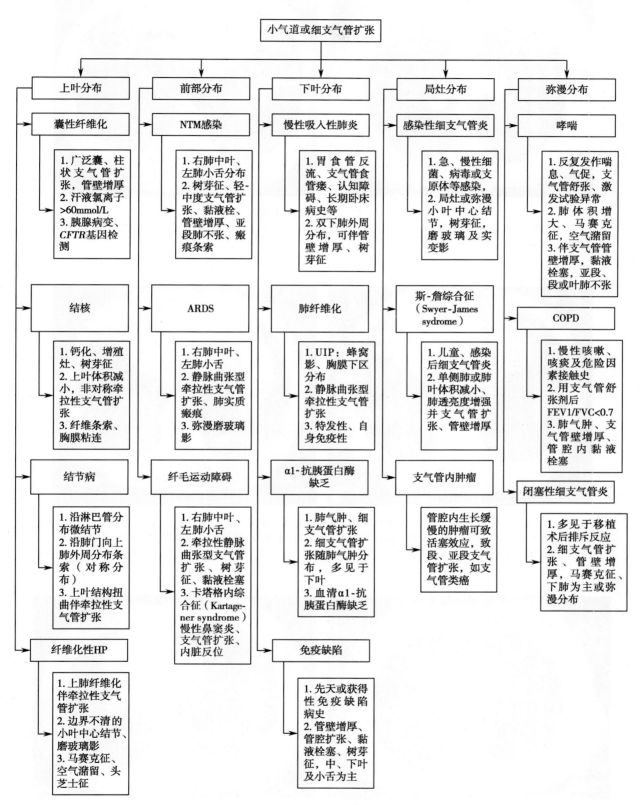

图 4-1-11　基于影像学征象及临床信息的诊断、鉴别流程图

NTM：非结核分枝杆菌；ARDS：急性呼吸窘迫综合征；COPD：慢性阻塞性肺疾病；UIP：普通型间质性肺炎；FEV1：第 1 秒用力呼气量；FVC：用力肺活量；HP：过敏性肺炎。

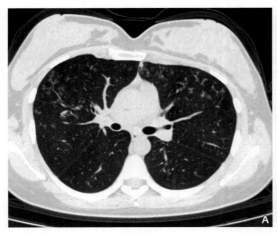
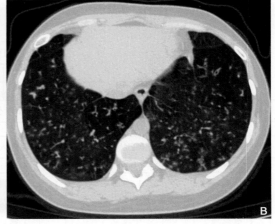

图 4-1-12 树芽征的 CT 表现

患者女,28 岁,哮喘合并结核感染。CT 横轴位图像(A、B)示两肺透亮度增强、两肺野多发"Y""V"字形的分支样影合并微结节影,两肺(B)部分细支气管壁增厚、管腔扩张。

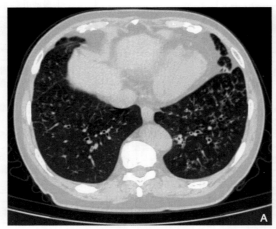
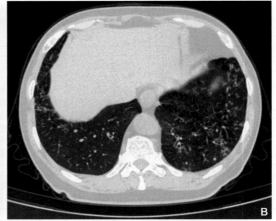

图 4-1-13 树芽征的 CT 表现

患者男,58 岁,慢性阻塞性肺疾病伴感染。CT 横轴位图像(A、B)示两肺野透亮度增强,两肺下叶胸膜下可见多发"Y"字形、"V"字形分支样影。

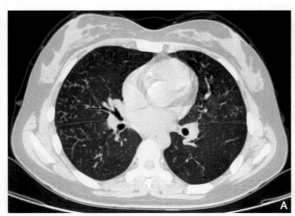
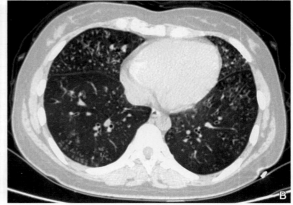

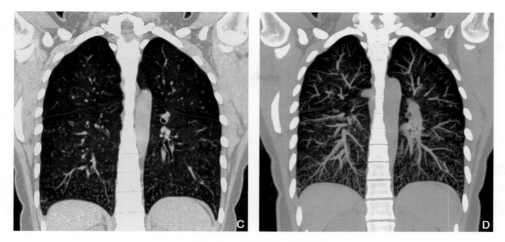

图 4-1-14 树芽征的 CT 表现

患者女,22 岁,弥漫性泛细支气管炎。CT 横轴位(A、B)及冠状位(C)重建图像示,两肺多发微小结节及分支样结节,右肺中叶及左肺小舌细支气管扩张,冠状位最大密度投影(MIP)图像(D)示典型多发微小结节及"树芽征"改变。

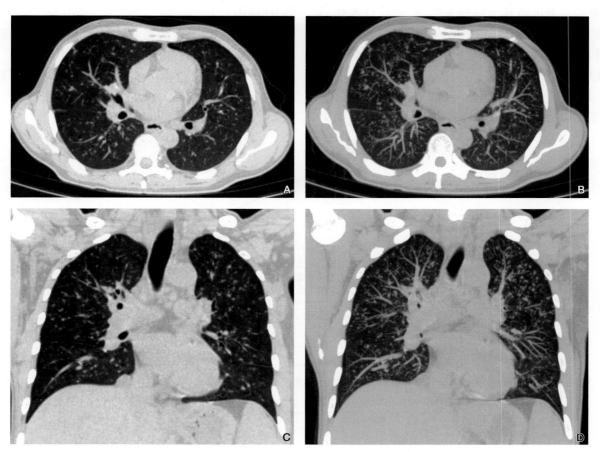

图 4-1-15 树芽征的 CT 表现

患者男,48 岁,获得性免疫缺陷病,细菌及病毒混合感染。CT 横轴位(A)、冠状位(C)及其最大密度投影(MIP)重建图像(B、D)示两肺弥漫性分布的多发微小结节,直径约 1~3mm,部分呈分支样,显示典型的"树芽征"改变。

表 4-1-4 树芽征的常见相关疾病

感染性	先天性	异物吸入	特发性	免疫性	肿瘤性
细菌性 病毒性 真菌性	囊性纤维化 卡塔格内综合征 黄甲综合征	异物或毒性物质吸 入导致的肺炎	闭塞性细支气管炎 弥漫性泛细支气管炎 滤泡性细支气管炎	类风湿关节炎 干燥综合征 变应性支气管肺曲 菌病	细支气管肺泡癌 肺外恶性肿瘤栓 子浸润 肺原发性淋巴瘤 慢性淋巴细胞白 血病

【分析思路】

首先,对于树芽征的辨识,须在薄层 CT 图像上进行观察,最好是 HRCT 图像,同时使用最大密度投影法(MIP)更有助于树芽征的显示。

其次,不仅要识别树芽征的征象本身,还要进一步观察是否伴有其他影像学表现,如支气管管壁增厚、管腔狭窄或扩张,肺实变,空泡征,淋巴结肿大、坏死等。如合并支气管扩张或近端大气道管壁的增厚,则应多考虑结核分枝杆菌感染、囊性纤维化、变应性支气管肺曲菌病、卡塔格内综合征等;如近端大气道正常,则须考虑感染性细支气管炎、误吸、肺外恶性肿瘤栓子浸润等。

再次,应注意分析树芽征的分布位置及其规律性,如是否为重力依赖性分布或者以下叶分布为主,

这两种分布模式往往提示误吸的可能。

最后,应仔细查询患者的临床病史及相关辅助检查资料,包括可能的职业暴露史等,这将有助于缩小鉴别诊断的范围并提示最终的诊断。

【疾病鉴别】

树芽征是肺部病变中常见的 CT 征象,多提示炎症的存在,但并非特异性征象;虽然树芽征可在总体上提示小气道病变的存在,但该征象可见于多种不同疾病中。

1. 基于小气道病变或细支气管性病变所致树芽征的鉴别诊断流程图 详见图 4-1-16。

2. 树芽征在几种不同常见疾病中的鉴别诊断要点 详见表 4-1-5。

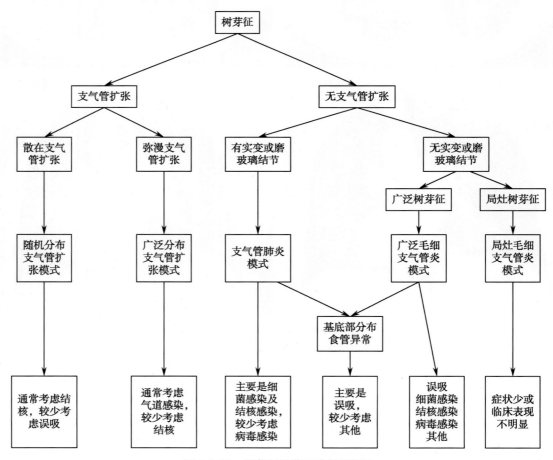

图 4-1-16 树芽征的鉴别诊断流程图

表 4-1-5　几种常见树芽征相关疾病的鉴别诊断

常见疾病	临床特征	HRCT 影像特征
感染性细支气管炎	有明显感染症状如发热、咳嗽、呼吸困难等	单肺或双肺多叶、段分布树芽征,支气管管周可见小实变影、磨玻璃影,特殊感染如结核可见多态性病灶伴空洞等
变应性支气管肺曲菌病	中、青年多见,常见于哮喘、支气管扩张或慢性阻塞性肺疾病患者;烟曲霉皮试速发反应阳性,血清 IgE 水平增高>1 000U/mL	肺野内、中带段及亚段支气管囊状扩张伴管腔内黏液栓塞,呈指套征,可同时伴有树芽征
吸入性细支气管炎	多见于老年、长期卧床或神经认知障碍患者	双肺下叶或重力依赖部位分布为主的树芽征
肺外恶性肿瘤栓子浸润	常有肺外恶性肿瘤病史	肺内见多发扩张、呈串珠样改变的肺小动脉及树芽征

四、小叶中心结节

【定义】

小叶中心结节(centrilobular nodule)是指发生在次级肺小叶核心区域内的小结节(直径 5～10mm)。次级肺小叶核心区域包含小叶细支气管和小叶中央动脉,因此小叶中心结节主要见于累及小叶细支气管、小叶中央动脉的疾病。

【病理基础】

小气道疾病引起的结节被称为小气道结节,如其位于次级肺小叶核心则为小叶中心结节,其病理基础主要为支气管末梢分支、细支气管及肺泡管因黏液或炎性分泌物充填而发生的小气道异常扩张。主要可见于:①过敏性肺炎,小结节的病理改变为细支气管炎、细支气管周围炎、肺泡炎和肉芽肿等;②嗜酸性肉芽肿,小结节为细支气管周围间质内的组织细胞和嗜酸性肉芽肿;③肺尘埃沉着病,当粉尘由气道吸入时,小结节在呼吸性细支气管周围产生,形成小叶中心结节。此外,虽然结节在疾病早期往往为小叶中心分布的,但随着病程和病变的进展,也可形成位于小叶间隔、胸膜下和支气管血管束周围的结节。

由于小叶中心结节不与胸膜表面及小叶间隔相邻,故其在影像上表现为透明边缘相隔开的。通常,小叶中心结节是由原始病变在细支气管附近发展而引发的,当邻近支气管周围的间质受累时,小结节亦

可表现为磨玻璃影。

【征象描述】

1. **X 线表现**　胸部 X 线平片难以显示小叶中心结节,其检出和观察、分析有赖于 HRCT、薄层 CT 及之后的处理重建技术。

2. **CT 表现**　小叶中心结节在 HRCT 或薄层 CT 上的表现特点为相邻小结节之间的距离基本相等,多不累及胸膜下间质,常与小叶间隔、叶间裂、胸膜表面相隔 1～2mm 或更远。典型小叶中心结节的特征之一是胸膜下不受累(结节距离胸膜面至少 5～10mm);此外,小叶中心结节围绕小叶中央动脉分布而不累及小叶间隔。通常各小叶中心结节之间距离大致相近,故总体上类似于随机分布的小结节。上述的"树芽征"也是小叶中心结节的一个亚型。

在 HRCT 上,小叶中心结节可呈磨玻璃密度或实性密度,结节边缘可清晰或模糊不清。由于小叶中心结节多由小气道病变所致,所以图像上还可能显示伴随的征象,如马赛克征、空气潴留、支气管管壁增厚、支气管扩张等。小叶中心结节的 CT 表现如图 4-1-17～图 4-1-21 所示。

【相关疾病】

表现为小叶中心结节的疾病,其疾病谱较为广泛、种类繁多,其中的小气道病变是最常见的病因。根据吸入性、感染性、肿瘤性及其他发病原因不明的疾病等病因,将其相关疾病总结如下,详见表 4-1-6。

表 4-1-6　小叶中心结节的相关疾病

吸入性	感染性	肿瘤性	其他
过敏性肺炎	感染性细支气管炎	转移瘤	结节病
肺尘埃沉着病	支气管结核	细支气管肺泡癌	特发性肺骨化
吸入性肺炎	弥漫性泛细支气管炎		
呼吸性细支气管炎-间质性肺疾病			

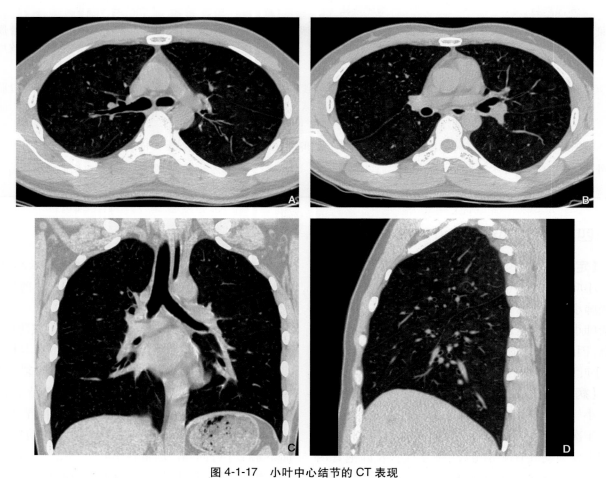

图 4-1-17 小叶中心结节的 CT 表现
患者男,34 岁,焊工,肺尘埃沉着病。CT 横轴位(A、B)、冠状位(C)、矢状位(D)图像示两肺弥漫分布的小叶中心磨玻璃结节影,边界欠清。

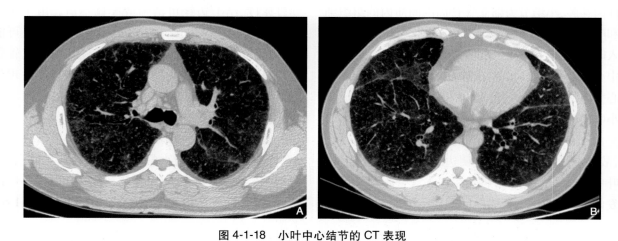

图 4-1-18 小叶中心结节的 CT 表现
患者男,44 岁,脱屑性间质性肺炎。CT 横轴位图像(A、B)示两肺弥漫分布小叶中心实性结节,边界清晰;两肺见多发磨玻璃影,部分细支气管扩张,右肺上叶见小囊腔影。

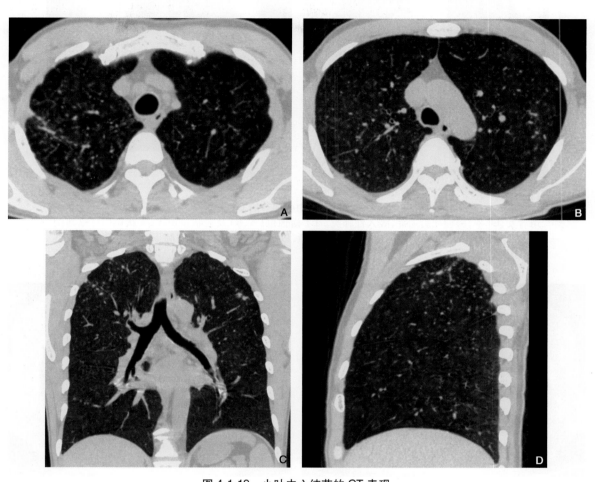

图 4-1-19　小叶中心结节的 CT 表现

患者男,54 岁,肺结核。CT 横轴位(A、B)及冠状位(C)、矢状位(D)重建图像示两肺弥漫分布的小叶中心实性结节、边界清晰,周边部见"树芽征",病变以两肺上叶分布为著。

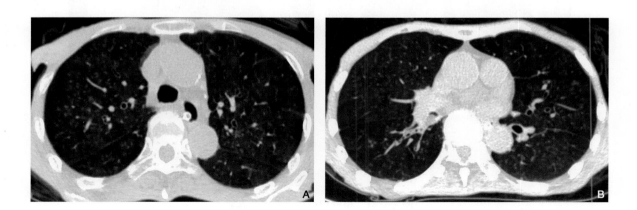

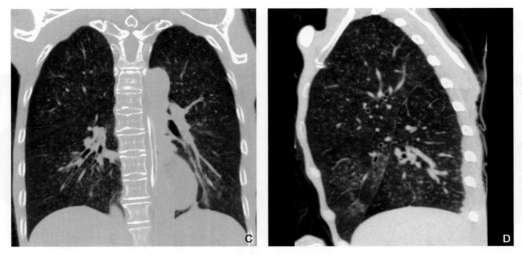

图 4-1-20　小叶中心结节的 CT 表现

患者女,64 岁,脑梗死后遗症,吸入性肺炎。CT 横轴位(A、B)及冠状位(C)、矢状位(D)重建图像示两肺弥漫分布小叶中心实性结节,边界清晰,以肺下叶为著,其中右肺下叶支气管及段支气管管腔内见黏液栓。

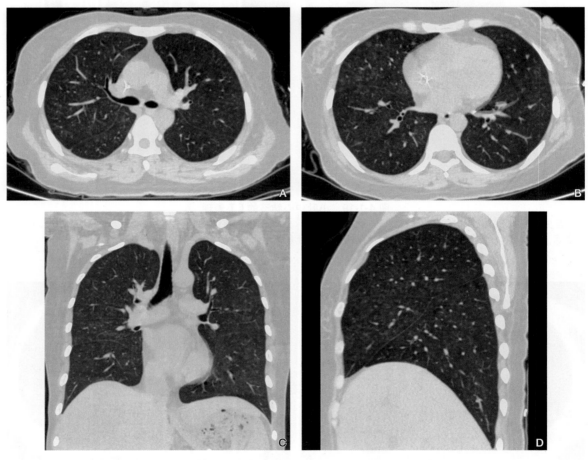

图 4-1-21　小叶中心结节的 CT 表现

患者女,34 岁,噬血细胞综合征,巨细胞病毒血症。CT 横轴位(A、B)及冠状位(C)、矢状位(D)重建图像示两肺弥漫分布小叶中心磨玻璃结节,边缘模糊。

【分析思路】

第一步,根据结节的分布规律确定其是否为小叶中心结节。尽管不同类型分布的小结节存在一定程度的重叠,但在多数病例中,小叶中心结节在

HRCT 上的主要分布特点易于明确。在临床分析中,应关注小结节主要的分布特点或相对特异的征象,勿被少数不同类型分布的小结节干扰正确判断。如过敏性肺炎的 HRCT 图像上所见的弥漫性小叶中

心结节多呈磨玻璃密度,边界模糊,大部分结节与胸膜表面存在一定距离,表现为弧形透亮线。

第二步,详细分析小叶中心结节的征象特点,包括形状、密度、数量、位置、分布及周围肺实质相关表现等。根据分布特征,小叶中心结节可分为局灶性结节、节段性结节和弥漫性结节;此外,小叶中心结节还具有主要分布在小叶核心区域、胸膜下无结节、结节间距较均等的影像特点。例如,若小叶中心结节散在分布于两肺上叶后部,主要位于纵隔旁及胸膜下,部分伴钙化,肺门及纵隔可见钙化淋巴结,则应多考虑肺尘埃沉着病,借此可与结节病相鉴别;而肺结核的小叶中心结节常具有"树芽征"等表现特点;此外,还应注意小结节与叶间裂、胸膜的距离,这一点常被用于其他相关疾病与吸入性肺炎间的鉴别;如小叶中心结节主要位于肺野的外周,且大小不一,边缘清晰,则常应考虑血行肺转移等疾病。

第三步,紧密结合临床相关病史、实验室检查结果、病情发生发展过程,详细询问患者并寻找发病的可能原因,进行综合性分析,以期对疾病做出正确的诊断。

【疾病鉴别】

在临床上,HRCT可检出的具有小叶中心结节征象的疾病繁多且疾病谱较为复杂,但也有一定规律可循,可根据树芽征、磨玻璃结节等特征性表现简单分类,再结合临床病因以局部及全身性疾病再分类,从而梳理和简化小叶中心结节的诊断及鉴别诊断流程。

1. **基于 CT 征象及发病原因的诊断与鉴别诊断流程图** 详见图 4-1-22。

2. **小叶中心结节在几种不同疾病的主要鉴别诊断要点** 详见表 4-1-7。

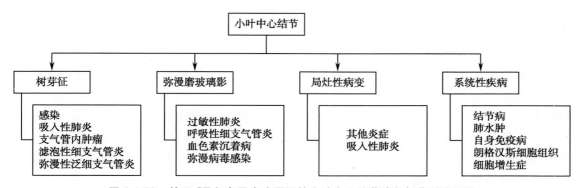

图 4-1-22 基于 CT 征象及发病原因的小叶中心结节诊断与鉴别流程图

表 4-1-7 小叶中心结节在几种不同常见疾病的主要鉴别要点

疾病	临床特征	典型影像学征象	伴随征象	其他
过敏性肺炎	中、青年,变应原暴露史,慢性咳嗽,呼吸困难,胸闷	双侧、主要累及中下叶,边界不清小叶中心磨玻璃结节	亚急性期以磨玻璃影和空气潴留为主,慢性期以上叶纤维化为主	支气管肺泡灌洗
呼吸性细支气管炎-间质性肺疾病	中年,大量吸烟史,慢性咳嗽,劳力性呼吸困难	双侧上叶为主,边界不清磨玻璃小叶中心结节	磨玻璃影和支气管壁增厚,晚期见网格影和纤维化	
病毒感染	任何年龄,发热,咳嗽,咳痰,胸痛	单/双侧分布,边界清楚小叶中心实性结节,树芽征	支气管壁增厚、磨玻璃影、肺不张	实验室检查
肺结核	青、中年人,结核中毒症状(低热、盗汗、乏力、消瘦)	双侧、多叶/段分布,边界清楚小叶中心实性结节,树芽征	双肺尖条索影、支气管管壁增厚、管腔扩张,可伴空洞、磨玻璃影和纵隔淋巴结肿大	结核菌素试验
真菌感染	多见于青年人,咳痰、呼吸困难、发热、痰中带血、虚弱	单/双侧、多叶/段,边界清楚小叶中心实性结节,树芽征	支气管管壁增厚、支气管扩张、空洞	全血细胞计数和痰液分析
结节病	中年女性,持续性干咳、胸痛、呼吸困难、喘息	双侧、少数至多发,多节段和多叶分布,边界清楚小叶中心结节	淋巴周围结节,纵隔淋巴结肿大,晚期双肺上叶纤维化	结节病抗原实验和狼疮肾炎肾活检

续表

疾病	临床特征	典型影像学征象	伴随征象	其他
吸入性肺炎	任何年龄,食管或神经系统疾病史,咳痰、呼吸困难、发热、口臭	双侧,多叶/段,主要分布上叶和下叶后部,边界清楚小叶中心结节,"树芽征"	磨玻璃影,支气管管壁增厚,支气管扩张和肺不张	
朗格汉斯细胞组织细胞增生症	青年男性,干咳、呼吸困难、胸痛、体重减轻	双侧多发、上、中叶分布为主,边界清楚小叶中心结节	不规则囊肿和空洞	活检

（金晨望）

第二节 小气道病变间接征象

一、马赛克征

【定义】

马赛克征(mosaic atteuation)是某些肺部疾病在CT上显示出的较具有特征性的表现形式,即由于多种病因引起的肺衰减不均匀或不同密度肺区的互相镶嵌而表现出的补丁状或地图状阴影。

【病理基础】

不同病因所致马赛克征的病理机制各异,可由发生于小气道、肺血管、肺泡和间质等的疾病单独或组合而成。构成马赛克征的高、低密度区是相对的,其既可由异常衰减肺区与正常肺区构成,也可由异常衰减程度不同的肺区组成。在小气道疾病中,细支气管阻塞引起局部气体滞留,降低了病变肺组织进行充分气体交换的能力,继而导致局部缺氧、血管痉挛,病变肺组织血流灌注减少、形成了异常低衰减肺区域;而血流再分布使正常肺实质灌注增多,肺密度增高,则形成了马赛克征。在血管性疾病中,各种原因所致肺动脉高压或肺血管病变引起病变肺组织的血流灌注减少、肺纹理稀疏,则这些异常区域与正常肺灌注区形成了不同衰减程度、不同分布的马赛克征。小气道疾病和血管性疾病中均可出现马赛克灌注,此时病变肺组织主要表现为低密度影。与之相反,各类病因所致的间质纤维化、肺泡壁增厚、肺泡塌陷或肺泡不完全填充形成的磨玻璃影也常表现为马赛克征,但此时病变的肺组织表现为较高密度影,而较低密度影则代表正常的肺组织。

【征象描述】

1. **X线表现** 马赛克征通常是在HRCT上观察并描述的以密度高低不等区域相混合存在为特点的

征象,故其在X线平片上难以显示,进行胸部X线检查时通常也不进行对于该征象的描述。

2. **CT表现** 目前,CT扫描是显示和确定马赛克征的最灵敏且最准确的影像学方法,但在检查技术上有所要求,一是应采用薄层或HRCT扫描,二是必要时应行呼、吸气相的CT扫描。在常规的吸气相CT上,典型的马赛克征表现为不均匀密度的肺组织呈相互镶嵌状而显现为补丁状或地图状改变(图4-2-1);同时,CT还可以显示马赛克征的范围、形态、分布及其伴发的有关征象。须注意的是,对于部分老年患者而言,如果CT扫描时吸气不充分则也可能产生类似马赛克征的表现。其中,外周肺动脉是否均匀分布是区别马赛克灌注(mosaic attenuation,如图4-2-2、图4-2-3所示)和磨玻璃影(图4-2-4)引起的马赛克征的关键。此外,同时行呼、吸气相CT扫描有助于显示某些轻度或在吸气相上不典型的马赛克征。

【相关疾病】

马赛克征是薄层CT上较常见且具有一定特征性的征象,但其并不具有特异性。据报道,多种疾病

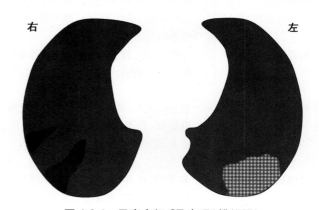

图4-2-1 马赛克征CT表现（模拟图）

右肺为异常低密度区与周围肺组织构成马赛克征,通常是由小气道疾病或血管性疾病引起的血流灌注分布异常,又称马赛克灌注;左肺为磨玻璃影构成的马赛克征,一般见于肺间质病变。

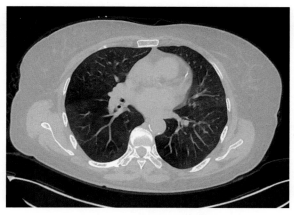

图 4-2-2 马赛克征 CT 表现

患者女,64 岁,吸气相 CT 横轴位图像示两肺透亮度不均匀减低,呈马赛克征表现。

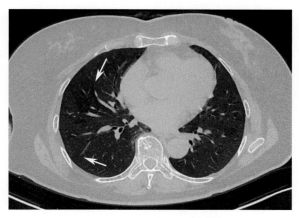

图 4-2-3 马赛克征 CT 表现

患者女,66 岁,吸气相 CT 横轴位图像示右肺透亮度不均匀减低(箭头),呈马赛克征改变。

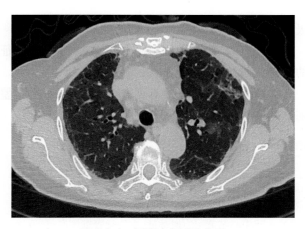

图 4-2-4 马赛克征 CT 表现

患者女,77 岁,间质性肺炎,咳嗽伴气喘半个月余,因右肺恶性肿瘤行放疗、化疗及免疫治疗。胸部 CT 肺窗显示,两肺多发磨玻璃影,胸膜下散在网格影,形成马赛克征表现。

的胸部 CT 上均可发现马赛克征,约 1/3 的马赛克征的根本原因是小气道疾病,其他则是肺血管疾病造成的。小气道疾病可为原发性细支气管病变,也可

为间质性肺疾病的一部分,还可为大气道疾病的延伸,马赛克征的相关疾病详见表 4-2-1。

【分析思路】

典型的马赛克征在薄层 CT 或 HRCT 上表现为肺密度不均匀衰减区,并且这些区域互相镶嵌、混合存在,该征象具有特点且易于发现,但其分析思路具有挑战性,建议按照如下步骤进行分析。

第一步,熟悉并准确识别该征象,应注意与部分老年患者中由于吸气不充分而显示的肺密度不均匀分布或后肺部的坠积效应等进行鉴别。

第二步,正确解读该征象,可从评估肺动脉寻找解读方向。一般来说,中央和外周肺动脉的形态是鉴别血管性疾病、小气道疾病和磨玻璃影的重要线索。首先,应判断哪部分肺组织是异常的,可通过观察低密度肺组织的外周肺动脉分布进行判断:如外周肺组织血流灌注减少,则说明相应肺段或亚段动脉狭窄、闭塞,此类病变可导致相邻肺段因血流再分布而表现为纹理增多和密度增高,此表现多见于血管性疾病和小气道疾病,而不是磨玻璃影。其次,中央肺动脉扩大及外周肺动脉变细,可提示肺动脉高压可能是出现马赛克征的主要原因。

第三步,观察心脏有无异常。慢性肺动脉高压可导致右心重塑,右心室肥大、扩张,室间隔平坦或反拱向左心室侧,此时肺外周可出现马赛克样表现。在部分左心室或左心房扩张的患者中,肺水肿也可能是导致马赛克征出现的原因,尤其是存在小叶间隔增厚者更是如此。

第四步,观察气道改变。大气道异常往往伴随小气道疾病,例如哮喘、慢性支气管炎不仅累及大气道,也常累及小气道。由于小气道或细支气管出现炎性渗出及重塑等病理改变,故 CT 不仅可显示小叶中心结节或树芽征,而且可显示小气道管壁增厚、管腔狭窄而导致远端肺内气体不能被正常呼出,此类改变在呼气相 CT 上呈现为相应部位异常低密度影(空气潴留),而非气道相关疾病所导致在呼气相 CT 上应显示肺部弥漫性密度增高的马赛克征,这是判断马赛克征是否由小气道疾病引起的有效方法之一。

第五步,结合临床和考虑全身性疾病。对引起马赛克征的病因进行判定时,须密切结合临床病史;同时应知晓,某些全身性疾病亦可导致细支气管病变并出现该征象,如类风湿关节炎等引起的闭塞性细支气管炎等。

表 4-2-1 马赛克征相关疾病

疾病分类		相关疾病
小气道疾病	原发性细支气管疾病	闭塞性细支气管炎
		富于细胞性细支气管炎
		弥漫性泛细支气管炎
		呼吸性细支气管炎
		矿物粉尘相关的气道疾病
		滤泡性细支气管炎
	间质性肺疾病相关性细支气管受累	过敏性肺炎
		呼吸性细支气管炎-间质性肺疾病
		脱屑性间质性肺炎
		机化性肺炎
	大气道疾病相关性细支气管受累	慢性支气管炎
		哮喘
		支气管扩张
肺血管疾病	肺动脉高压	原发性肺动脉高压
		慢性血栓栓塞性肺动脉高压
		分流先天性心脏病合并肺动脉高压
	其他肺血管疾病	血管炎
		肺静脉闭塞性疾病
		肺毛细血管瘤病
磨玻璃影	急性期	肺水肿
		肺出血
		感染
		弥漫性肺泡损伤(渗出期)
		急性嗜酸性粒细胞性肺炎
	亚急性期及慢性期	机化性肺炎
		过敏性肺炎
		感染
		弥漫性肺泡损伤(机化和纤维化阶段)
		非特异性间质性肺炎

【疾病鉴别】

通过胸部 CT 的表现可大致归类马赛克征的形成原因,但其相关疾病种类较多。肺部 CT 征象有助于放射科医生明确诊断的方向,但进一步的确定诊断还须了解更详细的临床病史(如矿物粉尘接触史、吸烟史、类风湿关节炎病史等)。

1. **基于影像学征象与临床信息的对马赛克征的鉴别诊断流程图** 详见图 4-2-5。

2. **马赛克征在几种不同常见疾病中的主要鉴别诊断要点** 详见表 4-2-2。

表 4-2-2 马赛克征在几种常见疾病中的主要鉴别要点

疾病	马赛克征分布	鉴别要点	主要伴随征象
肺栓塞	界线分明,呈节段或亚节段分布	栓塞肺段出现界限分明的马赛克征	肺动脉腔内充盈缺损
弥漫性泛细支气管炎	弥漫性分布,可见弥漫小叶中心结节	双肺弥漫小叶中心结节	树芽征、支气管管壁增厚、黏液栓
闭塞性细支气管炎	弥漫性或局灶性分布	肺血流灌注减少,呼气相CT见空气潴留	支气管管壁增厚、支气管扩张、呼气时空气潴留
肺囊性纤维化	弥漫性或局灶性分布,可见多发边界模糊结节影	柱状和囊状支气管扩张,广泛肺气肿	柱状和囊状支气管扩张、肺不张、肺实变
石棉沉着病	弥漫性或局灶性分布	平行于胸膜的线条状影,小叶间隔增厚,蜂窝肺	网状影、小叶中心结节、蜂窝肺

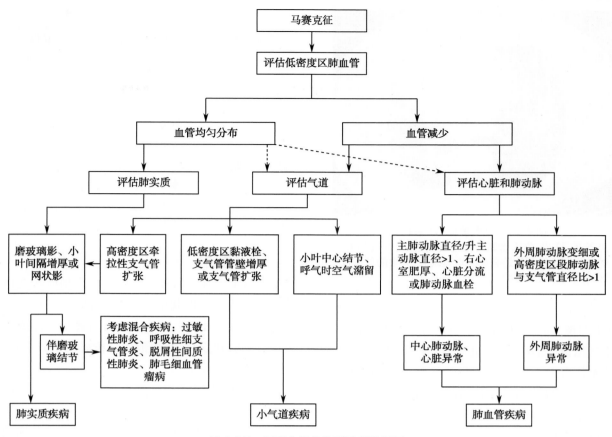

图 4-2-5　马赛克征的鉴别诊断流程图

二、空气潴留

【定义】

空气潴留(air trapping,AT)在病理生理学上的定义,是指在呼气过程中,被阻塞气道远端的肺内空气无法被正常呼出而过多潴留在肺内的病理状态。在影像学中,其是指在动态呼吸过程的呼气相所显示的肺内残留过多气体而表现出的局灶性或散在的低密度影。

【病理基础】

空气潴留多由小气道阻塞导致远端肺组织内的气体过多潴留所致。所谓小气道是指肺内直径小于2mm 的细小管腔,且其具有管壁菲薄、无软骨支撑等解剖特点,在病理状态下易于阻塞或受到破坏。尽管病因不同,但空气潴留的病理基础主要是由于小气道炎症、扭曲、黏液增多或气道反应性增强,导致呼气时小气道塌陷、阻塞,空气不能被有效地排出而残留在相应的终末呼吸单位中。因此,在呼气相 CT 上显示的肺部空气潴留常提示该区域细支气管管腔狭窄或阻塞,其是提示诊断小气道疾病的重要征象之一。

【征象描述】

1. X 线表现　胸部 X 线平片由于密度分辨力的缺陷而无法显示肺部细微结构及密度的轻微异常变化,故在显示和评估空气潴留方面的临床价值不大。

2. CT 表现　呼气相薄层 CT 或 HRCT 是发现和评估肺部空气潴留的最佳影像学方法。总体上,该征象在呼气相 CT 上表现为病变肺区域的局灶性或多灶性的、边界清楚的低密度区,特点是肺体积无减小、可伴肺血管细小。这些密度衰减区可呈肺叶、肺段或单独的肺小叶样分布(图 4-2-6,图 4-2-7),与周围正常密度肺可呈马赛克征表现。

有时,仅凭视觉评估和判断空气潴留的有无还是存在一定主观性和不确定性的,而采取 CT 值定量

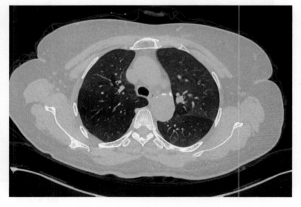

图 4-2-6　空气潴留 CT 表现

患者女,64 岁,呼气相 CT 横轴位图像示两肺透亮度不均匀减低,其中的低密度区为空气潴留肺组织。

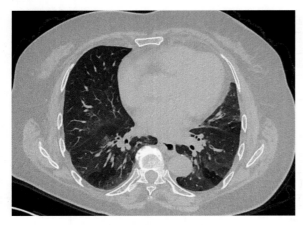

图 4-2-7 空气潴留 CT 表现

患者女,72 岁,临床诊断为慢性支气管炎,呼气相 CT 横轴位图像示两肺透亮度不均匀减低,其中的低密度区为空气潴留肺组织。

检测的方法则更加可靠,即比较用力呼气相与吸气相 CT 图像,肺病变区的 CT 值增加≤100Hu 时可提示空气潴留(图 4-2-8)。此外,结合呼、吸气相 CT 扫描技术还有助于空气潴留与肺气肿之间的鉴别;与肺气肿不同的是,空气潴留在吸气相上通常可表现为接近正常肺的密度影。

【相关疾病】

在临床实际工作中,空气潴留是肺部薄层 CT 上较常见的征象之一,许多患者可能并无相应的临床症状,因此该征象的发现与辨识显得十分重要。尽管引起空气潴留的病因有多种,但该征象通常提示小气道疾病的存在,这些小气道疾病既可为原发性小气道疾病,也可与支气管扩张、间质性肺疾病或其他疾病相伴存在,其中前两者的发生率各占约 1/3。熟悉上述规律有助于缩小该征象的鉴别疾病谱的范围,该征象的相关疾病详见表 4-2-3。

表 4-2-3 空气潴留的相关疾病

间质性肺疾病	支气管扩张	其他
结节病	非结核性分枝杆菌感染	支气管哮喘
过敏性肺炎	囊性纤维化	慢性支气管炎
肺尘埃沉着病	原发性纤毛运动障碍	慢性阻塞性肺疾病
肺淋巴管肌瘤	变应性支气管肺曲菌病	闭塞性细支气管炎
结缔组织病相关间质性肺炎	特发性支气管扩张	弥漫性泛细支气管炎

【分析思路】

空气潴留在呼气相 CT 上表现为相应病变区域的地图状或不同形状的低密度影,但该类小气道阻塞患者的吸气相 CT 上可呈现出马赛克灌注或正常表现,因此,建立科学、规范的分析思路十分重要,推荐的具体步骤如下。

第一步,准确认识该征象并熟悉和正确解读其病理机制。

第二步,在呼气相 CT 上分析。尽管空气潴留似乎是在呼气相 CT 上的静止征象,但其实际是一个在呼、吸气的动态过程中被定义的术语;主要在呼气相 CT 上识别该征象,其表现为局灶性或散在分布的低密度影(通常 CT 值小于-856Hu),且肺体积无缩小。

第三步,在吸气相 CT 上分析。对于空气潴留,通常只在呼气相 CT 上描述。然而,小气道疾病导致的空气潴留以及小气道阻塞降低了病变肺组织的气体交换能力并造成局部缺氧、血管痉挛和血流灌注减少,可呈现为异常低密度区;同时,血流再分布导

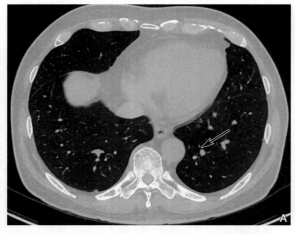
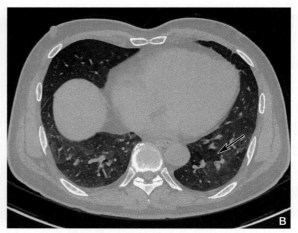

图 4-2-8 空气潴留 CT 表现

患者男,61 岁,临床诊断为支气管炎。吸气相 CT(A)上无明显异常,箭头所示区域 CT 值大于-950Hu,呼气相 CT(B)示两肺透亮度不均匀减低,呈马赛克征表现,箭头所示相同肺区域 CT 值小于-856Hu,通过呼、吸气两相 CT 结合可判断空气潴留,鉴别肺气肿。

致正常肺实质灌注增多而呈高密度区,故此类病变在吸气相CT上也可能表现为马赛克灌注,但病变较轻微时可能无法被观察到。此外,肺血管病变时也可表现为马赛克灌注,分析呼气相CT的表现可有助于两者鉴别。肺气肿在吸气相CT上表现为明显的低密度影(CT值小于-950Hu),从而与空气潴留相鉴别。

第四步,分析肺内其他影像学表现。空气潴留是在小气道阻塞的病理基础上发生的,很多肺部疾病可引起小气道病变,这些疾病主要分为间质性肺疾病、支气管扩张和其他疾病,通过上述各类疾病的相应影像学表现,可以确定初步的诊断方向并提供鉴别诊断的依据。

第五步,紧密结合临床病史。很多引起小气道阻塞的原发疾病与环境因素关系密切,充分了解患者的职业暴露史、吸烟史和粉尘接触史等信息有助于缩小鉴别诊断范围;通过肺功能检查与测试可对慢性阻塞性肺疾病和哮喘进行鉴别。对于有的原发疾病,可通过较典型的影像学表现、家族史、是否属于高危人群等进行鉴别诊断。

【疾病鉴别】

虽然建立了规范的分析思路,但在该征象的不同原因的鉴别诊断上还是具有很大的挑战性,其原因是空气潴留征象在CT上的表现并无明显特征性差异,而其病理基础均为小气道阻塞。尽管如此,采用上述分析思路并紧密结合临床病史以及其他伴随影像学改变的特点,还是有助于为我们提供诊断和鉴别诊断的方向的。

1. **基于影像学征象与临床信息的空气潴留的鉴别诊断流程图** 详见图4-2-9。

2. **空气潴留在几种不同常见疾病的主要鉴别诊断要点** 详见表4-2-4。

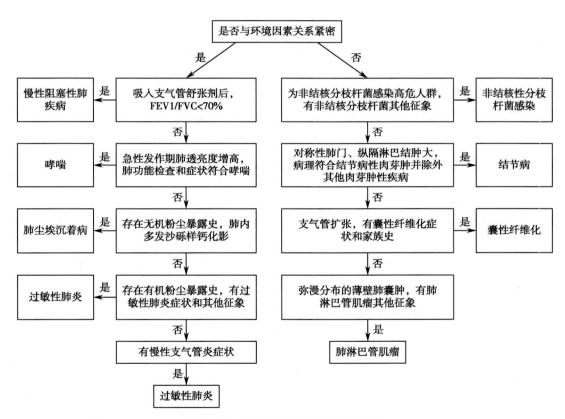

图 4-2-9 空气潴留的鉴别诊断流程图

表 4-2-4 空气潴留在几种不同常见疾病中的鉴别诊断要点

相关疾病	影像鉴别要点	主要伴随征象
非结核性分枝杆菌感染	伴有空洞和结节的支气管扩张	支气管扩张、薄壁空洞、结节影,纵隔、肺门淋巴结肿大
过敏性肺炎	弥漫性分布的小叶中心结节、磨玻璃影	小叶中心结节、磨玻璃影、肺囊性改变
肺尘埃沉着病	肺内多发小结节,有或没有沙砾样钙化影	结节影、沙砾样钙化影、网状影
结节病	对称性肺门增大、纵隔淋巴结肿大,多发小结节、网状影	淋巴结肿大、小结节影、网状影

相关疾病	影像鉴别要点	主要伴随征象
囊性纤维化	柱状和囊状支气管扩张,广泛肺气肿	柱状和囊状支气管扩张、肺不张、肺实变
支气管哮喘	急性发作期的肺透亮度增高,膈肌低平	肺密度降低、支气管扩张、支气管管壁增厚、胸骨后间隙增大
慢性支气管炎	肺气肿、支气管管壁增厚、剑鞘样气管	肺气肿、支气管管壁增厚、剑鞘样气管、肺大疱

三、小灶性低密度影

(一)小叶中心型肺气肿

【定义】

小叶中心型肺气肿(centrilobular emphysema,CLE)的定义为次级肺小叶内呼吸性细支气管的扩张与破坏。此病理过程对肺上叶的影响重于肺下叶,对后段的影响强于前段。CLE 的发生与吸烟、吸入粉尘密切相关,其中吸入颗粒物是 CLE 最常见的病因。

【病理基础】

肺气肿可通过两种机制导致呼吸能力下降。一是正常肺腺泡结构受损,可进行气体交换的腺泡表面积减小;二是肺结构塌陷、肺弹性回缩力丧失和肺泡支持性结构破坏引起的气流受限。病理上,其特征性表现为小气道塌陷导致的肺气肿区无纤维化和气体潴留。CLE 是最常见的肺气肿类型,其以小叶中心空间增大为特征,主要发生在近端呼吸性细支气管,而远端肺泡管和肺泡囊正常,肺实质破坏的严重程度通常因小叶而异。在重度吸烟者中发现的肺气肿大多为 CLE,通常以肺上叶或下叶上段分布为主,这可能与空气灌注、白细胞通过时间、尘埃清除和胸膜腔压力的区域差异有关。CLE 在 CT 上显示出内带病变程度较外带重的特点,这可能与呼吸动力学和淋巴回流的分区差异有关。CLE 在大体病理上表现为斑片状色素沉着区,镜下可见其由更小的聚集、扩张的气腔组成,区域间无明确边界。随着扩张部分的扩大,周围肺实质被压缩或发生纤维化,可见肺气肿区与正常肺组织的清晰边界。在相对晚期的多发 CLE 中,小叶周围的正常肺实质趋于保留;大气道和血管周围的肺组织属于周围区域而较少受累。

【征象描述】

1. **X 线表现** 小叶中心型肺气肿在优质的胸部正位 X 线平片上亦可表现为肺上叶透亮度增高、肺纹理减少等改变。

2. **CT 表现** 目前,CT 是检测肺气肿的十分灵敏且较为准确的影像学方法,但应使用薄层 CT 或

HRCT 技术。肺气肿依其解剖分布而分为三型:小叶中心型(累及小气道中心腔)、全小叶型(累及整个肺小叶)和间隔旁型(累及远端腔)。其中以 CLE 较常见,其在 HRCT 上表现为肺上叶改变为著、呈散在分布的小圆形无壁的低密度区,位居肺小叶中央,直径为 2~10mm,透亮区核心多见小叶中央动脉(图 4-2-10);上述征象有别于肺囊状影的 CT 表现。全小叶型肺气肿为累及整个肺小叶的弥漫性破坏,以肺下叶受累为主。间隔旁型肺气肿靠近胸膜表面或叶间裂处的胸膜下区。值得关注的是,CLE 的严重程度与肺癌的发生具有显著相关性,而间隔旁型肺气肿与肺癌发病率之间的相关性尚有待深入研究。

【相关疾病】

小叶中心型肺气肿是肺气肿病变中的常见类型,其与吸烟及环境因素具有明显的相关性。它虽然也属于肺部小灶性低密度影的征象,但更是肺气肿疾病中的一种特殊类型,并且相对易于辨识和作出明确诊断;它具有肺上叶分布为主、呈类圆形或多边形的无壁透亮区、中央可见小点状致密影等特点;其与育龄期女性中常见的肺淋巴管平滑肌瘤病中的双肺多发小灶性低密度影是完全不同的。

【分析思路】

典型 CLE 在 CT 上的表现具有一定规律性或特征性,通常不难识别与诊断,但有时不规律分布的透亮区也易于混淆为其他病变,故推荐分析思路如下。

第一步,应先详细了解患者的一般资料、临床病史以及相关的辅助检查结果。对于长期大量吸烟的老年男性患者,其在临床上经常出现咳嗽、咳痰、活动后气短等症状,如胸部 CT 检查出现上述表现则不难考虑到 CLE 的可能诊断。

第二步,应熟悉肺部影像解剖及相关的病理机制,尤其应对肺小叶 3 个组成部分的正常 CT 解剖表现十分熟悉,并且应能够准确理解或解读 CLE 发生的病理机制,则不难理解为何 CT 上 CLE 中央处可见小点状致密影(小叶中央动脉)以及为何该病变缺乏清晰的边界等,从而与肺部含气的囊肿类疾病进行鉴别。

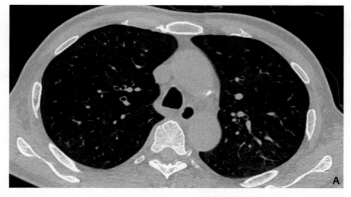

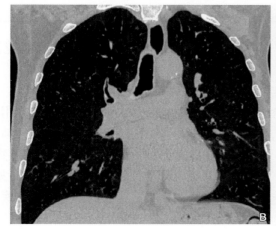

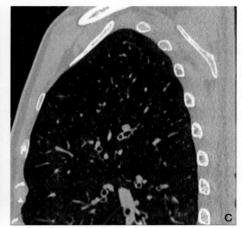

图 4-2-10　小叶中心型肺气肿 CT 表现

患者男,90 岁,CT 横轴位(A)、冠状位(B)、矢状位(C)图像两肺见多发透亮影,无壁,以两肺上叶为著。

第三步,准确认识和解读 CT 征象系放射科诊断医生的基本功,也是做出疾病诊断的出发点:对于典型的 CLE 来说,如其在 CT 上表现为上叶分布为主、直径多在 10mm 以内、呈类圆形或多边形的无壁透亮区,可伴中央小点状致密影,则是易于同其他肺囊性疾病进行鉴别的。同时,详细分析透亮区的分布、大小、形态、排列等特点还有助于 CLE 同其他类型肺气肿的鉴别。

【疾病鉴别】

CLE 是肺气肿中的一个亚型,多与吸烟及环境等因素有关,因此病史采集对于诊断十分重要;而在 CT 图像上应侧重关注小透亮区的分布及其壁的有无,借此与其他肺部囊性疾病进行鉴别。

1. **肺气肿的鉴别诊断流程图**　详见图 4-2-11。

2. **小叶中心型肺气肿与其他常见类型肺气肿的鉴别诊断要点**　见表 4-2-5。

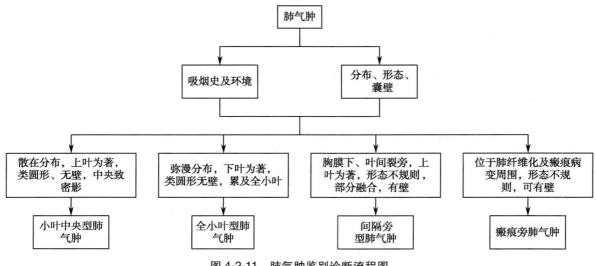

图 4-2-11　肺气肿鉴别诊断流程图

表 4-2-5 几种常见类型肺气肿的主要鉴别诊断要点

疾病	分布	形态	囊壁	病史
小叶中心型肺气肿	散在分布,位居肺小叶中央,以上叶为著	小圆形,核心多见小叶中央动脉	无	与吸烟相关
全小叶型肺气肿	弥漫分布,累及全小叶,以下叶为著	透亮影范围较大	无	与α1-抗胰蛋白酶缺乏症及吸烟相关
间隔旁型肺气肿	胸膜下、叶间裂旁,以上叶为著	大小不一、形态不规则,单层分布,部分相互融合,体积较大	常见薄壁	无
瘢痕旁肺气肿	位于肺纤维化及瘢痕病变周围	大小不一、形态不规则	可见薄壁	无

(二)肺囊状影

【定义】

肺囊状影(pulmonary cystic opacity)表现为肺实质内圆形或类圆形的含气体的空腔样病变,与正常肺组织交界清晰,其内张力较大,囊壁多厚薄均匀,且多为薄壁(囊壁厚度<2mm),不伴有肺气肿改变。

【病理基础】

在组织病理学上,肺囊状影表现为一种具有上皮细胞和/或纤维外壁的圆形含气空腔。其发生的病理机制为不同病因引起的小气道狭窄、闭塞,进而形成"活瓣效应",致使远端的空气潴留而形成该征象。但不同疾病导致小气道阻塞的病理改变与病理机制不尽相同,例如,病变组织/细胞增生压迫小气道,异物在小气道内沉积,肿瘤或炎症浸润等;此外,肺泡壁破坏、断裂也是肺囊状影形成的病理机制之一。

【征象描述】

1. X 线表现 胸部 X 线平片上可显示体积较大的肺囊状影,其可表现为类圆形的薄壁透亮影,囊壁菲薄、隐约可见,但较小的肺囊状影在 X 线平片上难以显示。

2. CT 表现 目前为显示肺囊状影的最佳影像学方法,其中 HRCT 可准确显示肺囊状影的囊壁、范围和分布等信息。在阅片时,应在薄层 CT 或 HRCT 肺窗上观察,肺囊状影可表现为单发、多发或弥漫分布的圆形或类圆形的含气体的囊腔灶,少数亦可含有液体或显示气-液平面;通常囊壁菲薄,少数囊腔内可见分隔。有时,肺囊状影还可伴有其他征象,如实性结节、磨玻璃结节、斑片影、纤维索条、气胸或胸腔积液等。此外,薄层 CT 和后处理重建技术还有助于显示肺囊状影与周围气道的关系;如进行呼气相 CT 扫描则有助于识别局灶性和弥漫性空气潴留,还有助于提供中央气道和肺实质囊状影的形态

变化等信息。肺囊状影的 CT 表现详见图 4-2-12、图 4-2-13。

【相关疾病】

随着 CT 设备与检查技术的普及应用,肺囊状影被检出的频率逐渐增高,它可见于多种肺部疾病,包括组织细胞增生性疾病、感染性疾病、异物沉积类疾病等,也可见于先天性肺囊肿,少数亦可见于囊腔型肺癌、肺转移瘤等,肺囊状影的相关疾病详见表 4-2-6。

表 4-2-6 肺囊状影的相关疾病

分类	相关疾病
组织细胞增生性疾病	淋巴管平滑肌瘤病(lymphangioleiomyomatosis,LAM)
	肺朗格汉斯细胞组织细胞增生症(pulmonary Langerhans cell histiocytosis,PLCH)
	淋巴细胞性间质性肺炎(lymphocytic interstitial pneumonia,LIP)
感染性病变	肺孢子菌肺炎(pneumocystis carinii pneumonia,PCP)
	过敏性肺炎(hypersensitivity pneumonitis,HP)
	脱屑性间质性肺炎(desquamative interstitial pneumonia,DIP)
异物沉积类疾病	异物沉积类疾病
	轻链沉积病(light chain deposition disease,LCDD)
	淀粉样变
其他	单发肺囊肿
	转移性肺癌
	囊腔型肺癌

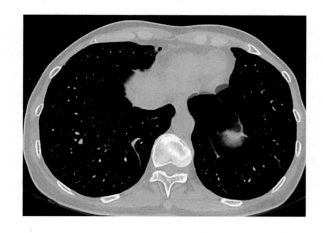

图 4-2-12　单发肺囊状影的 CT 表现
患者女,63 岁。薄层 CT 肺窗示右肺下叶见单发的薄壁囊腔灶,呈椭圆形,囊壁薄而均匀,未见壁结节及周围磨玻璃影。

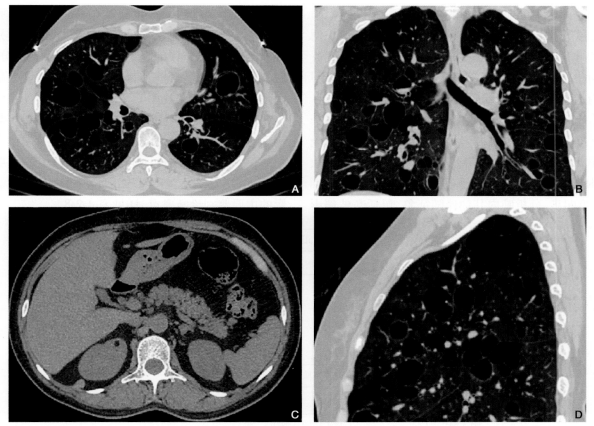

图 4-2-13　多发肺囊状影的 CT 表现
患者女,35 岁,临床诊断为"肺淋巴管平滑肌瘤病"并行"右肾错构瘤"切除术。CT 横轴位(A、C)及冠状位(B)、矢状位(D)重建图像示两肺弥漫分布的多发薄壁囊状影,大小不等,呈圆形或类圆形,囊壁菲薄而均匀;右肾可见呈术后改变。

【分析思路】

对于本征象所涉及的相关疾病的分析思路应强调对患者临床病史、有关体格检查、实验室检查以及丰富的影像学信息进行整合分析的原则。推荐其具体步骤如下。

第一步,判断征象是否为真囊状影。须与小叶中心型肺气肿、全小叶型肺气肿、囊状支气管扩张和蜂窝肺相鉴别。肺囊状影是肺实质内圆形或类圆形、含气体或液体的空腔样病变,与正常肺组织交界清晰,囊壁薄而均匀并清晰可见。小叶中心型肺气肿表现为小叶中央区的无壁透亮区,直径约 1cm,以肺上叶分布为著,其中央多可见点状的小叶中央动脉影;而全小叶性肺气肿均匀累及腺泡的全部,与 α1-抗胰蛋白酶缺乏症有关,以下叶分布为著。囊状支气管扩张多可继发感染,可与相伴的肺动脉构成"印戒征",还可见支气管管壁增厚、树芽征等。蜂窝肺由晚期不可逆转的肺纤维化性疾病引起,其囊状影的直径多在 3~10mm 之间,呈簇状多层分布,囊壁较厚,伴结构扭曲及网格影等(图 4-2-13)。肺囊状影与其他类囊状影的鉴别见表 4-2-6。

第二步,判断肺囊状影是否位于胸膜下。这一点旨在与肺大疱、间隔旁型肺气肿等鉴别。后者系病变累及远端肺泡所致的,包括肺泡管和肺泡囊;该病变在 HRCT 上表现为胸膜下及支气管、血管周围分布的大小不等的透光区,直径自数毫米至 10mm 不等,主要分布于肺背侧表面,邻近肺结构保持完好。肺大疱表现为直径 10mm 或更大的圆形或类圆形透光区,通常张力较大,其周边菲薄囊壁有时难以清晰显示,常伴有肺气肿等改变;有时它可能由间隔旁型肺气肿融合而成,并且随时间推移而增大并压缩周围正常的肺组织。

第三步,判断肺囊状影的数目。根据其数目,肺囊状影可分为单发、局灶性、多灶性或弥漫性。例如,呈单发者通常是随机分布的,多为偶然发现的;单发的肺囊状影还可见于气囊肿及支气管源性囊肿等。所谓局灶性肺囊状影的定义为一个肺叶中有一个以上的囊状影;而多灶性肺囊状影是指累及多个肺叶、但不累及所有肺叶者;弥漫性肺囊状影是指全部肺叶均受累者。后三种情况可见于 LIP、LAM、PLCH、原发性或转移性肺肿瘤及感染等疾病。

第四步,分析肺内其他伴随征象,包括磨玻璃影和实性结节。如肺囊状影伴肺实性结节须鉴别如下疾病,包括 LIP、LCDD 和 PLCH。其中 LIP 和 PLCH 在部分患者中可伴有实性结节,而另有患者可为单纯囊状影。如囊状影伴磨玻璃影则需鉴别如下疾病,包括肺孢子菌肺炎(PCP)和脱屑性间质性肺炎(DIP)等。前者见于免疫缺陷患者,可表现为较弥漫的磨玻璃影及小叶间隔增厚,有时见散在囊状影;后者的表现以广泛磨玻璃影为主,偶见小囊状影及小叶中心结节,亦多见于免疫缺陷患者,故了解该病史对两者的鉴别诊断尤为重要。

【疾病鉴别】

临床上多种肺部疾病均可在 CT 上显示出肺囊状影征象,识别该征象较容易,但不同疾病的鉴别具有一定挑战性,应仔细观察和分析其囊状影的分布、数量、大小、形状、囊壁及其周围伴发征象等信息,从而找出鉴别诊断的规律。

1. 基于影像学征象和临床信息的肺囊状影的鉴别诊断流程图,详见图 4-2-14。

2. 肺囊状影在几种不同常见疾病中的主要鉴别诊断要点,详见表 4-2-7;几种不同疾病伴发囊状影的主要鉴别诊断要点,详见表 4-2-8。

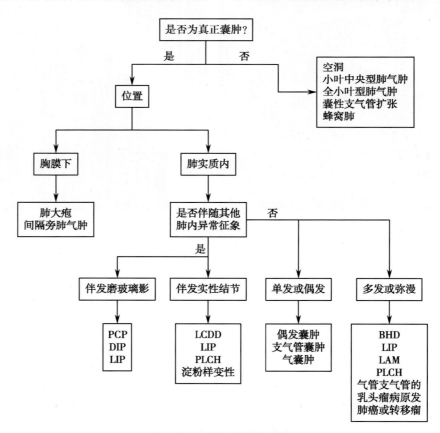

图 4-2-14　鉴别诊断流程图
PCP:肺孢子菌肺炎;DIP:脱屑性间质性肺炎;LIP:淋巴细胞性间质性肺炎;LCDD:轻链沉积病;PLCH:肺朗格汉斯细胞组织细胞增生症;BHD:伯特-霍格-迪贝综合征;LAM:淋巴管平滑肌瘤病。

表 4-2-7　肺囊状影在几种不同常见疾病的主要鉴别要点

病变	特征
囊肿	圆形、肺实质、透亮,与正常肺组织之间有薄壁(<2mm)交界
囊状支气管扩张	通常伴随肺动脉,呈"印戒征"状改变,可伴有支气管管壁增厚、树芽征和马赛克征。冠状面图像或连续轴向图像有助于鉴别囊状支气管扩张与肺囊状影
胸膜下蜂窝影	肺囊状影的直径通常为3~10mm,呈簇状多层分布(囊状影壁相互毗邻),壁厚(1~3mm或更厚),结构扭曲,伴网格影

表 4-2-8　几种不同疾病伴发肺囊状影的主要鉴别诊断要点

疾病	临床病史	影像学表现		
		囊腔特点	分布特点	其他表现
LAM	育龄期妇女;可合并结节性硬化症(TSC)	薄壁囊腔;均匀,光整	弥漫分布,无特定区域	乳糜胸、气胸;一般无结节
PLCH	青壮年男性多见;吸烟相关	厚至薄壁,形态可不规则	两肺上叶多见,肋膈角正常	多同时存在结节或伴空洞
LIP	女性多见;干燥综合征,AIDS	薄壁囊腔	散在分布	磨玻璃影
伯特-霍格-迪贝综合征(BHD)	皮肤表现;肾肿瘤	薄壁囊腔,形态大小多样	基底部多见,可融合	肾肿瘤
PCP	免疫缺陷人群	厚至薄壁,形态可不规则	两肺上叶多见	磨玻璃斑片影
转移	原发肿瘤	动态	随机	原发病灶

（李　铭）

四、局限性磨玻璃影

【定义】

磨玻璃影(ground-glass opacity,GGO)是指薄层CT图像上表现为肺密度轻度增加而并不掩盖其中的肺血管与支气管结构的病变区域,该征象于1993年由国外学者正式描述并定义。所谓局限性磨玻璃影(focal GGO)是相对于弥漫性分布而言的,其应局限在某个肺脏解剖单元内,如肺段、肺叶等,形态上常为斑片状,边缘多模糊不清。此征象常为早期肺疾病的表现之一,但该征象无特异性,可见于各种炎症、水肿、纤维化及肿瘤等多种疾病。

【病理基础】

肺局限性GGO的病因很多,包括各种炎症、水肿、纤维化及肿瘤等。不同病因导致GGO形成的病理基础亦不同,例如在发生各种炎症或肺水肿时,GGO的病理基础可为肺泡腔内的气体部分性被炎症细胞或液体所置换;而在发生肺间质纤维化或早期肺腺癌时,则可出现肺泡壁增厚(如肿瘤细胞附壁生长)或间隔增厚(小叶间隔和小叶内间隔增厚)等病理改变;此外,在发生肺栓塞、肺血管炎时,由于肺泡壁毛细血管血容量增加等病理改变,亦可出现局限性GGO表现。

【征象描述】

1. X线表现　由于X线平片为重叠影像且密度分辨力较低等原因,局限性GGO多难以显示,故其检查价值不大。

2. CT表现　局限性GGO仅能在薄层CT或HRCT上被检测出来,尤其是单纯GGO(pGGO)。CT不仅可以十分灵敏、清晰、准确地显示GGO的部位、分布、形态、边界、伴随征象并反映其动态变化规律,而且还可提供其大小数值、密度(CT值测量)及血供(增强扫描)等定量信息,因此,此检查方法对评估、判断局限性GGO的病因或疾病诊断可提供重要的依据。

在临床上,通常应选择薄层CT或HRCT图像并在肺窗条件下进行观察,如病变为单纯GGO则仅能在肺窗显示,其表现为密度略高于肺实质、但低于肺血管的类似磨砂玻璃样阴影(图4-2-15、图4-2-16),通常界限模糊或欠清;如病变为混杂GGO则在上述病变内可见小灶状的实性密度影(图4-2-17)。实际上,临床上经常提及的是肺磨玻璃结节(直径≤30mm),其也属于局限性GGO的范畴,只是对其直径大小进行了规定,且其通常形态较规则、界限较清晰。

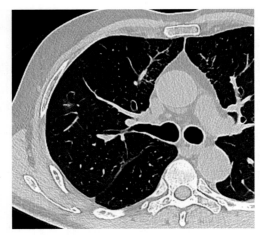

图 4-2-15　局限性磨玻璃影 CT 表现
患者男,68 岁,胸闷、气促 2 周。HRCT 示右肺上叶前段小片状磨玻璃影(GGO),边界欠清,内部清晰可见其中的稍增粗的血管影。

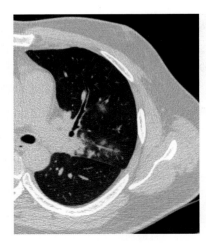

图 4-2-16　多灶的局限性磨玻璃影 CT 表现
患者女,54 岁,体检行胸部 CT 检查。HRCT 示左肺上叶前段及尖后段呈多灶性分布的局限性磨玻璃影(GGO),边缘模糊,沿肺血管分支走行。

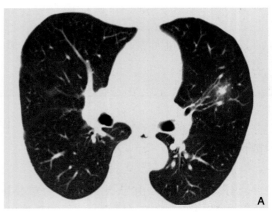
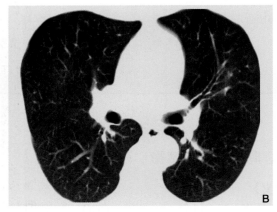

图 4-2-17　局限性混合磨玻璃影的 CT 表现
患者女,49 岁,因感冒行 CT 检查。A. 左肺上叶舌段可见局限性混合磨玻璃影(mGGO);B. 抗炎治疗后 1 个月 CT 复查,该 mGGO 明显吸收、缩小。

【相关疾病】

局限性 GGO 是胸部 CT 检查中较多见的征象之一,尽管其影像学表现具有相应特点且易于辨识,但其并不具有特异性,其相关的疾病种类较多,但大致可分为非肿瘤性病变和肿瘤性病变两大类,详见表 4-2-9。

表 4-2-9　局限性磨玻璃影(GGO)的相关疾病

非肿瘤性病变	肿瘤性病变
间质性肺炎	不典型腺瘤样增生(AAH)
过敏性肺炎	原位腺癌(AIS)
细菌性肺炎	微浸润性腺癌(MIA)
病毒性肺炎	浸润性腺癌(IA)
肺出血	肺淋巴瘤

【分析思路】

局限性 GGO 是胸部疾病影像诊断中较常见的 CT 表现,掌握该征象的分析思路是非常重要的,推荐分析思路如下。

第一步,从概念和形态学上理解和认识该征象,并且分析和确认该磨玻璃影呈局限性表现(通常为单发的),而非弥漫性分布。

第二步,仔细观察局限性磨玻璃影的界线。如果其边界模糊则一般为渗出性炎性病变或出血性病变;而边界十分清晰或相对清楚者则以肿瘤性病变的可能性大,如早期的磨玻璃样肺腺癌等。此外,炎性病灶的边缘多较平直,而肿瘤病灶的边缘多呈膨隆状。

第三步,注意观察病灶内支气管征象的有无。例如局限性磨玻璃影病灶内可见支气管充气征且其走行自然、形态正常者多为炎性病变;而磨玻璃样肿瘤性病变内的支气管充气征走行异常,多可显示僵硬、扭曲、扩张等改变。

第四步,结合临床并比较随访前后变化。炎性病变与肿瘤病变患者可具有不同的临床病史;尤其是在基线 CT 与复查 CT 的对比观察中,炎性病变多出现缩小或消失,而肿瘤病变多长期不变、逐渐增大和/或出现实性成分等。

【疾病鉴别】

在胸部 CT 检查和影像诊断报告书写中,局限性 GGO 是常见的征象之一,应对该征象的特点进行详细描述。尽管该征象易于识别,但引起其的病因种类繁多且较为复杂,有时作出准确的诊断还是存在较大的困难的,须联合其他影像学特征和临床病史进行综合性诊断与鉴别诊断。

1. 基于影像学征象与临床信息的局限性磨玻璃影的鉴别诊断流程图 详见图 4-2-18。

2. 局限性磨玻璃影在几种不同常见疾病中的主要鉴别诊断要点 详见表 4-2-10。

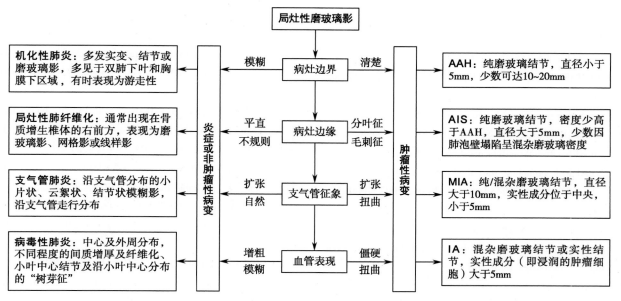

图 4-2-18 局限性磨玻璃影的鉴别诊断流程图
AAH:不典型腺瘤样增生;AIS:原位腺癌;MIA:微浸润性腺癌;IA:浸润性腺癌。

表 4-2-10 局限性磨玻璃影在几种不同常见疾病的主要鉴别诊断要点

疾病	临床表现	影像学表现	
		病灶分布	形态特点
机化性肺炎	干咳、流行性感冒样症状和劳力性呼吸困难	双肺下叶、胸膜下、支气管血管束,有时表现为游走性	多发实变、结节或磨玻璃影,有时可出现"反晕征"
胸椎旁局灶性肺纤维化	多无症状	胸椎椎体骨赘旁的胸膜下,多数发生在右侧	局限性肺间质改变:Ⅰ型为磨玻璃影;Ⅱ型为网格影;Ⅲ型为线状影
肿瘤性病变	早期无症状	无特殊	病灶直径多大于 1cm;边界清楚;边缘呈分叶状、毛刺状;内部伴支气管充气征;随访多长期稳定或增长
小叶性肺炎	有咳嗽、咳痰、发热等症状	沿支气管走行分布	小片状、云絮状、结节状模糊影
病毒性肺炎	有咳嗽、咳痰、发热等症状	沿支气管中心及外周分布	间质改变(小叶内间质增厚),肺泡渗出性改变(磨玻璃密度),伴病灶内走行的牵拉性支气管扩张

(范 丽)

参 考 文 献

[1] TEEL G S,ENGELER C E,TASHIJIAN J H,et al. Imaging of small airways disease[J]. Radiographics,1996,16(1): 27-41.

[2] HANSELL D M. Small airways diseases:detection and insights with computed tomography[J]. Eur Respir J,2001, 17(6):1294-1313.

[3] ABBOTT G F,ROSADO-DE-CHRISTENSON M L,ROSSI S E,et al. Imaging of small airways disease[J]. J Thorac Imaging,2009,24(4):285-298.

[4] PIPAVATH S J,LYNCH D A,COOL C,et al. Radiologic and pathologic features of bronchiolitis[J]. AJR Am J Roentgenol,2005,185(2):354-363.

[5] HIGHAM A,QUINN A M,CANÇADO J E D,et al. The pathology of small airways disease in COPD:historical aspects and future directions[J]. Respir Res,2019,20(1):49.

[6] CHAN R,DURAIKANNU C,THOUSEEF M J,et al. Impaired respiratory system resistance and reactance are associated with bronchial wall thickening in persistent asthma [J]. J Allergy Clin Immunol Pract, 2023, 11 (5): 1459-1462.

[7] TALUKDAR S N,OSAN J,RYAN K,et al. RSV-induced expanded ciliated cells contribute to bronchial wall thickening[J]. Virus Res,2023,327:199060.

[8] KOO C W,BALIFF J P,TORIGIAN D A,et al. Spectrum of pulmonary neuroendocrine cell proliferation:diffuse idiopathic pulmonary neuroendocrine cell hyperplasia,tumorlet, and carcinoids[J]. AJR Am J Roentgenol,2010,195(3): 661-668.

[9] MILLIRON B, HENRY T S, VEERARAGHAVAN S, et al. Bronchiectasis:mechanisms and imaging clues of associated common and uncommon diseases[J]. Radiographics, 2015,35(4):1011-1030.

[10] NEMEC S F,BANKIER A A,EISENBERG R L. Upper lobe-predominant diseases of the lung[J]. AJR Am J Roentgenol,2013,200(3):W222-W237.

[11] GOO J M,IM J G. CT of tuberculosis and nontuberculous mycobacterial infections[J]. Radiol Clin North Am,2002, 40(1):73-87.

[12] ABEHSERA M,VALEYRE D,GRENIER P,et al. Sarcoidosis with pulmonary fibrosis:CT patterns and correlation with pulmonary function[J]. AJR Am J Roentgenol,2000, 174(6):1751-1757.

[13] TREGGIARI M M,ROMAND J A,MARTIN J B,et al. Air cysts and bronchiectasis prevail in nondependent areas in severe acute respiratory distress syndrome:a computed tomographic study of ventilator-associated changes[J]. Crit Care Med,2002,30(8):1747-1752.

[14] LUCAS J S,BURGESS A,MITCHISON H M,et al. Diagnosis and management of primary ciliary dyskinesia[J]. Arch Dis Child,2014,99(9):850-856.

[15] GOSSET N,BANKIER A A,EISENBERG R L. Tree-in-bud pattern[J]. AJR Am J Roentgenol, 2009, 193(6): W472-W477.

[16] EISENHUBER E. The tree-in-bud sign[J]. Radiology, 2002,222(3):771-772.

[17] ROSSI S E,FRANQUET T,VOLPACCHIO M,et al. Tree-in-bud pattern at thin-section CT of the lungs:radiologic-pathologic overview [J]. Radiographics, 2005, 25 (3): 789-801.

[18] FRETZ G,KRAUSE M,THURNHEER R. Chronic lymphocytic leukaemia,dyspnoea and "tree-in-bud" sign on chest CT scan [J]. BMJ Case Rep, 2009, 2009: bcr03. 2009.1672.

[19] HWANG J H,KIM T S,HAN J,et al. Primary lymphoma of the lung simulating bronchiolitis:radiologic findings[J]. AJR Am J Roentgenol,1998,170(1):220-221.

[20] VERMA N,CHUNG J H,MOHAMMED T L. "Tree-in-bud sign"[J]. J Thorac Imaging,2012,27(2):W27.

[21] TERHALLE E,GÜNTHER G. 'Tree-in-bud':thinking beyond infectious causes[J]. Respiration,2015,89(2):162-165.

[22] ESCUISSATO D L,FERREIRA R G,BARROS J A,et al. Pulmonary talcosis caused by intravenous methadone injection[J]. J Bras Pneumol,2017,43(2):154-155.

[23] NGUYEN V T,CHAN E S,CHOU S H,et al. Pulmonary effects of i. v. injection of crushed oral tablets:"excipient lung disease"[J]. AJR Am J Roentgenol,2014,203(5): W506-W515.

[24] LEE N J,DO K H. Many faces of the centrilobular nodules:what should radiologists consider? [C]. European Congress of Radiology (ECR),2017.

[25] BOITSIOS G,BANKIER A A,EISENBERG R L. Diffuse pulmonary nodules[J]. AJR Am J Roentgenol,2010,194 (5):W354-W366.

[26] HENRY T S,NAEGER D M,LOONEY M R,et al. Dyspnea and pulmonary hypertension with diffuse centrilobular nodules [J]. Ann Am Thorac Soc, 2016, 13 (10): 1858-1860.

[27] TEUFEL M,KETELSEN D,FLEISCHER S,et al. Comparison between high-resolution CT and MRI using a very short echo time in patients with cystic fibrosis with extra focus on mosaic attenuation [J]. Respiration, 2013, 86 (4): 302-311.

[28] WORTHY S A,MÜLLER N L,HARTMAN T E,et al. Mosaic attenuation pattern on thin-section CT scans of the lung:differentiation among infiltrative lung, airway, and

vascular diseases as a cause[J]. Radiology, 1997, 205 (2):465-470.

[29] ARAKAWA H, WEBB W R, MCCOWIN M, et al. Inhomogeneous lung attenuation at thin-section CT: diagnostic value of expiratory scans[J]. Radiology, 1998, 206 (1): 89-94.

[30] RYU J H, MYERS J L, SWENSEN S J. Bronchiolar disorders[J]. Am J Respir Crit Care Med, 2003, 168 (11): 1277-1292.

[31] FREED B H, COLLINS J D, FRANÇOIS C J, et al. MR and CT imaging for the Evaluation of Pulmonary Hypertension[J]. JACC Cardiovasc Imaging, 2016, 9 (6): 715-732.

[32] DEVOUASSOUX G, COTTIN V, LIOTÉ H, et al. Characterisation of severe obliterative bronchiolitis in rheumatoid arthritis[J]. Eur Respir J, 2009, 33 (5):1053-1061.

[33] HOLERS V M, DEMORUELLE M K, KUHN K A, et al. Rheumatoid arthritis and the mucosal origins hypothesis: protection turns to destruction[J]. Nat Rev Rheumatol, 2018, 14 (9):542-557.

[34] KLIGERMAN S J, HENRY T, LIN C T, et al. Mosaic attenuation: etiology, methods of differentiation, and pitfalls [J]. Radiographics, 2015, 35 (5):1360-1380.

[35] AUSTIN J H, MÜLLER N L, FRIEDMAN P J, et al. Glossary of terms for CT of the lungs: recommendations of the Nomenclature Committee of the Fleischner Society[J]. Radiology, 1996, 200 (2):327-331.

[36] MILLER W T JR, CHATZKEL J, HEWITT M G. Expiratory air trapping on thoracic computed tomography. A diagnostic subclassification[J]. Ann Am Thorac Soc, 2014, 11 (6):874-881.

[37] YANG X, WISSELINK H J, VLIEGENTHART R, et al. Association between chest CT-defined emphysema and lung cancer: a systematic review and Meta-analysis[J]. Radiology, 2022, 304 (2):322-330.

[38] DURAWA A, DZIADZIUSZKO K, JELITTO-GÓRSKA M, et al. Emphysema-the review of radiological presentation and its clinical impact in the LDCT screening era[J]. Clin Imaging, 2020, 64:85-91.

[39] AMANO M, SHIMIZU T. Emphysematous cystitis: a review of the literature[J]. Intern Med, 2014, 53 (2):79-82.

[40] 李洪霞,俞森洋,刘长庭,等. 淋巴细胞性间质性肺炎1例及文献复习[J].临床肺科杂志,2009,14(7):3.

[41] LEE K C, KANG E Y, YONG H S, et al. A stepwise diagnostic approach to cystic lung diseases for radiologists [J]. Korean J Radiol, 2019, 20 (9):1368-1380.

[42] RAOOF S, BONDALAPATI P, VYDYULA R, et al. Cystic lung diseases: algorithmic approach[J]. Chest, 2016, 150 (4):945-965.

[43] VALENTE T, GUARINO S, LASSANDRO G, et al. Cystic lung diseases: radiological aspects[J]. Clin Radiol, 2022, 77 (5):e337-e345.

[44] OBAIDAT B, YAZDANI D, WIKENHEISER-BROKAMP K A, et al. Diffuse cystic lung diseases[J]. Respir Care, 2020, 65 (1):111-126.

[45] WORMANNS D, HAMER O W. Glossar thoraxradiologischer Begriffe entsprechend der terminologie der Fleischner Society [Glossary of terms for thoracic imaging: German version of the Fleischner Society recommendations][J]. Rofo, 2015, 187 (8):638-661.

[46] GREEN D B, RESTREPO C S, LEGASTO A C, et al. Imaging of the rare cystic lung diseases[J]. Curr Probl Diagn Radiol, 2022, 51 (4):648-658.

[47] 唐静. 局灶性机化性肺炎多层螺旋CT影像学表现及诊治价值分析[J]. 中国CT和MRI杂志,2022,20(6): 78-80.

[48] ADELSMAYR G, JANISCH M, MÜLLER H, et al. Three dimensional computed tomography texture analysis of pulmonary lesions: does radiomics allow differentiation between carcinoma, neuroendocrine tumor and organizing pneumonia? [J]. Eur J Radiol, 2023, 165:110931.

[49] YOSHIDA R, KATSUBE T, YOSHIZAKO T, et al. Focal pulmonary interstitial opacities adjacent to the thoracic spine osteophytes among the cases with right-sided aorti-carch[J]. Springerplus, 2015, 4:415.

[50] ZHU M H, YANG Z, WANG M Y, et al. A computerized tomography-based radiomic model for assessing the invasiveness of lung adenocarcinoma manifesting as ground-glass opacity nodules[J]. Respir Res, 2022, 23 (1):96.

[51] FIELDS B K K, DEMIRJIAN N L, DADGAR H, et al. Imaging of COVID-19: CT, MRI, and PET[J]. Semin Nucl Med, 2021, 51 (4):312-320.

第五章 肺局灶性病变

肺内局灶性病变主要包括病变累及范围相对局限的一组肺内疾病。本章将从肺结节或肿块、局限性肺实变或肺不张、肺局限性密度减低影等主要影像学征象或基本影像特征入手，进行疾病的诊断与鉴别诊断。

第一节　肺结节或肿块

肺结节（pulmonary nodule）或肿块（mass）多指肺内局限性圆形或类圆形密度增高影。根据检出病灶大小，可将其分为结节（直径≤3cm）和肿块（直径>3cm）两类。其中的结节，根据病灶密度，又可分为实性结节、亚实性结节和钙化结节三大类。肿块通常指以实性成分为主的软组织病变，病变内可存在不同程度的空洞、囊性成分或钙化成分，其形状和边缘描述符与用于肺结节者一致。肺结节或肿块既是肺内的基本病变之一，又可以作为一种疾病征象而被用于进行诊断与鉴别诊断。

以肺结节或肿块为特征的疾病包括了恶性肿瘤、良性肿瘤、肿瘤样病变、感染性病变、肉芽肿性病变、肺血管性病变等多种病理类型（表5-1-1），其中以肺癌与肉芽肿性病变最为多见。基于患者的临床特征和影像学征象对肺结节或肿块做出正确分类和诊断是科学管理的前提。临床工作中，医生可以进一步从肺结节或肿块的类型、整体形态、边缘特征、交界面特征、内部结构、邻近结构、血供等方面进行综合分析，权衡良性和恶性征象，逐步缩小鉴别诊断范围，结合临床做出影像诊断。

一、单发结节或肿块

（一）实性结节或肿块

【定义】

实性结节（solid nodule）或肿块（mass）是指肺内局限性圆形或类圆形密度增高影，病变密度较高，掩

表 5-1-1　肺结节或肿块的病因分类

恶性	良性
上皮来源恶性肿瘤	**良性肿瘤**
腺癌	肺错构瘤
鳞状细胞癌	硬化性肺细胞瘤
腺鳞癌	炎性肌成纤维细胞瘤
神经内分泌肿瘤	平滑肌瘤
大细胞神经内分泌癌	纤维瘤
小细胞神经内分泌癌	脂肪瘤
类癌	软骨瘤
	血管瘤
	神经鞘瘤和神经纤维瘤
	良性血管周上皮样细胞肿瘤（PEComa）等
转移瘤	**感染性肉芽肿**
原发肿瘤包括	肺结核
乳腺癌	组织胞浆菌病
头颈部癌	球孢子菌病
黑色素瘤	非典型分枝杆菌病
结直肠癌	隐球菌病
肾癌	芽生菌病
肉瘤	
生殖细胞瘤	
其他	
肉瘤样癌	**其他感染性病变**
	细菌性脓肿
	肺曲菌病
恶性淋巴瘤	**非感染性炎性病变**
	结节病
	肉芽肿性多血管炎（韦格纳肉芽肿病）
	类风湿结节
其他	**血管性病变**
恶性PEComa	动静脉畸形
浆细胞瘤	肺静脉曲张
尤因肉瘤白血病等	血肿
	肺栓塞
	肺梗死

续表

恶性	良性
	先天性病变
	支气管源性囊肿
	肺隔离症
	寄生虫病
	血吸虫病
	肺吸虫病
	肺棘球蚴病
	蛔虫病等
	肺尘埃沉着病
	硅沉着病
	煤工尘肺
	其他
	球形肺不张
	肺淋巴结
	支气管黏液栓

盖了其中走行的血管和支气管影。在本部分内主要讨论以软组织密度为主的占位性病变。既往文献中，根据结节大小，肺结节被分为小结节（直径 5～10mm）、微小结节（直径 3～<5mm）和粟粒结节（直径<3mm）等。然而在 2024 年版 Fleischner 学会的胸部成像术语汇编中，建议将直径小于 6mm 的圆形病灶称为微结节，该术语可以将其与较大的潜在可操作结节区分开来，符合当前管理指南的要求。

【病理基础】

肺实性结节或肿块病变是一组由多种病因所致的异质性疾病，治疗及预后均有较大差别。一方面，不同疾病或同一疾病不同阶段的病理形态主要特征及伴随的病理变化不同，影像呈现多样化表现。另一方面，不同疾病也可表现为相同的影像学表现。一般说来，此类病变大体常呈圆形或类圆形，表面有或无包膜，与周围肺组织的界限清晰、毛糙或模糊，切面以实性为主，可有不同程度的坏死、纤维组织增生、出血等伴随变化。镜下可见病灶主体多为肺内正常或异常组织增生，表现为细胞排列异常和生长，不同的疾病有不同的组织形态学表现，须注意的是肉芽肿性病变包括多种疾病，必要时须做免疫组化或者基因检测。

【征象描述】

胸部 X 线平片对观察这类病变的作用有限，胸部薄层 CT 图像可以显示更多的影像信息。MRI 的应用并不普遍，但其有些情况下可以起到补充信息的作用。PET/CT 对诊断有一定帮助，但其诊断价值远小于其对肺癌分期的价值。

实性结节或肿块常有较多的伴随征象，其中，边缘伴随征象（如分叶征、毛刺征、棘状突起征）、内部伴随征象（如空泡征、支气管充气征、血管造影征）和邻近结构改变（如胸膜凹陷征、血管集束征）等对于诊断有一定的作用，通过对于伴随征象的识别并结合其他信息综合判断可进一步明确诊断。下面对常见的伴随征象进一步阐述。

1. 分叶征

（1）定义：分叶征（lobulation sign）是指结节或肿块表面呈凹凸不平的多个弧形的特征，形似花瓣。

（2）病理基础：一是病变内部不同部位生长速度不同；二是病变在生长过程中受到小叶间隔、血管、支气管等结构的阻挡和限制，例如，在肺癌的大体标本切面上，常可见到小叶间隔的纤维增生，其对肿瘤组织生长有限制作用；三是病变（特别是恶性肿瘤）内部纤维组织收缩；四是病变（特别是恶性肿瘤）突破小叶间隔向外扩展后和邻近的部分相互融合。

（3）征象描述：胸部 X 线平片通常仅能显示结节或肿块的较深的分叶。CT 可以清晰显示分叶征，根据分叶的深浅程度可将其分为深分叶、中分叶及浅分叶，一般采用目测来判断深、浅分叶，也可以弦弧距和弦长之比来衡量。弦弧距和弦长的比值>0.4 者为深分叶；比值<0.2 者为浅分叶；比值为 0.2～0.4 者为中分叶（图 5-1-1）。一般，深分叶多见于恶性肿瘤，而浅分叶的鉴别意义较小。一部分体积较小、分叶较深的结节，可形成多结节聚合样表现，也有人将其称为多结节聚合征。对于肿块而言，分叶较大、较深者恶性度高；而分叶较大且浅者，多见于良性肿瘤或其他类型肿块。

（4）相关疾病：可出现分叶征的疾病有肺癌、肉瘤样癌、肺错构瘤、炎性肌成纤维细胞瘤、肉芽肿性炎等。分叶征在周围型肺癌中的出现率在 80% 以上。

2. 毛刺征

（1）定义：毛刺征（spicule sign）是指自肺内结节或肿块边缘向周围肺实质伸展的、不与胸膜相连的、放射状、无分支的细短线条影，近结节端略粗，典型者可形成放射冠。

（2）病理基础：一是病灶外围的小血管、小淋巴管、细支气管周围有癌性或炎性浸润；二是周围的小叶间隔水肿；三是小血管、小淋巴管、小支气管阻塞或伴阻塞后扩张。肺癌毛刺是癌组织沿支气管、血管或小叶间隔浸润生长，伴渗出、增生性间质反应所形成的。良性结节边缘亦可见毛刺，其常由增生的纤维结缔组织形成，如肉芽肿性结节的毛刺多为纤

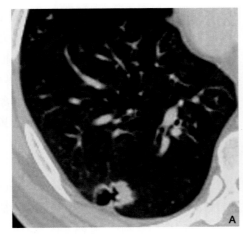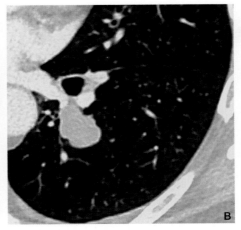

图 5-1-1　分叶征 CT 表现

A.患者男,51 岁,体检发现右肺下叶结节,显示为深分叶征,同时内部伴有空洞,边缘见毛刺征,牵拉肋胸膜,病理证实为肺癌;B.患者男,46 岁,体检发现左肺下叶结节,显示为浅分叶征,瘤-肺交界面清晰光整,病理证实为肺错构瘤。

维膜外增厚的小叶间隔所形成的,也可为肉芽肿周围炎症细胞浸润、纤维结缔组织增生和新生毛细血管形成所致的。

（3）征象描述:胸部 X 线平片难以明确显示毛刺征,偶可显示较粗长的毛刺。CT(特别是薄层 CT 或 HRCT)可以清晰显示毛刺征(图 5-1-2)。CT 图像上,毛刺征一般分为两类:短毛刺和长毛刺,短毛刺细而短,长度<1cm,宽<1mm;长毛刺粗而长,长度1~3cm,宽 1~2mm。毛刺征的特点为不与胸膜相连、无分支、短线影。

（4）相关疾病:在肺癌、肉芽肿性炎、机化性肺炎、其他慢性炎症等疾病中可以见到毛刺征。肺癌边缘的毛刺多为直而有力的、细短的、放射冠样的线条影;恶性病变边缘还可因为促结缔组织生成反应而形成粗而长的纤维带,酷似叶间裂,即"假裂",此为腺癌的特征性表现。良性结节边缘亦可见毛刺,

多较长且柔软。

3. 棘状突起征

（1）定义:指结节边缘凹凸不平,边缘出现一个或多个尖角状突起,使得病灶边缘不规则,形成棘状突起征。

（2）病理基础:肺癌的分叶征、毛刺征、棘状突起征常常伴随出现,这些征象形成的病理基础相似,而表象有差异。棘状突起征的病理基础一是肿瘤向各个方向的生长速度不同,在邻近支气管、肺动脉周围的结缔组织内浸润或沿着淋巴管蔓延,使得邻近肺组织发生肿瘤浸润,结缔组织水肿、纤维化、增厚等,从而形成棘状突起;二是肿瘤在生长过程中,其在各方向受到的阻力不同。在良性病变中,棘状突起征是由于干酪样物质、炎性分泌物侵入小叶间隔,导致局部支气管、血管发生急/慢性炎症反应而形成的。

（3）征象描述:胸部 X 线平片难以明确显示此

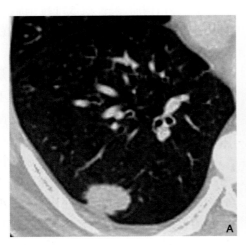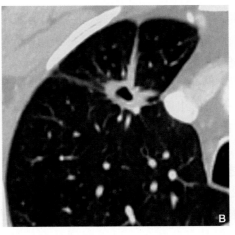

图 5-1-2　毛刺征 CT 表现

A.患者男,51 岁,体检发现右肺下叶结节,显示有毛刺征,该毛刺细而短,病理证实为肺癌;B. 患者男,57 岁,体检发现右肺上叶结节,显示有毛刺征,该毛刺粗而长,病理证实为肉芽肿性炎。

征象。CT(特别是薄层 CT 或 HRCT)可以清晰显示棘状突起征。棘状突起征的 CT 表现与扫描层面和肿瘤的位置关系相关。当病灶突出部位与扫描层面部分相切时,可见结节边缘向肺内突出的尖角状、棘状突起,数目不一,可为一个或多个,突出部分形状如小三角形,底边朝向病灶、尖端指向肺内;当病灶突出部位与扫描层面不相切时,则可见非典型棘状突起,可为线状或不规则形的(图 5-1-3)。

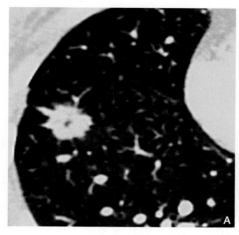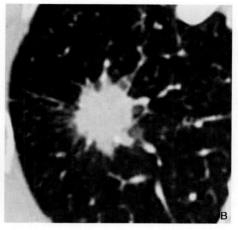

图 5-1-3　棘状突起征 CT 表现

A. 患者女,47 岁,体检发现右肺下叶结节,显示有棘状突起征,同时伴毛刺征,病理证实为肺癌;B. 患者男,65 岁,咳嗽、痰中带血 20 余天,CT 检查发现右肺上叶结节,边缘可见棘状突起征,同时伴毛刺征,病理证实为肺癌。

　　(4)相关疾病:此征象多见于肺癌,少数见于慢性炎性病变。有报道称,棘状突起征在周围型肺癌中的出现率为 66%,而在良性结节中的出现率仅为 20%。

4. 空泡征

　　(1)定义:空泡征(vacuole sign)是指结节或肿块内直径<5mm(多为 1～3mm)的含气透亮影,可单个或多个,形状可规则或不规则。空泡征是早期周围型肺腺癌的重要征象,常见于瘤体的中央,少数情况下可在边缘。

　　(2)病理基础:一是未被肿瘤组织或炎性组织填充的正常含气肺组织,即部分肺泡未受累及;二是肿瘤组织或炎性组织内未闭塞或扩张的小支气管;

三是癌组织沿肺泡壁呈附壁生长而使该部肺泡仍保持完整充气状态,肺泡隔破坏,肺泡融合、扩大。

　　(3)征象描述:胸部 X 线平片难以明确显示该征象。CT(特别是薄层 CT 或 HRCT)可以清晰显示空泡征,其表现为结节或肿块内单个或多个含气透亮区,形状可规则或不规则(图 5-1-4)。空泡征是早期周围型肺腺癌的重要征象,常见于瘤体的中央,少数情况下可在边缘。当扩大的肺泡腔内含有黏液、出血、脱落细胞时,影像学上空泡内密度升高而似水样密度。此外,肿瘤内小灶性坏死排出后形成的很小空洞(直径<5mm),从病理机制上不属于空泡征,但在影像学上很难与空泡征区分。

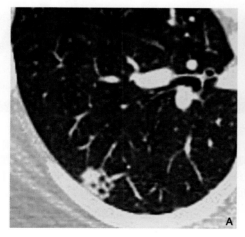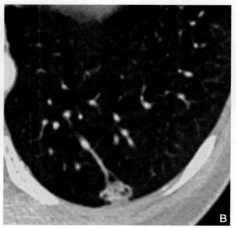

图 5-1-4　空泡征 CT 表现

A. 患者女,45 岁,体检发现右肺下叶结节,其内可见多个含气透亮影,直径不足 5mm,即为空泡征,病理证实为肺癌;B. 患者女,46 岁,体检发现左肺下叶结节,该结节具有空泡征,病理证实为肺癌。

（4）相关疾病：空泡征多见于早期周围型肺腺癌，少数情况下可见于鳞状细胞癌、炎性病变或感染性病变。

5. 支气管充气征

（1）定义：支气管充气征（air bronchogram sign）也称为支气管气像，是指病变区域的肺组织内可见含气透亮的支气管影。主要位于病变边缘的充气支气管在严格意义上不属于支气管充气征，但病变与周围支气管的关系对于结节或肿块的鉴别诊断非常重要，故此类征象也将在本部分内容中阐述。

（2）病理基础：主要是各种原因所致的支气管周围肺组织气体含量减少，使其密度增高，而此时病变肺组织中的支气管内气体无明显减少，两者形成密度对比而衬托出含气支气管。此征象在各种原因所致的肺实变中最常见；也可见于近端支气管完全或不完全阻塞，导致远端阻塞性肺炎或肺不张区域内支气管内仍残留有空气的病例中。肺腺癌内的支气管充气征的病理基础与空泡征一致，二者均是由肿瘤组织内未闭塞或扩张的小支气管形成的。

（3）征象描述：胸部 X 线平片难以明确显示支气管充气征。CT（特别是薄层 CT 或 HRCT）可以清晰显示该征象。支气管充气征按照支气管改变的部位基本可以分为两类，一是支气管本身如管腔、管壁的局部改变，二是支气管树形态、走行的整体改变。支气管在病灶内自然走行而呈树枝状逐渐变细或支

气管受病灶牵拉而移位均多见于良性病变，但对于亚实性结节，出现此种征象并不能排除恶性可能；支气管扭曲、扩张，管内壁欠光整多见于慢性炎症；支气管狭窄僵硬、管腔变窄、管壁模糊多见于肺癌和淋巴瘤。肺癌的支气管充气征多位于结节或肿块的中外 2/3，而良性结节的该征象多位于中内 2/3。对于支气管充气征的鉴别，也要结合结节或肿块与其周围支气管关系。

结节或肿块与支气管的关系是比较复杂的，支气管影既可位于病变边缘，也可在病变内部显示；管腔可以没有变化，也可以狭窄或闭塞；管壁可以正常，也可以增厚和模糊不清。结节或肿块与支气管的关系可以分为 4 型。

Ⅰ型为支气管于结节/肿块的边缘截断，可见于炎性病变、感染性病变、肉芽肿性炎、肺癌，支气管壁增厚、管腔轻微扩张多见于良性病变，管壁和管腔基本正常多见于肺癌。

Ⅱ型为支气管伸入结节/肿块内部而中断、鼠尾状截断，多见于肺癌。

Ⅲ型为支气管与结节/肿块贴邻走行而不中断，多见于良性肿瘤，管腔可有受压改变；类癌也可出现类似表现，肿瘤侧管壁增厚是其与良性肿瘤的鉴别点。

Ⅳ型为支气管在结节/肿块内部穿过，即支气管充气征。支气管充气征为结节/肿块与支气管的关系一种特殊类型（图 5-1-5）。

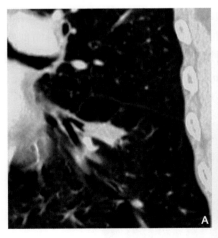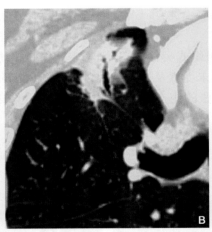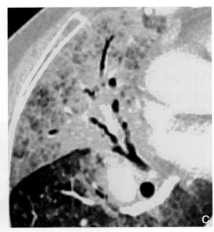

图 5-1-5　不同病变中的支气管充气征 CT 表现

A. 患者男，64 岁，体检发现左肺下叶不规则结节，其内支气管充气征于结节边缘截断，病理证实为肺鳞状细胞癌；B. 患者女，62 岁，咳嗽、痰中带血半个月，CT 检查发现右肺上叶不规则肿物，其内见支气管充气征，支气管略扩张、扭曲，经随访病灶缩小故考虑为肺炎性病变；C. 患者女，65 岁，咳嗽、伴少量白痰，呈进行性加重，伴活动后气促，咳嗽剧烈时左侧胸痛，CT示右肺中叶及下叶可见弥漫多发片状实变影，其内见支气管充气征，支气管分支走行僵硬，管腔变窄或扩张，管壁不规整，形似"枯树枝"，病理证实为肺黏液型腺癌。

（4）相关疾病：结节或肿块内的支气管充气征可见于肺癌、炎性病变、感染性病变、肉芽肿性病变等。急性炎症形成的结节或肿块，其内支气管走行

及管腔基本正常。

6. 血管造影征

（1）定义：血管造影征（angiogram sign）是指 CT

增强扫描时实变的肺组织内强化的血管影,结节或肿块内有时也可见到此征象。最初这一征象在叶、段的肺炎型肺癌(现多指肺黏液型腺癌)中被提出,实际上大部分的肺实变区均可见不同程度显影的血管。

(2)病理基础:炎性渗出、实变、肺癌附壁生长致肺泡腔内充满黏液而不破坏肺网状支架结构、病变内的血管分支走行基本正常。

(3)征象描述:CT 增强扫描图像中,实变的肺组织内可见强化的血管影,可显示血管僵直、管壁毛糙、粗细不均匀等表现,结节或肿块内有时也可见到强化的血管影(图 5-1-6)。血管走行自然或出现增粗、充血的改变,实变的肺组织明显强化,这些征象多见于炎性病变;血管僵直、扭曲、破坏、截断,实变的肺组织低强化,这些征象多见于恶性病变。

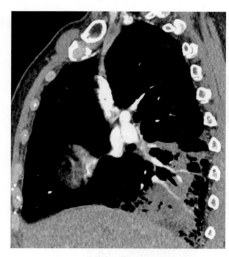

图 5-1-6　血管造影征 CT 表现

患者女,56 岁,左肺下叶良性病变术后。图示右肺下叶病灶为肺黏液型腺癌的血管造影征。

(4)相关疾病:该征象无特异性,良、恶性病变内均可见,如肺炎、肺癌、恶性淋巴瘤等。

7. 胸膜凹陷征

(1)定义:胸膜凹陷征(pleural indentation sign)是指规则的一条或多条线状影自结节或肿块牵拉脏胸膜,形成结节与邻近胸膜间的三角形影或喇叭口样影。

(2)病理基础:此征象为病灶内纤维组织增生、瘢痕形成及结缔组织的间隔增厚所致的。肺癌病例中形成胸膜凹陷征的病理基础较为复杂,根本原因是肿瘤内纤维化,收缩力通过肺的纤维支架结构传导到游离的脏胸膜而引起凹陷,胸膜通常无增厚及粘连。

(3)征象描述:由于病变位置不同,凹陷的脏胸膜走向与 X 线投影方向不同,故胸膜凹陷征的 X 线表现多种多样,其可表现为线形、幕状形、星形和楔形。CT 图像可显示一条或多条线状影自结节或肿块牵拉脏胸膜,形成结节与邻近胸膜间的三角形影或喇叭口样影,须特别注意从多平面观察胸膜凹陷征(图 5-1-7)。如周围型肺癌病例中,胸膜牵拉所致的三角形影内多呈水样密度,无脏胸膜的增厚。而胸膜反应表现为胸膜增厚,与病灶多点粘连、牵拉,局部壁胸膜外脂肪增多,多见于炎性结节。

病变与叶间胸膜的关系为一种的特殊的胸膜凹陷征的表现,即表现为不同程度的贴邻和凹陷。叶间裂旁急性炎症形成的结节/肿块,一般不伴有叶间胸膜凹陷,且叶间胸膜常有增厚表现,跨叶的现象也较为常见。肉芽肿性炎、局灶性机化性肺炎、肺癌(主要为腺癌)均可造成一定程度的胸膜凹陷,须结合其他征象综合判断。肺癌的长径越大,与叶间胸膜贴邻的比例越大,其侵犯胸膜的可能性就越大。

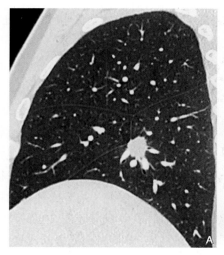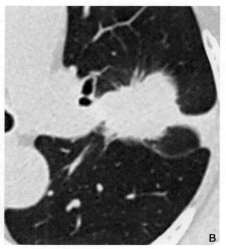

图 5-1-7　胸膜凹陷征 CT 表现

A. 患者男,46 岁,体检发现肺结节,右肺下叶结节牵拉斜裂胸膜使其移位,病理证实为肺癌;B. 患者女,56 岁,体格检查发现右锁骨上淋巴结肿大,左肺上叶肿物与邻近胸膜间形成三角形影或喇叭口样影,即为胸膜凹陷征,病理证实为肺腺癌。

（4）相关疾病：胸膜凹陷征为非特异性征象，可见于周围型肺癌、炎性或肉芽肿性病变（局灶性机化性肺炎、肺结核、肺曲菌病等）、转移瘤等。

8. 血管集束征

（1）定义：血管集束征（vascular convergence sign）是指病灶周围1支或多支血管向结节方向集中，这些血管可穿过病灶，也可在病灶边缘截断，血管可有不规则的增粗或扭曲。

（2）病理基础：此征象为病变组织向支气管血管束或小叶间隔生长，继发纤维组织增生或瘢痕形成，牵拉邻近血管向瘤体集中所致的。此征象的近肺门侧由血管束、支气管构成，血管多为扩张的小动脉；远肺门侧的血管束多由扩张的小静脉组成，其形成可能和静脉回流受阻有关。血管集束征的形成机制还可能是恶性肿瘤细胞产生肿瘤血管生成因子诱发肿瘤形成新生血管、导致肿瘤供血血管代偿性增粗，这些血管常扩张或伴有肿瘤细胞的支气管动脉

鞘浸润、瘤栓形成。血管集束征的血管，其中大多数并非肿瘤供血血管或肿瘤血管，而是被肺癌卷入的肺动脉，并不参与肿瘤供血。

（3）征象描述：CT可以显示1支或多支血管向结节或肿块方向集中，可看到血管穿过病灶，也可看到血管在病灶边缘截断，血管可有不规则的增粗或扭曲表现（图5-1-8）。该征象有以下几种表现。一是血管于结节/肿块的边缘截断，比较少见，几乎仅见于肺癌。二是血管进入结节/肿块内部，即包埋血管，血管僵直、狭窄、扭曲、破坏、截断，多见于肺癌，有些肉芽肿性炎病例中可看到这些征象；血管正常走行或略扩张，多见于炎性或感染性病变。三是血管与结节/肿块贴邻、被推移，此为良性肿瘤较有特征性的表现。四是肺血管受牵拉、向病灶移位，这种表现形成的病理基础与胸膜凹陷征相似，多见于成纤维反应和结缔组织增生较明显的腺癌和慢性炎症。

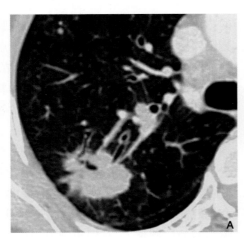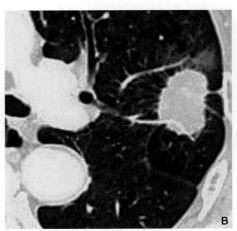

图5-1-8　血管集束征CT表现

A.患者女,56岁,体检发现右肺上叶肿物,其内侧见2支血管向病灶方向集中,在病灶边缘截断,即为血管集束征;B.患者男,70岁,体检发现左肺上叶肿物,其内侧见血管向病灶方向集中,即为血管集束征,病理证实为肺癌。

血管集束征的出现与肿瘤或结节的大小、病理类型有关，直径小于1cm的病灶较少出现此征象；腺癌血供丰富，容易形成纤维化，出现血管集束征的概率较高。特别是肺静脉向病变集中者，多为肺癌的表现。

（4）相关疾病：血管集束征可见于肺癌、炎性或感染性病变、肉芽肿性病变、肺错构瘤等，可以根据上述不同影像学表现进行鉴别。

【分析思路】

第一步，判断病变是否为明确的良性结节或假性结节。良性结节可包括以下几种情况：①良性钙化结节或含脂肪结节；②胸膜下结节，包括叶间胸膜、肋胸膜、纵隔胸膜和膈胸膜下的结节，平均径≤

10mm，表现为边缘光滑的三角形、四边形、扁圆形或卵圆形结节；③保持稳定至少2年的结节。而假性结节包括周围征象如肋头、胸椎骨质增生、膈疝等突入肺野内形成的征象或肺内增粗血管和条索影形成的征象，须结合MPR图像多角度观察以确定。

第二步，对于不确定的结节，找征象但不以征象作为唯一判断依据。结节或肿块的边缘征象包括分叶征、毛刺征、棘状突起征，内部征象包括空泡征、支气管充气征，以及周围征象的改变包括胸膜凹陷征、血管集束征，均有助于肺癌的诊断。瘤-肺交界面清楚、毛糙最常见于肺癌；该交界面模糊最常见于肺感染性病变；其清楚、光整多见于良性病变，主要包括

肺错构瘤、硬化性肺细胞瘤、支气管源性囊肿等,少数情况下可见于低度恶性肿瘤(类癌)和高度恶性肿瘤(大/小细胞神经内分泌癌、低分化非小细胞癌、肉瘤样癌、转移瘤)。

须注意的是,结节或肿块的各种影像学征象均无特异性,须结合增强扫描等信息综合分析。在增强扫描中表现为无强化或轻度强化(最大增强值<20Hu)的结节,良性多见,少数可见于小细胞肺癌、低分化非小细胞肺癌、肺黏液型腺癌。恶性病灶多表现为中度及以上强化,净增值多介于20～60Hu,可均匀或不均匀强化。明显强化病灶(净增值>60Hu)多提示为低度恶性病灶或良性病灶,包括类癌、硬化性肺细胞瘤、活动性炎性结节和血管性病变。

病灶大小亦是恶性肿瘤的独立预测因素,病灶越大,恶性概率越高。请注意正确测量病灶的平均直径或体积。既往研究显示,结节直径<5mm,其恶性概率<1%;结节直径>20mm,其恶性概率>50%。

第三步,结合患者的临床病史、临床症状、诊疗经过、多次影像学检查的前后对比结果等临床资料,缩小鉴别诊断范围。例如,以炎性相关证据区分感染类疾病;结合自身免疫状态进一步划分疾病谱等。对于通过综合分析,性质仍无法确定的肺结节,可在随访中进一步定性,对于随访,可参考 Fleischner 学会指南、Lung-RADS 2022 指南或中国专家共识定期进行随访复查。在随访复查中,建议采用相同的扫描条件、重建算法、定量分析方法和呼吸控制,定量评估肺结节的大小、密度、质量变化及倍增时间等,以明确下一步管理策略。随访中肺结节变大、变实提示恶性,肺结节变小、变淡提示良性。实性肺癌的倍增时间多为30～400d,倍增时间不足30d 提示病变为炎性病变,倍增时间超过400d 提示良性病变。由于少数肺癌在随访中会出现一过性缩小的现象,故须多次随访直至病变完全吸收或确定其稳定不变,方可诊断良性。对于随访稳定但影像学征象仍提示有恶性可能的肺结节,可适当缩短随访间隔时间。

【鉴别诊断】

1. **肺实性结节或肿块的鉴别诊断流程图** 详见图 5-1-9。

2. **表现为肺内结节或肿块的常见疾病的主要影像学鉴别要点** 详见表 5-1-2。

表 5-1-2 表现为肺内结节或肿块的常见疾病的影像学鉴别要点

疾病	典型影像特征	鉴别要点	其他伴随征象
肺癌	边界清楚、毛糙;类圆形;分叶征、毛刺征、棘状突起征,空泡征、支气管充气征、支气管截断、胸膜凹陷征、血管集束征	常伴有周围支气管截断、血管包埋,可与良性肿瘤鉴别;形态较规则、瘤-肺交界面清楚,可与机化性肺炎鉴别;中至高度强化特点可与肉芽肿性病变鉴别	肺门和纵隔肿大淋巴结、胸腔积液、肺内或胸膜转移、远处转移等相关征象
肉芽肿性病变(如结核球)	边界较清楚;边缘可分叶,可有条索影;平扫密度低(结核球密度较高),增强扫描轻度强化;多见钙化;可伴有卫星灶	引流支气管在病变边缘截断、管壁增厚有助于与肺癌、肺错构瘤鉴别;形态较规则、边界清楚,可与慢性肺炎或机化性肺炎鉴别	肺门、纵隔肿大伴钙化淋巴结;其他肺野成簇分布结节、树芽征
慢性炎症或局灶性机化性肺炎	边界清楚或不清楚;形态不规则;可见反晕征;周围长条索影;胸膜凹陷征;支气管管壁增厚、管腔扩张、扭曲	边界不清楚、形态不规则、反晕征、周围长条索影有助于与肺癌鉴别	可伴磨玻璃影、结节及网格影
肺错构瘤	脂肪密度;爆米花样钙化;分叶征;周围支气管、血管的推移表现	对于软骨瘤型错构瘤可借助周围支气管、血管推移表现与分化程度较低的肺癌鉴别,必要时辅以 PET/CT;边缘光滑、类圆形、无毛刺征和胸膜凹陷征的表现可与肉芽肿性病变、局灶性机化性肺炎鉴别	较大者、位于支气管管腔内者可出现远端肺野阻塞性改变
硬化性肺细胞瘤	边界清楚;边缘光滑;较大者密度不均匀,可见囊变、钙化;增强扫描明显强化;晕征	增强扫描不均匀强化、晕征等有助于与肺错构瘤鉴别;周围支气管、血管推移的表现有助于与肺癌鉴别	多无伴随表现,极少有肺门、纵隔淋巴结肿大
支气管黏液栓	位于支气管管腔内,沿支气管方向走行;可有分支,但较少见;增强扫描无强化	主要须与小细胞肺癌、低分化鳞状细胞癌鉴别,管腔扩张明显、分支多,增强扫描轻、中度强化,有助于肺癌诊断	远端肺野阻塞性改变
球形肺不张	多位于胸膜下区域,胸膜常有增厚表现或局部包裹性积液;外缘光滑,肺门侧卷发样肺纹理(彗星尾征);增强扫描中等程度强化	主要须与肺癌鉴别,分叶征、毛刺征、胸膜凹陷征、支气管截断、血管集束征有助于肺癌诊断	胸膜增厚、钙化,胸腔积液

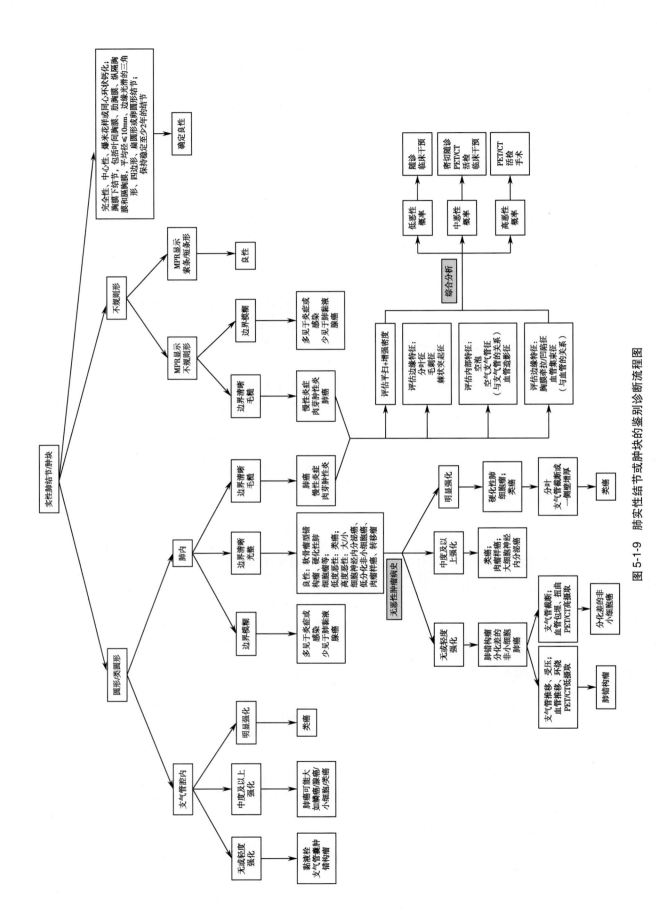

图 5-1-9　肺实性结节或肿块的鉴别诊断流程图

（王建卫）

（二）亚实性结节或肿块

【定义】

亚实性结节（subsolid nodule，SSN），是指病灶含有磨玻璃密度成分的结节。其中，磨玻璃密度成分指连续薄层（一般层厚≤1mm）CT图像上边界清楚或不清楚的肺内密度增高影，但病变密度不足以掩盖其中走行的血管和支气管影。在纵隔窗图像上，根据 SSN 内是否含有实性成分，又可将其分为仅含有磨玻璃密度成分的纯磨玻璃结节（pure ground-glass nodule，pGGN），又称非实性结节（non-solid nodule，NSN），和同时含有磨玻璃密度成分与实性成分的混合磨玻璃结节（mixed ground-glass nodule，mGGN），也称部分实性结节（part solid nodule）两大类（图 5-1-10）。在肺窗图像上，根据纯磨玻璃结节的密度是否均匀，进一步将其分为均匀的纯磨玻璃结节和不均匀的纯磨玻璃结节。

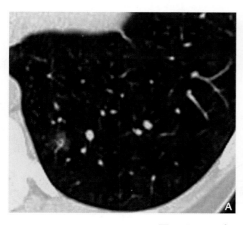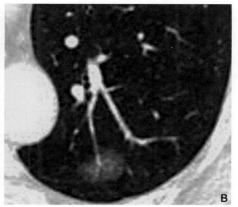

图 5-1-10　肺亚实性结节的分类

A. 患者女，28 岁，体检发现左肺下叶结节，该结节内同时含有磨玻璃密度成分与实性成分，为混合磨玻璃结节（mGGN）；B. 患者女，53 岁，体检发现左肺上叶结节，该结节仅含磨玻璃密度成分，其内见血管穿行，为纯磨玻璃结节（pGGN）。

【病理基础】

肺磨玻璃影（ground-glass opacity，GGO）形成的病理基础是肺泡隔增厚，或部分肺泡腔充满液体、细胞或组织碎片。其形成机制主要包括以下几种：一是肿瘤细胞以附壁方式沿肺泡壁蔓延、生长，导致肺泡壁均匀或者不均匀增厚；二是肺间质增厚、水肿、纤维化；三是肺泡部分塌陷；四是局部毛细血管的血容量增加，或伴有肺泡腔内出血。因此，该征象既可见于肺腺癌、腺体前驱病变，又可见于局灶性肺间质纤维化、肺泡出血、炎症、细支气管上皮增生、细支气管管周上皮化生等病变。

【征象描述】

1. **X 线表现**　胸部 X 线平片不是 SSN 病变的有效检查方法。在胸部 X 线平片上，病变在过小、过淡时不容易被发现，大部分肺磨玻璃密度病变的形态特征不能被明确显示，会造成漏诊及误诊。因此，此方法被用来检出和显示 SSN 的价值有限。

2. **CT 表现**　薄层 CT 图像上，SSN 被显示为含有磨玻璃成分的结节。如前所述，这类结节的密度主要表现为三种形式：均匀的纯磨玻璃结节、不均匀的纯磨玻璃结节及混合磨玻璃结节。与实性结节或肿块相似，局灶性亚实性结节的影像学形态特征常见边界清晰，圆形、类圆形或不规则形，或伴分叶征、毛刺征、空泡征、支气管充气征、胸膜凹陷征等伴随征象。

【相关疾病】

磨玻璃影本身代表着一种非特异性 CT 表现，多种病理生理过程或疾病均可在 CT 上表现为这种征象。短暂存在的肺 SSN 在病理上多为局灶性出血、间质水肿、感染性病变等。持续存在 3 个月及以上而无缩小或消失的 SSN 被称为持续存在的 SSN，其在病理上多为肺腺癌或腺体前驱病变（precursor glandular lesion，PGL），其生长遵循从不典型腺瘤样增生（atypical adenomatous hyperplasia，AAH）、原位腺癌（adenocarcinoma in situ，AIS）、微浸润性腺癌（microinvasive adenocarcinoma，MIA）到浸润性腺癌（invasive adenocarcinoma，IAC）的自然进展规律；少数 SSN 为良性病变，如局灶性机化性肺炎、肺泡出血、局灶性纤维化或细支气管腺瘤等，极少数肺黏膜相关淋巴瘤也可表现为 SSN（表 5-1-3）。

【分析思路】

第一步，明确肺 SSN 的定义，掌握肺 SSN 的相关疾病谱。

表 5-1-3　肺亚实性结节或肿块的病因分类

良性病变	腺体前驱病变	恶性病变
局灶性炎症	不典型腺瘤样	微浸润性腺癌（MIA）
局灶性机化性肺炎	增生（AAH）	浸润性腺癌（IAC）
肺泡出血	原位腺癌（AIS）	恶性淋巴瘤等
局灶性纤维化		
细支气管腺瘤等		

第二步，结合患者的临床病史、临床症状、诊疗经过、多次影像学检查的前后对比结果等临床资料，缩小鉴别诊断范围。肺 SSN 在随访中缩小或消失多提示其为炎性病变，而稳定存在或缓慢生长者中的多数为肺腺癌或其腺体前驱病变，少数为局灶性纤维化、细支气管腺瘤或淋巴瘤等。

第三步，分析持续存在的 SSN 的影像伴随特征。肺 SSN 形态不规则、瘤-肺交界面模糊或清晰光滑，多提示良性病变；肺 SSN 呈圆形/类圆形、瘤-肺交界面清晰毛糙，多提示肺腺癌或其腺体前驱病变。值得注意的是，恶性肺 SSN 中呈不规则形者的比例较恶性实性结节高。

第四步，分析肺 SSN 的大小和密度。持续存在的肺 SSN，直径越大、密度越高、其内实性成分占比越大提示恶性可能性越大；持续存在的 GGN 大多是恶性的，或有向恶性发展的潜能。

【疾病鉴别】

1. 肺 SSN 的鉴别诊断流程图　详见图 5-1-11。

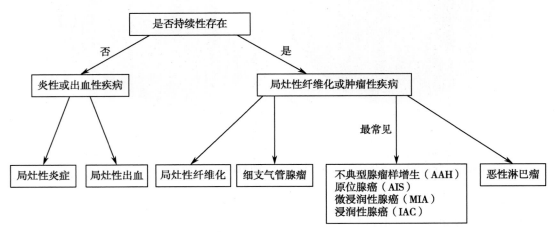

图 5-1-11　肺 SSN 的鉴别诊断流程图

2. 表现为肺 SSN 的常见良、恶性疾病的主要影像学鉴别要点　肺 SSN 是否持续存在为良恶性鉴别的关键。目前推荐至少间隔 3 个月复查以确定 SSN 是否持续存在。短暂存在的肺 SSN 为良性病变，而持续存在的肺 SSN 中的大多数（约 80% 以上）为肺腺癌或其腺体前驱病变。

肺 SSN 的瘤-肺交界面、整体形态、边缘征象、内部结构等是其良恶性鉴别的重要参考因素。若肺 SSN 的瘤-肺交界面模糊不清、形状不规则，则其为良性病变如局灶性炎症或出血的概率较高。若肺 SSN 的边界清晰毛糙、同时具有分叶征、空泡征、毛刺征或胸膜凹陷征等征象，则须高度怀疑为恶性病变。

肺 SSN 在随访期间的变化规律能帮助其定性。若肺 SSN 在短期内迅速增大、缩小，或部分实性结节内实性成分逐渐消散，则其为感染性病变的概率较大。影像上表现为 SSN 的肺腺癌或其腺体前驱病变具有鲜明的惰性生物学行为特征，其在长期随访过

程中可稳定存在或缓慢生长数年甚至数十年，其体积和质量的倍增时间通常在 800d 以上，仅极少部分此类病变表现为相对快速生长。表现为 SSN 的细支气管腺瘤和肺黏膜相关淋巴瘤很少见。对于 SSN，无论是从影像特征还是生长模式均难以鉴别不同类别的腺癌。

3. 持续存在的肺 SSN 浸润程度的判断　持续存在的肺 SSN 在病理上多为肺腺癌（包括 IAC 和 MIA）或其腺体前驱病变（包括 AIS 和 AAH）。这四种病理亚型的肺 SSN 的影像学表现不同，但也会有重叠，现阶段其鉴别仍主要依据肺 SSN 的结节类型、大小、实性成分占比、密度、质量及其形态学特征（图 5-1-12）。

AAH 是通过薄层 CT 可发现的最早的浸润前病变，多表现为直径不超过 5mm 的肺 pGGN，其直径很少大于 8mm，密度浅淡且均匀，结节多呈类圆形，边界清晰且光整，空泡征少见，分叶征、毛刺征及胸膜凹陷征罕见。

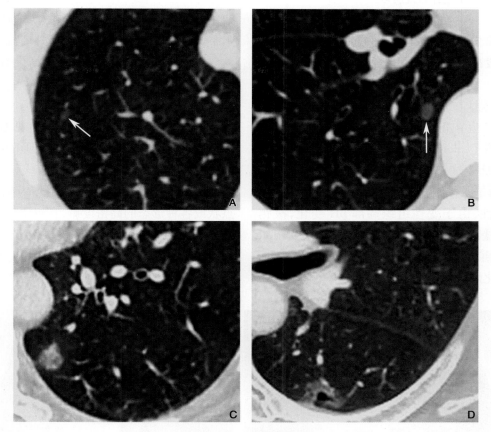

图 5-1-12　不同病理亚型肺亚实性结节 CT 表现

A. 患者女,45 岁,体检发现右肺上叶尖段 pGGN(箭头),大小 4mm×3mm,边界清晰,病理证实为 AAH;B. 患者女,44 岁,体检发现右肺下叶上段 pGGN(箭头),大小 7mm×5mm,边界清晰,内见空泡征,病理证实为 AIS;C. 患者女,51 岁,体检发现左肺下叶磨玻璃结节,密度较高,大小 12mm×11mm,边界清晰,边缘见血管穿行,病理证实为 MIA;D. 患者女,62 岁,右肺下叶癌术后,发现左肺下叶上段 pGGN,其大小 17mm×11mm,边界清晰,内见小囊腔影及血管穿行,贴邻肋胸膜,病理证实为 IAC。

AIS 的典型表现亦为 pGGN,其直径较 AAH 大,通常超过 5mm 但不足 1cm,其密度较 AAH 稍高,结节多呈类圆形,边界清晰且光整,部分病变内可见小空泡,分叶征少见,毛刺征及胸膜凹陷征罕见。既往研究显示,肺 pGGN 中,直径 10mm 以上的 AAH 和直径 15mm 以上的 AIS 罕见。肺 AIS 与肺 AAH 在薄层 CT 表现上有一定重叠,二者在影像上难以区分。

MIA 以磨玻璃密度成分为主,非黏液型 MIA 多表现为实性成分直径小于 5mm 的 PSN 或 pGGN;肺亚实性结节的实性部分,是指在常规纵隔窗上能显示的部分。持续存在的肺亚实性结节,其中实性部分的占比越高,其侵袭性就越强。有研究显示,肺亚实性结节的实性成分在中间窗(窗位-50Hu,窗宽2Hu)显示最佳,其判断结节侵袭性的特异度为82.5%,符合率为 75.6%,阳性预测值为 88.5%,临床使用简单易行。黏液型 MIA 较少见,其可表现为实性结节或部分实性结节。MIA 和 AAH、AIS 的影像学表现可有重叠。

IAC 多表现为实性成分直径大于 5mm 的部分实性结节。多项研究表明,肺 SSN 的大小及其内实性成分的大小是鉴别浸润性腺癌与浸润前病变的可靠指标。病理类型为 IAC 的肺 SSN 的直径、实性成分占比、体积和质量多大于 MIA/AIS/AAH。直径小于 10mm 的肺 SSN 中少见 IAC 的病理类型。若 pGGN 的直径超过 15mm,且有分叶征、毛刺征、空泡征、支气管充气征或胸膜凹陷征,则强烈提示为 IAC。

近年来,影像组学和深度学习技术被应用于肺 SSN 良恶性或浸润程度的术前预判,并且取得了较高的分类符合率。

值得注意的是,肺 SSN 具有多发倾向,表现为双肺内多发、大小不等的 SSN,不同结节可处于从 AAH 到 IAC 的不同病理阶段。术前应采用薄层 CT 仔细观察全肺,这有助于科学制订手术方案。

(王建卫)

（三）完全钙化结节或肿块

【定义】

肺内异常发生的局灶性圆形或类圆形密度增高影，CT值一般在100Hu以上，边界锐利，不伴有软组织密度病变。

【病理基础】

钙化可发生在正常或异常的肺实质中。完全性孤立性钙化（calcification）通常是肺部感染治愈后遗留的病灶。这类感染可为普通细菌、病毒感染，但更多的是既往结核分枝杆菌感染。钙化在病理上属于变性，由于变性组织局部pH变化，故钙离子以磷酸盐或碳酸盐的形式沉积下来，病变组织坏死后不能再生，局部纤维化，钙盐沉积。大体标本表现为钙化灶呈灰白色、坚硬，触之有砂粒感，HE染色时的镜下表现为钙盐呈粉末、颗粒或斑块状，深蓝色。此外，此征象还可见于激素失调引起血清钙水平升高从而导致的正常组织内钙盐沉积，肿瘤的营养不良性钙化，或转移性骨肿瘤导致的骨化或形成新骨的过程。

【征象描述】

1. X线表现 钙化结节多表现为边界清楚锐利、圆形或类圆形的高密度结节；但微小的钙化结节在胸部X线平片上难以显示。

2. CT表现 钙化结节表现为肺内斑块状、小点状或各种形态的高密度影，在纵隔窗上，其密度明显高于软组织，其CT值可达100Hu，见图5-1-13。CT能够清楚地显示钙化灶的部位、大小、数量等信息。

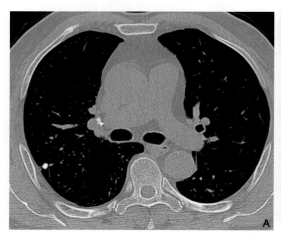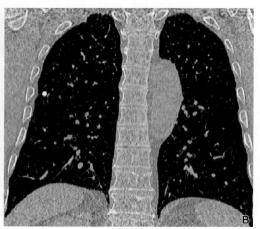

图5-1-13 肺部孤立性钙化结节CT表现

患者男，67岁，因咳嗽行胸部CT检查，吸烟史30余年，既往肺结核病史。图A（横轴位）、B（冠状位）示右肺上叶后段外侧胸膜下可见孤立性点状甚高密度结节灶，平均CT值为339Hu。

【相关疾病】

感染后遗灶，异位钙化、支气管结石等。

【分析思路】

第一步，明确孤立性钙化灶的定义。掌握可能出现钙化灶的相关疾病谱。

第二步，注意观察钙化灶的特点。不同疾病的钙化灶具有一定的特征性，如钙化灶与支气管的关系，钙化灶位于支气管的壁内和/或腔内是诊断支气管结石的重要依据。

第三步，结合患者的临床病史、临床症状、诊疗过程、多次影像学检查的前后对比结果等临床资料。例如，孤立性钙化灶一般无临床症状，多在体检时被发现；患者持续咳嗽和咯血，痰中含有结石，病情经久不愈时，应该考虑到支气管结石的可能。

【疾病鉴别】

肺部完全钙化结节或肿块的基于临床信息的鉴别诊断流程图，详见图5-1-14。

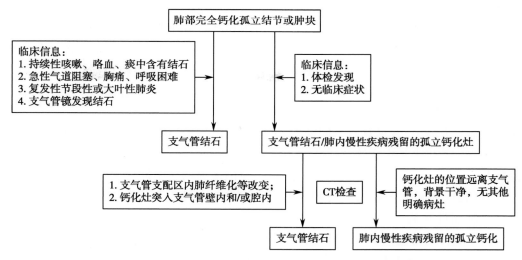

图 5-1-14　肺部完全钙化结节或肿块的鉴别诊断流程图

（张丽芝）

二、多发结节或肿块

【定义】

相对于孤立性结节或肿块，多发结节或肿块是指肺内存在两个或以上的类圆形或不规则形病灶，根据单个病灶大小，其可被分为结节（直径≤3cm）和肿块（直径>3cm）两类。按照病变的密度，其可被分为多发实性结节、亚实性结节和钙化结节。其中，亚实性结节又可分为纯磨玻璃结节和混合磨玻璃结节。本部分主要讨论直径为 1cm 及以上的多发结节或肿块，不讨论肺癌伴肺内转移。弥漫分布的直径<1cm 的多发结节，其相关内容请参考第六章第三节。

【病理基础】

多发结节或肿块的病因多样，不同病因所致疾病的病理改变呈现出不同的特征。其中，可表现为多发结节或肿块的常见病变较多。相关良性病变包括先天性发育畸形、感染、肉芽肿性疾病、机化性肺炎、朗格汉斯细胞组织细胞增生症、淀粉样变等。而相关恶性病变以多原发肺癌（multiple primary lung cancer，MPLC）为主，其以腺癌最多见，可表现为多发的 pGGN 或 mGGN。其次为肺内转移，较少见病因包括淋巴瘤、血管肉瘤等。

【征象描述】

1. **X 线表现**　在优质的胸部 X 线平片上多可见多个肺野分布的边界清晰、密度增高的结节或肿块影（图 5-1-15A）。根据病变性质不同，多发病灶的形态、边界、内部结构及分布特点不同。

2. **CT 表现**　与单发结节和肿块表现相似，多发

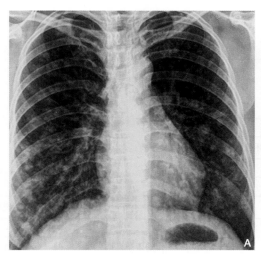

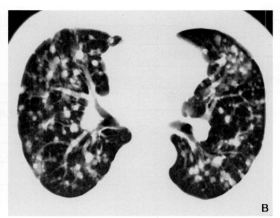

图 5-1-15　多发肺结节 X 线与 CT 表现

患者男，68 岁，结肠癌术后两年余，近期咳嗽、气短。A. 胸部 X 线平片示双肺可见多发的大小不等结节病灶，以肺下野分布较多；B. 胸部 CT 肺窗图像示双肺弥漫分布的实性结节影，边缘清晰，部分结节可见分叶征及毛刺征，结节多呈血行分布，可见供血动脉。

结节或肿块在 CT 上可表现为圆形、类圆形或不规则形、边缘光整或分叶，病灶密度可均匀或不均匀，病灶内部可伴有钙化、脂肪、空洞、支气管充气征等征象（图5-1-15B）；在 CT 增强扫描时可进一步评估结节或肿块内部的血供特征，还可观察病灶与周围血管、支气管等结构的关系。一般来说，多发结节的特征基本相似，但在肺癌筛查人群中，常见具有不同密度表现的多发亚实性结节，其代表了疾病的不同进程。

【相关疾病】

多种疾病均可表现为肺部多发结节或肿块影，包括感染性疾病、肿瘤性疾病、结缔组织病、血管畸形及肺梗死等，其中最常见的包括多原发肺癌、转移瘤、肉芽肿性疾病等，详见表5-1-4。

表 5-1-4　表现为多发结节或肿块的常见疾病

感染性疾病	肿瘤性疾病	其他
肺脓肿	多原发肿瘤	结缔组织病
感染性肉芽肿	转移性肿瘤	类风湿结节
分枝杆菌感染	肺原发性淋巴瘤	血管炎性肉芽肿
真菌性感染	卡波西肉瘤	肉芽肿性多血管炎
寄生虫性肉芽肿		淋巴瘤样肉芽肿病
		结节病
		肺尘埃沉着病
		多灶性肺梗死
		动静脉畸形

【分析思路】

第一步，充分了解患者的临床病史。例如，对于有原发肿瘤病史者应先考虑转移瘤，对于伴有肝脾大和淋巴结肿大的患者要除外淋巴瘤，对于有炎症指标的升高或肺外炎症等的患者要考虑感染性病变，对于有免疫缺陷病史等的患者要鉴别肺真菌病或卡波西肉瘤，对于有相关职业病史者须鉴别肺尘埃沉着病结节等。

第二步，观察结节的密度特征、内部特征和周围伴随改变。边界清晰则多考虑肿瘤性病变，边界模糊多提示感染性病变；对于大小及密度不一致的多发亚实性结节，要鉴别多原发肺癌与感染性病变；病灶内部液化、坏死多见于感染；侵袭性真菌感染常伴发空洞，洞内可见分隔样改变。对于在增强扫描中发生明显变化的多发结节要考虑血管相关性病变。

第三步，观察病变随时间的变化。若病变位置呈游走性变化则要考虑肉芽肿性多血管炎（GPA）；若病变在短期内发生显著变化（病灶迅速变大、倍增时间<15d 或者病变缩小）或出现深分叶，边缘变光整或变模糊，则考虑良性病变；呈亚实性表现的原发性肺癌结节变化较缓慢，要重点观察突出结节的生长速度和形态变化。

【疾病鉴别】

1. **多发肺结节或肿块的鉴别诊断流程图**　详见图5-1-16。

2. **多发肺结节或肿块相关疾病的主要鉴别诊断要点**　见表5-1-5。

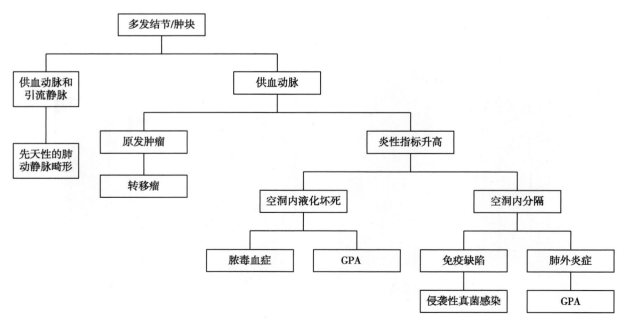

图 5-1-16　多发肺结节或肿块鉴别诊断流程图

表 5-1-5　多发肺结节或肿块相关疾病的主要鉴别诊断要点

疾病	典型影像特征	鉴别要点	其他伴随征象
多原发肺癌	多为亚实性结节,多个结节的密度和形态可不一致。典型结节可见分叶征、空泡征、支气管充气征等表现	结节边界清楚毛糙,长期存在,短期随访可无明显变化	可出现胸膜凹陷征、血管集束征、引流区域淋巴结肿大等
肺多发转移瘤	实性结节多见。结节随机分布但以肺下叶和胸膜下区域分布为著。病灶大小可均匀一致或大小不一	符合血行分布的特点。结节边界多清整而光滑,或伴晕征、空洞或钙化等与原发肿瘤相关的特征	胸腔积液或纵隔淋巴结肿大等
肺原发性淋巴瘤	病变边界清晰,边缘可平直或有浅分叶;病变内部可见支气管充气征或伴内部支气管轻微扩张;常见血管造影征	病灶长期存在,进展慢,抗炎治疗无效;病变密度常较均匀;可见斑片状实变影与结节肿块影合并存在	病灶周围或可见磨玻璃影、小叶间隔增厚等改变;胸膜多不受累,胸腔积液少见;少见淋巴结肿大
急性肺脓肿	结节边界模糊;密度欠均匀,常见含气-液平面的空洞形成	邻近肺组织有炎性渗出样改变,环状强化;肺下叶外周分布为主	相邻胸膜增厚,胸腔积液;气管、支气管通畅或可见痰栓
继发性肺结核	结节形态及大小多样,常见偏心空洞,洞壁内缘光整、外缘规则;洞壁可有钙化;增强后,洞壁无强化或有外缘的薄环状强化	肺内存在多形性、多态性病灶;结节周围有卫星灶;病灶内钙化多见;好发于上叶尖后段、下叶上段	纵隔及肺门淋巴结钙化;可见胸膜增厚或胸腔积液
感染性肉芽肿(以隐球菌性肉芽肿为例)	结节大多边缘光整,可有分叶、毛刺,周边可有"晕征"。结节位于支气管血管束周围或外带	病灶出现聚集型分布、支气管充气征是相对特征性的表现	实变灶常与结节混合存在;纤维化、钙化、肺门淋巴结肿大、纵隔淋巴结肿大少见;一般无胸腔积液
非感染性肉芽肿(以韦格纳肉芽肿病为例)	多发大小不等类圆形结节或肿块影,以两肺中、下叶分布多见。病变形态及新旧不一,部分结节和肿块内可见空洞,洞壁多较厚,内缘光滑或不规则,空洞呈边缘性强化	影像学特点是"三多",即多发性、多样性、多变性。空洞形成是韦格纳肉芽肿病的重要影像特点。结节或肿块周围可见晕征、供养血管征	典型者有上呼吸道、肺、肾三联症

（高　莉）

三、含空洞结节或肿块

含空洞的肺结节或肿块也是临床上较为常见的影像学征象,有多种病变在疾病的进展过程中可产生空洞。通过分析含空洞结节或肿块的影像学表现并与临床病史相结合,可以缩小鉴别诊断的范围。

(一) 单发含空洞结节或肿块

【定义】

系指肺部孤立的结节或肿块内部发生坏死,坏死部分经支气管排出并有气体进入而形成空洞 (cavity)的征象。在影像学表现上,空洞是具有完整洞壁的含气阴影,其洞壁厚度多在 1.0mm 以上;当空洞洞壁厚度≥3mm 时,其被称为厚壁空洞,当空洞洞壁厚度<3mm 时,其被称为薄壁空洞。

【病理基础】

含空洞的结节或肿块见于多种疾病,包括肺脓肿、肺结核、肺癌、肺真菌病、肉芽肿性多血管炎等,其中单发病灶以肺结核、肺脓肿、肺癌为多见。不同病因形成空洞的病理基础存在差异。急性肺脓肿内部坏死组织液化、破溃到支气管,脓液部分排出,气体进入,形成含有气-液平面的脓腔,空洞洞壁主要为炎性渗出病变,内壁表面残留着部分坏死组织,此类空洞多为厚壁空洞。在肺脓肿的恢复期,随着空洞周围炎性渗出逐渐吸收、减少,洞壁逐渐变薄。迁延不愈的慢性肺脓肿的空洞洞壁多为肉芽组织及成纤维细胞增生所形成的厚壁,其往往会引起空洞周围细支气管变形、扩张。肺结核空洞的洞壁一般包括三层结构,内层为干酪样坏死,中层为肉芽组织,外层为纤维组织,在不同病程中,空洞壁各层结构的厚薄程度存在差异,洞壁从而表现为不同的厚度,例如浸润虫蚀样空洞洞壁较薄,主要由增生的肉芽肿及薄层的干酪样物质构成,纤维虫蚀样空洞及虫蚀样空洞因为有较厚的干酪层而表现为厚壁空洞,而纤维空洞的洞壁主要由纤维组织构成,多为薄壁。

肺癌可因肿瘤组织生长速度过快、血管生成相对不足而出现内部血供不良或肿瘤内滋养血管闭塞而导致部分组织缺血、缺氧,缺血组织坏死后可通过引流支气管排出,气体进入,形成空洞,此类空洞以厚壁空洞为主,洞壁主要为肿瘤组织,洞壁内层为部分坏死组织,癌性空洞常见于低分化的鳞状细胞癌和腺癌,小细胞肺癌几乎不形成空洞。极少数癌性空洞为薄壁空洞,部分薄壁空洞的形成和支气管活瓣性阻塞也有一定关系。

【征象描述】

1. X线表现 含空洞的结节或肿块在胸部X线平片上显示为类圆形密度增高影内含有低密度含气透亮区(图5-1-17),病灶显示的清晰度和病灶大小、部位及空洞洞壁厚薄密切相关。病灶越大且越和心、横膈等结构无重叠,则病灶形态及密度显示越清晰。但由于X线平片的密度分辨力低、组织结构重叠多,故进一步的定性有赖于CT检查。

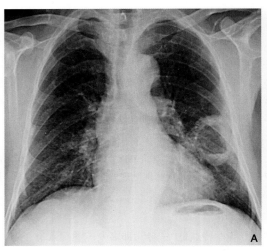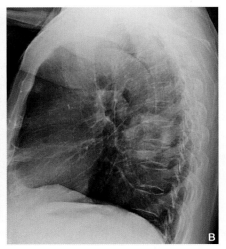

图5-1-17 含厚壁空洞肿块的X线表现

患者男,72岁,咳嗽、咳痰、痰中带血、低热一周。图A、B分别为胸部正、侧位X线平片,示左肺下叶上段见含厚壁空洞的肿块影,洞壁厚薄不均,外缘清晰,洞内可见气-液平面;经手术病理证实为肺鳞状细胞癌。

2. CT表现 CT是显示该类病灶的最佳影像学方法,空洞可表现为实性密度结节或肿块内的含气低密度区,位于病灶中心或偏侧,多呈类圆形或不规则形,少数可表现为较有特点的新月形。不同疾病其空洞洞壁的厚度、均匀度、强化程度,空洞洞壁内、外缘形态,空洞周围结构改变等相应征象的表现也有所不同。例如,恶性肿瘤的空洞洞壁外缘可出现分叶征、毛刺征,洞壁内缘往往因为肿瘤组织坏死程度不一致而表现为凹凸不平或出现壁结节(图5-1-18);急性肺脓肿空洞的洞壁外缘由于炎性渗出而模糊不清,洞壁内缘光整并多见气-液平面(图5-1-19);而肺结核空洞周围多有卫星灶,其肺门侧往往可见到管壁增厚的引流支气管影(图5-1-20)。

3. MRI表现 通过MRI不仅可观察空洞形态特征,空洞在各序列图像上的信号特征也有助于评估其病理改变。肺癌洞壁在T_1WI上呈等或稍低信号,在T_2WI上呈稍高信号,其ADC明显低于良性病变;肺脓肿洞壁在T_2WI上表现为中心高信号并环以周围稍高信号,在DWI及ADC图上常可显示其空洞内液性信号明显弥散受限表现,增强后,脓肿壁呈中等或明显强化;而结核空洞洞壁在T_1WI上呈等信号,在T_2WI上呈低至高不等信号,甚至多数表现为T_2WI均匀低信号影,并且其在增强后表现为内层无强化(干酪样坏死),外层的肉芽组织及纤维组织分层状强化等特点。

【相关疾病】

可出现空洞的结节和肿块主要包括炎性病变如肺脓肿、肺结核、肺真菌病,肿瘤性病变如肺癌、肺转移瘤,先天性疾病如支气管肺囊肿、肺隔离症,肺坏死性血管炎,肺梗死等。该征象最常见于肺脓肿、周围型肺癌及继发性肺结核,详见表5-1-6。

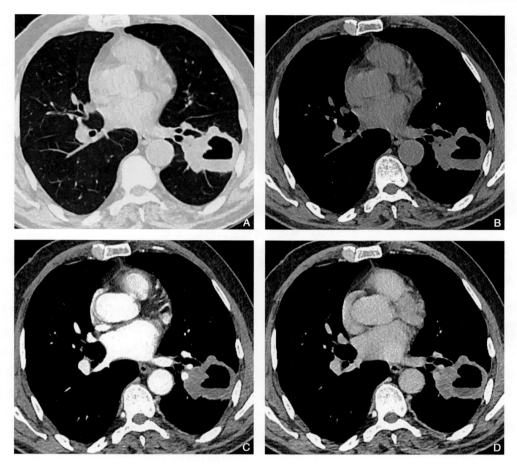

图 5-1-18 肺癌厚壁空洞的 CT 表现

患者男,72 岁,与图 5-1-17 为同一患者。图 A、B 为 CT 平扫肺窗及纵隔窗图像,图 C、D 为 CT 增强扫描动脉期及延迟期图像,左肺下叶上段见含厚壁空洞肿块,洞壁厚薄不均,外缘可见分叶征,内缘不整、见壁结节;洞内可见气-液平面;增强后洞壁呈轻度不均匀强化;经手术病理诊断为肺鳞状细胞癌。

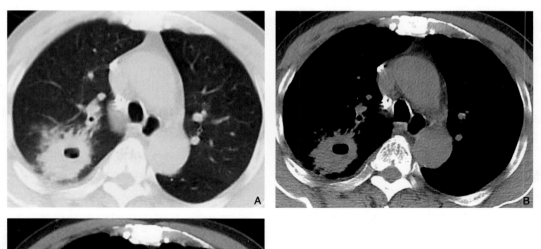

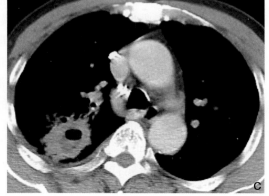

图 5-1-19 肺脓肿厚壁空洞的 CT 表现

患者男,65 岁,临床诊断为肺脓肿。图 A~C 分别为胸部 CT 平扫肺窗、纵隔窗及增强扫描图像,右肺上叶后段可见含厚壁空洞肿块影,洞壁内缘光整,内有气-液平面,洞壁外缘模糊不清,见磨玻璃影;增强后洞壁呈中度强化;经手术病理证实为肺脓肿。

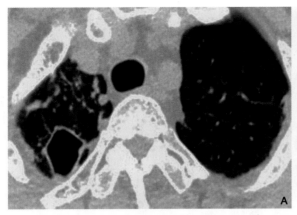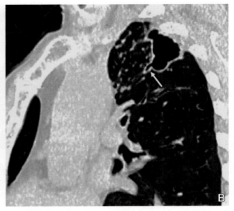

图 5-1-20　肺结核薄壁空洞的 CT 表现

患者男,61 岁,临床诊断为肺结核。图 A、B 分别为 CT 横轴位及斜矢状位肺窗图像,右肺上叶尖段可见薄壁空洞,形态不规则,内壁及外壁均光滑,周围见散在卫星灶,近肺门侧可见引流支气管影(箭头)。

表 5-1-6　常见单发含空洞结节或肿块的疾病谱

感染性疾病	肿瘤性疾病	其他
肺脓肿	**原发性肿瘤**	**结缔组织病**
金黄色葡萄球菌	鳞状细胞癌	类风湿结节
肺炎链球菌	腺癌	**血管炎**
克雷伯菌	大细胞癌	肉芽肿性多血管炎
铜绿假单胞菌	淋巴瘤	
放线菌		
诺卡菌等		
肺结核及非结核分	**转移性肿瘤**	**血管性疾病**
枝杆菌感染		肺梗死
肺真菌病		**肺尘埃沉着病**
曲霉菌		
隐球菌		
毛霉菌		
组织胞浆菌		
球孢子菌		
寄生虫		
肺吸虫病		
阿米巴肺脓肿		

【分析思路】

第一步,先明确所观察病变是否为空洞性病变。注意区别其与结节或肿块内的“空泡征”,在影像学上,结节或肿块内含少量气体且气体密度区直径小于 5mm 时,此含气区被称为“空泡征”。同时也要注意空洞性病变和空腔的鉴别,空腔为异常扩大的肺内生理腔隙,壁的厚度一般在 1mm 以下。

第二步,重点分析空洞洞壁的影像特征。从空洞洞壁的厚度、内外缘形态及强化表现进行分析。洞壁厚度不是区别良、恶性空洞的绝对征象,但肺癌常见壁厚且不均匀的空洞,肺脓肿、肺结核纤维虫蚀样空洞表现为较均匀的厚壁空洞。薄壁空洞中以肺

结核及特殊类型的转移瘤多见。对于空洞洞壁的外缘形态,须关注分叶征、毛刺征、棘状突起征等的出现,这些征象多见于癌性空洞,详见本部分前文。此外还须关注空洞洞壁外缘与肺组织的交界面特征,癌性空洞及结核球空洞与肺组织的交界面清晰,肺脓肿与肺组织的交界面因炎性渗出而模糊不清。空洞洞壁内缘凹凸不平,尤其是壁结节的出现提示癌性空洞;而肺脓肿及肺结核纤维空洞的洞壁内缘相对光滑。增强扫描中,依据空洞洞壁的强化程度及方式可以进一步帮助定性。

第三步,分析空洞内容物。空洞内容物以液体多见,形成气-液平面,多见于肺脓肿,少数情况下见于肺结核合并感染或出血;空洞内出现丝状物或絮状物,要考虑到真菌感染。空洞内部出现的实性密度结节可为肿瘤结节、霉菌球、干酪样坏死物或凝血块等,另外,少数情况下还可见假性动脉瘤的形成,主要见于肺结核空洞中,称为拉斯穆森动脉瘤(Rasmussen aneurysm)。此外,增强扫描对于空洞内结节的鉴别可起到很大作用,霉菌球、干酪样坏死物或凝血块无强化,动脉瘤呈明显强化,而肿瘤结节表现为与洞壁肿瘤组织相似的强化。

第四步,分析空洞周围影像特征。包括空洞和周围固有结构(主要为支气管血管束及胸膜)的关系及有无其他伴随病灶的出现。血管集束征既可见于恶性肿瘤,也可见于结核等感染性疾病,须进一步分析细节征象,详见本章第一节第一部分;空洞肺门侧引流支气管的出现对结核的诊断有重要的提示作用。对于空洞邻近胸膜,须关注胸膜凹陷征的出现,此征象亦非特异性征象,可见于肿瘤、结核等多种疾病,须结合其他征象综合诊断。空洞周围出现小叶中心结节、树芽征、索条影等“卫星灶”提示肺结核的

诊断。

第五步,结合患者的临床信息。结合患者的病史、临床症状、诊疗经过、影像学表现的动态变化可以进一步缩小鉴别诊断的范围。

【鉴别诊断】

在临床上,肺部的单发含空洞结节或肿块可见于多种疾病,须结合影像学特征及临床信息进行诊断和鉴别诊断。

1. 基于临床信息的肺部单发含空洞结节或肿块鉴别诊断流程图 见图 5-1-21。

2. 肺部单发含空洞结节或肿块的相关疾病的鉴别诊断要点 见表 5-1-7。

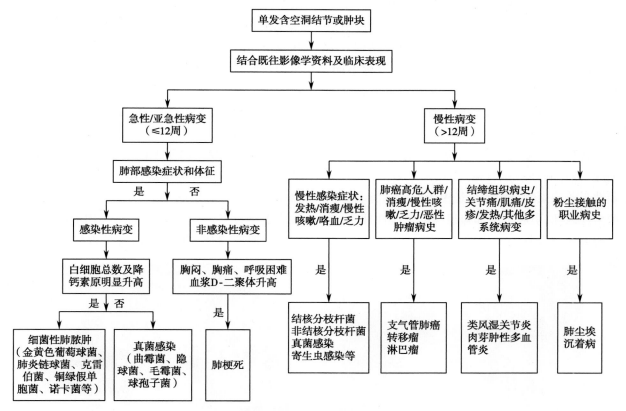

图 5-1-21 肺部单发含空洞结节或肿块疾病鉴别诊断流程图

表 5-1-7 常见肺部单发含空洞结节或肿块的相关疾病鉴别诊断要点

疾病	典型影像特征	鉴别要点	主要伴随征象
支气管肺癌	厚壁偏心空洞,空洞洞壁内缘凹凸不平/壁结节;空洞洞壁外缘呈分叶征、毛刺征或棘状突起征	洞壁内缘凹凸不平/壁结节,外缘呈分叶征、毛刺征、棘状突起征	胸膜凹陷征、血管集束征;肺门、纵隔淋巴结肿大;胸腔积液
急性肺脓肿	洞壁外缘模糊、内缘光整,洞内常有气-液平面	洞壁外缘斑片状渗出病变,洞内有气-液平面	周围斑片状渗出病变,相邻胸膜增厚,胸腔积液
慢性肺脓肿	厚壁空洞、内外缘较清楚	洞壁厚、可呈多房或分隔样空洞	周围多见纤维索条影,牵拉性支气管扩张,相邻胸膜增厚
继发性肺结核	偏向肺门侧的偏心空洞,洞壁内缘和外缘光整;洞壁可有钙化;可见管壁增厚的引流支气管	好发于上叶尖后段、下叶上段;增强后洞壁无强化或有外缘的薄环状强化	空洞周围多见卫星病灶,可见多发索条影与相邻增厚的胸膜粘连
肺曲菌病	洞壁厚薄不均,内壁多光整;洞内可伴有丝状物	病变特征和机体免疫状态相关。可见"晕征"及"空气新月征"	胸膜增厚等非特异性改变
肺毛霉菌病	不规则大空洞,以上叶外周为主,边界较清,多为厚壁空洞,内壁光滑或不光滑	进展快,有时可见"反晕征"到空洞形成的过程	易沿胸膜、横膈播散;可见皮下气肿

(陈疆红)

（二）多发含空洞结节或肿块

【定义】

本部分内容主要探讨分布于 2 个及以上肺叶的含空洞的肺结节或肿块性病变的鉴别诊断，即多发含空洞结节或肿块征象。

【病理基础】

肺部的多发含空洞结节或肿块病变的病理基础多为结节或肿块内部发生坏死，坏死物质经过引流支气管排出后在结节或肿块内部出现含气结构。不同病变内部发生坏死的病理机制和演变过程不同，因此可产生不同的影像学特点。可出现多发含空洞结节或肿块的最常见病变是感染性病变，包括结核、其他细菌性感染和侵袭性真菌感染，该征象也可见于肺部转移瘤伴坏死，偶尔可见于非感染性肉芽肿性炎症（肉芽肿性多血管炎、类风湿结节等）。肺部侵袭性真菌感染的空洞形成是由于对应的肺动脉被真菌菌丝破坏，引起了局部肺组织的缺血性梗死，梗死后期坏死物吸收而发生的；肉芽肿性多血管炎的

病理改变以肺实质内坏死性肉芽肿性炎症改变为主，坏死呈现"地图样"改变，伴随坏死性血管炎；类风湿结节中出现的是中央区的分层状坏死，伴有周围血管的炎症改变。

【征象描述】

1. **X 线表现** 多发含空洞结节或肿块在胸部 X 线平片上显示为多发的类圆形的密度增高影内有低密度含气透亮区。X 线平片多可大致显示结节/肿块及空洞的外部特点及分布范围，但由于其密度分辨力较低及组织结构重叠等因素，少量坏死或小空洞多难以显示，此检查方法对空洞内部情况及空洞与周围血管（及支气管）关系等的观察均有价值、有效，见图 5-1-22A。

2. **CT 表现** 由于 CT 图像具有高密度分辨力和无组织结构重叠等优势，故其可更好地显示肺部含空洞结节或肿块的细节，无论是结节或肿块的各种影像学特点，还是空洞的特点与内部特征，包括空洞洞壁厚度、洞壁均匀度、内壁是否规整、是否有壁

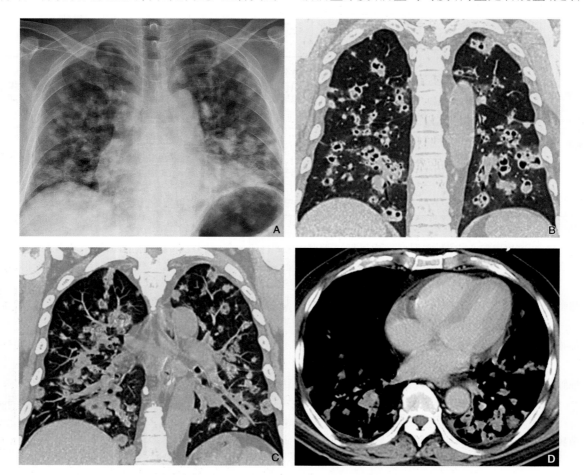

图 5-1-22 多发含空洞肺结节的 CT 表现

患者男，46 岁，因低热伴呼吸困难而急诊入院。A. 胸部 X 线平片，显示双肺多发结节或斑片影，呈血行分布特点；B~C. 胸部 CT 冠状位重建肺窗图像，清晰显示双肺多发含空洞样结节病灶，以双下肺和沿支气管血管束分布为主，部分融合成团片状；D. CT 增强扫描纵隔窗图像，可见部分结节及洞壁中度强化等特点。经支气管穿刺活检病理证实为星形诺卡菌感染。

结节以及空洞内容物等情况,均可被清晰、直观地显示。此外,在多发含空洞结节或肿块的影像学特征评估上,CT 可更好地显示这些多发空洞的分布情况及其与周围血管、气管、淋巴结构的关系;CT 增强扫描还可显示空洞内的坏死类型及空洞洞壁的强化特征,从而有助于鉴别诊断,见图 5-1-22B~D。

【相关疾病】

肺部多发含空洞结节或肿块征象主要见于坏死性的肺部感染,包括气道播散和血行播散两种途径的感染;气道播散肺部感染所致的多发空洞常见于继发的活动性结核、气道侵袭性真菌感染(图 5-1-23)、金黄色葡萄球菌感染(图 5-1-24),诺卡菌肺部感染(图 5-1-22)等。血行播散感染所致空洞以肺中、下叶和胸膜下分布为著,侵袭性真菌感染空洞内部不规整,洞壁较厚,内可见不规则分隔和点状残留坏死组织。此外,此征象也可见于伴坏死空洞形成的肺转移瘤,例如鳞状细胞癌肺转移等(图 5-1-25)。此征象还偶见于非感染性肉芽肿性病变(图 5-1-26~图 5-1-28)。关于常见的肺部多发含空洞结节或肿块的相关疾病种类或疾病谱,详见表 5-1-8。

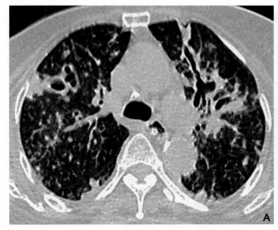
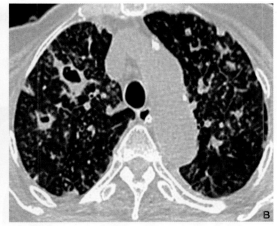

图 5-1-23　气道侵袭性真菌感染 CT 表现

患者男,77 岁,慢性阻塞性肺疾病 20 余年,加重 1 周,发热伴呼吸困难。图 A、B 为胸部 CT 平扫肺窗图像,示双肺多发斑片状影及不规整结节伴厚壁空洞影,洞内不规则,可见点状及细线状分隔影;病灶周围见树芽征和小叶中心结节,支气管局部扩张伴管壁增厚;经支气管镜病理活检可见坏死组织及曲霉菌菌丝。

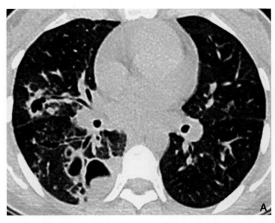
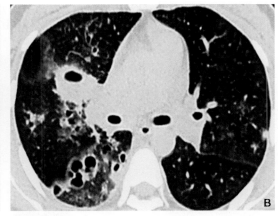

图 5-1-24　金黄色葡萄球菌肺部感染 CT 表现

患者女,36 岁,因高热、干咳、喘憋而收入院,白细胞计数(WBC)11.17×10⁹ 个/L,临床诊断"呼吸衰竭"。图 A、B 分别为胸部 CT 不同层面肺窗图像,示双肺斑片状影、结节伴空洞病灶,部分空洞洞壁较薄,内壁光滑,洞内可见气-液平面,周围见多发小气囊,邻近支气管管壁增厚。纤维支气管镜检查示下气道广泛糜烂、出血及黄色分泌物,灌洗及血培养结果为金黄色葡萄球菌。

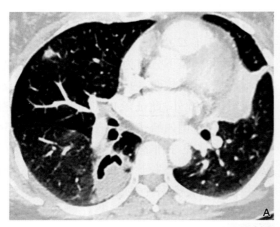
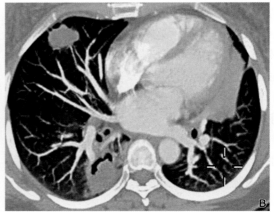

图 5-1-25　宫颈鳞状细胞癌伴空洞性肺转移瘤的 CT 表现

患者女,56 岁,临床诊断"宫颈鳞状细胞癌肺转移"。图 A、B 分别为胸部 CT 平扫肺窗图像及后处理 MIP 图像,双肺可见多发大小不等结节与肿块影,部分伴空洞形成,空洞呈新月形,空洞洞壁厚薄不均,可见不规则结节;MIP 图像示结节与空洞周围的供血血管征。

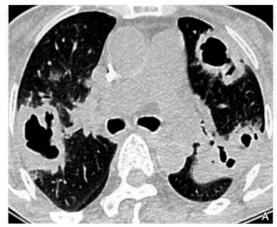
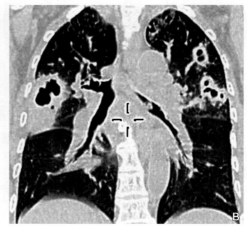

图 5-1-26　肉芽肿性血管炎伴多发空洞病灶的 CT 表现

患者女,65 岁,实验室检查示血肌酐升高,X 线平片提示双肺多发病变。图 A、B 分别为胸部 CT 横轴位与冠状位肺窗图像,示双肺多发不规则、大小不等的厚壁空洞病灶,洞壁厚薄不均匀,内壁欠光整,以肺上叶和支气管血管束周围分布为著。

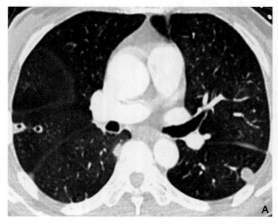
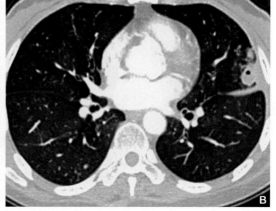

图 5-1-27　多发类风湿肺结节伴空洞的 CT 表现

患者女,54 岁,临床诊断"类风湿关节炎"28 年。图 A、B 分别为胸部 CT 不同层面肺窗图像,示双肺周边可见散在多发结节伴厚壁小空洞影,空洞内壁光整,外壁光滑,邻近胸膜粘连、增厚。

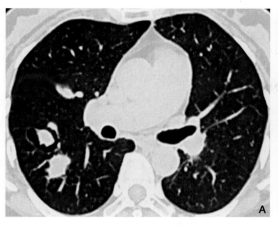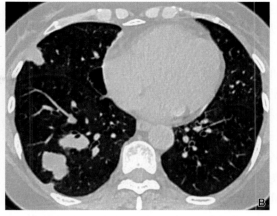

图 5-1-28　结节样肺淀粉样变伴肺气囊的 CT 表现

患者女,59 岁,双肺结节随访 5 年缓慢增大。图 A、B 分别为胸部 CT 不同层面肺窗图像,示双肺可见多发实性肺结节,结节多位于支气管血管束周围及胸膜下,部分结节周围见气囊影,呈新月征表现。经手术病理证实为肺淀粉样变。

表 5-1-8　常见多发含空洞结节或肿块的相关疾病谱

肺部感染性病变	肿瘤性病变	非感染性肉芽肿
肺结核	鳞状细胞癌	类风湿结节
金黄色葡萄球菌感染	腺鳞癌	肉芽肿性多血管炎
诺卡菌肺部感染	转移瘤	淀粉样变
侵袭性肺真菌病	淋巴瘤	

【分析思路】

第一步,先要识别肺结节或肿块内的气体空间是坏死引流后产生的空洞,还是由生理性间隙的病理性扩大所致的气囊;有时 CT 增强扫描有助于鉴别上述两种改变,如 CT 增强扫描显示气体周围是不强化的坏死组织,则应该将其视为空洞,而如气体周围组织出现了强化改变,则通常含气结构为气囊影(图 5-1-29)。

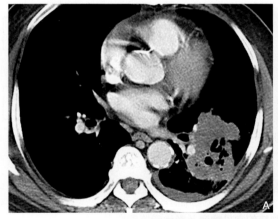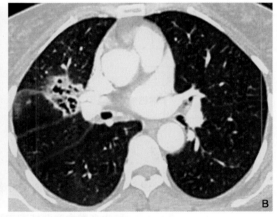

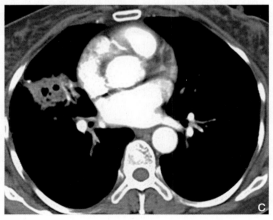

图 5-1-29　坏死空洞与气囊影 CT 增强扫描表现的鉴别

A. 肺鳞状细胞癌伴空洞 CT 增强扫描图像,示病灶内气体周围显示为无强化的坏死组织,故应判定为空洞影;B、C 分别为肺腺癌伴气囊 CT 增强扫描肺窗与纵隔窗图像,示病灶内气体周围出现强化的肿瘤组织,故应判定为气囊影。

第二步,观察含空洞结节或肿块的分布情况。如果其为支气管血管束周围分布伴有邻近支气管管壁增厚,则常见于感染性疾病;如果其以肺下叶和胸膜下分布为著,伴有供血血管征,则是血行分布,常见于血行播散感染和肺转移瘤;如果其是胸膜下和叶间裂旁分布,则常见于类风湿结节。

第三步,仔细观察空洞的影像学细节,例如空洞洞壁的厚度、内壁情况及内容物情况,CT 增强扫描可以更好地显示坏死的类型和空洞的情况,CT 增强扫描还可以更清楚地显示细菌感染化脓性坏死的环形强化特点、结核的干酪样坏死强化特征以及真菌感染的血管破坏情况。

第四步,观察空洞周围的伴随特点,例如小叶中心结节和树芽征的出现往往提示病变有气道播散特点;空洞周围伴晕征,可见于真菌感染、淋巴瘤和肉芽肿性多血管炎(GPA);空洞伴楔形实变常见于侵袭性真菌感染和脓毒血症,合并不规整实变常见于化脓性细菌感染、结核或 GPA,合并间质性炎性改变常见于淋巴瘤或淀粉样变。

第五步,结合临床特点,进一步缩小多发含空洞结节或肿块的鉴别诊断范围。询问转移瘤的原发肿瘤史;询问患者是否存在免疫抑制状态,缩小可能感染的病原菌的范围;询问患者的肺外病变情况,例如类风湿结节常见于类风湿关节炎患者中的伴有皮下结节者,GPA 患者可有鼻窦炎、听力下降和血尿等改变。

【疾病鉴别】

1. **肺内多发含空洞结节或肿块的鉴别诊断流程图** 详见图 5-1-30。

2. **肺内多发含空洞结节或肿块的常见病变及影像学鉴别要点** 见表 5-1-9。

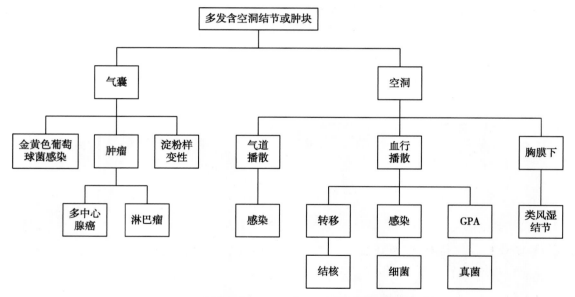

图 5-1-30 肺内多发含空洞结节或肿块的鉴别诊断流程图

表 5-1-9 肺内多发含空洞结节或肿块的常见病变及影像学鉴别要点

疾病	影像特点
肺转移瘤	空洞内壁不规整伴壁结节;血行分布,供血血管征
多中心腺癌	伴肺气囊
淋巴瘤	伴肺气囊,淋巴结肿大/癌性淋巴管炎改变
细菌性肺脓肿	血行分布/支气管血管束周围分布伴支气管管壁增厚,空洞内壁光滑,空洞内可见气-液平面
结核	支气管血管束周围分布伴支气管管壁增厚,空洞内壁光滑,周围伴"树芽征"
侵袭性真菌感染	血行分布/支气管血管束周围分布伴支气管管壁增厚、伴不规整空洞,空洞内分隔或"空气新月征"
GPA	空洞内不规整,可以有气-液平面和分隔,空洞常伴实变,病灶"游走"
类风湿结节	胸膜下分布,空洞内壁规整
淀粉样变	结节伴气囊,支气管血管束周围分布,结节伴显著钙化

(高 莉)

四、含囊腔结节或肿块

【定义】

相对于前述的"含空洞结节或肿块",此部分中的囊腔即囊性气腔(cystic airspace),可以理解为空腔(air containing space),是指生理性腔隙发生了病理性扩大。含囊性气腔的肺癌是本部分阐述的重点,但国际上对于此特殊类型肺癌的命名尚不统一,目前国内通常将其称为囊腔型肺癌(lung cancer associated with cystic airspaces)。其含气囊腔部分往往占病变总体积的大部分,位于结节或肿块内部或偏于一侧。

【病理基础】

含囊腔结节或肿块病因多样,主要见于肿瘤性疾病,少见于先天性肺畸形及棘球蚴病等感染性疾病,不同病因所致含囊腔结节或肿块,其病理基础不同。其中囊腔型肺癌最多见,其形成机制尚未明确,目前"单向阀门机制(活瓣性阻塞)"被广泛认可,即肿瘤在细支气管周围产生大量纤维组织,导致气道受压狭窄和变性,或者肿瘤细胞直接侵入细支气管管壁,阻塞末端管腔,这些病灶类似于单向阀门,导致气体只进不出或排出很少,引起肿瘤区域气体积聚,形成薄壁囊腔。在囊腔型肺癌中,腺癌是最多见的病理类型,约占90%,也可为鳞状细胞癌、腺鳞癌、大细胞癌,罕见类癌、淋巴瘤。

对于一些表现为薄壁囊腔的转移瘤,有学者认为其表现与肿瘤本身分泌黏液、肺泡破裂及终末细支气管形成单向活瓣性阻塞有关。部分细支气管腺瘤呈薄壁囊腔表现,在病理上,具有此种表现的病灶中均未见坏死的肿瘤细胞,推测其形成机制为局部细支气管阻塞而造成其远端病灶内含气腔隙的扩大。先天性肺畸形中先天性肺气道畸形最多见,Ⅰ型表现为单个或多个大囊腔,可为厚壁囊腔,囊壁主要为假复层纤毛柱状上皮,Ⅱ型由多个小囊构成,囊壁为柱状上皮或立方上皮。叶内型肺隔离症可表现为多发大小不等的囊腔,部分囊壁被覆假复层纤毛柱状上皮,间质增厚,肺组织呈慢性炎症改变并有纤维化表现。肺包虫囊肿的壁有三层结构,内层为内囊壁,中间层为很薄的膜性结构,外层为外囊,是一层纤维结缔组织包膜,当囊壁破裂,气体进入囊肿而形成含气囊腔。

【征象描述】

1. **X 线表现** 对于此征象,胸部 X 线平片的显示和诊断价值有限,但较大病灶亦可表现为局限性透亮区,壁清晰或模糊,而较小病灶常漏诊。

2. **CT 表现** CT 是此征象的主要影像学检查技术,可清晰显示病灶细节特征。此征象表现为以含气囊腔为主的类圆形病灶,囊腔壁一般较薄,多数病灶的壁厚约为 2～4mm,部分病灶的囊壁厚,囊壁可表现为实性密度或磨玻璃密度,局部可能形成结节,凸向腔内或腔外。囊腔可为单房的或多房的,其内可见分隔样结构或血管穿过(图 5-1-31);部分病变内可能会出现气-液平面。CT 增强扫描对于较薄囊壁或磨玻璃密度囊壁的强化诊断价值有限,但其可清晰显示含囊腔的肺隔离症的体循环供血血管(图 5-1-32),诊断价值较大。

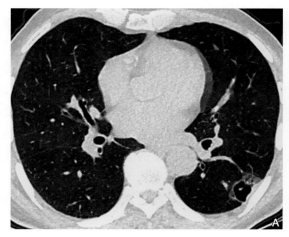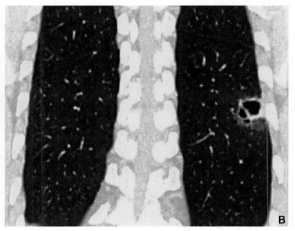

图 5-1-31 囊腔型肺癌的 CT 表现

患者男,73 岁。图 A、B 分别为胸部 CT 横轴位及冠状位肺窗图像,示左肺下叶上段可见含囊腔的磨玻璃结节,囊腔壁厚薄欠均匀,主要呈环状磨玻璃影,边缘清晰,囊腔内见血管穿行。手术病理证实为高分化浸润性肺腺癌。

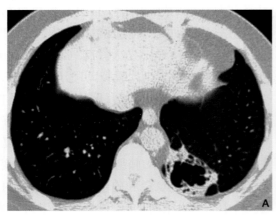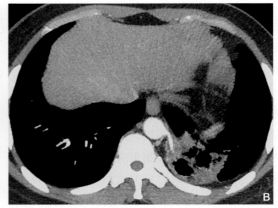

图 5-1-32 含囊腔肺隔离症的 CT 表现

患者女,50 岁。图 A、B 分别为胸部 CT 横轴位的肺窗图像及增强扫描的纵隔窗图像,示左肺下叶后底段
见含囊腔肿块影,其内囊腔呈多发且大小不等、形态不规则,囊腔壁呈厚薄不均的实性密度;CT 增强扫
描中,可见自降主动脉发出的动脉进入病灶内,诊断为肺隔离症。

【相关疾病】

表现为含囊腔结节或肿块的最重要疾病为囊腔型肺癌,其余疾病较少见,相关疾病谱详见表 5-1-10。

表 5-1-10 表现为含囊腔结节或肿块的相关疾病谱

肿瘤性病变	先天性肺畸形	感染性疾病
囊腔型肺癌	肺隔离症	棘球蚴病
腺癌	先天性肺气道畸形	
鳞状细胞癌		
腺鳞癌		
大细胞癌等		
淋巴瘤		
转移瘤		
细支气管腺瘤/纤毛黏液结节性乳头状肿瘤		

【分析思路】

第一步,确认病变是否为含囊腔结节或肿块。该类病变以含气囊腔为主体,可见明确囊壁。须指出的是,从影像上区别含厚壁囊腔的结节或肿块与含空洞的结节或肿块有时较困难,往往空洞的内壁倾向更不规整,洞壁以实性密度为主。若其内见明确、完整的分隔或穿行的血管,则病变为囊腔的可能性大。

第二步,观察囊壁密度及形态。若囊壁厚薄不均,密度为实性密度、磨玻璃密度或混杂磨玻璃密度,病灶形态不规则,甚至出现分叶征、毛刺征,或出现囊腔内缘不光滑、有壁结节等,则应先考虑囊腔型肺癌。

第三步,观察囊腔内部。观察囊内是否有分隔及分隔的特征,若分隔厚薄不均匀或局部出现实性结节影、磨玻璃结节影,则须考虑恶性。囊壁或囊内分隔厚度相对均匀且病变内出现气-液平面时,须鉴别肺隔离症或先天性肺气道畸形的可能,尤其是在年轻患者中更是如此。

第四步,观察囊腔周围。囊腔周围出现血管集束征或胸膜凹陷征等时,先考虑囊腔型肺癌。若囊腔边缘出现模糊的斑片状实变灶或磨玻璃密度灶,则须鉴别肺隔离症及先天性肺气道畸形合并感染。若观察到有额外的发自体循环的血管进入含囊腔的病灶内,则可诊断肺隔离症。

第五步,结合临床病史及既往影像学检查。若患者为肺癌高危人群,则其肺内出现含囊腔结节或肿块时,囊腔型肺癌的概率最大。尤其在随访对比中囊壁不均匀增厚或局部出现实性密度结节,或者即使囊腔缩小但实性成分增多,这些表现都提示囊腔型肺癌的可能性大。对于良恶性难以确定的囊腔病变,动态观察是必要的。

【鉴别诊断】

1. **基于临床信息的含囊腔结节或肿块的相关疾病鉴别流程** 见图 5-1-33。

2. **几种相关疾病的主要鉴别诊断要点** 见表 5-1-11。

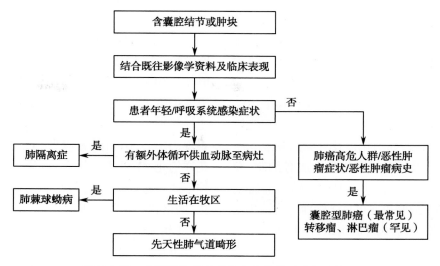

图 5-1-33　含囊腔结节或肿块疾病的鉴别诊断流程图

表 5-1-11　表现为含囊腔结节或肿块的相关疾病的鉴别诊断要点

疾病	典型影像特征	鉴别要点	主要伴随征象
囊腔型肺癌	边界清楚，形态不规则，分叶征，囊壁厚薄不均匀，部分囊内可见分隔和/或壁结节，或见穿行的血管影。 Ⅰ型　Ⅱ型　Ⅲ型　Ⅳ型 Ⅰ型：薄壁型（平均壁厚<2mm）；Ⅱ型：厚壁型（壁厚≥2mm）；Ⅲ型：壁结节型（囊壁伴有壁结节，可为壁内或者壁外结节）；Ⅳ型：具有结节成分的多房囊型	边缘形态不规则，分叶征，囊壁/分隔厚薄不均匀或可见壁结节	少见伴随征象，或肺门、纵隔出现淋巴结肿大/胸腔积液
细支气管腺瘤/纤毛黏液结节性乳头状肿瘤	好发于肺下叶，外周胸膜下区为主，病灶往往较小，多数直径约为5~15mm	肺下叶胸膜下区，长期随访无明显变化	病灶周围"晕征"
肺隔离症	多为叶内型，绝大多数位于左肺下叶后底段，可为单囊或多囊，囊壁厚薄不均匀，可有气-液平面。具有体循环来源的供血动脉	多位于左肺下叶后底段。具有异常的体循环供血动脉和引流静脉	合并感染时囊腔内出现气-液平面，周围可见斑片状实变灶或磨玻璃密度灶
先天性肺气道畸形	Ⅰ型为含有大囊的单囊或多囊型，囊壁不光滑，部分壁厚，嵴状突起，细线状分隔；Ⅱ型含有多个小囊，类似蜂窝状，合并感染时囊内含液体，囊壁增厚	囊壁相对光滑，细线状分隔；合并感染的病灶内出现气-液平面，周围渗出性病变	易合并感染，病灶周围斑片状渗出性病变；部分患者合并其他畸形，如肺隔离症、膈疝、肺发育不全等
肺棘球蚴病	外囊破裂或内、外囊均破裂时，气体进入，形成含气囊腔，表现多样，可出现新月征、双弓征、水上浮莲征、内囊滚动征等	水上浮莲征，内囊滚动征	囊内气-液平面，合并感染时边缘模糊

（陈疆红）

五、伴钙化结节或肿块

【定义】

肺内结节或肿块内出现较明显的钙盐沉积。

【病理基础】

含钙化结节或肿块见于多种疾病，如感染性疾病、良性肿瘤和恶性肿瘤。不同病因形成钙化的病理基础存在差异。感染性病变的钙化多为营养不良性钙化，如肺结核球、荚膜组织胞浆菌性孤立性肺结节、肺棘球蚴病等中的钙化。良性肿瘤的钙化可为正常组织异常发育，如错构瘤，其中各组织成分的含量、分布不一，组织成分以软骨和纤维组织为主，从而表现为钙化。恶性肿瘤的钙化罕见,其是由于肿瘤内血供障碍,故肿瘤细胞快速增殖的速度超过血液供应速度,导致肿瘤细胞变性、坏死,随后局部 pH 改变使钙盐沉淀从而表现为钙化的,如甲状腺乳头状癌、骨巨细胞瘤及滑膜肉瘤转移灶中的钙化,以及转移瘤治疗后出现钙化等;其也可能是肿瘤自身的内分泌功能使肿瘤内出现的钙质沉着,如消化道及乳腺的黏液腺癌转移灶;其亦可能是因肿瘤间质化生为成骨细胞、发生骨化而形成的,如骨肉瘤、软骨肉瘤的转移瘤发生的钙化。含钙化结节或肿块亦可见于慢性感染性病变(如含有钙化的瘢痕组织或肉芽肿组织)发生癌变后。

【征象描述】

1. X 线表现　在优质的胸部 X 线平片上可显示结节或肿块内出现形态和大小多样的致密影;而小的钙化灶在 X 线平片上难以被发现。

2. CT 表现　CT 可清楚显示结节或肿块的形态学特征以及其内部钙化的特点。钙化的 CT 值一般在 100Hu 以上,其边缘清楚,在纵隔窗上,钙化的密度类似于骨骼密度。肺结节或肿块发生钙化对病变的鉴别具有一定的诊断价值。良性结节的钙化多表现为中心性钙化、弥漫性钙化、层叠样钙化、爆米花样钙化、斑块状钙化、弧线样钙化、环形钙化等多种形式。恶性结节的钙化多为偏心性钙化、点状钙化、网格状钙化等表现形式。

【相关疾病】

可伴发钙化的结节和肿块包括感染性疾病、良性肿瘤、肺原发恶性肿瘤、肺转移瘤以及少见的医源性暴露等多种疾病类型,详见表 5-1-12。

表 5-1-12　伴钙化结节或肿块的常见疾病

感染性疾病	良性肿瘤	恶性肿瘤	医源性暴露
肺结核球	硬化性肺细胞瘤	肺肠型腺癌伴骨化	骨水泥肺栓塞(经皮椎体成形术并发症)
肺棘球蚴病	肺错构瘤	肺原发性类癌	钙化胸膜斑(滑石粉胸膜固定术并发症)
肺血吸虫病	纤维瘤	原发性肺鳞状细胞癌	
荚膜组织胞浆菌性	炎性假瘤	肺原发小细胞癌	
孤立性肺结节	肺上皮样血管内皮瘤	肺转移瘤:骨肉瘤、软骨肉瘤、滑膜肉瘤、乳腺/结直肠/卵巢的黏液腺癌、甲状腺乳头状癌、黑色素瘤、肾癌的肺转移	

【分析思路】

第一步,多平面观察来发现钙化。结节或肿块内小的钙化灶容易被忽略,因此应结合薄层三维 CT 图像进行观察。钙化的出现对于疾病鉴别诊断有一定的意义。

第二步,判断钙化是否具有典型的良性钙化或者恶性钙化的特点。良性钙化多为结节或肿块内的中心性钙化、弥漫性钙化、层叠样钙化、蛋壳样钙化、爆米花样钙化等(图 5-1-34~图 5-1-36)。恶性钙化通常表现为点状钙化、网格状钙化、偏心性钙化等钙化(图 5-1-37)。

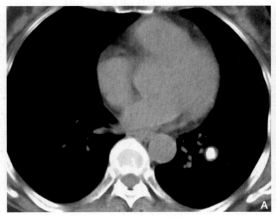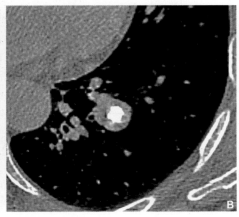

图 5-1-34　肺错构瘤伴钙化的 CT 表现

患者女,39 岁,体检发现肺结节。图 A、B 分别为胸部 CT 纵隔窗厚层图像与局部薄层图像,示左肺下叶前内底段可见类圆形实性结节灶,边缘清晰锐利,其中央区可见钙化灶。经手术病理证实为肺错构瘤。

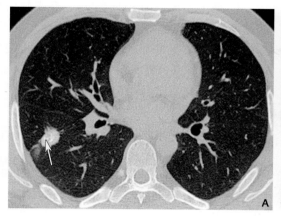
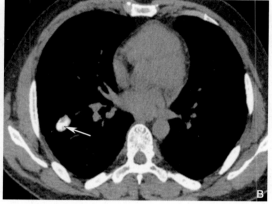

图 5-1-35 肺结核球伴钙化的 CT 表现

患者男,40 岁,体检发现肺结节。图 A、B 分别为胸部 CT 肺窗图像与纵隔窗图像,示右肺下叶上段实性结节影,边界清楚,密度欠均匀,内见点状钙化灶(A 中箭头),病灶周围见少许小结节、斑片及条索影;纵隔窗示病灶以钙化为主(B 中箭头)。临床诊断为肺结核球。

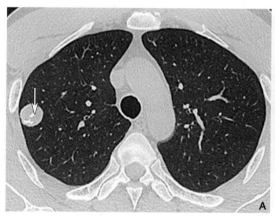
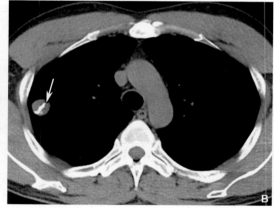

图 5-1-36 肺炎性假瘤伴钙化的 CT 表现

患者男,46 岁。图 A、B 分别为胸部 CT 平扫肺窗图像与纵隔窗图像,示右肺上叶尖段可见类圆形结节影,边界清楚,内可见条状钙化灶(箭头);病理活检提示为肺炎性假瘤。

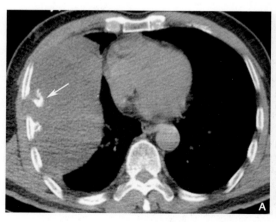
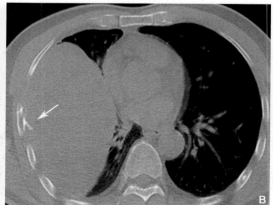

图 5-1-37 右肺纤维瘤伴钙化的 CT 表现

患者男,74 岁,因右侧胸部疼痛一周而就诊入院。图 A、B 分别为胸部 CT 平扫纵隔窗图像与骨窗图像,示右侧胸腔、肺部可见巨大肿块影,边界清楚,内可见点状、短条状钙化灶(箭头)。手术病理诊断为纤维瘤。

第三步,分析结节或肿块的影像学特征。其良恶性鉴别如前面章节所述。

第四步,掌握可伴发钙化的结节与肿块疾病谱,结合临床病史及结节本身特征做出鉴别诊断。

【鉴别诊断】

1. **基于临床信息的伴钙化结节或肿块相关疾病的鉴别诊断流程** 见图 5-1-38。

2. **肺内常见的伴钙化结节或肿块相关疾病的影像学鉴别要点** 见表 5-1-13。

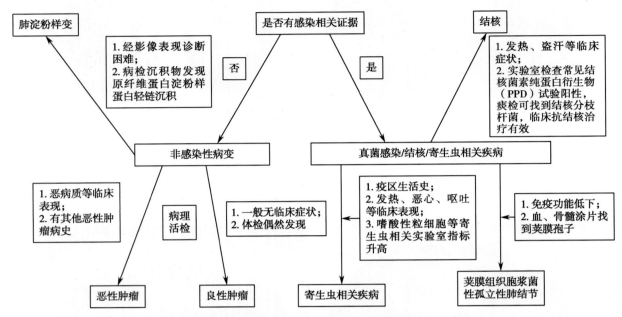

图 5-1-38 基于临床信息的伴钙化结节或肿块的鉴别流程图

表 5-1-13 肺内常见的伴钙化结节或肿块鉴别诊断要点

疾病	典型影像特征	鉴别要点	主要伴随征象
肺错构瘤	边缘光滑或呈浅分叶的孤立性结节,增强后病灶无强化或呈轻度强化	含脂肪密度,可见病灶中央爆米花样钙化	无
肺结核球	外缘多光整,增强后无强化或薄壁环形强化	细沙砾样或斑片状钙化	伴纵隔淋巴结钙化,局部胸膜增厚、粘连
硬化性肺细胞瘤	肺外周多见,圆形或类圆形孤立性结节,富血供,强化持续时间长,可见钙化	贴边血管征、病变边界外新月形透亮影等	病灶周围有时可见磨玻璃影
周围型肺癌	孤立性结节或肿块,增强后中等程度强化;可伴有空洞、分叶、毛刺、钙化等改变;钙化形态和位置多样,无特征	常见分叶征、毛刺征、血管集束征及胸膜凹陷征等	血管集束征、胸膜凹陷征等
类癌	中央型类癌多位于肺门周围,部分凸向支气管管腔内;周围型类癌位于肺外周;常见偏心性钙化、点状钙化或弥漫性钙化	血供丰富、强化明显,少见空洞	继发的支气管阻塞性改变发生率较高,部分肺门及纵隔内见淋巴结肿大
骨肉瘤肺转移	转移瘤周边不规则钙化,较大病灶内部见多发点状、絮状肿瘤骨和瘤样钙化,增强后明显、均匀强化	多发圆形或类圆形结节或肿块,常伴肿瘤骨或钙化	可伴有纵隔淋巴结肿大、胸腔积液等

(张丽芝)

六、伴晕征结节或肿块

【定义】

根据 2024 年 Fleischner 学会胸部影像术语汇编中的名词定义,晕征(halo sign)是指围绕结节、肿块或实变的磨玻璃样、不透明的边缘。晕征的存在是非特异性的,但其通常反映了感染性病变(如侵袭性肺曲菌病)周围的局部出血或鳞屑性肿瘤生长(如原发性腺癌)。

【病理基础】

一方面,结节或肿块的晕征通常与出血性结节有关,出血的机制可能包括出血性梗死、血管炎、出现脆弱的新生血管组织、支气管动脉瘘或坏死。另一方面,晕征也与更广泛的病理改变有关,如肿瘤性病变的鳞屑样生长方式、肿瘤细胞向周围间质浸润以及肺泡内炎性渗出等。

【征象描述】

伴晕征结节或肿块在 CT 特别是薄层 CT 上显示清晰,可单发或多发,表现为中央的软组织结节或肿块伴有周围数量不等的磨玻璃影(图 5-1-39 ~ 图 5-1-41)。

【相关疾病】

在免疫功能低下的患者中,伴晕征结节或肿块常与真菌感染(侵袭性肺曲菌病、肺念珠菌病、球孢子菌病)有关;在免疫功能正常的患者中,伴晕征结节或肿块可能提示原发性肿瘤、转移、局灶性炎症、

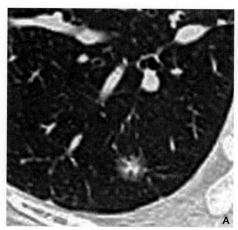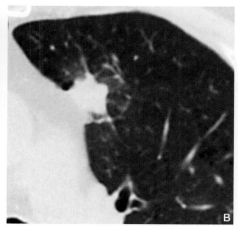

图 5-1-39　炎性结节与曲霉菌结节伴晕征 CT 表现

A. 患者女,50 岁,体检发现肺结节,CT 横轴位肺窗图像示右肺下叶不规则小结节影,周围见晕征;手术病理证实为慢性炎症病变;B. 患者男,12 岁,急性髓细胞性白血病行造血干细胞移植术后 2 年,CT 横轴位肺窗图像示左肺上叶实性结节伴晕征,边缘模糊,行支气管肺泡灌洗液检测提示曲霉菌感染。

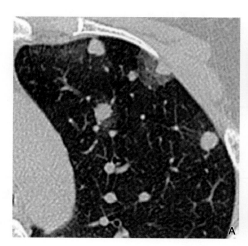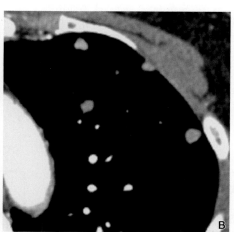

图 5-1-40　多发肺转移瘤结节伴晕征 CT 表现

患者女,61 岁,临床诊断肝癌行介入治疗后复发及肺转移。图 A、B 分别为胸部 CT 平扫肺窗图像与增强扫描纵隔窗图像,示双肺可见多发大小不等的类圆形实性结节影,其中左肺上叶部分结节伴晕征,增强扫描中,实性结节呈轻、中度强化。

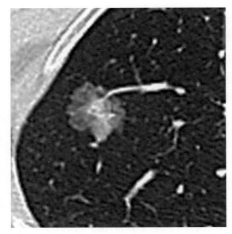

图 5-1-41 肺腺癌伴晕征的 CT 表现

患者女,50岁,体检发现肺内结节病变。CT 平扫肺窗图像示右肺上叶见不规则结节,周围伴晕征,内见小血管影穿行。术后病理诊断为中分化肺腺癌。

局灶性机化性肺炎、肺泡出血、局灶性纤维化、肉芽肿性多血管炎等疾病。伴晕征结节或肿块相关的疾病谱详见表 5-1-14。

表 5-1-14 伴晕征结节或肿块的相关疾病谱

感染性疾病	非感染非肿瘤性疾病	肿瘤
血管侵袭性真菌病	肉芽肿性多血管炎	转移瘤
曲霉菌	子宫内膜异位症	血管肉瘤
念珠菌	局灶性机化性肺炎	黑色素瘤
毛霉菌等	肺泡出血	骨肉瘤
脓毒性肺栓塞	局灶性纤维化	消化道或生殖
局灶性炎症		系统肿瘤转
		移等
		肺原发性肿瘤
		血管肉瘤
		非小细胞肺癌
		神经内分泌癌
		淋巴瘤
		卡波西肉瘤
		硬化性肺细胞瘤

【分析思路】

第一步,明确晕征的定义,掌握伴晕征结节或肿块的相关疾病谱。

第二步,注意观察结节和肿块的特点,不同疾病的结节和肿块,其表现具有一定的特点。如肉芽肿性多血管炎可见空洞、供血血管等,卡波西肉瘤的火焰征,硬化性肺细胞瘤的贴边血管征,机化性肺炎的外周分布及游走性特征等。分析思路可参见单发/多发/含空洞/含囊腔结节或肿块部分。

第三步,注意观察晕征的细节。出血所致晕征的外缘多模糊,而肿瘤浸润所致晕征的外缘相对清晰。研究显示,晕征的厚度可能与疾病类型有关。感染性疾病的晕征厚度大于非感染性疾病;在存在多个肺结节的情况下,免疫功能低下患者的晕征厚度往往大于免疫功能正常的患者,其中,更大的晕征厚度往往与侵袭性真菌感染有关。多发病变的分析思路参见多发结节或肿块部分。对于单发病变,参考亚实性结节的分析思路。

第四步,结合患者的临床病史、临床症状、诊疗经过、多次影像学检查的前后对比结果等临床资料,可缩小鉴别诊断范围。如以炎症证据区分感染类疾病;结合自身免疫状态进一步划分疾病谱等。患者的原发疾病及个人史如脓毒血症、恶性肿瘤(血管肉瘤、绒毛膜癌、骨肉瘤等)、HIV 感染史、疫区生活经历等均可对疾病鉴别提供帮助。对于无发热及相关炎症证据、病情持续进展的中老年患者,应考虑到肿瘤性病变的可能。

【疾病鉴别】

1. **基于临床信息的伴晕征结节或肿块疾病的鉴别诊断流程** 见图 5-1-42。

2. **不同常见相关疾病的主要鉴别诊断要点** 详见表 5-1-15。

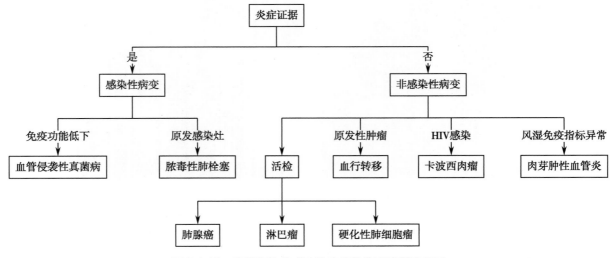

图 5-1-42 伴晕征结节或肿块疾病的鉴别诊断流程图

表 5-1-15　伴晕征结节或肿块常见疾病的主要鉴别诊断要点

疾病	典型影像特征	鉴别要点	主要伴随征象
血管侵袭性曲霉菌病	伴晕征结节或肿块;多发;治疗后出现空气新月征	病变进展快,多见于免疫力低下的人群	可伴多发胸膜下无强化实变,伴或不伴晕征;病灶边缘肺段血管闭塞或狭窄
脓毒性肺栓塞	双侧多发结节、肿块;可见空洞;可伴晕征;环状强化	多发、胸膜下分布为主;供血血管征;病变可迅速融合	常同时伴有胸膜下楔形高密度影;多伴胸腔积液
肉芽肿性多血管炎	双侧多发结节、肿块,伴或不伴空洞	肺尖部不受累;晕征,反晕征,供血血管征等	可伴磨玻璃影,纤维化征象,气道壁增厚及胸腔积液等。可伴发鼻窦炎及肾小球肾炎,为三联征
血行转移(如血管肉瘤、绒毛膜癌、骨肉瘤)	多发大小不等结节、肿块;边缘见晕征	多发;伴晕征的结节或肿块;基底部和外周部分布;供血动脉	可伴空洞,钙化等(晕征非特异表现)
贴壁生长的肺腺癌	亚实性结节或肿块,具有腺癌常见影像学特征,如分叶征、毛刺征等	多为亚实性结节或肿块;内部可见支气管充气征或空泡征	可伴胸膜凹陷征、淋巴结肿大、胸腔积液等
卡波西肉瘤	支气管血管束周围火焰状结节或肿块;可融合;边缘可见晕征	伴晕征的火焰状结节或肿块	淋巴结肿大;支气管血管束周围及叶间裂结节;双侧胸腔积液;可伴耶氏肺孢子菌肺炎等机会性感染
硬化性肺细胞瘤	多为孤立结节或肿块,偶为多发;形态规则,以软组织密度为主;可伴结节样或点状钙化、晕征、空气新月征、尾征、贴边血管征	边界清晰;可跨裂生长;可见病灶周围特殊形式的晕征;女性好发	多无伴随征象

（张立娜）

七、反晕征结节或肿块

【定义】

反晕征(reversed halo sign,RHS)指高分辨率CT上结节或肿块中心呈磨玻璃密度,周围为环状或新月形高密度影的一类征象,因磨玻璃影位于结节或肿块中央而不是其周围,与一般的晕征位置相反,故称反晕征。

【病理基础】

组织病理学上,形成此征象的不同疾病都有共同的特征,即中央磨玻璃密度区多为肺泡隔受累,而外围的高密度环为整个肺泡受累。不同病因所致RHS的组织病理基础不同。如在非感染性疾病中,隐源性机化性肺炎的中心低密度区为肺泡隔的炎性渗出和肺泡腔内的细胞碎屑,而周围新月形或环形的实变高密度影是远端气腔内的机化性炎症;在感染性疾病中,反晕征常在侵袭性真菌感染的早期出现,其形成可能与肺梗死有关,伴发的大量肺出血在外周的高密度影中更常见;肺结核反晕征的高密度

环由结节组成,中央磨玻璃影内亦可见多发结节,此类磨玻璃影为非特异性渗出性炎,结节在病理上为结核肉芽肿;在肿瘤性疾病中,肺腺癌的反晕征在病理光镜下可见肿瘤细胞沿着肺的框架结构生长,外周肿瘤细胞更为密集。

【征象描述】

反晕征为CT上显示的较特殊征象,通常在胸部X线平片上难以显示,故诊断价值有限。薄层CT或HRCT可清晰显示反晕征病灶的数目、范围、形态等详细信息,目前是显示反晕征的最佳影像学方法。反晕征中的典型者在CT上表现为病灶中心呈磨玻璃影,周围为环状或新月形高密度条带影,厚度一般≥2mm(图5-1-43~图5-1-45)。

【相关疾病】

最初,反晕征(RHS)被认为是隐源性机化性肺炎(cryptogenic organizing pneumonia,COP)的特异性征象,后来,RHS被发现与多种临床疾病有关,包括非感染性疾病、感染性疾病和肿瘤性疾病等,其相关的疾病谱详见表5-1-16。

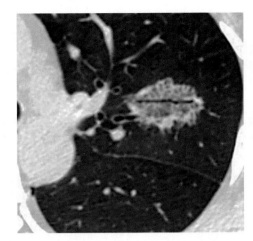

图 5-1-43 射频消融术治疗后反晕征的 CT 表现
左肺上叶腺癌射频消融术治疗后。CT 平扫肺窗图像示左肺上叶病灶中心呈磨玻璃密度,周围为环状高密度影,呈反晕征(中国医学科学院肿瘤医院王建卫教授供图)。

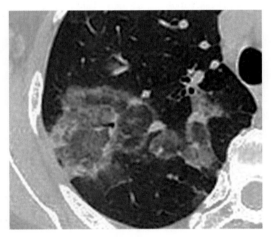

图 5-1-44 曲霉菌感染病灶反晕征的 CT 表现
患者女,54 岁,咳嗽、气短、低热 3 个月,加重半个月。胸部 CT 平扫肺窗图像示右肺多发结节及团片状影,大部分病变见反晕征,外周带宽窄不均,内部可见网状影及小结节影。支气管肺泡灌洗液 NGS 检测提示聚多曲霉菌感染。

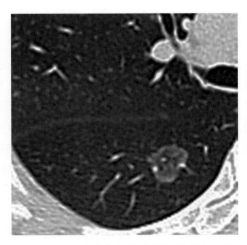

图 5-1-45 肺腺癌病灶反晕征的 CT 表现
患者女,62 岁,体检发现右肺结节。胸部 CT 平扫肺窗图像示右肺下叶上段磨玻璃结节伴反晕征,内部密度不均匀,可见扩张支气管影、增粗血管影及局限性透光影,外环较窄,密度不均,部分边缘见小棘突。手术病理证实为肺腺癌(贴壁生长型为主)。

表 5-1-16 反晕征结节或肿块的相关疾病谱

非感染性疾病	感染性疾病	肿瘤性疾病	治疗后改变
机化性肺炎	结核	肺腺癌	射频消融术
结节病	侵袭性真菌性肺炎	转移瘤	放疗
类脂性肺炎	地方性真菌感染性疾病: 副球孢子菌病		
血管炎(如肉芽肿性多血管炎)	耶氏肺孢子菌肺炎		
肺水肿	病毒性肺炎		
肺栓塞	细菌性肺炎		

【分析思路】

反晕征(RHS)主要由中心的磨玻璃影和外周的高密度环或带构成,其鉴别诊断的分析思路如下。

第一步,认识这个征象,了解反晕征常见疾病谱。

第二步,重点分析外周带的表现,包括外周带宽或窄、是否合并有结节。外周带窄、无结节的反晕征常见于机化性肺炎、肿瘤等;有结节者常见于结核、真菌感染、结节病等;外周带较宽的反晕征常见于真菌感染、肿瘤、肺栓塞所致梗死灶等。

第三步,分析中心磨玻璃影的表现。中心磨玻璃影呈网状结构,且外周带呈环形实变影,常见于侵袭性肺真菌病;中心磨玻璃影出现多发微小结节,且外周带合并有结节,常见于结核。

第四步,分析肺内其他影像学表现。如是否伴随其他孤立性或多发性肺损伤。

第五步,结合患者的临床病史、临床症状、诊疗经过、多次影像学检查的前后对比结果及反晕征征象出现的时机等临床资料,可缩小鉴别诊断范围。在一些长期低中性粒细胞的患者、恶性血液系统疾病治疗过程中的患者和脏器移植术后的患者中,如果出现反晕征,则应考虑是否有侵袭性真菌感染的可能;如果患者在化疗后出现反晕征,那么其可能是由化疗所致继发性机化性肺炎引起的。

【疾病鉴别】

反晕征(RHS)只是多种疾病表现的一个 CT 征象,不能孤立看待,须联合其他影像学特征和临床信息进行综合诊断和鉴别诊断。

1. 基于临床信息的反晕征结节或肿块的鉴别诊断流程 详见图 5-1-46。

2. 反晕征结节或肿块在几种不同常见疾病中的主要鉴别要点 见表 5-1-17。

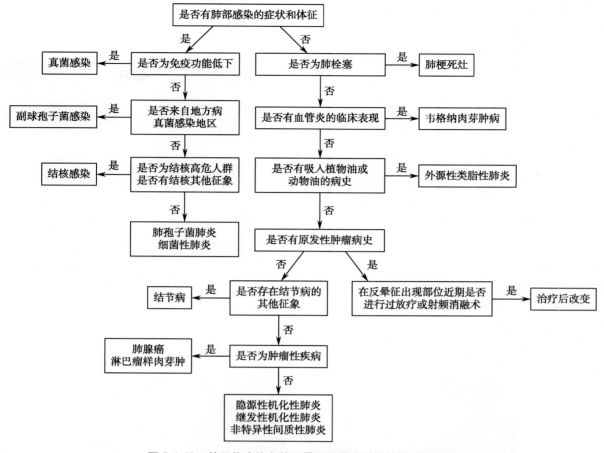

图 5-1-46 基于临床信息的反晕征结节或肿块的鉴别流程图

表 5-1-17 反晕征结节或肿块在几种不同常见疾病中的主要鉴别要点

疾病	典型影像特征	鉴别要点	主要伴随征象
隐源性机化性肺炎	单发或多发,外周带窄而光滑	外周带窄而光滑	游走性、外周分布为主的实变病灶
活动性肺结核	单发或多发,外周带呈结节状,中心磨玻璃影内可见微结节	外周带由多结节组成,中心磨玻璃影内可见微结节	小叶中心分布结节、树芽征、空洞、钙化
侵袭性肺真菌病	外周带宽,中心磨玻璃影内可见网状结构	较宽大的外周带和中心磨玻璃影内网状影;多见于免疫力低下的患者	病变形态多样;胸腔积液
支气管肺癌	单发或多发,外周带光滑	中心磨玻璃影的密度可不均匀	可见淋巴结肿大

（张立娜　王建卫）

第二节　肺　实　变

一、局灶性肺实变

【定义】

局灶性肺实变（focal lung consolidation）是影像学中的一个描述性术语，系指 X 线平片和 CT 上局限性密度均匀增加的病灶，其病灶内血管边缘、气道壁等结构不可见。此类病变中的较大者可伴支气管充气征，局部肺体积基本正常，一般不缩小。

【病理基础】

终末细支气管以远的含气腔隙中的气体被病理性液体、蛋白质、肉芽组织、细胞或其他物质所取代。少数情况下，肺实变可能由间质性疾病累及气腔所致。

【征象描述】

1. X 线表现　局灶性肺实变在胸部 X 线平片

上表现为单发的均匀致密影,遮盖肺血管等肺纹理影像(图5-2-1)。局灶性肺实变通常不引起肺体积的变化,偶尔可见肺体积的轻微缩小。较大的此类病变中可见支气管充气征。局灶性肺实变的边缘可清晰或不清晰,这取决于填充物的类型和/或病变是否邻近胸膜。

2. **CT表现** 局灶性肺实变在CT上的表现与其X线表现相似,但CT可更清楚地显示局灶性肺实变的范围、分布、形态、特征以及其他伴随征象,为疾病诊断提供细节和思路。局灶性肺叶实变表现为累及整个肺叶乃至一侧肺的均匀致密影,边界清晰,常见支气管充气征。多不伴肺叶体积变化,一些特殊感染如克雷伯菌感染或黏液腺癌等可出现叶间裂膨隆征。局灶性肺段实变表现为单独累及某个肺段的均匀致密影,边缘可模糊或清晰。局灶性圆形实变表现为圆形或类圆形的肺实质密度均匀增高影,可发生于肺内任何位置,有时会与结节或肿块混淆,

须进一步结合相关影像特征和临床检查、实验室检查以鉴别其病因(图5-2-2~图5-2-5)。

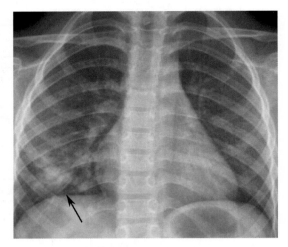

图5-2-1 肺炎局灶性肺实变的X线表现
患者女,5岁,发热3d。胸部正位X线平片示右肺下野致密斑片影,边缘模糊(箭头)。临床诊断为支原体肺炎。

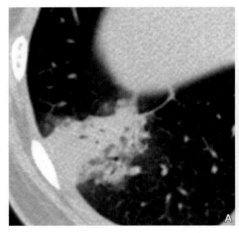
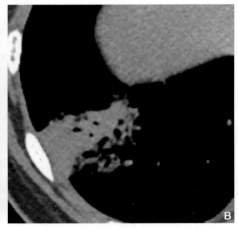

图5-2-2 肺炎局灶性肺实变的CT表现
患者女,28岁,因发热就诊。图A、B分别为胸部CT平扫肺窗与纵隔窗图像,示右肺下叶可见局灶性肺实变影,伴周围少量磨玻璃影,边界较模糊。临床诊断为肺部感染。

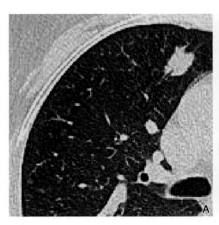
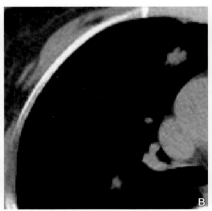
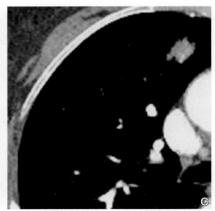

图5-2-3 黏膜相关淋巴组织(MALT)淋巴瘤局灶性肺实变的CT表现
患者女,65岁,体检发现肺占位性病变。图A~B分别为胸部CT平扫肺窗图像与纵隔窗图像,示右肺上叶前段见局限性不规则实变影,与支气管血管束关系密切,边缘呈分叶状,内见小支气管穿行,密度较均匀;图C为CT增强后动脉期图像示病灶呈均匀较明显强化。术后病理证实为肺MALT淋巴瘤。

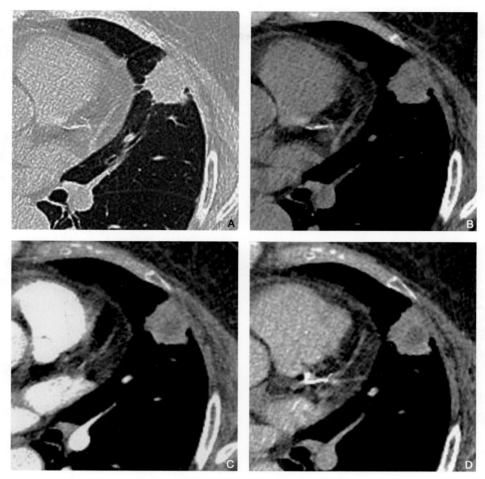

图 5-2-4 机化性肺炎局灶性肺实变的 CT 表现

患者女,65 岁,因胸痛伴发热入院诊疗。图 A、B 分别为胸部 CT 平扫肺窗图像与纵隔窗图像,示左肺上叶舌段近胸膜下可见局灶性肺实变影,形态欠规则,部分边缘平直,可见毛刺征,其内密度欠均匀;图 C、D 为 CT 增强后动、静脉期图像示该病灶呈明显强化,内见类圆形低密度坏死区。术后病理诊断为机化性肺炎。

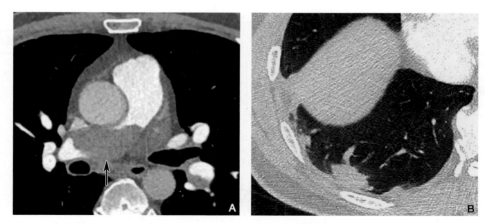

图 5-2-5 肺梗死局灶性肺实变的 CT 表现

患者男,53 岁,因气短加重入院。图 A、B 分别为肺动脉 CT 血管成像(CTA)横轴位图像和肺部 CT 平扫肺窗图像,示右肺动脉主干偏心性充盈缺损影(箭头),右肺下叶胸膜下可见局限性条片状实变影。实验室检查见 D-二聚体升高、血浆纤维蛋白原升高,临床诊断为肺栓塞及肺梗死。

【相关疾病】

局灶性肺实变最常见的病因是感染,但须警惕影像学表现与炎症类似的黏液腺癌和淋巴瘤。对于单发的肺段实变,要注意在影像上查找病因,如支气管肺癌所致支气管阻塞或肺动脉栓塞所造成的肺梗死等。对于局灶性圆形实变,须考虑炎症、机化性肺炎和肿瘤等多种疾病,诊断具有一定的难度。局灶性肺实变相关疾病见表5-2-1。

表 5-2-1　表现为局灶性肺实变的相关疾病谱

非感染性疾病	感染性疾病	肿瘤
肺梗死	细菌感染	黏液腺癌
类脂性肺炎	病毒感染	淋巴瘤
机化性肺炎(少见)	真菌感染	肿瘤相关阻塞性炎症
肺水肿(少见)	结核	(支气管肺癌、支气管
肺出血(少见)		良性肿瘤、支气管压
		迫等所致)

【分析思路】

第一步,明确局灶性肺实变的定义,特别是对于类圆形局灶性肺实变,要与结节、肿块区分。

第二步,注意观察近端支气管管腔有无狭窄,重点分析狭窄原因是外来压迫还是管腔内占位性病变。

第三步,注意观察病灶的细节。如出现叶间裂凸出(叶间裂膨隆征)多提示克雷伯菌感染或黏液腺癌。肺实变中支气管稀疏、僵直的"枯枝征"或结构扭曲可能提示黏液腺癌;而支气管管腔轻、中度扩张可能提示淋巴瘤。肺实变中脂肪密度影的存在可提示类脂性肺炎。

第四步,有增强扫描的情况下关注病变强化情况。炎症病变强化一般较明显。增强后病变无强化且有近端肺动脉血栓形成可提示肺梗死。增强后病灶区强化不明显而衬托出的"血管造影征"可提示黏液腺癌或淋巴瘤。

第五步,结合患者的临床病史、临床症状、诊疗经过、多次影像学检查的前后对比结果等临床资料,可缩小鉴别诊断范围。例如,对于无发热,抗炎治疗无效,甚至进展的中老年患者,应考虑到肿瘤性病变的可能;伴大量白色泡沫样痰的病史则可进一步提示黏液腺癌。

【疾病鉴别】

1. **基于临床信息的局灶性肺实变相关疾病的鉴别诊断流程**　详见图5-2-6。

2. **表现为局灶性肺实变的几种常见疾病的主要鉴别要点**　详见表5-2-2。

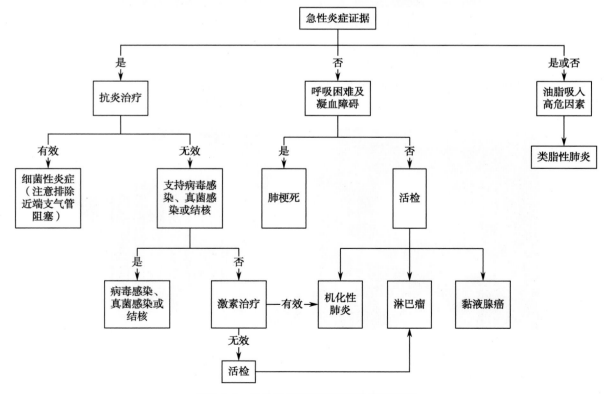

图 5-2-6　局灶性肺实变的鉴别诊断流程图

表 5-2-2　局灶性肺实变常见疾病的主要鉴别要点

疾病	典型影像特征	鉴别要点	主要伴随征象
炎症	肺叶或肺段分布；支气管充气征；或表现为圆形局灶性肺实变；均匀明显强化	支气管充气征；均匀明显强化	注意近端支气管有无内、外源性阻塞并进一步判断、定性
黏液腺癌	肺叶或肺段分布；支气管可见细微改变如结构扭曲或枯枝征；弱强化；血管造影征	支气管结构扭曲或枯枝征；血管造影征	叠瓦征；边缘可伴磨玻璃密度改变
淋巴瘤	肺叶或肺段分布；支气管可见轻、中度扩张改变；轻、中度强化；血管造影征	支气管轻、中度扩张；血管造影征	偶见胸腔积液
肺梗死	胸膜下分布；无强化；近端肺动脉血栓形成	胸膜下分布；无强化	近端肺动脉血栓形成
类脂性肺炎	下叶和/或中叶；病灶内局限性脂肪密度影	病灶内局限性脂肪密度影	无

（张立娜）

二、多发性肺实变

【定义】

多发性肺实变（multiple lung consolidation）是指 X 线平片和 CT 上肺实质密度均匀增加的多发病灶，病灶内血管边缘、气道壁等肺实质被掩盖。此类病变中的较大者可伴支气管充气征，局部肺体积不变或略缩小。

【病理基础】

大多数肺实变在病理上表现为气腔的充填，即气腔内的气体被液体、蛋白质、细胞或其他物质所取代。不同疾病的病理改变往往表现为气腔内填充了不同物质，如肺水肿表现为含蛋白质水肿液渗出，肺出血表现为大量红细胞和含铁血红素聚集，炎症可表现为各种炎症细胞浸润以及纤维素等渗出，肿瘤可表现为肿瘤细胞的增生等等。少数情况下，多发性肺实变可能由间质性疾病累及气腔所致，如机化性肺炎。

【征象描述】

1. X 线表现　多发性肺实变在胸部 X 线平片上表现为多发的均匀致密影，遮盖肺血管等肺纹理影像。病变边缘可清晰或不清晰，这取决于填充物的类型和/或病变是否邻近胸膜。较大病变中可见支气管充气征。多发性肺实变通常不引起肺体积的变化，偶尔可见肺体积的轻微缩小（图 5-2-7）。

2. CT 表现　多发性肺实变在 CT 上的表现与其 X 线表现相似，但 CT 可更清楚地显示多发性肺

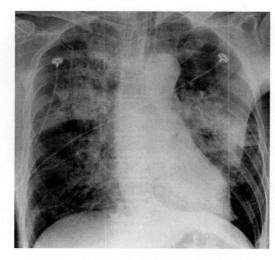

图 5-2-7　真菌感染多发性肺实变的 X 线表现
患者男，69 岁，进食呛咳 1 周，发热、咳痰伴呼吸困难 3d 入院。胸部正位 X 线平片示双肺野多发局灶性致密实性影，边界模糊。经临床实验室检查诊断为真菌感染。

实变的数量、范围、分布、形态、特征以及其他伴随征象，为疾病诊断提供细节和思路（图 5-2-8～图 5-2-11）。

【相关疾病】

多发性肺实变与局灶性肺实变的病因有大范围重叠。一些疾病更多见表现为多发性肺实变，如感染、机化性肺炎、肺嗜酸性粒细胞浸润症（又称莱夫勒综合征，Loeffler's syndrome）、慢性嗜酸性粒细胞性肺炎、黏液腺癌、淋巴瘤等。多发性肺实变相关疾病见表 5-2-3。

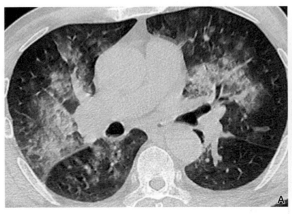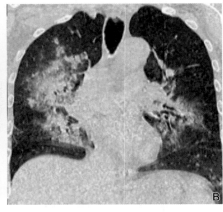

图 5-2-8　真菌感染多发性肺实变的 CT 表现

患者男,69 岁,与图 5-2-7 为同一患者。图 A、B 分别为胸部 CT 横轴位与冠状位肺窗图像,示双肺内多发边界不清实性斑片影,周围伴磨玻璃影,部分见支气管充气征。经临床实验室检查诊断为肺部真菌感染。

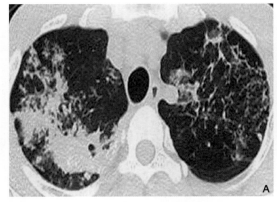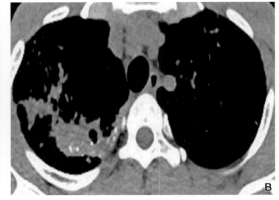

图 5-2-9　多发性实变性肺结核的 CT 表现

患者男,31 岁,临床诊断"肺结核"。图 A、B 分别为 CT 平扫肺窗图像与纵隔窗图像,示双肺上叶尖后段可见多发局限性肺实变影,部分呈融合状,周围伴小结节并沿支气管呈簇状分布,可见树芽征;内部可见多发斑点状钙化,符合肺结核改变。

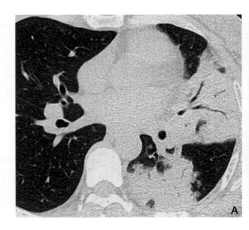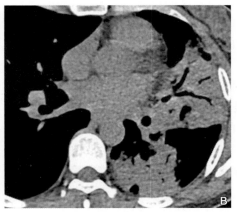

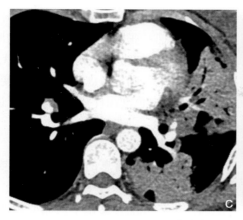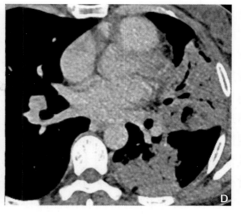

图 5-2-10　肺黏液型腺癌多发性肺实变的 CT 表现

患者女,49 岁,因咳嗽拍胸片,发现"双肺炎症"入院。图 A、B 分别为胸部 CT 平扫肺窗图像及纵隔窗图像,示左肺上叶及下叶多发实变大片状影,边缘较清晰,内部密度略不均匀,并且可见支气管充气征;图 C、D 分别为 CT 增强后动、静脉期图像,示该病灶呈轻、中度强化,可见血管造影征。穿刺病理诊断为肺黏液型腺癌。

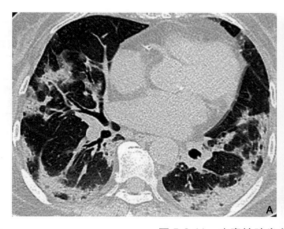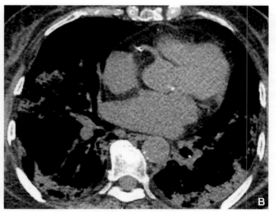

图 5-2-11　病毒性肺炎多发性肺实变的 CT 表现

患者女,73 岁,因发热入院。图 A、B 分别为胸部 CT 平扫肺窗图像与纵隔窗图像,示双肺可见多发斑片状实变影,边缘模糊,于胸膜下、支气管血管束周围分布,与胸膜关系密切,部分围绕磨玻璃影及网格样影,内部密度不均匀。经临床检查和实验室检查诊断为新型冠状病毒感染。

表 5-2-3　表现为多发性肺实变的相关疾病谱

非感染性疾病	感染性疾病	肿瘤
肺梗死	细菌感染	黏液腺癌
类脂性肺炎	病毒感染	淋巴瘤
机化性肺炎	真菌感染	肿瘤相关阻塞性炎
肺嗜酸性粒细胞	结核	症(支气管肺癌、支
浸润症	其他	气管良性肿瘤、支
慢性嗜酸性粒细	支原体感染	气管压迫等所致)
胞性肺炎	衣原体感染	
肺水肿		
肺出血		

【分析思路】

第一步,明确多发性肺实变的定义,注意影像细节及伴随征象并紧密结合临床信息。

第二步,注意病变的分布。如中央分布、外周分布、支气管血管束周围分布、对称性分布或者上叶/下叶分布的倾向,有无游走性等。

第三步,注意观察病灶的细节和伴随征象。如出现叶间裂凸出(叶间裂膨隆征)可提示克雷伯菌感染或黏液腺癌。肺实变中支气管稀疏、僵直的"枯枝征"或结构扭曲可能提示黏液腺癌;而支气管管腔轻、中度扩张可能提示淋巴瘤。肺实变中脂肪密度影的存在可提示类脂性肺炎。

第四步,有增强扫描的情况下关注病变强化情况。炎症病变强化一般较明显。增强后病变无强化且可见近端肺动脉血栓形成可提示肺梗死。增强后病灶区强化不明显而衬托出的"血管造影征"可提示黏液腺癌或淋巴瘤。

第五步,结合患者的临床病史、临床症状、诊疗经过、多次影像学检查的前后对比结果等临床资料,可缩小鉴别诊断范围。急性多发性肺实变常见于病毒感染、细菌感染、真菌感染、肺水肿和肺出血,后两者中的多发性肺实变更常见弥漫性分布,详见弥漫性病变相关章节;而慢性多发性肺实变则多见于肉芽肿性疾病(结核、亚急性/慢性肺曲菌病等)、慢性嗜酸性粒细胞性肺炎和机化性肺炎、黏液腺癌或淋巴瘤等。随访过程中发现的游走性病变可见于慢性嗜酸性粒细胞性肺炎和机化性肺炎。前者更易发生于哮喘患者且伴外周血或组织嗜酸性粒细胞增多,后者分布更对称且易伴发反晕征。肺嗜酸性粒细胞浸润症具有短暂性和/或游走性,常因自限性而在1个月内吸收。而亚急性曲霉菌感染中则可见进行性

上叶实变伴进展性肺实质坏死和空洞,可出现空气新月征、快速扩张的薄壁空洞、胸膜增厚、积液、气胸和真菌球等。如为无发热,抗炎治疗无效,甚至进展的中老年患者,则应考虑到肿瘤性病变的可能;如患者有伴大量白色泡沫样痰的病史则可进一步提示肺黏液型腺癌。

【疾病鉴别】

1. **基于临床信息的多发性肺实变相关疾病的鉴别流程** 详见图5-2-12。

2. **多发性肺实变在不同常见疾病中的主要鉴别诊断要点** 详见表5-2-4。

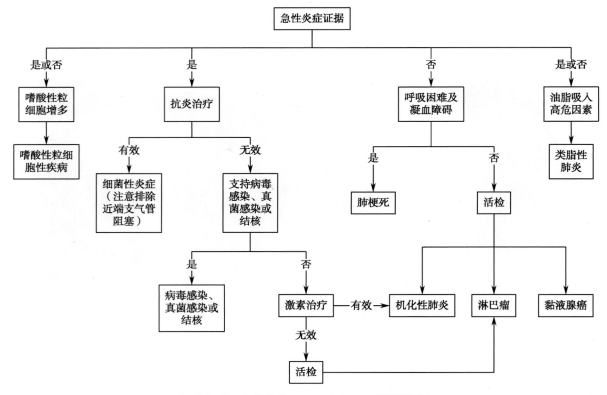

图5-2-12 多发性肺实变相关疾病的鉴别流程图

表5-2-4 多发性肺实变在不同常见疾病中的主要鉴别要点

疾病	典型影像特征	鉴别要点	主要伴随征象
细菌性炎症	肺叶或肺段分布;边缘清晰或模糊;支气管充气征;均匀明显强化	支气管充气征;均匀明显强化	可伴胸腔积液、淋巴结反应性增生。注意近端支气管有无内、外源性阻塞并进一步判断、定性
病毒性炎症	支气管血管束周围分布;边缘多模糊;多发小斑片状实变融合;均匀明显强化	支气管血管束周围分布;实变融合;均匀明显强化	可伴胸腔积液、淋巴结反应性增生
结核	上叶及下叶上段分布为主;可伴虫蚀样空洞、周围卫星灶等多种病变	上叶及下叶上段分布为主;多种病变共存	可伴胸腔积液、淋巴结肿大等
侵袭性肺曲菌病	进行性上叶实变和空洞,快速扩张的薄壁空洞;实质进展性坏死,出现空气新月征	上叶多见;进行性、进展的肺实质坏死、实变和空洞	可伴胸膜增厚、积液、气胸和真菌球等

疾病	典型影像特征	鉴别要点	主要伴随征象
黏液腺癌	肺叶或肺段分布;支气管可见细微改变如结构扭曲或枯枝征;弱强化;血管造影征	支气管结构扭曲或枯枝征;血管造影征	叠瓦征;边缘可伴磨玻璃密度改变
淋巴瘤	肺叶或肺段分布;支气管可见轻、中度扩张改变;轻、中度强化;血管造影征	支气管轻、中度扩张;血管造影征	可伴磨玻璃密度改变,偶见胸腔积液
肺梗死	胸膜下分布;无强化;近端肺动脉血栓形成	胸膜下分布;无强化	近端肺动脉血栓形成
类脂性肺炎	下叶和/或中叶分布;病灶内局限性脂肪密度影	病灶内局限性脂肪密度影	无
机化性肺炎	中、下叶分布为主;外周胸膜下分布为主;可见小叶周围分布模式;反晕征;具有游走性	外周分布;反晕征;游走性;部分自限性	可伴磨玻璃密度改变
慢性嗜酸性粒细胞性肺炎	上叶为著;外周分布为主;双侧对称,均匀密度的实变	分布特征与肺水肿相反	可伴碎石路征
肺嗜酸性粒细胞浸润症	单侧或双侧亚段性实变,具有短暂性、游走性、自限性	亚段性实变,短暂性、游走性、自限性	少见空洞和胸腔积液

（张立娜）

三、含钙化肺实变

【定义】

肺实变指的是终末细支气管以远的含气腔隙,被病理性液体、细胞或组织所代替。含钙化肺实变化则为肺实变病灶内钙盐沉积。

【病理基础】

组织病理学上,感染性病变的钙化包括继发性活动性肺结核、成人水痘肺炎、组织胞浆菌病等病变中的钙化,为营养不良性钙化。非感染性病变的钙化包括肺尘埃沉着病、肺淀粉样变中的钙化。肺尘埃沉着病是长期吸入的含游离二氧化硅(SiO_2)的粉尘沉着于肺组织所引起的一种常见职业病,其基本病变是硅结节的形成和肺组织的弥漫性纤维化。肺淀粉样变是异常纤维蛋白沉着在细胞外、发生病理性异常沉积导致相应的器官和组织功能障碍的少见疾病。

【征象描述】

1. X 线表现　胸部 X 线平片上可见片状或其他形态的致密阴影中伴有点状或斑片状高密度钙化灶,依病因其肺体积可发生改变或无变化。

2. CT 表现　CT 是显示肺部病灶内含有钙化的最为灵敏的影像学检查方法,含钙化肺实变在 CT 中表现为肺部斑片、大片状或各种形态的致密影中出现的点状、斑片状或结节状等的更高密度的钙化影,其 CT 值多在 100Hu 以上,有时可见支气管充气征(图 5-2-13、图 5-2-14)。

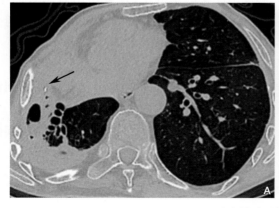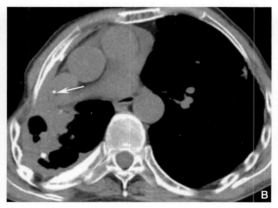

图 5-2-13　继发性肺结核实变伴钙化的 CT 表现
患者男,73 岁,临床诊断为继发性肺结核。图 A、B 分别为胸部 CT 平扫肺窗图像与纵隔窗图像,示右肺体积明显缩小,伴片状致密影,其内密度不均匀,可见点状钙化灶(箭头)、支气管充气征、支气管受牵拉而扩张等改变;双侧胸膜增厚,部分钙化。

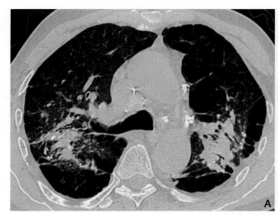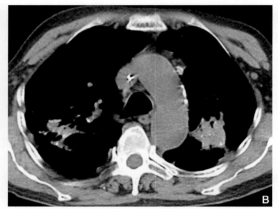

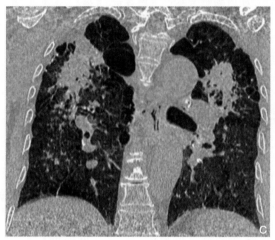

图 5-2-14　Ⅲ期肺尘埃沉着病实变伴钙化的 CT 表现

患者男,69 岁,临床诊断为Ⅲ期肺尘埃沉着病。图 A～C 分别为胸部 CT 横轴位肺窗图像、横轴位纵隔窗图像与冠状位肺窗图像,示双肺大片状致密影,内见支气管充气征,双肺另见多发肺大疱及条索影,双侧胸膜增厚;病灶密度不均匀,内见散在点状钙化灶,纵隔淋巴结及肺门淋巴结钙化。

【相关疾病】

含钙化肺实变可见于很多疾病,其既可见于某些感染性疾病,也可见于某些非感染性疾病(包括肿瘤等)。其相关疾病的类型可见表 5-2-5。

表 5-2-5　含钙化肺实变的相关疾病

非感染性疾病	感染性疾病
肺尘埃沉着病	继发性活动性肺结核
肺淀粉样变	组织胞浆菌病
肺原发性及转移性肿瘤	

【分析思路】

第一步,了解含钙化肺实变的病理机制。

第二步,分析钙化的特点。肺实变合并钙化时,钙化灶的不同影像学特征也具有不同的临床意义,其对良、恶性病变的鉴别诊断有一定的价值。

第三步,结合患者的临床病史及临床症状。在影像学征象的基础上,须紧密结合患者的年龄、性别、症状、体征以及实验室检查等,找寻其符合的相关诊断标准,综合做出诊断。

【疾病鉴别】

1. **基于临床信息的含钙化肺实变鉴别诊断流程图**　详见图 5-2-15。

2. **基于影像学的含钙化肺实变相关疾病的主要鉴别要点**　详见表 5-2-6。

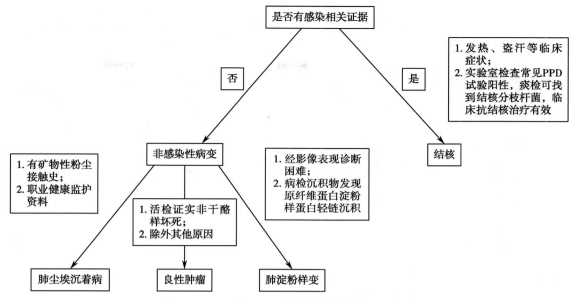

图 5-2-15　基于临床信息的含钙化肺实变的鉴别流程图

表 5-2-6　含钙化肺实变相关疾病的主要鉴别要点

疾病	典型影像特征	鉴别要点	主要伴随征象
肺淀粉样变	双肺以基底部、外周分布为主的实变，伴散在小结节、网状模糊影、小叶间隔增厚	双肺以基底部、外周分布为主的实变，伴散在小结节、网状模糊影、小叶间隔增厚	胸膜增厚
继发性活动性肺结核	肺内多发斑片、索条、结节及实变影，伴细沙砾样或斑片状钙化	多灶、多形性、多钙化	卫星病灶
Ⅲ期肺尘埃沉着病	不规则实变影内可见粗大的钙化或/和空洞	呈镰刀形或不规则的实变影，内可见粗大的钙化或/和空洞	灶周气肿，支气管扩张，纵隔、肺门淋巴结增多、增大伴钙化，胸膜钙化

（张丽芝）

第三节 肺 不 张

肺不张（pulmonary atelectasis）指多种原因引起的肺组织容量及含气量减少，肺组织塌陷。肺不张按病变范围可分为大叶性、节段性、小叶性及圆形肺不张；按病因可分为阻塞性、瘢痕性、粘连性、被动性及压迫性肺不张，其中以阻塞性肺不张最常见。阻塞性肺不张的影像学表现与阻塞的部位、时间有关，亦与不张的肺内有无病变有关。本节思维导图详见图 5-3-1。

一、大叶性肺不张

【定义】

大叶性肺不张指多种原因引起的单叶或者多叶肺组织内不含气或含气减少，导致肺体积缩小、萎陷，伴或不伴邻近肺组织透亮度增高。

【病理基础】

各种原因导致肺泡与外界相阻隔，肺泡内气体被逐渐吸收，肺泡萎陷；或肺表面活性物质缺乏导致肺泡表面张力增大、超过肺泡扩张力，造成肺组织扩张受限。

【征象描述】

1. X 线表现　大叶性肺不张在胸部 X 线平片上的直接征象为肺叶体积缩小、密度增高，一般无支气管充气征。大叶性肺不张一般呈钝三角形、扇形等。其间接征象可为患侧肋间隙变窄、患侧横膈抬高、周边结构向患侧移位及邻近肺叶代偿性充气改变等。若合并有气胸、胸腔积液等压迫性改变，则患侧结构可向对侧移位或不移位。根据各叶的解剖特点，正位片及侧位片上，不同肺叶的大叶性肺不张形态不同。

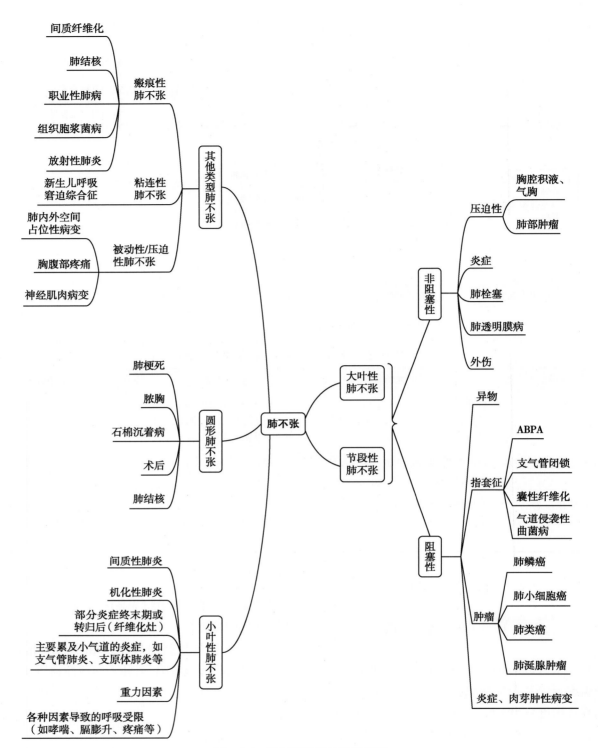

图 5-3-1　肺不张鉴别的思维导图
ABPA：变应性支气管肺曲菌病。

2. CT 表现　大叶性肺不张在胸部 CT 扫描图像上的直接征象和间接征象与其 X 线表现相似。CT 增强扫描对引起肺不张的病因可以显示得更为清晰；不张的肺组织内血管影清晰，可见聚拢，少见支气管充气征（图 5-3-2~图 5-3-4）。

【相关疾病】

临床上，引起大叶性肺不张的病因很多，相关疾病谱详见表 5-3-1。

【分析思路】

第一步，识别大叶性肺不张。大叶性肺不张须与肺实变相鉴别，肺不张的肺组织体积缩小，相邻解剖结构向肺不张侧移位，而肺实变的肺体积基本正常甚至稍增大。

第二步，观察病变的直接征象和间接征象，重点

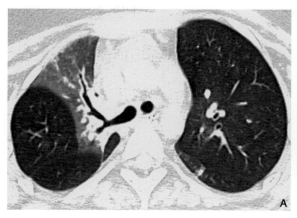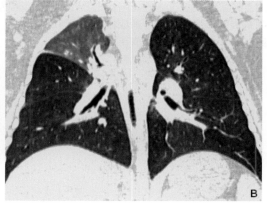

图 5-3-2　右肺上叶膨胀不全的 CT 表现

患者女,8 岁,临床诊断为"肺部感染致右肺上叶膨胀不全",行痰培养示肺炎克雷伯菌阳性。图 A、B 分别为胸部 CT 平扫横轴位与冠状位图像,示右肺上叶体积缩小,密度较增高,邻近叶间裂明显上移,其内可见支气管充气征。

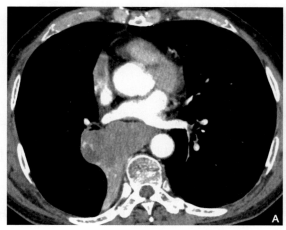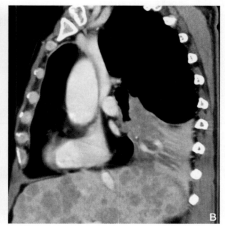

图 5-3-3　右肺下叶肺不张的 CT 表现

患者男,66 岁,临床诊断为"右肺下叶中央型肺癌合并肝转移"。图 A、B 分别为胸部 CT 增强扫描横轴位与矢状位图像,示右下肺门区可见不均匀强化肿块影伴右肺下叶明显肺不张(呈明显、均匀强化),肝内可见多发呈"靶征"强化的转移病灶(图 B)。

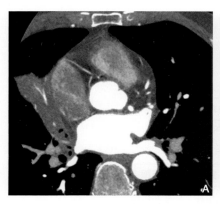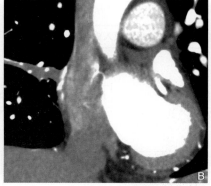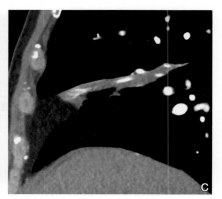

图 5-3-4　右肺中叶明显肺不张的 CT 表现

患者男,69 岁,临床疑为冠心病而行冠状动脉 CTA 检查。图 A~C 分别为冠状动脉在 CT 增强扫描中的横轴位、冠状位及矢状位图像,示右肺中叶出现明显肺不张改变,在冠状位、矢状位图像上表现为窄条状致密影,其内可见强化的血管影。病理证实为慢性炎症。

表 5-3-1　引起大叶性肺不张的相关疾病谱

	炎症性疾病	肿瘤性疾病	其他
伴支气管内异常密度灶（强化/无强化）	变应性支气管肺曲菌病 真菌感染 结核 支气管中心性肉芽肿病 支气管结石 肉芽肿性多血管炎等	支气管肺癌 小细胞肺癌 转移瘤 淋巴上皮瘤样癌 类癌 黏液表皮样癌 腺样囊性癌 淋巴瘤 错构瘤 支气管内转移瘤 　肾癌 　结肠癌 　直肠癌 　乳腺癌 　黑色素瘤等	异物 气管插管偏移 黏液栓
不伴支气管内异常密度灶	结核 组织胞浆菌病（特别是伴淋巴结钙化者） 结节病 慢性炎症 先天性异常 各种原因导致的支气管狭窄	肺内、纵隔或胸壁肿瘤压迫	肺栓塞 支气管断裂 气胸或肺大疱压迫 新生儿呼吸窘迫综合征

观察病变所属气道内有无阻塞及阻塞的影像特征，对肺不张的常见原因逐一鉴别。大气道病变的鉴别详见相关章节。

第三步，结合临床进一步鉴别。例如，对于有吸烟史的中老年男性须优先排查气管、支气管鳞状细胞癌，急性呛咳史提示支气管异物，对于急性发热、咳嗽、咳痰的患者须考虑感染性病变，对于具有亚急性、慢性病程表现者须排查结核、肿瘤等疾病。

【疾病鉴别】

1. **基于临床信息的大叶性肺不张相关疾病的鉴别流程**　详见图 5-3-5。

2. **表现为大叶性肺不张的主要疾病及临床影像鉴别诊断要点**　详见表 5-3-2。

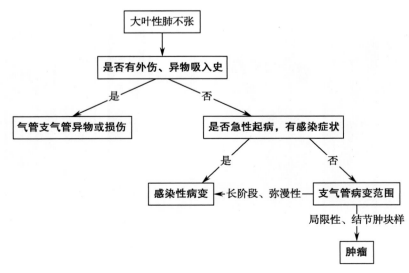

图 5-3-5　基于临床信息的大叶性肺不张的鉴别流程图

表5-3-2　表现为大叶性肺不张的主要疾病的鉴别诊断要点

疾病	典型影像特征	鉴别要点	主要伴随征象
肺鳞状细胞癌	实性病灶内可见支气管狭窄、截断或管壁增厚,较大病灶可见空洞、坏死	多数为中老年吸烟男性,钙化少见,多为不规则厚壁空洞,可有壁结节,增强后呈轻度至明显强化	阻塞性肺炎,阻塞性肺不张,纵隔、血管、胸膜侵犯,纵隔淋巴结肿大
小细胞肺癌	多沿支气管长轴生长,支气管狭窄或管壁增厚,可呈"蠕虫样",表面圆钝,钙化少见。病灶较小时即可发现纵隔淋巴结肿大、融合形成"冰冻纵隔征"为主要特点	好发于中老年吸烟男性,多为中央型肺癌,坏死少见。进展迅速,侵袭性强,可沿肺门呈钻缝样生长。外周血神经元特异性烯醇化酶(NSE)、癌胚抗原(CEA)、胃泌素释放前体多升高	阻塞性肺炎,阻塞性肺不张,大血管包埋,纵隔及肺门淋巴结肿大
肺原发性黏液表皮样癌	中央型多见,大气道内软组织结节及肿块,沿支气管长轴生长,半数可见钙化,多无坏死。周围型少见而无特征性,空洞常见	好发于30~40岁,无性别差异,淋巴结转移相对少见	阻塞性肺炎,阻塞性肺不张,远端支气管黏液栓塞
肺类癌	支气管内的实性结节或肿块,强化明显,可见细小钙化,较小时呈"冰山征"	多发生在段及以上支气管内,可有分叶征,无毛刺征,瘤-肺交界面清晰,可出现副肿瘤综合征	阻塞性肺炎,肺不张,可有纵隔、肺门淋巴结肿大
腺样囊性癌	支气管管壁不均匀增厚,或气管管腔内、外结节及肿块,多发生在侧壁与后壁,病变长轴常呈纵向	常见于40~50岁女性患者,钙化较为少见,增强后多呈轻度强化	阻塞性肺炎,阻塞性肺不张
气道异物	可呈任何密度;以右肺下叶支气管最为常见。对儿童的肺不张以及伴有牙齿脱落的外伤患者,应着重观察支气管	病史为最强有力的鉴别点;部分异物具有明显的形态及密度特征,如硬币、牙齿、球状物体等	阻塞性肺炎,阻塞性肺不张,纵隔摆动
变应性支气管肺曲菌病	以双肺上叶为常见,主要表现为支气管扩张、指套征,有时可见指套样黏液栓密度高于软组织密度	与普通支气管扩张伴感染不同,阻塞支气管周围多无树芽征;远端支气管常保持充气状态而不塌陷。以哮喘和囊性纤维化患者多见	阻塞性肺炎,阻塞性肺不张,可有轻度的淋巴结肿大
肉芽肿性多血管炎	典型表现"三多一洞",即多发性、多样性、多变性,约半数可见空洞,可并发支气管病变,表现为支气管狭窄、管壁增厚	多发的结节、肿块,空洞壁光滑,壁结节少见。病灶在随访中常出现形态、大小、数量上的变化	阻塞性肺炎,阻塞性肺不张,晕征,肺梗死,鼻窦炎

（熊　曾）

二、节段性或小叶性肺不张

【定义】

节段性或小叶性肺不张是指任何原因引起的段、亚段、小叶肺组织容量及含气量减少,肺组织塌陷。

【病理基础】

基本病理改变与大叶性肺不张相同,但因阻塞的肺段常常与毗邻的正常肺组织通过肺泡间的交通即肺泡孔及兰伯特通道(channel of Lambert)进行气体交换从而被掩盖,病因多为慢性炎症或低度恶性病变。

【征象描述】

1. **X线表现**　在优质胸部X线平片上可见亚段性分布的肺组织体积缩小、密度增高。邻近结构移位较大叶性肺不张轻,有时可见毗邻节段肺组织的透亮度增高。盘状肺不张是亚段肺不张一种特殊

X线表现形态,其表现为膈顶上方长约2~6cm、厚度相对较扁的横行线条状致密影。

2. CT表现 CT平扫可见节段性的肺组织体积缩小、密度增高,无支气管充气征或不明显,可见肺段支气管的管壁增厚或阻塞;邻近结构移位较大叶性肺不张轻,有时可见毗邻节段肺组织的代偿性肺气肿。CT增强后可见不张的肺组织内支气管血管束聚集,呈明显强化(图5-3-6~图5-3-8)。

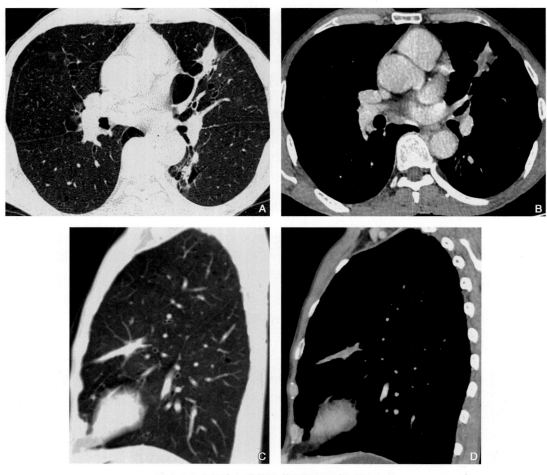

图5-3-6 左肺上叶舌段节段性肺不张CT表现

患者男,67岁,临床诊断为"肺部炎症致左肺上叶舌段肺不张改变"。图A、B分别为胸部CT平扫及增强扫描的横轴位图像,示左肺上叶上舌段肺组织体积缩小、密度增高,边缘清晰,CT增强扫描显示病变呈明显欠均匀强化;图C、D分别为胸部CT平扫及增强扫描矢状位图像,示左肺上叶上舌段的肺组织体积缩小、呈致密长条形并出现较明显欠均匀强化。

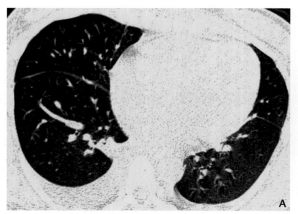
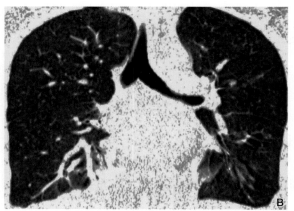

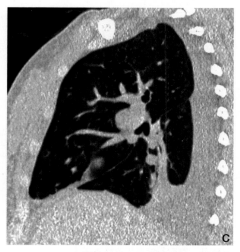

图 5-3-7　右肺下叶后底段节段性肺不张 CT 表现

患者女,19 岁,临床诊断"右侧胸腔积液、右肺炎症致右肺下叶后底段肺不张"。图 A～C 分别为胸部 CT 横轴位、冠状位、矢状位肺窗图像,示右肺下叶后底段可见局部肺组织体积略缩小、密度增高的近似三角形或四边形阴影伴右侧胸腔积液征象。

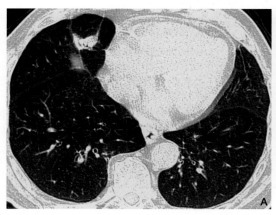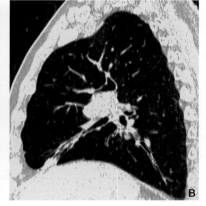

图 5-3-8　右肺中叶内侧段小叶性肺不张 CT 表现

患者男,84 岁,右侧膈下感染导致右肺中叶内侧段小叶性肺不张。图 A、B 分别为胸部 CT 平扫横轴位与矢状位肺窗图像,示右肺中叶内侧段可见近似三角形、体积缩小、密度增高、边缘清晰的小叶性肺不张改变。

【相关疾病】

节段性或小叶性肺不张较为少见,其病因多为慢性炎症、低度恶性病变或生物学行为具有侵袭性的病变,如类癌、乳头状瘤、神经源性肿瘤等,其也可见于良性肿瘤/类肿瘤性病变以及异物、黏液栓、支气管闭锁所致的段性肺不张。由膈肌抬高/胸腔积液等压迫、神经肌肉疾病、胸腹部疼痛、使用呼吸抑制剂或哮喘等导致的呈线状的节段性肺不张,又称盘状肺不张。

【分析思路】

节段性或小叶性肺不张相对少见,长期存在往往提示低度恶性肿瘤如类癌或者良性肿瘤或类肿瘤样病变如错构瘤的可能性。慢性感染、瘢痕牵拉、异物导致的炎性肉芽肿等亦可导致节段性肺不张,要充分考虑其他伴随征象和临床信息进行诊断和鉴别诊断。

【疾病鉴别】

1. **基于临床信息的节段性或小叶性肺不张鉴别流程**　详见图 5-3-9。

2. **表现为节段性或小叶性肺不张的主要疾病及临床影像鉴别要点**　见表 5-3-3。

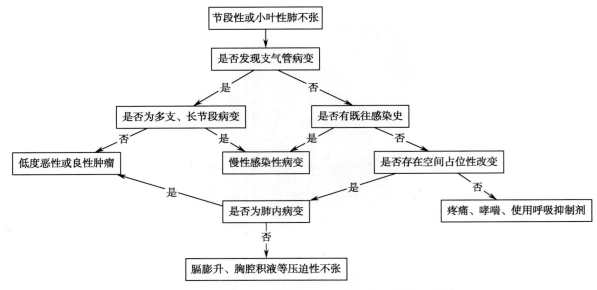

图 5-3-9 基于临床信息的节段性或小叶性肺不张鉴别流程图

表 5-3-3 表现为节段性或小叶性肺不张的主要疾病及临床影像鉴别要点

疾病	典型影像特征	鉴别要点	主要伴随征象
类癌	支气管内的实性结节或肿块,强化明显,可见细小钙化,较小时呈"冰山征"	多发生在段及以上支气管内,可有分叶征,无毛刺征,瘤-肺交界面清晰,可出现副肿瘤综合征	阻塞性肺炎、肺不张,可有纵隔、肺门淋巴结肿大
结核	长节段、多支气管管壁增厚,内壁不光整,可见管壁钙化	多发生在双肺上叶尖(后)段、下叶上段。病变支气管多呈串珠样改变	多发生在双肺上叶尖(后)段、下叶上段,可见树芽征、卫星灶
变应性支气管肺曲菌病	以双肺上叶常见,主要表现为支气管扩张、指套征,有时可见指套样黏液栓密度高于软组织密度	支气管周围常无树芽征。远端支气管常保持充气状态,而不塌陷。常见于哮喘和囊性纤维化患者中	阻塞性肺炎,阻塞性肺不张,可有轻度的淋巴结肿大
支气管错构瘤	腔内结节,一般不破坏支气管管壁结构,绝大多数增强后无强化	爆米花样钙化和含脂肪为特征性改变	除相应部位的阻塞性肺不张、阻塞肺炎外,可无伴随征象
呼吸受限的相关疾病	呈边界清晰的"线状"高密度影,多位于双肺下叶	患者多有哮喘、使用呼吸抑制剂、膈膨升、膈肌麻痹、胸腹部剧烈疼痛的病史	根据病因不同,可伴有胸腔积液、肋骨骨折、膈下病变或支气管管壁增厚等征象

(熊 曾)

三、圆形肺不张

【定义】

圆形肺不张(round atelectasis,RA)又称球形肺不张、折叠肺或 Blesovsky 综合征,它是指某些原因所导致的局限性圆形肺萎陷,在影像学上表现为肺野外带或肺外周圆形、球形或者楔形的肿块或结节,总伴有胸膜异常,有时易被误诊为肺肿瘤。它与盘状肺不张是不同的改变。

【病理基础】

目前有两种理论,一种理论认为此征象的病理基础是因为肺与胸壁分离,肺组织发生卷曲且与胸膜粘连,故产生圆形肺不张;还有一种理论认为其可能与胸膜的纤维素性收缩有关,引起相邻肺组织的挛缩。镜下可见肺组织呈同心圆样蜷缩,并且可见

胸膜增厚、向蜷缩的肺组织间隙内折,形成球形。随着纤维渗出的机化和纤维收缩加重肺实质的扭曲,周围支气管血管束也受牵拉,卷入肺部病灶内,形成"彗星尾"征。

【征象描述】

1. X 线表现 圆形肺不张在胸部 X 线平片上表现为下肺野外带的密度增高影,呈结节或肿块状,圆形或楔形,与增厚的胸膜呈锐角相连,常伴随胸腔积液。靠近病灶的内下缘处,肺纹理聚拢且呈弧形,因肺组织呈卷曲样,所以支气管血管束通常先达肺底部,然后向上弯曲、接触不张的肺组织。

2. CT 表现 CT 为诊断圆形肺不张的主要影像学手段,且此类病变在 CT 上有较为明显的特征,其征象表现为胸膜下的团块状密度增高影伴胸膜增厚,相连支气管血管束弯曲(图 5-3-10)。病变与胸

膜接触,总伴随相应部位的胸膜异常,如增厚、积液等。受累肺叶体积缩小。与病灶相连的支气管血管束通常是弯曲的,即表现为"彗星尾"征,"彗星尾"征是诊断圆形肺不张时最有力且最重要的征象。须与血管集束征鉴别。圆形肺不张病灶在增强后可见明显强化。

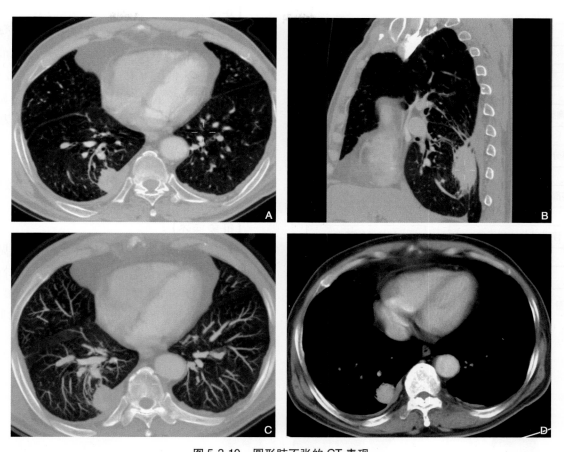

图 5-3-10 圆形肺不张的 CT 表现

患者男,64 岁,临床诊断为"圆形肺不张"。图 A~D 均为胸部 CT 增强扫描图像,其中图 A、B 为横轴位及矢状位肺窗图像,图 C 为 MIP 重建图像,图 D 为横轴位纵隔窗图像,示右肺下叶体积缩小,胸膜下见密度增高、明显强化、伴"彗星尾"征的类圆形结节。

【相关疾病】

临床上,有多种病因可引起圆形肺不张,其主要疾病谱详见表 5-3-4。

表 5-3-4 引起圆形肺不张的主要疾病谱

感染性疾病	非感染性疾病
肺结核	石棉沉着病
结核性胸膜炎	胸腔积液/积血
脓胸	胸部术后
	气胸

【分析思路】

圆形肺不张在 CT 上有较为特异性的表现,往往不需要其他检查即可诊断,其表现为胸膜下病灶,与异常的胸膜相连,其中最重要的表现为胸膜的异常及"彗星尾"征,这些表现主要提示了累及胸膜的疾病。通常通过病史及伴随征象来鉴别病因。伴随胸膜斑并有石棉接触史常常提示石棉沉着病。伴随胸膜分离征及广泛钙化常提示脓胸,如再伴随结核征象则提示结核性胸膜炎。周围伴随肋骨陈旧性骨折常提示圆形肺不张是由胸腔积液/积血或气胸导致的。

【疾病鉴别】

圆形肺不张的病因鉴别主要依据伴随征象及病史来展开,特别是须与肺部恶性肿瘤进行鉴别。鉴别要点如下。

1. 圆形肺不张的邻近胸膜常伴有明显异常,且病变与胸膜往往以宽基底相连,这与恶性肿瘤的胸膜凹陷征不同。

2. 圆形肺不张的"彗星尾"征在形态上与恶性肿瘤的血管集束征有明显不同。前者强调支气管血管束聚集、靠拢,弯曲的支气管血管束从边缘卷入病灶内;后者为支气管血管束向病灶集中或在病灶处截断,支气管血管束形态僵直。

3. 圆形肺不张不会有空洞形成,增强后呈明显强化。

4. 圆形肺不张一定伴有肺容积缩小,且很少出现深分叶征。

圆形肺不张相关疾病的主要鉴别诊断流程,详见图5-3-11。

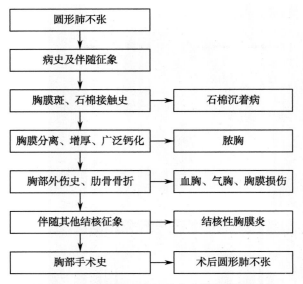

图5-3-11 圆形肺不张相关疾病的鉴别流程图

(熊 曾)

四、其他类型肺不张

(一)瘢痕性肺不张

【定义】

瘢痕性肺不张系由于肺内纤维化牵拉,引起气腔萎陷及体积缩小而发生的,根据病变部位的不同,肺不张可向各个方向移位。和其他类型肺不张相比,瘢痕性肺不张的肺组织体积缩小更加明显,且常可见邻近胸膜增厚。此类病变常被误识别为"肺纤维灶"。

【病理基础】

纤维化组织收缩,牵拉周围肺组织,导致肺泡膨胀受限,受累肺组织容积减少。

【征象描述】

一般为条索状或块状密度增高灶,偶可见钙化,周围肺组织及胸膜受牵拉,支气管可见牵拉性扩张。周围往往可见瘢痕旁肺气肿。面积较大的瘢痕性肺不张可累及全叶或全肺,形成所谓的"损毁肺"(图5-3-12,图5-3-13)。

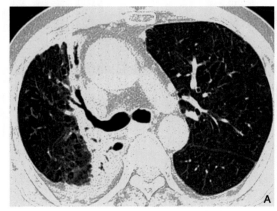
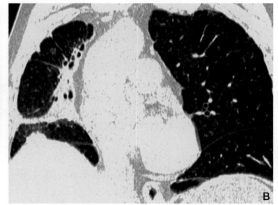
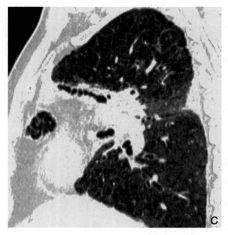

图5-3-12 右肺上叶瘢痕性肺不张CT表现

患者男,64岁,临床诊断为"右肺小细胞肺癌放疗后放射性肺炎及肺不张"。图A~C分别为胸部CT平扫横轴位、冠状位、矢状位的肺窗图像,示右肺上叶靠近纵隔侧可见不规则条带状致密影,其内见牵拉性支气管扩张。

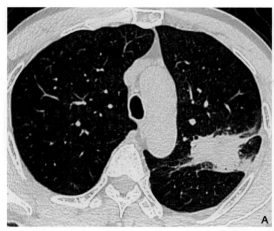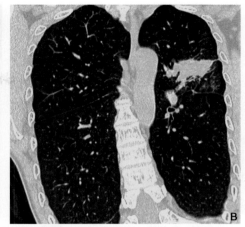
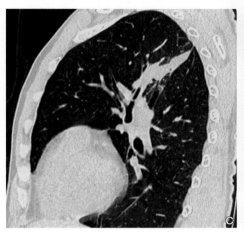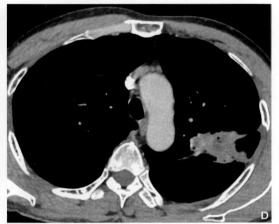

图 5-3-13　左肺上叶瘢痕性肺不张 CT 表现

患者男,55 岁,临床诊断为"左肺上叶慢性炎症致瘢痕性肺不张"。图 A～C 分别为胸部 CT 平扫横轴位、冠状位、矢状位肺窗图像,图 D 为 CT 增强扫描动脉期图像,左肺上叶尖后段见不规则致密影伴纤维化改变,增强扫描示中央低密度坏死区及周围明显强化。

(二) 粘连性肺不张

【定义】

粘连性肺不张是描述肺不张病因的一种分类,其是由肺表面活性物质缺乏所致的,肺组织容积不缩小或轻度缩小为其特征。

【病理基础】

肺表面活性物质的主要成分为二棕榈酰磷脂酰胆碱,该物质可减小肺泡表面张力,若缺乏肺表面活性物质,当肺泡的扩张压力低于临界闭合压力时,肺泡内液体分子的分子间力会将肺泡壁拉向一起。一旦肺泡壁彼此接触,就会对肺泡的再扩张形成强烈抵抗,形成肺不张。

【征象描述】

胸部 X 线平片对于此类病变的诊断价值有限。粘连性肺不张在胸部 CT 图像上可表现为肺组织密度增高,萎陷的肺泡呈磨玻璃影,严重时呈白肺改变,心影及纵隔边缘显示不清,支气管通畅,可见支气管充气征,肺组织体积不缩小或轻度缩小,叶间裂及纵隔不移位。这个类别的肺不张以新生儿呼吸窘迫综合征为代表性疾病。

(三) 被动性或压迫性肺不张

【定义】

肺组织由于受外力压迫而发生的体积缩小、扩张受限。常见病因有肺外空间的占位性病变、肺内空间的占位性病变、神经肌肉疾病、胸痛或者腹痛。

【病理基础】

由外源性压迫导致肺组织膨胀受限。

【征象描述】

根据形成的原因不同,其影像学表现亦有所不同。胸部 X 线平片可能显示肺不张有关征象,但其在显示细节和病因诊断方面的价值不如 CT。无论是肺内还是肺外的占位性病变所导致的压迫性肺不张,在 CT 上均可见较大范围的异常征象,如肿块、肺气肿、胸腔积液等引起相应的肺组织压迫性改变,其肺不张范围可呈段性或大叶性(图 5-3-14～图 5-3-18)。此外,在某些患者出现神经肌肉疾病、胸痛、腹痛时,一般可表现为双肺下叶的盘状肺不张;其相应的影像学表现,参见前述的节段性或小叶性肺不张等有关内容。

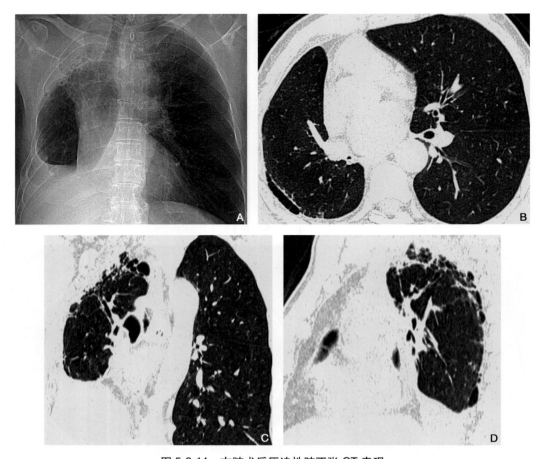

图 5-3-14 右肺术后压迫性肺不张 CT 表现

患者男,63 岁,右肺下叶肺鳞状细胞癌术后六年肺不张。图 A~D 分别为胸部 X 线平片和 CT 平扫轴位、冠状位、矢状位肺窗图像,示右侧胸腔积液,右膈肌升高,右侧余肺下部膨胀不全。

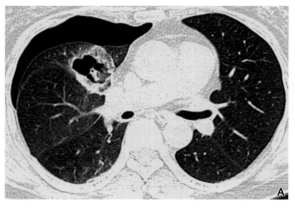

图 5-3-15 右侧气胸致右肺上叶压迫性肺不张 CT 表现

患者女,49 岁,结肠癌肺转移瘤消融术后 1d。图 A~C 为胸部 CT 平扫横轴位、冠状位、矢状位肺窗图像,示右侧气胸致右肺上叶膨胀不全,右肺上叶空洞伴周围磨玻璃影及实变阴影。

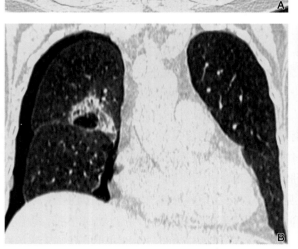

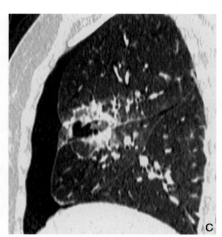

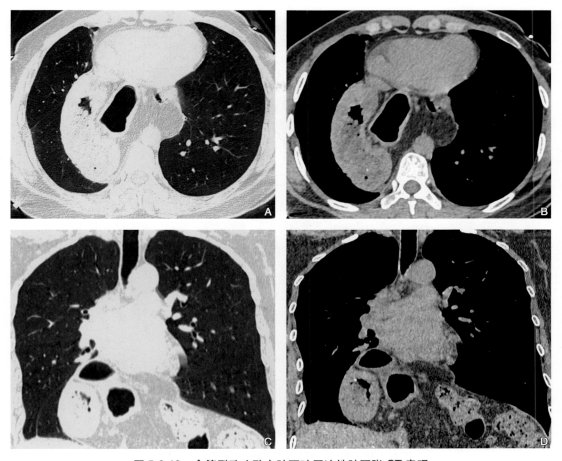

图 5-3-16　食管裂孔疝致右肺下叶压迫性肺不张 CT 表现

患者女,37 岁,临床诊断为"食管裂孔疝致右肺下叶膨胀不全"。图 A~D 分别为胸部 CT 横轴位与冠状位的肺窗与纵隔窗图像,示食管下端与胃底部疝入右侧胸腔,右肺下叶靠近纵隔侧呈局限性压迫性肺不张而实变改变。

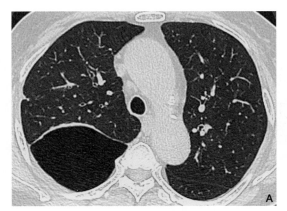

图 5-3-17　右肺上叶肺大疱致右肺上叶压迫性肺不张 CT 表现

患者女,75 岁,发现右侧胸腔上部肺大疱 30 余年。图 A~C 为胸部 CT 平扫横轴位、冠状位、矢状位的肺窗图像,示右肺上叶尖段胸膜下见肺大疱致右肺膨胀不全改变。

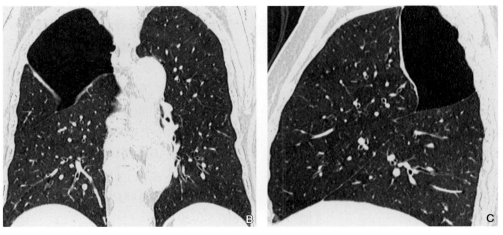

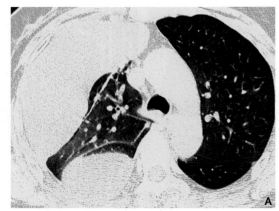

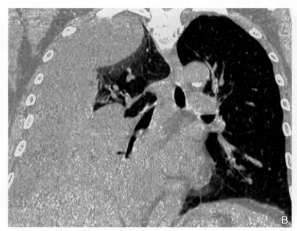

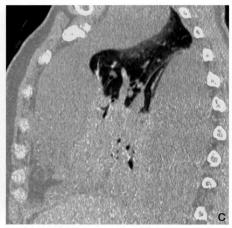

图 5-3-18　胸腔积液致右肺压迫性肺不张 CT 表现

患者女,65 岁,右侧胸腔积液,原因待查。图 A～C 为胸部 CT 平扫横轴位、冠状位、矢状位的肺窗图像,示右侧大量胸腔积液并导致右肺压迫性肺不张改变。

【相关疾病】

被动性或压迫性肺不张也须与其他病因引起的肺不张进行鉴别,详见表 5-3-5。

表 5-3-5　其他引起肺不张的常见疾病谱

瘢痕性 肺不张	粘连性 肺不张	被动性/压迫 性肺不张
肺间质纤维化 肺结核 职业性肺病 组织胞浆菌病 放射性肺炎	新生儿呼 吸窘迫综 合征	肺外空间占位性病变(胸廓畸形、弥漫性胸膜增厚、膈疝、心脏增大、主动脉瘤、纵隔肿瘤、淋巴结肿大) 肺内空间占位性病变(肺肿瘤,邻近肺组织过度充气,比如肺大疱、严重肺气肿及异物导致气流受限) 胸痛、腹痛、神经肌肉疾病

【鉴别诊断】

瘢痕性肺不张、粘连性肺不张、被动性/压迫性肺不张的鉴别诊断主要围绕肺不张的解剖分类及伴随征象展开,且须充分结合病史。

（熊　曾）

五、肺不张相关影像学征象

（一）横 S 征

在胸部正位 X 线平片上,当右肺上叶体积缩小、密度增高,水平裂上移时,右肺上叶肺不张与肺门肿块共同构成横向的 S 形改变,即横 S 征,多见于右肺上叶中心型肺癌。其形成的病理基础为,右肺门区的肺癌肿块局限性凸出及相应右肺上叶肺不张收缩凹陷的下缘共同构成横 S 征。相较于胸部正位 X 线平片上的横 S 征仅对右肺上叶中央型肺癌有提示意义,在 CT 上的横 S 征适用于所有肺叶(图 5-3-19)。

（二）新月征或气镰征

左肺上叶肺不张时,左肺斜裂上移、前移,同侧下叶膨胀过度,从而占据纵隔及不张肺组织之间的空间,显示为左肺尖及纵隔旁透明带,该征象通常在胸部 X 线平片上容易漏诊,应注意观察,其在 CT 上较容易显示,表现为肺尖及纵隔旁的镰状充气肺组织,这是由于左肺上叶肺不张呈楔形改变,前移的下叶上段受斜裂及肺门结构的限制,故呈 V 形改变(图 5-3-20)。

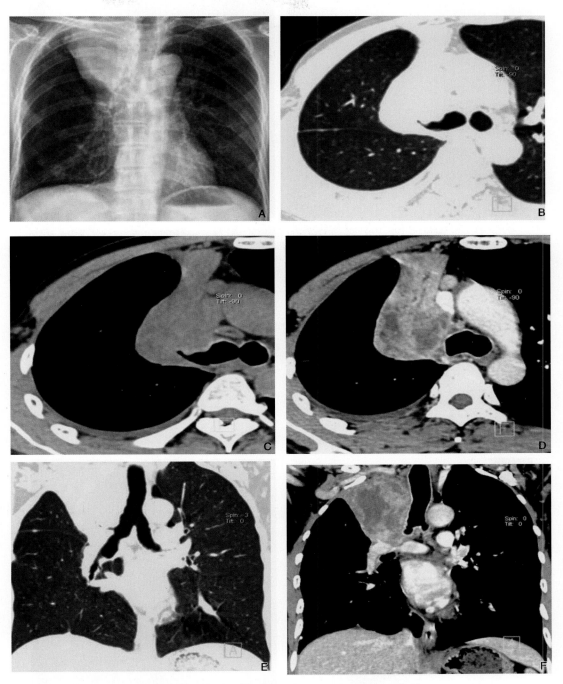

图 5-3-19　右肺上叶肺不张横 S 征的 X 线与 CT 表现

患者男,72 岁,临床诊断为"右肺上叶中央型肺癌致右肺上叶不张"。图 A 为胸部 X 线平片,图 B 为胸部 CT 平扫横轴位图像,图 C~F 为胸部 CT 增强扫描的横轴位(C、D)与冠状位(E、F)图像,示右肺门区巨大肿块伴坏死、液化,呈不均匀强化,右肺上叶明显肺不张,呈明显强化,两者下缘构成横 S 征

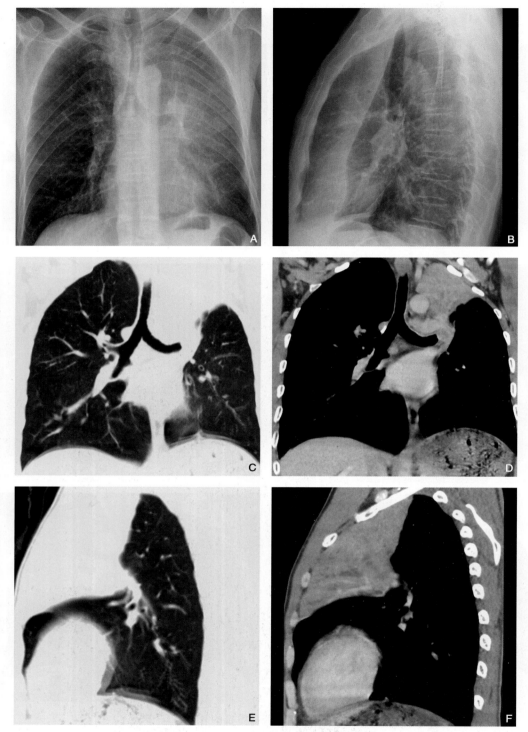

图 5-3-20　左肺上叶肺不张的 X 线与 CT 表现

患者男,66 岁,临床诊断为"左肺上叶中央型肺癌致左肺上叶肺不张"。图 A、B 分别为胸部正、侧位 X 线平片,示左肺上叶呈明显肺不张改变,体积缩小、密度增高、斜裂前上移位;图 C~F 分别为胸部 CT 冠状位、矢状位的平扫肺窗图像(C、E)及增强扫描纵隔窗图像(D、F),示左肺上叶支气管截断,左肺上叶明显肺不张呈楔形改变,前移的下叶上段受斜裂及肺门结构限制而呈 V 形改变。

（三）支气管黏液征

肺叶、段支气管内充满了浓缩的分泌物，导致所属肺组织发生肺不张，病变区支气管通常伴有扩张，扩张的支气管内可见铸型样密度增高影，增强后无强化。CT增强扫描可清晰显示分支状的管状低密度区（图5-3-21）。

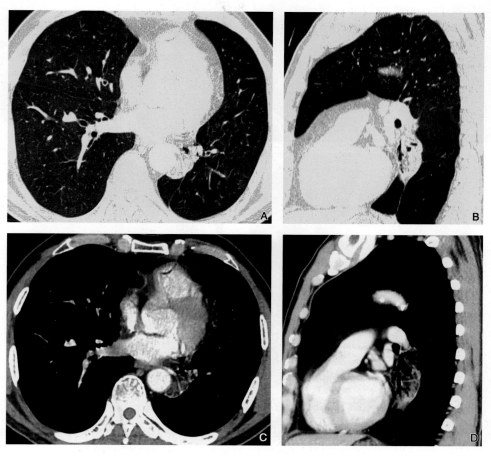

图5-3-21 左肺下叶肺不张的CT表现

患者男，60岁，临床诊断为"左肺下叶先天性发育不全"。图A~D分别为胸部CT平扫（A、B）及增强扫描（C、D）的横轴位与矢状位图像，示左肺下叶体积明显缩小，其内支气管扩张，部分充满黏液而呈分支状管状低密度区。

（四）右肺中叶综合征

由支气管本身病变或支气管外肿大淋巴结的压迫、阻塞，引起右肺中叶肺不张，肺叶缩小或并发炎症而实变。单纯性炎症等引起的右肺中叶收缩性肺不张不属本综合征。理论上，左肺小舌也可表现本综合征的改变，但右肺中叶最常见（图5-3-22）。本综合征的病因有：非特异性炎症或结核性淋巴结肿大压迫，支气管扩张引起远端管腔闭塞，黏液、脓栓或异物阻塞，支气管内膜结核或非特异性炎症致管腔狭窄或闭塞，支气管癌或良性肿瘤阻塞右肺中叶支气管。

（五）膈上尖峰征

当右肺上叶肺不张合并右肺中叶肺不张时，受累肺叶体积缩小，合并下副裂受到牵拉而移位，导致膈顶最高点出现小三角形致密影，尖端向上，可见线状的叶间裂影牵拉其尖端。

（六）上三角征

此征象为右肺下叶肺不张时纵隔的特征性表现，在胸部正位X线平片上显示为右上肺野可见片状密度增高影，尖端指向肺门且与纵隔右侧相邻，呈纵隔右侧的三角形致密影，这是由于前连接结构的移位而形成的。该征象不应与右肺上叶肺不张混淆。

（七）平腰征

此征象为左肺下叶肺不张时纵隔的特征性表现。当其出现在左肺下叶广泛不张病例中时，在胸部正位X线平片上显示左肺门下移，主动脉结和主肺动脉被压扁，心脏左缘肺动脉流出段的正常凹陷消失，心后可见三角形致密影，这是由于心脏旋转、移位到左侧而形成的。发生严重左肺下叶肺不张时，主动脉结上缘可能消失不见。

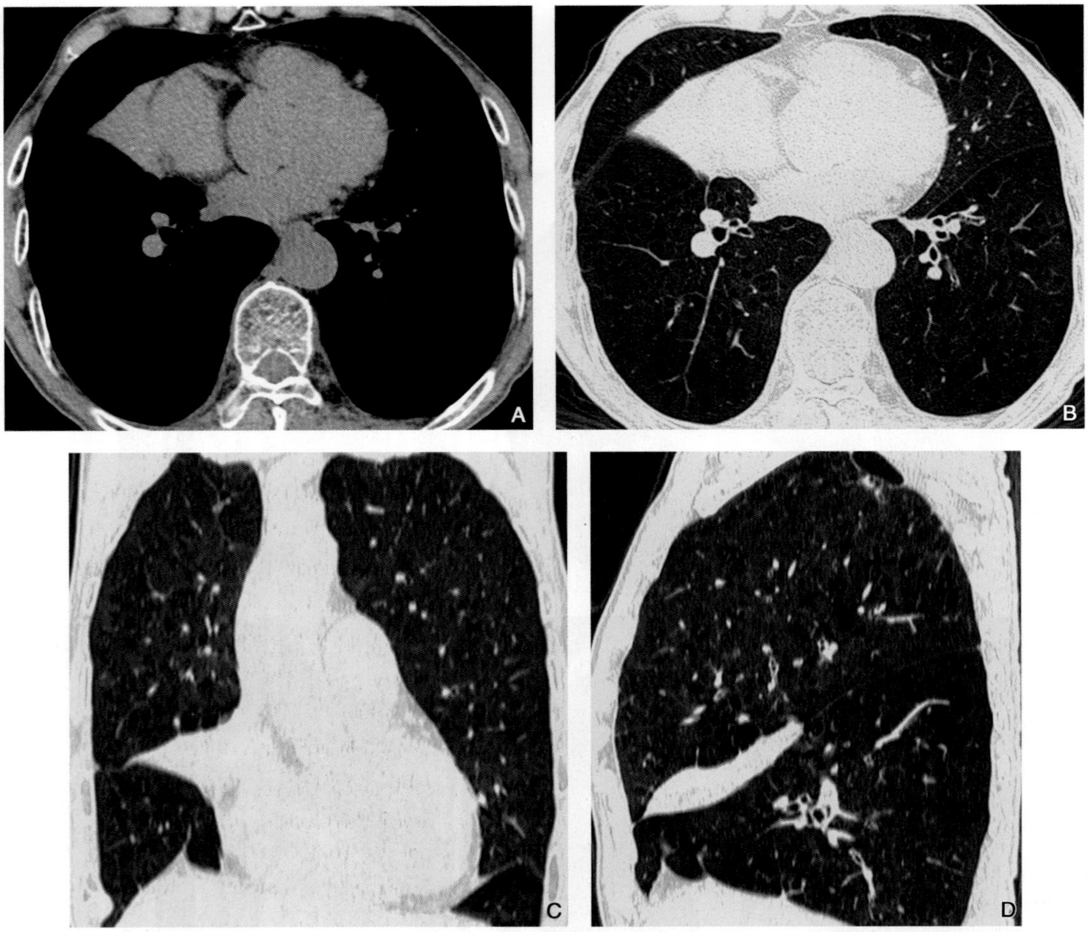

图 5-3-22　右肺中叶肺不张的 CT 表现

患者男,69 岁。图 A～D 分别为胸部 CT 平扫纵隔窗横轴位图像(A)及肺窗横轴位(B)、冠状位(C)、矢状位(D)图像,示右肺中叶体积缩小、密度增高、呈三角形,在矢状位图像上呈长条形,边缘清晰,即右肺中叶综合征。

(八) 假空洞征

此为不常见的肺不张影像学征象,在胸部 X 线平片上表现为中央密度减低,周围环绕边界不清的团块状密度增高影,类似空洞影。其在 CT 扫描中表现为肿块或肺实变影中的圆形、类圆形低密度区。该征象可为不张肺组织内局部肺泡或支气管重新充气所致的,这些区域的密度较周围不张肺组织低而形成假空洞征,其在病理上显示为瘢痕旁肺气肿、蜂窝样改变、正常或扩张的支气管等,而不是真正的空洞。

(熊 曾)

第四节　肺密度减低影

一、局限性肺气肿

【定义】

肺气肿(emphysema)是指肺内终末细支气管以远的肺泡腔持续扩大,同时伴有肺泡壁破坏的一种异常改变。通常情况下,肺气肿与远端气道的弹性回缩力下降所致的呼吸末最大呼气流量下降、残留气体增加相关,因此,肺气肿被认为是慢性阻塞性肺疾病(chronic obstructive pulmonary diseases,COPD)的一种临床亚型。根据肺气肿的病理学特点,可将其分为常见的四种亚型,包括:小叶中心型肺气肿、全小叶型肺气肿、间隔旁型肺气肿、瘢痕旁肺气肿,前三种类型的肺气肿常常呈多叶段弥漫分布;而瘢痕旁肺气肿常常位于受损肺组织形成的瘢痕附近,因此气肿范围比较局限,这种肺气肿相对少见,不易引起临床症状。因此,在临床实践中,大家约定俗成地认为可将局限于一个肺叶或者肺段的肺组织密度减低区称为局限性肺气肿(localized emphysema)。

【病理基础】

肺气肿的发生是以腺泡为单位的,常见小叶中心型肺气肿和全小叶型肺气肿,间隔旁型肺气肿和瘢痕旁肺气肿相对少见,按照病变在次级肺小叶的分布上的不同而表现不同。大体病理上，小叶中心型肺气肿显示为次级肺小叶中心周围肺泡结构破坏，发生气肿的肺组织和具有正常腺泡结构的肺组织分界清楚；全小叶型肺气肿显示为肺泡均匀一致扩大，与周围肺泡管和呼吸性细支气管间分界不清。瘢痕旁肺气肿中的肺组织破坏出现在局限的瘢痕周围，与瘢痕累及远端细支气管相关，没有特别的叶、段分布。局限性肺气肿既可以是瘢痕旁肺气肿，也可表现为局限的小叶中心型肺气肿和全小叶型肺气肿样改变。不同于弥漫性肺气肿，局限性肺气肿也可见于局部肺血管异常引起的肺组织灌注减少病例中，表现为局限的肺组织密度的减低。

【征象描述】

1. **X线表现**　因病变范围局限，故胸片上不易发现局限性肺气肿，其可表现为局限性低密度影，低密度区与正常肺组织间分界欠清晰，低密度区内肺纹理可显示稀疏。

2. **CT表现**　肺气肿的发生是以腺泡为单位的，因此建议在薄层CT上观察和评估肺气肿改变，如果有肺结构发育异常，则建议行肺血管CT增强扫描以判定是否有血管发育异常。

局限性肺气肿在胸部CT中表现为局限性密度减低区，与周围正常的肺组织分界清楚。瘢痕旁肺气肿的密度减低区域附近可见条索影、钙化和结构扭曲。小叶中心型肺气肿表现为圆形、类圆形低密度区，直径约几毫米，低密度区通常无壁，被正常肺组织"勾勒"出边界，病变可以次级肺小叶为中心而成簇分布。全小叶型肺气肿在次级肺小叶中受累一致，因而表现为均匀一致、病变范围较广的密度减低区域。如果肺气肿伴有支气管和肺实质的发育异常，则常有条状、分支状和片状实性密度改变，CT增强扫描有助于识别这些实变的来源（图5-4-1）。

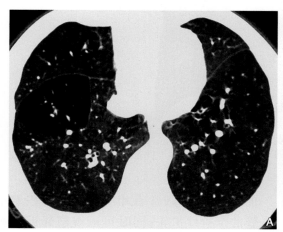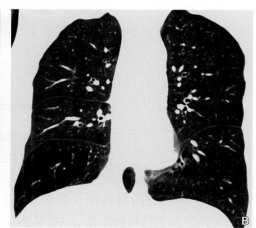

图5-4-1　局限性肺气肿的CT表现
患者男，73岁，吸烟史40余年，长期咳嗽伴气短。图A、B分别为胸部CT横轴位与冠状位肺窗图像，示双肺下叶可见大片状密度减低区，与正常肺组织分界较清晰。

【相关疾病】

局限性肺气肿常见于感染后继发改变或者瘢痕周围的继发改变；也可见于先天性疾病或者伴随于先天发育异常的气管或血管周围；可仅表现为局限性的密度减低，也可出现其他的伴随改变，包括气管发育异常、血管发育异常、实变、多发的含气囊腔。详见表5-4-1。

【分析思路】

肺气肿常常伴有呼吸道症状和肺功能检查的异常，而局限性肺气肿因气肿面积较小，故常常没有相关临床症状，此类患者常因并发的疾病就诊，医生须仔细观察其肺组织在影像学上的密度差异改变，这有助于局限性肺气肿的识别。

第一步，理解肺气肿概念，识别局限性肺气肿，可应用最小密度投影的重建方法以发现不显著的局限性肺气肿（图5-4-2）。

表5-4-1　局限性肺气肿的相关疾病谱

单纯的局限性肺气肿	伴随其他异常的局限性肺气肿
感染后继发改变	先天性支气管闭锁
瘢痕周围改变	肺动静脉畸形
先天性肺叶性肺气肿	先天性肺气道畸形Ⅱ型
先天性肺气道畸形Ⅱ型	叶内型肺隔离症

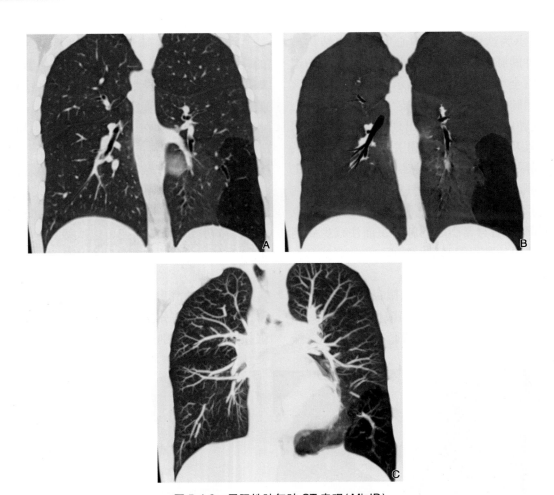

图 5-4-2　局限性肺气肿 CT 表现（MinIP）
图 A～C 分别为胸部 CT 平扫、MinIP 和 MPR 的冠状位图像，示左肺下叶局限性肺气肿，密度减
低，体积略增大，其内肺血管稀疏。

第二步，如果是单纯的局限性肺气肿改变，则
应仔细观察肺气肿近端支气管的改变，如果是感染
的后遗改变，则常常可有支气管管壁增厚和管腔狭
窄，或者合并小叶中心结节/树芽征；如果是瘢痕

的后遗改变，则常有相应肺叶的容积缩小和支气
管的牵拉性扩张；同时可以观察邻近肺血管是否
变细、稀疏（图 5-4-3），并且应结合临床病史以判
别病因。

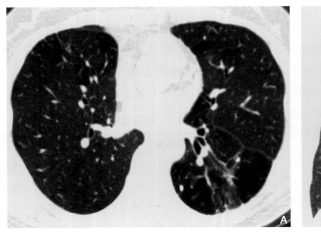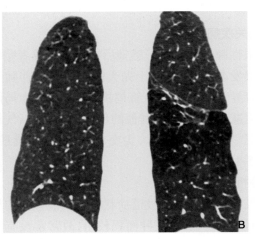

图 5-4-3　局限性肺气肿的 CT 表现
患者女，53 岁，幼年"肺炎"病史，体检发现左肺下叶局限性肺气肿，图 A、B 分别为胸部 CT 平扫横轴位
与冠状位图像，示左肺下叶上段索条影伴点状钙化，邻近肺组织局限性密度减低伴肺血管稀疏，考虑感
染后遗症继发局限性肺气肿改变。

第三步,如果局限性肺气肿周围伴有显著的结构异常,则要考虑先天发育问题,应在薄层 CT 上仔细观察和评估气管和血管改变,必要时进行 CT 增强扫描。

(1) 先天性支气管闭锁:支气管走行区的条状或分支状软组织密度影,增强后不强化,支气管可见扩张,邻近肺组织可见局限性肺气肿改变,肺血管细小、稀疏(图 5-4-4)。

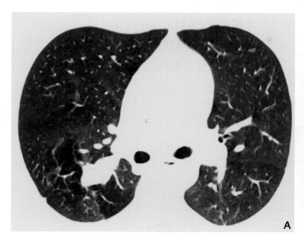
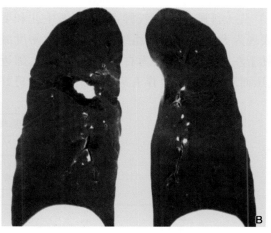

图 5-4-4 先天性支气管闭锁伴局限性肺气肿 CT 表现

患者男,20 岁,体检发现肺结节。图 A、B 分别为胸部 CT 横轴位肺窗图像及冠状位 MinIP 图像,示右肺上叶后段见条状致密影伴周围低密度局限性肺气肿改变,增强时该病灶未见强化,临床考虑为先天性支气管闭锁。

(2) 先天性肺气道畸形:之前又称为囊性腺瘤样发育畸形,多见于儿童,也可见于成年人,表现为单发或多发的囊性病灶/囊实性病灶,囊的大小可以

是几毫米,也可以是几厘米,囊壁较薄,病灶周围可出现局限性肺气肿改变(图 5-4-5)。

(3) 叶内型肺隔离症:下叶后底段密度均匀的

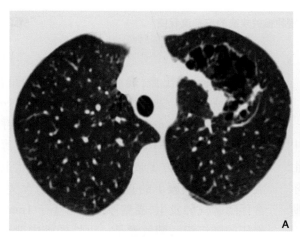
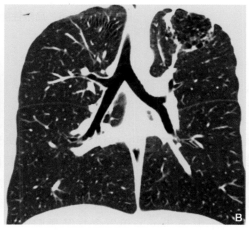
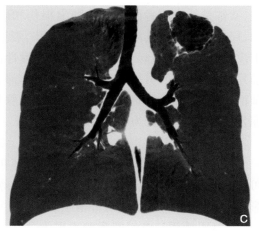

图 5-4-5 先天性肺气道畸形Ⅱ型的 CT 表现

患者女,37 岁,因妇科手术入院查体发现左肺上叶病变。图 A~C 分别为胸部 CT 横轴位肺窗图像及冠状位的肺窗、MinIP 图像,示左肺上叶见局限性密度减低改变,内见多发小气囊腔,周围见条状不规则实变,多年复查 CT 未见变化,考虑先天性肺气道畸形Ⅱ型。

实变,可伴有囊变;CTA 检查或 CT 增强扫描显示病变区域的体循环供血,部分病例中,邻近肺组织可出现局限性肺气肿改变。

（4）局限性肺动静脉畸形:在扩张、畸形走行的血管周围可见弥漫、均匀的密度减低改变。

（5）先天性肺叶性肺气肿:常见于新生儿和婴幼儿,表现为大叶范围的肺组织过度膨胀和密度减低,常见于左肺上叶,其次为右肺中叶和上叶,邻近肺叶受压而膨胀不全,可伴有纵隔移位,CT 可更好地显示受累肺叶的肺血管细小、稀疏。

第四步,先天性肺气道畸形和肺隔离症合并感染时,可表现为多发囊状病变伴气-液平面,此时须和囊状支气管扩张鉴别,后者可以表现为扩张的囊状结构与支气管延续的改变。

【疾病鉴别】

临床上,许多病因可导致局限性肺气肿,其鉴别诊断流程见图 5-4-6。

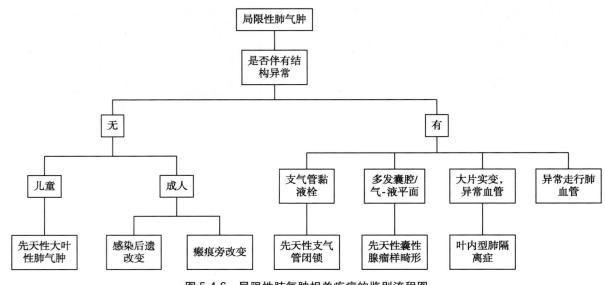

图 5-4-6　局限性肺气肿相关疾病的鉴别流程图

（高　莉）

二、单发含气肺囊腔

【定义】

肺囊腔（pulmonary cystic cavity）是指肺实质中边界清楚的含气或低密度薄壁圆形病灶。肺囊腔由上皮或者纤维包绕形成,其内容物可以是气体,偶尔是液体或者实性/半实性成分。其囊壁的厚度较薄且规则,通常不大于 2mm。单发含气肺囊腔即肺内单发的含气囊性病灶,囊内容物为气体。

【病理基础】

含气肺囊腔的病因多样,病灶常呈圆形,囊壁较薄,通常情况下小于 2mm。不同囊性病灶的形成原因不同,囊壁成分不同。囊性病灶可以是先天性的发育异常,也可以是后天获得性的改变。先天性的单发含气肺囊腔,可见于支气管源性囊肿、先天性肺气道畸形、膈疝;也可见于后天获得性病变,例如:肺大疱,外伤或感染后肺气囊,以及肿瘤性病变。支气管肺囊肿是气管支气管发育中异常出芽而形成的囊性病变,囊壁内侧被覆假复层纤毛柱状上皮,囊腔内成分是清亮的液体,偶可见出血,囊腔与气管相通后可出现气-液平面或气体。先天性肺气道发育异常（congenital pulmonary airway malformation,CPAM）是下呼吸道的发育异常,Ⅰ 型的 CPAM 可表现为单发的薄壁含气囊腔,囊壁为立方上皮或假复层纤毛柱状上皮。肺大疱是位于胸膜下的直径大于 1cm 的含气囊腔,常常伴随肺气肿发生,囊壁厚度通常小于 1mm,周围有受压的肺组织。肺气囊是一过性的肺内薄壁含气囊腔,常常是外伤或者感染后的肺泡损伤和破裂所致的,局部肺泡腔因其内气体潴留而扩张,囊壁由肺泡上皮构成。肿瘤性病变也可出现含气囊性改变,肿瘤累及细支气管,引起“活瓣效应”,气体滞留、局部肺泡扩张,囊壁由肿瘤细胞构成,常见于腺癌,可为原发的肺腺癌,也可为转移性的腺癌。

【征象描述】

1. X 线表现　因病变小而局限,故其在胸片上可表现为正常的,或显示为圆形/类圆形薄壁含气影,病变与正常肺组织间分界清晰。

2. CT 表现　含气肺囊腔表现为含气圆形或类

圆形病灶,与周围的肺组织分界清楚,囊壁较薄,厚度通常小于 2mm(图 5-4-7)。常见的含气肺囊腔内仅有气体,也可因感染或出血而出现气-液平面。囊壁可均匀一致,也可厚薄不一或者出现壁结节。囊腔内可以为单纯的气体成分,也可见分隔。囊腔周围可伴有磨玻璃影或实变。

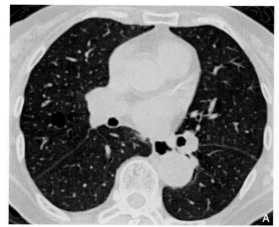
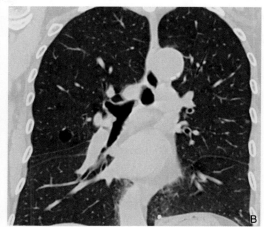
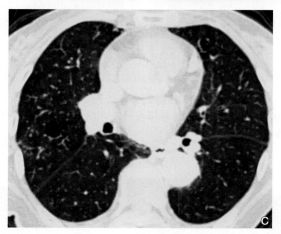

图 5-4-7　单发肺气囊的 CT 表现

患者男,76 岁,体检行胸部 CT 检查(图 A、B)显示右肺上叶偶发的单纯肺气囊,囊壁薄而均匀;经四年后 CT 复查(图 C)显示该气囊未见变化。

【相关疾病】

在临床实践中,含气肺囊腔常见于老年人胸部 CT 检查中的偶然发现,可单发,也可多发,多见于肺下叶,随诊复查中,囊肿大小相当稳定或者变化不显著。这种含气肺囊腔不伴有肺气肿,患者可没有吸烟史,没有相关临床症状和肺功能改变,因而和肺组织老化相关。单发的含气肺囊腔还可为先天的囊性疾病,也可为后天疾病的继发改变,相关的疾病谱详见表 5-4-2。

【分析思路】

第一步,含气肺囊腔是指空腔结构,是生理间隙的扩大。须先和空洞这个概念区分。空洞是由肺内病变发生坏死后经引流支气管排出后形成的,肺内病变可以是实变、结节或肿块,其内可见气体。空洞的洞壁常常较厚,洞壁不规整。

表 5-4-2　单发含气肺囊腔的常见疾病谱

分类	常见疾病
先天病因	肺内支气管肺囊肿
	先天性肺气道畸形(Ⅰ型)
	膈疝(内容物为含气肠管)
后天获得病因	偶发的含气肺囊腔
	肺大疱
	肺棘球蚴病
	感染后肺气囊
	外伤后肺气囊
	囊性肺癌/囊性肺转移癌

第二步,在评估单发含气肺囊腔时,要观察囊壁的厚度,包括囊壁厚度是否均匀,囊腔内是否有分隔或其他结构,以及囊腔周围是否合并其他影像学改

变。评估单发含气肺囊腔时,同时应该注意含气肺囊腔所在的位置。

(1)支气管肺囊肿:占支气管源性囊肿的三分之一,常发生于肺下叶;支气管肺囊肿呈圆形或者分叶状,边界清楚,囊壁厚度均匀,囊内容物通常是液体,含气支气管肺囊肿较少见。

(2)先天性肺气道畸形:之前被命名为囊性腺瘤样发育异常,Ⅰ型的CPAM常表现为单发含气囊性病灶,周围可伴有多个含气小囊腔,囊腔直径通常大于2cm,囊壁薄,囊内可有分房。合并感染后,囊腔内可有气-液平面(图5-4-8)。

(3)肺大疱:常见于肺气肿的背景下,位于胸膜下,囊壁薄而均匀,囊壁厚度常小于1mm(图5-4-9)。

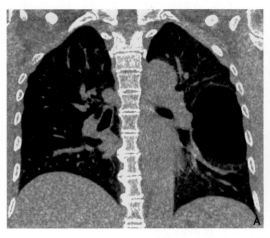
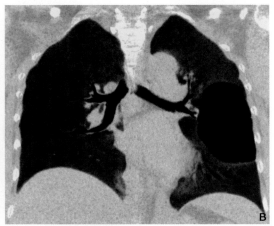

图5-4-8　先天性肺气道畸形Ⅰ型的CT表现
患者女,47岁,体检行胸部CT检查(图A、B)显示左肺下叶巨大单发的薄壁气囊腔,其内可见细小分隔;临床诊断为先天性肺气道畸形Ⅰ型。

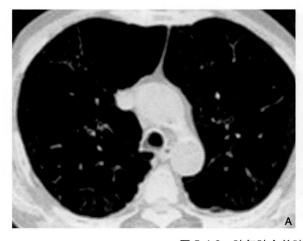
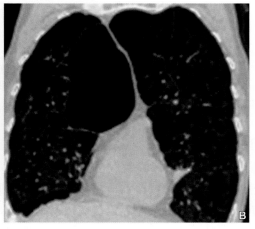

图5-4-9　肺气肿合并肺大疱的CT表现
患者男,73岁,诊断"COPD"20余年。图A、B为胸部CT平扫横轴位与冠状位肺窗图像,示双肺混合型肺气肿,右肺上叶可见薄壁囊腔,囊壁薄而均匀。考虑肺气肿合并肺大疱。

(4)感染后或外伤后肺气囊:常常是一过性病变,囊壁薄而均匀,气囊外壁边界不清楚,周围可有出血或感染所引起的磨玻璃影或实变。囊腔内可以出现气-液平面。外伤后继发的肺气囊可伴有肋骨骨折改变。

(5)肺棘球蚴病:是由棘球蚴感染所致的,常见于肺下叶,单发多见,表现为圆形或类圆形含液囊腔,囊壁薄而光滑,囊腔和气道相通后,可出现"水上浮莲征"的特征性改变。

(6)囊性肺肿瘤:是肺腺癌的一种少见表现,含气囊腔病灶可以呈类圆形或分叶状,囊壁薄但是厚薄不均匀,可伴有壁结节,囊内可有不规则的分隔,分隔常常厚薄不均匀(图5-4-10)。囊腺癌也可是肺转移瘤的表现之一。

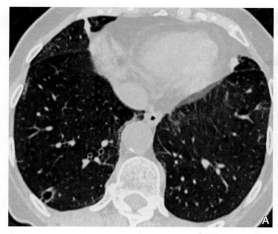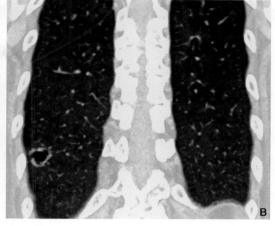

图 5-4-10 囊腔型肺癌的 CT 表现

患者男,76 岁。图 A、B 分别为胸部 CT 平扫横轴位与冠状位肺窗图像,示右肺下叶后底段可见一薄壁气囊灶,囊壁欠均匀;术后病理诊断为肺腺癌。

第三步,了解患者的相关临床病史,包括吸烟史、感染病史、生活环境史、外伤史等,结合患者的多次影像学检查前后对比结果等临床资料,可缩小鉴别诊断范围。如感染后肺气囊常见于金黄色葡萄球菌感染患者,或者 HIV 患者感染耶氏肺孢子菌肺炎后。外伤后肺气囊的短期内复查显示气囊可吸收。

囊性肺转移瘤患者有原发肿瘤病史。

【疾病鉴别】

1. 引起单发含气肺囊腔的相关疾病鉴别流程 详见图 5-4-11。

2. 表现为单发含气肺囊腔的几种常见疾病的主要鉴别诊断要点 详见表 5-4-3。

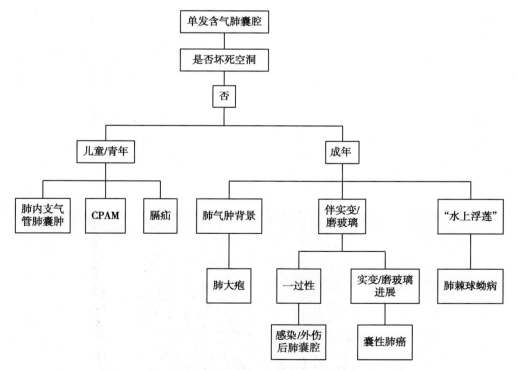

图 5-4-11 单发含气肺囊腔相关疾病的鉴别诊断流程图

表 5-4-3 表现为单发含气肺囊腔的几种常见病变的主要鉴别要点

疾病	好发部位	囊壁特征	囊内容物	伴随影像
肺内支气管源性囊肿	肺下叶	均匀	液体/气体	—
CPAM	—	可不规整	分房	多发小囊
肺大疱	胸膜下	薄	气体	肺气肿
感染后肺气囊	支气管血管束周围	薄	气体	实变/磨玻璃影
外伤后肺气囊	—	薄	气-液平面	磨玻璃影
肺棘球蚴病	下肺	厚	"水上浮莲征"	肝囊性病变
囊性肺癌	—	不规整	不规整分隔	实变/磨玻璃影/壁结节

（高　莉）

三、串珠样或葡萄串样囊腔

【定义】

串珠样或葡萄串样囊腔可见于中度和重度的支气管扩张，又被称为曲张样或囊状支气管扩张。支气管扩张是指支气管管腔发生持续、不可逆的扩张伴有管壁及周围肺实质的炎症改变，是一种常见的影像学改变。引发支气管扩张的病因多样，因此，在影像学检查中，除诊断支气管扩张外，同时也应尽可能地寻找支气管扩张的病因，缩小鉴别诊断范围。

【病理基础】

目前被大家广泛接受的导致支气管扩张的恶性循环理论，是由 Cole 和他的同事首次提出的。支气管反复感染和破坏互为因果、互相协同地导致了支气管扩张的进展。首次病变破坏了支气管黏膜上皮的纤毛和腺体，降低了支气管上皮的清除能力，因而增加了支气管再次感染的机会，产生了这种恶性循环。其中宿主因素也占了非常重要的地位，包括黏液分泌功能受损（囊性纤维化）、纤毛功能不良（纤毛运动障碍）或系统免疫功能障碍的患者更易于感染，从而加重支气管扩张。反复的支气管感染在早期损伤了支气管管壁的黏膜和弹性蛋白，继而破坏支气管管壁的平滑肌和软骨，慢性咳嗽和气道阻力增加使得支气管管腔内压升高，支气管管壁重塑，导致了支气管的持续扩张。黏液分泌增加进一步降低了黏膜上皮的清除能力，支气管管壁增厚，薄弱、扩张的支气管管腔塌陷，进一步加大了管腔内阻力，加重支气管扩张。而反复感染引起的淋巴结肿大和局部肺组织纤维化也会进一步加重支气管扩张。

曲张样的支气管扩张表现为支气管管壁外形不规整，扩张的支气管和相对狭窄的支气管交替出现。囊状支气管扩张表现为支气管局部的囊袋状扩张。

【征象描述】

1. X 线表现　胸部 X 线平片对支气管扩张的诊断灵敏度和特异度较低，因此部分患者的胸片可表现正常；有时可显示支气管管壁增厚的"双轨征"和边界欠清的环形影；严重者可出现肺容积缩小，可见肺纹理聚集伴有多发囊性低密度影，囊性低密度影的直径通常小于 2cm，可伴有气-液平面（图 5-4-12A）。

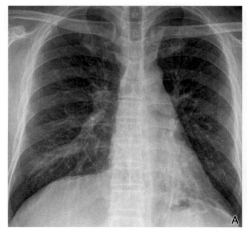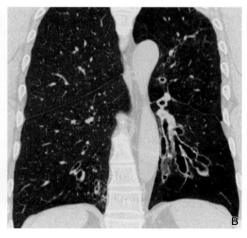

图 5-4-12　曲张样支气管扩张的 X 线与 CT 表现

患者男，37 岁。A. 胸部 X 线平片显示左肺下叶肺纹理增多、增粗伴曲张样支气管扩张阴影；B. 胸部 CT 平扫冠状位肺窗图像，示左肺下叶支气管扩张，呈曲张样改变。

2. CT 表现 薄层 CT 或 HRCT 诊断支气管扩张的符合率接近 100%。通常，支气管直径和相邻肺动脉直径的比值接近 1:1。胸部 CT 可显示支气管管壁增厚和其扩张改变，支气管逐级变细的特征消失，可出现"印戒征"，即在轴位 CT 上扩张、含气的支气管和邻近显示为点状的肺动脉，此征象是可靠的诊断支气管扩张的征象，但前提是肺动脉管径正常。如各种原因导致了肺动脉狭窄，则也可产生"印戒征"；相反，肺动脉高压导致肺动脉管径扩张时，会漏诊支气管扩张。因此，通过在重建图像上观察支气管管腔的逐级变细，能更好地评估支气管扩张。同时，采用最小密度投影的重建

方法时，更易于观察远端的细支气管扩张。扩张的支气管内出现"黏液栓"时，表现为扩张管腔内的分泌物填充，分泌物可呈液体密度，也可出现钙化改变。支气管扩张可伴有"树芽征"和"马赛克征"。

曲张样和囊状支气管扩张是严重的支气管扩张（图 5-4-12B、图 5-4-13）。曲张样支气管扩张的支气管管壁不规则或呈"串珠"样增厚，扩张的支气管和相对狭窄的支气管交替出现。囊状支气管扩张显示为支气管逐级变细的特征消失，支气管远端显著扩张，呈囊袋状，直径大约为 1cm，以远的支气管分支不可见，囊腔内常可见气-液平面。

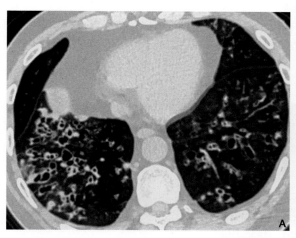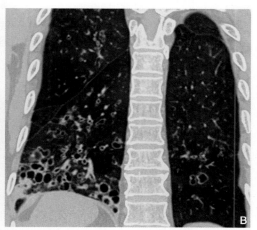

图 5-4-13 囊状支气管扩张的 CT 表现
患者男，78 岁，类风湿关节炎、咳嗽、咳痰 20 余年。图 A、B 分别为胸部 CT 平扫横轴位与冠状位肺窗图像，示双肺下叶广泛性小支气管扩张伴管壁增厚，以右肺下叶为著，呈多囊样改变或葡萄串样改变，部分可见小气道内黏液栓形成。

【分析思路】

第一步，先要熟悉支气管的解剖结构，熟悉大气道和小气道的解剖学差异。大气道又被称为中央气道，其管壁有软骨，黏膜有丰富腺体，管径>2mm，由气管、主支气管、肺叶支气管、肺段支气管、5~6 级支气管分支构成；小气道又称外周性气道，包括膜性气道和呼吸性细支气管，管径≤2mm，由 7~20 级支气管分支和细支气管构成。

第二步，熟悉支气管逐级变细的影像学特点，正常情况下，小气道在薄层 CT 上不显示。应用多平面重建技术和最小密度投影的重建图像能更好地显示支气管的走行和管腔扩张情况，从而鉴别不规则囊性病变（例如：朗格汉斯细胞组织细胞增生症、LAM 等）类似于支气管扩张的改变，这些不规则囊腔和支气管不延续。

第三步，了解印戒征、串珠征（图 5-4-14）和葡萄串样改变（图 5-4-15）背后的病理生理因素，更好地掌握这些影像学改变的特征。

第四步，鉴别支气管扩张和牵拉性支气管扩张的影像学差别，继发于支气管炎的支气管扩张以大气道扩张为主，伴有支气管管壁的增厚，肺内可有树芽征或空气潴留等小气道炎性改变；牵拉性支气管扩张常有纤维化的背景，支气管因周围肺组织的纤维瘢痕收缩而被动扩张，肺功能表现为限制性的通气功能障碍（图 5-4-16）。

第五步，除诊断支气管扩张改变和程度外，还要评估支气管扩张伴发的改变，包括支气管管壁增厚改变、黏液栓形成、马赛克征及纤维化改变（图 5-4-17）。

第六步，根据支气管扩张的分布特点、并发改变并结合患者的临床资料，尽量缩小鉴别诊断范围。

【相关疾病】

1. 常见引起支气管扩张的相关疾病

（1）先天性：囊性纤维化（图 5-4-18）、巨气管支气管症（又称莫-昆二氏综合征，Mounier-Kuhn syndrome，图 5-4-19）、威-坎综合征（Williams-Campbell syndrome）、α1-抗胰蛋白酶缺乏症等。

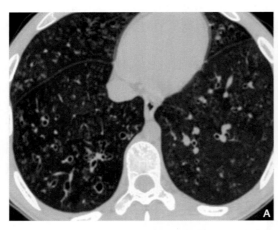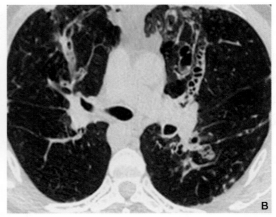

图 5-4-14 印戒征和串珠征的 CT 表现

A. 胸部 CT 平扫肺窗图像示右肺下叶轻度支气管扩张,部分呈印戒征;B. 胸部 CT 平扫肺窗图像示双肺支气管扩张,其中左肺支气管呈串珠征改变。

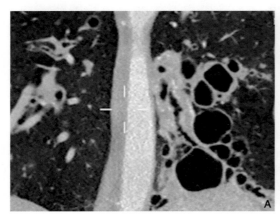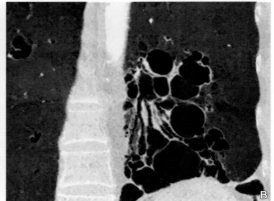

图 5-4-15 葡萄串样改变的 CT 表现

图 A、B 分别为胸部 CT 冠状位 MPR 和 MinIP 图像,示左肺下叶囊状支气管扩张呈葡萄串样改变。

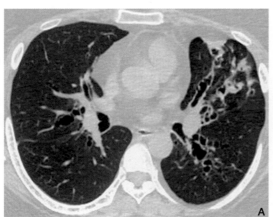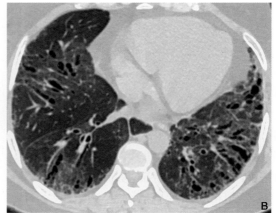

图 5-4-16 牵拉性支气管扩张的 CT 表现

图 A、B 分别为不同病因所致牵拉性支气管扩张的 CT 平扫肺窗图像,示两肺表现为中心区较大支气管和远端细支气管呈柱状扩张,其周围肺野可见网格影和纤维化改变。

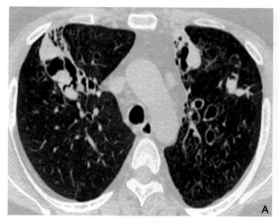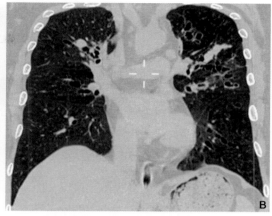

图 5-4-17　ABPA 伴支气管管腔内黏液栓的 CT 表现

患者女,38 岁,哮喘病史,临床诊断为变应性支气管肺曲菌病(ABPA)。图 A、B 分别为胸部 CT 平扫横轴位和冠状位肺窗图像,示双肺支气管曲张样扩张,部分扩张支气管管腔内可见黏液栓形成,以双肺上叶分布为著。

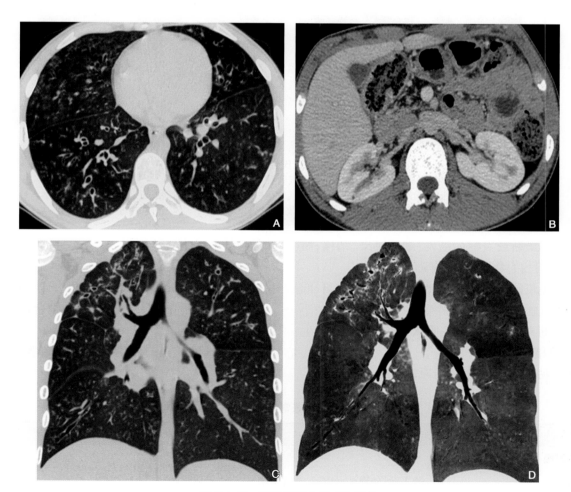

图 5-4-18　囊性纤维化的 CT 表现

患者男,18 岁,咳嗽 12 年,临床诊断为囊性纤维化。图 A 为胸部 CT 横轴位肺窗图像,图 B 为腹部 CT 增强扫描图像,图 C、D 分别为胸部 CT 冠状位肺窗和 MinIP 图像,示双肺支气管管壁增厚、管腔扩张伴树芽征和马赛克征,支气管扩张以远端小气道为著;腹部 CT 增强扫描显示胰腺萎缩;汗液中氯化钠含量显著增高。

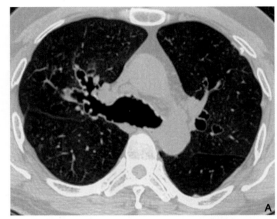

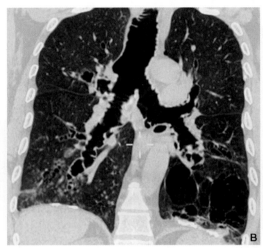
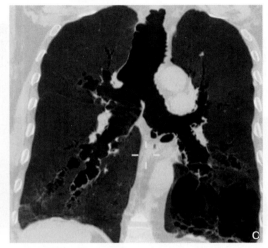

图 5-4-19 莫-昆二氏综合征的 CT 表现

患者男,58 岁,慢性咳嗽,临床诊断为"巨气管支气管症(莫-昆二氏综合征)"。图 A～C 分别为胸部 CT 平扫的横轴位、冠状位及 MinIP 肺窗图像,示气管、主支气管和肺叶/肺段支气管近端显著扩张,局部呈弹簧样改变,左肺下叶可见局限性肺气肿改变。

(2)感染后或炎症后继发:细菌感染、结核、病毒感染等,胃内容物的误吸、有毒气体吸入。

(3)免疫缺陷相关:选择性免疫球蛋白缺陷、低丙种球蛋白血症、继发恶性肿瘤。

(4)机械性气道梗阻:吸入异物、支气管新生物、支气管结石。

(5)黏液运输功能缺陷:原发的纤毛运动障碍、继发的纤毛运动障碍。

(6)免疫相关:变应性支气管肺曲菌病(ABPA),移植术后相关疾病,如心脏移植、肺移植、骨髓移植等。

(7)其他:类风湿关节炎、干燥综合征、溃疡性结肠炎等。

2. **支气管扩张的常见病因的影像学特征** 详见表 5-4-4。

表 5-4-4 支气管扩张常见病因的影像学特征

病因	分布	影像所见
感染或误吸		
反复误吸	肺下叶/外周	支气管管壁增厚/支气管内食物/食管裂孔疝
ABPA	肺上叶/中央	高密度黏液栓
结核	肺上叶/单侧	树芽征、多时相改变
非结核分枝杆菌感染	中叶/舌段	常见于患有慢性阻塞性肺疾病的老年男性或老年女性,无显著症状
先天异常		
囊性纤维化	肺上叶/中央	弥漫的囊性或柱状支气管扩张

续表

病因	分布	影像所见
原发的纤毛运动障碍	中叶/舌段	内脏转位、慢性鼻窦炎、支气管扩张
莫-昆二氏综合征	中央	气管和主支气管管壁平滑肌和弹力纤维萎缩
威-坎综合征	中等大小气道	中等级别支气管软骨缺如
弥漫的纤维化病变		
肺纤维化	肺下叶/外周	曲张样支气管扩张/蜂窝形成/结构扭曲
结节病	肺上叶/中央	肺门淋巴结肿大/淋巴管分布小结节
支气管腔内病变/占位或异物	局限	

【疾病鉴别】

1. 按照支气管扩张分布情况的鉴别诊断流程详见图5-4-20。

2. 按照并发症特点的鉴别诊断流程 详见图5-4-21。

3. 基于临床与病史的支气管扩张的病因诊断思维导图 详见图5-4-22。

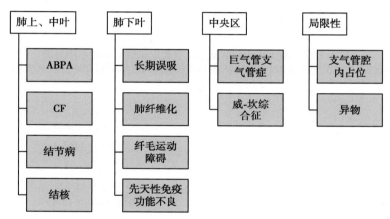

图 5-4-20 支气管扩张分布情况鉴别诊断流程图
ABPA:变应性支气管肺曲菌病;CF:囊性纤维化。

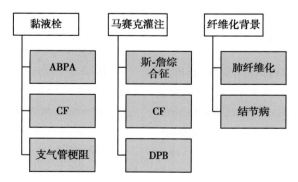

图 5-4-21 支气管扩张伴并发症的鉴别诊断流程图
ABPA:变应性支气管肺曲菌病;CF:囊性纤维化;DPB:弥漫性泛细支气管炎。

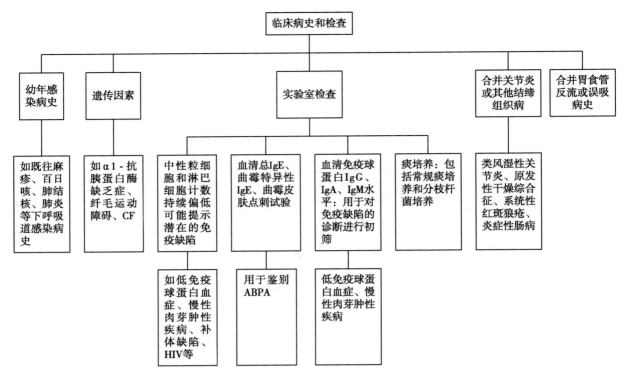

图 5-4-22　基于临床与病史的支气管扩张病因诊断思维导图
CF:囊性纤维化;Ig:免疫球蛋白;HIV:人类免疫缺陷病毒;ABPA:变应性支气管肺曲菌病。

（高　莉）

参 考 文 献

［1］HANSELL D M,BANKIER A A,MACMAHON H,et al. Fleischner Society:glossary of terms for thoracic imaging［J］. Radiology,2008,246(3):697-722.

［2］MACMAHON H,NAIDICH D P,GOO J M,et al. Guidelines for management of incidental pulmonary nodules detected on CT images:from the Fleischner Society 2017［J］. Radiology,2017,284(1):228-243.

［3］范丽,望云,周秀秀,等. 孤立性肺结节的影像诊断思路及处理策略［J］. 中华放射学杂志,2023,57(2):235-238.

［4］赫捷,李霓,陈万青,等. 中国肺癌筛查与早诊早治指南(2021,北京)［J］. 中华肿瘤杂志,2021,43(3):243-268.

［5］WHO Classification of Tumours Editorial Board. World Health Organization classification of tumours of thoracic tumours［M］. 5th ed. Lyon:International Agency for Research on Cancer Press,2021.

［6］CANAN A,BATRA K,SABOO S S,et al. Radiological approach to cavitary lung lesions［J］. Postgrad Med J,2021,97(1150):521-531.

［7］NIN C S,DE SOUZA V V,ALVES G R,et al. Solitary lung cavities:CT findings in malignant and non-malignant disease［J］. Clin Radiol,2016,71(11):1132-1136.

［8］GAFOOR K,PATEL S,GIRVIN F,et al. Cavitary lung diseases:a clinical-radiologic algorithmic approach［J］. Chest,2018,153(6):1443-1465.

［9］中华医学会放射学分会传染病放射学专业委员会. 肺结核影像学及分级诊断专家共识［J］. 新发传染病电子杂志,2018,3(2):118-127.

［10］中华医学会结核病学分会,结核病病理学诊断专家共识编写组. 中国结核病病理学诊断专家共识［J］. 中华结核和呼吸杂志,2017,40(6):419-425

［11］KETAI L,CURRIE B J,HOLT M R,et al. Radiology of chronic cavitary infections［J］. J Thorac Imaging,2018,33(5):334-343.

［12］ALSHABANI K,GHOSH S,ARROSSI A V,et al. Broncholithiasis:a review［J］. Chest,2019,156(3):445-455.

［13］SAVIC I,FARVER C,MILOVANOVIC P. Pathogenesis of pulmonary calcification and homologies with biomineralization in other tissues［J］. Am J Pathol,2022,192(11):1496-1505.

［14］AMIN S B,SLATER R,MOHAMMED T L. Pulmonary calcifications:a pictorial review and approach to formulating a differential diagnosis［J］. Curr Probl Diagn Radiol,2015,44(3):267-276.

［15］SEO J B,IM J G,GOO J M,et al. Atypical pulmonary metastases:spectrum of radiologic findings［J］. Radiographics,2001,21(2):403-417.

［16］方政雄,康正武. 肺原发性类癌 CT 影像分析［J］. 实用

医学影像杂志,2021,22(05):491-493.

[17] 李林,李娴.支气管树各部位肺类癌的 CT 影像学表现[J].中国当代医药,2022,29(20):126-129.

[18] CZEYDA-POMMERSHEIM F,HWANG M,CHEN S S,et al. Amyloidosis:modern cross-sectional imaging[J]. Radiographics,2015,35(5):1381-1392.

[19] MILANI P,BASSET M,RUSSO F,et al. The lung in amyloidosis[J]. Eur Respir Rev,2017,26(145):170046.

[20] FEHRMANN A,GARCIA BORREGA J,HOLZ J,et al. Metastatic pulmonary calcification:first report of pulmonary calcium suppression using dual-energy CT[J]. Radiol Case Rep,2020,15(7):900-903.

[21] CANAN A. Enhancement or calcification:solution by spectral CT[J]. Lung India,2022,39(5):476.

[22] GĂMAN M A,GAD M M,BAZARBASHI N,et al. Incidental finding of secondary tumoral calcinosis following cardiothoracic surgery:the role of multimodality imaging including spectral detector computed tomography[J]. Cureus,2022,14(7):e26929.

[23] JINGHONG X,LIRONG C. Pulmonary epithelioid hemangioendothelioma accompanied by bilateral multiple calcified nodules in lung[J]. Diagn Pathol,2011,6:21.

[24] JARJOU'I A,BOGOT N,KALAK G,et al. Diffuse pulmonary calcifications:a case series and review of literature[J]. Respirol Case Rep,2021,9(10):e0839.

[25] KHAN N A,BHANDARI B S,JYOTHULA S,et al. Pulmonary manifestations of amyloidosis[J]. Respir Med,2023,219:107426.

[26] 蔡志春,王思红,陈艳霞,等.尘肺病大阴影的影像学特点及其临床意义[J].中华劳动卫生职业病杂志,2016,34(3):214-217.

[27] 蔡宝春,宋倩,夏丽华.浅析不典型干酪性肺炎和大叶性肺炎的临床对比[J].中国保健营养,2017,27(34):115-116.

[28] 麦克劳德,布瓦塞勒.胸部影像学[M].2 版.贺文,译.北京:北京大学医学出版社,2012.

[29] 韦伯,穆勒,戴维·P.高分辨率肺部 CT:第 5 版[M].潘纪成,胡荣剑,译.北京:中国科学技术出版社,2017.

[30] LEE K S,LOGAN P M,PRIMACK S L,et al. Combined lobar atelectasis of the right lung:imaging findings[J]. AJR,1994,163(1):43-47.

[31] 潘纪成,张国桢,蔡祖龙.胸部 CT 鉴别诊断学[M].北京:科学技术文献出版社,2007.

[31] RILEY J Y,NAIDOO P. Imaging assessment of rounded atelectasis:a pictorial essay[J]. J Med Imaging Radiat Oncol,2018,62(2):211-216.

[32] DOYLE T C,LAWLER G A. CT features of rounded atelectasis of the lung[J]. AJR,1984,143(2):225-228.

[33] WOODRING J H. Determining the cause of pulmonary atelectasis:a comparison of plain radiography and CT[J]. AJR Am J Roentgenol,1988,150(4):757-763.

[34] 刘士远,陈起航,吴宁.实用胸部影像诊断学[M].北京:人民军医出版社,2012.

[35] SZYDLOWSKI G W,COHN H E,STEINER R M,et al. Rounded atelectasis:a pulmonary pseudotumor[J]. Ann Thorac Surg,1992,53(5):817-821.

[36] 张巧,吴晓楠,李娟,等.慢加急性肝衰竭继发肺曲霉病 1 例[J].中国临床案例成果数据库,2023,05(01):E02504-E02504.

[37] BANKIER A A,MACMAHON H,COLBY T,et al. Fleischner Society:glossary of terms for thoracic imaging[J]. Radiology,2024,310(2):e232558.

第六章 肺弥漫性病变

第一节 肺弥漫性磨玻璃影

一、弥漫分布磨玻璃影

【定义】

磨玻璃影(ground-glass opacity,GGO)的定义为肺组织密度增加,但其内气道和血管边缘仍可显示,即病灶内血管不被病灶遮挡。

"弥漫"一词在肺部影像中多指全肺(5个肺叶)受累。弥漫分布GGO按其分布范围可分为以下两类。①叶段分布磨玻璃影:斑片状GGO,以肺叶、肺段为单位,GGO病灶边界模糊或清楚,病灶之间可间隔正常肺组织,例如地图样分布的肺泡蛋白沉积症(pulmonary alveolar proteinosis,PAP)。②弥漫分布磨玻璃影:GGO累及全肺,其间不间隔正常肺组织,如肺水肿或弥漫性肺泡损伤(diffuse alveolar damage,DAD)等。

【病理基础】

GGO可为肺实质病变,也可为肺间质病变;另外,肺泡腔充气不足可造成"GGO"假象。不同疾病或病因引起的GGO的病理基础亦不同,至少包括以下几方面。

1. **肺泡腔内充填液体或细胞** 液体(渗出液、漏出液、出血)、纤维性渗出、附壁生长的细胞、脱落的细胞、受损细胞碎片等,造成肺泡不完全充填。可伴有间质或肺泡壁增厚。可见于肺泡蛋白沉积症、肺泡出血、肺泡性肺水肿等。

2. **肺灌注增加导致的磨玻璃影** 肺动脉血流量增加造成毛细血管充血可形成磨玻璃影,该种类型GGO一般呈地图样分布,马赛克征阳性,磨玻璃影内的肺动脉直径亦增粗。

3. **间质增厚导致的磨玻璃影** 各种原因引起

的间质内的炎症细胞浸润、纤维细胞增生等。

4. **肺泡腔塌陷、容积减小致含气量下降** 由肺间质纤维化限制了肺泡的扩张,或Ⅱ型肺泡细胞分泌的肺表面活性物质减少导致肺泡充气膨胀不完全,可造成GGO假象。

【征象描述】

1. **X线表现** 胸部X线检查对磨玻璃影显示不灵敏,病变密度较低时容易漏诊,如病变较重,则其可表现为肺野内云雾状影,通常范围较大,其内血管影正常。胸部X线平片对于判定磨玻璃影的分布特点帮助不大。

2. **CT表现** 磨玻璃影在CT上表现为肺组织密度增高,但不掩盖其内的气道和血管。叶段分布也可表现为地图样分布,指斑片状GGO以叶段为单位分布,GGO的边界也可为小叶间隔,界限清楚,GGO病灶之间可见正常肺组织。弥漫分布GGO指双肺各叶均受累的GGO。叶段分布和弥漫分布有时互有重叠,并不能严格区分。GGO的CT表现分布模式见图6-1-1。

【相关疾病】

肺弥漫性磨玻璃影与多种临床疾病有关,其鉴别诊断谱非常广泛,包括感染、出血、水肿、炎性病变、间质病变、肿瘤等,详见表6-1-1。

【分析思路】

肺弥漫性磨玻璃影的鉴别诊断分析思路如下。

1. **确认是否为病理性GGO**

(1)由患者处于呼气状态或吸气不足造成的肺泡不完全充气,可造成生理性肺组织密度增加,尤以重力依赖部位明显,可通过观察气管后壁形态来明确患者的呼、吸气状态,如其后壁内陷,则为呼气相。另外,可采用俯卧位扫描以明确重力依赖部位的情况。不同呼吸状态CT扫描比较见图6-1-2。

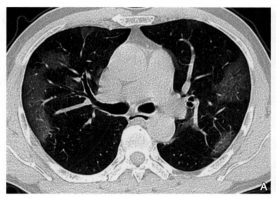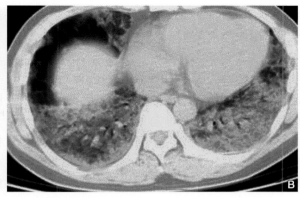

图 6-1-1　弥漫性磨玻璃影的分布模式
A.叶段分布;B.弥漫分布。

表 6-1-1　肺弥漫性磨玻璃影相关疾病

感染	间质性疾病	肺泡性疾病	其他
病毒	脱屑性间质性肺炎	肺水肿	药物相关性肺炎
巨细胞病毒	呼吸性细支气管炎-间质性肺疾病	弥漫性肺泡出血	类脂性肺炎
呼吸道合胞病毒	非特异性间质性肺炎	成人呼吸窘迫综合征	嗜酸性粒细胞性肺炎
单纯疱疹病毒	淋巴细胞性间质性肺炎	肺泡蛋白沉积症	
真菌	急性间质性肺炎	肺黏液型腺癌	
耶氏肺孢子菌	机化性肺炎		
非典型病原体	结节病		
	过敏性肺炎		

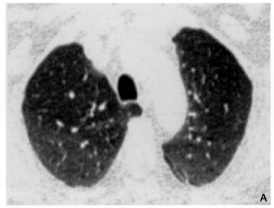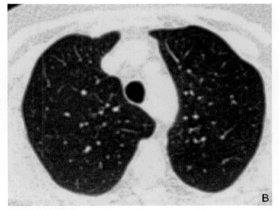

图 6-1-2　不同呼吸状态 CT 扫描比较
A.患者吸气不足(气管后壁内陷),两肺显示叶段分布"磨玻璃影";B.患者充分吸气后,"磨玻璃影"消失。

(2)呼气相上有空气潴留的患者,由于其病变区域肺的透亮度增加,反衬充气不足的正常肺组织,故有时会造成正常肺组织被误诊为叶段分布的 GGO。

2. 从病史及临床症状入手

(1)急性呼吸道症状:肺部疾病的急性病程一般指 7d 以内出现、发展的病程。急性肺部疾病表现为弥漫性 GGO,其较常见的病因为感染、肺出血、肺水肿或急性间质性肺炎。

1)感染性疾病:肺部感染的病原体多种多样,病毒、支原体等的感染更易表现为 GGO,一般,病变初期、轻症患者以叶段分布 GGO 为多,随着病变进展、重症患者更多地表现为弥漫分布 GGO,甚至实变。影像对于肺部感染的病原学诊断有一定的提示作用,但做出准确的病原学诊断时,须结合临床、实验室检查,包括患者免疫状态、淋巴细胞计数、起病症状、合并症等，有时还须结合支气管肺泡灌洗（bronchoalveolar lavage，BAL）、二代测序、痰液检查等。病毒性肺炎的 CT 表现多种多样，可能受宿主的免疫状态和病毒病原体的病理生理学基础的影响。病毒性肺炎和细菌性肺炎的影像学表现互有重叠，不过病毒性肺炎更多地表现为大叶或叶段分布的 GGO。此外，病毒与细菌同时感染也很常见。

须根据患者的免疫状态进行肺部感染的病原学鉴别诊断。对于免疫功能正常患者，在 2019—2022 年，新型冠状病毒感染是最常见的病毒性肺炎，将其与其他肺部感染区分开来具有挑战性，尤其是新型冠状病毒感染与其他病毒性肺炎或非典型病原体肺炎的区分。新型冠状病毒感染急性期的典型 HRCT 表现为外周、胸膜下、双侧和基底部的 GGO 和实变，有时合并小叶间隔增厚（碎石路征），其 CT 表现见图 6-1-3。流感病毒肺炎多表现为叶段分布 GGO、实变和边缘模糊的小结节。甲型 H1N1 和 H5N1 流行性感冒可快速进展至急性呼吸窘迫综合征（acute respiratory distress syndrome，ARDS），其 CT 表现为叶段分布、弥漫分布的 GGO 和实变，与新型冠状病毒感染较难鉴别（图 6-1-4）。腺病毒性肺炎表现为叶

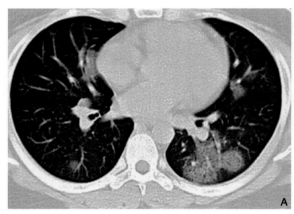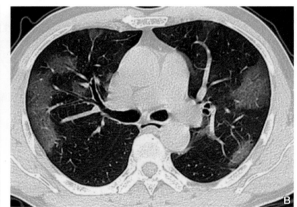

图 6-1-3 新型冠状病毒感染 CT 表现
患者男，67 岁，发热、咳嗽、胸痛 3d，临床确诊为新型冠状病毒感染。胸部 CT（A、B）显示两肺叶段分布磨玻璃影。

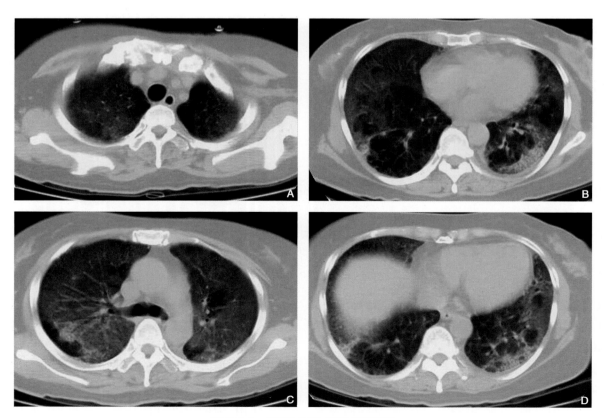

图 6-1-4 甲型 H1N1 肺炎 CT 表现
患者男，83 岁，发热、咳嗽 3d，临床确诊为甲型 H1N1 肺炎。胸部 CT（A~D）显示两肺叶段分布磨玻璃影。

段实变或磨玻璃影（GGO）。呼吸道合胞病毒（respiratory syncytial virus，RSV）肺炎常见于儿童和老年人，呈以气道为中心的疾病模式，以小叶中心分布为主，可见树芽征和支气管管壁增厚，伴或不伴实变。

肺炎支原体是呼吸道感染中最常见的病原体之一，其所导致者占所有社区获得性肺炎的 10%～30%，该病在儿童中最为常见。其 CT 表现多为叶段分布 GGO 及实变，边界不清，其他表现还包括小叶中心结节、细支气管管壁增厚、马赛克征（图 6-1-5）。对于符合急性呼吸道感染症状的儿童患者应考虑到支原体肺炎的可能性。

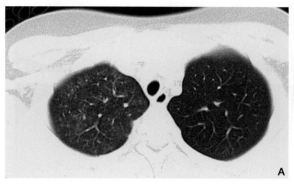
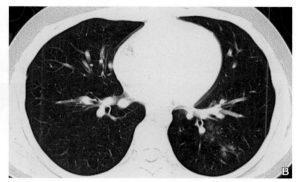

图 6-1-5 肺炎支原体肺炎 CT 表现

患儿男，11 岁，发热、咳嗽 3d，临床确诊为肺炎支原体肺炎。胸部 CT（A、B）显示两肺多发磨玻璃斑片影和腺泡结节影。

衣原体肺炎与支原体肺炎的影像学表现较为类似，其也可以表现为叶段分布或弥漫分布 GGO，但其腺泡影和胸腔积液的发生率高于肺炎支原体肺炎，其中的支气管分布型少于支原体肺炎。

免疫功能低下患者主要包括 HIV 感染患者，器官移植患者，以及接受大剂量、长期皮质类固醇治疗的患者。免疫功能低下患者极易感染，如其出现呼吸困难、发热和弥漫性 GGO，则提示机会性感染。机会性感染是该类患者肺弥漫性 GGO 的最常见病因。其中，耶氏肺孢子菌肺炎是免疫功能低下患者机会性感染中最常见的病原体，而在人类免疫缺陷病毒（human immunodeficiency virus，HIV）阳性患者中，弥漫性 GGO 是耶氏肺孢子菌肺炎较有特征性的影像学表现，诊断价值较高。重症耶氏肺孢子菌肺炎患者的 GGO 可进展为实变，此类患者的

其他 CT 表现包括：上叶为主、中央为主、实变、结节、肺气囊、马赛克征。其中，肺气囊是耶氏肺孢子菌肺炎另外一种较为特征性的影像学表现，在 HIV 患者中较易出现该征象（图 6-1-6）。巨细胞病毒肺炎与耶氏肺孢子菌肺炎在影像上较难区分，但耶氏肺孢子菌肺炎的发病率高于巨细胞病毒肺炎，且其病变更加弥漫或呈向心性分布。巨细胞病毒肺炎中，除弥漫性 GGO、伴或不伴实变外，较有特征性的表现可为弥漫的小叶中心分布的 GGO 密度微小结节（图 6-1-7）。单纯疱疹病毒肺炎（HSV pneumonia）主要由 HSV-1 引起，很少由 HSV-2 引起。单纯疱疹病毒感染患者通常在发病前会出现口腔溃疡、生殖器溃疡和呼吸道症状，单纯疱疹病毒肺炎常表现为多灶的叶段分布或亚叶段分布的 GGO 和实变影，胸腔积液常见。

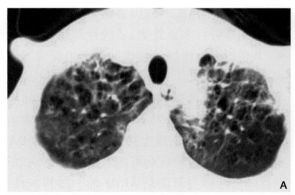
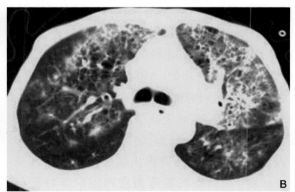

图 6-1-6 耶氏肺孢子菌肺炎 CT 表现

患者男，70 岁，HIV 阳性，发热、咳嗽，临床诊断为耶氏肺孢子菌肺炎。胸部 CT（A、B）显示两肺弥漫性磨玻璃影合并肺气囊。

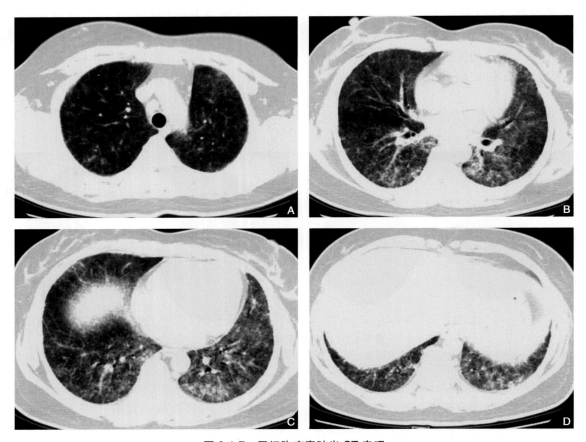

图 6-1-7　巨细胞病毒肺炎 CT 表现

患者肾移植术后,急性发热,胸闷,氧饱和度下降,临床诊断为巨细胞病毒肺炎。胸部 CT(A~D)显示两肺弥漫性磨玻璃影。

2) 非感染性疾病:此类疾病中,弥漫性 GGO 多由肺泡病变造成,主要包括肺水肿、DAD、ARDS、肺泡出血、Ⅰ 型过敏性肺炎等。

左心衰竭是最常见的导致静水压性肺水肿的原因,因此,静水压性肺水肿通常被称为心源性肺水肿。最常见的心源性肺水肿主要表现为弥漫性 GGO,通常呈肺门周围、重力区域分布,亦可合并小叶间隔增厚、肺血管增粗、心影增大、双侧胸腔积液(图 6-1-8)。与之相反,非心源性肺水肿是由毛细血管内皮病变导致正常静水压力下液体渗出至肺泡腔而发生的(误吸、败血症、创伤、脂肪栓塞、药物滥用等)。该类肺水肿的 GGO 趋向于融合和实变,其分布与重力分布区无关,且小叶间隔增厚不常见。

急性呼吸窘迫综合征(ARDS)是一种急性肺损伤,其由于严重肺损伤导致肺泡不均匀损伤而发生。它可直接源于肺部,也可为肺部对全身损伤的反应。其病因包括:脂肪栓塞、溺水、病毒性肺炎、细菌性肺炎、吸入、中毒、弥漫性血管内出血、外伤、全身性炎症、败血症等。ARDS 的临床表现和组织学特征与急性间质性肺炎(AIP)类似,表现为广泛的弥漫性肺泡损伤(DAD)。其影像学特征取决于疾病的阶段。ARDS 的早期阶段常表现为肺内弥漫性磨玻璃影(图 6-1-9),且病变在重力依赖部位密度较高,趋向实变,在非重力依赖区域密度较低,甚至为正常或过度扩张的肺组织(被描述为经典表现)。病变晚期的影像学表现包括:非重力依赖区域优势分布的网格影、磨玻璃影,肺气囊和肺大疱的形成。

肺泡出血的胸部 CT 表现为 GGO,可呈双侧叶段分布或弥漫分布(图 6-1-10),随着病变发展可实变,可出现小叶间隔增厚、碎石路征等。另外,急性患者亦可表现为弥漫性小叶中央型的微小磨玻璃密度结节。肺泡出血的病因多种多样,肺出血肾炎综合征、肉芽肿性多血管炎、系统性红斑狼疮、骨髓移植、其他出血性疾病等造成的肺泡出血常呈叶段分布或弥漫分布。

急性间质性肺炎是一种快速进行性间质性疾病,其临床表现和组织学特征与急性呼吸窘迫综合征(ARDS)相似,表现为弥漫性肺泡损伤(DAD)的机化阶段。这两种疾病可能有着相同的病理机制,急性间质性肺炎可能是 ARDS 的一些特发性病例。此类患者出现快速渐进性呼吸困难,最终呼吸衰竭。急性间质性肺炎的胸部 CT 表现与 ARDS 较难区分,

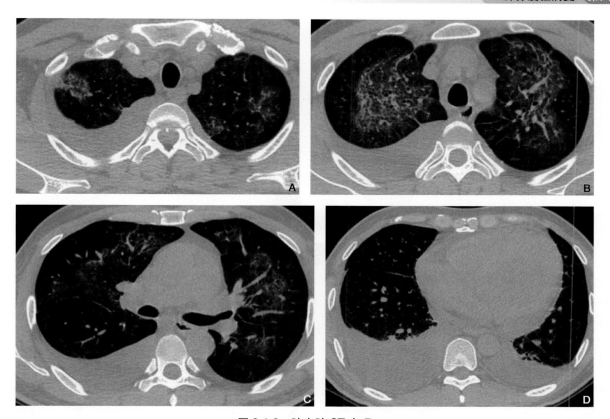

图 6-1-8 肺水肿 CT 表现

患者男,66 岁,临床诊断为急性心力衰竭,肺水肿。胸部 CT(A~D)显示两肺弥漫的中央分布为主的磨玻璃影,双侧胸腔积液。

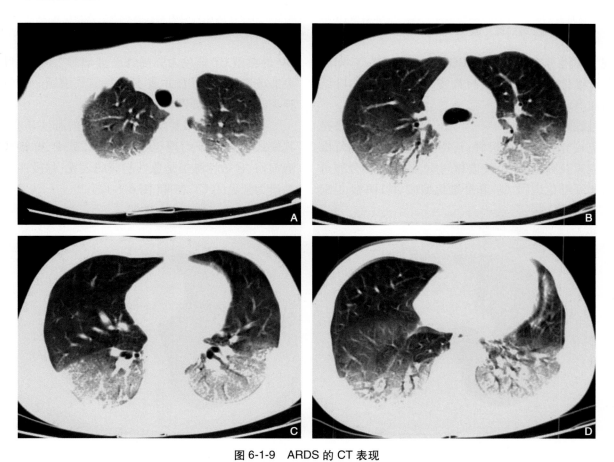

图 6-1-9 ARDS 的 CT 表现

患者女,35 岁,三天前服用百草枯,呼吸衰竭入院,临床诊断为 ARDS。胸部 CT(A~D)显示双肺弥漫性分布的磨玻璃影及实变影,以双侧肺的后下部为主,其中可见支气管充气征。

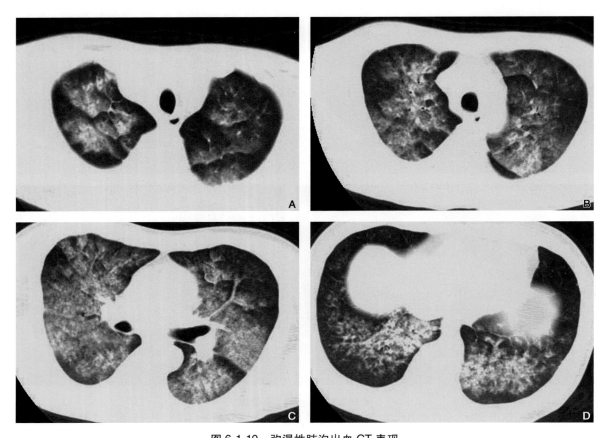

图 6-1-10 弥漫性肺泡出血 CT 表现

患者男,48 岁,慢性肾衰竭病史。急性呼吸衰竭,咯血 3d;临床诊断为弥漫性肺泡出血。胸部 CT(A~D)显示双肺弥漫性分布的斑片或大片状磨玻璃影,部分融合成实变样,双肺边缘处几乎未受累及。

表现为弥漫分布的实变、GGO 或两者兼有,后期可合并纤维化的征象,如牵拉性支气管扩张和小叶结构扭曲等。

过敏性肺炎(hypersensitivity pneumonitis,HP)是一组免疫介导的肺部疾病,其特征是炎症和/或纤维化反应累及肺实质、小气道和间质,该病的新分型可分为非纤维化型(1 型)和纤维化型(2 型)两型,1 型

HP 的典型 CT 征象为弥漫性磨玻璃影,多呈小叶中央磨玻璃结节,可合并或不合并空气潴留。过敏性肺炎的 CT 表现如图 6-1-11 所示。

免疫检查点抑制剂等药物相关的肺实质损伤,其模式包含数种病理-影像学表现,其中,弥漫性肺泡损伤、过敏性肺炎是急性起病的表现,弥漫性 GGO 是最为常见的 CT 表现(图 6-1-12)。

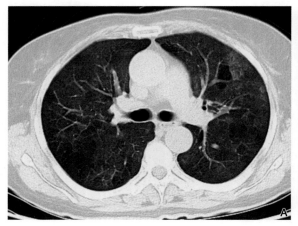
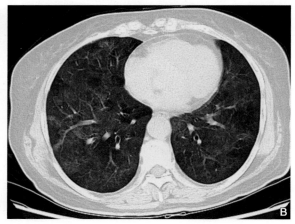

图 6-1-11 过敏性肺炎 CT 表现

患者于 1 个月前邻居焚烧垃圾后出现胸闷、气短;临床诊断为过敏性肺炎。胸部 CT(A、B)显示两肺地图样分布弥漫性磨玻璃影。

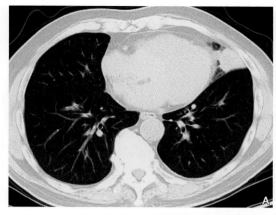
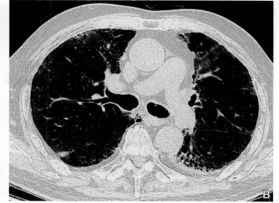
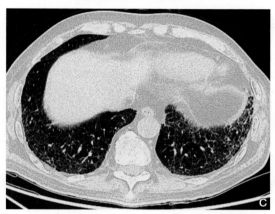

图 6-1-12　免疫检查点抑制剂相关肺炎 CT 表现

患者男,75 岁。临床诊断为"左肺腺癌,免疫检查点抑制剂相关肺炎。"A. 左肺小舌腺癌;B、C. 帕博利珠单抗治疗中,CT 显示两肺弥漫性磨玻璃影,激素治疗有效。

（2）缓慢进行性呼吸困难：一些慢性肺病表现为肺弥漫性 GGO,其临床症状持续时间从几周到几个月不等。缓慢进行性呼吸困难患者的 GGO 鉴别诊断谱较复杂,包括间质性肺疾病如脱屑性间质性肺炎、呼吸性细支气管炎-间质性肺疾病、非特异性间质性肺炎、急性间质性肺炎、机化性肺炎、结节病,以及其他疾病如过敏性肺炎、嗜酸性粒细胞性肺炎、肺泡蛋白沉积症、肺黏液型腺癌等。对于此类疾病的鉴别诊断应从合并征象入手,如纤维化和结构扭曲,这些征象提示慢性间质性肺疾病。此外,临床症状和吸烟史等对鉴别诊断也具有重要意义。

吸烟史是重要的鉴别诊断依据,脱屑性间质性肺炎、呼吸性细支气管炎-间质性肺疾病只累及吸烟者,属于吸烟相关性间质性肺疾病,这两种疾病皆以叶段分布、弥漫分布 GGO 为主要表现,但呼吸性细支气管炎-间质性肺疾病中,由于细支气管周围分布的巨噬细胞对肺泡的广泛浸润与轻度间质纤维化,故病变偏向小叶中心分布,显示为小叶分布 GGO。

其他间质性肺疾病还包括：非特异性间质性肺炎（nonspecific interstitial pneumonia,NSIP）的最常见的影像学表现是相对对称的双侧叶段分布磨玻璃影（图 6-1-13）,伴有细网状影、肺容量减少、牵拉性支气管扩张。胸膜下保留征象被认为是其特异性表现。NSIP 有两个主要亚型。其中一类为纤维化型,较常见,预后较差,CT 表现偏向纤维化的表现。另一类为细胞型,较少见,但预后较好,对治疗反应较好,CT 表现以磨玻璃影为多。如诊断 NSIP,则须排查结缔组织病,如皮肌炎、干燥综合征等。机化性肺炎（organizing pneumonia,OP）是指一种临床-病理复合体,其临床表现、影像学表现和肺功能检查（PFT）结果缺乏特异性。当其病因不明时,它被归类为隐源性机化性肺炎,也称为原发性机化性肺炎；而如果原因已知,则将其称为继发性机化性肺炎,如感染诱发、结缔组织病相关、药物相关等。OP 最常见的表现是叶段分布的斑片状实变及 GGO,主要分布于胸膜下和/或支气管周围（图 6-1-14）,有些患者可出现实变和 GGO 共同造成的反晕征。病变内可见气管/血管周围间隙、小叶内间隔的增厚,提示其间质病变的特性。动态随访观察中,部分病灶可呈游走性。OP 的吸收过程中,实变病灶可体积增大,密度减低,转变为 GGO,此现象被称为病灶溶解（melting）现象,因此,勿单一评估病灶范围、在其增大时即认为病变进展。OP 的其他表现还有结节、肿块等。弥漫性 GGO 是结节病的一种少见表现。淋巴细胞性间质性肺炎中,除 GGO 外,还可见肺弥漫性囊腔、淋巴结肿大和小叶中心结节,该病不以 GGO 为主要表现。

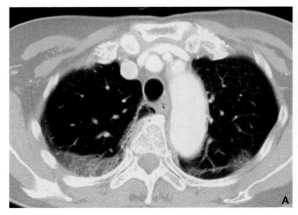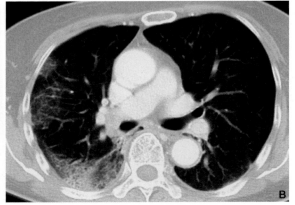

图 6-1-13　非特异性间质性肺炎 CT 表现

患者女,63 岁,皮肌炎多年,慢性咳嗽;临床诊断为非特异性间质性肺炎。胸部 CT(A、B)示两肺胸膜下分布弥漫性为主的磨玻璃影。

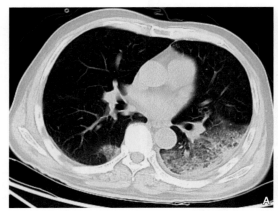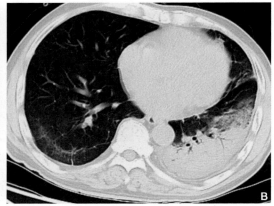

图 6-1-14　机化性肺炎 CT 表现

患者男,76 岁,肺炎 2 个月,抗感染治疗效果不佳;临床诊断为机化性肺炎。胸部 CT(A、B)显示两肺下部叶段分布磨玻璃影和实变,小叶间隔增厚。

嗜酸性粒细胞性疾病是一组异质性疾病,其特征是肺间质和肺泡内嗜酸性粒细胞过度浸润,按病因可分为原发性疾病、继发性疾病和血管炎性疾病。此类疾病在 CT 上以双侧/周围带分布 GGO、小叶间隔增厚及实变为主要表现(图 6-1-15)。其表现和 HP 较难区分。

其他相关疾病还包括以下几种。肺泡蛋白沉积症一般表现为碎石路征,罕见情况下亦可表现为弥漫性 GGO(图 6-1-16)。大多数肺黏液型腺癌表现为实变伴磨玻璃影,较少情况下,仅见弥漫性 GGO(图 6-1-17)。肺黏液型腺癌的临床症状、影像学表现缺乏特异性,较易被误诊为感染,患者往往在接受多次抗感染治疗,而影像学检查中未见好转后,才被诊断为肺黏液型腺癌。但实际上,肺黏液型腺癌极易通过气道播散,延误诊断往往造成患者病灶范围的扩大。

3. 从 GGO 的分布入手

(1) 弥漫和叶段分布:感染性病变的 GGO 可表现为叶段分布或弥漫分布,一般而言,轻症、病变早期以叶段分布为主,重症、病变晚期以弥漫分布为主。

间质性肺疾病中,除 AIP 以弥漫分布为主外,其余病变都以叶段分布更多见。其他表现为弥漫性 GGO 的肺部疾病中,除成人呼吸窘迫综合征更倾向呈弥漫分布,肺泡蛋白沉积症、类脂性肺炎、肺黏液型腺癌以叶段分布更多见外,其余疾病也都是叶段分布和弥漫分布皆可出现。由此可见,叶段分布和弥漫分布 GGO 的疾病谱多有重合,该特征对鉴别诊断帮助并不大。

另外,表现为弥漫分布 GGO 者中有一组疾病,其表现为弥漫小叶(小叶中央)GGO 合并小叶中心结节,结节或小斑片影的边界模糊,密度较低,此类表现多见于肺泡性疾病,如过敏性肺炎、呼吸性细支气管炎-间质性肺疾病、滤泡性细支气管炎、急性肺泡出血、巨细胞病毒感染等。

(2) 外周和中央带分布为主:以外周分布为主的 GGO 多见于间质性肺疾病,包括非特异性间质性肺炎、脱屑性间质性肺炎及机化性肺炎等,以及部分病毒感染;中央带分布为主的 GGO 多见于肺泡性疾病,如肺水肿、肺泡出血、肺泡蛋白沉积症、Ⅰ 型过敏性肺炎等。

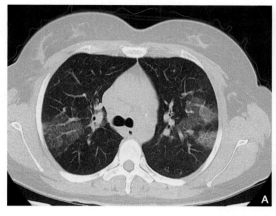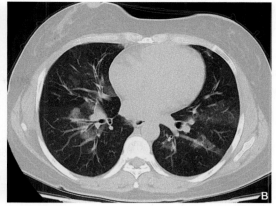

图 6-1-15 肺嗜酸性肉芽肿性多血管炎 CT 表现

患者女,45 岁;哮喘反复发作数月,行支气管灌洗发现嗜酸性粒细胞增多;临床诊断为肺嗜酸性肉芽肿性多血管炎。胸部 CT(A、B)显示两肺叶段分布磨玻璃影合并部分小叶间隔增厚。

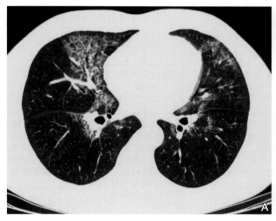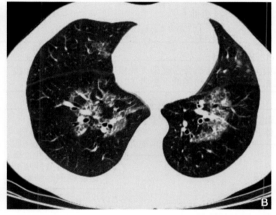

图 6-1-16 肺泡蛋白沉积症 CT 表现

患者男,60 岁,活动后气促 2 年;支气管肺泡灌洗液为乳白色,PAS(过碘酸希夫染色)阳性;临床诊断为肺泡蛋白沉积症。胸部 CT(A、B)显示两肺叶段分布磨玻璃影,其内小叶间隔增厚,呈碎石路征。

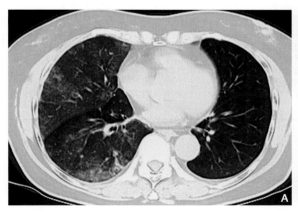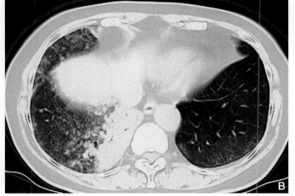

图 6-1-17 肺黏液型腺癌 CT 表现

患者女,57 岁,以咳嗽、气短、白色黏液痰 1 个月余为主诉入院;临床确诊为肺黏液型腺癌。胸部 CT(A、B)显示两肺多发叶段磨玻璃影,以右肺为主,右肺下叶叶段实变影。

(3)上野和下野分布为主:以下野分布为主的 GGO 多见于间质性肺疾病,包括非特异性间质性肺炎、脱屑性间质性肺炎及机化性肺炎。部分嗜酸性粒细胞性肺炎、呼吸性细支气管炎-间质性肺疾病、过敏性肺炎、结节病患者中,GGO 的分布以肺上野为主。类脂性肺炎的病变位置则与患者吸入体位有关。

4. 从合并的其他影像特征入手 其他影像学表现可以缩小鉴别诊断范围。例如,合并小叶间隔增厚,即碎石路征,提示肺泡蛋白沉积症、肺黏液型腺癌、类脂性肺炎、一些病毒感染及肺水肿等。对于免疫缺陷患者,特别是 HIV 感染患者,若 GGO 合并多发肺气囊,则是耶氏肺孢子菌肺炎的经典表现。GGO 合并纤维化等征象,如牵拉性支气管扩张、小叶结构变形及胸膜下线等,常见于间质性肺疾病、Ⅱ型过敏性肺炎等。GGO 合并马赛克灌注见于过敏性肺炎、机化性肺炎和部分累及小气道的间质性疾病,如脱屑性间质性肺炎和呼吸性细支气管炎-间质性肺疾病。GGO 合并左心增大,提示心源性肺水肿。

【疾病鉴别】

对于肺弥漫性 GGO,应在确认其为病理性 GGO 后,根据患者的临床信息、相关实验室检查、病灶的分布、合并征象等进行鉴别诊断,主要鉴别要点见图 6-1-18。

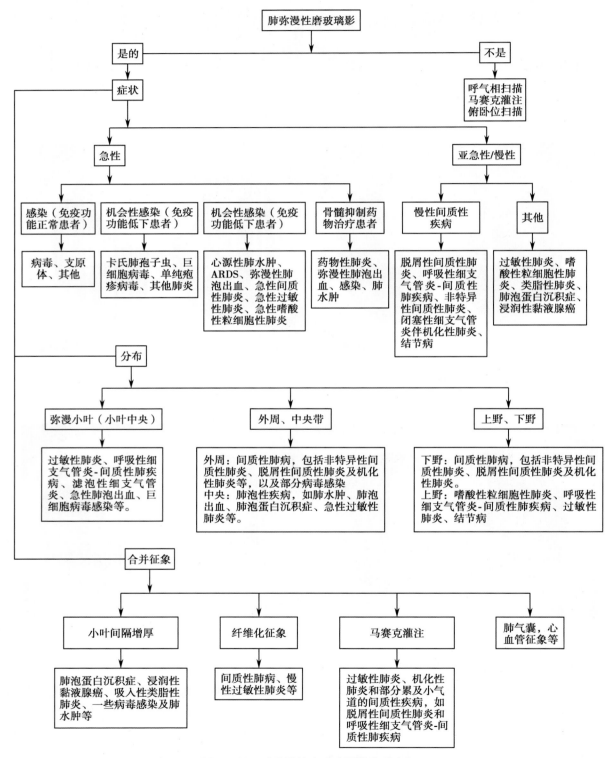

图 6-1-18　肺弥漫性磨玻璃影的鉴别诊断

（杨文洁）

二、碎石路征

【定义】

碎石路征（crazy paving pattern）又名铺路石征，是胸部薄层 CT 或高分辨率 CT（HRCT）上的一种特殊影像学征象,表现为在散在或弥漫分布的磨玻璃影基础上,出现小叶间隔或小叶内间隔增厚即网格影,因类似由石头或水泥块铺成的小路而得名。碎石路征可弥漫分布,但如碎石路征间杂正常肺组织且界限清晰锐利,则其呈地图状分布（图 6-1-19）。

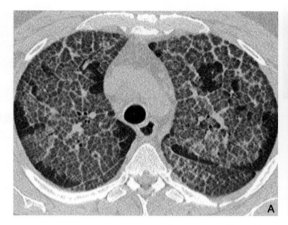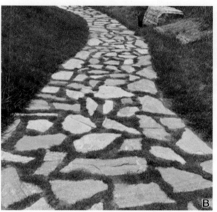

图 6-1-19　碎石路征 CT 与实景比较
A. 胸部 CT 显示双肺弥漫分布的磨玻璃影,其内小叶间隔和小叶内间隔增厚,类似于围成多边形的"碎路石",磨玻璃影与相邻正常肺组织界限清晰,呈地图状分布；B. 碎石铺成的小路。

【病理基础】

碎石路征为 Murch 等于 20 世纪 80 年代所报道的一种肺部非特异征象,最初,该征象被报道仅见于肺泡蛋白沉积症（pulmonary alveolar proteinosis, PAP）患者,但据目前文献报道,至少有 15 种肺部疾病可出现碎石路征。碎石路征的磨玻璃影反映出病变中有气腔或间质异常,网格影代表有小叶间隔增厚、小叶内间质增厚、不规则纤维化区。如 PAP,其病变通常以肺小叶为单位,小叶间隔的增厚在一定程度上限制了病变蔓延,使病变与周围正常肺组织间分界清楚,呈地图样。PAP 是由巨噬细胞功能受损使肺泡腔内肺表面活性物质清除率显著下降而引起的罕见疾病,分为先天性、原发性、继发性 3 种类型,不同病因所致 PAP 的典型病理改变均为肺表面活性物质如磷脂和脂蛋白在肺泡腔中部分充盈（肺泡腔内充盈嗜伊红细颗粒状蛋白性物质）,肺泡结构保留,肺泡隔淋巴细胞浸润、水肿、成纤维细胞增生及胶原沉积,形成小叶内间隔和小叶间隔增厚。其他出现碎石路征的间质性肺疾病也有相应病理改变,如耶氏肺孢子菌肺炎的肺泡腔充盈有细小空泡的嗜酸性物质伴相邻肺泡隔不同程度淋巴细胞及浆细胞浸润；病毒性肺炎主要表现为小叶间隔和小叶内间隔有大量单核细胞及淋巴细胞浸润；间质性肺水肿则主要表现为肺小血管与小气道周围以及肺小叶间隔中的水肿液积聚。

【征象描述】

1. **X 线表现**　该征象在胸部 X 线平片上难以显示,有时仅可表现为病变部位肺野呈模糊阴影；对于其细节和典型征象的显示,须依靠 CT 检查。

2. **CT 表现**　本征象应在薄层 CT 或 HRCT 上进行显示和观察,在一定范围的肺磨玻璃影的背景上,上述检查方法可清晰显示其中增厚的小叶间隔,这些小叶间隔将该磨玻璃影分隔成许多小方块或多角形的结构,类似用碎石块铺成的人行步道一样（图 6-1-19）,故形象地称之为"碎石路征"。当肺泡腔中气体含量轻微减少,气腔被液体、细胞或其他物质部分填充,伴肺泡壁增厚或间质增厚时,在 HRCT 上就会形成磨玻璃影伴网格状阴影,其中组成碎石路征的网格反映的是小叶间隔增厚、小叶内间隔/间质增厚或物质于腺泡边缘呈线性沉积。碎石路征是 PAP 十分典型的影像学表现,绝大部分 PAP 患者均会出现碎石路征（图 6-1-20～图 6-1-22）。但碎石路征并非 PAP 的特异性影像学征象,其还可见于其他肺部疾病,如肺出血、肺水肿、耶氏肺孢子菌肺炎（图 6-1-23）、病毒性肺炎（图 6-1-24）等。

【相关疾病】

碎石路征是 PAP 十分典型的影像学表现,患者的血液及支气管肺泡灌洗液中抗粒细胞-巨噬细胞集落刺激因子（GM-CSF）抗体阳性和 PAS 阳性对诊断 PAP 具有高度灵敏度和特异度。除 PAP 外,其他

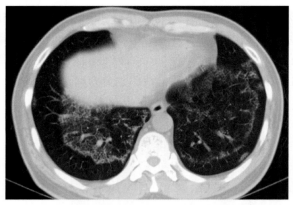

图 6-1-20　肺泡蛋白沉积症(PAP)CT 表现

患者男,41 岁,临床诊断为 PAP。胸部 CT 示双肺弥漫分布的斑片状磨玻璃影,其内小叶内间隔和小叶间隔增厚,呈碎石路征改变,磨玻璃影与相邻正常肺组织界限清晰。

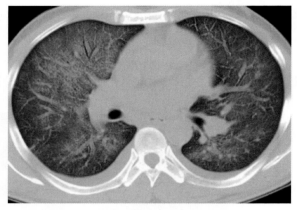

图 6-1-23　耶氏肺孢子菌肺炎 CT 表现

患者男,49 岁,慢性粒细胞白血病 2 年余,确诊耶氏肺孢子菌肺炎。胸部 CT 示以肺门为中心的双肺弥漫性磨玻璃影,其内小叶间隔增厚,呈碎石路征改变;两侧胸腔见少量积液。

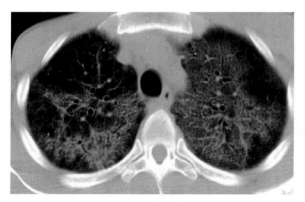

图 6-1-21　PAP 中碎石路征 CT 表现

患者男,20 岁,临床诊断为 PAP。胸部 CT 示双肺弥漫分布的斑片状磨玻璃影,其内小叶内间隔和小叶间隔增厚,呈碎石路征改变。

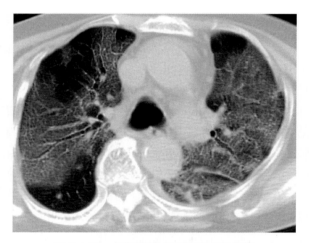

图 6-1-24　新型冠状病毒感染 CT 表现

患者女,85 岁,确诊新型冠状病毒感染。CT 显示双肺弥漫性磨玻璃影及其内小叶间隔增厚,呈碎石路征改变,病灶以胸膜下分布为著。

肺部疾病如感染性疾病、肿瘤性疾病、误吸性疾病、特发性疾病或血液性疾病等亦可出现碎石路征。具体疾病谱分为急性疾病如肺水肿、肺部感染(支原体感染、病毒感染、耶氏肺孢子菌肺炎)、急性呼吸窘迫综合征、肺泡出血综合征、急性间质性肺炎、急性嗜酸性粒细胞性肺炎,慢性疾病如肺泡蛋白沉积症、非特异性间质性肺炎(NSIP)、普通型间质性肺炎(UIP)、肿瘤(肺黏液型腺癌、血液系统恶性肿瘤)、脂性肺炎、机化性肺炎、慢性嗜酸性粒细胞性肺炎。

【分析思路】

碎石路征是一种特殊但不特异的影像学征象,可见于多种肺部疾病。另外,碎石路征既可表现为典型的双肺弥漫性分布,也可在单独肺野局限出现,

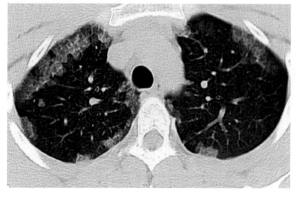

图 6-1-22　PAP 中碎石路征 CT 表现

患者男,30 岁,临床诊断为 PAP。胸部 CT 示双肺弥漫多发胸膜下地图样分布的斑片状磨玻璃影,其内小叶内间隔和小叶间隔增厚,磨玻璃影与相邻正常肺组织界限清晰,呈碎石路征改变。

可为唯一的影像学表现,也可伴随其他影像学征象。因此,分析思路上要把握碎石路征在各种疾病中出现的部位及其他伴随影像学表现,再密切结合病史及起病快慢等,这样才有助于缩小碎石路征的诊断和鉴别诊断范围。具体分析思路如下。

第一,分析碎石路征的分布。比如肺水肿的碎石路征以肺门为中心于两侧肺对称分布,形如蝶翼状(蝶翼征),有向下垂部分的分布倾向;耶氏肺孢子菌肺炎的碎石路征中的典型者位于肺门旁或上野;特发性间质性肺炎如 NSIP 和 UIP 的碎石路征以胸膜下分布多见;放射性肺炎的碎石路征的分布与放射野有关。

第二,分析碎石路征伴随的其他影像学征象。例如,肺水肿病灶变化快,常伴心影增大及胸腔积液;耶氏肺孢子菌肺炎病变以磨玻璃影为主,肺气囊表现典型;肺黏液型腺癌伴有较密实的结节或实变,部分可见空泡征或支气管充气征。

第三,对于影像学表现,须密切结合临床背景、起病快慢和实验室检查进行综合分析。比如 PAP 患者的临床表现和影像学表现不平衡(临床症状轻而影像学表现重);耶氏肺孢子菌肺炎常见于免疫力低下人群,尤其是 HIV 患者,耶氏肺孢子菌对磺胺类药物敏感,该病临床症状重而影像学表现轻;肺水肿患者多有心力衰竭临床表现,治疗后肺水肿消退快;肺出血患者在短期复查中亦可见出血较快吸收,并且多有咯血史。

【疾病鉴别】

碎石路征可为肺实质来源的,也可为肺间质来源的,须密切结合临床背景、起病快慢、伴随影像学征象、实验室检查及随访观察中的动态性变化等诊断线索进行综合分析,少数病例须通过活检才能明确诊断。具体鉴别要点见表 6-1-2。

表 6-1-2　碎石路征的鉴别诊断

疾病	起病	临床表现	影像学表现特点
肺水肿	急性	心脏病史,呼吸困难,胸闷	蝶翼征,重力分布区,伴心影增大及胸腔积液
呼吸窘迫综合征	急性	持续低氧血症、发绀	双肺弥漫性病变,与肺水肿相似
急性间质性肺炎	急性	咳嗽、呼吸困难	斑片或弥漫性分布,可伴实变
肺出血	急性	反复咯血	斑片或弥漫性分布,短期复查吸收快
病毒性肺炎	急性	发热、咳嗽	双肺下叶及胸膜下分布为主
耶氏肺孢子菌肺炎	急性	常见于免疫功能低下或免疫缺陷患者	对称性或弥漫性分布,可出现肺气囊
急性嗜酸性粒细胞性肺炎	急性	发热,低氧血症,激素治疗后迅速改善,少复发	弥漫性分布,可出现胸腔积液
慢性嗜酸性粒细胞性肺炎	慢性	血嗜酸性粒细胞增多;激素治疗有效,停药复发	主要分布于肺外周,呈反肺水肿征
肺泡蛋白沉积症	慢性	渐进性呼吸困难及干咳无痰,临床与影像不符(临床轻、影像重)	以肺门为中心蝶翼状对称分布、地图状,胸膜下病变轻
非特异性间质性肺炎(NSIP)	慢性	咳嗽或呼吸困难	下叶分布,胸膜下不受累,可见牵拉性支气管扩张
药物相关肺炎	慢性	与化疗或免疫治疗药物相关	双肺弥漫性分布
放射性肺炎	慢性	放射治疗史	早期表现,与放射野分布一致
肺黏液型腺癌	慢性	咳嗽、咯白色黏液痰、胸闷气促,体重减轻	弥漫性、斑片状或大叶性病变,可见支气管充气征和空泡征
脂性肺炎	慢性	脂类物质接触史	双肺、段/叶分布,其内见实变灶且出现脂肪密度成分
机化性肺炎	慢性	隐源性或继发性	中下肺野胸膜下或沿支气管血管束分布,可见支气管充气征或反晕征

(林　艳)

第二节 肺实变影

一、蝶翼征状肺实变

【定义】

肺实变影,即气腔实变,是指液体、蛋白质、细胞或其他物质充填于呼吸性细支气管和肺泡内,使呼吸性细支气管和肺泡内气体减少或者消失的征象。蝶翼征状肺实变是指多发肺实变主要分布于肺中央区域,肺周边区域相对清晰,肺实变影呈蝶翼样。

【病理基础】

很多疾病可导致蝶翼征状肺实变,这些疾病的病理基础各有不同。①肺水肿(pulmonary edema,PE)导致的肺实变,其病理改变早期表现为间质性肺水肿,随着液体外渗进入肺泡则出现肺泡性肺肿。②成人急性呼吸窘迫综合征(acute respiratory distress syndrome,ARDS)导致的肺实变,其病理改变为肺间质和肺泡充血水肿(非心源性肺水肿)、肺透明膜形成、Ⅱ型肺泡细胞增生,严重者可出现肺纤维化。③急性间质性肺炎(acute interstitial pneumonia,AIP)导致的肺实变,其在发病1周内的病理改变多为间质性/肺泡性肺水肿、炎症细胞浸润,透明膜形成;在发病2~3周时,出现机化、纤维化,与肺水肿、炎症细胞浸润、透明膜形成并存;在发病3周以后则主要表现为纤维化。

【征象描述】

1. **X线表现** 多发的肺密度增高影主要分布于肺中央区域,病变内的肺血管被掩盖,双肺尖、肺底及肺周边相对正常,肺实变影呈蝶翼样。

2. **CT表现** 蝶翼征状肺实变的胸部CT表现与X线表现相似,CT可清晰显示肺实变的范围、形态,并且可突出显示一些伴随征象:①肺小叶性、节段性或大叶性肺实变常混合存在;②多数肺实变影边界模糊;③肺实变内可见支气管充气征;④肺叶体积不变;⑤CT血管造影征,即胸部CT增强扫描显示肺血管走行于肺实变间;⑥可伴有支气管血管束增粗、小叶间隔或小叶内间质增厚;⑦可伴有纵隔淋巴结肿大、心影增大、胸腔积液等(图6-2-1)。

【相关疾病】

肺水肿、成人急性呼吸窘迫综合征、急性间质肺炎等疾病可导致蝶翼征状肺实变。肺水肿是指肺部血管外液体过多积聚。充血性心力衰竭可导致心源

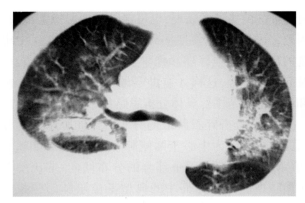

图6-2-1 肺水肿的CT表现

患者女,34岁,急性肾衰竭。CT肺窗图像示双肺实变和磨玻璃影,呈中央型分布,双侧少量胸腔积液。

性肺水肿,肾衰竭、ARDS、高原性缺氧、颅脑损伤、药物(二乙酰吗啡、细胞因子等)等均可以引起非心源性肺水肿。ARDS是指严重感染、创伤、烧伤、休克等导致的以肺毛细血管内皮损伤为基础的临床综合征。AIP是一种无病因可循的、突发的、快速进展为重度呼吸衰竭的间质性肺疾病。患者常因呼吸衰竭而在短期内死亡。AIP的临床特点和病理改变与ARDS相似。

【分析思路】

第一步,先要认识蝶翼征状肺实变,其就是以肺门为中心的实变影,外周、上下肺野可不受累或轻度受累。

第二步,识别其是否伴随有其他异常征象。心源性肺水肿常伴有套袖样改变、肺小叶间隔增厚、心影增大和胸腔积液等征象,神经源性肺水肿、高原肺水肿等多不伴有套袖样改变、肺小叶间隔增厚、心影增大和胸腔积液等征象。

第三步,了解患者的临床表现、实验室检查结果等临床特点。夜间阵发性呼吸困难或端坐呼吸是心源性肺水肿的典型症状;肾源性肺水肿患者有肾脏基础疾病的相应症状;神经源性肺水肿通常在中枢神经系统受损后数分钟至1d内发病;ARDS表现为突发呼吸困难、发绀,伴有原发疾病的临床特点;AIP发病初期多表现为流行性感冒样症状,很快进展为重度呼吸困难,患者无基础疾病病史。心源性肺水肿患者的血浆脑钠肽水平升高,PaO_2 和 $PaCO_2$ 不同程度降低;肾源性肺水肿患者的血尿素氮(BUN)、肌酐(Cr)升高;ARDS患者的 PaO_2 不同程度降低,氧合指数≤300mmHg;AIP患者的血气分析显示为Ⅰ型呼吸衰竭。

【疾病鉴别】

对于蝶翼征状肺实变的诊断与鉴别诊断,须结

合伴发的其他影像学征象、患者的临床特点、实验室检查等,依照一定流程进行综合分析判断。

1. 基于临床特点的鉴别诊断流程图 见图 6-2-2。

2. 蝶翼征状肺实变在几种不同常见疾病中的主要鉴别诊断要点 见表 6-2-1。

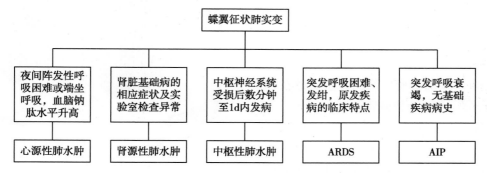

图 6-2-2 基于临床特点的蝶翼征状肺实变鉴别诊断流程图

表 6-2-1 蝶翼征状肺实变在不同疾病中的鉴别诊断要点

疾病	蝶翼征状肺实变特点	伴随征象
心源性肺水肿	肺实变出现快、消散快,经有效治疗后 1~2d 内病变显著减少	伴有磨玻璃影;常伴有套袖样改变及肺小叶间隔增厚;多伴有心影增大和胸腔积液等
肾源性肺水肿	利尿、透析后短期内病变明显减少	伴有磨玻璃影;早期无明显肺血流再分配现象
神经源性肺水肿	在发病后 2~3d 内肺实变减少,若中枢神经系统损伤不缓解则病变持续存在或者进展	伴有磨玻璃影;多不伴有套袖样改变、肺小叶间隔增厚、心影增大和胸腔积液
成人 ARDS	发病 1 周内:斑片状肺实变始于肺周边,很快融合而呈蝶翼状或弥漫分布;重力依赖性分布特点:仰卧位时近腹侧的肺相对正常;磨玻璃影位于肺中部,肺实变位于肺背侧	伴有磨玻璃影;发病 1 周后可出现肺小叶间隔增厚、粗网状阴影、肺囊状气腔、肺大疱、气胸等
AIP	发病 1 周内,斑片状肺实变很快融合而呈蝶翼状或弥漫分布;病变分布范围和病变严重程度从胸壁侧胸膜下、叶间胸膜下到纵隔胸膜下有逐渐减少的趋势;病变与正常肺组织的界限相对清晰 发病 2~3 周,肺实变有从双肺中下部向双肺上部、从胸膜下向肺中轴部蔓延的趋势;病变与残存的正常肺小叶间界限相对清晰,常呈地图样表现	伴有磨玻璃影;发病 2~3 周出现小叶间隔和小叶内间质光滑增厚;可出现轻度支气管扩张 发病 3 周以后,牵拉性支气管扩张非常明显,且可呈串珠样;可出现蜂窝影;肺结构扭曲

二、弥漫分布肺实变

【定义】

弥漫分布肺实变是指多发肺实变弥漫、对称分布于肺内。

【病理基础】

很多疾病可导致弥漫分布肺实变,这些疾病的病理基础各有不同。①肺泡蛋白沉积症(pulmonary alveolar proteinosis,PAP)导致的肺实变,其病理改变为肺泡腔内积聚的颗粒状或块状的肺表面活性物质富含黏蛋白及脂质,PAS 呈阳性,阿尔辛蓝染色呈阴性。通常,肺实质结构正常,小叶内间隔及肺泡壁正常或有轻度水肿、淋巴细胞浸润和巨细胞浸润,间质纤维化少见。②肺出血肾炎综合征(Goodpasture syndrome)导致的肺实变,其病理学表现为肺泡毛细血管炎引起的弥漫性肺出血。③淋巴瘤,其中,霍奇金淋巴瘤和非霍奇金淋巴瘤都可累及肺,以非霍奇金淋巴瘤更多见,肺原发性淋巴瘤多为非霍奇金淋巴瘤中的黏膜相关淋巴组织淋巴瘤(MALT 淋巴瘤)。④弥漫型肺癌,多为肺黏液型腺癌,其所导致的肺实变的病理改变为癌细胞沿肺泡壁排列、匍匐性生长、产生黏液并充填于肺泡腔,或者肿瘤细胞沿支气管播散、肿瘤多中心起源而导致多发性肺实变。⑤细菌性肺炎导致的肺实变的病理改变为炎症细胞浸润、肺泡腔充填水肿液,可出现液化、坏死;真菌性肺炎导致的肺实变的病理改变为炎症细胞浸润、肺出血、肺梗死、肉芽肿性血管炎、液化、坏死等;结核导致的肺实变的病理改变为坏死性肉芽肿性炎、干酪样坏死。⑥显微镜下多血管炎（microscopic poly-angitis，MPA）、肉芽肿性多血管炎（granulomatosis with polyangitis，GPA）导致的肺实变的病理改变主要为坏死性血管炎，GPA常伴有呼吸道坏死性肉芽肿；白塞综合征导致的肺实变的病理改变主要为肺出血、肺梗死。

【征象描述】

1. **X线表现** 多发肺密度增高影主要散在、对称分布于肺内，肺实变内的肺血管被掩盖。

2. **CT表现** 弥漫分布肺实变的胸部CT表现与其X线表现相似，CT可清晰显示肺实变的范围、形态，并且可突出显示一些伴随征象。①肺小叶性、节段性或大叶性肺实变常混合存在（图6-2-3）；②多数肺实变边界模糊；③肺实变内支气管充气征：当肿瘤、黏液或血液充填支气管时则不可见；④肺叶体积不变，但肺炎克雷伯菌肺炎、肺癌等引起的肺实变可使肺叶体积轻度增大；⑤CT血管造影征；⑥可伴有小叶中心结节、肺结节或空洞结节（图6-2-4）；⑦可伴有肺气囊、气液囊腔（图6-2-5）；⑧可伴有牵拉性支气管扩张（图6-2-6）；⑨可伴有小叶间隔/小叶内间质增厚、支气管血管束增粗或蜂窝征（图6-2-7）；⑩可伴有纵隔淋巴结肿大、心影增大、胸腔积液等。

【相关疾病】

肺泡蛋白沉积症、肺出血肾炎综合征、淋巴瘤、肺癌、肺炎等疾病可导致弥漫分布肺实变。PAP是指由细支气管及肺泡腔内积聚大量肺表面活性物质，严重影响肺通气和肺换气功能，所致的一种不明原因且发病机制不清的肺部疾病。抗肾小球基底膜病又称为肺出血肾炎综合征，反复肺出血、肾小球肾炎和循环中存在抗肾小球基底膜抗体是其典型特征，免疫荧光检查显示肾小球和肺泡毛细血管壁有

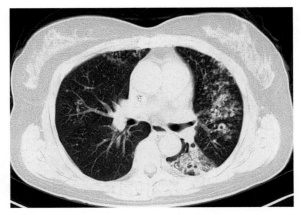

图6-2-4 肺炎型肺癌的CT表现
患者女，53岁，临床诊断为肺癌。CT肺窗图像示左肺多发斑片状和大片状肺实变，伴双肺边缘模糊的肺结节，肺实变和肺结节内可见空洞。

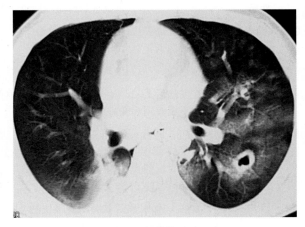

图6-2-5 肺撕裂伤的CT表现
患者男，23岁，车祸后，肺撕裂伤。CT肺窗图像示双肺多发斑片状肺实变和磨玻璃影，多位于脊柱旁和胸后部，伴左肺多发囊腔。

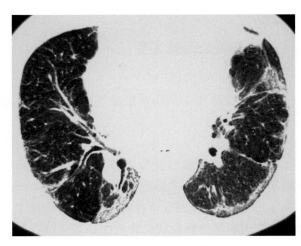

图6-2-6 结缔组织病相关间质性肺炎CT表现
患者男，61岁，临床诊断结缔组织病相关间质性肺炎。CT肺窗图像示双肺多发斑片状肺实变位于胸膜下或沿支气管血管束分布，内见牵拉性支气管扩张，伴小叶内间质增厚。

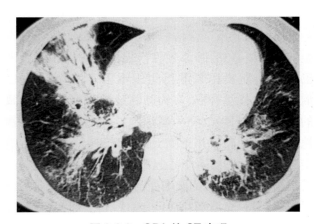

图6-2-3 GPA的CT表现
患者女，36岁，临床诊断为GPA。CT肺窗图像示双肺多发大片状肺实变，内见支气管充气征，伴双肺多发结节。

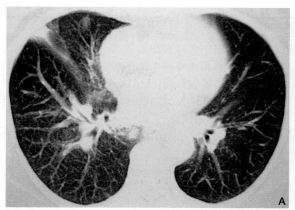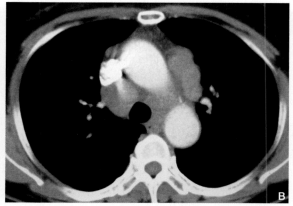

图 6-2-7　结节病的 CT 表现

患者女,56 岁,临床诊断为结节病。A. CT 肺窗图像示右肺斑片状肺实变及右肺小结节伴右肺支气管血管束增粗;B. CT 增强扫描纵隔窗图像示纵隔多发肿大淋巴结。

线性染色。霍奇金淋巴瘤和非霍奇金淋巴瘤都可累及肺,以非霍奇金淋巴瘤更多见,肺原发性淋巴瘤多为非霍奇金淋巴瘤中的黏膜相关淋巴组织淋巴瘤(MALT 淋巴瘤),肺原发性淋巴瘤不引起纵隔淋巴结肿大。弥漫型肺癌多分泌黏液,经气道播散、形成多发实变,可伴磨玻璃影和小结节。MPA、GPA 属于小血管炎中的抗中性粒细胞胞质抗体(ANCA)相关血管炎,MPA 是肺出血肾炎综合征最常见的原因,GPA 常造成气道、肾脏等多脏器受累。白塞综合征是系统性血管炎的一种,多累及肺大、中、小血管。

【分析思路】

第一步,先要认识弥漫分布肺实变。

第二步,识别其是否伴随有其他异常征象。PAP 的典型表现为地图样"碎石路征",一般不伴有蜂窝影、牵拉性支气管扩张、胸腔积液、淋巴结肿大等;肺淋巴瘤常伴有多发肺结节、肿块、胸部淋巴结肿大等;弥漫型肺癌常伴有叶间裂膨隆、边界模糊的肺结节;细菌性和真菌性肺炎常伴有多发肺结节、空洞;病毒性肺炎以及肺孢子菌肺炎伴有多发斑片状

或大片状磨玻璃影;GPA 伴有多发肺结节、空洞;白塞综合征常伴有肺动脉瘤、血栓。

第三步,了解患者的临床表现、实验室检查结果等临床特点。抗 GM-CSF 抗体阳性、血清乳酸脱氢酶升高常见于 PAP;咯血、蛋白尿、血尿、细胞/颗粒管型尿、血抗肾小球基底膜抗体阳性常见于肺出血肾炎综合征;发热、咳嗽、咳痰是肺炎的典型临床表现;肺淋巴瘤常无症状或表现为全身症状;弥漫型肺癌常无症状或表现为慢性咳嗽、咳大量白色泡沫样痰;MPA、GPA 常伴有肾损害、ANCA 阳性;复发性口腔溃疡、复发性生殖器溃疡、葡萄膜炎和视网膜血管炎是白塞综合征的典型表现。

【疾病鉴别】

对于弥漫分布肺实变的诊断与鉴别诊断,须结合伴发的其他影像学征象、患者的临床特点、实验室检查等,依照一定流程进行综合分析判断。

1. 基于临床特点的鉴别诊断流程图　见图 6-2-8。

2. 弥漫分布肺实变在几种不同常见疾病中的主要鉴别诊断要点　见表 6-2-2。

表 6-2-2　弥漫分布肺实变在不同疾病中的鉴别诊断要点

疾病	弥漫分布肺实变的特点	伴随征象
PAP	病变与正常肺界限清晰,呈"地图样"分布特点,治疗后的残存病变仍与正常肺界限清晰	多以磨玻璃影为主;小叶间隔或小叶内间质光滑的增厚,与磨玻璃影背景构成碎石路征
肺出血肾炎综合征	肺实变中央密度较高且边缘模糊	多伴有磨玻璃影;出血吸收期在病变背景上出现散在分布的小叶中心结节和细网状影
肺淋巴瘤	斑片状或大片状肺实变,内可见支气管充气征	可伴有磨玻璃影、多发肺结节、肿块;可伴有支气管血管束增粗、肺小叶间隔增厚、胸部淋巴结肿大;胸膜很少受累
弥漫型肺癌	肺实变可融合,内可无支气管充气征,内可见"CT 血管造影征"	多伴有磨玻璃影;叶间裂膨隆;常伴有边界模糊的肺结节;可伴有支气管血管束增粗或肺小叶间隔增厚

续表

疾病	弥漫分布肺实变的特点	伴随征象
肺炎	斑片状或大片状肺实变,内可见支气管充气征,也可见空洞形成	细菌性肺炎常伴有肺结节、含气-液平面的空洞,金黄色葡萄球菌性肺炎可伴有肺气囊,肺炎克雷伯菌肺炎可伴有叶间裂膨隆征,结核感染多伴空洞和沿支气管播散的簇状结节;真菌性肺炎常伴有环以晕征的肺结节、不规则的空洞
MPA	弥漫分布或外周分布肺实变	伴磨玻璃影;可伴有肺小叶间隔增厚、肺小叶内间质增厚
GPA	沿支气管血管束分布或弥漫分布肺实变	伴有多发肺结节或肺肿块,内可见空洞;可伴有支气管管壁增厚
白塞综合征	斑片状或大片状肺实变	伴有磨玻璃影;伴有肺动脉瘤,多为叶间动脉动脉瘤,肺叶、段动脉较少被累及;肺动脉瘤内和远侧血管内可见血栓;受累血管壁增厚且有强化;可伴有大静脉血栓,特别是头臂静脉、锁骨下静脉、上腔静脉血栓

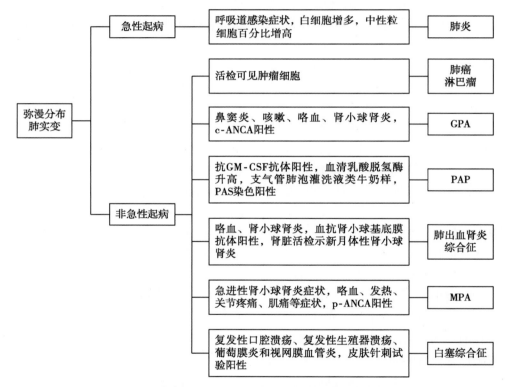

图 6-2-8　基于临床特点的弥漫分布肺实变鉴别诊断流程图

c-ANCA:抗中性粒细胞胞质抗体(胞质型);GM-CSF:粒细胞-巨噬细胞集落刺激因子;PAS:过碘酸希夫染色;p-ANCA:抗中性粒细胞胞质抗体(核周型);GPA:肉芽肿性多血管炎;PAP:肺泡蛋白沉积症;MPA:显微镜下多血管炎。

三、外周分布肺实变

【定义】

外周分布肺实变是指多发肺实变主要分布于肺周边区域,肺中央区域相对正常。

【病理基础】

很多肺部疾病可导致外周分布肺实变,但其病理生理基础各有不同。①创伤性肺损伤,其所导致的肺实变的病理表现为肺泡出血、间质性肺水肿以及肺不张。②特发性或继发性间质性肺炎,其所导致的肺实变的病理改变为肺泡和小支气管腔内机化性炎症,以及小支气管闭塞;类风湿关节炎、系统性红斑狼疮、多发性肌炎/皮肌炎等结缔组织病相关间质性肺炎(继发性间质性肺炎)导致的肺实变,其病理改变以 NSIP、OP 较为多见。③慢性嗜酸性粒细胞性肺炎(chronic eosinophilic pneumonia,CEP)导致的肺实变,其典型病理改变为肺泡和肺间质有嗜酸性粒细胞浸润,伴有巨噬细胞、淋巴细胞和浆细胞浸润,肺泡壁结构破坏。部分患者合并阻塞性细支气管炎,部分患者合并非坏死性小血管炎,少数患者合并嗜酸性小脓肿、非干酪样肉芽肿。④化学性肺炎,其所导致的肺实变的典型病理改变为局灶性和大片肺水肿伴肺泡内充填富含蛋白质的液体,透明膜形成。肺损伤程度与误吸物的量和 pH 有关。⑤放射性肺病,其是一个连续过程,不同时间段间的组织病理学异常无明显间隔。放射性肺病导致的肺实变,其在放射治疗结束后 2 个月内的病理表现为放射性肺炎,在放射治疗结束后 9~12 个月的病理表现为放射性肺纤维化。⑥肺栓塞(PE)导致的肺实变的典型病理改变为各种栓子突然阻塞肺动脉系统血流,引起肺急性缺血、梗死。⑦嗜酸性肉芽肿性多血管炎(EGPA)导致的肺实变的病理改变主要为坏死性血管炎,常伴有血管外肉芽肿性炎。⑧结节病导致的肺实变的病理改变主要为微小肉芽肿、活动性肺泡炎。

【征象描述】

1. **X 线表现**　多发的肺密度增高影主要分布于肺周边区域,肺中央区域相对正常,肺实变内的肺血管被掩盖。

2. **CT 表现**　外周分布肺实变的胸部 CT 表现与其 X 线表现相似,CT 可清晰显示肺实变的范围、形态,并且可突出显示一些伴随征象:①肺小叶性、节段性或大叶性肺实变常混合存在;②多数肺实变边界模糊,外伤者可出现囊腔影(图 6-2-5);③肺实变内支气管充气征和/或牵拉性支气管扩张(图 6-2-6);④肺叶体积不变;⑤CT 血管造影征,栓塞的肺动脉可不显示;⑥可伴有小叶中心结节、肺结节;⑦可伴有小叶间隔/小叶内间质增厚、支气管血管束增粗或蜂窝征(图 6-2-7);⑧可伴有肺门、纵隔淋巴结肿大(图 6-2-7)。

【相关疾病】

创伤性肺损伤、特发性或继发性间质性肺炎、慢性嗜酸性粒细胞性肺炎、化学性肺炎、肺栓塞、肺小血管炎等疾病可导致外周分布肺实变。车祸、挤压伤、爆炸、刀伤等引起的创伤性肺损伤常合并胸壁骨折、血/气胸、心包损伤和心脏损伤等,大多数肺挫伤在 72h 内开始吸收,10~14d 内在胸片上消失。特发性间质性肺炎(如 iNSIP、COP)或结缔组织病相关间质性肺炎(继发性间质性肺炎)的影像学表现缺乏特异性,且异病同影,对于其疾病诊断,须结合临床特点、影像学表现、实验室检查、病理学表现综合得出。慢性嗜酸性粒细胞性肺炎属于嗜酸性粒细胞性肺病,病程相对较长。吸入性肺炎是指吸入牛奶、胃酸、矿物油及不稳定碳氢化合物等造成的急性肺损

伤,酗酒、消耗性疾病、意识丧失、咽部结构异常或食管结构异常等是误吸性肺炎的易患因素。对胸部恶性肿瘤进行放射治疗时,会造成放射性肺病。放射性肺病通常发生于放射总剂量大于 60Gy 的患者,而小于 20Gy 的患者很少发生该病。PE 包括肺血栓栓塞症(pulmonary thromboembolism, PTE)、脂肪栓塞、肿瘤栓塞等。绝大多数急性 PTE 患者的栓子在 1~3 周内吸收,极少数患者的栓子不能完全吸收,并且沿着血管壁机化或者部分再通形成慢性 PTE。绝大多数 PE 患者具有危险因素,绝大多数 PTE 病例中的栓子源于腘静脉、股静脉、髂静脉等下肢深静脉,感染性心内膜炎、脓毒性血栓性静脉炎、牙源性感染等是脓毒性肺栓塞的栓子主要来源,脂肪栓塞常见于严重骨骼外伤(骨盆、股骨或胫骨等骨折)、骨科手术(大关节置换术等)、严重烧伤等患者,肺癌、肾癌、肝癌等易形成较小的肺血管瘤栓并阻塞肺微血管。EGPA 过去又被称为 Churg-Strauss 综合征,属于小血管炎中的抗中性粒细胞胞质抗体(ANCA)相关血管炎。结节病为多系统性疾病,易累及肺、淋巴结、眼、皮肤等。

【分析思路】

第一步,先要认识外周分布肺实变。

第二步,识别其是否伴随有其他异常征象。PAP 最典型的表现为碎石路征;肺淋巴瘤常伴有多发肺结节、肿块、纵隔淋巴结肿大等;弥漫型肺癌常伴有叶间裂膨隆、边界模糊的肺结节;细菌性和真菌性肺炎常伴有多发肺结节、空洞;GPA 伴有多发肺结节、空洞;白塞综合征常伴有肺动脉瘤、血栓;结节病常伴有肺门淋巴结肿大、纵隔淋巴结肿大、"星系征"。

第三步,了解患者的临床表现、实验室检查结果等临床特点。外伤后出现胸痛、胸闷、咳嗽、咯血、气促,严重者可出现呼吸困难、发绀、心动过速、血压下降等症状,此类表现常见于创伤性肺损伤;渐进性呼吸困难、咳嗽、疲劳等是特发性间质性肺炎和结缔组织病伴发间质性肺炎的常见症状,结缔组织病患者有自身免疫指标异常;放射性肺病患者有放射治疗史;CEP 患者常有变应性鼻炎病史、发作性哮喘病史、外周血嗜酸性粒细胞增高;误吸性肺炎患者常常有误吸病史;突发呼吸困难、呼吸急促(频率大于 20 次/min)、胸痛是急性 PTE 的典型临床表现;脓毒性肺栓塞常伴有败血症表现;肺脂肪栓塞多于创伤后 12~24h 内出现症状;肺肿瘤患者出现呼吸困难、低氧血症可能提示肺肿瘤栓塞;结节病患者常有皮肤红斑或冻疮样狼疮,克韦姆试验(Kveim test)阳性,T 淋巴细胞增多。

【疾病鉴别】

对于外周分布肺实变的诊断与鉴别诊断,须结合伴发的其他影像学征象、患者的临床特点、实验室检查等,依照一定流程进行综合分析判断。

1. **基于临床特点的鉴别诊断流程图** 见图6-2-9。

2. **外周分布肺实变在几种不同常见疾病中的主要鉴别诊断要点** 见表6-2-3。

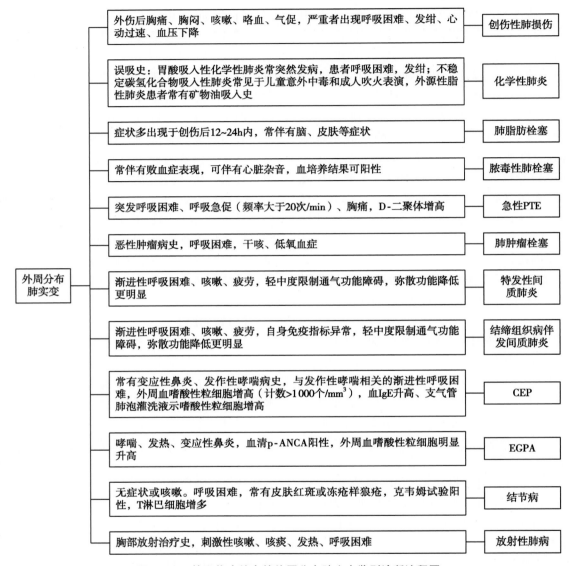

图 6-2-9 基于临床特点的外周分布肺实变鉴别诊断流程图
p-ANCA:抗中性粒细胞胞质抗体(核周型);PTE:肺血栓栓塞症;CEP:慢性嗜酸性粒细胞性肺炎;EGPA:嗜酸性肉芽肿性多血管炎。

表 6-2-3 外周分布肺实变在不同疾病中的鉴别诊断要点

疾病	外周分布肺实变特点	伴随征象
创伤性肺损伤	多位于胸后部的肋骨下、椎体旁等骨性结构周围,分布特点与受伤部位有关;若支气管充盈大量血液则肺实变内无支气管充气征;创伤后 12~24h 内病变呈持续进展	磨玻璃影最早出现,逐渐演变为肺实变;伴有肺含气囊腔或肺含气-液平面囊腔,则有肺撕裂伤
机化性肺炎	位于胸膜下或沿支气管血管束分布,内见支气管充气征和/或轻度支气管扩张;具有游走性	可伴发或仅表现为沿支气管血管束分布的肺实变,部分病变呈反晕征
CEP	多位于双肺上、中部胸膜下,呈"镜像肺水肿",边缘模糊	伴有磨玻璃影;通常无明显纤维化、肺结构扭曲、胸腔积液;消退期可见平行于胸膜的线状、条索状实变

续表

疾病	外周分布肺实变特点	伴随征象
误吸性肺炎	发病部位与误吸时体位有关;病变在1周内快速好转,少数出现恶化;外源性脂性肺炎的肺实变内有局灶性脂肪密度影	伴有磨玻璃影、边界模糊的小叶中心结节
肺栓塞	急性PTE:肺实变多呈以胸膜为基底、尖端指向肺门的楔形;肺脂肪栓塞:外周分布或弥漫分布肺实变,病变不会在创伤后立即出现;脓毒性肺栓塞:结节状或斑片状肺实变,边缘模糊;肺肿瘤栓塞:斑片状肺实变	急性PTE伴有血管内完全性或部分充盈缺损(即对比剂包绕血管中央或周边的低密度区);肺脂肪栓塞常伴有磨玻璃影、边界模糊的小叶中心结节;脓毒性肺栓塞易伴有空洞、磨玻璃影;肺肿瘤栓塞常伴有小叶中心结节、树芽征,伴有中央肺动脉充盈缺损,周边肺动脉呈结节状或串珠样增粗
EGPA	具有游走性	伴有小叶间隔增厚;可伴有小叶中心结节;伴有支气管管壁增厚或支气管扩张
结节病	为多发小结节融合,内见支气管充气征	伴有沿支气管血管束、小叶间隔、胸膜下分布的弥漫性微小结节,以肺中上部分布为重;可伴有"星系征";常伴有肺门、纵隔淋巴结肿大;可伴有肺小叶间隔增厚、支气管血管束增粗
放射性肺病	内见支气管充气征,边缘与放射治疗的放射野一致,无正常解剖学边界	放射治疗结束2个月内常伴有磨玻璃影,放射野的肺体积无缩小;放射治疗结束9~12个月,放射野的肺体积缩小,实变内见牵拉性支气管扩张,病变与正常肺组织的界限清晰锐利,可呈"刀切样"

(宋 伟)

第三节 肺弥漫结节影

肺结节是指影像学检查示直径≤3cm的局灶性、类圆形密度增高影。根据结节的数量,其被分为孤立性肺结节、多发性肺结节和弥漫性肺结节,其中的弥漫性肺结节(diffuse pulmonary nodules)通常表现为双肺受累。根据结节的大小,将结节分为微结节(Fleischner学会:直径≤3mm;中国专家共识:直径≤5mm)、小结节(大于微结节,直径≤10mm)和大结节(直径>10mm)。根据结节的密度,将其分为纯磨玻璃结节(pure ground-glass nodule,pGGN)、混合磨玻璃结节(mixed ground-glass nodule,mGGN)和实性结节(solid nodule,SN)。根据结节的分布部位,将其分为淋巴管周围分布结节、随机分布结节和小叶中心分布结节。根据结节的肺野分布,将其分为上肺分布为著结节、下肺分布为著结节;有时结节也可表现为簇状或肺段分布;其中,肺野的分区以主动脉弓下缘水平线和右下肺静脉下缘的水平线为界而分为上、中、下肺野。

一、上肺分布为著结节

【定义】

上肺分布为著结节指以上肺野分布为著,向下逐渐减少的弥漫结节,多见于与通气和环境相关的疾病,如结节病、肺尘埃沉着病、朗格汉斯细胞组织细胞增生症、呼吸性细支气管炎、肺结核等。

【病理基础】

上肺分布为著结节的病理基础因疾病不同而不同。结节病的病理基础为非干酪样肉芽肿沿淋巴管周围间质分布,边界清楚,并且伴有层状纤维化,相邻肉芽肿有形成融合性结节的倾向。肺尘埃沉着病的病理基础是两肺弥漫性间质纤维化、结节融合、胸膜病变等。呼吸性细支气管炎的病理基础主要是呼吸性细支气管管腔及邻近肺泡的巨噬细胞浸润,黏膜下及细支气管旁的淋巴细胞浸润。肺结核小叶中心分布结节的病理基础为干酪样坏死环绕呼吸性细支气管或位于其内,有时位于肺泡管。朗格汉斯细胞组织细胞增生症的病理基础是聚集在细支气管周围间质内的组织细胞、嗜酸性粒细胞肉芽肿或细支气管周围纤维化,在细支气管周围呈结节状分布,或形成空洞性病变。

【征象描述】

1. **X线表现** 优质的胸部X线平片有时可显示直径5mm左右的致密结节影,可见融合,双上肺为著;肺门可见钙化淋巴结影;但由于X线平片的密度分辨力较低,且前后投照重叠,故其难以显示直径较小、密度较低的病灶。

2. **CT 表现**　薄层 CT 或 HRCT 可清晰显示肺内细微结构，是目前诊断弥漫结节性肺疾病的首选检查方法。上肺分布为著结节也可按特定方式分布，可以是淋巴管周围分布，如结节病（图 6-3-1）；也可以是沿小叶中心分布，如朗格汉斯细胞组织细胞增生症（图 6-3-2）、肺尘埃沉着病（图 6-3-3）、呼吸性细支气管炎（图 6-3-4），有些结节如树枝的枝芽，称为树芽征（tree-in-bud），如肺结核气道播散（图 6-3-5）。另外，如为小气道病变，则结节也可伴随马赛克灌注、空气潴留、支气管管壁增厚、支气管扩张等征象；上肺分布为著结节的分布方式亦可为随机分布，如血行播散性肺结核（亚急性粟粒型肺结核）。

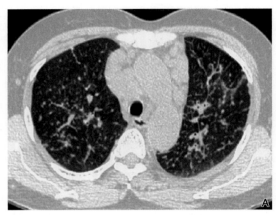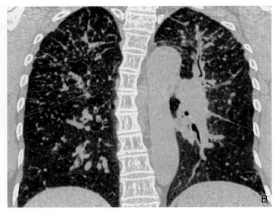

图 6-3-1　淋巴管周围分布结节 CT 表现

患者女，45 岁，结节病。A. 薄层 CT 横轴位图像显示双上肺弥漫多发沿支气管血管束、叶间裂、小叶间隔、小叶中心及胸膜下分布的小结节，边界清楚，呈串珠状；B. 冠状位图像示结节分布以双上肺为著。

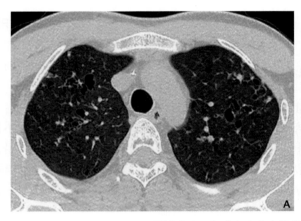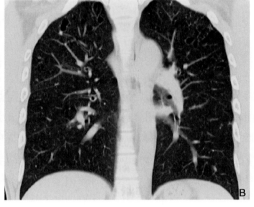

图 6-3-2　小叶中心分布结节伴怪异囊腔 CT 表现

患者男，21 岁，吸烟者，朗格汉斯细胞组织细胞增生症。CT 横轴位（A）、冠状位（B）图像示小叶中心分布结节和囊腔并存，囊腔形态不规则，囊壁厚薄不一，双上肺受累为著。

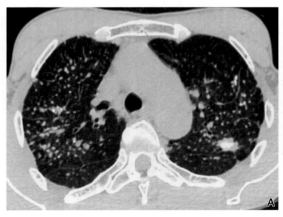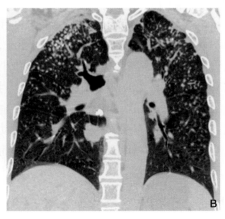

图 6-3-3　小叶中心分布结节 CT 表现

患者男，53 岁，确诊肺尘埃沉着病。CT 横轴位（A）、冠状位（B）图像示两侧上肺弥漫的小叶中心分布为主的圆形小结节，结节密度高且边缘清晰，并且可见较大融合结节及钙化灶。

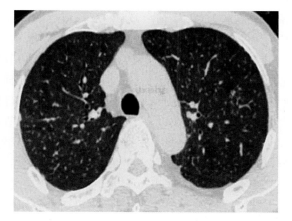

图 6-3-4 小叶中心分布结节 CT 表现

患者男,58 岁,30 多年吸烟史,呼吸性细支气管炎。双上肺沿小叶中心分布的弥漫磨玻璃结节,相邻结节之间的距离基本相同,病变不累及胸膜下间质,边缘模糊,未见树芽征。

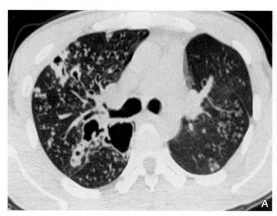
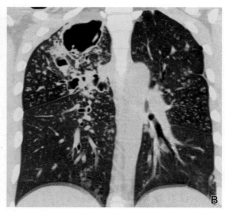

图 6-3-5 小叶中心分布结节伴树芽征 CT 表现

患者男,37 岁,肺结核气道播散。CT 横轴位(A)、冠状位(B)图像示双上肺及双下肺上段呈"玫瑰花"样小叶中心分布结节及"树芽征"样的小叶中心分支状病灶,边缘模糊,右上肺后段见数个大小不一薄壁空洞,空洞内壁光滑,右肺门侧支气管管壁明显增厚。

【相关疾病】

上肺分布为著结节多见于结节病、肺尘埃沉着病、血行播散性肺结核、朗格汉斯细胞组织细胞增生症、呼吸性细支气管炎等。

1. **结节病** 是一种系统性非干酪样肉芽肿性疾病,发生于全身各脏器,其诊断须结合临床症状、影像学表现和组织病理学结果。结节病是目前最常见的与淋巴管相关的簇状肉芽肿。在 HRCT 上,结节主要分布于支气管血管束周围、小叶间隔和胸膜等间质,呈串珠状,边缘清晰锐利,以上叶分布为著。此类结节的直径一般在 10mm 以下,也可融合为较大的结节,或多个结节互相融合形成大的肺门旁肿块,即进行性块状纤维化(PMF),其内可见支气管充气征;结节也可局部增多,称为"星系征"。结节病多伴双侧肺门及纵隔淋巴结肿大,肿大的淋巴结密度均匀,多不融合。

2. **肺尘埃沉着病及硅沉着病** 是由于在职业活动中长期吸入生产粉尘并且粉尘在肺内潴留聚集而发生的以肺组织硅沉着病结节和弥漫性纤维化为主的疾病。吸入肺内的粉尘中的一部分可停留在肺泡腔并被排出,另一部分粉尘可突破肺泡上皮及基底膜,进到支气管血管束周围、小叶间隔及胸膜等间质内,所以,该病早期多表现为小叶中心分布小结节,随病变进展也可表现为发生在小叶间隔、胸膜下或支气管血管束周围、呈淋巴管周围分布、边界清楚的小结节,可伴钙化,结节主要位于上叶,易融合而形成 PMF,常有肺门和纵隔淋巴结肿大、钙化。与其他原因引起的淋巴管周围分布结节相比,肺尘埃沉着病为吸入性疾病,所以早期可有比较多的与气道来源相关的气腔结节(小叶中心分布),但吸入的粉尘主要经淋巴管清除,所以病变后期更多地表现为淋巴管周围分布,且主要分布于肺后部。当融合团块进展时,肺结节的数量常减少,常见卫星结节。

3. **肺结核** 该病中结节以上肺分布为著,这是因为肺上叶是高氧压区,更适合结核分枝杆菌生长繁殖。血行播散性肺结核的结节倾向于边缘清楚、锐利,结节大小相似,多数结节的直径在 3mm 以下,没有特定的分布区域,小叶间隔、胸膜下、血管周围间质均可被累及,但结节与其中任何一种解剖结构均无持久或明显的关系,其在急性期呈弥漫性均匀随机分布,在亚急性期可以表现为上肺分布为著。

4. 朗格汉斯细胞组织细胞增生症　好发于20~40岁的吸烟者,最常见症状为咳嗽与呼吸困难,早期表现为直径1~10mm的小叶中心分布结节,结节内存在囊腔提示该病的诊断,囊壁可厚可薄,以中、上肺野分布为主,基底部少见;疾病晚期可出现海星状瘢痕样改变,甚至呈特征性"怪异"囊腔表现。

5. 呼吸性细支气管炎　患者有长期吸烟史,通常没有明显的临床症状,影像学上主要表现为界限不清的小叶中心磨玻璃结节,没有树芽征,两侧上肺分布为主。戒烟后影像学表现会改善。如果患者出现咳嗽、气促等症状,则要考虑呼吸性细支气管炎-间质性肺疾病,若症状明显则须用泼尼松等激素治疗。

【分析思路】

对于上肺分布为著结节,分析思路如下。

第一步,分析结节的分布特点,可按照肺野上、中、下解剖分区,判断结节在上肺野分布多还是在下肺野分布多,也可通过冠状位、矢状位重建图像辅助观察结节分布情况,确定结节为上肺分布为著的。

第二步,判断结节是沿淋巴管周围分布、随机分布还是小叶中心分布的。先看胸膜(侧壁胸膜和叶间胸膜)上有否结节,如胸膜上没有结节,则考虑为小叶中心分布结节,常见于肺泡病变、细支气管病变,如Ⅰ型过敏性肺炎、呼吸性细支气管炎等。如果胸膜上有结节,则考虑淋巴管周围分布结节或随机

分布结节,淋巴管周围分布结节主要与支气管血管束、胸膜关系密切,可见于如结节病、肺尘埃沉着病等疾病,随机分布结节与胸膜、小血管和小叶间隔有关,但和它们中的任何一个解剖结构都没有持久或明显的关系,见于血行播散性肺结核。

第三步,分析结节有没有伴随其他影像学征象,比如结节周围磨玻璃影、树芽征、空气潴留、支气管扩张或管壁增厚、空洞或不规则囊腔、纵隔淋巴结肿大等。结节病患者常有纵隔及双侧肺门淋巴结肿大;朗格汉斯细胞组织细胞增生症结节常伴"怪异"囊腔;若有肺内结节及纵隔、肺门淋巴结钙化,则须考虑肺尘埃沉着病。

第四步,结合患者的临床病史,可缩小鉴别诊断范围。有时候,结节的影像形态及分布特点均无特异性,故临床表现至关重要。肺尘埃沉着病患者有明确的长期职业粉尘接触史,如采矿、采石、石刻或喷沙等;血行播散性肺结核患者常有结核中毒症状及结核菌素试验阳性;呼吸性细支气管炎及朗格汉斯细胞组织细胞增生症几乎均见于吸烟患者。

【疾病鉴别】

结合临床资料、结节的形态与密度、结节与肺组织结构相关的特定分布部位以及伴随征象等进行综合分析,有助于诊断或缩小鉴别诊断范围。通过HRCT评估弥漫性结节性肺部疾病时应仔细观察结节的特定分布部位:淋巴管周围分布、随机分布、小叶中心分布,识别这3种分布类型是鉴别在HRCT上表现为以上肺分布为著结节的基础。具体疾病鉴别诊断流程见图6-3-6。

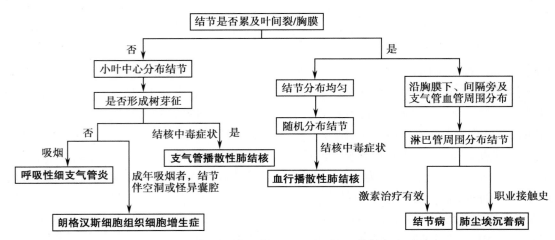

图6-3-6　上肺分布为著弥漫结节性肺疾病的鉴别诊断流程图

须明确的是,正确理解肺的解剖基础对于判断结节的分布类型极为重要,理解了解剖,结节的分布就容易掌握。此外,不同类型分布的结节在一定程度上可能存在重叠,但在大多数病例中,弥漫结节在HRCT

上的主要分布类型十分明确,我们须抓住主要分布特点或者相对特异的征象,而不能让个别不同类型分布的病灶干扰整体判断。譬如,肺部转移瘤除随机分布的血行转移病灶外,亦可存在淋巴管周围分布的癌性

淋巴管炎,甚至是气道转移而形成的小叶中心分布结节;再如,沿淋巴管周围分布的结节亦存在小叶中心分布的特征,这是因为小叶核心区域有淋巴管走行。总之,实践中行之有效的弥漫性结节性肺疾病的诊断思维应为先判断结节与胸膜的关系,然后根据结节的分布类型并结合结节的大小、边缘、密度、上下肺野的分布情况及临床背景进行诊断和鉴别诊断。

(林 艳)

二、下肺分布为著结节

【定义】

下肺分布为著结节指以下肺野分布为著,向上逐渐减少的弥漫结节,多见于吸入性细支气管炎、弥漫性泛细支气管炎、Ⅰ型过敏性肺炎、肺血行转移瘤等。

【病理基础】

下肺分布为著结节的疾病分类不同,相应病理基础亦不同。吸入性细支气管炎的病理特点包括细支气管管腔内息肉状改变、炎症细胞浸润、淋巴滤泡增生、管腔缩窄等。弥漫性泛细支气管炎是慢性进展化脓性阻塞性小气道病变,炎症病变弥漫性分布并累及呼吸性细支气管管壁的全层,呼吸性细支气管及末梢气道可出现成堆的吞噬了脂肪的泡沫细胞。Ⅰ型过敏性肺炎是易感人群反复吸入各种具有抗原性的有机粉尘、低分子量化学物质而引起的弥漫性肺疾病,急性起病,病理基础为肺泡腔出现中性粒细胞和嗜酸性粒细胞浸润、小血管炎症引起的弥漫性肺泡充血水肿以及肺泡内含蛋白质液体的渗出。肺是全身多部位恶性肿瘤转移的好发部位,血行转移瘤与原发肿瘤在病理上相关,肿瘤瘤栓到达肺小动脉及毛细血管后,侵及并穿过血管壁,在其周围血管及肺泡内形成结节病灶。

【征象描述】

1. X 线表现　由于 X 线平片的密度分辨力较低,且双肺下部影像的前后重叠较多,故小于微结节的病灶难以显示,须依靠 CT 以进一步检查和明确病变所在。

2. CT 表现　薄层 CT 或 HRCT 是发现和显示肺部弥漫性小结节的最佳影像学方法。以下肺分布为著的小结节多为血流灌注相关或重力依赖相关的。如血行转移瘤,其没有特定的分布区域(随机分布),在胸膜面、小血管、小叶间隔、小叶中心均可见,但受血流影响,分布于双下肺者更多(图 6-3-7)。Ⅰ型过敏性肺炎可表现为弥漫分布、边缘模糊的小叶中心分布腺泡结节(图 6-3-8)。小气道病变时,常见小叶中心分布结节伴树芽征,结节弥漫分布,边缘模糊,由于重力关系可表现为下肺分布为著,如吸入性细支气管炎(图 6-3-9)及弥漫性泛细支气管炎(图 6-3-10)。

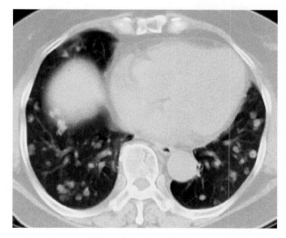

图 6-3-7　双下肺随机分布多发转移瘤 CT 表现
患者女,70 岁,结肠癌术后,双肺多发转移瘤。双肺弥漫多发大小不一实性结节,随机分布,边界清楚,以两下肺分布为著。

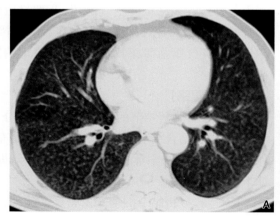
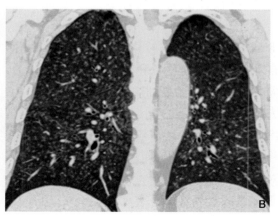

图 6-3-8　双下肺小叶中心分布腺泡结节 CT 表现
患者男,64 岁,反复咳嗽、咳痰、胸闷 20 多年,加重 1 个月余,确诊Ⅰ型过敏性肺炎。双肺 CT 横轴位(A)、冠状位(B)图像显示为弥漫分布的腺泡结节,两侧中、下肺野分布为著,边缘模糊,胸膜下未见结节,未见树芽征。

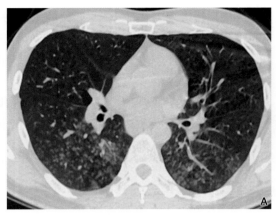
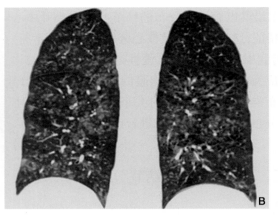

图 6-3-9 双下肺小叶中心分布结节伴树芽征 CT 表现

患者男,32 岁,重度颅脑外伤患者,吸入性细支气管炎。CT 横轴位(A)、冠状位(B)图像示双下肺后部分布为主的小叶中心分布结节,呈磨玻璃密度,边缘模糊,可见局部融合,大部分结节不累及胸膜下区和叶间裂,见树芽征。

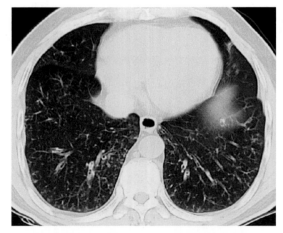

图 6-3-10 双下肺小叶中心分布结节 CT 表现

患者男,62 岁,反复咳嗽、气促多年,确诊弥漫性泛细支气管炎。两肺气肿,可见两下肺分布为主的树芽状结节,肺门侧支气管扩张及支气管管壁增厚。

【相关疾病】

下肺分布为著结节主要有血行转移瘤、吸入性细支气管炎、弥漫性泛细支气管炎及 I 型过敏性肺炎。

1. **肺部血行转移瘤** 转移到肺的原发恶性肿瘤多来自乳腺、骨骼、消化道和泌尿生殖系统,可为甲状腺癌、恶性软组织肿瘤、肝细胞癌和胰腺癌。其影像学表现为随机分布的大小不一结节,边缘清楚;由于肺内血流相对均匀且肺基底部血流较丰富,故血行转移瘤通常呈弥漫性分布或表现为肺基底部的结节相对较大、较多。

2. **吸入性细支气管炎** 常见于老年人,患者精神状态改变,头/颈或食管术后,多有误吸史或呛咳史,该病在影像上表现为两下肺分布为著的小叶中心结节和树芽征。

3. **弥漫性泛细支气管炎** 主要见于 40 岁以上的亚洲人,该病患者常有鼻窦炎,该病的发病原因至今还不清楚,可能与亚洲黄种人的遗传因素有关。炎症导致呼吸性细支气管的狭窄、闭塞,导致近端支气管扩张,而闭塞远端的肺泡因为过度充气而形成肺气肿,所以影像上有肺气肿背景,有小叶中心结节以及近端支气管扩张。红霉素类药物能够有效治疗弥漫性泛细支气管炎。

4. **I 型过敏性肺炎** 又称为外源性变应性肺泡炎,系吸入各种抗原所引起的(农民肺、饲鸟者肺、热浴肺及加湿器肺等)过敏性炎症反应。传统上,根据起病时间将过敏性肺炎分类为:急性、亚急性、慢性。新的分类结合了临床、影像及病理表现,提出 I 型过敏性肺炎及 II 型过敏性肺炎这两种分型。具体地,I 型过敏性肺炎指症状发生在暴露几个小时后,易复发,影像学表现为弥漫分布、边缘模糊的小叶中心分布结节和/或分布广泛的磨玻璃影,中、下肺野分布为著,另外,多见小叶空气潴留;II 型过敏性肺炎具有慢性症状(如杵状指、低氧血症、爆裂音),影像学表现为支气管血管束周围和/或胸膜下的网状影或蜂窝影。

【分析思路】

下肺分布为著结节的分析思路同上肺分布为著结节,须密切结合结节的形态、密度、特定分布部位、伴随征象、患者的临床背景等进行综合分析,具体如下。

第一步,分析结节的形态及密度。比如,血行转移瘤可表现为大小不一的实性结节,边界清楚,两下肺野肺组织边缘的转移结节相对较大、较多;I 型过敏性肺炎的结节表现为大小一致、磨玻璃密度、边缘模糊的腺泡结节。

第二步,分析结节的分布特点,判断结节的分布特点是随机分布、小叶中心分布还是淋巴管周围分布。小叶中心分布结节多见于吸入性细支气管炎、弥漫性泛细支气管炎及Ⅰ型过敏性肺炎,随机分布结节常见于转移瘤。但一些肺转移瘤的结节可同时具有随机分布(血行转移)、淋巴管周围分布(淋巴转移)甚至小叶中心分布(气道转移)的特征,这可能是因为这三种转移方式都存在。

第三步,分析结节伴随的其他影像学征象。比如,弥漫性泛细支气管炎通常有肺气肿背景,伴近侧支气管扩张,患者多有鼻窦炎;吸入性细支气管炎多伴有树芽征;Ⅰ型过敏性肺炎可伴有磨玻璃影和马赛克征。

第四步,密切结合临床病史,缩小鉴别诊断范围。如果患者有原发恶性肿瘤病史,则随机分布的两下肺结节常为肿瘤的血行转移灶。吸入性细支气管炎患者通常有头颈部肿瘤病史、食管病变术后病史或异物呛咳史。对于有长期咳嗽、咳痰、劳力性呼吸困难,尤其是合并鼻窦炎的患者,应考虑弥漫性泛细支气管炎的可能,可试验性使用小剂量、长疗程大环内酯类抗生素治疗。过敏性肺炎患者有非常明确的变应原接触史。

【疾病鉴别】

结合临床资料、结节的形态与密度、结节与肺组织结构相关的特定分布部位以及伴随征象等进行综合分析,有助于下肺分布为著结节性疾病的诊断和鉴别,具体见表6-3-1。

表6-3-1 下肺分布为著结节性疾病的鉴别诊断

疾病	临床表现	影像学表现
血行转移瘤	有原发肿瘤病史	分布以下肺野和肺外周末梢较多,呈大小不一的圆形结节,边界较清楚,随访复查可观察到结节增大或增多
弥漫性泛细支气管炎	常见于40岁以上的亚洲人,患者多有鼻窦炎	两下肺野分布为著的小叶中心分布结节及树芽征,伴空气潴留及近侧支气管扩张
Ⅰ型过敏性肺炎	有明确变应原接触史	表现为弥漫性分布的、边界模糊的小叶中心分布腺泡结节,无树芽征,中、下肺野分布优势,伴空气潴留
吸入性细支气管炎	老年人、精神状态改变、头/颈或食管术后,多有误吸史或呛咳史	两下肺野分布为著的小叶中心分布结节和树芽征

（林　艳）

三、叶段分布为著结节

【定义】

叶段分布为著结节多指沿肺段或亚段分布、累及多个或全部肺叶的簇状结节(cluster of nodule),可见于恶性肿瘤的浸润、血行/气道转移瘤、感染性细支气管炎、肺结核支气管播散、非结核分枝杆菌如鸟-胞内分枝杆菌复合菌组(mycobacterium avium-intracellulare complex,MAC)感染等。

【病理基础】

叶段分布为著结节的病理基础因疾病分类不同而不同。恶性肿瘤血行转移的病理基础是小血管内癌栓形成;淋巴瘤肺浸润的基本病理改变是小支气管周围间质内肿瘤细胞浸润,支气管管壁未见肿瘤细胞浸润及破坏,管腔未见肿瘤细胞填充。气道转移瘤指癌细胞从原发灶通过气道从而非连续性转移到邻近或远端肺实质而形成的结节。感染性细支气管炎导致的叶段分布为著结节伴树芽征的病理基础

为炎症细胞浸润细支气管管壁,导致管壁增厚、管腔黏液嵌塞、管腔扩张、管周炎症、周围肺泡壁水肿以及肺泡腔内炎性渗出物积聚。譬如,肺泡内与细支气管内的结核干酪样肉芽肿性病变是活动性肺结核患者形成烟花征的病理基础,受到非结核分枝杆菌感染的组织内可见大量抗酸杆菌并形成类结核肉芽肿性炎。

【征象描述】

1. X线表现　由于X线平片的密度分辨力较低,且双肺下部影像的前后重叠较多,故小于微结节的病灶难以显示,须依靠CT以进一步检查和明确病变所在。

2. CT表现　CT及薄层重建是目前诊断叶段分布为著结节性肺疾病的首选检查方法。叶段分布为著结节主要表现为沿肺段和亚段呈簇状分布的结节,累及多叶或全肺。图6-3-11为淋巴瘤肺浸润的CT图像,其表现为沿双侧胸膜下和支气管血管周围分布的大小不一结节,呈簇样集聚,跨越多个肺叶、

肺段,以两下肺明显,实性结节内见充气的小支气管。图 6-3-12 为肺黏液型腺癌气道转移的 CT 图像,其表现为远离左上肺原发灶的簇样分布的小叶中心结节伴树芽征,边界模糊不清,累及多个肺叶、肺段。肺结核支气管播散呈多簇微结节堆积,多肺叶、肺段受累,形成反晕征或烟花征(图 6-3-13),也可表现为多簇小叶中心分布结节堆积伴树芽征及实变(图 6-3-14)。图 6-3-15 为非结核分枝杆菌感染的 CT 图像,其表现为左上肺下舌段及右中肺小叶中心结节伴支气管扩张。

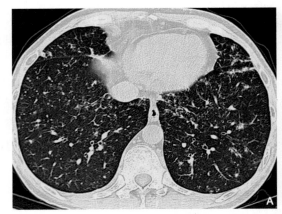
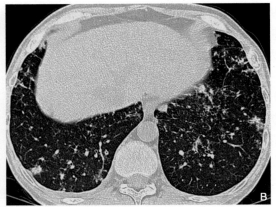
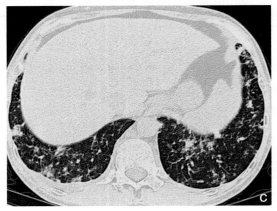

图 6-3-11　双侧胸膜下和支气管血管周围分布结节 CT 表现

患者男,54 岁,确诊血管免疫母细胞性 T 细胞淋巴瘤肺浸润。A. 沿双侧胸膜下和支气管血管束周围分布的多发大小不一结节;B. 结节呈局簇样集聚;C. 局簇样集聚的结节以双下肺基底部明显,累及多个肺段及亚段,实性结节内见充气的小支气管(本例由解放军总医院第一医学中心赵绍宏提供)。

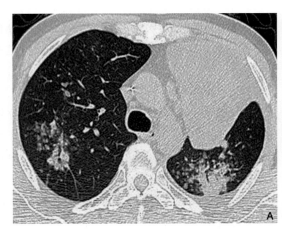
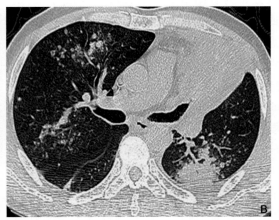

图 6-3-12　多簇分布的小叶中心结节 CT 表现

患者男,59 岁,咳嗽,痰中带血,活检确诊左上肺腺癌。A. 主动脉弓层面图像示远离左上肺原发灶的左下肺及右上肺多发小叶中心边界不清的腺泡结节,呈多簇集聚,左下肺病变局部融合、实变;B. 在较低层面显示远离原发灶的多叶、多段受累及的局簇集聚的小叶中心腺泡结节(本例由解放军总医院第一医学中心赵绍宏提供)。

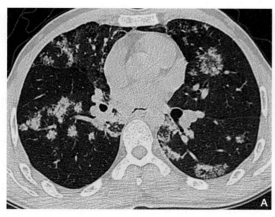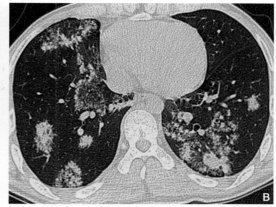

图 6-3-13　小叶中心分布结节多簇堆积形成烟花征的 CT 表现

患者男,24 岁,频繁咳嗽伴咳痰,确诊肺结核支气管播散。A. 成簇集聚的小叶中心分布结节伴树芽征,结节边缘清晰,累及多个肺叶、肺段,形成烟花征(或反晕征);B. 结节呈簇状分布、融合并分布于肺内多个叶段,形成大小不一的类似烟花爆破的形态(本例由解放军总医院第一医学中心赵绍宏提供)。

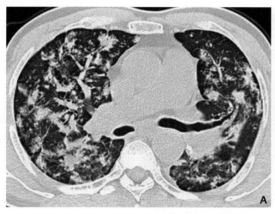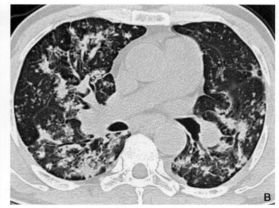

图 6-3-14　多簇分布小叶中心分布结节伴实变 CT 表现

患者男,51 岁,咳嗽伴气促 2 年余,确诊肺结核。胸部 CT 横轴位图像(A、B)示双肺弥漫多发、成簇集聚的小叶中心分布结节伴树芽征,结节边缘模糊,并且见多发实变灶,沿支气管分布,其内支气管显示牵拉、扩张、扭曲(本例由解放军总医院第一医学中心赵绍宏提供)。

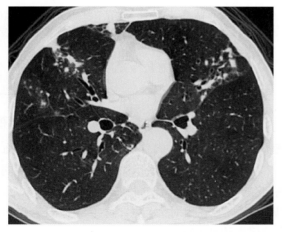

图 6-3-15　肺段分布的小叶中心结节伴支气管扩张 CT 表现

患者男,72 岁,胸部不适,确诊非结核分枝杆菌感染。左上肺舌段和右肺中叶可见小叶中心结节伴支气管扭曲、扩张,支气管内膜凹凸不平,其周围见多发条索状影及结节影。

【相关疾病】

叶段分布为著结节可见于恶性肿瘤浸润、血行/气道转移瘤,亦可见于感染性细支气管炎、肺结核支气管播散、非结核分枝杆菌感染等。

1. 淋巴瘤肺浸润　淋巴瘤为一组病因不明的累及全身淋巴网状系统的以淋巴组织过度增生为特征的恶性免疫细胞性肿瘤。临床上,霍奇金淋巴瘤及非霍奇金淋巴瘤均可发生肺浸润,但都罕见。由于肿瘤细胞沿肺间质及支气管黏膜下组织浸润性生长,小支气管上皮细胞完整,故影像学上可见支气管充气征,此征象被认为是淋巴瘤肺浸润的较特征表现。此外,支气管血管束增厚、CT 血管造影征、磨玻璃结节、跨叶病灶等也是淋巴瘤肺浸润的典型表现。譬如,淋巴瘤肺浸润常被误诊为感染性病变,然而,若抗感染治疗后病灶无吸收,CT 显示双肺沿间质分布的多发结节、病变跨叶段生长、结节内出现充气的小支气管及增粗血管影、支气管血管束增厚,则提示淋巴瘤肺浸润的可能。

2. 气道转移瘤 越来越多的证据表明气道转移瘤并不少见,其影像学表现包括:多发小叶中心结节,分支模糊呈树芽征,通常边界不清,可见融合,少见边界清楚的软组织结节。气道转移性结节呈聚集分布,随访可见结节增大;当这些转移灶远离原发灶时,所形成结节多分布于肺叶下部。

3. 肺结核气道播散 此类患者通常有比较明显的结核中毒症状,小叶中心分布结节和树芽征是肺结核气道播散的特征性表现,常伴随支气管管壁增厚、支气管扩张、实变、空洞及胸腔积液等。此外,肺结核气道播散结节可呈簇状聚集,形成烟花征或反晕征,其形成的机制与树芽征相似,但其管道线性结构受累范围更广泛。

4. 非结核分枝杆菌感染 鸟-胞内分枝杆菌复合菌组(MAC)为最常见的非结核分枝杆菌病原体,感染该病原体时的典型影像学表现无法与肺结核鉴别,然而,出现结节和支气管扩张的"非经典"型影像学表现则几乎可诊断 MAC 病,并且这些征象的分布倾向于以右肺中叶和左上肺舌段为著。

【分析思路】

对于叶段分布为著结节,虽然结节呈簇状集聚,累及双侧多个肺叶、肺段,但具体分析思路类似前述上肺分布为著结节及下肺分布为著结节,具体如下。

第一步,分析簇状结节的位置,即其主要累及哪些肺叶、肺段。如淋巴瘤肺浸润为双肺弥漫分布,MAC 感染以右肺中叶和左肺小舌为著,转移瘤多位于双下肺野外周区域,结核气道播散以两侧上肺野为著。

第二步,分析结节有无伴随其他影像学征象。如淋巴瘤肺浸润的结节内可出现支气管充气征及血管造影征,常伴有支气管血管束增厚、纵隔淋巴结肿大等;肿瘤气道播散常见于黏液型、乳头型或微乳头型肺腺癌;结核支气管播散病例中,多能见到肺内原发结核病灶,可伴发空洞形成等;MAC 感染多伴有支气管扩张且多见于右肺中叶及左肺上叶舌段等;感染性细支气管炎病例中多出现树芽征,临床症状明显,治疗后短期内明显改善。

第三步,结合患者的临床病史、临床症状、诊疗经过、多次影像学检查的前后对比等临床资料,可缩小鉴别诊断范围。

【疾病鉴别】

密切结合临床表现、实验室检查、起病的过程、发病部位和伴随的影像学征象等进行综合分析,有助于叶段分布为著结节性疾病的诊断和鉴别,具体见表 6-3-2。

表 6-3-2 叶段分布为著结节性疾病的鉴别诊断

疾病	临床表现	影像学表现
淋巴瘤肺浸润	肺外淋巴瘤病史	双肺支气管血管束增厚,沿间质分布的多发结节、病变跨叶段生长,结节内出现充气的小支气管及增粗血管影
气道转移瘤	黏液型、乳头型和微乳头型肺腺癌病史	多发小叶中心结节,伴树芽征,通常边界不清
肺结核气道播散	明显结核中毒症状	小叶中心分布结节、树芽征,微结节堆积易形成烟花征或反晕征,常伴随支气管管壁增厚、支气管扩张、实变、空洞等
非结核分枝杆菌感染	老年妇女多见	右肺中叶和左肺上叶舌段为著的小叶中心结节和支气管扩张

(林　艳)

四、随机分布结节

【定义】

随机分布结节(random distribution of nodules),又被称为血行播散型结节,其定义为 HRCT 显示的肺内弥漫性分布,且与次级肺小叶等肺内正常解剖结构无固定位置关系的结节。

【病理基础】

呈现随机分布特征的结节主要源于血行播散性疾病,其可见于感染、肉芽肿、肿瘤。由于肺内血流丰富,故血行播散的病灶呈弥漫性分布。但不同病因引起的随机分布结节的特征会有一定差异,且位于基底部的结节相对大且多,这主要是因为重力作用、肺底血流相对丰富。

【征象描述】

1. X 线表现 随机分布结节如急性血行播散性肺结核,可在胸部 X 线平片上隐约显示为"大小、密度、分布"三均匀微结节或肺粟粒结节影(图 6-3-

16)，但远不如 CT 显示得清晰、明确；亚急性和慢性血行播散性肺结核则可呈中、上肺野分布为著；而血行转移结节则在下肺分布更多。但 X 线检查对肺粟粒结节的灵敏度十分有限。

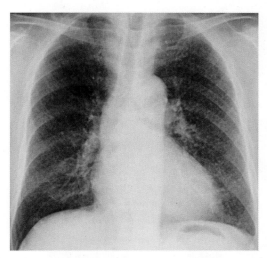

图 6-3-16 随机分布结节的 X 线表现
患者男，67 岁，发热 10d，胸部 X 线平片显示双肺弥漫性粟粒结节，"大小、密度、分布"三均匀，血培养提示结核分枝杆菌阳性。

2. **CT 表现** CT 能清晰显示结节与肺解剖结构的关系，帮助判断、区分结节的分布特点。随机分布结节在 CT 上显示为双肺结节呈弥漫性均匀分布，可分布于小叶中心，也可分布于支气管血管束或胸膜上，但不以该区分布为主（图 6-3-17）。

【相关疾病】

随机分布结节见于血行播散疾病，主要包括：①血行播散性感染，如急性、亚急性、慢性血行播散性肺结核，或其他病原体如细菌、真菌的血行播散感染；②肺内血行转移；③罕见情况下可见于淀粉样变。

【分析思路】

第一步，认识这个征象。随机分布结节呈弥漫性分布，常常双侧对称，可位于小叶中央、支气管血管束和胸膜等。

第二步，重点分析随机分布结节的分布特征、形态及密度。急性血行播散性肺结核常呈三均匀特征：大小、密度、分布均匀。亚急性或慢性血行播散性肺结核则表现为：大小不等；密度不均，可见钙化、小空洞；分布欠均匀，上肺分布为著（图 6-3-18）。血行播散性肺脓肿可见于细菌血行播散感染，表现为随机分布结节，可伴空洞形成（图 6-3-19）。粟粒性肺真菌病，如组织胞浆菌病、隐球菌病、肺孢子菌肺炎等也可表现为弥漫性粟粒结节（图 6-3-20），组织胞浆菌病的部分结节可形成"结节中心钙化灶"特征。曲霉菌感染结节可伴空洞或晕征（图 6-3-21）。肺内血行转移常表现为双下肺分布为著的大小不等结节（图 6-3-22），或伴晕征或煎蛋征（图 6-3-23）。淀粉样变的肺内结节多为高密度结节，部分可伴小钙化影（图 6-3-24）。

第三步，分析肺内其他影像学表现，如是否伴随钙化灶，纵隔及肺门淋巴结是否肿大、钙化，是否伴有骨质破坏，是否伴心影增大，心包积液等。

第四步，须结合患者的临床病史、临床症状、实验室检查结果、诊疗经过、多次影像学检查的前后对比结果等临床资料，缩小鉴别诊断范围。长期低中性粒细胞患者、恶性血液系统疾病治疗过程中的患者和脏器移植术后的患者中，对于双肺粟粒结节、三均匀分布，先考虑急性血行播散性肺结核，但此征象也可见于粟粒性肺真菌病；若患者有原发性脓肿（如肝脓肿、皮肤脓肿等），双肺可见多发随机分布结节、空洞伴气-液平面，则考虑血行播散性肺脓肿；若伴有

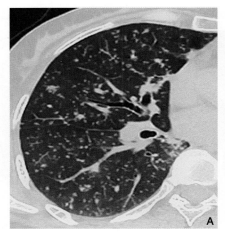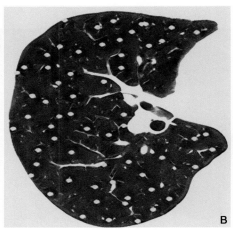

图 6-3-17 随机分布结节的胸部 CT 表现与示意图
A. 随机分布结节的 CT 表现；B. 示意图显示随机分布结节。

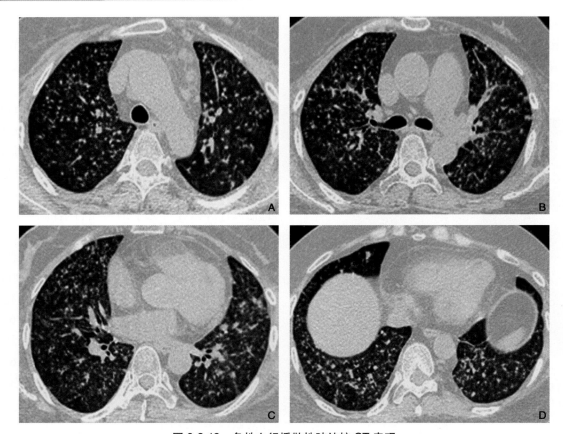

图 6-3-18 急性血行播散性肺结核 CT 表现

患者女,50 岁,肾移植术后 14 个月,高热 8d,呼吸困难 3d。结核菌素纯蛋白衍生物(PPD)试验强阳性。红细胞沉降率(血沉)明显增快。肿瘤标志物检查(-);胸部 CT 平扫(A~D)示双肺弥漫性粟粒结节,大小、密度、分布呈"三均匀"。病原微生物检测:血结核分枝杆菌培养(+)。

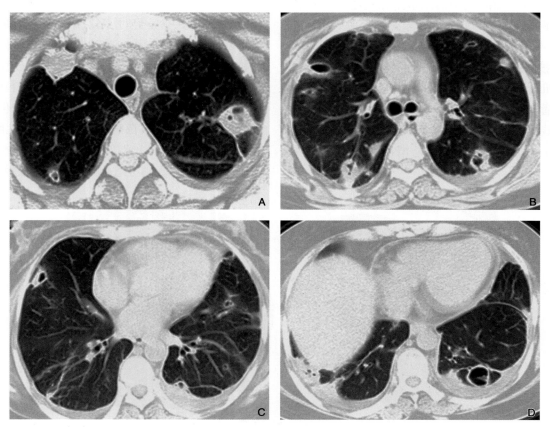

图 6-3-19 血行播散性肺脓肿的 CT 表现

患者女,51 岁,胸痛、高热 1 周。白细胞计数及中性粒细胞计数明显升高,降钙素原水平升高。胸部 CT 平扫(A~D)示双肺多发结节、空洞,部分空洞内伴气-液平面,肺野外带为著。病原微生物检查:血培养及高通量测序提示金黄色葡萄球菌阳性。

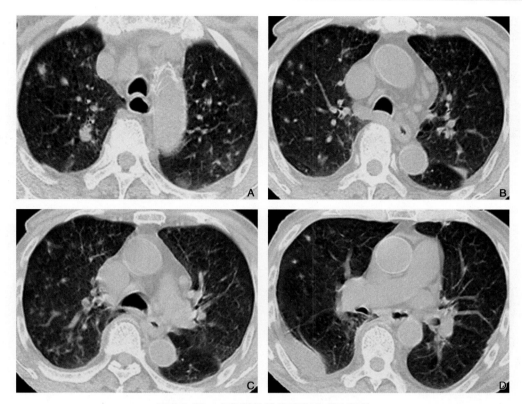

图 6-3-20　血行播散性隐球菌病 CT 表现

患者男,63 岁,胸痛、呼吸困难 1 周。胸部 CT(A~D)示双肺多发实性小结节、呈随机分布,右肺上叶结节伴晕征;右侧少许胸腔积液,左侧斜裂少许胸腔积液。实验室检查:血沉增快;半乳甘露聚糖抗原试验(GM 试验)阳性;血隐球菌荚膜多糖抗原乳胶凝集试验阳性;肿瘤标志物阴性;血高通量测序提示隐球菌阳性;诊断为血行播散性隐球菌病。

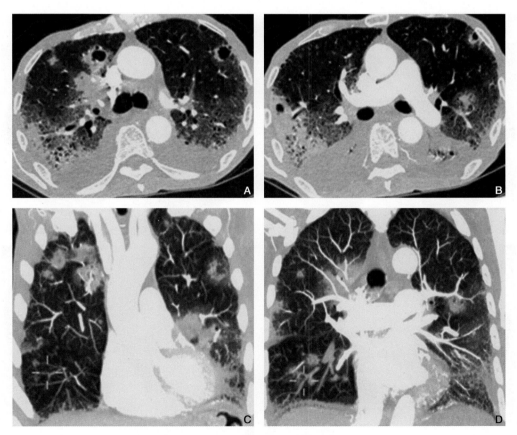

图 6-3-21　血管侵袭性肺曲菌病 CT 表现

患者男,59 岁,发热、呼吸困难 5d,咯血 1d;既往吸烟 42 年,戒烟 2 个月。CT 增强扫描横轴位(A、B)及冠状位(C、D)影像示双肺多发结节、空洞,结节周围伴晕征,双肺小叶中心型肺气肿;双侧胸腔积液。实验室检查:GM 试验阳性;空腹血糖明显增高。病原微生物检查:血高通量测序提示烟曲霉(+);血培养曲霉菌(+)。

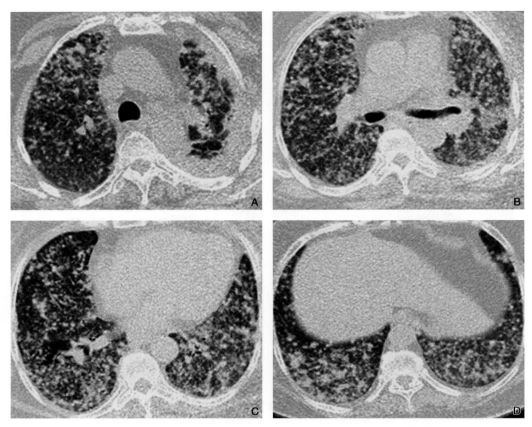

图 6-3-22 胰腺癌双肺转移瘤 CT 表现

患者女,47 岁,胰腺癌术后 7 个月,呼吸困难 1 个月。图 A～D 为不同层面 CT 横轴位平扫肺窗图像示双肺弥漫分布大小不等结节病灶,呈随机分布,以肺外周和下部为著,左侧胸膜稍环形增厚。实验室检查:血 CEA、CA19-9 显著升高。行超声引导穿刺肺组织病理诊断:肺腺癌。

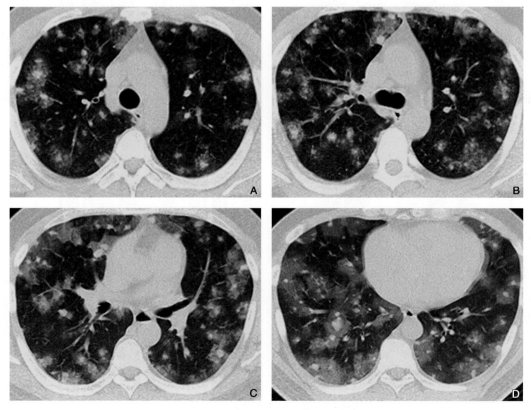

图 6-3-23 血管肉瘤双肺转移 CT 表现

患者男,32 岁,右肩部血管肉瘤术后 1 年,进行性加重咯血 3 个月。CT 平扫(A～D)示双肺随机分布实性结节,伴显著的磨玻璃影,形成"煎蛋征"。病理诊断:左肺下叶穿刺病理提示血管肉瘤。

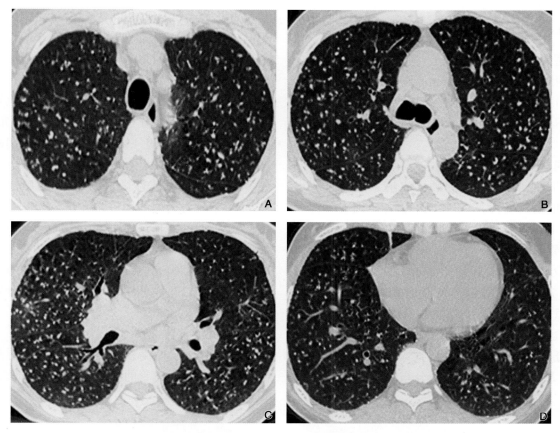

图 6-3-24 双肺淀粉样变 CT 表现

患者女,47 岁,呼吸困难 1 个月。胸部 CT 平扫(A~D)示双肺多发实性小结节,随机分布,部分结节伴钙化。病理诊断:CT 引导穿刺活检显示无定形物质在刚果红染色后于极化显微镜下可观察到淀粉样变的绿色双折射,证实为淀粉样物质沉积。

晕征或实验室检查显示 β-D-葡聚糖试验(G 试验)或 GM 试验阳性,则提示真菌感染的可能(毛霉菌和隐球菌除外);采用病原体检测如血培养、高通量测序能够对病原菌进行精准诊断。对于肿瘤患者,若动态随访过程中双肺随机分布小结节或空洞等病灶增多、增大,则考虑血行转移;伴"晕征"的随机分布结节,见于出血性转移瘤,如血管内皮细胞瘤或血管肉瘤。淀粉样变是由多种原因造成的淀粉样物质在脏器细胞间的沉积,其可导致器官功能障碍。累及肺的淀粉样变(多为免疫球蛋白轻链淀粉样变性,即 AL 淀粉样变性)可表现为肺结节型、气管支气管型、肺间质型。肺结节型淀粉样变可表现出随机分布结节特征,但下叶周边或胸膜下更常见。结节清晰、锐利或呈分叶状,其大小为 0.5~15cm,部分伴钙化或囊灶。

【疾病鉴别】

根据结节的影像特征及伴随特征,同时结合临床信息及实验室检查,可以进行诊断和鉴别诊断。随机分布结节见于血行播散性疾病,主要包括血行播散的感染性疾病、血行转移肿瘤,在罕见情况下,淀粉样变也表现为随机分布结节灶,主要影像鉴别要点见表 6-3-3。

表 6-3-3　随机分布结节的疾病 CT 特征及鉴别要点

疾病	随机分布结节 CT 特征及鉴别要点
感染性疾病	
急性血行播散性肺结核	肺粟粒结节,密度、大小、分布均匀,呈三均匀特征
亚急性/慢性血行播散性肺结核	大小不等、密度不均、分布不均,中、上肺分布为著
血行播散性肺脓肿	大小不等,可见空洞及气-液平面、可伴血管引流征,中、下肺外带分布为著
血行播散性真菌感染	大小不等,可伴空洞,空洞内气-液平面较少,可伴晕征、血管引流征,中、下肺外带分布为著
非感染性疾病	
血行转移	大小不等,可伴空洞,中、下肺大结节常见,上肺小结节常见
淀粉样变(罕见)	高密度结节,部分伴钙化,可伴双肺少许囊灶
结节病(罕见)	小结节呈簇状分布在淋巴管周围和/或支气管血管束周围

(刘　敏)

五、小叶中心分布结节

【定义】

小叶中心分布结节（centrilobular distribution of nodules）指 HRCT 显示的结节主要位于次级肺小叶中心，不累及胸膜下间质，距离胸膜或叶间裂有一定距离。

【病理基础】

感染性、肿瘤性、肉芽肿性疾病累及次级肺小叶中心的细支气管、小动脉或淋巴管。细支气管炎的小叶中心分布结节为管腔或黏膜下炎性浸润，细支气管管腔狭窄；肿瘤性疾病的小叶中心分布结节为细小血管内的肿瘤栓子；肉芽肿性疾病的小叶中心分布结节则为小动脉管腔内的双折射晶体；血管瘤样病变的小叶中心分布结节为毛细血管增生。

【征象描述】

1. X 线表现　小叶中心分布结节在胸部 X 线平片上可无异常表现，也可表现为与随机分布结节相似，二者区分困难，而"树芽征"在胸部 X 线检查上难以清晰显示，因此，X 线检查在区分微小结节的性质方面具有局限性。

2. CT 表现　应在薄层 CT 或 HRCT 上进行观察，多显示小叶中心分布结节弥漫性均匀分布，位于胸膜下者与胸膜具有一定距离，且各结节间距离近似（图 6-3-25），而小叶间隔及胸膜无结节。结节密度多样，可为致密实性微小结节，可为腺泡样小结节，也可表现为密度不均匀的结节。此外，由终末细支气管和肺泡腔内病变形成的小结节影与分支细线影构成的征象酷似发芽状的树枝，称"树芽征"（tree-in-bud，图 6-3-26），其在 HRCT 上表现为支气管血管束末端小结节，是小叶中心分布结节的一种特殊影像学表现。

【相关疾病】

小叶中心分布结节见于累及小叶中心细支气管、小动脉或小淋巴管的疾病。不伴树芽征者，可见

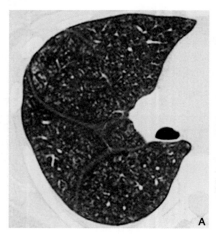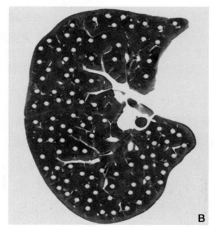

图 6-3-25　小叶中心分布结节 CT 表现与示意图
A. 小叶中心分布结节 CT 表现；B. 小叶中心分布结节示意图。

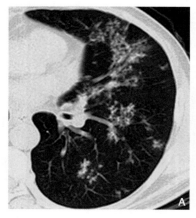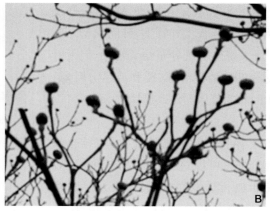

图 6-3-26　树芽征 CT 表现与示意图
A. 树芽征 CT 表现；B. 树芽征示意图。

于与小气道相关的疾病,包括过敏性肺炎、呼吸性细支气管炎、呼吸性细支气管炎-间质性肺疾病、某些肺尘埃沉着病(如煤工尘肺、肺铁末沉着病等)、淋巴细胞性间质性肺炎、肺泡微结石症等;也可见于与血管相关疾病,包括肺毛细血管瘤样增生、肺含铁血黄素沉着症、肺动脉高压、转移性钙化等;与肿瘤相关疾病中,该征象可见于淋巴瘤、肿瘤性血栓微栓塞、弥漫性特发性肺神经内分泌细胞增生(DIPNECH)等。

若疾病以树芽征为主要特征(表6-3-4),则提示外周小气道病变或沿小气道播散的病变(如泛细支气管炎,滤泡性细支气管炎,吸入性细支气管炎,结核、非结核分枝杆菌感染、真菌感染等感染性细支气管炎,详见第四章"小气道");该征象少见于小叶中心动脉肿瘤性微栓塞、淋巴瘤、滑石粉尘肺等。

【分析思路】

第一步,认识这个征象。典型的小叶中心分布结节与胸膜具有一定距离,不累及胸膜,且相邻结节间距离接近。

第二步,重点分析小叶中心分布结节的分布特征、形态及密度。弥漫小叶中心浅淡磨玻璃结节多见于Ⅰ型过敏性肺炎(图6-3-27)、肺毛细血管瘤样

增生(图6-3-28)、肺含铁血黄素沉着症(图6-3-29)等。小叶中心分布结节上叶多发、下叶相对减少,可见于呼吸性细支气管炎(图6-3-30)、肺尘埃沉着病(图6-3-31)。

表6-3-4 以树芽征为主要特征的疾病

分类	疾病种类
感染	细菌感染
	结核及非结核分枝杆菌感染
	真菌感染
	病毒感染
小气道疾病	细支气管扩张(各种原因)
	囊性纤维化
	泛细支气管炎
	免疫缺陷
	变应性支气管肺曲菌病
	吸入性细支气管炎
	滤泡性细支气管炎
其他	浸润性腺癌
	肺肿瘤性血栓微栓塞
	注射滑石粉

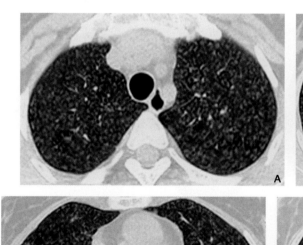
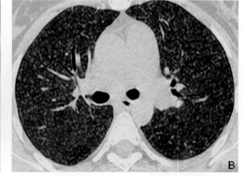
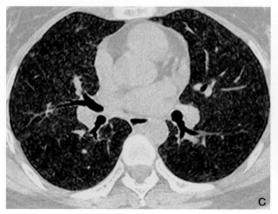
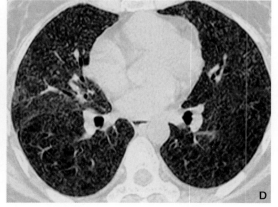

图6-3-27 Ⅰ型过敏性肺炎CT表现

患者女,41岁,呼吸困难1个月。CT平扫(A~D)显示双肺弥漫性小叶中心结节,为腺泡结节。实验室检查:血及支气管肺泡灌洗液高通量测序提示病原体为阴性;结核PPD试验阴性;支气管肺泡灌洗液中,淋巴细胞百分比60%。诊断:亚急性过敏性肺炎(非纤维化型过敏性肺炎)。

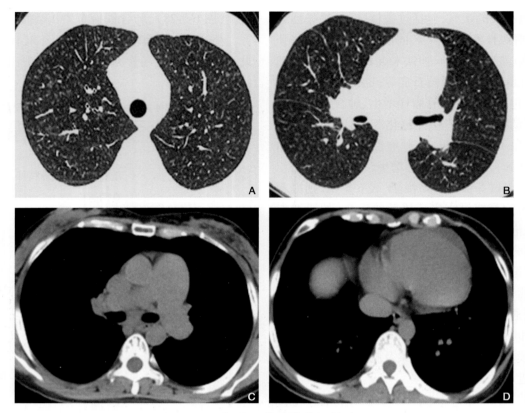

图 6-3-28 肺毛细血管瘤样增生 CT 表现

患者女,19 岁,进行性加重的呼吸困难 1 年,喘憋 2 个月。A、B. CT 平扫显示双肺弥漫的小叶中心浅淡磨玻璃结节;C. CT 平扫显示肺动脉增宽;D. CT 平扫显示右心增大,心包积液。实验室检查:血及支气管肺泡灌洗液高通量测序提示病原体为阴性;右心漂浮导管测压显示平均肺动脉压为 30mmHg。病理胸腔镜肺活检病理诊断为肺毛细血管瘤样增生。

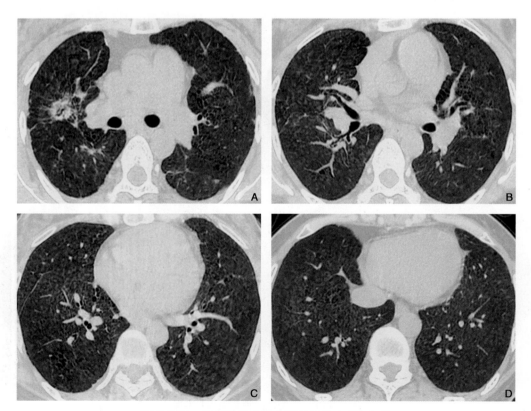

图 6-3-29 特发性肺含铁血黄素沉着症 CT 表现

患者女,21 岁,反复咯血 13 年,贫血。CT(A～D)显示双肺弥漫的小叶中心浅淡磨玻璃结节,右肺上叶局部术后改变。实验室检查:血及支气管肺泡灌洗液高通量测序提示病原体为阴性,支气管肺泡灌洗液为暗红色,细胞检测显示灌洗液中有大量吞噬细胞,其中含蓝色的含铁血黄素颗粒。右肺活检病理诊断中见肺泡内大量吞噬细胞内含蓝色的含铁血黄素颗粒。诊断:特发性肺含铁血黄素沉着症。

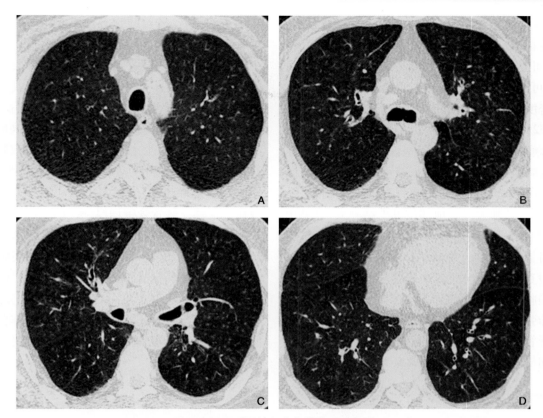

图 6-3-30　呼吸性细支气管炎 CT 表现

患者男,50 岁,咳嗽一周,吸烟 32 年,每天吸烟 1~2 包。CT(A~D)示双肺多发浅淡小叶中心磨玻璃结节,支气管管壁稍增厚,上叶为主。肺功能检查:弥散功能轻度减低。实验室检查:支气管肺泡灌洗液病原检测为阴性,细胞分类计数显示大量含烟草颗粒的吞噬细胞。诊断:呼吸性细支气管炎。

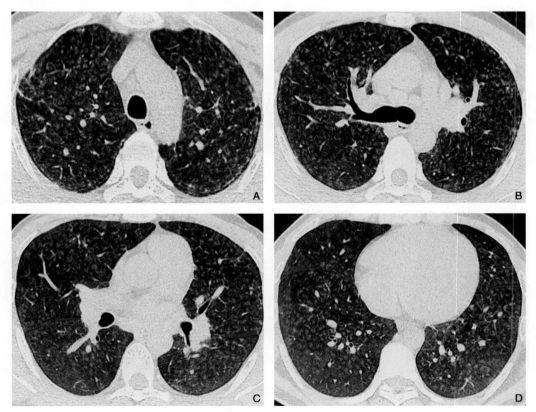

图 6-3-31　肺尘埃沉着病 CT 表现

患者男,28 岁,咳嗽 9 个月,加重伴咳痰、活动后气促 5 个月;打磨橱柜板材 3 年,接触橱柜的粉尘。CT(A~D)示小叶中心实性结节、磨玻璃结节,肺野外带胸膜下线形成。血及支气管肺泡灌洗液高通量测序提示病原体为阴性;支气管肺泡灌洗液中显示吞噬细胞较多;肺功能检查显示限制性通气功能障碍、弥散功能障碍。病理:右肺穿刺活检病理显示大部分肺泡结构已破坏,代之以增生的纤维化结节,周围有大量尘细胞、成纤维细胞以及慢性炎症细胞反应。诊断:肺尘埃沉着病。

第三步,结合分析肺内其他影像学表现。如伴随马赛克征、支气管管壁增厚,则多考虑小气道相关疾病,可见于过敏性肺炎;伴有胸膜下线、小叶间隔增粗,可见于肺尘埃沉着病;伴有多发点状钙化、多发高密度微结节,伴白描征,见于肺泡微结石症(图6-3-32);伴有肺动脉增宽、右心增大,可见于肺毛细血管瘤样增生,肺静脉闭塞性疾病还可伴有弥漫性磨玻璃影、小叶间隔增粗、肺动脉高压、纵隔淋巴结肿大(图6-3-33)。伴不同程度的磨玻璃影、纵隔/肺门淋巴结肿大或其他部位淋巴结肿大,可见于淋巴瘤(图6-3-34)。

第四步,重点结合患者的临床病史、临床症状、实验室检查、诊疗经过、多次影像学检查的前后对比结果等临床资料,可缩小鉴别诊断范围。吸烟人群的双肺弥漫性小叶中心分布结节,中、上肺显著,伴支气管管壁增厚,散在间隔旁型肺气肿,可见于呼吸性细支气管炎。对于异常环境暴露后出现呼吸困难的患者,若双肺弥漫性小叶中心磨玻璃结节伴马赛克征,脱离环境后可缓解,支气管肺泡灌洗液中淋巴细胞明显增多,则考虑过敏性肺炎。粉尘暴露患者出现多发小叶中心分布结节,伴或不伴胸膜下线等间质性异常,须考虑肺尘埃沉着病。对于全身性钙、磷代谢障碍致血钙和/或血磷升高的肾衰竭患者、甲状旁腺功能亢进症患者,若伴有双肺小叶中心分布结节灶,上叶为著,则多考虑转移性钙化(图6-3-35)。哮喘患者(女性多见),小叶中心分布结节或树芽征伴支气管管壁增厚,吸气相伴马赛克征,呼气相出现气体潴留,提示弥漫性特发性肺神经内分泌细胞增生(DIPNECH)。某些感染性疾病如分枝杆菌感染、真菌感染、病毒感染引起的支气管肺炎、肺黏液型腺癌病例中也可出现小叶中心分布结节,但这些结节不是主要特征或为散在性而非弥漫性小叶中心分布结节灶,感染性疾病可以主要表现为树芽征。

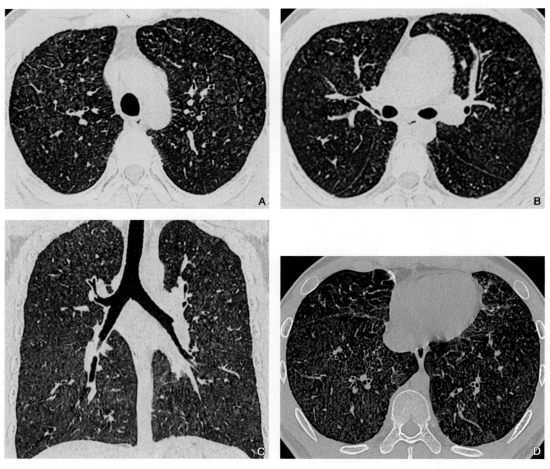

图 6-3-32 肺泡微结石症 CT 表现

患者男,21岁,体检发现肺部微结节14年。CT横轴位(A、B、D)及冠状位(C)图像示小叶中心实性结节、磨玻璃结节,纵隔右侧胸膜致密线影呈"白描征"。实验室检查:血及支气管肺泡灌洗液高通量测序提示病原为阴性。病理:右下叶前底段、外侧底段冷冻肺活检显示肺泡腔内散在较多同心圆状分层钙化小体及少许巨噬细胞,肺泡结构完整。诊断:肺泡微结石症。

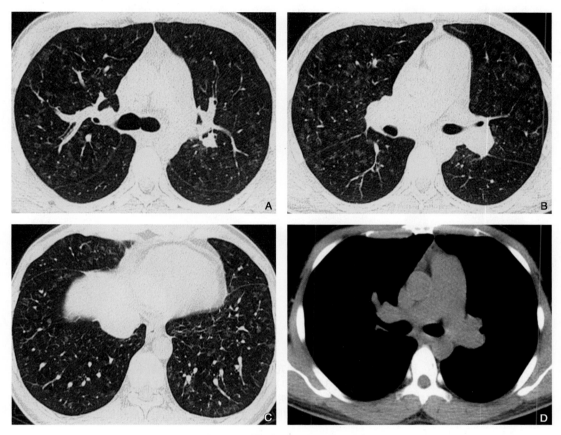

图 6-3-33　肺静脉闭塞性疾病 CT 表现

患者男,33 岁,进行性加重气促、呼吸困难 2 年。CT 示双肺多发浅淡小叶中心结节影,散在斑片影(A～C),肺动脉增宽(D),心包少许积液(C)。实验室检查:血及支气管肺泡灌洗液高通量测序提示病原体为阴性。病理:右肺下叶冷冻肺活检显示肺小静脉内膜及中膜机化,血栓形成、阻塞管腔;同时,隐性肺泡出血,吞噬细胞大量增加,导致大量含铁血黄素沉积,肺泡隔增厚。诊断:肺静脉闭塞性疾病。

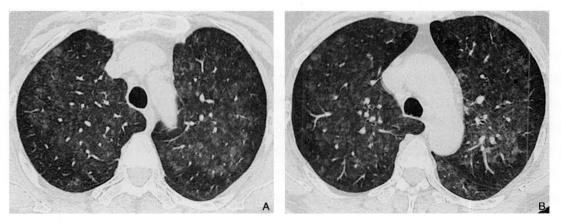

图 6-3-34　血管内弥漫大 B 细胞淋巴瘤 CT 表现

患者女,50 岁,间断发热 1 个月,呼吸困难 1 周,咯血 2d。CT(A、B)示双肺多发小叶中心浅淡磨玻璃结节、斑片状磨玻璃影。实验室检查:外周血中,淋巴细胞减少;血清铁蛋白及乳酸脱氢酶明显升高。支气管肺泡灌洗液为进行性加重血性灌洗液;支气管肺泡灌洗液高通量测序提示病原体为阴性。病理:行经支气管镜肺活检术,肺组织病理及右侧颈部淋巴结活检病理诊断为血管内弥漫大 B 细胞淋巴瘤。

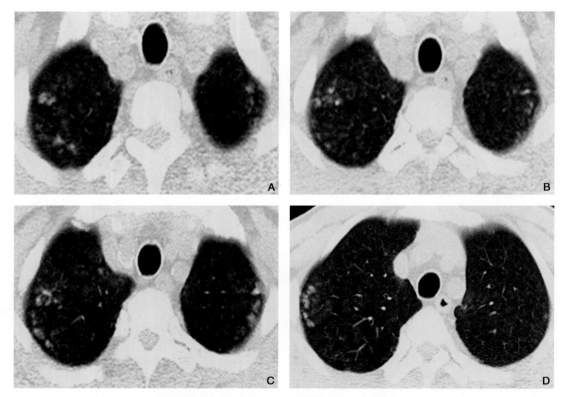

图 6-3-35 甲状旁腺功能亢进症转移性钙化 CT 表现

患者男,37 岁,甲状旁腺功能亢进症 1 年。CT(A~D)示双肺多发小叶中心分布结节,上叶为著,部分结节为钙化结节。实验室检查:血甲状旁腺激素水平明显升高;结核 PPD 试验阴性。病原微生物检查:血及支气管肺泡灌洗液高通量测序提示病原微生物为阴性。多学科综合诊断为转移性钙化。

【疾病鉴别】

小叶中心分布结节灶,根据结节的影像特征分为不伴树芽征的小叶中心分布结节及树芽征(图 6-3-36)。根据结节的征象,同时结合临床信息及实验室检查,可以进行诊断和鉴别诊断;主要影像鉴别要点见表 6-3-5。

表 6-3-5 小叶中心分布结节的疾病 CT 特征及鉴别要点

疾病	小叶中心分布结节 CT 特征及差异(不伴树芽征)
气道相关疾病	
过敏性肺炎	磨玻璃结节,分布均匀,可伴有马赛克征、空气潴留
呼吸性细支气管炎	磨玻璃结节、上肺分布为著,可伴支气管管壁增厚、肺气肿、肺大疱
某些肺尘埃沉着病	表现为类似"小叶中心分布结节",磨玻璃结节或实性结节,可上肺分布为著
血管性病变	
肺毛细血管瘤样增生	磨玻璃结节、弥漫性均匀分布,肺动脉增宽,右心增大
肺静脉闭塞性疾病	磨玻璃结节、分布不均匀,伴斑片样磨玻璃影、小叶间隔增厚,肺动脉增宽,右心增大,纵隔淋巴结肿大
弥漫性肺泡出血	磨玻璃结节、分布不均匀,伴局限性或弥漫性斑片样磨玻璃影
肿瘤病变	
淋巴瘤	磨玻璃结节、分布不均匀,伴局限性或弥漫性斑片样磨玻璃影,可伴纵隔、肺门及其他部位淋巴结肿大
肿瘤性微栓塞	实性结节、肺野外带为著,可伴树芽征或小叶间隔增厚
其他	
转移性钙化	磨玻璃结节或实性结节、大小不等,上肺为著,伴或不伴钙化
肺泡微结石症	磨玻璃结节、致密微结节、高密度小叶间隔、白描征

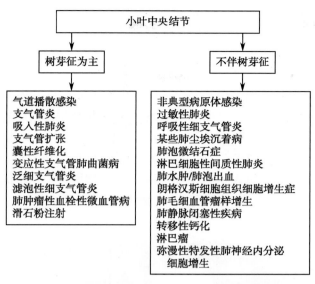

图 6-3-36 小叶中心分布结节分类及相关疾病

```
┌─────────────────────────────────────┐
│          小叶中央结节                 │
└─────────────────────────────────────┘
      ↓                         ↓
┌──────────┐            ┌──────────┐
│ 树芽征为主 │            │ 不伴树芽征 │
└──────────┘            └──────────┘
      ↓                         ↓
┌──────────────┐    ┌──────────────────┐
│ 气道播散感染   │    │ 非典型病原体感染    │
│ 支气管炎      │    │ 过敏性肺炎         │
│ 吸入性肺炎     │    │ 呼吸性细支气管炎     │
│ 支气管扩张     │    │ 某些肺尘埃沉着病     │
│ 囊性纤维化     │    │ 肺泡微结石症       │
│ 变应性支气管肺 │    │ 淋巴细胞性间质性肺炎  │
│  曲菌病       │    │ 肺水肿/肺泡出血     │
│ 泛细支气管炎   │    │ 朗格汉斯细胞组织细胞  │
│ 滤泡性细支气管炎│    │  增生症           │
│ 肺肿瘤性血栓性 │    │ 肺毛细血管瘤样增生    │
│  微血管病     │    │ 肺静脉闭塞性疾病     │
│ 滑石粉注射     │    │ 转移性钙化         │
│              │    │ 淋巴瘤            │
│              │    │ 弥漫性特发性肺神经内分泌│
│              │    │  细胞增生          │
└──────────────┘    └──────────────────┘
```

（刘　敏）

六、淋巴管周围分布结节

【定义】

淋巴管周围分布结节（perilymphatic or lymphatic distribution of nodules）为 HRCT 上显示的分布于支气管血管束周围以及小叶内中轴间质、外周间质（如胸膜和小叶间隔）的结节。

【病理基础】

此类结节的病理基础为以累及淋巴管或沿淋巴管播散为特征的肉芽肿、粉尘颗粒、淀粉样物质，或沿淋巴管分布的肿瘤细胞。结节主要分布于：①肺门周围支气管血管间质；②小叶间隔；③胸膜下区域；④小叶中心周围支气管血管有关间质。以上每个位置都有大量的淋巴管。如结节发生在这些特定区域，则肺部的整体受累情况通常呈斑片状，一些肺部区域正常，另一些区域存在明显结节灶。

【征象描述】

1. X 线表现　通常来说，胸部 X 线平片无法准确显示淋巴管周围分布结节，其仅可将此类结节显示为网结节状阴影或肺纹理不规则增粗，评估价值非常有限。

2. CT 表现　支气管血管周围结节，与中央、肺门旁支气管和动脉相关，可单独、成组或集群出现。在导致结节表现为这种分布的疾病中，以结节病最为常见和最为典型。由于淋巴管伴随支气管和动脉从肺门进入肺外周，所以在外周肺组织和小叶中央动脉所在的小叶中心位置也可看到支气管血管周围结节。CT 可显示淋巴管周围分布结节累及肺支气管血管束、胸膜和小叶间隔，边缘多清楚，表现为支气管血管束周边呈串珠样或簇状结节外观；邻近胸膜或叶间胸膜有针尖样或簇状微结节，形成"假性胸膜斑"；小叶间隔结节导致出现"珠状"间隔或结节间隔增厚，该征象最常见于癌沿淋巴管扩散的患者，但也可能出现在以这种模式扩散的其他疾病中。小叶中央支气管血管束周围的微结节可被显示为小叶中央簇状小结节（图 6-3-37）。胸膜下结节通常为沿外周淋巴管分布的结节。此类淋巴管在叶间胸膜最常见，可以很容易地与肺血管区分开。胸膜下结节已被报道可见于大约 80% 的硅沉着病或煤工尘肺患者和 50% 的结节病患者，也常见于癌的淋巴管扩散。

【相关疾病】

淋巴管周围分布结节主要见于结节病、癌性淋巴管炎、淋巴瘤/白血病、肺尘埃沉着病、肺铍沉积症、淀粉样变。

【分析思路】

第一步，认识这个征象。典型的淋巴管周围分布结节位于肺支气管血管束周围、胸膜，边缘多清楚，使

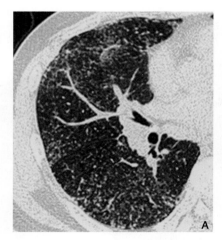

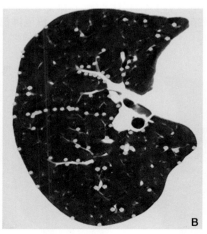

图 6-3-37 淋巴管周围分布结节 CT 表现与示意图
A. 沿淋巴管分布结节的 CT 表现；B. 沿淋巴管分布结节的示意图。

支气管血管束周边呈串珠样或簇状结节外观；邻近胸膜或叶间胸膜可有针尖样或簇状微结节；小叶间隔结节使小叶间隔呈串珠样表现。小叶中央支气管血管束周围的微结节可显示为小叶中央簇状小结节。

第二步，重点分析结节的分布特征、形态及密度。结节病是最常见的以支气管血管束周围分布的结节、胸膜微结节为主要特征的非干酪样肉芽肿性疾病。HRCT上，其结节主要分布于支气管血管束周围和胸膜，上肺分布为显著特征（图 6-3-38）；结节病的微结节集中分布时可形成烟花征、星系征，少数

病例表现为小叶间隔结节或小叶中心支气管血管束周围结节（小叶中心分布结节）。肺尘埃沉着病结节大小不等，中、上肺为著（图 6-3-39），上肺结节较大并可进行性融合而形成进展性块状纤维化，下叶结节较小或为微小结节，小叶间隔增厚较少。癌性淋巴管炎或淋巴瘤主要表现为中轴间质增厚、小叶间隔增厚伴结节（图 6-3-40），也可表现为中、下肺为著的网状结节影，其分布位置多变，可单侧或双侧。淀粉样变可表现为小叶间隔结节样增厚，部分结节呈高密度，中、下肺野分布，胸膜下多见（图 6-3-41）。

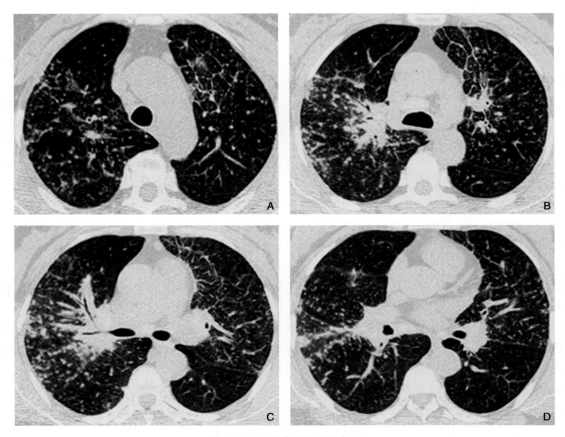

图 6-3-38 结节病的 CT 表现

患者女，52 岁，低热、乏力 1 个月，伴心悸、心律失常 2d。CT（A～D）示双肺多发沿支气管血管束分布微结节、上肺为著，伴胸膜多发结节，左肺上叶小叶间隔增厚，纵隔淋巴结肿大。临床表现及实验室检查：中老年女性，血清血管紧张素酶水平升高。右肺上叶 CT 引导下穿刺病理显示多发致密、完整的非干酪样肉芽肿灶，考虑结节病。

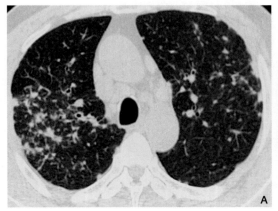
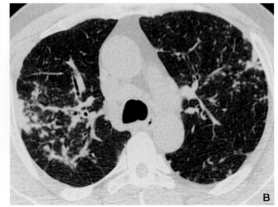

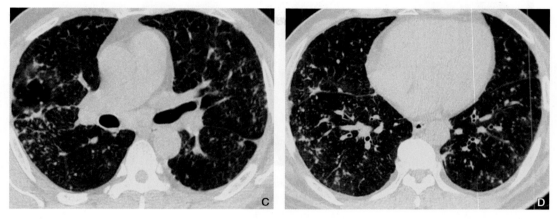

图 6-3-39　肺尘埃沉着病 CT 表现

患者男,50 岁,呼吸困难 5 年。砂石厂扬沙工作 8 年。CT(A~D)示双肺多发沿支气管血管束分布实性结节、上肺为著,胸膜多发实性小结节。实验室检查:血清血管紧张素酶水平正常,结核 PPD 试验阴性,血沉正常。病原微生物检测:支气管肺泡灌洗液高通量检测提示病原体阴性。右肺上叶 CT 引导下穿刺病理显示:肺组织纤维化和硅结节形成。诊断:硅沉着病。

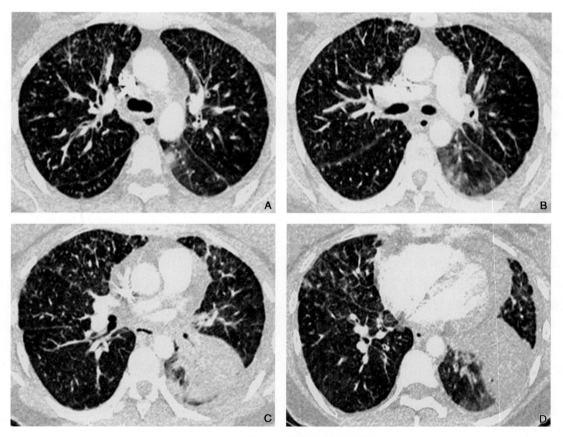

图 6-3-40　癌性淋巴管炎的 CT 表现

患者女,41 岁,发热、咳嗽、活动后胸闷 1 个月,抗炎治疗 2 周效果差。CT 增强扫描(A~D)示左肺下叶支气管狭窄,远端分支闭塞,左肺下叶肿块伴轻度均匀强化,双肺上叶、右肺中叶多发间隔增厚伴微结节。实验室检查:血清血管紧张素酶水平正常,结核 PPD 试验阴性,血多种肿瘤标志物水平升高,癌胚抗原(CEA)及神经元特异性烯醇化酶(简称 NSE)水平明显升高。左肺下叶支气管镜活检病理显示:左肺下叶腺癌。

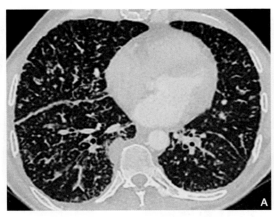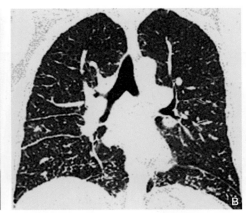

图 6-3-41　肺淀粉样变的 CT 表现

患者男,63 岁,咳嗽、活动后胸闷半年。确诊多发性骨髓瘤 2 年。实验室检查:血 β2-微球蛋白、血清铁蛋白、乳酸脱氢酶升高,血清肿瘤标志物轻度升高,结核 PPD 试验阴性,血清血管紧张素酶水平正常。图 A、B 分别为 CT 横轴位及冠状位图像示两肺沿淋巴管及叶间裂分布的弥漫性粟粒结节灶,边界清楚。病原微生物检测:支气管肺泡灌洗液高通量检测提示病原体阴性。右肺经支气管镜肺活检术病理诊断:淀粉样变。

第三步,结合分析肺内其他影像学表现。纵隔及肺门淋巴结明显肿大、均匀轻中度强化,提示结节病。双肺支气管血管束增厚、小叶间隔增厚伴结节,常见于癌性淋巴管炎。肺尘埃沉着病可伴纵隔淋巴结多发钙化,常有小叶中心分布结节(小气道周围的粉尘沉积)、小叶间隔结节或胸膜下结节。淋巴管周围分布结节伴肺内实变、囊腔,结节呈钙化密度,可见于淀粉样变。伴椎体骨质疏松合并多发虫蚀样骨质破坏,常提示多发性骨髓瘤,可伴发肺淀粉样变。

第四步,结合患者的临床病史、临床症状、实验室检查、诊疗经过、多次影像学检查的前后对比结果等临床资料,可缩小鉴别诊断范围。对于出现沿支气管血管束分布结节及小叶中心分布结节,伴上肺大结节及肿块者,如有粉尘接触史,则考虑肺尘埃沉着病,如没有接触史,则应考虑结节病;肿瘤患者在动态观察过程中出现淋巴管周围分布结节、支气管血管束增厚及小叶间隔增厚,且有肺、乳腺、胃肠等的原发肿瘤病史,强烈提示癌性淋巴管炎。

【疾病鉴别】

伴有胸膜结节者,以胸膜结节及支气管血管束周围结节为主要特征的,提示淋巴管周围分布结节。再根据结节的影像特征及伴随特征,同时结合临床信息及实验室检查,进行诊断和鉴别诊断。此类结节的主要影像鉴别要点见表 6-3-6。

表 6-3-6　淋巴管周围分布结节相关常见疾病及 CT 特征、鉴别要点

疾病	淋巴管周围分布结节 CT 特征及差异
结节病	支气管血管束周围、胸膜多发微结节,上肺显著,可形成烟花征、星系征,纵隔及肺门多发性对称性淋巴结肿大,均匀强化
癌性淋巴管炎或淋巴瘤	以支气管血管束和小叶间隔的结节或光滑增厚为主要特征,单纯沿支气管血管束分布微结节罕见;病变分布以单侧为著,中、下肺为著,可伴或不伴纵隔、肺门淋巴结肿大
肺尘埃沉着病	结节大小不等,中、上肺常见,同时可见多发小叶中心分布结节,上肺背侧为著,肺门、纵隔淋巴结钙化,可伴进展性块状纤维化
淀粉样变(罕见)	小叶间隔结节样增厚,部分结节呈高密度,中、下肺野分布,胸膜下多见。可伴多发高密度实变
卡波西肉瘤	支气管血管束增厚伴周围火焰状结节(边缘模糊、形态不规则)

此外,肺部主要分布形式的多发小结节的鉴别诊断流程图,详见图 6-3-42。

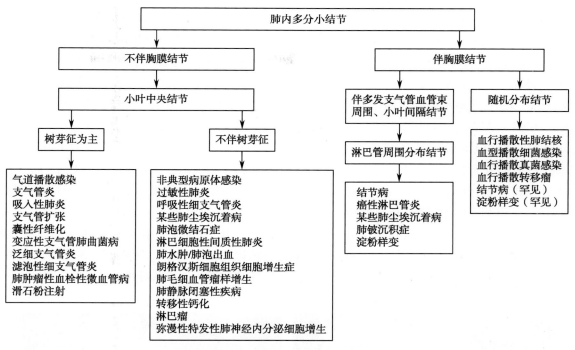

图 6-3-42　肺内多发小结节的鉴别流程图

（刘　敏）

七、弥漫性钙化结节

【定义】

弥漫性钙化结节（diffuse calcified nodules）是指 X 线平片或 HRCT 图像上的弥漫性钙化结节，累及双肺或多个肺叶，钙化结节指完全钙化或部分钙化的结节。

【病理基础】

钙化在病理上属于变性，其是因为变性组织局部 pH 变化，钙离子以磷酸盐或碳酸盐的形式沉积下来而发生的，其主要发生机制包括以下几种。①细胞碎片形成：凋亡小体和/或坏死碎片的释放可能有助于在损伤部位形成磷灰石核。②矿化小体释放：来自重构活跃的组织的成核复合物或基质囊泡从局部释放入循环。③矿化抑制失调：组织表达和循环来源的矿化抑制剂的抑制丧失，导致磷灰石沉积。④成骨机制激活：血管平滑肌细胞或干细胞分化改变而诱导骨发生或骨化。

肺部钙化性病变中的弥漫性钙化结节具有一定特殊性，其病理机制包括如下几种。

（1）肺营养不良性钙化（dystrophic pulmonary calcification）：由于钙盐沉积到异常组织（由坏死或瘢痕形成而改变）或钙离子沉积在损伤/坏死的细胞组织周围而发生。

（2）肺转移性钙化（metastatic pulmonary calcification，MPC）：在血清矿物质离子不平衡的情况下发生，其是由高血钙引起的钙离子在正常组织的沉积；其是一种代谢性肺病，通常与终末期肾病相关；主要表现为肺泡、肺泡隔、肺泡毛细血管膜、支气管管壁及肺小血管内可见钙沉积，该间质过程的特征在于钙盐主要沉积在肺泡上皮基底膜中。

（3）弥漫性肺骨化（diffuse pulmonary ossification，DPO）：该疾病是因肺组织中出现了广泛性的异位骨组织形成而得名的。在病理切片上可见病灶内除有部分典型的肺泡结构外，还可发现明确的骨、软骨甚至骨髓组织。该疾病的病理机制还不是很清楚，但其可能与肺泡渗出物机化导致骨性成纤维细胞化生有关，与其有关的病理机制可能还有血管生成、缺氧、肺损伤等刺激成纤维细胞增生和化生骨形成。

（4）肺泡微结石症（pulmonary alveolar microlithiasis，PAM）：是一种常染色体隐性遗传病，其特征在于具有独特的树环/分层模式的微结石，微结石主要由磷酸钙组成，发生在肺泡中。

【征象描述】

1. X 线表现　多个肺叶或双肺弥漫性钙化结节，根据大小可分为微、小、大结节样钙化灶，部分可融合而呈块状。对于细小钙化结节或密度较低的钙盐沉积,胸部 X 线平片可能不能显示,其对于钙化结节的显示不是很灵敏。但是,胸部 X 线平片对于显示弥漫性钙化结节的分布趋势有很大帮助,如上、下肺区域分布,外周和中央分布趋势等。

2. CT 表现 CT 可清晰显示病灶的数目、分布、范围、形态、大小,是显示弥漫性钙化结节的主要影像方法。根据其大小,弥漫性钙化结节分为微结节(≤3mm)、小结节(>3mm 且≤10mm)、大结节(11~30mm);根据分布特征,可将其分为上肺分布为著和下肺分布为著,外周分布为著和中央分布为著,或随机分布、淋巴管周围分布和小叶中心分布等。例如在钙化性肉芽肿中,通常可见多发性的大钙化结节,该病的诊断基于既往病史和放射学特征。肺转移性钙化在 HRCT 上可能表现为大量直径 3~

10mm 的钙化结节,或更常见的蓬松且边界不清的磨玻璃结节。弥漫性肺骨化包含两种类型,即结节型与树枝状,其中,结节型弥漫性肺骨化是较常见的类型(图 6-3-43),它通常影响肺泡腔,优先累及下叶,在被动充血的疾病中更常见,例如二尖瓣狭窄、慢性肺水肿和肺静脉高压。树枝状弥漫性肺骨化通常累及肺泡间质和小叶间隔,它通常发生在慢性炎症和间质纤维化的情况下,典型表现为下叶明显的细小树枝状分支钙化。在肺泡微结石症中,高分辨率 CT 可显示弥漫性点状微结节,其分布具有轻微的小叶周围优势,导致小叶间隔明显钙化。大钙化结节是指直径 10~30mm 的结节区域,主要的诊断考虑疾病是钙化性肺转移瘤、淀粉样变、钙化性肉芽肿、坏死性结节和进行性块状纤维化。

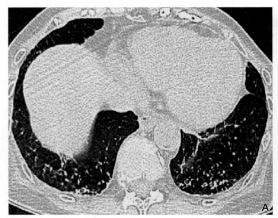
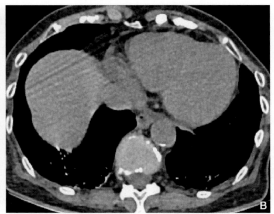

图 6-3-43 肺骨化的 CT 表现

患者男,78 岁,具有特发性肺间质纤维化病史。胸部平扫 CT 肺窗图像(A)示双肺下叶胸膜下网格影,纵隔窗图像(B)示双肺胸膜下多发小结节状钙化。

【相关疾病】

肺钙化的原因很多,最常见的是感染性疾病,其他原因包括非感染性炎症、纤维化、遗传、代谢、肿瘤和心脏疾病。肺弥漫性钙化结节相关的不同疾病的鉴别诊断基础是依据四大发病机制的。

1. **肺营养不良性钙化** 感染性和职业性病因是主要原因,营养不良性钙化的放射学特征包括先前组织损伤的迹象(例如,感染后肉芽肿或转移),淋巴结肿大、钙化,以及胸膜钙化、增厚或斑块。有助于我们区分营养不良性钙化与其他三种病因的其他特征是钙化的大小、数量和分布。在营养不良性钙化病例中,通常可见多发性大钙化结节,此疾病的诊断基于既往病史和放射学特征。感染性疾病或粉尘接触史通常很明显。其感染性病因主要包含组织胞浆菌病、肺结核(图 6-3-44)、寄生虫病以及少见的

愈合的水痘肺炎等;对于具有粉尘接触史者,主要考虑肺尘埃沉着病,如硅沉着病(图 6-3-45)和煤工尘肺等;怀疑肺尘埃沉着病时,通常须追问粉尘接触史。

2. **肺转移性钙化** 该病是一种以肺实质中钙沉积为特征的代谢性肺病。其最常与直接或间接导致高钙血症的病症相关,如慢性肾衰竭和继发性甲状旁腺功能亢进症。肺转移性钙化可能具有良性或恶性病因。良性病因包括慢性肾衰竭(图 6-3-46、图 6-3-47)、原发性和继发性甲状旁腺功能亢进症、过量钙剂和维生素 D 给药、乳碱综合征、骨质疏松症和畸形性骨炎;良性形式的肺转移性钙化也可在肾或肝移植术后和心脏手术后发生。恶性病因包括转移瘤、多发性骨髓瘤、甲状旁腺癌、白血病、淋巴瘤、乳腺癌、滑膜肉瘤、绒毛膜癌、恶性黑色素瘤和下咽鳞

状细胞癌引起的大量骨质溶解。肺转移性钙化通常在上叶最为明显。这种分布是由上叶的相对碱性环境造成的,碱性环境中金属不容易溶解;另外,与下肺区相比,上肺的通气血流比例要高得多且淋巴回流慢。常见的相关发现是胸壁血管钙化和其他软组织钙化。

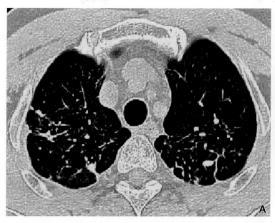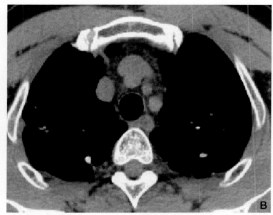

图 6-3-44　肺结核钙化的 CT 表现

患者男,53 岁,咯血待查,支气管扩张病史。胸部 CT 平扫肺窗图像(A)显示双肺上叶多发条片状、索条状影及多发结节,邻近支气管受牵拉、扭曲;纵隔窗图像(B)显示部分结节钙化。

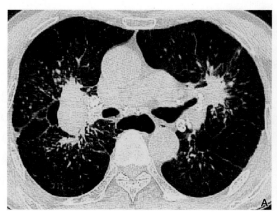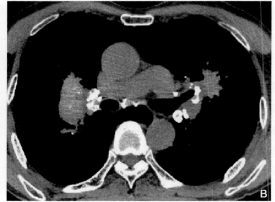

图 6-3-45　硅沉着病的 CT 表现

患者男,75 岁,从事金矿工作三年。胸部 CT 平扫肺窗图像(A)示双肺上叶弥漫多发实性结节,部分融合呈团片状,以双肺中、内带为著;纵隔窗图像(B)见纵隔、双肺门及肺内结节多发钙化。

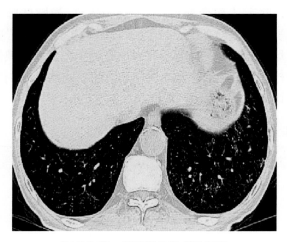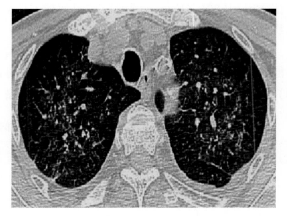

图 6-3-46　转移性钙化 CT 表现

患者男,62 岁,肾功能不全,肾移植术后排斥反应。胸部 CT 平扫示双肺下叶基底部多发点状钙化灶及实性微结节灶,边界清晰,部分呈树芽征。

图 6-3-47　转移性钙化 CT 表现

患者男,71 岁,尿毒症,肾性骨病,高磷血症,继发性甲状旁腺功能亢进症。胸部 CT 平扫示双肺多发小叶中央磨玻璃密度结节及实性小结节,并且可见钙化,双上肺为著。

3. **弥漫性肺骨化** 该病是一种慢性进行性化生性骨化，其特征在于具有或不具有骨髓成分的新骨形成。它可以是特发性的或继发性的（更常见）。它可以继发于二尖瓣疾病、慢性肺充血、肺纤维化疾病和淀粉样变。新骨形成可发生在肺泡腔中，因此呈圆形结节状，也可发生在肺泡间质和肺泡隔中，导致分支状外观的形成。结节型弥漫性肺骨化是较常

见的类型，它通常影响肺泡腔，优先累及下叶，在被动充血的疾病中更常见，例如二尖瓣狭窄（图6-3-48）、慢性肺水肿和肺静脉高压。树枝状弥漫性肺骨化通常影响肺泡间质和小叶间隔，它通常发生在慢性炎症和间质纤维化的情况下，典型表现为下叶显著的细小、分支状钙化。其诊断基于有易感性疾病的患者的典型放射学特征。

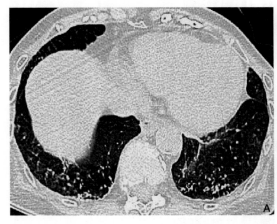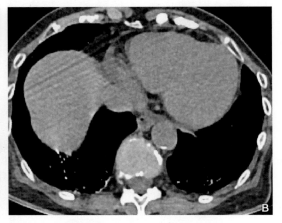

图6-3-48 弥漫性肺骨化CT表现

患者女，76岁，具有二尖瓣脱垂病史。胸部CT平扫肺窗图像（A）显示双肺下叶背侧胸膜下为主的沿支气管血管束走行的弥漫多发树枝状结节，并且可见少许条索影；纵隔窗图像（B）可见肺内结节多发钙化。

4. **肺泡微结石症** 该病是一种罕见的常染色体隐性遗传病，其特征在于肺泡内的钙化。*SLC34A2*基因（编码Ⅱb型钠磷协同转运蛋白）的突变导致肺泡内磷酸盐蓄积，从而引起钙沉积，导致微结石形成。该病的典型的放射学特征是胸部X线平片上的"沙尘暴"表现，其特征是弥漫性的微小结节，大小为0.1~1mm，通常，开始时钙化在下叶更严重，主要在内侧和后部；也可见黑色胸膜征，即邻近钙化微结节的胸膜下透亮影。对于肺泡微结石症的诊断基于既往病史和放射学特征。肺泡微结石症的CT表现与病理见图6-3-49（彩图见文末彩插）。

5. **少见疾病** 肺转移瘤中的钙化并不少见，其可能由先天性疾病（畸胎瘤）、肉瘤（骨肉瘤、软骨肉瘤）或癌（产生黏蛋白的腺癌、甲状腺癌、乳腺癌和

已治疗的转移性绒毛膜癌）引起。为方便记忆钙化性转移瘤的常见原发肿瘤，可以用英文"BOTTOM"（底部）表示，即乳腺癌（B）、骨源性肿瘤（O）、甲状腺癌（T）、畸胎瘤（T）、卵巢癌（O）和黏液腺癌（M）或黑色素瘤（M）。有几种机制导致转移灶钙化：骨肉瘤中肿瘤类骨质的骨形成；软骨肉瘤中肿瘤软骨的钙化和骨化；甲状腺乳头状癌或已治疗的转移瘤中的营养不良性钙化；以及胃肠道、肺和乳腺黏液癌中的黏液钙化。

除上述病变外，还应了解吸入性/静脉性肺内"钙化"密度灶如滑石粉尘肺，以及医源性"钙化"密度灶，如丙烯酸骨水泥肺栓塞、胺碘酮肺毒性及碘油肺栓塞等。肺部弥漫性钙化结节相关疾病的鉴别要点详见表6-3-7。

表6-3-7 肺部弥漫性钙化结节相关疾病

营养不良性钙化	转移性钙化	弥漫性肺骨化	其他少见疾病
水痘肺炎	慢性肾衰竭	二尖瓣疾病	肺泡微结石症
组织胞浆菌病	甲状旁腺功能亢进症	慢性肺充血	滑石粉尘肺
肺结核	过量钙剂和维生素D给药	肺纤维化	胺碘酮肺毒性
寄生虫病	乳碱综合征	淀粉样变	丙烯酸骨水泥肺栓塞
硅沉着病/煤工尘肺	骨质疏松症和畸形性骨炎		肺转移灶钙化
含铁血黄素沉着症	多发性骨髓瘤		

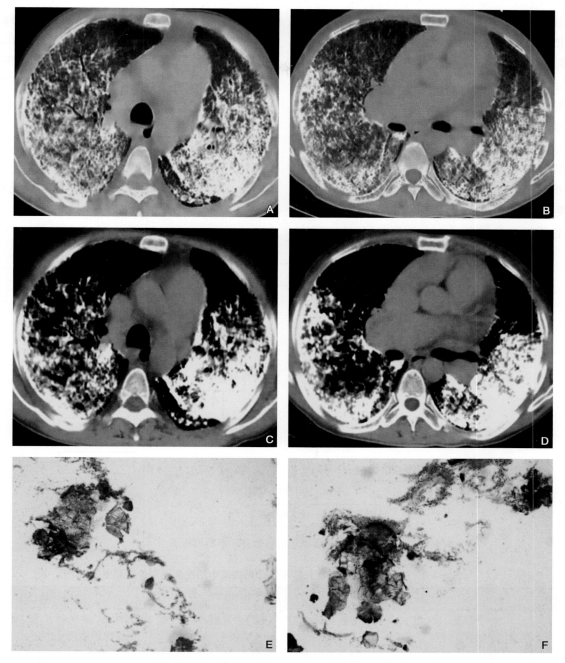

图 6-3-49　肺泡微结石症的 CT 表现与病理图片

患者男,46 岁,活动后气短。胸部 CT 平扫肺窗图像(A、B)示双肺弥漫性钙化微结节及网状影,多发小叶间隔增厚,部分区域可见钙化融合,内见支气管充气征;纵隔窗图像(C、D)显示双肺下叶及后部钙化较重且融合;病理活检图片(E、F)可见肺泡内结晶形成。

【分析思路】

对于肺弥漫性钙化结节,分析思路如下。

第一步,确定钙化密度,肺内多数钙化的 CT 值超过 100Hu,但这一点也取决于钙盐沉积的多少。

第二步,分析其放射学特征,包括钙化的分布、形式和大小。对于上肺分布为著者,多考虑通气或碱性环境相关疾病,如肺尘埃沉着病或转移性钙化等;下肺分布为著则与血流或纤维化相关,如弥漫性肺骨化、肺转移灶钙化等。圆形钙化结节多为肉芽

肿性病变,如组织胞浆菌病和结核等;分支状或长形钙化多与间质或血管相关,如弥漫性肺骨化或血管内栓塞。肺尘埃沉着病和结节病中,可见结节融合形成进行性块状纤维化。微小结节,如肺泡微结石症,有时在 CT 上不能被分辨而表现为磨玻璃影。

第三步,分析伴发特征,其也是诊断的重要线索。例如,肺内间质改变多见于肺纤维化、含铁血黄素沉着症、肺泡微结石症等;软组织和血管钙化常见于转移性钙化;纵隔和肺门淋巴结钙化在肺结核和

肺尘埃沉着病中常见;若骨质密度改变则须考虑钙磷代谢异常,如转移性钙化。

第四步,结合患者的临床病史、用药史、实验室检查、多次影像学检查的前后对比等,可缩小鉴别诊断范围。肺弥漫性钙化结节的诊断基于既往病史和放射学特征,既往病史包括非感染性疾病、感染性疾病和肿瘤性疾病等。其中感染性疾病或接触粉尘的病史通常很明显。而对于一些钙磷代谢异常疾病,如慢性肾衰竭、甲状旁腺功能亢进症等疾病,实验室检查能提供更多的诊断依据。

【疾病鉴别】

肺弥漫性钙化结节是一个征象,可见于多种疾病,须联合影像学特征、临床信息和实验室检查进行诊断和鉴别诊断。适当的病史,如职业暴露、用药史,能明显缩小鉴别诊断范围。钙化的范围、分布、形式和大小是须考虑的主要放射学特征,同时,伴发特征(如其他脏器或结构钙化)及基础疾病的体征(如纤维化、肉芽肿等)也为疾病诊断及鉴别诊断提供了重要线索。

1. 基于临床信息的鉴别诊断流程图　见图6-3-50。

2. 肺弥漫性钙化结节在几种不同常见疾病中的主要鉴别诊断要点　见表6-3-8。

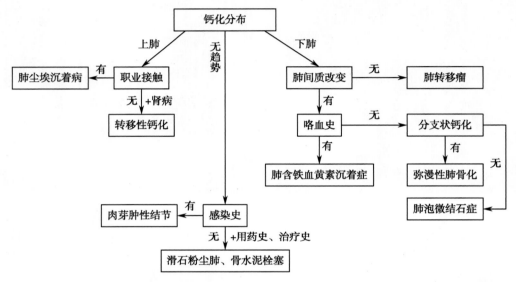

图 6-3-50　基于临床信息的鉴别诊断流程图

表 6-3-8　弥漫性钙化结节在几种不同常见疾病中的主要鉴别诊断要点

疾病	典型影像特征	鉴别要点	主要伴随征象
肺结核	上叶后段、下叶上段分布;伴簇状分布结节	结核病史、典型发病部位	牵拉性支气管扩张、肺结构变形、淋巴结钙化
硅沉着病/煤工尘肺	淋巴管周围分布小结节;上肺分布且中内带为著	粉尘接触史;上肺及中内带分布	肺门和纵隔淋巴结钙化;肺门旁融合团块(PMF)
肺转移性钙化	直径 3~10mm 的桑葚样或微棉球样磨玻璃结节;弥漫性点状钙化结节;上肺分布为著	肾衰竭、甲状旁腺病变病史及高钙血症;上肺分布	胸壁动脉、心肌或肺动脉钙化;骨质密度减低或囊变;肾脏体积缩小
弥漫性肺骨化	结节样或树枝状钙化,单个结节大小为 1~2mm,可聚集成更大的结节;双下肺、胸膜下分布	基础疾病;分支状钙化	全心增大和小叶间隔增厚;双下肺蜂窝征
淀粉样变	小结节(直径 2~4mm),边界清晰,呈圆形或小叶状	气管支气管增厚钙化	网状影、小叶间隔增厚;肺囊腔
肺泡微结石症	小点状钙化(直径约 1mm),小叶间隔钙化,下肺为著,黑色胸膜征	影像重、临床轻(临床-影像分离),小钙化结节、间隔钙化	磨玻璃影、小叶间隔增厚,间隔旁型肺气肿
肺含铁血黄素沉着症	磨玻璃影、实变,小叶间隔增厚,支气管扩张,蜂窝征;下肺为著	咯血、缺铁性贫血、磨玻璃影、网格影	碎石路征

(赵绍宏)

第四节　网状影和细线影

一、光滑型小叶间隔增厚

【定义】

次级肺小叶(secondary pulmonary lobule, SPL)是肺结构的最小独立单位,在肺周围的 SPL 呈立方形/锥形,肺中央部的 SPL 较小,且不规则,呈六边形/多边形。次级肺小叶以结缔组织间隔为界,由小叶细支气管和肺动脉供应,分三个组成部分:①小叶间隔;②小叶中央结构;③小叶实质和腺泡。小叶间隔是构成 SPL 的结缔组织,呈薄片状,长 10~20mm,内含淋巴管和肺小静脉,并且与胸膜下外周间质(外周结缔组织)及支气管血管束周围间质(中轴结缔组织)相通。病变累及小叶间隔内的任何一部分都可导致其增厚并在 CT 图像上显影。光滑型小叶间隔增厚是指小叶间隔呈一种较均匀和平滑的增厚。

【病理基础】

不同病因所致小叶间隔增厚的组织病理基础不同,该征象可由间质内液体成分增多、细胞成分浸润或纤维化所致。光滑型小叶间隔增厚是最常见且最不具特异性的类型,多由间质内液体成分增多引起,其成因可为水肿、出血、感染和淋巴组织病变,通常以急性发病为主。肺组织包含 3 个细胞外液体间隔,即血管内血液、肺间质间隙和肺泡腔,液体在这 3 个间隙中进行交换并依靠毛细血管内压和毛细血管渗透压维持正常肺内液体平衡。肺淋巴管分为深、浅两组。浅组位于脏胸膜深面,依次汇入胸膜淋巴结、肺门淋巴结或纵隔淋巴结;深组位于肺小叶结缔组织内和各级支气管血管束周围,最后汇入肺门淋巴结及纵隔淋巴结。两组淋巴管间存在广泛交通,最终均引流入肺静脉系统;淋巴组织分布在支气管血管束周围间质和小叶间隔内,淋巴管扩张和淋巴组织增生均可造成小叶间隔增厚。肺水肿的发生有三个重要原因:肺毛细血管静水压增高、肺毛细血管通透性增强、淋巴回流相对/绝对减少。多种导致肺血流动力学改变的疾病均可引起肺水肿:①左心衰竭中,肺毛细血管内流体静力压增高,引起气道、伴行血管及小叶间隔内组织间隙扩大,支气管血管束及小叶间隔内液体聚集,导致中轴间质及小叶间隔增厚;②肺静脉闭塞性疾病,其主要累及肺小静脉和微静脉,静脉内膜水肿、纤维化、中膜弹性纤维增生和血栓形成导致小静脉发生广泛且弥漫性的闭

塞,引起肺毛细血管静水压增高和间质性渗出增多;③癌性淋巴管炎中,肺门淋巴结受累或淋巴管管壁受到直接侵犯导致淋巴回流受阻,引起肺内淋巴淤滞、静脉系统压力增高,同样可使小叶间隔光滑增厚。光滑型小叶间隔增厚可伴磨玻璃影,即"碎石路征",这是肺泡蛋白沉积症的典型表现,该病以蛋白类物质在邻近小叶间隔和/或间质纤维化的外周气腔内聚积为主要特征;对于弥漫性肺泡出血患者,由于液体沉积,故在病程第 2~3 天可见光滑增厚的小叶间隔叠加在弥漫性磨玻璃影中。

【征象描述】

1. **X 线表现**　通常来说,光滑型小叶间隔增厚大多位于肺下叶前部和下部,表现为长度约 10~20mm,垂直于胸膜并与胸膜连续的线样影(Kerley B 线)或指向肺门的长度约 20~60mm 的线样影(Kerley A 线),如图 6-4-1 所示。

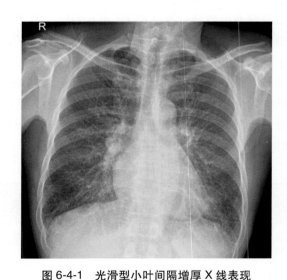

图 6-4-1　光滑型小叶间隔增厚 X 线表现
胸部正位 X 线平片示双肺可见肺间质较广泛性增厚并呈细线样,以两下肺分布为主,且外侧胸膜下可见垂直于胸膜的长约 10~20mm 的光滑的细线样影,即Kerley B 线。

2. **CT 表现**　增厚小叶间隔光滑、均匀,与胸膜面相连、交叉而呈网状,勾勒出次级肺小叶的多边形轮廓,中央点状密度增高影代表小叶中央动脉,小叶间隔增厚最常见于肺尖和肺底部,多见于胸膜下区域(图 6-4-2)。血流动力学改变引起的间质性肺水肿中,小叶间隔增厚常呈双肺对称分布,累及范围广,也多伴发肺泡性肺水肿而出现磨玻璃影。癌性淋巴管炎患者的小叶间隔增厚可单侧或局灶性发生,也可累及双肺。

【相关疾病】

光滑型小叶间隔增厚可见于肺水肿、肺静脉闭

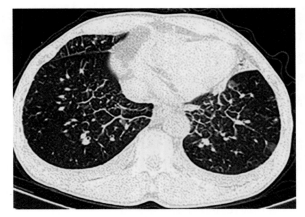

图 6-4-2 光滑型小叶间隔增厚 CT 表现

胸部 CT 平扫肺窗图像示双肺下叶内侧底段靠近心缘旁区可见小叶间隔光滑增厚而呈网格状，并且勾勒出次级肺小叶的多边形轮廓，局部可见少许磨玻璃影。

塞性疾病、癌性淋巴管炎、淋巴瘤/白血病肺浸润、弥漫性肺泡出血、肺泡蛋白沉积症、肺炎、脂质贮积病（尼曼-皮克病，Niemann-Pick disease）、淀粉样变的间质浸润及少数肺纤维化患者（表 6-4-1）。其中，光滑型小叶间隔增厚伴磨玻璃影，即"碎石路征"，可见于肺水肿、肺泡蛋白沉积症、急性淋巴细胞性间质性肺炎、细菌性肺炎、弥漫性肺泡出血等。急、慢性疾病中均可出现光滑型小叶间隔增厚，其中，急性起病常见于肺水肿、弥漫性肺泡出血和肺炎，亚急性或慢性起病常见于癌性淋巴管炎、尼曼-皮克病。

表 6-4-1 光滑型小叶间隔增厚疾病分类表

水肿性	出血性/脂质沉积	感染性	淋巴病变
充血性心力衰竭	弥漫性肺泡出血	病毒性肺炎	癌性淋巴管炎
肾衰竭	尼曼-皮克病	其他急性肺炎	淋巴瘤/白血病
肺静脉闭塞性疾病			

【分析思路】

见"不规则型小叶间隔增厚"。

【疾病鉴别】

见"不规则型小叶间隔增厚"。

（崔 磊）

二、结节型小叶间隔增厚

【定义】

小叶间隔定义同前。增厚小叶间隔出现多发结节时，形态类似串珠样，该征象被称为结节型小叶间隔增厚。正常人中，可能会观察到小叶间隔上的小"结节"，须注意区分肺静脉分支的显示。

【病理基础】

结节型小叶间隔增厚常反映与淋巴管相关的结节，结节性质可为肉芽组织、肿瘤细胞、淋巴细胞或煤尘等。淋巴管周围结节主要分布于：①肺门旁支气管血管束周围间质；②小叶中心（支气管血管束周围）间质；③胸膜下间质；④小叶间隔。约 90% 结节病患者中可见肺内结节，此类结节表现为致密非干酪样坏死性肉芽肿，其中央为紧密聚集的上皮细胞和少量多核巨细胞，外缘围绕着数量不等的成纤维细胞和胶原蛋白，可伴局灶性纤维素样坏死，结节可自行消退或发展为纤维化、形成瘢痕。结节病的大体表现取决于疾病病程和严重程度，其在早期以炎症为突出表现，主要累及支气管血管束周围、小叶间隔和胸膜下结缔组织，随病程进展，肺内间质受累明显，整个肺小叶可能被肉芽肿或纤维组织取代。该类肉芽肿结节边缘锐利，倾向局灶性分布，多累及单侧或双侧肺，可发生融合，但结节之间的肺实质正常。癌性淋巴管炎中可同时存在光滑型和结节状小叶间隔增厚，以光滑型小叶间隔增厚较为常见，其由肿瘤充满淋巴管或瘤栓阻塞淋巴管导致间质水肿引起（见前），而结节型小叶间隔增厚常由肿瘤细胞在淋巴管内生长形成。淋巴细胞性间质性肺炎（lymphocytic interstitial pneumonia，LIP）表现为淋巴细胞和浆细胞弥漫性间质浸润，主要累及支气管血管束周围间质、小叶间隔和胸膜下间质，而肺实质受累少见，其表现为灶性结节状淋巴细胞聚集；LIP 可进展为纤维化，但不常见。

【征象描述】

1. **X 线表现** 该类型小叶间隔增厚的 X 线表现与上述表现类似，且 X 线检查往往可显示原发的肺癌病灶呈实性结节或肿块影；但轻微的结节型小叶间隔增厚可能无法被显示而漏诊。

2. **CT 表现** 对于该征象，须通过薄层 CT 或 HRCT 进行观察，其表现为增厚小叶间隔粗细不均，呈结节状、串珠样改变，可与肺内支气管血管束周围分布结节共存（图 6-4-3）。结节病中，淋巴管周围分布结节的直径可小至几毫米，此类结节尽管较小但边界锐利，多分布于肺门的支气管血管束周围和胸膜下区，当支气管血管束周围有大量结节或结节累及气道的壁时，可导致支气管狭窄或闭塞，偶尔造成阻塞性肺不张；部分中央支气管和肺动脉周围的间质内也可见成簇分布的小结节，形成"星系征"，小结节可融合成团块，形成进行性块状纤维化；除淋巴管周围分布结节外，肺结节病还可伴有肺内实变、纤维化及对称性肺门淋巴结肿大等征象。癌性淋巴管炎中，肺小叶的大小及形态无改变，小叶结构无变形（区别于结节病），小叶间隔增厚表现为长 10~20mm 的与胸膜相连的细线影，多位于肺外周，在肺尖或肺底部可勾勒出边界清楚的多角形外观，中央见清晰的分支或点状影；支气管血管束周围间质增厚及叶间胸膜结节状增厚也是癌性淋巴管炎的常见表现。

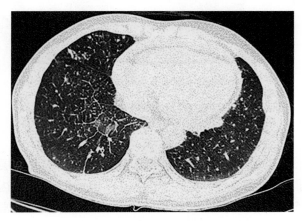

图 6-4-3　结节型小叶间隔增厚 CT 表现

胸部 CT 平扫肺窗图像示右肺下叶可见弥漫分布的微小结节灶，其内侧底段可见小叶间隔呈结节状增厚并勾勒出次级肺小叶多边形的轮廓，部分伴磨玻璃影。

【相关疾病】

结节型小叶间隔增厚可见于癌性淋巴管炎、结节病、淋巴管增殖性疾病（包括 LIP、淋巴瘤肺浸润、白血病肺浸润）、肺淀粉样变及卡波西肉瘤。

【分析思路】

详见"不规则型小叶间隔增厚"。

【疾病鉴别】

详见"不规则型小叶间隔增厚"。

（崔　磊）

三、不规则型小叶间隔增厚

【定义】

小叶间隔定义同前。当次级肺小叶发生结构扭曲或变形时，增厚的小叶间隔受牵拉而呈不规则锯齿状或成角状，称为不规则型小叶间隔增厚。

不规则型小叶间隔增厚常与"蜂窝征"合并存在，后者是指位于胸膜下的多发小环状含气囊腔，层状重叠排列，在 CT 影像中的表现类似蜂窝样形态，是通过 CT 确诊普通型间质性肺炎（usual interstitial pneumonia，UIP）时的重要征象。

【病理基础】

不规则型小叶间隔增厚与不规则网状影意义相似，与炎症性、浸润性或纤维化性疾病相关，可与牵

拉性支气管扩张、蜂窝征、磨玻璃影等征象一同出现。伴蜂窝征的不规则型小叶间隔增厚可能反映了纤维化形成；伴牵拉性支气管扩张也可提示存在纤维化，但与蜂窝征相比，其诊断的特异度较低；当不规则型小叶间隔增厚伴磨玻璃影而无牵拉性支气管扩张时，常提示浸润性疾病或炎症性疾病。

非特异性间质性肺炎（nonspecific interstitial pneumonia，NSIP）是一种均匀分布的富细胞型间质性肺炎，其特征是淋巴细胞、浆细胞浸润肺泡隔，数量不等的纤维组织和慢性炎症细胞相互混杂，可见成片的肺泡内巨噬细胞渗出和小灶状的管腔内纤维化，该病可分为细胞型和纤维化型，以纤维化型更常见。细胞型 NSIP 中，肺泡隔由于淋巴细胞、浆细胞浸润而增厚，纤维型 NSIP 中，肺泡隔由于胶原蛋白沉积而增厚。

过敏性肺炎分为非纤维化型（1 型）和纤维化型（2 型），I 型过敏性肺炎的肺组织学异常包括中性粒细胞浸润气腔、急性血管炎、间质性肺炎/弥漫性肺泡损伤、细胞性细支气管炎、以细支气管为中心的慢性淋巴细胞性间质性肺炎以及散在非干酪样肉芽肿；Ⅱ型过敏性肺炎以细支气管周围肉芽肿和纤维化为特征，包括了 UIP、NSIP 和机化性肺炎（OP）三者叠加的表现，主要累及中、上肺，以中央分布为著，其最常见的表现形式是牵拉性支气管扩张和不规则网状影，也可见蜂窝征。

UIP 的主要病理特征为具有时间异质性和区域异质性的间质炎症和纤维化，时间异质性指活动性炎症、成纤维细胞灶和慢性瘢痕可同时存在，区域异质性指正常肺组织、间质性肺炎、肺纤维化和蜂窝征交替出现在同一组织的不同区域，有时可存在于同一肺叶。该病的其他特征包括平滑肌细胞肥大、胶原蛋白堆积、细胞外基质堆积、肺泡结构破坏、气管牵拉、支气管牵拉及蜂窝状改变。UIP 以胸膜下及间隔旁分布为主，蜂窝状结构被覆化生的细支气管上皮，由纤维组织、萎缩肺泡和非血管结构构成囊壁，这反映了肺纤维化所致的肺泡壁破坏和细支气管扩张，是肺泡结构重塑的一种形式，一般发生于纤维化晚期，且不可逆。纤维灶旁可出现成纤维细胞，这提示病变处于进展阶段，只有轻度到中度的慢性间质炎症，无肉芽肿沉积。

石棉沉着病患者在吸入石棉纤维后，石棉纤维受限沉积在呼吸性细支气管和肺泡管内，随着时间的推延，其可沉积在胸膜下区，常可见壁胸膜和脏胸膜的纤维性增厚，可伴钙化。胸膜病变和肺内病变的范围、程度无关，石棉沉着病的早期肺纤维化表现

是肺内的细的灰色不规则条索,随着疾病的进一步发展,这些条索灶增厚并合并一些纤维囊状间隙。病变分布以两下肺为主,偶尔可见上肺分布。显微镜下,早期的病变是呼吸性细支气管管壁及其周围的纤维化,随着纤维化进展,病变向近侧的终末细支气管、远侧的肺泡管和邻近肺泡隔发展,最后,肺泡、肺泡管及呼吸性细支气管纤维化而闭塞,残存结构扩张而形成蜂窝状改变。

【征象描述】

1. **X线表现**　不规则型小叶间隔增厚可表现为双肺纹理走行扭曲、形态不规则,可合并其他肺纤维化征象,如蜂窝征,其表现非常接近环形阴影,大小约3~10mm,偶尔可达25mm,壁厚约1~3mm(图6-4-4)。

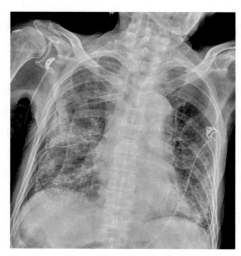

图6-4-4　UIP蜂窝征X线表现
胸部正位X线平片(床旁片)示双肺纹理紊乱扭曲、形态不规则而显示欠清,并且可见肺间质纤维化征象,如磨玻璃影、网格影及蜂窝征等。

2. **CT表现**　不规则型增厚的小叶间隔的线条纤细或粗糙、呈直线或弯曲。当肺纤维化程度较轻时,小叶间隔尚可辨认,小叶间隔增厚、牵拉而呈不规则状,可呈多边形或拱形,SPL结构扭曲(图6-4-5)。随着肺纤维化程度进展,SPL结构完全破坏,小叶间隔形态难以辨认,此时常见肺间质纤维化的其他征象,如蜂窝征、网状影、牵拉性支气管扩张、肺结构扭曲等。细胞型NSIP的CT表现以磨玻璃影为主,纤维化型NSIP的CT表现以牵拉性支气管扩张和不规则网状影为主。非纤维化型过敏性肺炎表现为弥漫性磨玻璃密度的边界不清结节和空气潴留,这些区域边界清楚,其轮廓与一个或多个相邻肺小叶相符;纤维化型过敏性肺炎主要表现为不规则线状影、蜂窝征和肺容积减少。

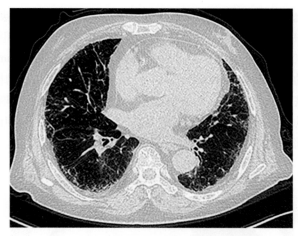

图6-4-5　肺间质纤维化不规则型小叶间隔增厚CT表现
胸部CT平扫肺窗图像示双肺外侧胸膜下可见小叶间隔增厚的细线影,部分呈网格状,邻近胸膜增厚、内缘凹凸不整。

其中,蜂窝征的囊腔位于胸膜下,呈多层/叠层排列,囊腔的平均直径约为3~10mm,偶尔可达25mm,壁厚,囊壁共享,囊内无其他成分,呈空气密度,囊腔无分支,常伴发肺纤维化的其他征象,如小叶内间隔增厚、不规则型小叶间隔增厚、牵拉性支气管扩张等(图6-4-6)。当存在UIP的典型HRCT表现时,其表现称为UIP模式,包括:①肺基底部及胸膜下分布为主的异常;②网状影;③伴或不伴牵拉性支气管扩张的蜂窝征;④不存在与此诊断相悖的征象。UIP病例中,除典型蜂窝征外,还可见小叶内线状影(代表间质纤维化)、小叶间隔增厚(代表外围次级肺小叶纤维化)和少许磨玻璃影(代表炎症)。石棉沉着病患者的早期小叶中心细支气管周围纤维化表现为距胸膜几毫米处的微结节或点状阴影,随着肺泡结构的塌陷可出现胸膜下线,该表现好发于胸膜斑附近。病变早期还可出现纤维性或水肿性小叶间隔增厚及小叶内间隔增厚,相邻的增厚小叶间

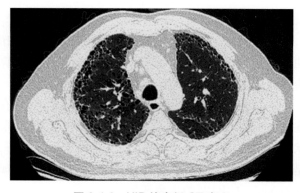

图6-4-6　UIP蜂窝征CT表现
胸部CT平扫肺窗图像示双肺外侧胸膜下可见蜂窝征改变,诸多的小囊腔位于胸膜下呈多层排列,以右肺为著,其囊腔直径在3~10mm之间。

隔、支气管血管鞘纤维化或邻近胸膜斑下的局灶性肺不张可形成肺内带状影,蜂窝影在石棉沉着病的进展期相当常见,主要位于肺外围及背侧。

【相关疾病】

不规则型小叶间隔增厚可见于任何原因引起的间质纤维化、结节病、石棉沉着病、Ⅱ型过敏性肺炎、胸膜肺实质弹力纤维增生症。不规则型小叶间隔增厚为主要异常,不伴有明显蜂窝征、牵拉性支气管扩张或磨玻璃影时,须考虑 UIP、NSIP、过敏性肺炎、结节病或其他纤维化性/浸润性/炎症性疾病;出现不规则网状影伴磨玻璃影时,急性症状提示肺水肿、感染、弥漫性肺泡损害或出血,慢性症状提示过敏性肺炎或 NSIP;不规则型小叶间隔增厚伴牵拉性支气管扩张,当合并蜂窝征时,UIP 的可能性较大,若其不合并蜂窝征则须考虑肺结节病、过敏性肺炎和 NSIP 等。

蜂窝征最常见于 UIP,其由特发性肺纤维化、肺结缔组织病、药物中毒和石棉沉着病引起;另外,终末期肺纤维化型结节病、Ⅱ型过敏性肺炎、成人呼吸窘迫综合征(晚期)中也可出现蜂窝征。UIP 蜂窝征分布于下叶及胸膜下;结节病及Ⅱ型过敏性肺炎的蜂窝征以支气管周围分布或上肺分布为主;成人呼吸窘迫综合征的蜂窝征常分布于肺的前部及胸膜下。

【分析思路】

小叶间隔增厚属于肺网状影的一种模式,其可反映肺间质的形态、结构改变,小叶间隔增厚的多种形态可同时存在,并且可伴随其他影像学征象,其分析思路如下。

(1)征象识别:正常情况下,小叶间隔在上叶和中叶的前部、外侧部,以及下叶前部、横膈膜附近数量最多、厚度最厚,部分小叶间隔可在 HRCT 上被显示,少量显示无临床意义。当病变以小叶间隔增厚为主时,须引起关注。

(2)类型判断:小叶间隔增厚的形态可呈均匀光滑、结节状及不规则状,不同形态反映的病理基础不同。光滑型小叶间隔增厚多见于各种原因引起的肺间质内渗出、肺小静脉/间质内淋巴淤滞,以肺水肿最为常见;结节状小叶间隔增厚反映了间质内细胞增殖,常见于以癌细胞或肉芽肿为基础的癌性淋巴管炎和结节病;不规则型小叶间隔增厚由纤维化引起,常与蜂窝征及牵拉性支气管扩张伴随出现。疾病在不同阶段可有多种表现类型并存。

(3)伴随征象:小叶间隔增厚在多种疾病中均可出现,其影像学表现缺乏特异性,伴随征象有助于小叶间隔增厚的病因判断。伴发淋巴结肿大、中轴间质增厚及胸膜下间质增厚,提示淋巴淤滞,此类征象在肺水肿、癌性淋巴管炎等各种引起肺静水压增高的疾病中可见;伴发磨玻璃影,可出现在肺内渗出性疾病中,如弥漫性肺泡出血、肺炎等;伴发支气管血管束周围结节常见于结节病;伴发小叶中央磨玻璃结节常见于肺静脉闭塞性疾病;伴发牵拉性支气管扩张、蜂窝征提示肺间质纤维化。

(4)临床特点:疾病病程对判断引起小叶间隔增厚的原发疾病有一定价值。急性发病多反映肺间质内急性渗出,在肺水肿、药物中毒和感染中可见;慢性病程反映了间质内细胞增殖、疾病终末期肺组织纤维化。

根据以上分析思路,小叶间隔增厚的诊断及鉴别诊断思路可归纳为以下两种。

1. **基于临床信息的鉴别诊断流程图** 详见图 6-4-7。

2. **基于本征象的 HRCT 特征的鉴别诊断流程图** 详见图 6-4-8。

【疾病鉴别】

小叶间隔增厚的鉴别详见表 6-4-2。

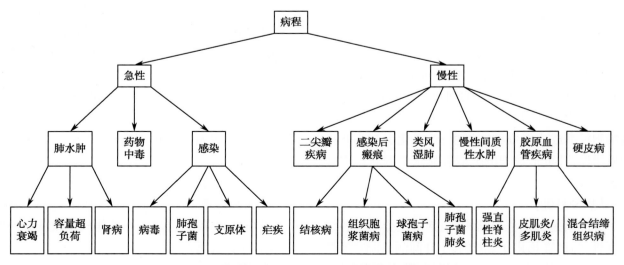

图 6-4-7 基于临床信息的小叶间隔增厚鉴别诊断流程图

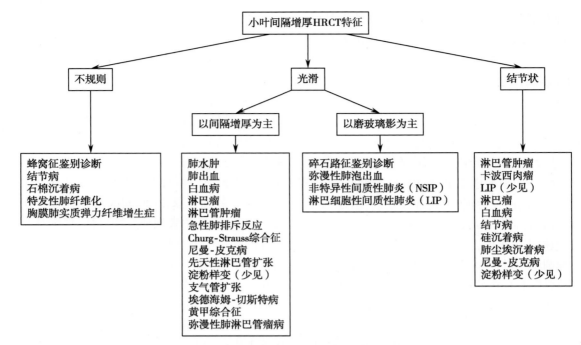

图 6-4-8　基于小叶间隔增厚 HRCT 特征的鉴别诊断流程图

表 6-4-2　小叶间隔增厚征象特点及鉴别诊断

疾病	小叶间隔增厚形态	小叶间隔增厚分布	主要伴随征象
肺水肿	光滑型,肺小叶形态无异常	两肺弥漫分布,胸膜下多见	胸腔积液,淋巴结肿大,可伴肺内密度增高影(肺泡性肺水肿)
肺静脉闭塞性疾病	光滑型,肺小叶形态无异常	下肺野为著	小叶中央磨玻璃结节,纵隔淋巴结肿大
癌性淋巴管炎	光滑型、结节型、肺小叶形态无异常	局灶性、单侧分布多见,也可累及双肺	肺结节,纵隔和/或肺门淋巴结肿大
结节病	结节型、不规则型、小叶形态结构扭曲	上、中肺野多见,沿支气管血管束分布	支气管血管束周围结节,双侧肺门/纵隔淋巴结肿大
肺间质纤维化	不规则型,蜂窝征,小叶形态结构扭曲	胸膜下、支气管血管束周围	牵拉性支气管扩张、网状影、磨玻璃影

（崔　磊）

四、小叶内间质增厚

【定义】

小叶内间质是连接小叶中央间质(包绕次级肺小叶的细支气管和小动脉的间质)和外周间质(胸膜下间质和小叶间隔)的结缔组织。当小叶内间质被细胞浸润或成纤维细胞增生、纤维化引起小叶内间质增厚,其可形成 HRCT 能够显示的网状影或线状影。

【病理基础】

肺间质是肺的框架结构,包括广泛分布于各级支气管/肺血管及其分支周围、小叶间隔、肺泡、毛细血管基底膜和胸膜的纤维结缔组织,其内含有静脉、

淋巴管和神经纤维。肺间质分为中轴纤维系统(支气管血管束周围间质和小叶中央间质)、周围纤维系统(胸膜下间质和小叶间隔)和间隔纤维间质,即小叶内间质。小叶内间质具有支持肺泡壁结构,保持毛细血管与肺泡的正常气体交换的功能,同时也是连接中轴纤维系统和周围纤维系统的支架。当细胞浸润、纤维化累及小叶内间质时,产生小叶内间质增厚。

【征象描述】

1. X 线表现　小叶内间质增厚在胸部 X 线平片上很难显示,较严重且伴有其他间质改变如小叶间隔增厚时,表现为网状影。

2. CT 表现　HRCT 是发现和分析小叶内间质

增厚的首选扫描方案。正常情况下，HRCT 也无法显示小叶内间质。炎症细胞浸润或肺纤维化可引起小叶内间质增厚，其在 HRCT 上表现为不同的影像特征。由于间质性细胞成分不同，故小叶内间质增厚的表现具有差异。以淋巴细胞为主者，主要表现为磨玻璃影，伴或不伴细网格影（图 6-4-9）。以成纤维细胞为主者，主要表现为网格影（图 6-4-9）伴牵拉性支气管/细支气管扩张，或小叶内间质增厚导致肺泡破裂，呈蜂窝征（图 6-4-9）。淋巴细胞和成纤维细胞同时存在者，则表现为以上特征混合存在。

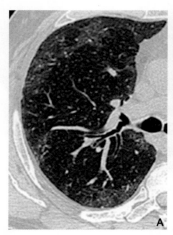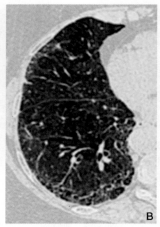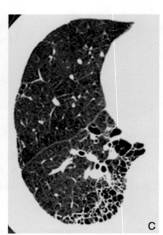

图 6-4-9　小叶内间质增厚 CT 表现
A. 胸膜下磨玻璃影；B. 胸膜下细网格影伴牵拉性支气管扩张；C. 右肺下叶内侧底段胸膜下的蜂窝征。

【相关疾病】

小叶内间质增厚是非特异性表现，其可能与间质纤维化相关，或为无纤维化的间质炎性浸润，可见于感染性疾病（以病毒性肺炎、非典型病原体肺炎多见）、间质性肺疾病包括特发性间质性肺炎（特发性肺间质纤维化、非特异性间质性肺炎、脱屑性间质性肺炎、胸膜肺实质弹力纤维增生症、急性间质性肺炎等）、多种结缔组织病相关间质性肺疾病即 CTD-DPLD，如肌炎、系统性硬化等）、血管炎、石棉沉着病、煤工尘肺、其他类型间质性肺疾病（过敏性肺炎、结节病、嗜酸性粒细胞性肺炎）、药物性肺损伤等。癌性淋巴管炎、弥漫性肺腺癌、弥漫性肺泡出血等疾病中，肺部分区域可见细网格影，为小叶内间质受累的表现，但其常常不是疾病最主要的影像学表现。细网格影伴牵拉性细支气管扩张或蜂窝影，是各种疾病纤维化阶段的特征性表现，这类表现可见于多种疾病，如特发性肺间质纤维化、纤维化型非特异性间质性肺炎、纤维化型过敏性肺炎、纤维化型结节病、结缔组织病相关间质性肺疾病纤维化（类风湿、混合型结缔组织病等）。

【分析思路】

第一步，通过 HRCT 认识这个征象。在 HRCT 图像中，小叶内间质增厚可表现为磨玻璃影、细网格影、细网格影伴牵拉性支气管扩张以及蜂窝征，其中特征性的表现为细网格影。细网格影伴牵拉性支气管扩张、蜂窝征出现、肺容积的缩小，是纤维化的重要特征。

第二步，重点分析这个征象的形态及分布特征。肺野外带分布为主的多发灶性磨玻璃影伴或不伴细网格影，可见于病毒性肺炎（图 6-4-10）或非特异性间质性肺炎（图 6-4-11）等。非特异性间质性肺炎、机化性肺炎（图 6-4-12）、脱屑性间质性肺炎、结缔组织病相关间质性肺疾病（CTD-ILD，图 6-4-13）等间质性肺疾病主要为以外带、肺底分布为著或沿支气管血管束分布的磨玻璃影、网格影伴或不伴牵拉性支气管扩张；普通型间质性肺炎以网格影或蜂窝征为主要特征（图 6-4-14）。若可见小叶中心磨玻璃结节影伴斑片状融合磨玻璃影、马赛克征或气体潴留（air-trapping）、网格影伴牵拉性支气管扩张，则须考虑过敏性肺炎（图 6-4-15）；伴碎石路征，病变与正常肺组织相间分布，常见于肺泡蛋白沉积症（图 6-4-16）。肺尖区为著的胸膜增厚伴胸膜下网格影、索条影伴或不伴牵拉性支气管扩张，提示胸膜肺实质弹力纤维增生症；上肺为著的网格影伴牵拉性支气管扩张，可见于结节病纤维化期；双肺多发磨玻璃影伴小叶中心磨玻璃结节及细网格影，可见于吸烟相关间质性肺疾病。

第三步，结合分析肺内其他影像学表现，如是否伴有实变、支气管管壁增厚、食管扩张、胸膜增厚或胸膜结节，是否存在肺动脉增宽、右心增大，是否伴有胸膜斑。

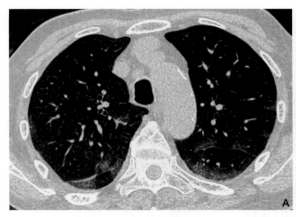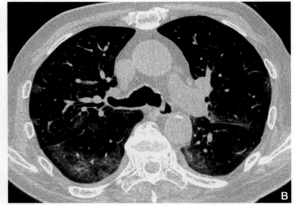

图 6-4-10 新型冠状病毒感染 CT 表现

患者男,81 岁,新型冠状病毒感染。A、B 分别为不同层面横轴位 CT 肺窗图像,示双肺以胸膜下区分布为主的多发斑片状磨玻璃影,其内可见纤细的网格影。

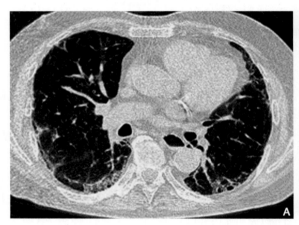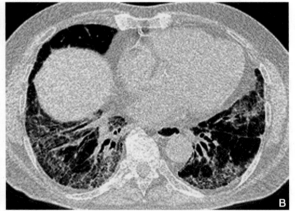

图 6-4-11 非特异性间质性肺炎 CT 表现

患者女,63 岁,非特异性间质性肺炎(纤维化型)。A、B 分别为不同层面横轴位 CT 肺窗图像,示双肺后下部胸膜下可见条状、片状磨玻璃影及细网格影,以双肺下部为著。

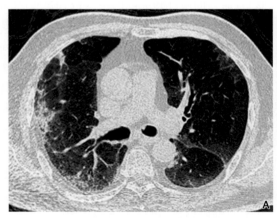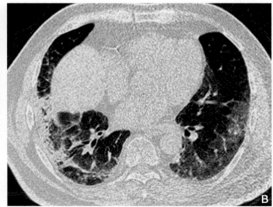

图 6-4-12 机化性肺炎 CT 表现

患者女,40 岁,机化性肺炎。A、B 分别为不同层面横轴位 CT 肺窗图像,示双肺周边部可见斑片状及大片状磨玻璃影伴局部实变影,以右肺为著,部分可见内部的细网格影。

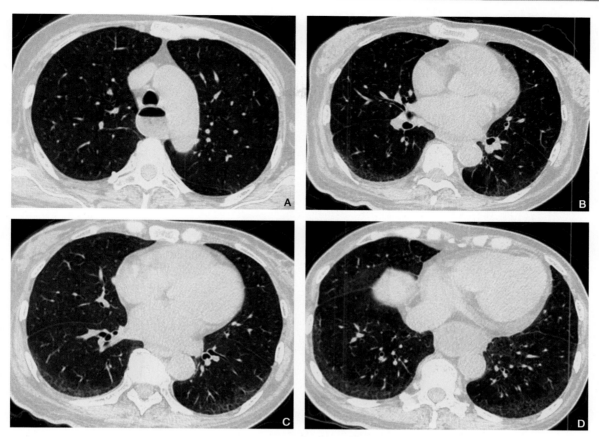

图 6-4-13　进行性系统性硬化病 CT 表现

患者女,61 岁,进行性系统性硬化病。A~D 分别为不同层面横轴位 CT 肺窗图像,示双肺外周的胸膜下可见弧形磨玻璃影及细网格影,以两下肺为著;可见纵隔区气管后显示食管明显扩张伴气-液平面(A)。

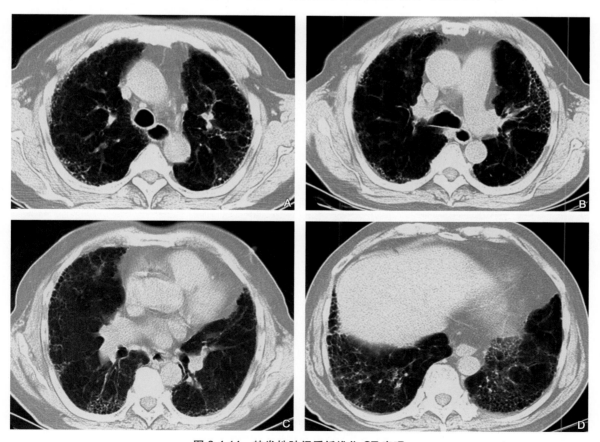

图 6-4-14　特发性肺间质纤维化 CT 表现

患者男,73 岁,特发性肺间质纤维化。A~D 分别为不同层面横轴位 CT 肺窗图像,示两侧肺野可见广泛分布的磨玻璃影、网格影及蜂窝征,以外侧胸膜下区分布为主。

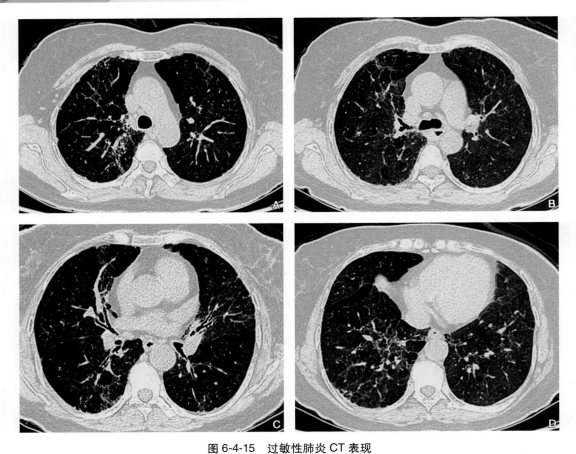

图 6-4-15　过敏性肺炎 CT 表现

患者女,59 岁,过敏性肺炎(纤维化型)。A~D 分别为不同层面横轴位 CT 肺窗图像,示两肺可见沿支气管血管束分布为主的磨玻璃影及细网格影,局部见马赛克征。

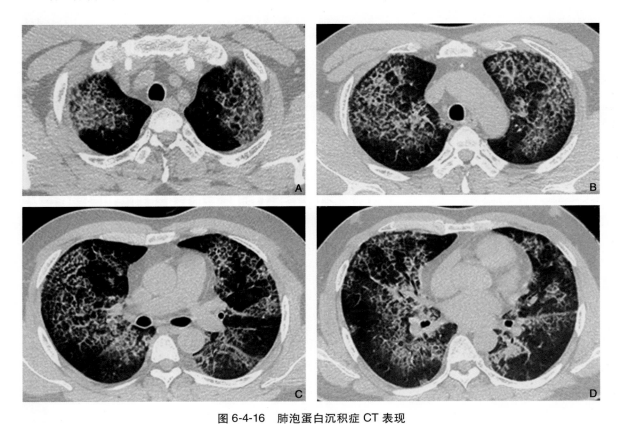

图 6-4-16　肺泡蛋白沉积症 CT 表现

患者男,31 岁,临床诊断为"肺泡蛋白沉积症"。A~D 分别为不同层面 CT 肺窗图像,示双肺可见弥漫分布的大片状磨玻璃影伴其内细网格影,构成典型"碎石路征"。

第四步,采用多学科病例讨论形式,提高对表现为小叶内间质增厚的疾病的诊断符合率。对伴有小叶内间质增厚特征的疾病的鉴别诊断,即使影像学特征非常明显,如普通型间质性肺炎、非特异性间质性肺炎、机化性肺炎等,也须开展多学科病例讨论,综合患者的临床病史、症状体征、实验室检查、病理、多次影像学检查的前后对比结果等临床资料进行准确的诊断及严重性评估。患者起病急、进展快可见于各种间质性肺疾病的急性加重期(AE-DPLD)、病毒性肺炎、急性间质性肺炎等引起的急性肺损伤或急性呼吸窘迫综合征。石棉粉尘接触者出现纤维化表现,伴或不伴胸膜斑,提示石棉沉着病。通过动态观察影像学特征可以评估结节病、过敏性肺炎、血管炎、药物性肺损伤等的演变和纤维化形成。

【疾病鉴别】

根据小叶内的影像特征、病灶分布及伴随影像特征,同时结合患者的临床信息及实验室检查结果,通过多学科病例讨论进行诊断和鉴别诊断。小叶内间质增厚可见于感染性疾病、间质性肺疾病罕见情况下可见肿瘤性疾病(图 6-4-17),根据影像特征的主要鉴别要点见表 6-4-3。

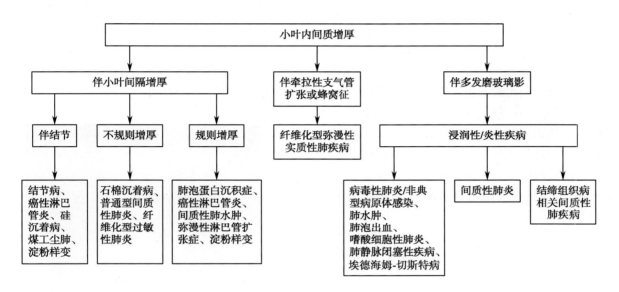

图 6-4-17　小叶间隔增厚疾病鉴别诊断流程图

表 6-4-3　小叶内间质增厚相关疾病及主要鉴别要点

疾病	小叶内间质增厚的鉴别要点
肺炎(病毒性肺炎、耶氏肺孢子菌肺炎)	双肺外带斑片状磨玻璃影伴/不伴细网格影、光滑型小叶间隔增厚
特发性肺间质纤维化	双肺野外带分布,下肺、肺底为著,以细网格影、蜂窝影伴牵拉性支气管扩张为重要特征,呈 UIP 或可能 UIP 特征
非纤维化型非特异性间质性肺炎	双肺野外带分布,下肺、肺底为著,磨玻璃影、网格影,不伴牵拉性支气管扩张,50% 病例伴胸膜下肺部受累
纤维化型非特异性间质性肺炎	双肺野外带分布,下肺、肺底为著,磨玻璃影、网格影伴牵拉性支气管扩张,50% 病例伴胸膜下肺部受累
结节病纤维化期	双肺多发病变,上肺为著,沿支气管血管束分布的微结节及肿块、网格影伴牵拉性支气管扩张,胸膜多发微结节
过敏性肺炎纤维化期	双肺多发病变,支气管血管束周围或胸膜下网格影伴牵拉性支气管扩张,伴马赛克征或气体潴留
结缔组织病相关间质性肺疾病	表现多样,与特发性间质性肺炎表现相似,须结合临床表现及实验室检查
肺泡蛋白沉积症	双肺磨玻璃影及网格影,典型的表现为碎石路征
肿瘤(癌性淋巴管炎、淋巴瘤、白血病肺浸润)	下肺为著,支气管血管束及小叶间隔增厚,伴或不伴小结节

(刘　敏)

第五节　支气管血管束增厚

【定义】

支气管血管束增厚或支气管血管束周围间质增厚(peribronchovascular interstitial thickening)是指结缔组织鞘(即支气管血管束周围间质或中轴间质)的增厚,从肺门水平延伸到肺外周的小叶中央。相关疾病以累及支气管血管束周围间质为特征。支气管血管束周围分布常被描述为淋巴管周围分布。支气管血管束增厚可分为光滑型增厚、结节型增厚和不规则型增厚。

【病理基础】

组织病理学上,支气管血管束周围被水肿、血液、肿瘤、肉芽组织浸润可引起支气管血管束增厚。支气管血管束周围水肿是由于漏出至间质的液体增多,大于淋巴管的处理能力,造成支气管周围和血管周围间质组织内液体聚集而发生的,其可造成支气管血管束均匀增厚,最常见于心源性肺水肿和淋巴管病变。间质性肺动脉出血常见于升主动脉及肺动脉干外膜,主动脉血液漏出可沿肺动脉干及其分支蔓延而引起支气管血管束增厚。淋巴瘤和白血病造成淋巴管周围间质内的肿瘤细胞浸润,癌性淋巴管炎的病理基础是肿瘤侵犯血管周围间质,沿支气管血管束周围间质或淋巴管内浸润。IgG4相关性疾病的病理基础为支气管血管束周围间质的淋巴细胞浸润、浆细胞浸润和纤维化形成。结节病是以非坏死性肉芽肿为特征的系统性慢性肉芽肿性疾病,发生该病时,支气管血管束内单核细胞、巨噬细胞和淋巴细胞广泛浸润且有上皮样肉芽肿形成。

【征象描述】

1. X线表现　支气管血管束增厚明显时亦可在 X 线平片上显示,表现为非特异性的中央分布的单侧或双侧肺纹理增多、肺门模糊、支气管袖口征,发生单纯支气管血管束增厚时胸膜下肺实质无受累(图 6-5-1),伴有外周小叶间隔增厚时可见 Kerley A、B、C 线。但由于前后投照重叠,所以胸部 X 线平片对于较轻支气管血管束改变不灵敏,CT 是对于此类改变最灵敏的影像学检查手段。

2. CT 表现　CT 是显示支气管血管束增厚的最佳影像学检查方法。正常支气管的管壁厚度是管腔直径的 1/6~1/10,支气管血管束增厚在 CT 上的主要表现是支气管管壁增厚,可为支气管血管束光滑型增厚(图 6-5-2~图 6-5-6)、结节型增厚(图 6-5-7、图 6-5-8)和不规则型增厚。同时,CT 还可显示伴发的其他表现如小叶间隔增厚、纵隔及肺门淋巴结肿大、心脏增大、胸腔积液等,这些伴发表现在支气管血管束的鉴别诊断中非常重要。

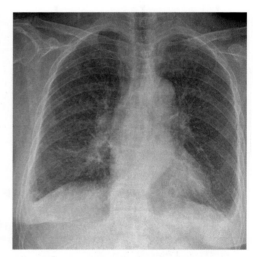

图 6-5-1　支气管血管束增厚 X 线表现

患者女,76 岁,乳腺癌患者。胸部正位 X 线平片示,双侧肺门区显示肺纹理增多、模糊,以右侧肺门区为著,局部可见支气管周围袖口征。

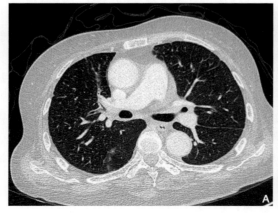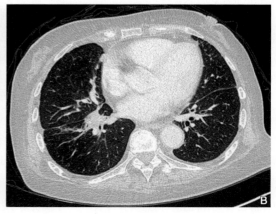

图 6-5-2　支气管血管束增厚 CT 表现

患者女,76 岁,乳腺癌术后患者。A、B 为不同层面 CT 肺窗图像,示双肺支气管血管束和光滑型小叶间隔增厚,右肺门增大,伴双肺内随机分布小结节,符合癌性淋巴管炎、双肺多发转移表现。

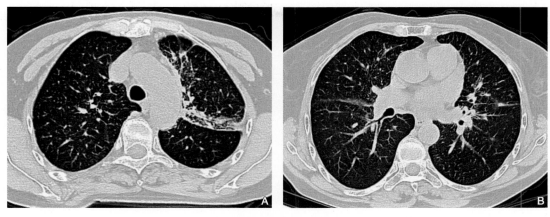

图 6-5-3　支气管血管束增厚 CT 表现

患者男，72 岁，肾病综合征患者。A、B 为不同层面 CT 肺窗图像，示双肺透亮度减低，小叶间隔和支气管血管束光滑增厚，可见多发索条状、絮片状密度增高影，符合心源性肺水肿表现。

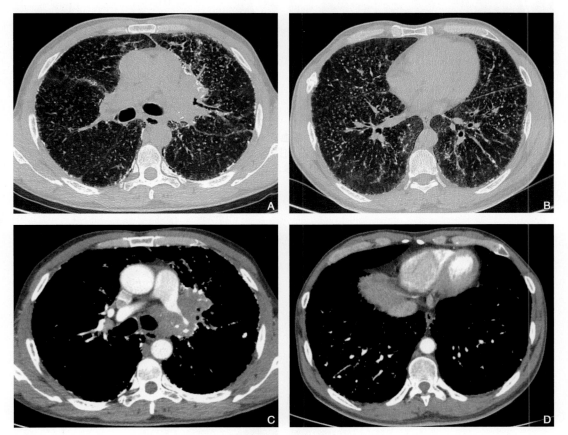

图 6-5-4　支气管血管束增厚 CT 表现

患者女，32 岁，淋巴管瘤患者。A、B. 不同层面 CT 肺窗图像，示左肺上叶支气管血管束光滑增厚，并且见斑片状及索条状密度增高影，边缘模糊；C、D. 不同层面 CT 增强扫描纵隔窗图像，示左肺门区见团块状软组织密度占位性病变呈轻度强化并侵及左肺动脉与纵隔内结构。

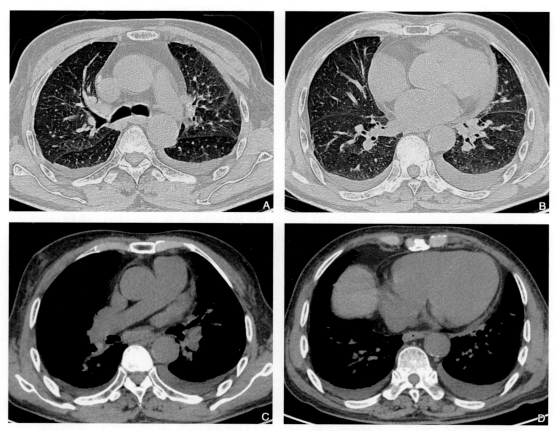

图 6-5-5 支气管血管束增厚 CT 表现

患者男,71 岁,淋巴瘤患者。A、B. 不同层面 CT 肺窗图像,示右肺支气管血管束光滑增厚,双肺散在小斑片影,部分边缘不清;C、D. 不同层面 CT 纵隔窗图像,示纵隔内可见多发短径小于 15mm 的肿大淋巴结影,可见双侧胸腔少量积液、心包积液。

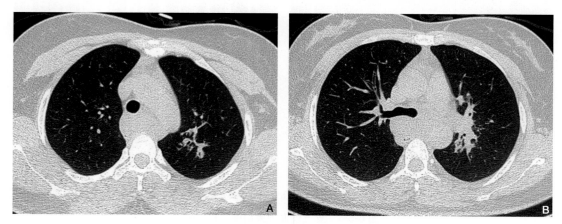

图 6-5-6 支气管血管束增厚 CT 表现

患者男,62 岁;临床诊断为"IgG4 相关性疾病"。A、B 为不同层面 CT 肺窗图像,示双肺支气管血管束明显光滑增厚,见不规则斑片状、结节状影,边缘模糊,以双肺门区为著。

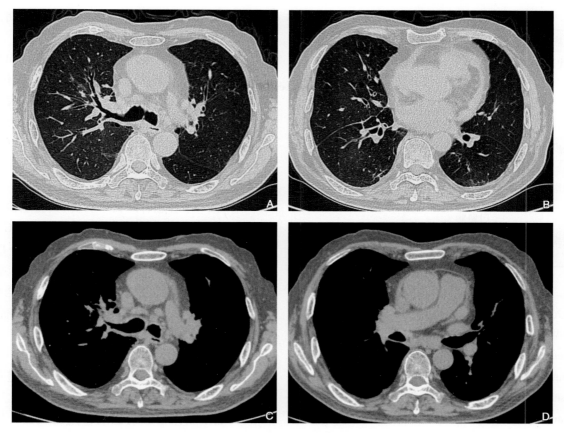

图 6-5-7 支气管血管束增厚 CT 表现

患者女,68 岁,临床诊断为"结节病"。A、B. 不同层面 CT 肺窗图像示两肺支气管血管束增厚,呈结节状;C、D. CT 平扫纵隔窗图像示纵隔内可见多发肿大淋巴结影。

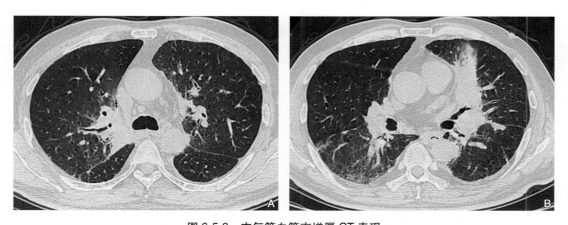

图 6-5-8 支气管血管束增厚 CT 表现

患者男,48 岁,临床诊断为"肺癌、肺泡微结石症"。A、B 为不同层面 CT 肺窗图像,示左肺上叶肺门处不规则软组织影,该病灶突入上叶前段支气管而呈膨胀性生长,前段支气管闭塞,后段支气管变窄,邻近胸膜处多发钙化;可见两侧胸膜下线、小叶间隔增厚、支气管血管束增厚;两肺、胸膜处可见弥漫性分布、直径小于 5mm 的微结节影伴部分钙化。

【相关疾病】

支气管血管束增厚被发现与多种临床疾病有关,包括炎症性疾病、代谢性疾病、自身免疫病、脉管性疾病和肿瘤性疾病等,详见表 6-5-1。

【分析思路】

支气管血管束增厚为支气管血管束旁间质或中轴间质的增厚,主要表现为支气管管壁增厚,可为光滑、结节状、不规则增厚。对于该征象的分析思路如下。

第一步,判断是否发生支气管血管束增厚,其标准为 CT 上支气管管壁厚度大于管腔直径的 1/10 ~ 1/6,但临床工作中多为依据个人经验的肉眼判断,也可根据伴发的小叶间隔增厚或小叶中心分布结节辅助判断。

表 6-5-1 支气管血管束增厚相关疾病

疾病分类	支气管血管束增厚相关疾病
炎性、代谢性疾病	结节病 埃德海姆-切斯特病（Erdheim-Chester disease，ECD） 急性嗜酸性粒细胞性肺炎 肺泡微结石症
自身免疫病	IgG4 相关性疾病 显微镜下多血管炎
肿瘤性疾病	癌性淋巴管炎 淋巴瘤 白血病
脉管性疾病	弥漫性肺淋巴管瘤病 肺水肿

第二步，重点分析支气管血管束增厚的表现，判断其是光滑型、结节型还是不规则型的。支气管血管束光滑型增厚见于心源性肺水肿（cardiogenic pulmonary edema）、弥漫性肺淋巴管瘤病（diffuse pulmonary lymphangiomatosis）、IgG4 相关性肺疾病（IgG4-related lung disease）、埃德海姆-切斯特病、癌性淋巴管炎（lymphangitic carcinomatosis）、淋巴瘤/白血病（lymphoma/leukemia）等；支气管血管束结节型增厚常见于结节病（sarcoidosis）、癌性淋巴管炎、淋巴瘤/白血病、肺泡微结石症（pulmonary alveolar microlithiasis）等；支

气管血管束不规则型增厚常见于结节病（后期）、显微镜下多血管炎（microscopic polyangitis）。

第三步，分析其他伴发的影像学表现，如是否有小叶间隔增厚，纵隔及肺门淋巴结肿大、钙化，心脏增大等。表现为支气管血管束增厚的疾病大多伴发小叶间隔增厚；伴发纵隔及肺门淋巴结肿大常见于结节病、淋巴瘤/白血病、癌性淋巴管炎及 IgG4 相关性疾病等；伴有钙化常见于肺泡微结石症；伴发心脏增大则考虑心源性肺水肿。

第四步，结合患者的临床病史、实验室检查及肺外表现等，可缩小鉴别诊断范围。对于 ANCA 阳性者考虑显微镜下多血管炎；IgG4 增高者应为 IgG4 相关性疾病；如有肺癌、乳腺癌、胃癌、结肠癌、胰腺癌等肿瘤病史，则须考虑癌性淋巴管炎；对于全身多组淋巴结肿大且累及前纵隔者，应先考虑淋巴瘤。

【疾病鉴别】

支气管血管束增厚只是一个征象，决不能孤立看待，须联合其他影像学特征和临床信息进行诊断和鉴别诊断。

1. **基于临床信息的鉴别诊断流程图** 见图 6-5-9。

2. **支气管血管束增厚在不同常见疾病中的主要鉴别诊断要点** 见表 6-5-2。

表 6-5-2 支气管血管束增厚的主要鉴别诊断要点

疾病	支气管血管束增厚典型影像特征	鉴别要点	主要伴随征象
心源性肺水肿	支气管血管束增厚（支气管血管束周围水肿）、基底部为著的光滑型小叶间隔增厚（胸片可见 Kerley A、B、C 线）	心脏增大，可伴有肺门为中心的磨玻璃影	肺门为中心磨玻璃影、小叶间隔增厚、胸腔积液、潜在心脏疾病
弥漫性肺淋巴管瘤病	支气管血管束光滑型增厚 纵隔弥漫水样密度影	肺及纵隔均受累，纵隔水样密度病变	胸腔积液，纵隔脂肪的软组织浸润，累及胸膜、心包等胸腔内器官及组织
IgG4 相关性疾病	支气管血管束增厚 纵隔淋巴结肿大	结节、磨玻璃密度病变、间质性疾病	淋巴结肿大，纵隔或腹膜后病变
癌性淋巴管炎	支气管血管束光滑或结节型增厚 正常肺结构保留	支气管血管束光滑或结节型增厚 原发肿瘤病史	淋巴结肿大、原发肺癌或乳腺癌、胸膜转移、肺结节、其他器官的转移
淋巴瘤及白血病	支气管血管束和小叶间隔光滑或结节型增厚 纵隔多发淋巴结肿大 肺内结节或肿块，沿支气管周围分布	多组淋巴结肿大 肺内病变见支气管充气征	颈部、腋窝或腹膜后淋巴结肿大 胸腔积液
结节病	支气管血管束结节型增厚 叶间裂及侧壁胸膜结节 双肺门及纵隔淋巴结肿大 增强后淋巴结均匀强化	对称性肺门淋巴结肿大 支气管血管束及胸膜结节状增厚	胸腔积液 颈部淋巴结肿大
埃德海姆-切斯特病（ECD）	支气管血管束增厚<小叶间隔增厚 微小结节 肺囊腔	小叶间隔增厚 微结节 肾周软组织影	胸膜肥厚 心包积液 肾周软组织影包绕

疾病	支气管血管束增厚 典型影像特征	鉴别要点	主要伴随征象
显微镜下多血管炎(MPA)	肺磨玻璃影 支气管血管束增厚 肺纤维化	弥漫性肺泡出血 肾脏疾病	肾脏表现即肾小球肾炎(蛋白尿、镜下血尿) 皮肤表现包括可触及性紫癜、网状青斑、结节、荨麻疹和皮肤溃疡
肺泡微结石症	支气管血管束增厚 小叶间隔增厚 钙化微结节 碎石路征 黑色胸膜征	大量致密、小的(<1mm) 钙化微结节,沿支气管血管束和小叶间隔分布 黑色胸膜征	实变 胸膜下囊腔、肺大疱

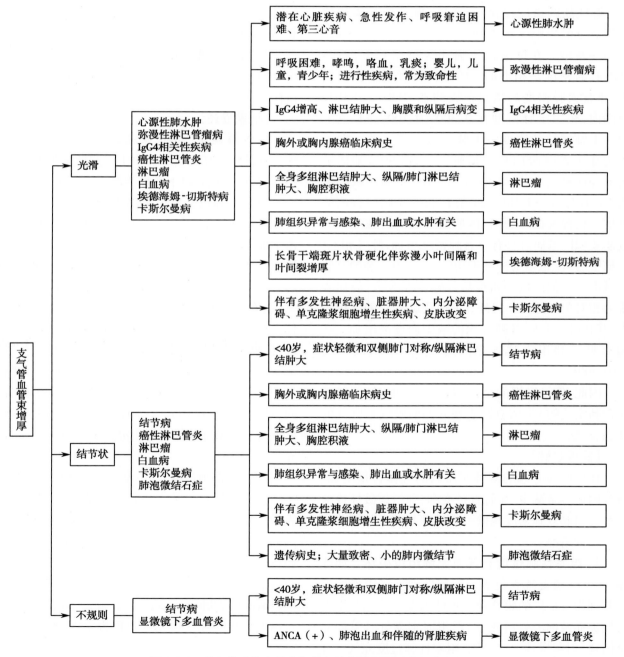

图 6-5-9　基于临床信息的支气管血管束增厚鉴别诊断流程图

(赵绍宏)

第六节 密度减低影及囊腔

一、双肺密度减低影

【定义】

双肺密度减低影是指双肺实质密度呈弥漫性或多肺叶、段分布的低于正常肺实质密度的影像。其在胸部X线平片上表现为双肺野透亮度增加,在CT上表现为双肺弥漫或多肺叶、段分布的肺密度减低区。

肺实质的密度受血液、气体、血管外液体和肺组织成分的影响。正常肺实质呈较空气密度略高的均一密度。在标准正位胸部X线平片上,右肺和左肺的密度是相近的。CT扫描图像上,在吸气末,正常人肺密度的测量值大约在-900～-700Hu范围内,相当于肺密度在0.300～0.100g/mL范围内。上肺区域的密度较下肺区域更低一些。在一项健康人群呼吸门控扫描研究中,占90%肺活量的上肺区域的平均CT值为-859Hu,下肺区域的平均CT值约为-847Hu。CT值在肺的腹侧和背侧的梯度变化普遍存在,坠积区域通常表现为在呼气时较非坠积区域而言具有显著肺密度增加,呼气相CT扫描中的CT值增加通常不均匀,这是由于肺的有些区域不如其他区域的密度增加幅度那么大,故而表现为相对更加透亮。另外,CT值受肺容积的影响较大,其在呼气时随着肺容积的减少而逐渐增加。在用力吸气和用力呼气之间的平均CT值改变为100～300Hu。

因此,值得重视的是,在判断此征象时,须熟悉正常肺实质的CT值衰减表现并判断吸气和呼气的状态、程度。

【病理基础】

任何原因引起的双肺实质内的气体含量增加、血管内血容量减少、血管直径变细、肺组织破坏或缺失都会引起双肺密度减低。其病理基础大致可分为以下三种情况。

1. 阻塞性肺过度充气而无肺组织破坏 如哮喘、闭塞性细支气管炎等。闭塞性细支气管炎的病理基础为特征性的膜性和呼吸性细支气管黏膜下和管周炎症及向心性纤维化,严重时细支气管管腔完全闭塞,引起慢性气流受限,阻塞性肺过度充气。哮喘是由多种刺激因素引起的表现为部分或完全可逆性气道阻塞的弥漫性气道炎症性疾病。完全/部分

的气道阻塞或局限性肺顺应性异常在呼气相可导致远处肺内的气体潴留,该征象也叫空气潴留征。在气道狭窄的情况下,因为空气潴留和狭窄的气道远端通气不足引起反射性血管收缩,故而也会出现低灌注表现,小气道疾病的低灌注区常呈斑片状分布,并可形成马赛克征。

2. 过度充气、肺结构破坏 肺实质密度也会因为肺组织的破坏或缺失而减低。肺气肿是终末细支气管远端气道的永久性、异常扩张的同时伴有气道壁破坏的病理状态,这种肺组织破坏、过度膨胀、充气和肺容积增大的病理改变导致肺实质密度减低。同时,肺结构的破坏也可由肺囊腔或囊腔样结构引起,如肺囊腔、空洞、肺气囊、支气管扩张等。

3. 血流量减少而肺组织过度充气 血管阻塞引起的灌注不足和马赛克征的最常见原因是慢性肺血栓栓塞症。

【征象描述】

1. X线表现 本征象在X线平片上主要可表现为双肺野透亮度增加。由于引起此征象的病因的不同,其可表现为以下几种类型。

(1) 双肺过度充气:肺疾病引起双肺密度减低,其特征是肺过度充气。与双肺内气体过多有关的影像学征象为横膈位置改变、胸骨后间隙改变、心血管轮廓改变等,其中最主要的是与横膈有关的征象。患有严重双肺弥漫性肺气肿的患者,其横膈位置低平(图6-6-1A)。横膈顶低平在侧位胸片上显示最佳。在胸骨与横膈的交界和后肋膈角之间画一直线,横膈顶至少须高于此线2.6cm,否则提示肺过度充气。对于横膈低平,也可在后前位胸片上评价。另一个判断肺过度充气的征象为侧位胸片上胸骨后间隙增大(图6-6-1B),直接测量优于主观评价,胸骨后缘与升主动脉前缘之间距离大于2.5cm提示过度充气。

(2) 局部肺过度充气:常有以下几种表现形式。①肺大疱(bullae),肺大疱是边界清楚的含气腔隙,直径≥1cm,壁光滑,壁厚≤1mm。肺大疱可以是单房的或有细分隔而形成多房的(图6-6-2)。②肺囊腔(pulmonary cystic cavity),肺实质内圆形透光区、边界清楚的薄壁(壁厚通常小于2mm)病灶。③空洞(cavity),在肺部病变内由于病变坏死、经支气管排出而产生的含气透亮区被称为空洞,壁厚薄不一(图6-6-3)。

(3) 肺血流改变:在X线图像上可表现正常或病变区肺纹理稀疏。

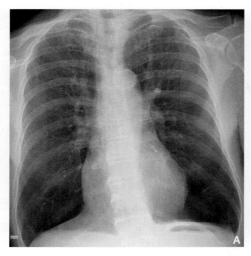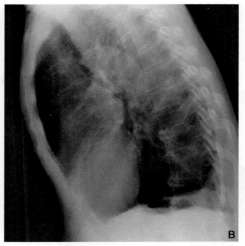

图 6-6-1　双肺弥漫性肺气肿的 X 线表现
A. 双肺透亮度增加,双肺纹理稀疏,横膈低平;B. 侧位胸片示胸骨后间隙明显增大。

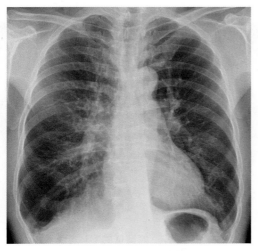

图 6-6-2　肺大疱的 X 线表现
胸部正位 X 线平片示双肺透亮度增加,双肺纹理稀疏,横膈低平;右下肺野中外带可见巨大类圆形含气区,界限较清晰,部分可见薄壁。

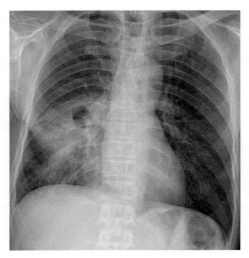

图 6-6-3　肺空洞的 X 线表现
胸部正位 X 线平片示右肺中下野可见大片状实变影,上缘清晰,下缘模糊;其内可见类圆形含气透亮影,呈厚壁空洞改变,内壁光滑,底部可见少量气-液平面。

2. **CT 表现**　CT 是发现和显示该征象的最灵敏影像学检查方法,但应在薄层 CT 或 HRCT 上进行观察和分析。通常,在 CT 上,双肺密度减低的影像学表现形式有以下几种。

(1) 马赛克灌注(mosaic attenuation):也称马赛克征,在 HRCT 上表现为补丁状的异常透光区与斑片状的磨玻璃影镶嵌存在,形似“马赛克”(图 6-6-4)。肺密度减低区可大小不一,有时可符合肺小叶、肺段的分布特征。密度减低区内的血管常比密度较致密区内的血管细。

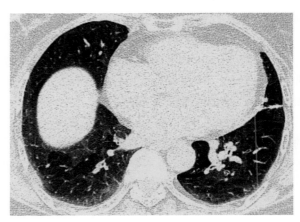

图 6-6-4　马赛克征的 CT 表现
胸部薄层 CT 平扫肺窗图像,示两肺下叶可见补丁状的异常透光区与斑片状的磨玻璃影镶嵌存在,以右肺下叶为著。

(2) 空气潴留(air trapping):在呼气末 CT 扫描时,受累的肺组织气体排出受限,密度增加程度小于正常肺,且容积不缩小。比较吸气相和呼气相的 CT 扫描有助于发现隐匿或弥漫的空气潴留。

(3) 肺囊性病变(cystic lung disease):双肺密度减低影可表现为双肺弥漫或多肺叶、段分布的肺囊腔或囊腔样结构。

1）肺囊腔（pulmonary cystic cavity）：指的是边界清楚、局限、通常呈圆形的薄壁（壁厚通常小于2mm）病灶。该壁可以是均匀的，也可是厚度不同的。囊腔通常含有气体，但也可能含有液体、固体或半固体物质（图6-6-5）。

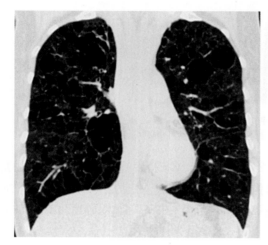

图6-6-5　双肺弥漫性囊腔的CT表现
胸部CT平扫冠状位肺窗图像，示两肺可见弥漫分布、大小不等、边界清楚、类圆形的薄壁含气体囊腔病灶；囊壁较均匀，囊腔内未见气-液平面。

2）空洞（cavity）：表现为充盈气体的腔，肺实变、肿块或者结节内的透光区或者密度减低区。有多种形态，包括薄壁/厚壁空洞、中央性/偏心性空洞、壁光整/不规则、有/无壁结节等。

3）肺气囊（pneumatocele）：肺内薄壁充气腔。常为急性肺炎、外伤、吸入碳氢化合物液体所致的，常为一过性的。其外观与CT上的肺囊腔或肺大疱相似，表现为肺内近圆形的薄壁空腔。

4）支气管扩张（bronchiectasis）：其在薄层CT的形态学标准包括与支气管伴行的肺动脉相比支气管扩大（印戒征）、支气管不变细及胸膜下1cm内可见支气管（图6-6-6）。根据扩张支气管的表现，其可分为柱状、静脉曲张状和囊状支气管扩张。支气管扩张常伴有支气管管壁增厚、黏液嵌塞、小气道异常、印戒征。

5）蜂窝征（honeycombing sign）：成簇的多层叠加的囊状空腔，直径3～10mm，但偶可达数厘米，壁厚1～3mm，类似蜂巢。蜂窝征常位于胸膜下，有清楚的壁，且囊囊共壁为其特征（图6-6-7）。

（4）肺气肿（emphysema）：在HRCT上，肺气肿的特征是存在低密度区，与周围肺实质的正常密度形成对比。轻度至中度小叶中心型肺气肿的特征是存在直径几毫米的、多发的、圆且小的无壁低

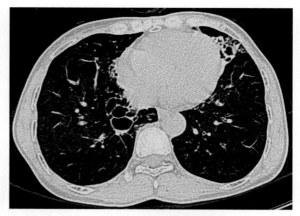

图6-6-6　囊状支气管扩张的CT表现
胸部CT平扫横轴位肺窗图像，示右肺下叶内侧底段和左肺上叶下舌段可见簇状分布的多囊性病灶，囊壁多较薄，部分囊腔内见少许气-液平面伴囊壁周围感染性病灶。

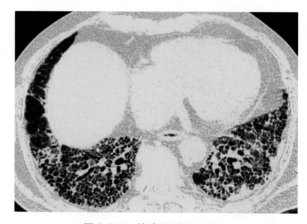

图6-6-7　蜂窝征的CT表现
胸部CT平扫横轴位肺窗图像，示两肺下后部可见呈簇状分布、多层叠加的囊状空腔影，直径范围为3～10mm，囊壁较薄（壁厚1～3mm）。

密度区，通常以上叶为主。全小叶型肺气肿的特征是广泛分布且相对均匀的低密度模式，可均匀一致地累及整个肺或表现为以肺下叶分布为主。间隔旁型肺气肿表现为邻近胸膜的单层透亮区，可伴肺大疱。

（5）继发于肺血流减少的双肺密度弥漫性减低：其在CT上的特征性表现包括区域性血管减少和密度减低，部分病例中可见CTA上动脉管径变小或动脉内可见特征性的充盈缺损等表现。

【相关疾病】

引起双肺密度减低的相关疾病非常多，该征象可归因于气道疾病和血管疾病，其中气道疾病是最常见的原因。相关疾病谱详见表6-6-1。

【分析思路】

双肺密度减低影可由肺内病因、肺外病因、技术因素所导致。

表 6-6-1　双肺密度减低的相关疾病

常见病因	小叶中心型肺气肿
	全小叶型肺气肿
	支气管扩张
不常见病因	闭塞性细支气管炎
	哮喘
	肺朗格汉斯细胞组织细胞增生症
	肺淋巴管平滑肌瘤病
	伯特-霍格-迪贝综合征(Birt-Hogg-Dubé syndrome,BHD)
	肺淀粉样变
	淋巴细胞性间质性肺炎
	轻链沉积病
	肿瘤性病变(转移瘤)
罕见病因	肺动脉闭锁
	慢性肺栓塞
	先天性肺发育异常

诊断双肺密度减低影的步骤建议如下。

第一步,应核对临床病史,检查图像质量,排除由肺外因素(如先天性或发育性胸壁软组织缺如、双侧乳房切除术后等)以及技术因素(如过度曝光、CT窗宽/窗位设置错误)所导致的表现在胸片或 CT 上的双肺密度减低影。也要判断患者的呼吸状态是吸气状态还是呼气状态,呼吸状态和程度不同,肺的密度也不同。

第二步,分析双肺密度减低区是否有明显的肺破坏或变形征象。如果没有肺破坏或变形的征象,且该双肺密度减低影在 CT 呼气相图像上更突出,表现为空气潴留征,则提示小气道病变;如果该征象在 CT 呼气相图像上没有更突出,则提示其可能由血管狭窄或阻塞所引起。

第三步,如果有肺破坏征象,则接下来依据其具体的影像学表现和分布形式,来判断此肺结构的破坏是由肺囊性病变引起的还是由肺气肿引起的。对于肺囊性病变的分析,主要依据其外观和分布特点,具体诊断思路可参考下一部分"肺弥漫性囊腔"。如果肺破坏是由肺气肿引起的,则可依据其 CT 表现进一步区分其是小叶中心型肺气肿、全小叶型肺气肿或间隔旁型肺气肿。

具体的诊断流程图请见图 6-6-8。

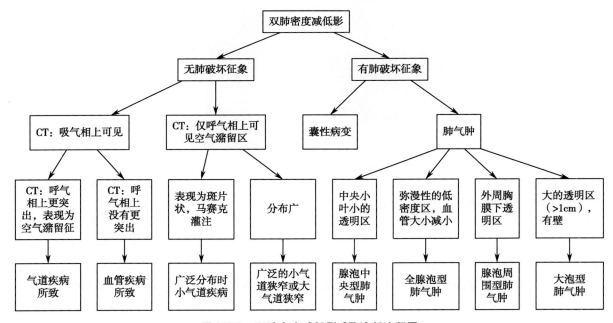

图 6-6-8　双肺密度减低影 CT 诊断流程图

【疾病鉴别】

1. 双肺密度减低影相关常见疾病的诊断要点

(1)肺气肿:是终末细支气管远端气腔的永久性异常增大,并且伴有壁的破坏,但无明显纤维化。典型胸部 X 线平片表现为两肺透亮度增高,两肺纹理稀少,胸骨后间隙增大,肋间隙增宽,横膈低平,心影狭长。CT 尤其是 HRCT 上显示肺内多发或弥漫的无壁小透亮灶时即可诊断(图 6-6-9)。根据病灶在肺内的分布特点及其与小叶结构的关系进行分型诊断。小叶中心型肺气肿是肺气肿的最常见类型,主要与吸烟有关。其发生时,HRCT 上在肺野内出现散在分布的小圆形、无壁的低密度区,直径 2~10mm,位于肺小叶中央,病变分布上以两上肺较明显,下肺相对较轻;较大的透亮灶可使局部血管影紊乱,表现为血管影扭曲、变直或分支角度增大等;随着病变的进展,小叶中心病灶可融合成较大范围的低密度影。

全小叶型肺气肿与α1-抗胰蛋白酶缺乏症有明显关系,其CT特征是小叶内较均匀的破坏、形成较大范围的低密度区,无明显的边界,病变区内血管明显减少,形成弥漫性"简化"的肺结构;病变分布特点是肺组织广泛受累或主要在下叶。间隔旁型肺气肿的

CT特征为胸膜下小透亮灶,常可见壁但很薄,且这些胸膜下小透亮灶通常呈单行排列,病变分布以两上肺尤其是肺尖部为主。瘢痕旁型肺气肿主要见于局部肺内瘢痕附近,当在CT上见到肺内纤维灶旁的小灶型透亮灶时,容易作出该型肺气肿的诊断。

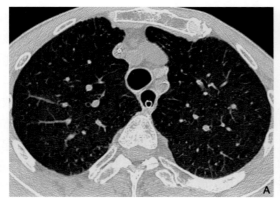
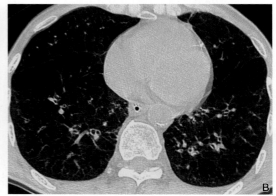
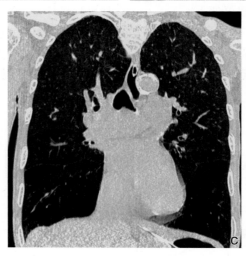

图 6-6-9 双肺弥漫性肺气肿的 CT 表现
胸部 CT 平扫横轴位(A、B)与冠状位(C)肺窗图像,示双肺密度减低、肺血管纹理稀疏,以双下肺为著;
两上肺可见弥漫分布的类圆形、无壁的小透亮区。

(2)支气管扩张:指支气管局限的、不可逆的管腔扩张,是多种病理过程共同的终末结果。在发展中国家,支气管扩张最主要的发病因素为支气管感染和肺部感染。但对于发达国家而言,其主要发病因素为囊性纤维化和免疫缺陷病。支气管扩张的HRCT征象包括直接征象和间接征象(图 6-6-10)。直接征象包括以下4种。①支气管内径大于相邻肺动脉管径;②正常支气管管径逐渐变细的征象消失,即远段支气管管径等于或大于其近段2cm以上范围的支气管管径;③距肋胸膜1cm以内可见支气管;④可见支气管贴近纵隔胸膜。间接征象包括支气管管壁增厚、黏液嵌塞、肺叶/肺段萎缩、肺叶/肺段空气潴留。

(3)闭塞性细支气管炎,是一种组织学上以黏

膜下及支气管周围纤维化导致细支气管管腔狭窄或闭塞为特征的疾病。其病因众多,最常见的病因是以前的感染(尤其是儿童呼吸道合胞病毒感染、腺病毒感染及支原体肺炎)、结缔组织病(尤其是类风湿关节炎)、移植(尤其是肺移植)。1/3的病例,其胸片表现是正常的。可见的异常通常是细微的,包括肺过度充气、肺透亮度增加、肺外围血管减少、中心性支气管扩张等。该病在HRCT上的主要表现包括肺内边界清楚的密度减低区伴血管直径减小,可见马赛克灌注,呼气相图像上可见空气潴留;次要表现包括中心和周围支气管扩张、细支气管扩张和支气管管壁增厚。

(4)哮喘:是由多种细胞参与的气道慢性炎症,这种炎症能增强易感者对各种刺激因子的气道高反

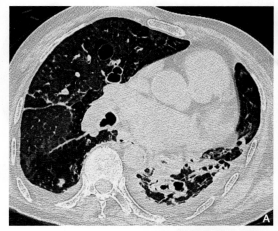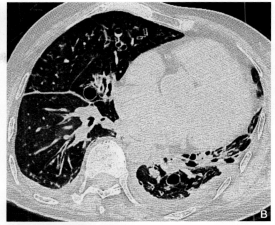

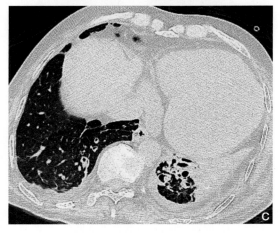

图 6-6-10　支气管扩张 CT 表现

A ~ C 分别为不同层面胸部 CT 平扫横轴位图像,示右肺中叶、左肺上叶、双肺下叶支气管呈柱状、囊状扩张,支气管管壁增厚,伴黏液嵌塞及周围斑片、条片影。

应性,并且会引起气道缩窄,表现为反复发作的喘息、呼吸困难、胸闷或咳嗽等症状。大多数哮喘患者的胸部 X 线平片表现为正常或非特异性改变,主要的异常表现是肺过度充气和支气管管壁增厚。其在 HRCT 上的表现包括支气管狭窄和管壁增厚、轻度柱状支气管扩张、区域性分布的肺密度减低区和空气潴留、马赛克征、黏液嵌塞以及小叶中心异常等。但支气管哮喘的诊断主要依靠临床信息和肺功能检查,影像学检查主要被用于除外引起哮喘样改变的其他胸部疾病。

（5）肺朗格汉斯细胞组织细胞增生症(pulmonary Langerhans cell histiocytosis,PLCH):90% 以上患者是吸烟者。影像学表现与病变的进展程度密切相关。胸部 X 线平片上,约 10% 患者表现正常;病变早期呈边缘不清的小结节影,直径<5mm;中期呈典型的网状结节影,提示有囊性损伤;晚期呈囊变或假性肺气肿表现;常合并肺容积明显增大,可有反复气胸和肋骨破坏等。病变呈两侧对称性分布,以中、上肺为著,肋膈角一般不受累。较常规胸部 X 线平

片而言,胸部 CT 具有较高的灵敏度和特异度。几乎所有患者的 HRCT 上均显示直径<10mm 的囊状影,多数呈薄壁,囊状影多呈圆形,也常见不规则形,以上叶分布为主。HRCT 还可显示结节影呈支气管或细支气管旁分布(即小叶中心分布),这是病变较早期的改变,随后的复查中,较大结节内可出现小空洞,最后呈囊变(图 6-6-11)。终末期 PLCH 很难与广泛大疱性肺气肿区分。

（6）肺淋巴管平滑肌瘤病(pulmonary lymphangioleiomyomatosis,PLAM):是一种罕见的原因不明的肺内弥漫性错构瘤样病变,通常发生于育龄期妇女。患者的胸部 X 线平片表现可正常,异常表现也多呈非特异性,包括两肺广泛网状影、网状结节影或粟粒样阴影,后期呈蜂窝样改变,肺容量正常或稍增大。胸腔积液可单侧或双侧,部分患者可见反复气胸。HRCT 可显示弥漫性分布的薄壁囊状透亮影(图 6-6-12),直径为 1 ~ 60mm,大多数<10mm,有随病变发展而增大的趋势,其间为相对正常的肺组织等结构。囊状影多呈圆形或卵圆形,少数呈多边形

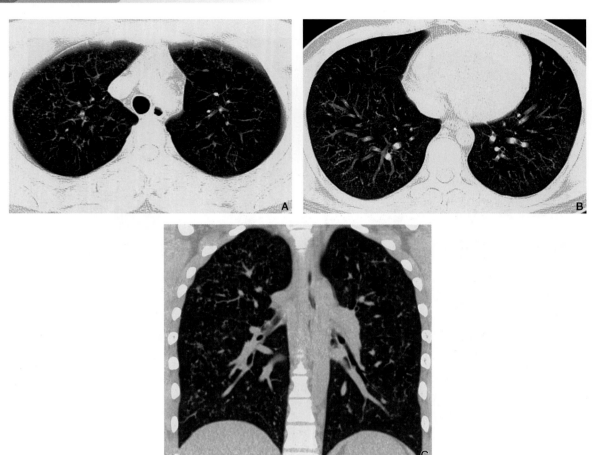

图 6-6-11　肺朗格汉斯细胞组织细胞增生症的 CT 表现

胸部 CT 平扫横轴位(A、B)和冠状位(C)肺窗图像,示双肺密度减低,可见两肺多发的小叶中心分布不规则囊腔,主要分布在上肺,胸膜下及肋膈角区域未见累及。

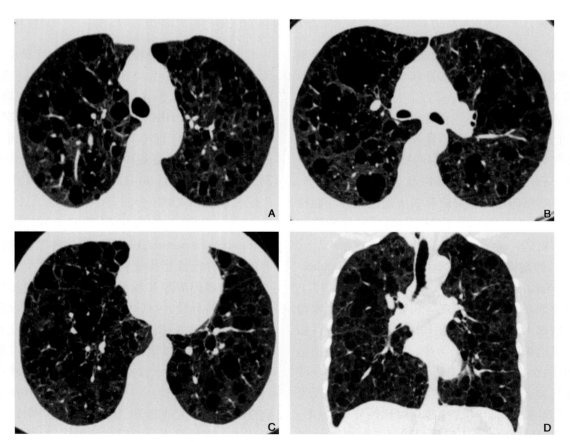

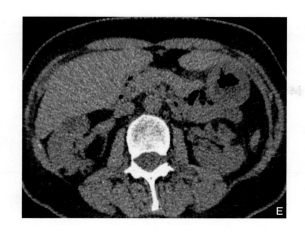

图 6-6-12 肺淋巴管平滑肌瘤病的 CT 表现
A~D 分别为胸部 CT 平扫横轴位（A~C）和冠状位（D）肺窗图像，示双肺密度减低，可见弥漫性分布的大小不等、类圆形的薄壁囊状透亮影；E. 腹部 CT 平扫横轴位图像，示双肾可见多发血管平滑肌脂肪瘤。

或不规则形。PLAM 的其他特征性表现包括胸腔积液，气胸，以及肺门、纵隔、膈脚后间隙的淋巴结肿大，其他少见表现包括小叶间隔增厚和斑片状磨玻璃影。肾血管平滑肌脂肪瘤可于上腹部 CT 中显示。

（7）慢性肺栓塞：慢性肺栓塞的 CT 表现包括血管改变及肺实质表现两部分。血管改变包括肺动脉直接征象、病变所致肺动脉高压的相应表现和体循环侧支血管形成。肺实质表现常为肺梗死后遗留的瘢痕性阴影，包括不规则条状/带状影和基底位于胸膜的楔形影，偶尔可见结节或空洞影。这些表现主要分布于两下叶外周带，病灶边缘较清楚，且多见于肺密度较低区。另一个重要的 CT 表现为马赛克征，肺实质低密度区内的肺动脉影直径常明显小于相邻支气管，而相反的是，在密度增高区的肺动脉影明显增粗。

2. 双肺密度减低影相关常见疾病的鉴别诊断
可根据肺内低密度影的表现形式和分布规律进行诊断和鉴别诊断，详见表 6-6-2。

表 6-6-2 双肺密度减低影相关疾病的鉴别诊断要点

相关疾病	肺密度减低影的 CT 表现形式	肺密度减低影的分布规律	其他
小叶中心型肺气肿	多个小的透明灶，无壁	主要在上叶，分布不均匀，位于小叶中央，可见小叶中心小动脉	吸烟史
全小叶型肺气肿	双肺密度减低，血管缩小	广泛受累或主要在下叶	可能与 α1-抗胰蛋白酶缺乏症有关
间隔旁型肺气肿	单层胸膜下透明灶，常可见薄壁	主要在上叶，胸膜下位置	无
晚期纤维化（蜂窝征）	多层不规则囊性腔隙（1mm~几厘米）。囊壁不规则	常见普通型间质性肺炎（UIP）的胸膜下和肺基底	肺变形征象。牵拉性支气管扩张
肺淋巴管平滑肌瘤病	薄壁圆形囊腔，间杂正常肺组织	双肺弥散分布；肋膈角也累及	几乎完全见于女性。可发生气胸。结节性硬化症患者中也可见到，患者也可能有良性脑肿瘤，肾血管平滑肌脂肪瘤，以及皮肤、心脏和眼部病变
肺朗格汉斯细胞组织细胞增生症	形状不规则、薄壁和厚壁的囊腔。有些囊腔是融合的，伴结节	主要在上叶；肋膈角不受累	大多见于吸烟者。经常出现小叶中央和细支气管周围的结节（有时可见空洞）。可能发展成蜂窝征
淋巴细胞性间质性肺炎	薄壁囊腔（1~30mm）	囊腔占肺的 10% 以上	主要表现为磨玻璃影和小叶中心结节
伯特-霍格-迪贝综合征	少数（2~7 个）囊腔，直径可达 9cm。囊肿可为多隔的并且有各种形状	主要在下叶	常染色体显性遗传多器官系统性疾病。表现为皮肤病变、肾肿瘤与自发性气胸

续表

相关疾病	肺密度减低影的CT表现形式	肺密度减低影的分布规律	其他
支气管扩张	支气管呈囊状、柱状、曲张状扩张	常见于下叶	可见印戒征、支气管管壁增厚
闭塞性细支气管炎	肺内边界清楚的密度减低区伴血管直径减小,可见马赛克灌注,呼气相可见空气潴留	地图状分布	中央和周围支气管扩张,细支气管扩张,以及支气管管壁增厚

（李 琼）

二、肺弥漫性囊腔

【定义】

肺弥漫性囊腔是基于胸部 HRCT 或 CT 表现的一组肺部疾病的描述术语。肺囊腔（pulmonary cystic cavity）的定义是肺实质内界限清楚的薄壁（壁厚通常<2mm）圆形或类圆形透亮区,不伴肺气肿,囊壁为上皮细胞或纤维,囊腔通常含气,但也可含液体或固体。弥漫性是指肺囊性病变在双肺各肺叶均有分布。

【病理基础】

肺弥漫性囊腔病变的囊腔形成机制仍不完全清楚,但在大多数情况下,肺组织重塑与炎症或浸润过程相关,此类过程可导致肺泡隔、远端气道和次级肺小叶内的小血管移位、破坏或替换,产生活瓣性阻塞、远端过度充气,毛细血管破裂导致缺血、引起肺泡壁破坏、囊腔形成;囊腔形成也可由蛋白酶破坏肺实质引起重塑或基因突变所致。根据潜在的病因,肺弥漫性囊腔病变可大致分为肿瘤性疾病、代谢性疾病、感染、间质性肺疾病、吸烟以及先天性或发育缺陷所致的。

【征象描述】

此征象的 CT 表现如下。囊腔表现为肺内圆形或类圆形含气透亮区,界清,与正常肺实质之间有良好的界面。囊腔壁厚度可变,但通常为薄壁（厚度<2mm）。弥漫性囊腔指囊腔累及所有肺叶（图 6-6-13）。

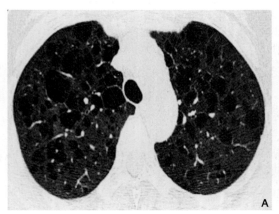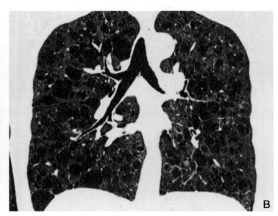

图 6-6-13　肺弥漫性囊腔的 CT 表现
A、B 分别为胸部 CT 平扫横轴位和冠状位肺窗图像,示双肺可见多发圆形或类圆形含气透亮区,界清,与正常肺实质之间有良好的界面。

肺囊腔常与肺实质内其他含气病变相混淆,它们可能没有被壁包围,也可有很薄或很厚的壁,不与正常肺实质交界,或者经常出现在不寻常的地方。因此,肺弥漫性囊腔应与肺大疱、肺气肿、空洞、蜂窝肺和囊状支气管扩张相区分。

【相关疾病】

肺弥漫性囊腔的病因众多,根据疾病特征分为几大类,如表 6-6-3 所示。

【分析思路】

多种病理生理过程和疾病可表现为肺弥漫性囊腔。在诊断、分析的时候,应采取循序渐进的诊断步骤,这有助于帮助放射科医师来诊断和鉴别诊断肺弥漫性囊腔。

首先,判断肺内含气囊性病变是否是真的囊腔。真囊腔应与空洞、肺大疱、蜂窝肺、肺气肿、囊状支气管扩张相区分,详见表 6-6-4。

表 6-6-3 肺弥漫性囊腔病因

分类	常见病因	少见病因
肿瘤性疾病	淋巴管平滑肌瘤病—散发或伴有结节性硬化症 朗格汉斯细胞组织细胞增生症 其他原发或转移肿瘤,如腺癌等	埃德海姆-切斯特病(ECD)
遗传性/发育异常/先天性疾病	BHD	变形综合征(Proteus syndrome) 神经纤维瘤病 支气管肺发育不良 马方综合征
代谢性疾病	淀粉样变	轻链沉积病
感染性疾病	肺孢子菌肺炎 金黄色葡萄球菌性肺炎	复发性呼吸道乳头状瘤病 地方性真菌病,尤其是球孢子菌病 肺吸虫病
间质性肺疾病	淋巴细胞性间质性肺炎 干燥综合征	过敏性肺炎(2 型) 脱屑性间质性肺炎
吸烟相关疾病	朗格汉斯细胞组织细胞增生症	脱屑性间质性肺炎
其他		创伤后肺气囊 高 IgE 综合征

表 6-6-4 肺含气囊性病变的影像学特点

病变	描述	囊壁厚度	其他特征
肺囊腔	肺实质中的圆形透亮区或低密度区,与正常肺组织分界清楚,通常含有气体	薄壁(<2mm)	与肺气肿无关,很少含有液体或实性成分
肺大疱	圆形局灶性的透亮区或低密度影,直径>1cm(通常为几厘米)	薄壁,通常<1mm	邻近常有肺气肿
间隔旁型肺气肿	胸膜下和支气管血管束周围的低密度区,由完整的小叶间隔分开,有时合并肺大疱	无壁	以胸膜表面或小叶间隔为界,剩余的肺结构保存完好。也可出现小叶中央型肺气肿
蜂窝肺	囊腔影,直径 3~10mm,通常位于胸膜下,多层叠加,具有清晰的壁	1~3mm	出现于各种肺疾病的晚期,伴有肺泡结构的晚期破坏
空洞	形态欠规则	厚壁,>4mm,可不规则	伴有实变、结节或肿块
肺气囊	肺内近圆形的薄壁气腔	薄壁	短暂出现,邻近可见肺不张或磨玻璃影
囊状支气管扩张	管状而非球形,沿支气管树分布,或与气道相通	囊壁较厚	可伴有支气管管壁增厚、黏液嵌塞和小气道异常,也可见印戒征

其次,判断肺囊腔是位于胸膜下的还是位于肺实质内的。位于胸膜下的肺囊腔,常见于间隔旁型肺气肿、肺大疱、蜂窝肺。

再次,对于位于肺实质的肺弥漫性囊腔,根据其是否合并其他影像学表现进一步分类。表现为不合并肺内其他影像学表现的单纯肺弥漫性囊腔的病变包括淋巴管平滑肌瘤病、结节性硬化症和 BHD。

最后,确定伴随肺弥漫性囊腔的相关影像学表现是什么,例如,是否伴发结节、磨玻璃影或肺外病变。伴发结节的肺弥漫性囊腔可见于淋巴细胞性间质性肺炎、淀粉样变、轻链沉积病以及肺朗格汉斯细胞组织细胞增生症、结节性硬化症。伴发磨玻璃影的肺弥漫性囊腔可见于发生各种感染的患者,

以及较少见于具有弥漫性肺疾病的患者,如脱屑性间质性肺炎患者等。另外,在诊断和鉴别诊断肺弥漫性囊腔时,肺外表现尤为重要,如结节性硬化症和 BHD 均可累及皮肤和肾,PLCH 和轻链沉积病可合并骨质破坏。肺弥漫性囊腔的诊疗流程图见图 6-6-14。

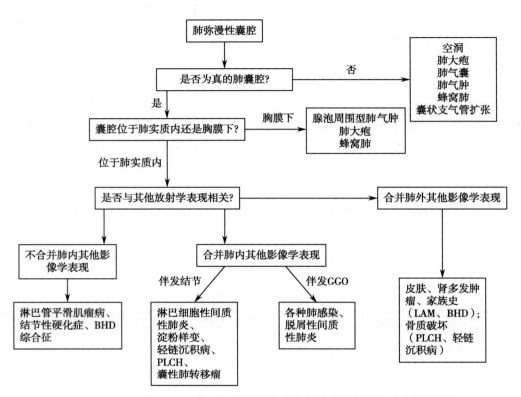

图 6-6-14　基于 HRCT 影像学表现的肺弥漫性囊腔诊断流程图
BHD:伯特-霍格-迪贝综合征;PLCH:肺朗格汉斯细胞组织细胞增生症;GGO:磨玻璃影;LAM:结节性硬化症-淋巴管平滑肌瘤病。

【疾病鉴别】

肺弥漫性囊腔的相关疾病覆盖种类较多、起源混杂,大多数疾病比较少见,其主要病因包括肺淋巴管平滑肌瘤病、BHD、PLCH、淋巴细胞性间质性肺炎、淀粉样变(图 6-6-15)、轻链沉积病、干燥综合征(图 6-6-16)、原发性肿瘤或转移性肿瘤(图 6-6-17)。临床上有助于疾病鉴别的因素包括:性别和年龄、症状和体征、肺外表现、吸烟史和家族史、HRCT 影像学表现、生化检查和组织病理学检查、基因检测等。因此,在进行疾病鉴别诊断时,获得正确诊断的 7 个步骤常包括:①对表现为肺弥漫性囊腔的疾病有基本了解(多

为罕见病);②临床病史和查体的全面信息采集;③从影像学特征寻找诊断线索;④实验室检查;⑤基因检测;⑥病理检查;⑦对于病因不明者继续随访。

1. 基于临床信息的鉴别诊断流程图　见图 6-6-18。

肺弥漫性囊腔相关疾病的诊断和鉴别诊断与其他疾病一样,这些疾病可表现为同病异影或异病同影,我们须充分结合影像、临床、病理,做出正确的推断。

2. 肺弥漫性囊腔相关常见疾病的主要鉴别诊断要点　见表 6-6-5。

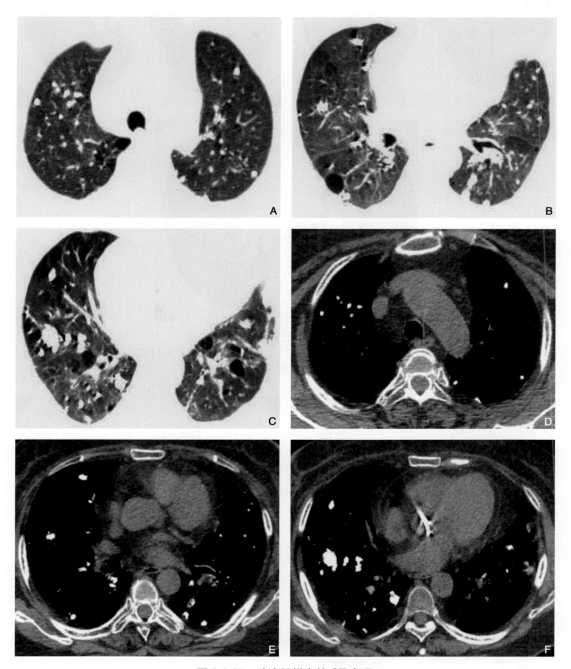

图 6-6-15　肺淀粉样变的 CT 表现
A～C 分别为不同层面胸部 CT 平扫横轴位肺窗图像；D～F 分别为不同层面的 CT 平扫横轴位纵隔窗图像，示双肺可见散在分布、大小不等的薄壁囊腔影，伴大小不等的高密度钙化结节灶。

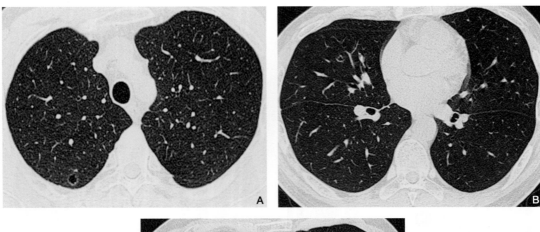

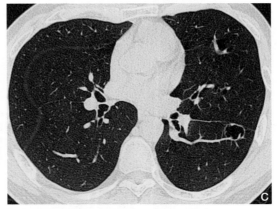

图6-6-16　干燥综合征的肺部CT表现

患者女,63岁,临床诊断为"干燥综合征"。A~C分别为不同层面胸部CT平扫横轴位肺窗图像,示双肺见散在分布、大小不等的薄壁囊腔影,部分位于支气管血管束周围。

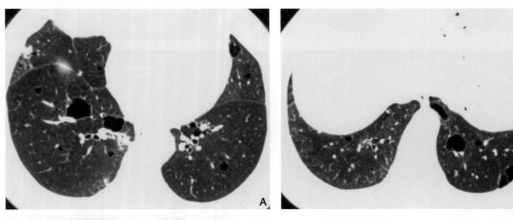

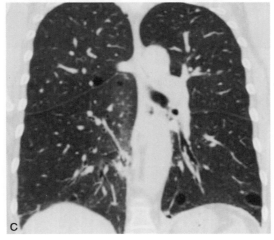

图6-6-17　双肺多发囊性转移瘤CT表现

患者男,59岁,临床诊断为"鼻咽癌"。胸部CT平扫横轴位(A、B)与冠状位(C)肺窗图像,示双肺可见散在分布的薄壁囊性转移灶,部分伴囊壁小结节及周围肺实变影。

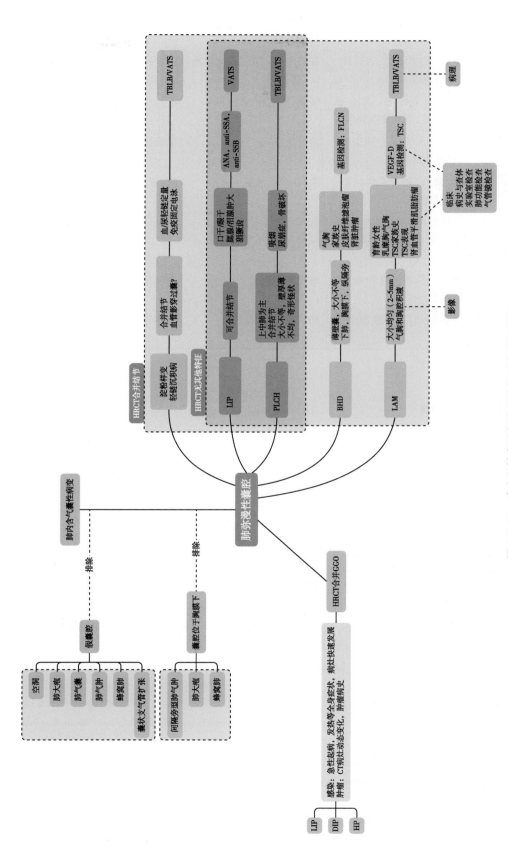

图 6-6-18 肺弥漫性囊腔相关疾病鉴别诊断流程图

LIP：淋巴细胞性间质性肺炎；DIP：脱屑性间质性肺炎；HP：过敏性肺炎；HRCT：高分辨率 CT；GGO：磨玻璃影；PLCH：肺朗格汉斯细胞组织细胞增生症；BHD：伯特-霍格-迪贝综合征；LAM：淋巴管平滑肌瘤病；ANA：抗核抗体；anti-SSA：抗 SSA 抗体；anti-SSB：抗 SSB 抗体；TBLB：经支气管镜肺活检术；VATS：电视辅助胸腔镜手术；FLCN：肿瘤抑制基因滤泡素；VEGF-D：血管内皮生长因子 D；TSC：结节性硬化症。

表 6-6-5 肺弥漫性囊腔相关常见疾病的鉴别诊断要点

疾病	HRCT 特征	临床	实验室检查	基因检测(突变)
肺淋巴管平滑肌瘤病(PLAM)	大小 2～10mm、圆形、分布均匀,伴气胸、乳糜胸	育龄女性、TSC 家族史、肾血管平滑肌脂肪瘤	VEGF-D 升高	TSC1/2
伯特-霍格-迪贝综合征(BHD)	薄壁囊腔、大小不等、透镜样、下肺、胸膜下及纵隔旁	反复气胸、家族史、毛囊瘤、肾肿瘤		FLCN
肺朗汉斯细胞组织细胞增生症(PLCH)	中、上肺,合并结节,大小不等,奇形怪状,不累及肋膈角	吸烟、尿崩症、骨质破坏		BRAF、MAP2K1
淋巴细胞性间质性肺炎(LIP)	中、下肺,囊腔(血管周围)+GGO,伴或不伴结节	自身免疫病	免疫指标	
轻链沉积病(LCDD)	多发小、圆、薄壁囊腔伴结节,纵隔淋巴结肿大	累及心脏、肾脏	血/尿 KAP、λ 轻链升高	
肺淀粉样变	周边,圆形或分叶状薄壁囊腔,伴有钙化结节,纵隔淋巴结肿大	合并干燥综合征		
囊性肺转移瘤	厚或薄壁,伴结节或肿块,外周血管源性	恶性肿瘤病史	肿瘤指标	
耶氏肺孢子菌肺炎(PJP)	肺上叶,GGO 伴多发性肺囊腔	HIV、免疫力低下	CD4+ T 细胞 < 200 个/mL	

（李　琼）

参 考 文 献

[1] ROSSI S E,ERASMUS J J,MCADAMS H P,et al. Pulmonary drug toxicity:radiologic and pathologic manifestations [J]. Radiographics,2000,20(5):1245-1259.

[2] MILLER W T JR,SHAH R M. Isolated diffuse ground-glass opacity in thoracic CT:causes and clinical presentations [J]. AJR Am J Roentgenol,2005,184(2):613-622.

[3] HEWITT M G,MILLER W T JR,REILLY T J,et al. The relative frequencies of causes of widespread ground-glass opacity:a retrospective cohort[J]. Eur J Radiol,2014,83 (10):1970-1976.

[4] SHAH R M,MILLER W JR. Widespread ground-glass opacity of the lung in consecutive patients undergoing CT:does lobular distribution assist diagnosis?[J]. AJR Am J Roentgenol,2003,180(4):965-968.

[5] HANSELL D M,BANKIER A A,MACMAHON H,et al. Fleischner Society:glossary of terms for thoracic imaging [J]. Radiology,2008,246(3):697-722.

[6] COZZI D,CAVIGLI E,MORONI C,et al. Ground-glass opacity(GGO):a review of the differential diagnosis in the era of COVID-19[J]. Jpn J Radiol,2021,39(8):721-732.

[7] YE Z,ZHANG Y,WANG Y,et al. Chest CT manifestations of new coronavirus disease 2019(COVID-19):a pictorial review[J]. Eur Radiol,2020,30(8):4381-4389.

[8] KOO H J,LIM S,CHOE J,et al. Radiographic and CT features of viral pneumonia[J]. Radiographics,2018,38(3):719-739.

[9] HUANG X,GU H,WU R,et al. Chest imaging classification in Mycoplasma pneumoniae pneumonia is associated with its clinical features and outcomes[J]. Respir Med,2024,221:107480.

[10] MURCH C R,CARR D H. Computed tomography appearances of pulmonary alveolar proteinosis[J]. Clin Radiol,1989,40(3):240-243.

[11] JOHKOH T,ITOH H,MÜLLER N L,et al. Crazy-paving appearance at thin-section CT:spectrum of disease and pathologic findings[J]. Radiology,1999,211(1):155-160.

[12] ROSSI S E,ERASMUS J J,VOLPACCHIO M,et al. "Crazy-paving" pattern at thin-section CT of the lungs:radiologic-pathologic overview[J]. Radiographics,2003,23(6):1509-1519.

[13] AKATA S,PARK J,SHINDO H,et al. Barium aspiration showing crazy-paving appearance on high-resolution computed tomography[J]. Australas Radiol,2007,51 Suppl:B235-B237.

[14] DOERSCHUK C M. Pulmonary alveolar proteinosis is host defense airway[J]. N Engl J Med,2007,356:547-549.

[15] GASPARETTO E L,TAZONIERO P,ESCUISSATO D L,et al. Pulmonary alveolar microlithiasis presenting with crazy-paving pattern on high resolution CT[J]. Br J Radiol,2004,77(923):974-976.

[16] DA SILVA FILHO F P,MARCHIORI E,VALIANTE P M,

et al. AIDS-related Kaposi sarcoma of the lung presenting with a "crazy-paving" pattern on high-resolution CT: imaging and pathologic findings[J]. J Thorac Imaging, 2008, 23(2):135-137.

[17] JOUNEAU S, MÉNARD C, LEDERLIN M. Pulmonary alveolar proteinosis[J]. Respirology, 2020, 25(8):816-826.

[18] WEBB W R, MÜLLER N L, NAIDICH D P. High-resolution CT of the lung[M]. 5th ed. Philadelphia: Lippincott Williams & Wilkins, 2015.

[19] MARCHIORI E, FRANQUET T, GASPARETTO T D, et al. Consolidation with diffuse or focal high attenuation: computed tomography findings[J]. J Thorac Imaging, 2008, 23(4):298-304.

[20] JEONG Y J, KIM K-I, SEO I J, et al. Eosinophilic lung diseases: a clinical, radiologic, and pathologic overview[J]. Radiographics, 2007, 27(3):617-637.

[21] MARCHIORI E, ZANETTI G, MEIRELLES G S P, et al. The reversed halo sign on high-resolution CT in infectious and noninfectious pulmonary diseases[J]. Am J Roentgenol, 2011, 197(1):W69-W75.

[22] GUAN Y, ZENG Q, YANG H, et al. Pulmonary alveolar proteinosis: quantitative CT and pulmonary functional correlations[J]. Eur J Radiol, 2012, 81(9):2430-2435.

[23] HUI J Y, CHO D H, YANG M K, et al. Severe acute respiratory syndrome: spectrum of high-resolution CT findings and temporal progression of the disease[J]. AJR Am J Roentgenol, 2003, 181(6):1525-1538.

[24] CHAN M S, CHAN I Y, FUNG K H, et al. High-resolution CT findings in patients with severe acute respiratory syndrome: a pattern-based approach[J]. AJR Am J Roentgenol, 2004, 182(1):49-56.

[25] TRAVIS W D, BRAMBILLA E, NOGUCHI M, et al. International Association for the Study of Lung Cancer/American Thoracic Society/European Respiratory Society international multidisciplinary classification of lung adenocarcinoma[J]. J Thorac Oncol, 2011, 6(2):244-285.

[26] JOHKOH T, ITOH H, MÜLLER N L, et al. Crazy-paving appearance at thin-section CT: spectrum of disease and pathologic findings[J]. Radiology, 1999, 211(1):155-160.

[27] WEBB W R. High-resolution CT of the lung parenchyma[J]. Radiol Clin North Am, 1989, 27(6):1085-1097.

[28] MACMAHON H, AUSTIN J H, GAMSU G, et al. Guidelines for management of small pulmonary nodules detected on CT scans: a statement from the Fleischner Society[J]. Radiology, 2005, 237(2):395-400.

[29] CHONG S, LEE K S, CHUNG M J, et al. Pneumoconiosis: comparison of imaging and pathologic findings[J]. Radiographics, 2006, 26(1):59-77.

[30] BOITSIOS G, BANKIER A A, EISENBERG R L. Diffuse pulmonary nodules[J]. AJR Am J Roentgenol, 2010, 194(5):W354-W366.

[31] CRIADO E, SÁNCHEZ M, RAMÍREZ J, et al. Pulmonary sarcoidosis: typical and atypical manifestations at high-resolution CT with pathologic correlation[J]. Radiographics, 2010, 30(6):1567-1586.

[32] ELIA D, TORRE O, CASSANDRO R, et al. Pulmonary Langerhans cell histiocytosis: a comprehensive analysis of 40 patients and literature review[J]. Eur J Intern Med, 2015, 26(5):351-356.

[33] SIEMINSKA A, KUZIEMSKI K. Respiratory bronchiolitis-interstitial lung disease[J]. Orphanet J Rare Dis, 2014, 9:106.

[34] GOULD M K, DONINGTON J, LYNCH W R, et al. Evaluation of individuals with pulmonary nodules: when is it lung cancer? Diagnosis and management of lung cancer, 3rd ed: American College of Chest Physicians evidence-based clinical practice guidelines[J]. Chest, 2013, 143(5 Suppl): e93S-e120S.

[35] BAI C, CHOI C M, CHU C M, et al. Evaluation of pulmonary nodules: clinical practice consensus guidelines for Asia[J]. Chest, 2016, 150(4):877-893.

[36] 中华医学会呼吸病学分会肺癌学组, 中国肺癌防治联盟. 肺结节诊治中国专家共识[J]. 中华结核和呼吸杂志, 2018, 41(10):763-771.

[37] KUDOH S, KEICHO N. Diffuse panbronchiolitis[J]. Clin Chest Med, 2012, 33(2):297-305.

[38] ELICKER B M, JONES K D, HENRY T S, et al. Multidisciplinary approach to hypersensitivity pneumonitis[J]. J Thorac Imaging, 2016, 31(2):92-103.

[39] RYU A J, NAVIN P J, HU X, et al. Clinico-radiologic features of lung disease associated with aspiration identified on lung biopsy[J]. Chest, 2019, 156(6):1160-1166.

[40] LEONE PM, RICHELDI L. Current diagnosis and management of hypersensitivity pneumonitis[J]. Tuberc Respir Dis (Seoul), 2020, 83(2):122-131.

[41] CHURG A. Hypersensitivity pneumonitis: new concepts and classifications[J]. Mod Pathol, 2022, 35(Suppl 1): 15-27.

[42] RYU J H. Classification and approach to bronchiolar diseases[J]. Curr Opin Pulm Med, 2006, 12(2):145-151.

[43] KOH W J, KWON O J, LEE K S. Nontuberculous mycobacterial pulmonary diseases in immunocompetent patients[J]. Korean J Radiol, 2002, 3(3):145-157.

[44] WETSCHEREK M T A, SADLER T J, LEE J Y J, et al. Active pulmonary tuberculosis: something old, something new, something borrowed, something blue[J]. In-

sights Imaging,2022,13(1):3.

[45] KHAN D,DANJUMA M,SADDIQUE M U,et al. Adenocarcinoma of the lung mimicking miliary tuberculosis [J]. Case Rep Oncol,2020,13(1):139-144.

[46] WALTI C S,CHENG G S,GOPAL A K,et al. Progressive pulmonary infiltrates in a man with mediastinal lymphoma [J]. Ann Am Thorac Soc,2021,18(5):884-888.

[47] 马丁内斯·希门尼斯. 肺部高分辨率 CT[M]. 赵绍宏, 聂永康,译. 2 版. 北京:人民卫生出版社,2020.

[48] AUSTIN J H,MÜLLER N L,FRIEDMAN P J,et al. Glossary of terms for CT of the lungs:recommendations of the Nomenclature Committee of the Fleischner Society[J]. Radiology,1996,200(2):327-331.

[49] MATSUMOTO N,TSUBOUCHI H,SETOGUCHI K,et al. Clinico-radiologic characteristics of pulmonary visceral larva migrans caused by ascaris suum[J]. Intern Med, 2021,60(18):2899-2903.

[50] REN H M,XING J C,YANG L J,et al. Exploration of the early detection of lung parenchyma micronodules,nodule coalescence and emphysema by CT and HRCT in coal miners with and without coal-worker's pneumoconiosis evidence[J]. Zhonghua Lao Dong Wei Sheng Zhi Ye Bing Za Zhi,2012,30(1):13-16.

[51] REMY-JARDIN M,BEUSCART R,SAULT M C,et al. Subpleural micronodules in diffuse infiltrative lung diseases:evaluation with thin-section CT scans[J]. Radiology, 1990,177(1):133-139.

[52] GÓMEZ CORREA G A,OSORNO SERNA J,CÁCERES ACOSTA M F,et al. Nodular pulmonary amyloidosis:a manifestation of Sjögren's syndrome[J]. Case Rep Pulmonol,2018,2018:9745935.

[53] PATEL H,SHEIKH A,MEDARAMETLA G D,et al. Uncommon presentation of undiagnosed B-cell lymphoproliferative disorder as nodular pulmonary amyloidosis[J]. J Med Cases,2023,14(1):36-43.

[54] BROWN K,MUND D F,ABERLE D R,et al. Intrathoracic calcifications:radiographic features and differential diagnoses[J]. Radiographics,1994,14(6):1247-1261.

[55] JARJOU'I A,BOGOT N,KALAK G,et al. Diffuse pulmonary calcifications:a case series and review of literature [J]. Respirol Case Rep,2021,9(10):e0839.

[56] MARCHIORI E,SOUZA A S JR,FRANQUET T,et al. Diffuse high-attenuation pulmonary abnormalities:a pattern-oriented diagnostic approach on high-resolution CT[J]. AJR Am J Roentgenol,2005,184(1):273-282.

[57] BELÉM L C,ZANETTI G,SOUZA S A,et al. Metastatic pulmonary calcification:state-of-the-art review focused on imaging findings[J]. Respir Med,2014,108(5):668-676.

[58] CHUNG M J,LEE K S,FRANQUET T,et al. Metabolic lung disease:imaging and histopathologic findings[J]. Eur J Radiol,2005,54(2):233-245.

[59] MYLARAPU A,YARABARLA V,PADILLA R M,et al. Healed varicella pneumonia:a case of diffuse pulmonary microcalcifications[J]. Cureus,2021,13(6):e15890.

[60] HOMMA S,EBINA M,KUWANO K,et al. Intractable diffuse pulmonary diseases:manual for diagnosis and treatment[J]. Respir Investig,2020,59(1):8-33.

第七章　胸部淋巴系统

第一节　解剖与生理

人体的淋巴系统(lymphatic system)系指单向的淋巴管网络,主要由各级淋巴管道、淋巴器官和散在的淋巴组织共同组成,该系统通过淋巴液运输营养物质到达组织细胞并清除废物,它是遍布人体全身的重要免疫防御系统。淋巴系统的胚胎学起源与血管系统相似,但其通常不与静脉系统相交通。胸腔中的心脏和纵隔的淋巴系统于胚胎末期开始发育,至出生早期即发育完全;而支气管、肺的淋巴系统则在出生后几年内逐渐发育完全,其中,肺及纵隔的淋巴先汇入淋巴结,后者又构成淋巴结链(lymph chain),最终直接通过颈静脉直接汇入循环系统或通过胸导管间接汇入循环系统。总之,机体的淋巴沿着各级淋巴管,经众多淋巴结的滤过之后,最终均汇入静脉系统。

淋巴系统也是人体脉管系统中的一个重要组成部分,该系统内充盈、流动着无色透明的淋巴液,淋巴液沿淋巴管向心流动,最终汇流、注入静脉,故淋巴管也可被视为静脉的辅助管道。实际上,淋巴管道可分为毛细淋巴管、淋巴管、淋巴干和淋巴导管四种。其中,毛细淋巴管为淋巴管道的起始部,它以盲端起始于组织间隙,也吻合成网状而伴随毛细血管分布。淋巴管则是由毛细淋巴管汇合而成的,并且可再分为浅、深两层,其结构与静脉相似,但淋巴管中瓣膜更为多见。人体共有 9 条淋巴干并最终汇合成 2 条淋巴导管,即胸导管和右淋巴导管。在生理功能上,淋巴系统不仅能辅助静脉运送体液回归血液循环,而且还能转运脂肪与其他大分子物质,并且能增殖淋巴细胞、过滤淋巴液、参与免疫过程等,因此,其是人体重要的防护与免疫屏障。

一、肺淋巴系统

肺是人体脏器中面积最大的器官之一,不仅血流灌注量高,而且广泛暴露于存在粉尘颗粒、有毒物质、细菌、病毒等的环境中。因此,人体的肺须具有高效的淋巴系统。肺淋巴系统(pulmonary lymphatic system)包括脏胸膜下的浅淋巴管和气道、肺动/静脉周围的深淋巴管。前者在肺表面下走行,主要分布在肺下叶,朝向肺门,并且与深淋巴管汇合;其主要引流脏胸膜和胸膜下组织的淋巴,其余者由深淋巴管引流,但胸膜下的淋巴管可直接引流淋巴至纵隔,约有 10%～15% 的肺癌患者可出现跳跃性转移的原因即在于此。深层的毛细淋巴管融合而形成了集合淋巴管(collecting lymphatic vessel)的引流网络,其内含有单向瓣膜和平滑肌,这些淋巴网络柔韧性很强,其管径不受走行影响,并且可在上游或下游几毫米处倍增。

集合淋巴管包括 3 层结构。①内膜:具有淋巴内皮和连续的基底膜;②中膜:具有类似瓣膜系统的主动推送作用,也称第二瓣膜系统;③外膜:主要由胶原和成纤维细胞束构成。其中,呈二尖瓣状分布的单向瓣膜可使淋巴流向肺门。此外,在支气管树的壁上分布着散在的淋巴细胞和浆细胞,它们形成了主要由非纤毛淋巴上皮覆盖的淋巴小结(lymphoid nodule),被称为支气管相关淋巴组织,其在形态上类似于肠道的集合淋巴小结。一般来说,左、右肺的支气管淋巴引流位于同侧,但有时也可引流至对侧,此情况通常发生于气管下段或气管隆嵴下间隙水平。

次级肺小叶(secondary pulmonary lobule, SPL)是人体肺脏结构中最小的独立单元,在其核心部位,由结缔组织鞘包绕其中的细支气管、小叶中央动脉和微细的淋巴管,其边缘处则由结缔组织间隔所构成。SPL 中的淋巴管及其分布、走行具有如下规律:①在 SPL 的中心部分,淋巴管是沿着小叶中央动脉和小叶细支气管的近端走行的;②在 SPL 的周围部分,淋巴管则位于小叶间隔内并沿着小叶静脉走行(图 7-1-1,彩图见文末彩插)。

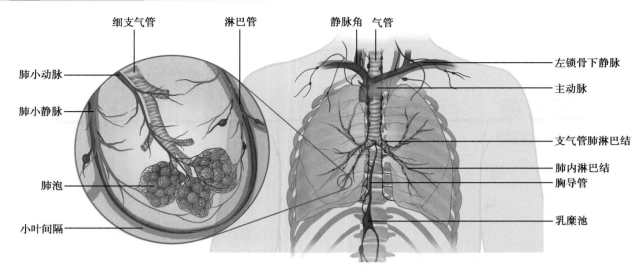

图 7-1-1　胸部淋巴系统及肺小叶淋巴管示意图

认识和掌握肺淋巴系统的引流途径及淋巴结有助于正确分析和准确诊断肺癌的转移路径。其大体的引流规律如下。①右肺上叶肺癌，优先引流至右肺门，然后再引流到右气管旁淋巴结链；其实，在右肺上叶支气管的起始部下方存在着特殊的淋巴结（Borrie 淋巴结），它们可接收各肺叶的淋巴引流。②右肺中叶和下叶肺癌，通常引流至气管隆嵴下淋巴结，继而引流至右气管旁淋巴结链（图 7-1-2）。③左肺上叶肺癌，通常引流至左肺门，但部分患者的

肿瘤细胞可转移至主动脉弓下淋巴结、主动脉旁淋巴结和纵隔前淋巴结。④左肺下叶肺癌，通常引流、转移至气管隆嵴下和左气管支气管淋巴结链。值得注意的是，由于淋巴网络的复杂性，所以，无论恶性肿瘤起源于肺脏何处，任何位置的纵隔淋巴结均可能发生转移；有时甚至可绕过肺门，直接出现纵隔转移，称为跳跃性转移（skip metastasis），该转移方式常见于肺上叶的肺癌；甚至有少数左侧肺癌患者可出现右侧淋巴结的转移（图 7-1-3）。

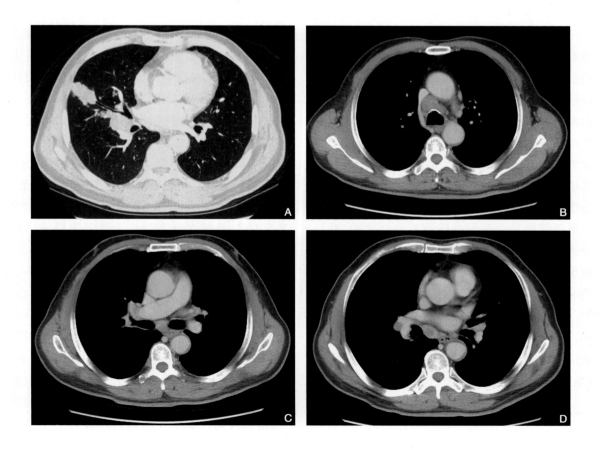

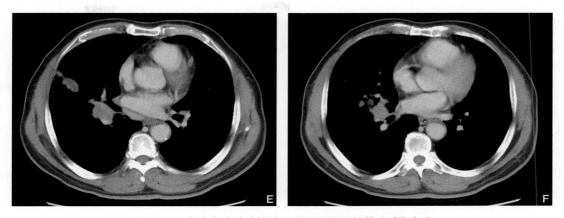

图 7-1-2　右肺中叶肺癌伴肺门及纵隔淋巴结转移 CT 表现

患者男,55 岁,病理诊断为小细胞肺癌。CT 平扫肺窗(A)及增强扫描纵隔窗(B~F)图像(不同层面)示,4R、10R、11R、12R 及 13R 多区多组淋巴转移,符合右肺中叶肺癌淋巴引流途径。

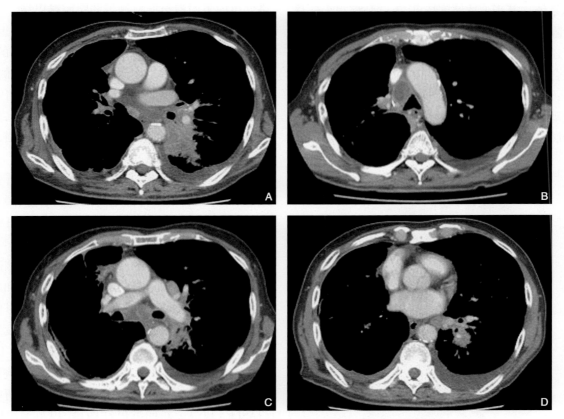

图 7-1-3　左肺下叶肺癌引起右上纵隔淋巴结转移 CT 表现

患者男,71 岁,病理诊断为左肺下叶低分化腺癌。CT 增强扫描纵隔窗图像(A~D 分别为不同层面)示,左肺下叶上段肿块呈不均匀强化,其内支气管闭塞;可见 4R 区、7 区、5 区、9 区淋巴结肿大并呈环形强化,中央坏死。其中,左肺下叶肺癌经气管隆嵴下的 7 区,再引流至对侧 4R 区的淋巴结从而发生转移,其表现与气管隆嵴下者相同。

二、纵隔淋巴系统

胸部淋巴系统为精密、复杂的系统,其中的肺淋巴系统在人体防护、免疫以及疾病的发生、发展过程中起到了十分重要的作用,但它不是孤立于胸部其他淋巴结构而独立存在和发挥作用的,故在此亦须简要介绍纵隔淋巴系统(mediastinal lymphatic system)。

1. 集合淋巴管　纵隔的集合淋巴管(collecting lymphatic vessel)源自肺脏深层的淋巴管道。它们通常遵循同侧引流的规律,但左侧可出现变异,约有1/3人群的左肺下叶集合淋巴管可通过气管隆嵴下的淋巴管道引流至右侧纵隔淋巴结。

(1)上纵隔的集合淋巴管:多沿气管侧面和前面向上走行。其中,右气管前集合淋巴管通过一个或多个弓形吻合支而最终汇入静脉循环,而左气管前集合淋巴管向头部沿着左喉返神经(气管侧面)上行,最终于左侧颈内静脉与锁骨下静脉汇合处注入静脉系统。基于上述解剖特点,上叶肺癌很少转移至气管隆嵴下淋巴结。此外,上纵隔的其他重要集合淋巴管还包括以下两条。①右侧后集合淋巴管(气管食管集合淋巴管),它在气管右侧和食管侧缘之间向上行进;②左侧主动脉前集合淋巴管,位于前纵隔并沿着主动脉弓向上行进,最终注入左侧颈内静脉与锁骨下静脉汇合处(图7-1-4,彩图见文末彩插)。

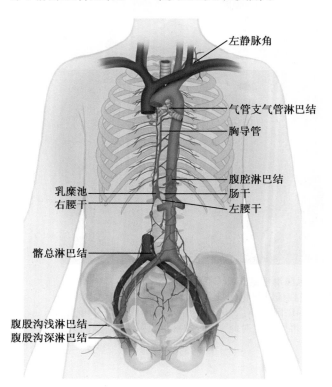

左静脉角
气管支气管淋巴结
胸导管
腹腔淋巴结
乳糜池　肠干
右腰干　左腰干
髂总淋巴结
腹股沟浅淋巴结
腹股沟深淋巴结

图7-1-4　体部淋巴系统示意图

(2)下纵隔的集合淋巴管:通常沿着肺韧带向上行至气管隆嵴。因此,肺下叶的肺癌可沿此路径扩散至气管隆嵴下淋巴结,继而转移至气管的两侧。有时,下纵隔的集合淋巴管也会向下走行,穿越膈肌而注入腹腔的主动脉旁淋巴结。

2. 淋巴结链　淋巴结链(lymph chain)是由集合淋巴管及其沿途的淋巴结所构成的。在胸腔内有3条主要淋巴通路:一是位于后纵隔而沿脊柱上行的后壁层链,二是沿胸廓内动、静脉上行的前壁层链,三是沿支气管树和膈神经上行的中部脏层链。此外,另有膈淋巴网引流膈肌的淋巴并连接至前述3条主要的淋巴通路而上行。胸导管(thoracic duct)是所有淋巴网络最终引流到达的淋巴管。

(1)后壁层链:收集由胸壁、后壁胸膜及膈肌后部引流而来的肋间淋巴,其路径上可见位于肋头邻近的胸膜外脂肪中的淋巴结(后部肋间淋巴结)。该淋巴网络于双侧上行至胸导管或直接注入舌下神经舌骨三角(皮罗果夫三角,Pirogoff's triangle);该网络偶可向下引流至肝胃韧带和腹腔淋巴结。

(2)前胸层链:向上沿胸廓内动、静脉走行,引流前胸壁、横膈前部(及外侧)以及乳腺内侧的淋巴,其中,胸骨旁淋巴结位于肋间隙,沿胸骨两侧分布,多见于第五肋间隙至锁骨之间。该途径也可通过腹直肌鞘向下引流,注入膈下和腹膜后淋巴丛,进而汇入肝和腹膜后淋巴结。通过肋间的淋巴网络,左、右前胸层链可形成交通。

(3)中部脏层链:其淋巴来自后部食管旁淋巴结链、部分来自沿膈神经走行的前胸层链,最重要者来自中部的气管支气管淋巴结链,该链均可引流自双侧肺脏。

3. 淋巴结分区　胸部有纵隔淋巴结,该部位是人体中淋巴结分布最多的部位之一。熟悉和掌握胸部淋巴结的解剖、分布与分区对临床上的影像诊断十分重要。纵隔淋巴结分区也经历了不断发展和逐步完善的过程。早在1997年,Mountain和Dressler将基本的解剖学与CT表现相互结合,针对胸部淋巴结进行了分类。而后于2009年,国际肺癌研究协会(IASLC)制定了新的淋巴结图谱,规范了纵隔及肺部淋巴结的分区。在大的区域分类中,肺淋巴结(支气管肺淋巴结)被规定为第11至14区,肺门淋巴结为第10区,而纵隔淋巴结则被根据其不同位置而分为第1至9区。肺门淋巴结和纵隔淋巴结之间以纵隔胸膜为界。

(1)锁骨上区:1区淋巴结(左/右),包括下颈部淋巴结、锁骨上淋巴结和胸骨上淋巴结。该区淋巴结的上界为环状软骨下缘，下界为胸廓上口，左右分区以气管中线为界。因此，1区淋巴结实际位于纵隔外。其CT表现详见图7-1-5(彩图见文末彩插)。

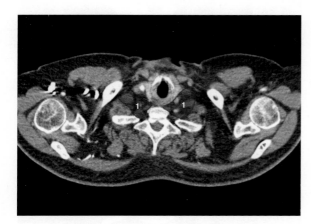

图7-1-5 纵隔淋巴结1区CT表现

横轴位CT增强扫描纵隔窗图像示，双侧锁骨上区(紫色区)可见多发淋巴结肿大，为1区淋巴结。

(2) 上区(上纵隔淋巴结)：包括2、3、4区(CT表现详见图7-1-6、图7-1-7，彩图见文末彩插)。各区淋巴结分述如下。

2区为上气管旁淋巴结，沿气管前外侧壁分布；其右侧淋巴结较左侧多，左右分区(2L、2R区)以气管左侧壁为界；2区的上界为肺尖/胸膜腔顶部和胸廓上口；其右侧下界为左头臂静脉尾缘与气管交汇处，左侧下界为主动脉弓上缘。

3区淋巴结即血管前和气管后的淋巴结。其上界为胸廓上口，下界为气管隆嵴；血管前区为大血管(上腔静脉和左颈总动脉)前至胸骨后区域，气管后区为气管后方区域。

4区为下气管旁淋巴结，其左右分界为气管左

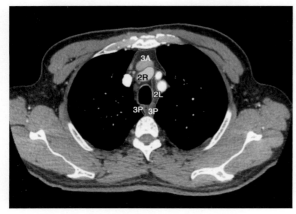

图7-1-6 纵隔淋巴结2、3区CT表现

横轴位CT增强扫描纵隔窗图像示，右上气管旁为2R区(紫色)；左上气管旁为2L区(绿色)；血管前为3A区(粉色)；气管后为3P区(黄色)。

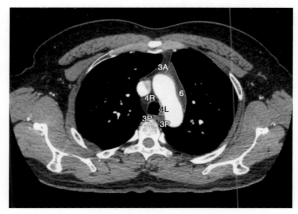

图7-1-7 纵隔淋巴结3、4区CT表现

横轴位CT增强扫描纵隔窗图像示，血管前为3A区(粉色)；气管后为3P区(橘黄)；右下气管旁为4R区(红色)；左下气管旁为4L区(淡黄)；主动脉弓旁为6区(绿色)。

侧壁。该组右侧淋巴结位于奇静脉弓内侧、右肺动脉的上方，而左侧淋巴结位于主动脉弓下缘与左肺动脉之间、动脉韧带内侧部分。此外，气管隆嵴前淋巴结也被划入4区。

(3) 主肺动脉区：包括5、6区(CT表现详见图7-1-8、图7-1-9，彩图见文末彩插)。该区淋巴结较多，覆于心包上部；其中，5区淋巴结位于主-肺动脉窗，即主动脉弓下缘与左肺动脉上缘之间，动脉韧带外侧；而6区淋巴结则位于升主动脉及主动脉弓的前、外侧。实际上，主肺动脉区淋巴结在左上叶肺癌的淋巴引流中尤为重要，这是因为膈神经和迷走神经走行于本区域。

(4) 气管隆嵴下区：7区(气管隆嵴下淋巴结，CT表现详见图7-1-10，彩图见文末彩插)。该区淋巴结的数量和大小各异，呈前后簇状分布，向主支气管延

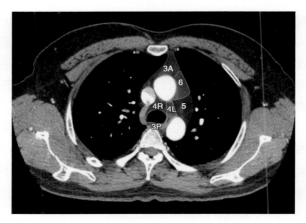

图7-1-8 纵隔淋巴结3至6区CT表现

横轴位CT增强扫描纵隔窗图像示，血管前为3A区(粉色)；气管后为3P区(橘黄)；右下气管旁为4R区(红色)；左下气管旁为4L区(淡黄)；主-肺动脉窗为5区(蓝色)；主动脉左旁为6区(绿色)。

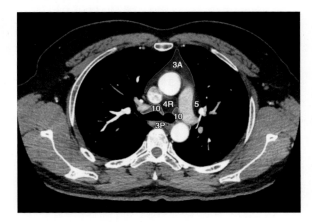

图 7-1-9　纵隔淋巴结 3、4、5 及 10 区 CT 表现
横轴位 CT 增强扫描纵隔窗图像示，血管前为 3A 区（粉色）；气管后为 3P 区（橘黄）；气管隆嵴前及升主动后为 4R 区（红色）；左肺动脉旁为 5 区（蓝色）；双侧肺门淋巴结为 10 区（淡黄）。

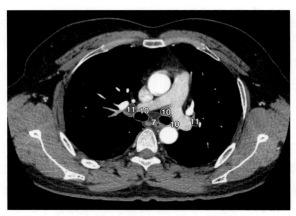

图 7-1-10　纵隔淋巴结 7、10 及 11 区 CT 表现
横轴位 CT 增强扫描纵隔窗图像示，气管隆嵴下为 7 区（蓝色）；肺门内为 10 区（淡黄）；双肺门区的叶间淋巴结为 11 区（绿色）。

伸；前部淋巴结可通过纵隔镜检查，但后部淋巴结只能通过超声内镜、超声支气管镜或电视胸腔镜检查。

（5）下区（下纵隔淋巴结）：包括 8、9 区（CT 表现详见图 7-1-11、图 7-1-12，彩图见文末彩插）。8 区为食管旁淋巴结，9 区为位于肺韧带的淋巴结，数量较少（2~3 个），靠近左、右下肺静脉。这些淋巴结可能与腹主动脉旁淋巴结有连接，故对于下段食管癌患者须重点评估这些淋巴结。

（6）肺门/叶间区：包括 10、11 区（CT 表现详见图 7-1-10、图 7-1-11）。其中的 10 区（肺门淋巴结）紧邻主支气管和肺门血管，其右侧上界为奇静脉下缘，左侧上界为肺动脉上缘。而 11 区（叶间淋巴结）位于肺叶支气管的起始区域之间。

（7）外周区：包括 12、13、14 区（CT 表现详见图 7-1-13）。12 区（叶淋巴结）毗邻肺叶支气管；13 区（段淋巴结）毗邻肺段支气管；14 区（亚段淋巴结）毗邻亚段支气管。

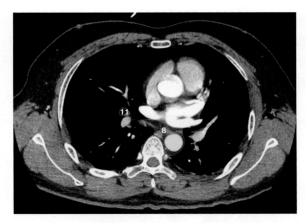

图 7-1-11　纵隔淋巴结 8、11 区 CT 表现
横轴位 CT 增强扫描纵隔窗图像示，食管旁为 8 区（紫色）；肺门区叶间淋巴结为 11 区（绿色）。

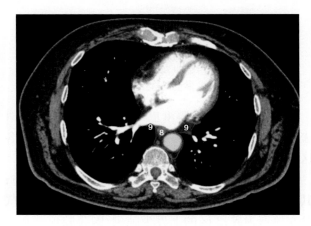

图 7-1-12　纵隔淋巴结 8、9 区 CT 表现
横轴位 CT 增强扫描纵隔窗图像示，食管旁为 8 区（紫色）；肺韧带淋巴结为 9 区（蓝色）。

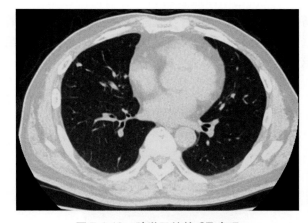

图 7-1-13　肺淋巴结的 CT 表现
患者男，60 岁，查体发现右肺中叶微小结节，手术病理为肺淋巴结反应性增生。在 CT 横轴位肺窗图像上，右肺中叶外侧段近胸膜下可见实性小结节，略呈三角形，边缘光滑锐利，与邻近胸膜间有纤细线状影。

三、胸导管

胸导管（thoracic duct）是淋巴系统的主要汇集管道，也是全身最长的淋巴导管，其长度可达 30~

40cm,该管直径约 3mm,管腔内瓣膜较少。胸导管的淋巴流量约为 60~190mL/h。与所有较大的集合淋巴管一样,它由平滑肌纤维构成,这些纤维的规律收缩可促进淋巴流动,并且其管腔中有瓣膜形成单向阀门以防止逆流。尽管数量不一,但在静脉汇流处均存在瓣膜,其可防止血液逆流,从而保护胸导管免受回流影响。

胸导管起源于乳糜池上部,它是一个扩张的淋巴囊,位于 L_2 表面、膈肌中心腱右侧的后方。它从起始处的 L_2 一直延伸至颈根部,汇集除右侧头颈、右胸及右上肢外的全身淋巴,其所汇集者约占全身淋巴的 3/4。随后,胸导管通过膈肌主动脉裂孔(T_{12})向上走行,位于主动脉和奇静脉(胸段)之间;胸导管继续上行至 T_5 水平,向左进入上纵隔、行至食管左侧,上行至胸廓上口。于颈段水平,胸导管呈弓形,走行至头臂静脉后方(约锁骨上方 4cm 处),汇入左锁骨下静脉和颈内静脉交汇处(静脉角)。在此行程中,有几条较大的淋巴管沿途汇入胸导管,其中包括成对下行的后肋间集合淋巴管和上行的上肋间淋巴干。

值得注意的是,胸导管的解剖变异也十分常见,人群中约 40%~60% 的个体存在胸导管的异常静脉连接,包括其与奇静脉、肋间静脉和腰椎静脉的连接等;而 25%~30% 的个体在横膈水平上存在多条导管。此外,胸导管在颈部静脉汇合处的终止位置也存在很多种变异。

四、其他淋巴系统

1. **胸壁** 肋间隙前部的淋巴引流至胸骨旁淋巴结,继而汇入气管支气管淋巴结及头臂干淋巴结。肋间隙后部的淋巴将引流至肋头、肋颈附近的肋间淋巴结,其中,下部 4~7 个肋间隙的引流形成共干,下行至腹腔的乳糜池,或直接引流至胸导管起始部。左上部肋间隙的淋巴引流汇入胸导管,而右上部肋间隙的淋巴则汇入右淋巴干。此外,肋间淋巴管引流肋间隙内层和壁胸膜的淋巴,每个肋间隙形成单一管道,沿胸膜下组织向前延伸。上部 6 个肋间隙分别于胸骨旁淋巴结处开口,而下部肋间隙汇合并形成单一管道,最终汇入胸骨旁淋巴结链的最底部。

2. **胸膜和胸膜腔** 胸膜腔在液体重吸收以及清除异物、细胞和蛋白质方面发挥重要作用。在脏胸膜的胸膜下间隙中,较大的毛细淋巴管形成网络,汇入肺淋巴系统,其被称为肺表浅淋巴丛。这些毛细淋巴管网络在肺下叶更加丰富,并且连接至位于叶间和支气管周围间隙的深层肺淋巴丛。壁胸膜的淋巴引流更为复杂,存在连接胸膜腔和壁胸膜淋巴管的直接通道,称为"气孔",它们是壁胸膜间皮组织中不连续的小开口(直径约 8~10mm);它们呈圆形或椭圆形,多集中在纵隔、横膈和肋胸膜下部。这些微小"气孔"是胸膜液体重吸收以及清除异物、细胞的主要途径,它们具有腔内瓣膜,并且引流至间皮下腔隙。此外,在肋胸膜上,淋巴管平行于肋骨走行,向前达胸骨旁淋巴结链,向后至肋间淋巴结链;在横膈水平,其可引流至胸骨后淋巴结、纵隔淋巴结和腹腔淋巴结。

3. **横膈** 横膈的淋巴引流可包括如下 3 个途径的淋巴结。①横膈前外侧组淋巴结,引流至位于胸骨旁淋巴结链的最低部、邻近剑突下的淋巴结。②中间或膈旁组淋巴结,位于膈神经入口附近,最终引流至食管旁淋巴结、肺韧带淋巴结和气管支气管淋巴结。③后部或膈后组淋巴结,通常向下引流,穿过横膈腱膜至位于腹腔干和肾动脉周围的腹主动脉旁淋巴结。此外,在某些情况下,横膈的淋巴可直接引流至胸导管,而不经过任何中间淋巴结。

值得强调的是,膈淋巴结既能向下引流至腹腔,也能向上引流至气管支气管淋巴结,这也是部分非小细胞肺癌患者在横膈受到侵犯时,其手术预后较差的重要原因。

心脏、心包及食管的淋巴系统不在此叙述,详见相应分册的有关内容。

总之,胸部淋巴系统是人体最复杂且了解不足的系统之一,其中的肺淋巴系统更显得神秘和值得关注,尤其在肺淋巴系统的病理生理学及其临床意义等方面仍有许多尚待深入研究的内容。相信对该系统正常解剖生理及影像学表现规律的学习与探讨,有助于加深对肺淋巴系统相关疾病的认识和提高诊断水平。

(张 旻 伍建林)

第二节 影像学检查方法

肺淋巴系统疾病通常包括淋巴细胞增生性疾病(lymphoproliferative diseases,LPDs)和淋巴回流障碍性疾病(lymphatic reflux disease,LRD)两大类。对于淋巴结病变来说,临床上常规的断层成像方式(如CT、MRI 等)即可满足检查需求;而淋巴管成像则需要较为特殊的影像学检查方法,其成像技术也存在一定难度,且尚未在临床广泛开展。目前,淋巴管成像是显示淋巴管道及淋巴液的分布状况和疾病异常的独特影像学方法。依据其成像方式的不同,淋巴管成像可大致为分 X 线淋巴管造影、超声淋巴管造影、核素淋巴显像、CT 淋巴管造影及 MR 淋巴管造影等。

一、淋巴管造影

淋巴管造影(lymphangiography)由 Kinmonth 等学者于 1952 年首次提出并应用于临床,它是将阳性碘对比剂(iodinated contrast medium,ICM),即超液态碘化油(ultra lipiodol)注入淋巴管、淋巴结或间质内,在 X 线透视下动态性观察显影的淋巴管形态、结构或对比剂流动,藉此评估淋巴系统的状态与功能的影像学检查方法。根据注射路径不同,其又可分为如下 3 种方式。

1. **直接淋巴管造影**　直接淋巴管造影(direct lymphangiography,DLG)是通过高压注射器将 ICM 直接注入足背淋巴管或腹股沟淋巴结内,在 X 线透视下实时、动态观察全身显影淋巴管的形态表现和对比剂的流动情况的影像学检查方法,尤其适合于评价集合淋巴管、淋巴干和淋巴导管等较大的淋巴管道;此方法对于检出和诊断淋巴管阻塞、淋巴管畸形以及淋巴管炎等疾病具有重要的临床价值(图 7-2-1)。

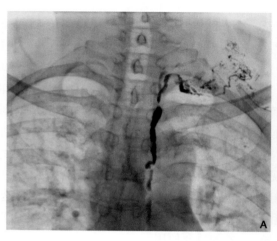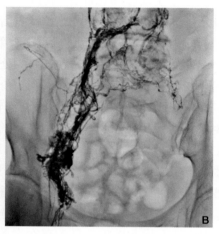

图 7-2-1　直接淋巴管造影的 X 线表现
患者女,55 岁,临床诊断为乳糜尿。A. 直接淋巴管造影示胸导管中、上段及末端显影,主动脉弓水平的胸导管扩张、迂曲,胸导管末端呈伞状,可见多条分支和散在对比剂沉积,提示胸导管末端发育不良伴有梗阻;B. 右侧髂淋巴管显像,淋巴管数量增多,淋巴管管腔扩张,对比剂淤滞、反流,部分经腰椎前方反流至对侧,提示双侧髂淋巴管异常伴有淋巴反流改变。

2. **间接淋巴管造影**　间接淋巴管造影(indirect lymphangiography,ILG)是将 ICM 注入皮肤的真皮间质内,ICM 经组织液回流入毛细淋巴管和集合淋巴管的影像学检查方法,主要被用于显示病变局部的细小初级淋巴管,尤其适合寻找可吻合的小淋巴管和评价原发性淋巴水肿治疗后的淋巴微循环改善情况。

3. **逆行淋巴管造影**　逆行淋巴管造影(retrograde lymphangiography,RLG)是经胸导管末端出口将导丝和导管逆行置入胸导管内或乳糜池水平,再注入 ICM 以显示整个胸导管及其分支的影像学检查方法,主要被用于判断胸部淋巴管的异常和胸导管及其分支的异常,如乳糜胸和胸导管损伤。

总之,淋巴管造影可以被视为显示和诊断淋巴管道系统疾病的传统的"金标准"方法,其也是处理不同位置的医源性和特发性淋巴漏的标准检查技术。但淋巴管造影是有创且技术难度较大的介入性检查,且 ICM 可在体内停留数月至数年,这些因素导致该技术的可重复性差,还可能出现一定的并发症,例如油性对比剂对淋巴管的化学损伤、切口或淋巴管感染、淋巴漏、对比剂过敏、肺栓塞等。上述的不足在不同程度上限制了该检查方法的广泛临床应用,该方法目前主要被用于下肢淋巴管瘘的诊断及治疗,其他的替代方法也逐渐出现并被尝试应用。

二、超声引导结内淋巴管造影

超声引导结内淋巴管造影(ultrasound-guided intranodal lymphangiography)于 2011 年被首次应用。目前,该检查已部分取代传统的双足背淋巴管造影,成为了诊断性淋巴管造影的标准技术。该方法相对简单,其是通过超声设备的引导,将 25G 针头置入腹股沟淋巴结,然后注射对比剂,使之到达成像目标的,该项技术可被用于检出胸导管栓塞等。随着超声造影技术的不断提高和对比剂研究的不断深入,术前应用淋巴管超声造影(lymphatic contrast-enhanced ultrasound,LCEUS)对前哨淋巴结(sentinel lymph node,SLN)进行评估和诊断的技术也逐渐成熟,并且该方法可被应用于乳腺癌、黑色素瘤等疾病的分期诊断中。

三、核素淋巴显像

核素淋巴显像又称同位素淋巴闪烁显像(lymphoscintigraphy),其可被用于进行淋巴管及引流淋巴结的成像,是较常用的间接淋巴显像技术,可被用于观察淋巴回流的连续性,评价淋巴回流速度、有无侧支淋巴管及淋巴液的皮下反流情况,还可被用于评价淋巴结是否显影及显影数量等。此外,核素淋巴显像也是淋巴水肿的主要成像方式,它的机制是将放射性核素皮内注射后,胶体制剂与组织液一起进入外周淋巴管,通过外部的放射性探头对其进行探测。根据研究目的,于注射后 10min、1h、3h 和 6h 对受检者进行从足到头的全身显像,从而获得放射性示踪剂分布的二维投影图像,由此观察淋巴管和淋巴结的结构和功能。目前,临床上最常用的示踪剂及方法包括^{99m}Tc-右旋糖酐淋巴显像(^{99m}Tc-dextran lymphoscintigraphy,^{99m}Tc-DXL)、^{99m}Tc-人血清蛋白淋巴显像(^{99m}Tc-HAS lymphoscintigraphy,^{99m}Tc-HASL)和^{99m}Tc-^{67}Ga 胶体淋巴显像等。与淋巴管造影相比,核素淋巴显像中淋巴系统吸收显像剂的方式更符合生理过程,该方法不会直接造成淋巴管的破坏,具有方法较简便、图像清晰、灵敏度高和特异度高等优点。但其也具有分辨力低且缺乏解剖信息等不足,可通过单光子发射计算机断层成像(SPECT)/CT 检查弥补这些不足。

此外,在^{99m}Tc 标记的胶体中,粒子的直径多在 100~200nm 之间,这有利于其快速通过淋巴管并滞留在淋巴结中,从而可以直接引导淋巴结活检,该技术在乳腺前哨淋巴结显像中具有非常重要的作用,但潜在的辐射也限制了该技术的进一步发展。目前,还可采用免疫组织化学方式,将^{99m}Tc 标记的伊文思蓝(Evans blue,EB)、某些肽或抗体用于探测淋巴结转移。

四、CT 淋巴管造影

CT 淋巴管造影(CT lymphangiography,CTL)是指在传统的直接淋巴管造影后进行的 CT 扫描。即

在直接淋巴管造影后 30~60min 或延迟(48~72h)再行 CT 扫描,扫描范围为自锁骨上 5cm 处至腹股沟下方 5cm 处,而后对原始图像进行 MPR、曲面重组(CPR)、MIP、表面阴影显示(SSD)及 VR 等重组图像后处理。总体上,CTL 属于静态成像,其不能像 DLG 那样直观、动态地显示淋巴回流或漏出的过程;但 CT 连续薄层扫描的断层图像能有效弥补 DLG 影像的局限性,并且可清晰显示淋巴管内的对比剂回流情况、有无反流/漏出以及病变的部位和程度;同时,该方法还可显示扫描范围内的脏器有无相关器质性病变等,对于淋巴回流障碍性疾病的定位、定量和定性诊断以及其临床分期/分级、疗效评价和危险因素预测等均可提供重要的影像学信息。目前,CTL 已成为临床上研究淋巴管道系统解剖、生理和病理改变的重要方法之一。

CTL 在胸部淋巴系统诊断中的适应证包括以下几类。①临床可疑淋巴系统有梗阻、扩张、水肿、破裂、先天畸形、肿瘤转移或淋巴结病变等。②原发性或继发性淋巴水肿。③不明或已知原因导致的乳糜漏。④胸导管介入治疗前的诊断等。此外,CTL 除具有与 DLG 相同的副作用及并发症外,其对判断乳糜漏的灵敏度较低,须结合核素淋巴显像等提供的信息而进行综合诊断(图 7-2-2)。

近年来,有学者报道了应用水溶性碘对比剂的结内 CTL,该对比剂改善了碘油对比剂因其疏水性而具有的淋巴管内离散和非生理分布等缺点,能良好地显示淋巴管异常患者的中央淋巴管解剖,从而证明了其可作为更具技术挑战性的检查(如动态对比增强 MR 淋巴管造影)的替代性且更有前景的影像学检查方法。CTL 的未来发展方向有望聚焦在研究新型对比剂,优化 DLG 和 CTL 的扫描参数和流程,联合多期增强扫描、CT 增强扫描及 CT 能谱成像等多模态成像并结合超声、MRL、PET/CT 和分子影像学等技术,从而更深层次地对淋巴管道的相关疾病病理机制、损伤修复重构和再生过程等进行动态、可视化研究,为预防和治疗淋巴系统疾病提供新的方法和视角。

五、MR 淋巴管造影

在正常状态下,MRI 不能显示淋巴管的内部结构和走行。但是当淋巴系统遭受破坏时,扩张的淋巴管内充满淤滞的大量淋巴液,这为 MR 淋巴管造影(MR lymphangiography,MRL)提供了可能。根据是否应用对比剂可将 MRL 分为非增强 MRL 和增强

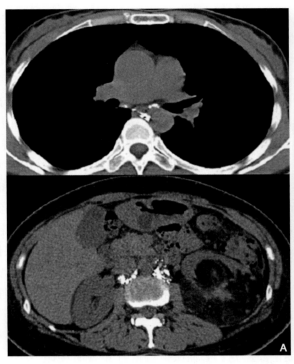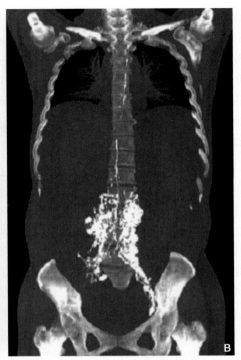

图 7-2-2 CT 淋巴管造影表现

患者女,37 岁,肺淋巴管平滑肌瘤病。A. 直接淋巴管造影后胸、腹部 CT 图像组合,示纵隔内气管隆嵴下水平淋巴管中对比剂呈分散样分布,且管道数量增多;肾门水平淋巴管中对比剂沉积增多,均提示纵隔与腹膜后淋巴管扩张和淋巴反流;B. CT 淋巴管造影后最大密度投影(MIP)图像,示胸导管显影基本正常,但中纵隔和胸导管末端对比剂淤滞、反流,腹膜后区域左、右腰干和髂淋巴组区域淋巴管明显扩张、数量增多,且对比剂淤滞、反流显著,提示腹膜后和盆腔淋巴管发育畸形。

MRL,后者即动态增强 MR 淋巴管造影(dynamic contract enhancement MRL,DCMRL)。非增强 MRL 主要被应用于 MR 胸导管成像;增强 MRL 可应用于全身淋巴管成像,包括下肢淋巴管成像等。

　　非增强 MR 胸导管成像(magnetic resonance thoracic ductography,MRTD)具有无创、无辐射、无须引入对比剂和可重复性强等优势。MRTD 中,如使用与 MR 胰胆管成像相似的序列,如 T_2WI、重 T_2 加权、脂肪抑制三维扫描,则含有缓慢流动淋巴液的淋巴管,包括乳糜池及胸导管,均可显影为十分明亮的高信号影,同时可抑制来自相邻静脉的快速流动血流的显影,从而对胸导管进行位置、形态特征、大小等指标的分析及测量。由于胸导管结构细小,相对于其他脉管结构更为纤细,尤其在胸腔内易受呼吸运动影响,而且其周围结构复杂,受到干扰较大,所以该成像技术也具有较大的挑战性。在 MRTD 扫描时,要求成像范围比较大,且应定位准确,尽量避开后方的脊髓和胆管,因此,应采用冠状位采集图像,减小体素,提高空间分辨力,应采取小于 2mm 的层厚和重叠层距进行扫描;使用呼吸门控有助于减少与呼吸相关的运动伪影。值得注意的是,禁食会减少淋巴液流量,并且可能导致中央淋巴结构的坍塌,使其在影像上更加难以识别,故在检查前 30~60min 应使受试者进食脂肪餐,可有助于获得更好的图像。扫描结束后,对原始图像进行 MIP 重建、旋转以更好地显示乳糜池及胸导管。但与 DCMRL 相比,MRTD 缺乏淋巴流动的动态信息。

　　DCMRL 是指通过经腹股沟淋巴结的直接淋巴管造影或经足趾皮下软组织穿刺的间接淋巴管造影,即注入钆对比剂后再进行 MR 动态增强扫描及延迟扫描。DCMRL 是针对淋巴系统的崭新成像方法,其不仅避免了油性对比剂的副作用等问题,而且还具有如下的优势与临床应用价值。①具有组织分辨力高等优势,可以对淋巴管和区域淋巴结的精细形态进行显像,能清楚地显示全层淋巴管各种异常解剖形态的影像。②可以明确淋巴水肿的原因,且由于对比剂运动和吸收的速度较慢,可持续存在数小时或数天,所以可在合理范围内多次反复检查。③可提供淋巴液流动的动态信息,故可实现对淋巴流量的实时监测,并且可被用于评估淋巴循环动力学。④可明确淋巴结的数量、位置及其与穿支皮瓣的关系,也可联合吲哚菁绿免疫荧光标记从而显示真皮下淋巴管位置,明确淋巴管位置与皮下静脉的关系,以指导有关临床治疗的方案。⑤有望成为显

微外科治疗计划和疗效监测中的颇有前景的工具或方法。但在临床实际应用中，医生也发现DCMRL可

能存在假阴性结果，必要时仍需要X线淋巴管造影以进行补充检查（图7-2-3）。

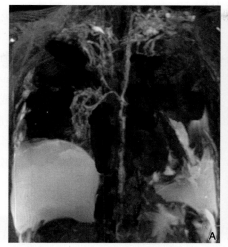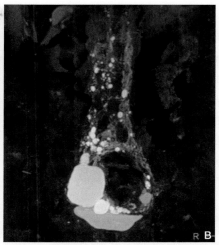

图7-2-3 MR淋巴管造影表现

A.患者女，39岁，肺淋巴管平滑肌瘤病，MR胸导管淋巴造影（MRTD）示胸导管全段走行迂曲、扩张，右支气管纵隔干呈"树枝状"扩张畸形，右淋巴导管和胸导管末端呈"树枝状"扩张畸形伴淋巴管扩张囊变；B.患者女，45岁，肺淋巴管平滑肌瘤病，MRTD示腹膜后和盆腔髂淋巴组区多发大小不等的"囊状"高信号影，提示淋巴管异常扩张、增生或囊样变，即囊性淋巴管畸形。

综上所述，从传统的X线淋巴管造影发展到现代的DCMRL，针对神秘而重要的人体淋巴系统的成像方法和显像技术不断取得进展，其中的DCMRL代表了淋巴成像的最新进展之一。同时，影像学技术的发展为过去可能被忽视或难以可视化的淋巴系统疾病的病理生理学提供了新视野和新见解，也为这一组难发现、难诊断、难治疗的特殊类型疾病的临床诊断、疾病评估及治疗监测提供了可行的影像学方法和更有价值的宝贵信息。现代技术的不断发展，以及大数据和AI软件的逐渐落地、应用，将更有助于上述多模态淋巴成像方法的不断优化、更为广泛地应用于临床并不断积累新经验，同时，也有助于推进对于人体中既神秘又疑难的各种淋巴疾病的准确诊断和精准医疗进入新时代、取得新进展。

（张 旻 伍建林）

第三节 肺淋巴相关病变类型和征象

随着现代影像学检查设备和介入技术的发展、应用，肺部淋巴相关病变的检出与诊断也逐渐增多，其主要包括两大类型，即肺淋巴增殖性疾病（pulmonary lymphoproliferative disorders，PLPD）和肺淋巴回流障碍（pulmonary lymphatic reflux disease，PLRD）。前者来源于肺内的淋巴细胞、淋巴组织的原发性或继发

性、恶性或良性的增生或浸润等病理改变，常见相关疾病包括：肺结节病、淋巴细胞性间质性肺炎（lymphocytic interstitial pneumonia，LIP）、淋巴瘤、滤泡性细支气管炎、单中心型/多中心型卡斯尔曼病（Castleman disease）、移植后淋巴增殖性疾病、IgG4相关性疾病、淋巴瘤样肉芽肿病、肺淋巴结肿大、肺淋巴管平滑肌瘤病（PLAM）、淋巴细胞白血病肺浸润、结缔组织病相关的PLPD和癌性淋巴管瘤病等。后者来源于先天性淋巴管道发育畸形或继发于外伤、手术、感染或肿瘤等，其基本病理改变为淋巴管的梗阻、扩张，瓣膜的失能，淋巴液倒流、淤滞或漏出，以及淋巴管上皮细胞的增生等，常见相关疾病包括：淋巴管瘤、淋巴管畸形、淋巴管血管瘤、淋巴管瘤病、淋巴管扩张或淋巴管肉瘤等。肺淋巴相关病变常累及肺间质或/和肺实质而呈现不同类型的CT表现和征象，主要包括高密度影、网线状影、囊腔状影、结节或肿块影、肉芽肿样影或混合性病变等。

一、高密度影概述

肺部高密度影是一种常见的CT征象，其在这里是指肺内弥漫性或局限性分布的片状密度增高影。根据密度的高低程度，此类征象再分为磨玻璃影（ground-glass opacity，GGO）、低密度模糊影（low-density opacity，LDO）、高密度影（high-densityopacity，HDO）和混合密度影（mixed-density opacity，MDO）；

根据其大小和数量又可分为弥漫性、局限性,以及多发性和单发性等不同类型;根据 CT 表现的形态和出现的部位又可将其分为斑片状、大片状,叶段分布和非叶段分布等。

1. 磨玻璃影　淋巴相关的肺部磨玻璃影(ground-glass opacity, GGO) 是指淋巴组织增生或淋巴液回流障碍导致肺泡隔增厚或 / 和肺泡腔充盈,从而引起的肺组织密度轻度增高的一种 CT 征象,主要表现为边缘模糊的云雾状或棉絮状的稍高密度影,其内可见小血管影或细支气管影。在薄层 CT 肺窗图像上,GGO 区域的 CT 值在 −700 ~ −200Hu 之间,而其在纵隔窗图像上不能显示。因淋巴相关病变以

间质异常为主,故 GGO 常伴有细小网格影、结节影或呈现出密度欠均匀等特点。肺淋巴相关病变的 GGO 以双侧对称或不对称的多发或弥漫性分布为主,其病灶形态可呈多发腺泡状、斑片状和弥漫性病变。

(1) 多发腺泡状 GGO:又称腺泡状磨玻璃结节,其 HRCT 表现为直径 5 ~ 10mm、边缘模糊的 GGO,可呈与叶间裂分离的中央型或弥漫性分布;其病理基础为以腺泡单元为主的肺泡腔充盈或腺泡壁增厚。常见相关疾病为淋巴管畸形相关的乳糜肺、弥漫浸润性淋巴瘤、IgG4 相关性疾病和结节病等(图 7-3-1)。

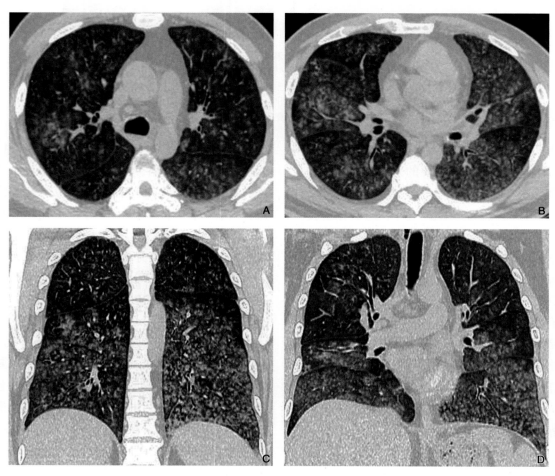

图 7-3-1　多发腺泡状 GGO 的 HRCT 表现

患者男,45 岁,咳嗽、咳痰 2 年,加重 2 个月;临床诊断为乳糜痰和塑形性支气管炎。图 A、B 为 CT 肺窗横轴位图像,图 C、D 为 CT 肺窗冠状位图像,图 A ~ D 示双肺弥漫分布的腺泡状磨玻璃结节,呈类圆形,直径 5 ~ 8mm,边缘模糊,中央密度稍高;以双肺下叶分布为主,外周可见胸膜下透亮线,提示病变为气道来源的。

(2) 多发斑片状 GGO:此类 GGO 的 HRCT 表现为直径 30mm 以上的边缘清楚或模糊的斑片状 GGO,多为呈非叶段分布的间质性异常,常伴有细小网格影;其病理基础为淋巴细胞增生或淋巴回流障碍导致的局限性肺泡壁、初级肺小叶的小叶间隔或腺泡壁增

厚,可伴有肺泡腔的充盈。常见相关疾病为淋巴组织细胞增生症、弥漫浸润性淋巴瘤、IgG4 相关性疾病、结节病和淋巴管畸形相关的乳糜肺等(图 7-3-2)。

(3) 弥漫性 GGO:此类 GGO 的 HRCT 表现为边缘模糊的弥漫性或大片状 GGO,密度多欠均匀,多

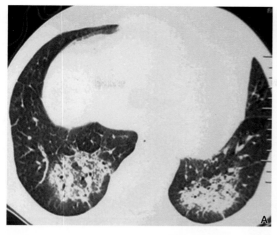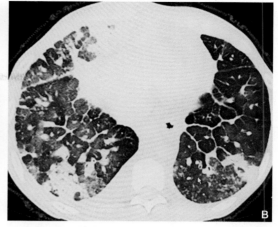

图 7-3-2　多发斑片状 GGO 的 HRCT 表现

A. 患者男,61 岁,呼吸困难、消瘦 3 个月余,临床诊断为巨细胞病毒(CMV)感染;肺下叶 CT 肺窗图像,示 CMV 感染所致肺淋巴组织增生,呈中央区多发斑片状 GGO,密度不均,内可见细小网格影;B. 患者男,73 岁,吸烟史 40 余年;咳嗽、呼吸困难半月余,临床诊断 CMV;CT 肺窗图像,示双下肺弥漫性肺淋巴管异常,呈多发不规则斑片状 GGO,密度不均,伴有广泛的网格影、结节影。

呈间质性分布或叶间裂增厚,也可为中央性实质性分布;其病理基础为肺泡壁或细微间质内淋巴细胞增生、淋巴管扩张、肺泡间隙内组织液/淋巴液增多或肺泡腔的液体充盈等。常见相关疾病为弥漫浸润性淋巴瘤和淋巴管畸形相关的肺淋巴水肿、乳糜肺等(图 7-3-3)。

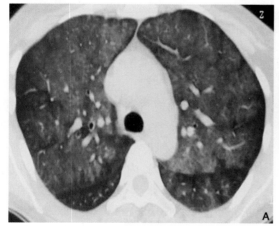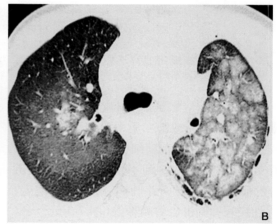

图 7-3-3　弥漫性 GGO 的 HRCT 表现

A. 弥漫大 B 细胞淋巴瘤患者 CT 肺窗图像,示双肺弥漫性分布的云雾状 GGO,内可清晰显示血管影;B. 乳糜肺患者 CT 肺窗图像,示双肺中央型弥漫性分布的 GGO,其中左肺病灶密度更高,呈多灶斑片状融合性 GGO,提示次级肺小叶实质性分布,胸膜下可见相对正常肺组织的透亮区,提示 GGO 可能来源于气道。

2. 低密度模糊影　低密度模糊影(low-density opacity,LDO)是肺淋巴相关病变的常见 CT 表现类型,特指病变密度介于磨玻璃影与高密度实变影之间的阴影,其边缘多模糊而欠规则,在 CT 平扫肺窗图像上,其 CT 值范围为-200~20Hu,提示病变含有脂肪密度和水样密度成分,在 CT 纵隔窗图像上,部分病变可以显示。该类病变密度多不均匀,CT 增强扫描时病变可有轻度强化,内部可见支气管充气征、CT 血管造影征或假腔征等;其病理改变与 GGO 类似,不同点在于此类病变的实性程度更高,如肺泡单元的细微间质增厚更加显著、肺泡腔充盈程度更高、充盈的物质密度更高以及肺泡腔受压萎陷更加严重等。常见的相关疾病包括淋巴瘤、淋巴瘤样肉芽肿病、淋巴组织增生和淋巴管畸形等(图 7-3-4)。

3. 高密度影　高密度影(high-density opacity,HDO)是指在 CT 上病灶的密度近似于或稍高于肺血管影的密度增高影,其边缘可模糊、清晰或不规则。在 CT 平扫图像上,其 CT 值范围为 20~70Hu,增强扫描时可有不同程度的强化;在 CT 纵隔窗图像上亦可清晰显示病变的形态、密度和内部特征,如支

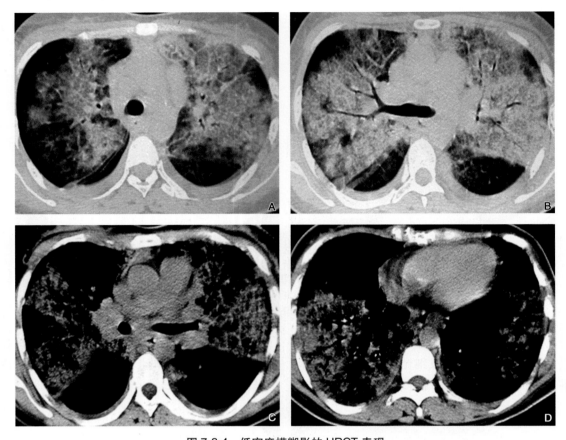

图 7-3-4 低密度模糊影的 HRCT 表现

患者女,35 岁,发热、咳嗽、咳痰 3 个月;临床诊断为弥漫大 B 细胞淋巴瘤。A、B. CT 肺窗图像示双肺弥漫性大片状模糊影,密度高于 GGO 而低于肺实变,边缘模糊,内部几乎见不到血管影;C、D. CT 纵隔窗图像示密度稍高且不均匀的实变影,其内可见散在的含气肺组织。

气管充气征、CT 血管造影征、空洞或假腔征等。其病理基础主要是肺间质或肺实质中较显著的淋巴组织增生或浸润、肺泡腔内充满细胞或软组织成分以及肺泡腔受压完全萎陷合并肺不张等。常见相关疾病包括淋巴瘤、淋巴瘤样肉芽肿病、淋巴组织增生、IgG4 相关性疾病和肺淋巴管畸形等(图 7-3-5)。

4. 混合密度影 混合密度影(mixed-density opacity,MDO)也是肺内淋巴相关病变的主要 CT 表现类型,其是指病变区域各种密度混合存在而呈多样性,可同时见到磨玻璃影、低密度模糊影、高密度实变影或钙化影等,其内部可见含气囊腔、网格影或结节影等;其中的密度不均质可提示该病变的分布、病理改变及发展演变的复杂性、异质性或该病变伴有液化、坏死、空洞或空腔病变等。常见的相关疾病包括淋巴瘤、淋巴瘤样肉芽肿病、淋巴组织增生、IgG4 相关性疾病、肺淋巴管畸形或淋巴管扩张等(图 7-3-6)。

二、淋巴病变高密度影的相关征象

1. 支气管充气征 支气管充气征(air bronchogram sign,AB 征)是指在高密度病变内所显示的含气支气管或细支气管影。根据支气管管腔的形态、有无狭窄或扩张等改变,AB 征可分为标准型、扩张型和枯枝型 3 种类型,其中,标准型 AB 征的气道走行规整、管腔通畅、内壁光滑,常见于淋巴相关性大叶性肺炎等;扩张型 AB 征表现为远端的细支气管扩张、不规则或变形,常见于肺原发性淋巴瘤或慢性机化性病变;枯枝型 AB 征是指支气管中段或远端阻断,管腔被黏液或软组织充盈的征象,常见于淋巴瘤、乳糜肺和肺黏液型腺癌等(图 7-3-7)。

2. CT 血管造影征 CT 血管造影征(CT angiography sign)又称血管包埋征或肺静脉包被征,表现为肺部 CT 增强扫描图像上低密度模糊影内可见强化的高密度树枝样的肺动脉血管影。其可能形成机制为低密度模糊影病变的平扫密度较低且增强后强化不明显,与其中的明显强化的血管分支形成较大密度反差而显示清晰;其病理基础是病变区的肺泡腔内充满密度较低的物质,而网状支架结构及血管分支基本正常。常见相关疾病为肺淋巴瘤、淋巴瘤样肉芽肿病、肺黏液型腺癌、肺梗死、肺不张等(图 7-3-8)。

3. CT 延迟强化征 CT 延迟强化征(CT de-

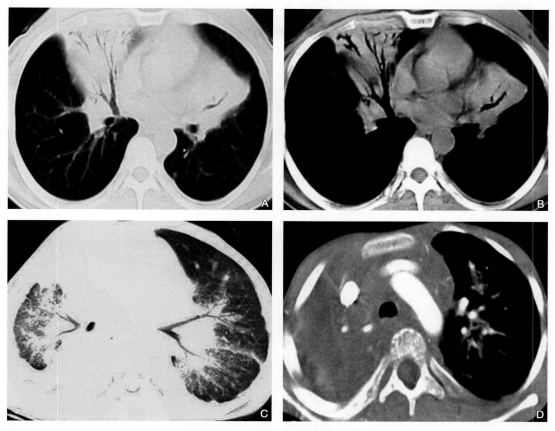

图 7-3-5　高密度影的 HRCT 表现

A、B.肺原发性淋巴瘤患者 CT 肺窗与纵隔窗图像,示右肺中叶和左肺小舌大片状实变影,密度较均匀,边界较清晰,内见扩张型支气管充气征;C、D.弥漫性肺淋巴管畸形患者 CT 肺窗图像与增强扫描纵隔窗图像,示双肺上叶大片状高密度实变影,与纵隔内高密度影相连并累及支气管血管束,增强时可见血管影被包裹。

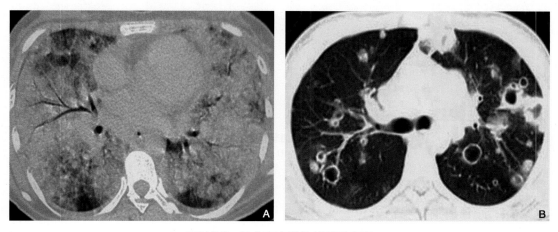

图 7-3-6　混合密度影的 HRCT 表现

图 A、B 为两例不同患者的继发性肺淋巴瘤 CT 图像。A. CT 肺窗图像,示双肺弥漫性分布的混合密度影,包含 GGO 与部分实变影;B. CT 肺窗图像,示双肺弥漫分布的为大小不等的结节、空洞和肉芽肿样病变。

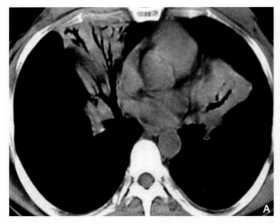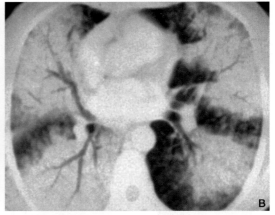

图 7-3-7 支气管充气征的 HRCT 表现

A. 肺原发性淋巴瘤患者 CT 纵隔窗图像,示右肺中叶和左肺小舌实变病灶内扩张型支气管充气征;B. 肺黏液型腺癌患者 CT 肺窗图像,示双肺实变区域内见远端细小支气管分支消失,呈枯枝型支气管充气征。

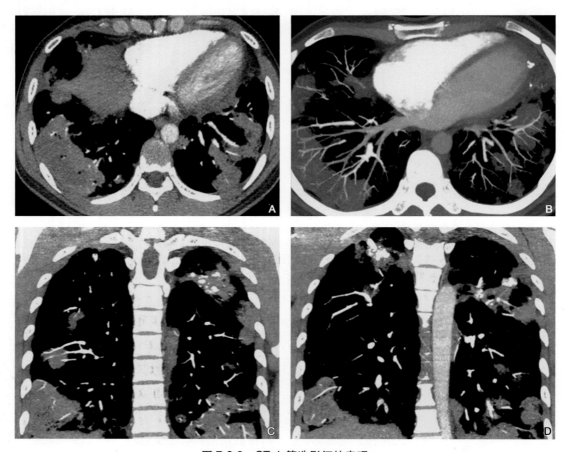

图 7-3-8 CT 血管造影征的表现

患者男,28 岁,临床诊断为淋巴瘤样肉芽肿病。A~D 为 CT 增强扫描横轴位与冠状位图像,示双肺多发结节状、斑片状实变或肉芽肿样病变,可见其内部多条强化的肺血管影,走行尚自然,未见明显受压移位改变,并且可见伴行的支气管充气征。

layed enhancement sign)是指在肺内淋巴增生性病变的三期 CT 增强扫描图像上,病变在动脉期和静脉期呈轻度或中度强化,而在延迟期出现明显且均匀强化的特征。其病理基础与淋巴增生性病变中的慢性淋巴细胞增殖性疾病、间质内血管丰富和极少坏死等有关。常见相关疾病为肺原发性淋巴瘤、淋巴瘤样肉芽肿病、结节病和淋巴组织

增生等(图 7-3-9)。

4. 叶间裂跨越征 所谓叶间裂跨越征(interlobular fissure crossing sign)是指肺内实性病变呈非叶段分布并压迫、累及或跨越邻近叶间裂而呈两侧性生长。其病理基础与恶性淋巴增生性病变的膨胀性、浸润性生长等病理改变有关。

5. 碎石路征 碎石路征(crazy paving pattern)

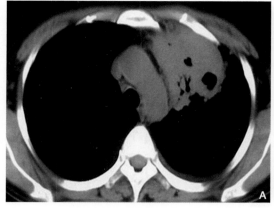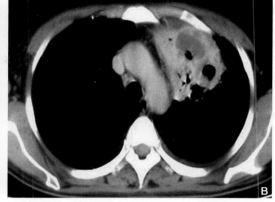

图 7-3-9　CT 延迟强化征的表现

患者女,42 岁,临床诊断为淋巴瘤样肉芽肿病。A、B 分别为 CT 平扫与增强扫描图像,示左肺上叶大片状实变影,其内密度不均;病变在延迟强化 CT 图像上呈较明显的强化,并且可见内部坏死、类空腔病变及枯枝状型支气管充气征。

是指在磨玻璃影病变内可见细微的网格影将其分隔成类似于铺路石样的表现。其病理基础是在肺泡单元病变的基础上合并初级肺小叶或腺泡壁等细微间质的增厚。常见相关疾病包括淋巴瘤、结节病、淋巴管扩张、肺淋巴水肿、乳糜肺、肺泡蛋白沉积症、间质性肺炎或肺黏液型腺癌等(图 7-3-10)。

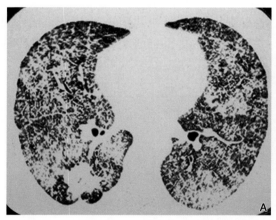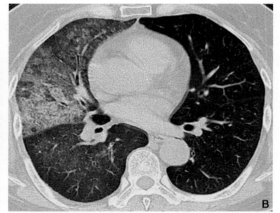

图 7-3-10　碎石路征的 HRCT 表现

A. 患者女,36 岁,临床诊断为右肺下叶腺癌合并癌性淋巴管炎,CT 肺窗图像示双肺弥漫性细小网格影伴 GGO 及右肺下叶肿块病变;B. 患者女,59 岁,临床诊断为乳糜肺,CT 肺窗图像示右肺中叶见大片状 GGO 伴有细小网格影,呈碎石路征表现,右肺下叶亦可见类似改变,但征象较轻微。

6. 肉皮冻征　肉皮冻征(head-cheese sign)系指肺内不均匀或片状的黑白相间的弥漫性磨玻璃影。其病理基础是肺内的磨玻璃影、正常肺组织和空气潴留征等混合并存。常见相关疾病为结节病、弥漫性淋巴瘤、淋巴管扩张或肺淋巴水肿等(图 7-3-11)。

三、网线状影及分型

网线状影(reticular and linear opacities or pattern,RLO)是由线状、条状或带状高密度影单独或交织而形成的索条状或网格状阴影。在组织病理学上,网线状影常代表肺间质病变,即各种原因导致的肺脏结缔组织构架异常增厚,包括小叶间隔增厚、小叶内间质增厚、胸膜下间质增厚、支气管血管束/小叶核心区域周围的间质鞘受累、细支气管管壁增厚/管腔内肉芽及黏液栓形成、胸膜下线以及蜂窝肺等,可伴或不伴有间质纤维化改变。淋巴相关疾病是导致肺内网线状影的最常见疾病之一,其病理基础是淋巴细胞或淋巴组织的增生和淋巴管畸形伴淋巴液回流障碍等,除结节病晚期伴有不同程度的肺间质纤维化改变外,其他相关疾病极少发生肺间质纤维化改变,如牵拉移位、支气管扩张或蜂窝肺等,这是此类疾病与非淋巴相关疾病鉴别的重要征象。此处表述的淋巴相关疾病包括:淋巴瘤、结节病、淋巴组织增生、癌性淋巴管炎、结缔组织病肺浸润、淋巴管/静脉阻塞及回流障碍等。

网线状影的 CT 表现类型主要分为 3 种:即网格

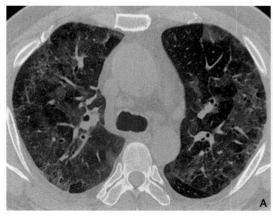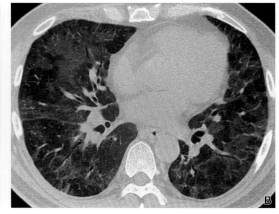

图 7-3-11　肉皮冻征的 CT 表现

患者男,32 岁,临床诊断为肺嗜酸性粒细胞浸润症。A、B 为不同层面 CT 肺窗图像,示双肺弥漫性分布
的斑片状 GGO 和低密度影相间的不均质密度影;GGO 与肺泡壁增厚有关,而较低密度影系正常肺组织
或空气潴留征所致的。

型、放射型和混合型。

1. 网格型网线状影　网格型(reticular type)网
线状影以在 CT 上表现为大小不等的网格影为主要
特点,网格影呈直径 3~20mm 的多边形;其在组织病
理学上以周围性肺间质受累为主,即肺泡隔、小叶内
间质、次级小叶间隔、胸膜下间质等受累,其中,肺泡
隔增厚的影像学表现以磨玻璃影或碎石路征为主,

小叶内间质增厚呈直径 3~5mm 的细小网格影,小叶
间隔增厚呈直径 10~20mm 的大网格影。此型病变
多呈外周性胸膜下或胸膜内区域分布,也可呈中央
性或弥漫性分布,前者多见于特发性或继发性间质
性肺炎、肺间质纤维化和结节病等;后者常见于间质
性肺水肿、癌性淋巴管炎或淋巴回流障碍性疾病等
(图 7-3-12)。

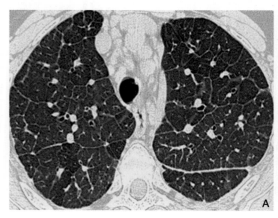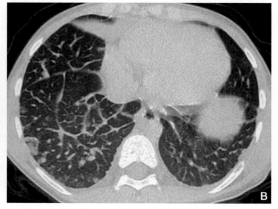

图 7-3-12　网格影网线状影的 HRCT 表现

A. 结节病患者,CT 肺窗图像,示双肺弥漫性分布的较大网格影,并且可见次级肺小叶间隔增厚,较薄而
均匀,伴轻度空气潴留及左侧叶间裂增厚;B. 肺淋巴管畸形患者,CT 肺窗图像,示以右肺下叶为主的网
格影,次级肺小叶间隔厚薄不均,伴结节样或小片状影。

2. 放射型网线状影　放射型(radial type)网线
状影在 CT 上以放射状线条影为主要表现类型,即病
变沿着支气管血管束和/或小叶核心呈分支状、星
状、束带状或放射线状分布;其在组织病理学上以中
轴性肺间质受累为主,即支气管血管束和小叶核心
周围的间质鞘增厚等。此型病变多位于肺门区域
和/或小叶核心周围,呈中央性或弥漫性分布,常见
相关疾病包括:病毒性间质性肺炎、气道来源的间质
病变(如过敏性肺炎)、间质性肺水肿、癌性淋巴管

炎或淋巴回流障碍性疾病等(图 7-3-13)。

3. 混合型网线状影　混合型(mixed type)网线
状影在 CT 上主要表现为以下两种分布,一是网格影
和放射状线条影共存;二是网线状影与其他类型征
象共存,如合并多发结节状影(网结影)、磨玻璃影
(碎石路征)和多发囊腔影等。在组织病理学上,网
格影和放射状线条影共存常提示周围间质和中轴间
质同时受累,临床上常见于淋巴系统来源的疾病,如
淋巴细胞增生性疾病和淋巴回流障碍性疾病;而网

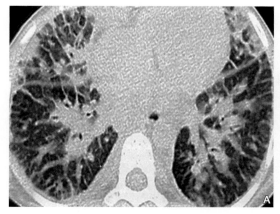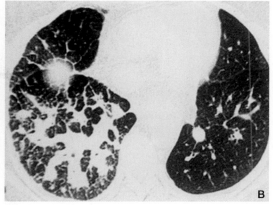

图 7-3-13　放射型网线状影的 CT 表现

A.患儿女,4 岁,临床诊断为弥漫性肺淋巴管瘤病,CT 肺窗图像示双肺支气管血管束和小叶核心增厚呈放射状线条影;B.患者女,27 岁,临床诊断为淋巴管扩张,CT 肺窗图像示右肺下叶支气管血管束明显增厚呈放射状及杵状改变,外周见细小放射状线条影。该两例患者的 CT 上均未见明显牵拉移位等肺间质纤维化改变。

结影多提示肺间质受累同时合并结节样增生性病变,常见相关疾病包括结节病、癌性淋巴管炎、弥漫型肺肿瘤、淋巴细胞增生性疾病和病毒性间质性肺炎等;碎石路征提示肺间质受累同时合并肺泡壁增厚或/和肺泡腔充盈性病变,常见相关疾病包括肺泡蛋白沉积症、特发性间质性肺炎(图 7-3-14)。

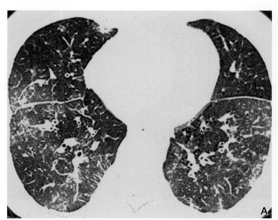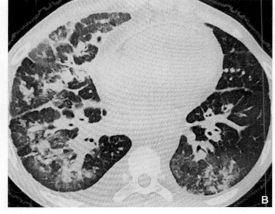

图 7-3-14　混合型网线状影的 CT 表现

A.患者男,56 岁,临床诊断为胃癌合并癌性淋巴管炎,CT 肺窗图像示双肺弥漫性细小网格影伴 GGO 及结节状影;B.患者男,21 岁,临床诊断为乳糜肺,CT 肺窗图像示双肺不规则网格影伴混合性斑片状 GGO、结节状及斑块状致密影,以右肺为著。

四、囊腔病变及征象

囊腔病变是指在 CT 图像上表现为密度低于正常肺组织的有壁或部分显示欠清的含气区或异常密度影,其 CT 值多≤-900Hu。其 CT 表现类型主要包括囊腔或空腔性病变、假囊腔样病变以及肺淋巴病变相关囊状或低密度征象。相关疾病包括:淋巴瘤、结节病、LIP、肺淋巴管平滑肌瘤病(PLAM)、淋巴管扩张或淋巴管瘤等。

1. 囊腔或空腔性病变　囊腔或空腔性病变是指肺内的管状结构或潜在腔隙的病理性扩大所形成的含气囊样或小灶性低密度影,多有菲薄壁,少数囊壁显示欠清,常伴有肺泡内含气量增加和肺内细微结构的破坏。其形成的病理机制可能包括以下几种。①相应的传导气道狭窄导致气流灌注异常,即空气潴留。②严重的空气潴留和肺组织自身病变导致的肺泡壁、小叶内间质或管状结构的破坏。③多种慢性病变导致肺组织纤维化,引起牵拉性支气管扩张或囊变。④淋巴管扩张或支气管淋巴瘘形成。常见的淋巴性相关疾病包括:结节病、LIP、肺淋巴管肌瘤病淋巴管平滑肌瘤病(PLAM)、淋巴管扩张等(图 7-3-15)。

2. 假囊腔样病变　假囊腔样病变又称类空腔样病变,是指在排除空腔和空洞性病变的基础上的

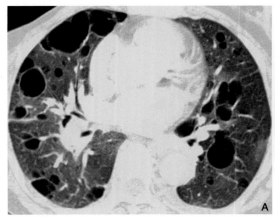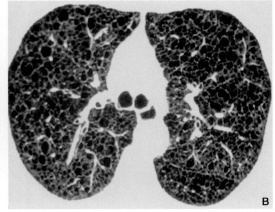

图 7-3-15　囊腔病变的 CT 表现

A. 患者女,60 岁,临床诊断为干燥综合征伴淋巴细胞性间质性肺炎(LIP),CT 肺窗图像示双肺散在分布大小不等的薄壁囊腔影,呈圆形或类圆形,外周分布较多,周围肺组织无空气潴留征;B. 患者女,38 岁,临床诊断为肺淋巴管平滑肌瘤病(PLAM),CT 肺窗图像示双肺弥漫分布直径 10mm 以内的薄壁囊腔影,腔内无血管走行,多累及脏胸膜和叶间裂。

一种囊状异常,其病理基础可为特殊的腺体样囊状生长或残存的正常肺组织等多种原因,如空泡征、小泡征、小蜂窝征或反晕征等均属此范畴。常见相关疾病有淋巴瘤和 IgG4 相关性疾病等(图 7-3-16)。

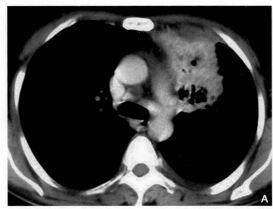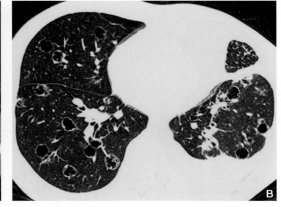

图 7-3-16　假囊腔样病变的 CT 表现

A. 患者女,42 岁,临床诊断为淋巴瘤样肉芽肿病,CT 增强扫描纵隔窗图像示,左肺上叶大片状实变病变内散在分布多发大小不等的含气影(病理上可能为扩张的小气道)及枯枝状影;B. 患者男,61 岁,临床诊断为左侧肺腺癌伴双肺多灶血行转移瘤,CT 肺窗图像示呈散在、多发的内缘不规则的薄壁"囊腔影",其在病理上可能既非空腔亦非空洞病变,而与该转移瘤特殊的囊状生长有关(假囊腔样)。

3. 肺淋巴病变相关的囊状或低密度征象

(1) 小蜂窝征(small honeycomb sign):此征象不同于 UIP 中的蜂窝征,系特指肺实性病变内残留的小灶性肺组织和/或扩张的小气道影,呈直径≤5mm 的多发类圆形或 V、Y 形的低密度含气影,有时类似负相的树芽征。此征象常见于肺黏液型腺癌,少数情况下可见于肺淋巴瘤(图 7-3-17)。

(2) 反晕征(reversed halo sign):此征象又称环礁征,是指 HRCT 上表现为一局灶性圆形或类圆形磨玻璃影的周围环绕着完整或不完整的实变影或多发结节样影的征象。因其中央区域密度较低,故有时易被误诊为坏死空洞性病变。该征象常见于 COP

和肺结核,少数情况下见于肺淋巴瘤、淋巴瘤样肉芽肿病、IgG4 相关性疾病和结节病等(图 7-3-18)。

(3) 马赛克灌注(mosaic attenuation):此征象系指肺脏密度由于气道、血管或淋巴管病变所导致的空气和液体(血液和淋巴液)成分减少或增多而形成的低密度-正常密度-高密度肺区镶嵌存在的表现形式,其中,低密度区可为空气潴留或正常肺组织,高密度区可为正常肺组织(尤其是处于呼气相或有血流再灌注的肺组织)或异常磨玻璃影。该征象常见于滤泡性细支气管炎、肺淋巴水肿、结节病和淋巴相关的塑形性细支气管炎等(图 7-3-19)。

(4) 空气潴留征(air-trapping sign):此征象是

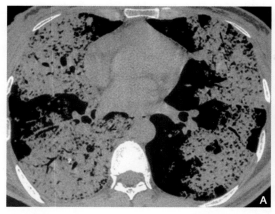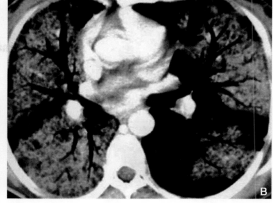

图 7-3-17　小蜂窝征的 CT 表现

图 A、B 为同一患者,临床诊断为肺黏液型腺癌伴肺内气道或淋巴转移。CT 平扫(A)和增强扫描(B)纵隔窗图像示双侧弥漫分布肺实变影,密度不均,其内可见小点状或树芽状含气影(即小蜂窝征)和枯枝型支气管充气征;其在病理上可能为病灶内残存肺组织或扩张小气道。

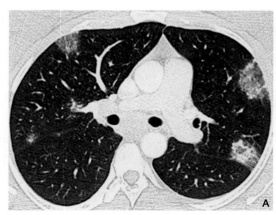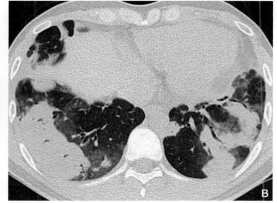

图 7-3-18　反晕征的 CT 表现

A. 患者女,40 岁,临床诊断为结节病,CT 肺窗图像示双肺呈外周分布的多发斑片状磨玻璃影,尤其左侧病变呈外周密度较高、中央密度稍低的反晕征表现;B. 患者男,28 岁,临床诊断为淋巴瘤样肉芽肿病,CT 肺窗图像示左肺下叶不规则实变区呈"C"形反晕征表现。

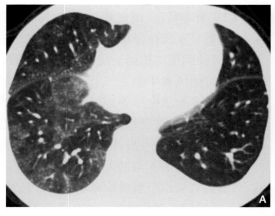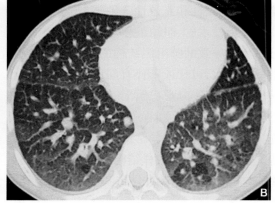

图 7-3-19　马赛克灌注的 CT 表现

图 A、B 为不同的肺淋巴水肿患者;CT 肺窗图像示双肺下部呈不均匀分布的 GGO,部分区域可见马赛克灌注表现并伴支气管血管束增厚,系淋巴回流障碍所致。

指在呼气相 CT 上的马赛克灌注,是小气道狭窄引起的肺泡腔内空气含量增多所致的。该征象可见于结节病、滤泡性细支气管炎、淋巴相关的塑形性细支气管炎等。

（5）淋巴管充气征（air lymphangiogram）:此征象又称淋巴管气像,是指在肺组织、叶间裂和纵隔区域内所见的含气的细小淋巴管影,呈多发直径 ≤ 5mm 的圆形、分支状或串珠状的无壁含气腔影。常见于肺部复杂性淋巴管畸形、乳糜肺、淋巴管扩张和淋巴相关的塑形性细支气管炎等（图 7-3-20）。

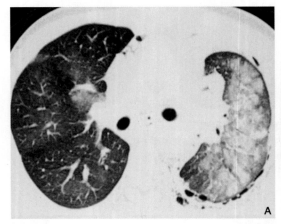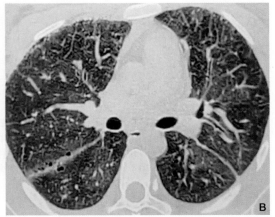

图 7-3-20　淋巴管充气征的 CT 表现
A. 患者女,16 岁,临床诊断为肺淋巴管畸形伴乳糜肺,CT 肺窗图像示双肺弥漫性分布的密度不均 GGO,其中左肺病变更加致密,在左肺壁胸膜外和纵隔内可见多个圆形或长条状含气影（为淋巴管充气征）;
B. 患者女,15 岁,临床诊断为肺淋巴管扩张,CT 肺窗图像示双肺不均匀分布 GGO 和网格影,在右侧叶间裂处可见数个类圆形的含气薄壁囊腔影,为淋巴管内充气所致;随着病变的好转或进展,该含气腔影可消失或增多。

五、结节或肿块样病变及征象

结节状影（nodular shadow）是指直径 ≤ 3cm 的圆形、类圆形、不规则形的高密度实性、磨玻璃样或混合密度病灶;肿块状影（massive shadow）为直径 > 3cm 的圆形或类圆形的实性高密度病灶,可伴有空洞或钙化。肺部淋巴病变相关的结节或肿块可为原发性的或转移性的,通常以多发或弥漫性分布为主,极少数情况下可呈单发。结节或肿块的病理机制主要包括增殖性、扩张性和充盈性 3 种类型。其中,增殖性病变系渗出性水肿、组织液增多、细胞增殖或软组织成分增生等导致的肺组织结构的局限性或弥漫性异常增厚或肥大,可伴或不伴有间质结构破坏等;扩张性病变主要为肺内淋巴管管腔结构的异常扩张、增大所致的,多伴有不同程度的壁结构增厚和腔内异常充盈;充盈性病变为异常的液体、细胞或软组织成分等充盈肺内管道或腔样结构所致的。

1. 结节样病变　结节的分布和形态学特征反映了其不同的来源、受累部位和病理改变,主要体现在结节与肺间质的位置关系以及结节的大小、形状、密度、边缘、均质性等方面。

（1）形态学特征:根据大小,结节可分为粟粒结节（≤ 3mm）、微结节（> 3mm ~ ≤ 5mm）、小结节（> 5mm ~ ≤ 10mm）、中结节（> 10mm ~ ≤ 20mm）和大结节（> 20mm ~ ≤ 30mm）五种类型。淋巴相关的结节多为 3 ~ 30mm 的大小不等或较大结节,少数情况下呈均匀的粟粒结节。其在 CT 上多表现为不规则、短棒状、分支状、弧状或星状,密度均质、实性,边缘清晰且不规则,背景为网格影、磨玻璃影或混合密度影等复杂改变;有时可伴有网线状间质性异常、肺门/纵隔淋巴结肿大、纵隔内脂肪浑浊、囊性/囊实性病变以及胸膜异常等改变。

（2）分布特征:淋巴相关的结节以间质性分布为主,少数呈实质性分布。①间质性分布,是指结节主要累及肺间质结构而呈现叶间裂、脏胸膜、胸膜下间质、小叶间隔和中轴支气管血管束周围间质等结构的增厚、牵拉或变形等,常见相关疾病包括癌性淋巴管炎、结节病、淋巴细胞增生性疾病或淋巴回流障碍性病变。②实质性分布,即小叶核心周围或腺泡样分布,表现为病变与肺间质之间无关联而呈分离状态,肺野背景常呈磨玻璃样较高密度影,提示为气腔吸入或播散来源的病变,淋巴性相关疾病主要包括支气管淋巴瘘或乳糜肺等。

2. 肿块样病变　淋巴相关的肿块样病变可原发或继发,常为多灶性病变,少数为单发性病变。其在 CT 上可表现为圆形或类圆形、边缘多清楚;亦可呈不规则状或晕状,密度均质或不均;还可呈囊实性或伴有钙化、轻中度不均质强化或延迟明显强化等特征性表现,病变多累及叶间裂、脏胸膜或支气管血管束等间质结构,常伴有周围性和中央性间质性异常、肺门或纵隔淋巴结肿大、纵隔内脂肪浑浊、囊性或囊实性病变以及胸膜异常等。相关的疾病包括:肺淋巴瘤、淋巴瘤样肉芽肿病、结节病、卡斯尔曼病、淋巴管平滑肌瘤病和淋巴管瘤等。

3. 肺淋巴性结节或肿块样病变的相关征象

(1)树芽征(tree-in-bud):此征象是指薄层 CT 或 HRCT 上的一种特殊征象,其在形态学上呈结节状、不规则形、V 字形或 Y 字形,因类似春天的树芽而得名。实际上,树芽征由"树枝"和"芽孢"两部分组成,其中,树枝是指肺内的管状或间质性结构,如小气道、血管、淋巴管或小叶间隔等;芽孢系指肺内异常增生性、填充性或扩张性的结节或管道。故树芽征的分类上,可根据其来源将其分为气道性、血管性、淋巴性和间质性 4 种类型;根据形态和大小又可将其分为微小树芽征(≤5mm)、小树芽征(>5mm,≤10mm)、中树芽征(>10mm,≤20mm)、大树芽征(>20mm,≤30mm)和巨大树芽征(30mm 以上)等。常见相关疾病包括结节病、滤泡性细支气管炎、继发性淋巴瘤、IgG4 相关性疾病、癌性淋巴管炎和淋巴管扩张等(图 7-3-21)。

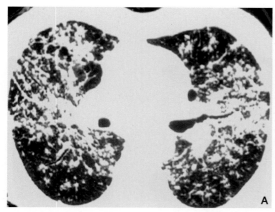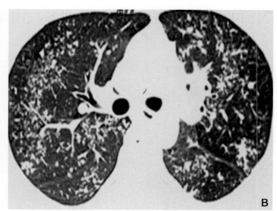

图 7-3-21 树芽征的 HRCT 表现
A. 患者女,56 岁,临床诊断为肺结节病,CT 肺窗图像示双肺弥漫间质性分布的小结节、大结节、树芽征及网格影,部分病灶融合成斑片状,支气管血管束的边缘不规则或消失;B. 患者女,35 岁,临床诊断为支气管播散性肺结核,CT 肺窗图像示双肺不均匀分布的多发树芽状小结节,结节远离叶间裂和脏胸膜,部分区域伴空气潴留征,支气管血管束的边缘清晰。

(2)轨道征(track sign):此征象又称双轨征,也是指在薄层 CT 或 HRCT 肺窗图像上所显示的一种象形的征象,表现为扩大的支气管或细支气管的管壁增厚而形成两条平行的线条状阴影。常见相关疾病包括慢性支气管炎、支气管扩张、支气管曲霉菌感染、滤泡性细支气管炎、IgG4 相关性疾病、结节病和中央型淋巴管扩张等。

(3)三均匀征与三不均匀征(triple homogeneity sign and triple heterogeneity sign):三均匀征是指薄层 CT 上,肺部的粟粒结节呈现出"三均匀"特点,即分布均匀、大小均匀和密度均匀;三不均匀征则表现为结节病变的"三不均匀",即分布不均、大小不一和密度不等。粟粒样或结节样病变可来源于气道、血管、淋巴管、间质或肺实质。常见相关疾病包括肺结核、结节病、淋巴瘤、淋巴瘤样肉芽肿病、IgG4 相关性疾病和淋巴管扩张等(图 7-3-22)。

(4)腺泡样结节(acinar nodule):此征象是肺小结节的一种特殊类型,特指呈实质性分布的直径为 5~8mm 的磨玻璃结节,边缘模糊,可相互融合而呈斑片状 GGO。此类病变多来源于气道播散或吸入性疾病,常见相关疾病包括外源性变应性肺泡炎(EAA)、肺泡出血或乳糜肺(图 7-3-23)。

(5)支气管袖口征(peribronchial cuff sign):此征象又称支气管周围袖口征,在薄层 CT 或 HRCT 上表现为支气管血管束周围环形增厚(≥1mm)、边缘模糊或不规则影,多提示中轴间质病变。常见相关疾病包括间质性肺水肿、结节病、淋巴瘤、弥漫性肺淋巴管瘤病或淋巴管扩张等(图 7-3-24)。

(6)晕征(halo sign):此征象是指在薄层 CT 或 HRCT 上,肺实性结节或肿块样病变周围出现的环形带状 GGO,其厚度宽窄不一,呈晕轮样改变;其病理基础多为主病灶周围的水肿、炎症、出血或浸润等。此征象常见于肺真菌病、炎症性病变、机化性肺炎、早期肺腺癌、淋巴瘤、淋巴瘤样肉芽肿病等(图 7-3-25)。

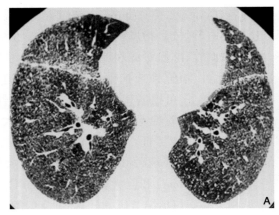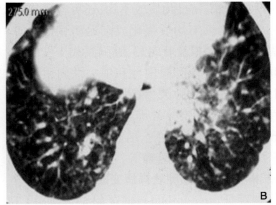

图 7-3-22 三均匀征与三不均匀征 CT 表现

A. 患者男，37 岁，临床诊断为肺结节病，CT 肺窗图像示双肺弥漫性分布的粟粒结节影，呈现出大小均匀、密度均匀和分布均匀的"三均匀征"特点，并且伴有叶间裂增厚；B. 患者男，45 岁，临床诊断为继发性肺淋巴瘤，CT 肺窗图像示双肺下部可见多发结节样病灶，呈现出分布不均匀、大小不等和密度不均的"三不均匀征"特点，并且伴有网格影和中轴支气管血管束增厚。

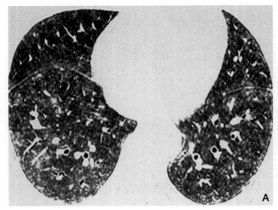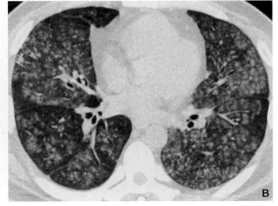

图 7-3-23 腺泡样结节的 CT 表现

A. 患者女，19 岁，临床诊断为外源性变应性肺泡炎，CT 肺窗图像示双肺弥漫性分布磨玻璃样密度微小结节影，直径为 3~5mm，边缘模糊，在脏胸膜和叶间裂处形成胸膜下透亮线；B. 患者男，45 岁，临床诊断为乳糜肺，CT 肺窗图像示双肺弥漫性分布的磨玻璃样密度腺泡样结节影，直径为 5~8mm，边缘模糊，结节呈远离叶间裂、脏胸膜分布，提示结节系气道吸入来源所致的。

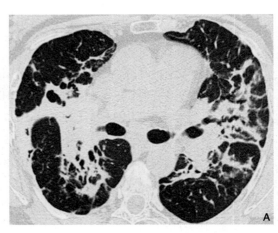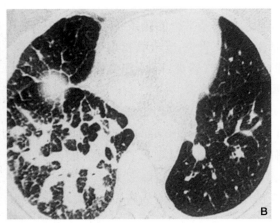

图 7-3-24 支气管袖口征的 CT 表现

A. 患者女，49 岁，临床诊断为肺结节病，CT 肺窗图像示双侧中轴支气管血管束周围呈不规则或束带状增厚，病变延伸至两肺外周并伴肺结构扭曲、牵拉和移位等；B. 患者女，27 岁，临床诊断为肺淋巴管扩张，CT 肺窗图像显示，右肺下叶支气管血管束周围明显增厚呈枯枝状，伴细小索条影和网格影，右肺中叶亦见少许相似征象。

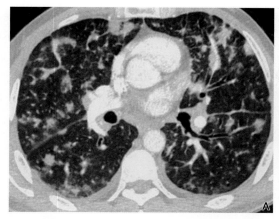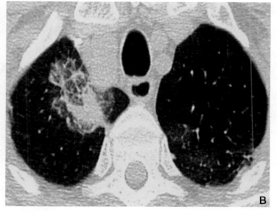

图 7-3-25 晕征的 CT 表现

A. 患者男,36 岁,临床诊断为 IgG4 相关性肺疾病,CT 肺窗图像示双侧呈弥漫间质性分布的大小不等结节或肉芽肿样病变,形态呈类圆形或不规则,边缘模糊,部分病灶周围见晕征;B. 患者男,81 岁,临床诊断为非霍奇金淋巴瘤,CT 肺窗图像示,右肺上叶尖段可见直径约 3.3cm 的肿块样病灶,其中央为实性病变,周围见边缘较清的磨玻璃样和网格状混合影,呈现典型的晕征。

六、肺淋巴相关肉芽肿样病变征象

肉芽肿样(granuloma-like or granulomatous patterns,GP)影是一种影像学形态上的概念,泛指病变的形状和密度介于实变和肿块之间的不规则斑块状软组织影。其与病理学上的"肉芽肿"概念有所不同,后者特指由单核上皮样细胞和多核巨噬细胞构成的境界清楚的结节/肿块状或斑块样病灶,所以,影像学上的肉芽肿样病变的范围更为广泛、疾病种类更多。肺淋巴病变相关性肉芽肿样病变因其增殖或生长方式的异质性而多可表现为不同类型的征象,根据其来源和病理改变可将其分为:淋巴组织增生性、淋巴管畸形相关性以及良性与恶性肿瘤等类型;在病理机制上,此征象系肺间质内的淋巴细胞或淋巴组织不规则增生以及淋巴管畸形或瘤样变等所致的,多伴有肺泡或腺泡单元以及肺门淋巴结或纵隔的受累。相关疾病包括:原发性和继发性肺淋巴瘤、淋巴瘤样肉芽肿病、结节病、卡斯尔曼病、IgG4 相关性疾病、淋巴管肌瘤、淋巴管平滑肌瘤病、各种类型的淋巴管畸形或淋巴管瘤等。

1. 淋巴组织增生相关病变 淋巴组织增生相关的 GP 影系淋巴细胞或淋巴组织在肺间质内慢性增殖和膨胀性生长所致的,可为良性增生、低度恶性肿瘤性病变和恶性肿瘤性病变;其病变数量常为多发,极少数情况下为单发,病灶大小不等,多呈缓慢进行性生长。其在 CT 上的形态学表现,以不规则斑块状、边缘清晰而不规则/呈分叶状、密度可均质/不均质并可伴有钙化(尤其是卡斯尔曼病或结节病)、早期中度强化和延迟强化等表现为特征,可伴有网格状间质改变、CT 血管造影征、叶间裂跨越征、肺门/纵隔淋巴结肿大或胸膜异常等改变,而少有内部液化、坏死、空洞、毛刺征、胸膜尾征、晕征和卫星灶等(图 7-3-26)。

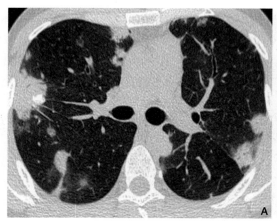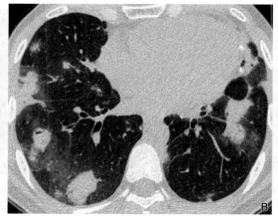

图 7-3-26 淋巴组织增生相关肉芽肿样病变 CT 表现

患者男,28 岁,临床诊断为淋巴瘤样肉芽肿病。图 A、B 为不同层面 CT 肺窗图像,示双肺散在分布多发大小不等的肉芽肿样病变,形态不规则,边缘模糊或清楚,内部可见钙化或支气管充气征,部分病变周围可见晕征。

2. **淋巴管畸形相关病变**　淋巴管畸形相关的 GP 影系淋巴管道先天发育畸形、淋巴上皮细胞增生瘤样变、淋巴液反流/漏出和淋巴水肿等所致的;其在病理上可为良性、扩张性、增生性、充盈性和浸润性病变;其病变常为多发性的,大小不等,呈缓慢进行性生长。其在 CT 上的形态学特点,多表现为极

不规则的斑块状,边缘清晰光滑或模糊、不规则,密度多不均质或呈囊实性,轻、中度强化等,亦可伴有网格状间质改变、中轴支气管血管束增厚、纵隔脂肪浑浊或胸膜异常等改变,而少有毛刺征,内部液化、坏死、空洞形成,以及病灶周围卫星灶等改变(图 7-3-27)。

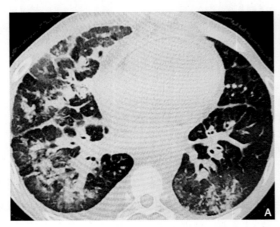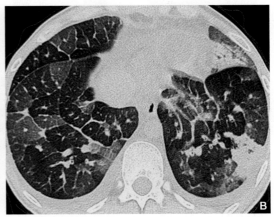

图 7-3-27　淋巴管畸形相关肉芽肿样病变 CT 表现

A. 患者男,18 岁,临床诊断为弥漫性肺淋巴管畸形,CT 肺窗图像示双侧多发沿着支气管血管束分布的不规则结节或肉芽肿样病变,伴网格影和晕征;B. 患者男,11 岁,临床诊断为肺淋巴管扩张和乳糜肺,CT 肺窗图显示,左肺下叶外侧底段可见肉芽肿样病变,周围伴晕征,并且可见双肺小叶间隔增厚和马赛克灌注。

3. **淋巴性肉芽肿样病变相关征象**　包括 CT 血管造影征、支气管充气征、晕征、反晕征和卫星灶等。前文有关章节已详细介绍,故此处不再赘述。

七、肺淋巴相关疾病混合型征象

肺淋巴相关疾病的影像学征象常表现为混合型,具有多部位受累、多形性改变、多征象并存等特点。淋巴系统的异常多为全身系统性病变,胸部是此类疾病的好发部位之一,其既可为疾病始发部位亦可为继发受累的脏器,病变通常可累及肺组织、气道、血管、纵隔、心脏/心包、胸膜、胸壁骨骼和胸壁软组织等,且常伴有胸外病变,如颈部、腹盆腔、腹膜后、骨骼、下肢或全身表浅淋巴结肿大等;病变的数量常为多发,且病灶大小不等。此类疾病在 CT 上多表现为两种或以上病变类型或典型征象并存的特点,常见的组合类型包括:①网线状影为主+磨玻璃影+结节影;②磨玻璃影为主+低密度实变影和高密度实变影;③囊腔影为主+磨玻璃影+结节影;④结节影为主+网格影+马赛克灌注;⑤肉芽肿样影为主+磨玻璃影+网格影;⑥肿块影为主+磨玻璃影+结节影等。

1. **多部位受累**

(1) 肺内多部位受累:包括同时累及肺间质和

肺实质、同时累及肺组织和气道/血管等。例如,原发性或继发性肺淋巴瘤的生长方式为膨胀性、浸润性和直接性生长,其可起源于肺间质,可同时累及肺泡腔和腺泡腔等肺实质,破坏气道的平滑肌而呈现扩张型 AB 征,也可充盈气道腔导致枯枝型 AB 征,还可压迫、侵及、跨越叶间裂等。IgG4 相关性疾病如累及肺间质,则可侵及肺动脉而形成血管瘤,累及大气道而导致管壁环形增厚、管腔狭窄。PLAM 累及肺间质内管腔结构可形成多发薄壁囊腔、多发大小不等的结节和密度不均匀的磨玻璃影。结节病的影像学表现以中轴或外周肺间质不规则或串珠样增厚为主,常伴有小气道病变和马赛克灌注。复杂性淋巴管畸形可导致中轴支气管血管束和周围性肺间质增厚,常伴有肺淋巴水肿、淋巴漏、肺泡腔充盈和乳糜肺(图 7-3-28)。

(2) 肺内病变合并胸腔内多部位受累:表现为肺内病变合并纵隔、心包、胸膜或胸壁病变。如肺淋巴瘤和结节病在累及肺的同时,常伴有肺门/纵隔淋巴结肿大、心包/胸腔积液等;多中心型卡斯尔曼病可同时累及肺、纵隔、心包和胸膜等。此外,PLAM 和淋巴管畸形常伴有纵隔淋巴管瘤、壁胸膜外淋巴组织增生和水肿、胸椎骨骼异常以及胸壁软组织增厚或水肿等(图 7-3-29)。

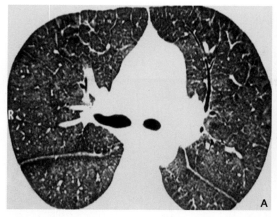
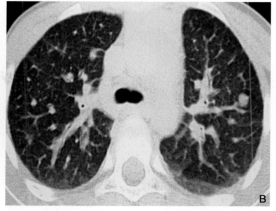

图 7-3-28　肺内多部位多征象病变 CT 表现

A. 患者女,19 岁,临床诊断为弥漫大 B 细胞淋巴瘤,CT 肺窗图像示双侧弥漫性分布的密度不均匀的 GGO 伴部分区域网格影、小叶核心增厚及叶间裂增厚;B. 患者男,8 岁,临床诊断为弥漫性肺淋巴管畸形,CT 肺窗图像示双肺密度不均匀的 GGO 伴中轴支气管血管束增厚及肺内结节状淋巴管瘤病灶。

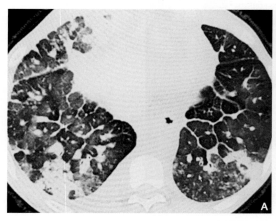
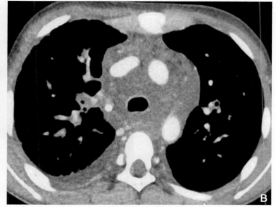

图 7-3-29　肺内病变合并纵隔和胸膜等多部位受累的多征象 CT 表现

患者男,14 岁,临床诊断为弥漫性肺淋巴管瘤病。图 A、B 分别为 CT 肺窗图像和增强扫描纵隔窗图像,示双肺弥漫性分布的多形性病变,呈 GGO+网格影+结节或肉芽肿样病变组合类型,伴纵隔内密度浑浊、肿胀,右侧胸腔积液,以及壁胸膜外结缔组织增厚。

（3）肺内病变合并胸外病变:肺内或胸内病变常可合并颈部、腹盆部、下肢、骨骼或全身表浅淋巴结肿大等。如继发性淋巴瘤常伴有颈部/腹膜后淋巴结肿大、浆膜腔积液、肝脾大和表浅淋巴结肿大等;肺结节病和浆细胞型卡斯尔曼病常伴有肝脾大、全身淋巴结肿大、神经系统受累等。此外,PLAM 和淋巴管畸形常可伴有腹膜后淋巴管畸形、肝脾肾的淋巴管瘤、骨骼异常和下肢水肿等（图 7-3-30）。

2. 多形性病变类型

（1）网线状影为主+磨玻璃影+结节影:肺淋巴相关疾病常累及不同层级的周围性肺间质而使之呈不均匀增生和水肿改变,导致肺泡壁、初级肺小叶壁、腺泡壁和次级肺小叶间隔等出现不同程度的增厚,即可表现为此种多形性和多征象类型,常见的相关疾病主要包括肺结节病、弥漫性淋巴瘤、癌性淋巴管炎和复杂性淋巴管畸形等（图 7-3-31）。

（2）磨玻璃影为主+低密度实变影和高密度实变影:其病理基础以肺泡单元受累为主,肺泡壁增厚伴肺泡腔充盈而形成不同程度的高密度影,常见相关疾病包括弥漫性淋巴瘤、淋巴组织增生和复杂性淋巴管畸形伴淋巴水肿、乳糜肺等（图 7-3-32）。

（3）囊腔影为主+磨玻璃影+结节影:其发病机制主要为肺间质内的"三管"结构（支气管、血管、淋巴管）受累导致的薄壁囊腔形成、马赛克灌注、空气潴留征、肺间质增厚、不均质增生等。常见相关疾病包括 PLAM、LIP、淋巴瘤和肺淋巴管扩张等（图 7-3-33）。

（4）结节影为主+网格影+马赛克灌注:其发病机制亦为肺间质内的"三管"结构受累导致的薄壁囊腔形成、马赛克灌注、空气潴留征、肺间质增厚和不均质增生等。常见相关疾病包括 PLAM、LIP、淋巴瘤和肺淋巴管扩张等（图 7-3-34）。

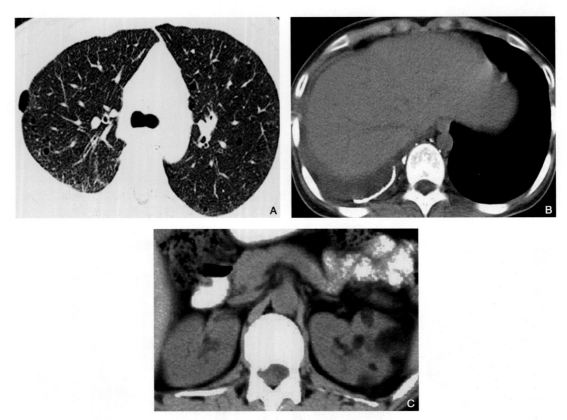

图 7-3-30 肺内病变合并胸外多部位病变的多征象 CT 表现

患者女，17 岁，临床诊断为肺淋巴管平滑肌瘤病。A、B. 胸部 CT 肺窗和纵隔窗图像，双肺可见散在分布、大小不等的薄壁囊腔影，伴右侧胸腔积液和淋巴管对比剂外漏征象（B）；C. 腹部 CT 平扫图像，左侧肾脏见错构瘤表现（多灶性脂肪成分）。

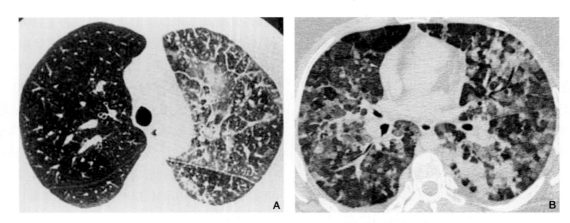

图 7-3-31 网线状影为主+磨玻璃影+结节影类型的 CT 表现

A. 患者男，38 岁，临床诊断为肾癌伴肺部癌性淋巴管炎，CT 肺窗图像示左肺呈弥漫性分布的网格影+GGO 和多发小叶中心结节影；B. 患者女，33 岁，临床诊断为乳糜肺，CT 肺窗图像示双侧弥漫分布的 GGO+网格影和大小不等的结节或肉芽肿样病变。

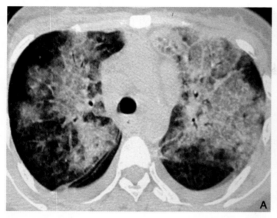
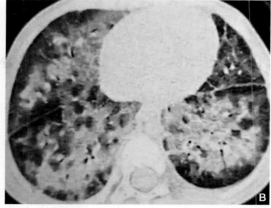

图 7-3-32　磨玻璃影为主+低密度实变影和高密度实变影 CT 表现

A. 患者女,32 岁,临床诊断为弥漫大 B 细胞淋巴瘤,CT 肺窗图像示两肺弥漫性分布斑片状与大片状混杂密度影病灶,呈 GGO 为主+低密度实变影和高密度实变影表现类型;B. 患者男,39 岁,临床诊断为肺淋巴管扩张和乳糜肺,CT 肺窗图像示双肺弥漫性分布斑片状混合密度影病灶,肺下叶病灶融合成大片状,亦呈 GGO 为主+低密度实变影和高密度实变影表现类型。

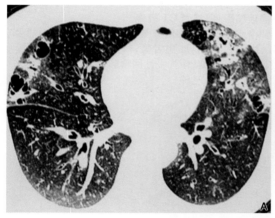
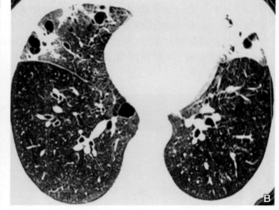

图 7-3-33　囊腔影为主+磨玻璃+结节影的 CT 表现

患者男,48 岁,临床诊断为干燥综合征合并 LIP。图 A、B 为不同层面 CT 肺窗图像,示两肺散在分布的多发性薄壁囊腔影,形态不规则,大小不等,同时伴有斑片状不均匀 GGO、实变与结节影。

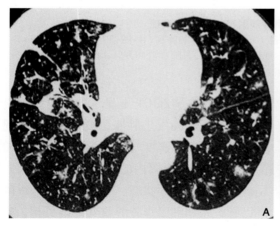
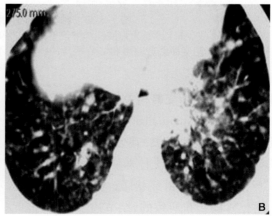

图 7-3-34　结节影为主+网格影+马赛克灌注 CT 表现

A. 患者女,49 岁,临床诊断为多中心型卡斯尔曼病,CT 肺窗图像示两肺弥漫分布大小不等的不规则结节影伴索条影和 GGO;B. 患者男,67 岁,临床诊断为弥漫大 B 细胞淋巴瘤,CT 肺窗图像显示,双肺见多发大小不等的结节影伴细小网格、索条影、不均匀 GGO 或马赛克灌注改变。

（5）肉芽肿样影为主+磨玻璃影+网格影：多以淋巴组织增生性病变为主，肺间质增厚的同时伴有肺实质的浸润或充盈。常见相关疾病包括淋巴瘤、淋巴瘤样肉芽肿病、IgG4 相关性疾病、卡斯尔曼病和复杂性淋巴管畸形等（图 7-3-35）。

（6）肿块影为主+磨玻璃影+结节影：以淋巴组织增生、多发性淋巴管扩张或淋巴管平滑肌瘤病等为主，伴有不同级别肺间质的不同程度增厚。常见相关疾病包括淋巴瘤、淋巴瘤样肉芽肿病、IgG4 相关性疾病、卡斯尔曼病和复杂性淋巴管畸形等（图 7-3-36）。

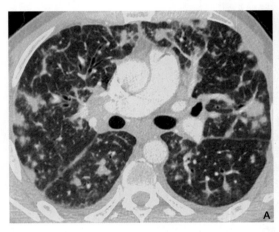
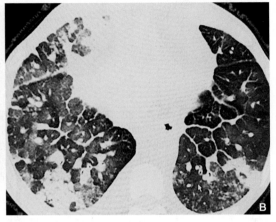

图 7-3-35　肉芽肿样影为主+磨玻璃影+网格影 CT 表现

A. 患者男，36 岁，临床诊断为 IgG4 相关性肺疾病，CT 肺窗图像示双肺弥漫分布、沿肺间质分布为主的多发性结节或肉芽肿样病变，有的病变周围见晕征并伴网格影和 GGO；B. 患者男，14 岁，临床诊断为弥漫性肺淋巴管瘤病，CT 肺窗图像示以双下肺分布为主的肉芽肿样病变，伴弥漫性网格影和不均匀 GGO。

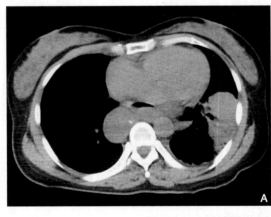
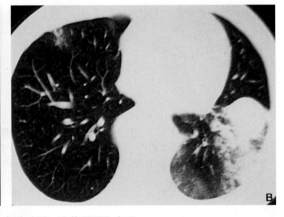

图 7-3-36　肿块影为主+磨玻璃影+结节影 CT 表现

患者女，42 岁，临床诊断为弥漫性肺淋巴管瘤病。胸部 CT 纵隔窗（A）和肺窗（B）图像显示左下肺 4cm×4cm 肿块样病变伴磨玻璃影和结节影，后纵隔可见不规则囊性病变，右肺中叶可见不均匀 GGO 和多发结节影。

3. 肺淋巴混合性病变的相关征象

（1）蛙卵征（frogspawn sign）：此征象是薄层 CT 或 HRCT 上具有特点的征象，其表现为大片状或弥漫性不均匀磨玻璃影的背景上散在分布的小圆形、V 字形或 Y 字形的结节或树芽状影，为肺内初级淋巴管或集合淋巴管的扩张所致的，结节边缘清晰，彼此无接触、融合，结节间距约为 2~3mm；不均匀磨玻璃影系肺间质淋巴水肿所致的。该征象常见于肺淋巴管畸形、肺淋巴水肿和乳糜肺等（图 7-3-37）。

（2）纵隔淹没征（mediastinal submergence sign）：

此征象是指在胸部 CT 上显示的纵隔内疏松结缔组织呈浑浊密度且发生肿胀改变的征象，表现为纵隔增宽、外形膨胀、密度增高呈浑浊状，病变区的 CT 值为 10~30Hu；但纵隔内的血管和气管无移位或变形，呈被包埋或淹没的状态。其病理基础为纵隔内的小淋巴管扩张和淋巴水肿等改变。常见相关疾病包括弥漫性肺淋巴管瘤病、纵隔淋巴管扩张、纵隔淋巴水肿以及纤维性纵隔炎等（图 7-3-38）。

（3）壁胸膜外疏松结缔组织肿胀（swelling of loose connective tissue of extrapleural region）：此征象

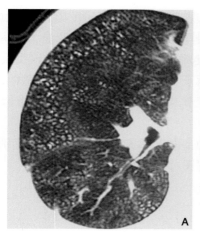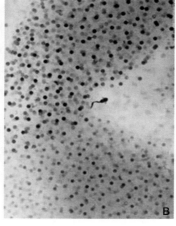

图 7-3-37　蛙卵征的 HRCT
表现及示意图
　A. 患者女,21 岁,临床诊断
为肺淋巴管畸形伴肺淋巴
水肿。CT 肺窗图像示,在
右肺不均匀磨玻璃影背景
上,可见弥漫性分布的边缘
清晰的小结节呈串状或树
芽状,其分布与肺间质关系
密切;B. 青蛙卵示意图,图
A 的 CT 表现与图 B 中散布
于黏液中的青蛙卵形状十
分相似,故称之为蛙卵征。

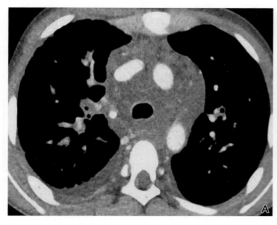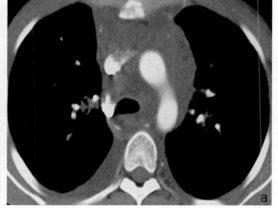

图 7-3-38　纵隔淹没征的 CT 表现

　　患者男,14 岁,临床诊断为弥漫性肺淋巴管瘤病。图 A、B 为不同层面 CT 增强扫描纵隔窗图像,示纵隔内呈弥漫性密度
增高,CT 值为 10~30Hu,其外缘外突、膨隆,其内血管和气管似被包埋或淹没的状态,但形态与位置基本正常,称之为纵
隔淹没征;同时伴双侧后部壁胸膜外疏松结缔组织呈条带状增厚,CT 表现类似胸腔积液。

　　是指位于后胸壁的肋骨内侧和壁胸膜之间的疏松结缔组织密度浑浊样增高并增厚的影像学征象,好发生于胸椎两侧,在 CT 冠状位图像上表现为后纵隔胸椎两侧的束带状增厚,其特点是与纵隔内的病变相延续。其病理基础主要为淋巴管扩张和淋巴水肿。常见的相关疾病包括弥漫性肺淋巴管瘤病、纵隔和胸壁的淋巴管扩张和淋巴水肿等(图 7-3-39)。

　　总之,肺淋巴相关病变具有种类较多、病理复

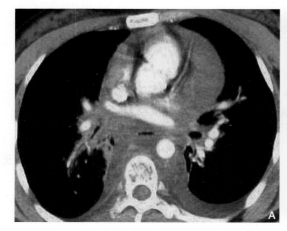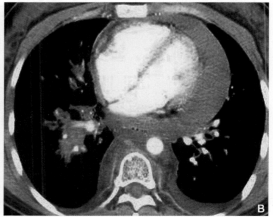

图 7-3-39　壁胸膜外疏松结缔组织肿胀 CT 表现

　　患者女,38 岁,临床诊断为弥漫性肺淋巴管瘤病。图 A、B 为不同层面 CT 增强扫描纵隔窗图像,示后纵隔弥漫性不均匀
密度增高影,呈轻度不均匀强化;胸主动脉周围和胸椎两侧可见肿胀、增厚的低密度软组织影,CT 表现类似胸腔积液
(但非积液);同时伴有心包积液、左侧胸腔积液和右肺门区支气管血管束增粗。

杂、影像学征象繁多且重叠等特点,加之影像诊断医生针对该类疾病的基础知识和认知相对较少、临床经验相对较匮乏等原因,致使肺淋巴相关疾病的影像诊断符合率较低。本节内容在充分学习、借鉴国内外文献的基础上,结合笔者临床工作经验梳理和总结了该类疾病的发病特点、病理机制、影像学表现特征以及相关的征象群等,如肺淋巴相关病变常常累及肺脏的间质和/或肺实质,多呈现不同类型的多样性 CT 表现或征象,包括高密度影、网线状影、囊腔影、结节或肿块影、肉芽肿样影以及混合性病变征象等,旨在引起临床和影像学医生对于该类疾病的思维重视和对于其征象观察与鉴别的敏感性,以在今后的临床工作中不断提高该类疾病的影像诊断符合率。

关于肺部淋巴系统疾病影像诊断与鉴别诊断的路径或流程图,详见图 7-3-40。

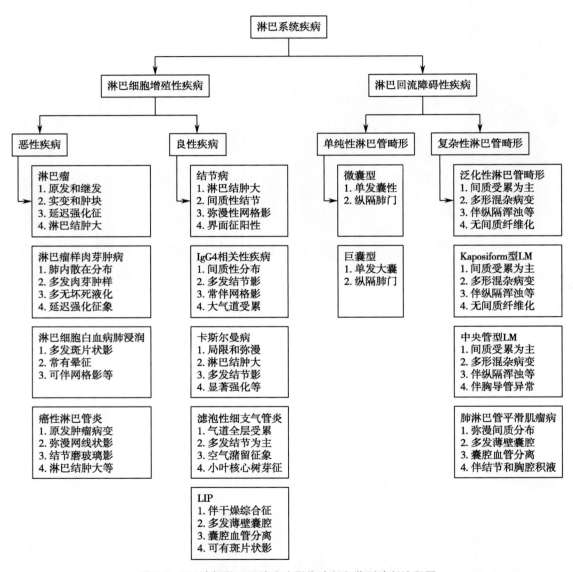

图 7-3-40　肺部淋巴系统疾病影像诊断和鉴别诊断流程图
LIP:淋巴细胞性间质性肺炎;LM:淋巴管畸形。

（王仁贵）

参 考 文 献

[1] RUSCH V W, ASAMURA H, WATANABE H, et al. The IASLC lung cancer staging project:a proposal for a new international lymph node map in the forthcoming seventh edition of the TNM classification for lung cancer[J]. Thorac Oncol,2009,4(5):568-577.

[2] EL-SHERIEF A H, LAU C T, WU C C, et al. International association for the study of lung cancer (IASLC) lymph node map:radiologic review with CT illustration[J]. Radiographics,2014,34(6):1680-1891.

[3] O'HAGAN L A, WINDOR J A, PHILLIPS A R J, et al.

Anatomy of the lymphovenous valve of the thoracic duct in humans[J]. J Anat,2020,236(6):1146-1153.

[4] VAN SCHAIK C J,BOER L L,DRAAISMA J M T,et al. The lymphatic system throughout history:from hieroglyphic translations to state of the art radiological techniques[J]. Clin Anat,2022,35(6):701-710.

[5] HUR S,KIM J,RATNAM L,et al. Lymphatic intervention,the frontline of modern lymphatic medicine:part Ⅰ. Classification and treatment of the lymphatic disorders[J]. Korean J Radiol,2023,24(2):95-108.

[6] BENJAMIN J,O'LEARY C,HUR S,et al. Imaging and interventions for lymphatic and lymphatic-related disorders[J]. Radiology,2023,307(3):e220231.

[7] PATEL S,HUR S,KHADDASH T,et al. Intranodal CT lymphangiography with water-soluble iodinated contrast medium for imaging of the central lymphatic system[J]. Radiology,2022,302(1):228-233.

[8] MOLLOI S,POLIVKA A R,ZHAO Y,et al. Dynamic contrast-enhanced CT lymphangiography to quantify thoracic duct lymphatic flow[J]. Radiology,2023,309(3):e230959.

[9] CHAVHAN G B,LAM C Z,GREER M C,et al. Magnetic resonance lymphangiography[J]. Radiol Clin North Am,2020,58(4):693-706.

[10] MILLS M,VAN ZANTEN M,BORRI M,et al. Systematic review of magnetic resonance lymphangiography from a technical perspective[J]. J Magn Reson Imaging,2021,53(6):1766-1790.

[11] BORIE R,WISLEZ M,ANTOINE M,et al. Lymphoproliferative disorders of the lung[J]. Respiration,2017,94(2):157-175.

[12] YOGI S,YAMASHIRO T,KAMIYA H,et al. Thoracic manifestations of adult T-cell leukemia/lymphoma on chest CT:difference between clinical subtypes[J]. Diagn Interv Radiol,2019,25(1):55-61.

[13] SAINZ SÁNCHEZ J,ARANAZ MURILLO A,ANDRÉS VILLARES E,et al. Generalized lymphatic anomaly in adult patients:an eminently radiological diagnosis[J]. Radiologia(Engl Ed),2023,65(5):481-485.

[14] RÖSSLER J,SAUERESSIG U,KAYSER G,et al. Personalized therapy for generalized lymphatic anomaly/Gorham-Stout disease with a combination of sunitinib and taxol[J]. J Pediatr Hematol Oncol,2015,37(8):e481-485.

[15] OZEKI M,FUKAO T. Generalized lymphatic anomaly and Gorham-Stout disease:overview and recent insights[J]. Adv Wound Care(New Rochelle),2019,8(6):230-245.

[16] YANAGISAWA A,TAMIYA A,TAKIMOTO T,et al. Generalized lymphatic anomaly involving the pleura and bone in an older male:a case report[J]. Respir Med Case Rep,2023,46:101961.

[17] OZEKI M,FUJINO A,MATSUOKA K,et al. Clinical features and prognosis of generalized lymphatic anomaly,Kaposiform lymphangiomatosis,and Gorham-Stout disease[J]. Pediatr Blood Cancer,2016,63(5):832-838.

[18] DING C,WANG Y. Radiographic,CT,and MRI features of generalized lymphatic anomaly in a boy[J]. Curr Med Imaging,2023,19(2):194-198.

[19] 王仁贵.医学影像学在淋巴系统疾病诊断中的现状和未来[J].CT理论与应用研究,2022,31(4):417-424.

[20] JHAVERI K,DIMAS D J,VAKIL A,et al. Primary pulmonary involvement in mucosa-associated lymphoid tissue lymphoma[J]. Cureus,2019,11(7):e5110.

[21] PINTO E,DORI Y,SMITH C,et al. Neonatal lymphatic flow disorders:impact of lymphatic imaging and interventions on outcomes[J]. J Perinatol,2021,41(3):494-501.

[22] Zhang Y,Sun X L,Shen W B,et al. Systematic lymphatic abnormality-related osseous lesions:a study based on CT lymphangiography[J]. Quant Imaging Med Surg,2022,12(9):4549-4558.

[23] 张妍,孙小丽,李兴鹏,等.成人淋巴反流性塑型性支气管炎的胸部CT及CT淋巴管成像表现[J].中华放射学杂志,2022,56(08):905-907.

[24] 张妍,孙小丽*,刘梦珂,等.CT淋巴管成像诊断胸部复杂淋巴管畸形的价值探讨[J].临床放射学杂志,2022,41(12):2232-2235.

[25] 张妍,郝琪,刘梦珂,等.CT淋巴管成像诊断原发性肺淋巴水肿的价值探讨[J].CT理论与应用研究,2022,31(04):441-447.

[26] MULLER R,EBBO M,HABERT P,et al. Thoracic manifestations of IgG4-related disease[J]. Respirology,2023,28(2):120-131.

[27] Moura M C,Gripaldo R,Baqir M,et al. Thoracic involvement in IgG4-related disease[J]. Semin Respir Crit Care Med,2020,41(2):202-213.

[28] TANG V K,VIJHANI P,CHERIAN S V,et al. Primary pulmonary lymphoproliferative neoplasms[J]. Lung India,2018,35(3):220-230.

[29] DONG C,XIA P,QIU W,et al. Evaluation of CT features for differentiating consolidation pattern of pulmonary MALT lymphoma from pneumonic-type lung adenocarcinoma[J]. Front Oncol,2023,13:1234291.

第八章 纵隔

纵隔（mediastinum）是胸腔中容纳心脏、大血管、食管、气管等重要结构的区域。纵隔在解剖学上的边界，其外侧为沿两肺内侧的胸膜顶反折区，上界为胸廓上口，下界为膈肌，前界为胸骨，后界为胸椎椎体。

纵隔分区没有严格的解剖学标记，其临床分区目的是为诊疗提供方便。纵隔的临床分区方法很多，包括 Felson 分区、解剖学分区和 JART 分区等。传统的影像学分区基于侧位 X 线胸片，由于组织重叠，故部分病灶的定位并不可靠。CT 是目前临床应用中评估纵隔肿瘤及其起源、范围的主要检查手段。日本胸腺研究协会（JART）提出了一种基于螺旋 CT 横轴位图像的四分区系统（详见第一章第二节）。国际胸腺恶性肿瘤权益组织（the International Thymic Malignancy Interest Group，ITMIG）随后修改并优化了 JART 分区系统，即在 CT 横轴位影像上形成了纵隔三分区系统（前、中、后纵隔）。

ITMIG 分区是目前临床应用较广泛的纵隔分区方式。具体分区方法包括：血管前区（前纵隔）、内脏区（中纵隔）和椎旁区（后纵隔）。血管前区和内脏区的分界是心包前缘的弧形轮廓线（包括上腔静脉远端、升主动脉近端、主动脉弓外侧缘、心包内肺动脉），该区主要包含胸腺、脂肪、淋巴结和左头臂静脉。内脏区和椎旁区的分界为胸椎前缘后方 1cm 处左右方向的胸椎的垂线，后纵隔后缘为椎体横突。内脏区主要包括以下两个组成部分。①心血管（即心脏、上腔静脉、升主动脉、主动脉弓、胸降主动脉、心包内肺动脉、胸导管）；②气管、气管隆嵴、食管、淋巴结。椎旁区的主要内容是胸椎、椎旁软组织和神经。该区域的大部分疾病起源于背根神经节/椎间孔的神经元，以神经源性肿瘤居多，另有少数是起源于椎旁脉管、神经及结缔组织的肿瘤和肿瘤样病变。纵隔分区的意义在于有助于对影像学检查中发现的纵隔疾病进行鉴别诊断、有助于计划活体组织检查

和外科手术、有助于多学科环境下的临床沟通。

第一节 纵隔结节或肿块

【定义】

纵隔结节或肿块是指发生于纵隔内的圆形、类圆形或其他形状的软组织密度病变，其具有可被描述的边界。通常按照病灶的直径对其进行划分，如 > 3cm 的病变称为肿块，≤3cm 者称为结节。

【病理基础】

纵隔结节或肿块是一个非特异性征象，其病理基础涵盖了多种疾病，常见的导致纵隔结节/肿块的病理基础主要有以下几种可能。

1. **肿瘤性疾病** 原发性肿瘤性疾病以胸腺瘤、淋巴瘤、生殖细胞肿瘤和神经源性肿瘤常见；转移性肿瘤以淋巴结转移瘤多见。

2. **感染性疾病** 纵隔脓肿、细菌/病毒/真菌感染所致的纵隔淋巴结肿大。

3. **自身免疫病** 某些自身免疫病，例如结缔组织病（如系统性红斑狼疮、类风湿关节炎等）、IgG4 相关性疾病等，会导致淋巴结反应性增大而形成结节/肿块。

4. **先天性疾病或发育异常** 食管囊肿、心包囊肿、支气管源性囊肿、胸导管囊肿、脉管瘤等；胸内甲状腺。

5. **代谢性疾病** 某些代谢性疾病，如甲状腺功能亢进症（简称甲亢）、结节性甲状腺肿等，也可引起纵隔中的胸腺增生/淋巴结肿大从而形成结节/肿块。

6. **外伤** 外伤的血肿、包裹、机化、异物肉芽肿等形成结节/肿块。

【征象描述】

1. **X 线表现** 纵隔结节/肿块较小时，其可与心脏、大血管影重叠而被掩盖，而胸部 X 线检查无异常

发现。纵隔结节/肿块较大时,其在胸部 X 线检查中显示为纵隔影增宽,或显示为纵隔区弧形向外突出的阴影,可向一侧或两侧突出。大部分肿块影的边缘清楚锐利,有的呈分叶状,部分肿块内可出现高密度钙化、骨化影。由于结节/肿块的占位效应,故可出现相邻结构受压、变形、移位的表现。当结节/肿块侵犯支气管、胸膜时,可出现肺实变不张、胸腔积液等相应表现。

2. **CT 表现**　CT 能准确地显示结节/肿块的部位、大小、范围,还能显示结节/肿块的内部密度、边界和其与周围组织结构的关系。结节/肿块可表现为实性或囊实性,内部可含脂肪及钙化/骨化成分;增强后,不同病变可以呈现不同程度的强化特征。结节/肿块具有占位效应,可侵犯纵隔组织结构。CT 密度特征对肿块/结节的定性诊断有一定的指示意义,如:纵隔上部高密度结节或肿块,提示胸内甲状腺/甲状腺肿;含低密度脂质成分和高密度钙化、骨化,提示成熟畸胎瘤。肿块境界清楚,与周围结构分界清楚,多提示良性病变;而肿块与周围组织结构分界不清,脂肪间隙消失,包绕、破坏邻近组织结构多是恶性结节或肿块的特征。

3. **MRI 表现**　结节/肿块在 MRI 上表现为圆形或椭圆形病变,少数为不规则形的;其实性成分在 T_1WI 中呈稍低信号,在 T_2WI 中呈稍高信号;内部囊变、坏死成分一般表现为在 T_1WI 中呈更低信号和在 T_2WI 中呈更高信号,但囊性部分亦因不同囊液成分而有不同 MRI 信号特征;脂肪成分表现为在 T_1WI、T_2WI 中均呈高信号,在脂肪抑制序列中信号降低;钙化/骨化成分一般表现为低信号;出血成分根据病程不同有不同的信号特征。MRI 因有良好的组织分辨力,故在显示结节/肿块内部成分和病变对周围组织结构的侵犯方面更具优势,同时,增强 MRI 在显示病变强化情况方面更灵敏。

4. **PET/CT 表现**　纵隔结节/肿块在 ^{18}F-FDG PET/CT 上亦表现为圆形或椭圆形病变,少数为不规则形的,其实性成分伴有不同程度 ^{18}F-FDG 代谢增高。可以选择不同示踪剂从而特异性地显示部分肿瘤。例如,使用 ^{68}Ga 标记的 DOTA-奥曲肽和奥曲肽酸盐等生长抑素类似物进行 PET 成像有助于诊断神经内分泌肿瘤。

【相关疾病】

纵隔内器官较多,解剖关系复杂,结节/肿块的类型与位置关系密切。表 8-1-1 依据 ITMIG 分区罗列了纵隔常见结节/肿块的类型。

表 8-1-1　纵隔常见结节/肿块的区域分布

分区	病种
血管前区	胸腺瘤、淋巴瘤、生殖细胞肿瘤、胸内甲状腺
内脏区	淋巴细胞增生性疾病如卡斯尔曼病等
椎旁区	交感神经肿瘤、髓外造血、髓脂肪瘤
跨区分布	脉管性病变(如血管瘤)、神经源性肿瘤、间叶组织肿瘤

1. **血管前区/前纵隔**　血管前区较常见的几种肿瘤起源于胸腺(包括胸腺瘤、胸腺癌和胸腺神经内分泌肿瘤),此区域的其他结节/肿块还包括淋巴造血系统肿瘤、生殖细胞肿瘤、胸内甲状腺等。

(1)胸内甲状腺:胸内甲状腺大多是颈部甲状腺肿在胸骨后的延伸。其通常发生在血管前区,靠近胸廓上口处,即 JART 分区的上纵隔区,亦可延伸到其他区域。少数病例(少于 1%)与颈部的甲状腺无明显联系,临床认为此类胸内甲状腺是源于纵隔的异位甲状腺(图 8-1-1)。腺瘤性甲状腺肿在组织学上最常见,癌罕见(约占 2% ~ 3%)。腺瘤性甲状腺肿通常表现为甲状腺弥漫性肿大和多发结节,钙化、囊变和出血常见。CT 增强扫描和增强 MRI 均显示其发生明显不均匀强化。^{123}I-闪烁成像对检测甲状腺组织价值较高。

(2)胸腺上皮性肿瘤:胸腺上皮性肿瘤是血管前区最常见的肿瘤,各年龄段人群均可发生,55 ~ 65 岁的中老年人发病率最高,此类肿瘤可与各种自身免疫病有关,如重症肌无力、纯红细胞再生障碍性贫血、伴胸腺瘤的免疫缺陷症(又称 Good's 综合征)、桥本甲状腺炎、扁平苔藓、格雷夫斯病(Graves disease)和炎性肌病等。2015 年,世界卫生组织(World Health Organization,WHO)将胸腺瘤在组织学上分类为 A、AB、B1、B2 和 B3 型,以及一些少见亚型,包括伴有淋巴样间质的微结节型胸腺瘤、化生型胸腺瘤及胸腺脂肪纤维腺瘤。常见亚型中,A、AB 和 B1 型为低危胸腺瘤,B2、B3 型为高危胸腺瘤。高危胸腺瘤常侵犯至包膜外,预后较低危胸腺瘤差。WHO 分类亦包括各种组织学亚型的胸腺癌,其中最常见的是鳞状细胞癌。

低危胸腺瘤在 CT 和 MRI 上常表现为轮廓光滑的病变,其 CT 密度较均一;T_2WI 上,病变周围可见低信号的完整包膜,病变中有时可见低信号分

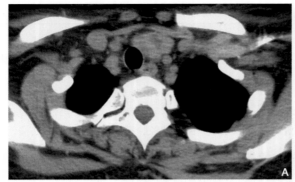
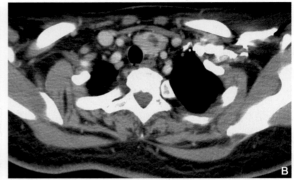
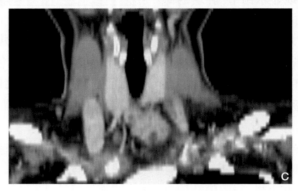

图 8-1-1 胸内甲状腺 CT 表现

患者女,37 岁,无症状体检。A. 胸部 CT 平扫横轴位图像,示上纵隔血管前区偏左侧一稍高密度灶,中心见不规则形低密度区;B. CT 增强扫描,示实性成分明显强化;C. CT 冠状位图像,示病灶和甲状腺左叶、峡部关系密切。

隔,在病理上为纤维成分;动态增强 MRI 显示胸腺瘤周围包膜和分隔呈渐进性强化(图 8-1-2)。高危胸腺瘤和胸腺癌可能表现为轮廓不规则的病变(图 8-1-3)。钙化常见于 B1、B2 和 B3 型胸腺瘤。囊变在胸腺瘤中很常见,尤其是 B2 型胸腺瘤。局部侵犯和胸膜播散在高危胸腺瘤病例中较常见。胸腺癌常因肿瘤坏死而呈现不均质性。淋巴转移和血行转移在胸腺癌病例中常见,但在胸腺瘤病例中发生率低。

(3)胸腺神经内分泌癌:按 WHO 分级,胸腺神经内分泌癌分为典型类癌、不典型类癌、大细胞神经内分泌癌(large cell neuroendocrine carcinoma,LC-NEC)和小细胞癌。其中,以不典型类癌为主,多见于 40~50 岁的人群中。胸腺神经内分泌癌、胸腺瘤和胸腺癌的影像学鉴别诊断困难。胸腺类癌在 CT 增强扫描和增强 MRI 上显示为中度至显著强化。其 CT 增强扫描上可见血管,MRI 上可见血管流空征象,提示肿瘤血流丰富。LCNEC 和小细胞癌病例中常见淋巴转移和血行转移,这些患者预后差。PET/CT 中可见神经内分泌肿瘤摄取明显,[68]Ga 标记的 DOTA-奥曲肽显像可被用于识别表达生长抑素受体(somatostatin receptor,SSTR)的胸腺神经内分泌癌(图 8-1-4)。

(4)胸腺增生:胸腺增生是指胸腺体积变大超过相应年龄段正常值的上限,该病好发于青春期女性。其在组织学上分为真性胸腺增生和胸腺髓质中淋巴生发中心的增生。真性胸腺增生的定义为胸腺体积增大而大体及组织学外观正常,此类增生常发生于恶性肿瘤化疗或皮质类固醇治疗等引起胸腺萎缩后的反弹性增生;后者的病理基础是胸腺髓质内存在增生性淋巴样生发中心,并且伴有淋巴细胞和浆细胞浸润,往往不伴有胸腺体积的增大。胸腺淋巴样滤泡性增生见于 50% 以上的重症肌无力患者。胸腺两叶表面被覆结缔组织被膜,在 CT 和 MRI 上可清晰分辨两叶在中线处相连的疏松结缔组织被膜。增生的胸腺表现为血管前区两侧界膨隆,软组织影内见点状低信号区。儿童胸腺增生在 CT 和 MRI 上表现为前纵隔的圆形或方形肿块,成人胸腺增生表现为扁平的三角形肿块。恶性肿瘤化疗后患者可发生胸腺反弹性增生,诊断时须充分考虑病史,以免误诊为肿瘤转移。利用化学位移 MR 成像(chemical shift MR imaging)可以检测到胸腺增生中的脂肪组织,从而有助于对该病与胸腺上皮性肿瘤进行鉴别(图 8-1-5)。

(5)胸腺脂肪瘤:参见本章第二节纵隔含脂肪病变。

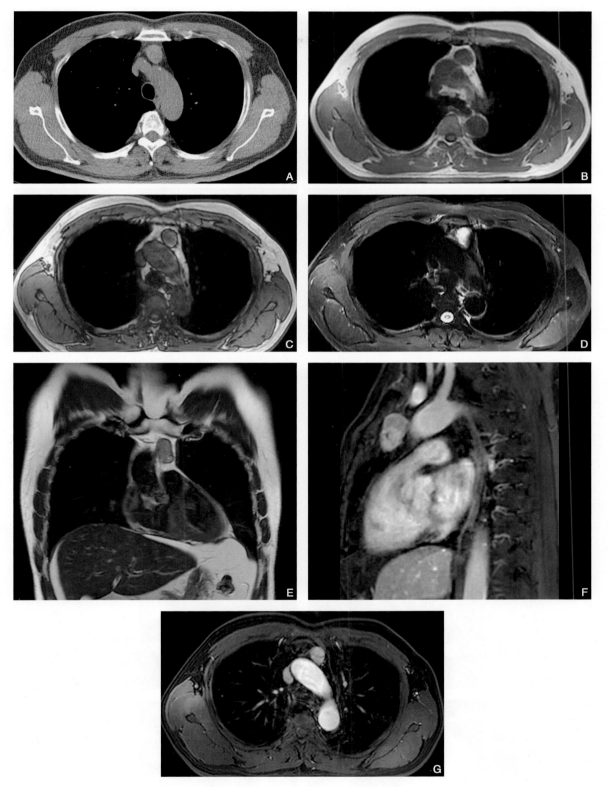

图 8-1-2　AB 型胸腺瘤 CT 与 MRI 表现

患者男,52 岁,体检发现前纵隔结节。A. CT 平扫纵隔窗图像示前纵隔边界清楚结节,密度均匀;B、C. MRI T₁WI 同(B)反(C)相位图像示边界锐利的等信号结节,信号均匀;D. MRI T₂WI 脂肪抑制序列图像,示病变呈均匀高信号;E. MRI T₂WI 冠状位图像;F. 动态增强 MRI 动脉期图像,病变均匀强化;G. 延迟期图像,病变信号欠均匀,下部信号较上部高。病理为 AB 型胸腺瘤,侵犯包膜但未突破。

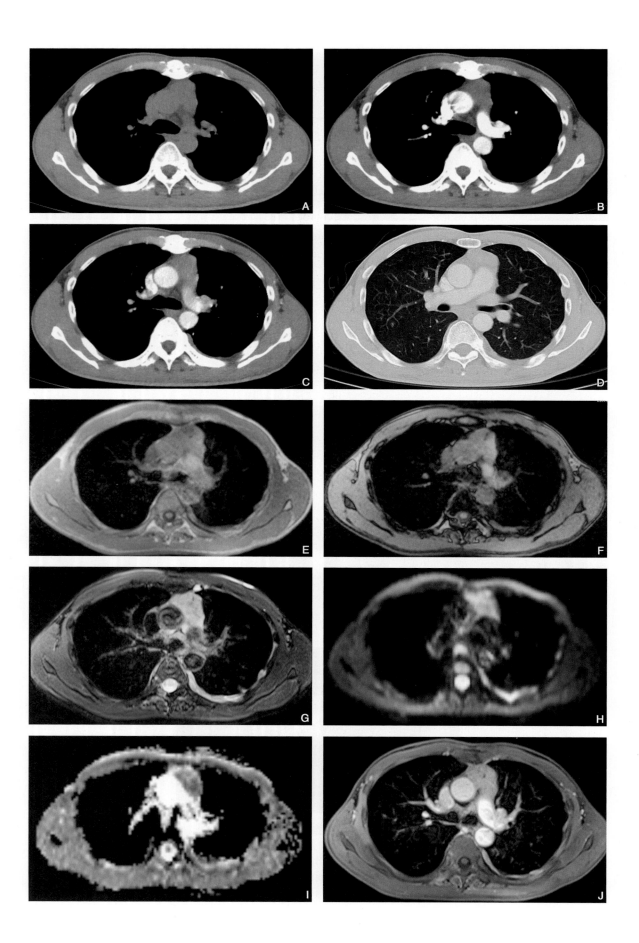

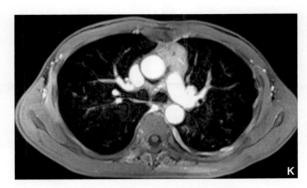

图 8-1-3　B3 型胸腺瘤 CT 与 MRI 表现

男性,45 岁,胸闷、胸痛 1 个月余。A. CT 平扫纵隔窗图像示纵隔血管前区偏左侧软组织团块影,边界模糊,与邻近组织分界欠清;B. CT 增强扫描动脉期图像示病灶呈均匀强化;C. 延迟期图像示病灶强化稍欠均匀,左侧胸膜稍增厚及胸腔积液(见征象库);D. CT 肺窗图像示左侧胸膜及两侧叶间胸膜结节;E、F. MRI T_1WI 同(E)反(F)相位图像示边界欠清软组织影,脂肪间隙部分消失,反相位图像上,病灶局部信号减低;G~I. T_2WI 上,病灶信号欠均匀,DWI 示病灶弥散受限、ADC 图示病变呈低信号;J. 动态增强 MRI 示病灶呈不均匀强化;K. 延迟期图像示病灶呈渐进性强化。病理为 B3 型胸腺瘤,胸膜播散。

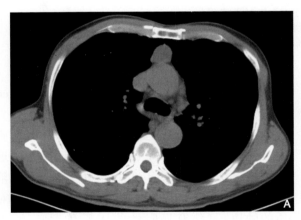

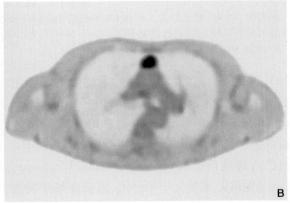

图 8-1-4　胸腺大细胞神经内分泌癌 CT 与 PET/CT 表现

患者男,61 岁,体检发现纵隔阴影。A. CT 平扫图像上见纵隔血管前区边界锐利、密度均匀的软组织结节;B. PET/CT 图像示结节摄取明显。

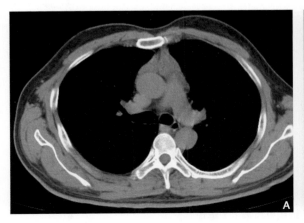

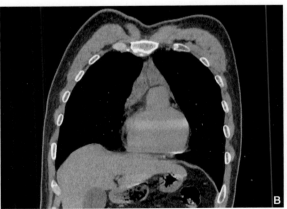

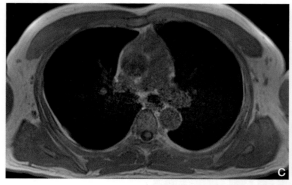
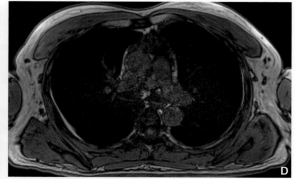
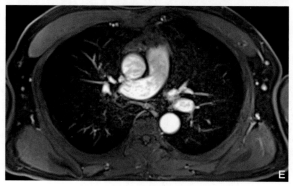

图 8-1-5 胸腺增生 CT 与 MRI 表现
患者男,45 岁,甲亢患者。A、B. CT 平扫横轴位(A)和冠状位(B)图像见纵隔血管前区类三角形软组织影,中线处可见与结缔组织相连的被膜影;C、D. MRI T₁WI 同(C)、反(D)相位图像,病变在反相位图像上信号减低;E. 增强 MRI 动脉期图像,未见明显强化区。

(6) 淋巴瘤:原发性纵隔恶性淋巴瘤的主要组织学亚型为原发性纵隔大 B 细胞淋巴瘤(primary mediastinal large B cell lymphoma,PMBCL)、结节硬化型霍奇金淋巴瘤(classic Hodgkin lymphoma,cHL)和 T 淋巴母细胞淋巴瘤(T-lymphoblastic lymphoma,T-LBL)。PMBCL 多发生于年轻人,发病高峰年龄为 20~30 岁,起源于胸腺髓质 B 细胞,是侵袭性 B 细胞淋巴瘤。结节硬化型经典霍奇金淋巴瘤在年轻女性中很常见,其与 PMBCL 具有相似的临床和生物学特征。T-LBL 好发于儿童和青年男性。实验室检查可

溶性白细胞介素-2 受体(soluble interleukin-2 receptor,sIL-2R)有助于恶性淋巴瘤的诊断。

PMBCL 常表现为血管前区的巨大不均质肿块,肿瘤内常出现坏死、囊变、出血,肿瘤附近常出现淋巴结肿大。约 1/3 患者中可见胸腔积液和心包积液(图 8-1-6)。cHL 的典型表现是相对均质的肿块,可伴有局限性的坏死和囊变,原发病灶附近可见淋巴结肿大。T-LBL 常表现为巨大的不均质肿块伴坏死,常见胸腔积液、心包积液和淋巴结肿大。T-LBL 的典型表现为肿块迅速增

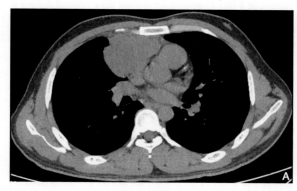
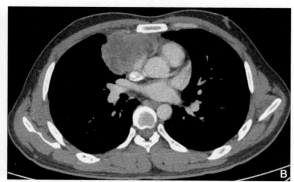

图 8-1-6 弥漫大 B 细胞淋巴瘤 CT 表现
患者男,28 岁,胸闷、胸痛 1 周。A. CT 平扫图像示纵隔血管前区偏右侧边界欠清软组织肿块,密度低于同层面肌肉,无钙化;B. 增强扫描图像示肿块轻度不均匀强化,内见“血管漂浮征”(更多显示“血管漂浮征”的影像见中华临床影像征象库)。

大,患者主诉胸痛和呼吸困难。淋巴瘤在化疗前罕见钙化。

胸腺结外边缘区黏膜相关淋巴组织(mucosa-associated lymphoid tissue,MALT)淋巴瘤(图 8-1-7)是罕见病,与自身免疫病尤其是干燥综合征密切相关。

大多数胸腺 MALT 淋巴瘤患者的年龄在 60~70 岁,报道称约有 80% 的该病病例为亚洲患者。其影像学表现为前纵隔囊实性、多房囊性或实性肿块。干燥综合征、胸腺 MALT 淋巴瘤与多房胸腺囊肿的鉴别诊断困难。胸腺 MALT 淋巴瘤预后良好。

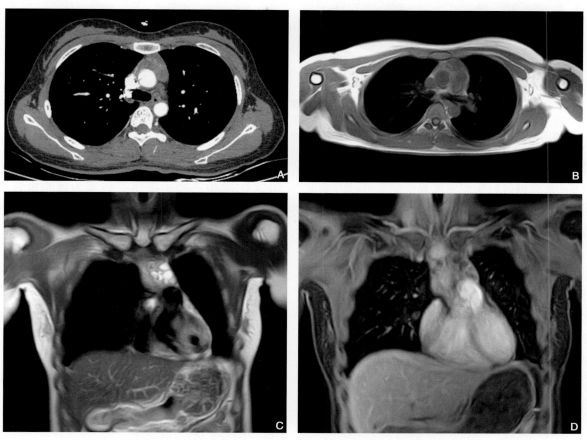

图 8-1-7　胸腺结外边缘区黏膜相关淋巴组织淋巴瘤 CT 与 MRI 表现

患者女,30 岁,体检发现纵隔肿物 2 年余。A. CT 示纵隔血管前区软组织增多及多发囊实性改变;B. MRI T_1WI 示血管前区偏左侧软组织影,信号欠均匀,病灶左缘呈波浪状;C. MRI T_2WI 示病灶呈多房囊性;D. 增强 MRI,见病灶囊壁显著强化。病理:(前纵隔)淋巴组织增生性病变,符合胸腺结外边缘区黏膜相关淋巴组织(MALT)淋巴瘤诊断,肿瘤侵犯周围脂肪组织,未侵犯纵隔胸膜及心包组织。

(7)生殖细胞肿瘤:生殖细胞肿瘤(germ cell tumor,GCT)起源于原始生殖细胞。纵隔是生殖系统以外最好发生殖细胞肿瘤的部位,纵隔生殖细胞肿瘤中的约 60% 发生于前纵隔,多位于中线附近。纵隔生殖细胞肿瘤一般分三类。①畸胎瘤(成熟畸胎瘤和未成熟畸胎瘤);②精原细胞瘤;③非精原细胞性恶性生殖细胞肿瘤(卵黄囊瘤/内胚窦瘤、胚胎性癌、绒毛膜癌和混合性生殖细胞肿瘤)。超过 80% 的生殖细胞肿瘤为良性病变,其中绝大多数是成熟畸胎瘤(参见本章第二节纵隔含脂肪病变)。恶性生殖细胞肿瘤好发于 20~40 岁的男性,以精原细胞瘤最常见,卵黄囊瘤好发于青春期,胚胎性癌和绒毛膜癌好发于青春期后。部分恶性生殖细胞肿瘤分泌

肿瘤标志物,例如甲胎蛋白(AFP)和 β-人绒毛膜促性腺激素(β-HCG)。单纯的 AFP 升高提示卵黄囊瘤,精原细胞瘤患者血清 β-HCG 升高而 AFP 正常,绒毛膜癌患者中可见 β-HCG 明显升高。非精原细胞瘤的预后较单纯的精原细胞瘤更差。

非精原细胞性生殖细胞肿瘤的异质性较强,肿块体积较大,密度不均,瘤内有明显的坏死和出血,在增强扫描中呈不均匀强化,侵犯邻近结构,常见淋巴转移和血行转移。卵黄囊瘤(图 8-1-8)常表现为囊实性巨大肿块,实性部分内有增粗、迂曲的新生肿瘤血管,中心坏死而出现"花环样强化",坏死和肿瘤血管并存,被称为"矛盾影像"。部分生殖细胞肿瘤为混合性的,其表现复杂,通过影像学方法鉴别亚型

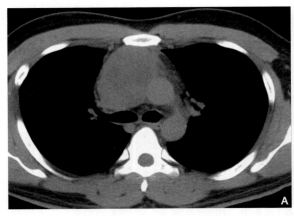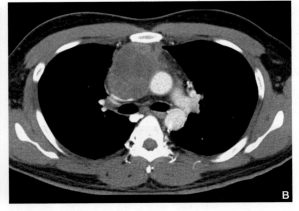

图 8-1-8 卵黄囊瘤 CT 表现

患者男,29 岁,胸闷、胸痛一周,AFP>3 000ng/mL。A. CT 平扫图像示纵隔血管前区软组织肿块影,密度欠均匀,与周围组织分界不清,脂肪间隙消失;B. 增强扫描图像示肿块不均匀强化,中心坏死,边缘见增粗、迂曲血管影。

较为困难。

(8) 血管前区软组织密度囊性结节/肿块:参见本章第四节纵隔囊性病变。

2. 内脏区/中纵隔 内脏区最常见的实质性肿瘤是淋巴结病变,包括卡斯尔曼病、淋巴结转移、恶性淋巴瘤和肉芽肿性疾病,如结节病、结核和肺尘埃沉着病。该区亦常见前肠囊肿,包括支气管源性囊肿和食管囊肿,这些病变有时在平扫图像上也表现为软组织密度。

(1) 卡斯尔曼病:又称巨大淋巴结增生症,是一种少见且原因不明的慢性淋巴组织增生性疾病。该病分为两大类,即局灶性(单中心型)和多中心型卡

斯尔曼病(multicentric Castleman disease,MCD)。组织学上,单中心型卡斯尔曼病多为透明血管型(约90%~95%),多中心型卡斯尔曼病以浆细胞型(5%~9%)和混合型多见。卡斯尔曼病常见于纵隔内脏区,亦有少数发生于血管前区或椎旁区。透明血管型卡斯尔曼病在 CT 增强扫描和增强 MRI 上表现为孤立性结节/肿块,强化明显(图 8-1-9)。病变内可见供血血管,MRI 上可见血管流空无信号区,这些征象反映病变血管丰富。多中心型卡斯尔曼病表现为全身多组淋巴结肿大,其影像学表现缺乏特异性,多数病灶密度均匀,直径小于单中心型卡斯尔曼病,增强后呈轻、中度强化。

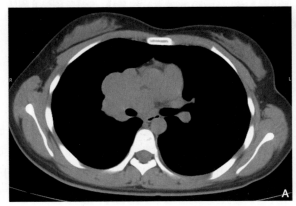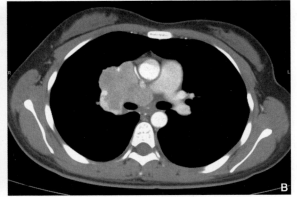

图 8-1-9 卡斯尔曼病 CT 表现

患者女,18 岁,高考体检发现纵隔阴影。A. CT 纵隔窗图像示纵隔及右肺门软组织肿块;B. 增强扫描图像示肿块明显强化,周围见增粗、迂曲血管影。病理为透明血管型卡斯尔曼病。

(2) 淋巴结转移:参见本章第六节淋巴结肿大。

(3) 前肠囊肿:参见本章第四节纵隔囊性病变。

3. 椎旁区/后纵隔 该区结节/肿块以神经源性肿瘤为主。罕见的实性和囊性病变包括髓脂肪瘤、髓外造血等。亦有极少数异位胸腺组织起源的胸腺瘤、淋巴瘤和脉管源性肿瘤发生于该区,而其不

典型的位置给鉴别诊断带来了一定困难。

(1) 神经源性肿瘤:是后纵隔最常见的肿瘤性疾病。一般按肿瘤在纵隔神经组织内的来源分为三大类,即周围神经肿瘤、交感神经肿瘤或副神经节瘤。大多数纵隔神经源性肿瘤起源于周围神经,发生在椎旁区;少数周围神经肿瘤和副神经节瘤可发

生在其他区域。对纵隔神经解剖、走行的认识是诊断纵隔神经源性肿瘤的基础和依据,且有助于病变的定位和鉴别诊断(表8-1-2)。

表 8-1-2　纵隔内神经在 ITMIG 分区中的位置

ITMIG 分区	神经
血管前区	左迷走神经、膈神经、主动脉体
内脏区	右迷走神经、主动脉体、喉返神经
椎旁区	脊神经(包括肋间神经)、臂丛、交感干和交感神经节

1)周围神经肿瘤:该类肿瘤最常见的位置即是椎旁。其包括神经鞘瘤、神经纤维瘤和恶性周围神经鞘瘤(malignant peripheral nerve sheath tumor,

MPNST)。神经鞘瘤是纵隔最常见的神经源性肿瘤(图8-1-10)。神经纤维瘤约占纵隔神经源性肿瘤的20%。多发/丛状神经纤维瘤与神经纤维瘤病Ⅰ型(neurofibromatosis type Ⅰ,NF Ⅰ)相关。神经鞘瘤和神经纤维瘤好发于30~40岁人群,无性别差异。MPNST是一种罕见的梭形细胞肉瘤,起源于周围神经、神经鞘膜细胞、神经周细胞或成纤维细胞。MPNST通常累及大的神经干,如坐骨神经、臂丛、骶丛或椎旁神经。在25%~70%的MPNST病例中,MPNST与NFⅠ相关,稳定的神经纤维瘤突然增大并出现神经症状提示MPNST。

神经鞘瘤可跨椎管生长,常伴相应椎间孔的扩大。神经鞘瘤的组织学成分包括 Antoni A 区和 Antoni B 区,前者由梭形细胞组成,在 T_2WI 中信号强

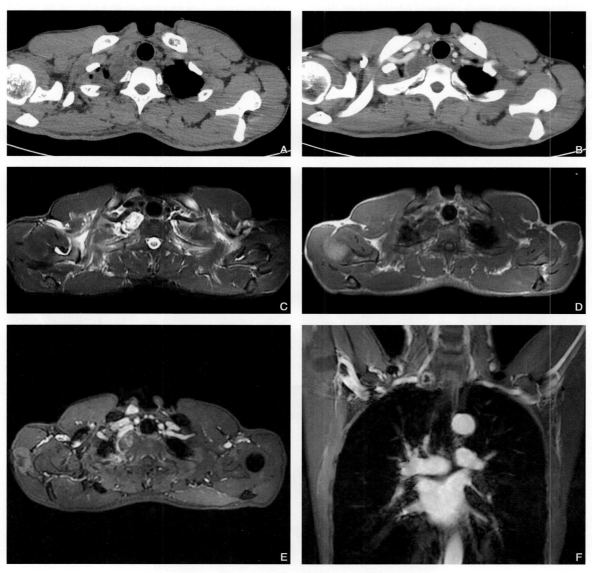

图 8-1-10　椎旁区神经鞘瘤 CT 与 MRI 表现
患者男,72 岁,体检发现胸廓上口处阴影。A. CT 平扫图像示病变密度不均,内见散在低密度区;B. CT 增强扫描示病变呈环形强化;C. MRI T_2WI 中,病变呈高信号为主的混杂信号;D. T_1WI 中,病变信号欠均匀;E. 动态增强 MRI 动脉期图像示病变呈不均匀强化;F. 动态增强 MRI 延迟期冠状位图像示病变呈环形强化。

度较低,强化明显;Antoni B 区细胞密度低,包含黏液瘤疏松组织,在 T₂WI 中信号强度高,强化缓慢且微弱。神经鞘瘤常见囊变和出血。T₂WI 图像上的"靶征"包括周围高信号区和中央低信号区,此征象在部分周围神经肿瘤中可见。神经纤维瘤的典型表现为轻度渐进性强化,这反映了肿瘤中含有黏液和纤维成分。典型的 MPNST 在 CT 和 MRI 中呈不均质表现,因肿瘤中央坏死而呈环形强化。

2)交感神经肿瘤:交感神经肿瘤包括神经节细胞瘤、神经节神经母细胞瘤和神经母细胞瘤。神经节细胞瘤是起源于交感神经节细胞的良性肿瘤,通常位于椎旁区(约 42%),中位发病年龄约为 7 岁。部分神经节细胞瘤可由神经母细胞瘤或化疗后的神经节神经母细胞瘤引起。神经母细胞瘤是一种起源于神经外胚层的原始肿瘤,诊断时的中位年龄为 22 个月。神经节神经母细胞瘤表现为介于神经母细胞瘤和神经节细胞瘤之间的中间型,患者年龄通常小于 10 岁。约 20% 的神经母细胞瘤和神经节神经母细胞瘤发生在椎旁区。

交感神经肿瘤沿椎体前外侧表面沿垂直方向走行,呈锥形或梭形外观。神经节细胞瘤周围有纤维性包膜,在 T₂WI 中表现为界限清楚的肿块,内含不

均匀高信号成分,为黏液性基质。约半数神经节细胞瘤可见"螺旋状外观",即 T₂WI 图像上的低信号曲线状条带影,其反映了肿瘤中的胶原纤维成分。少数神经节细胞瘤的 CT 或 MRI 上可以见到脂肪影,含脂肪的神经节细胞瘤(图 8-1-11)须与髓脂肪瘤、髓外造血鉴别。神经母细胞瘤和神经节神经母细胞瘤内常见坏死、钙化和出血,其中,25% ~ 38% 的神经母细胞瘤的 CT 图像上可见点状或线状钙化。神经母细胞瘤和神经节神经母细胞瘤具有侵袭性,可发生淋巴和/或血行转移。

3)副神经节瘤:纵隔副神经节瘤约占肾上腺外副神经节瘤的 2.5%。副神经节主要集中在两个部位,其中,沿椎旁区交感神经链分布的副神经节被称为主动脉交感神经副神经节,位于大血管的副神经节被称为主动脉肺动脉副神经节,又称主动脉体。主动脉交感神经副神经节瘤发生于年轻人(平均发病年龄 29 岁),约半数患者表现为与肿瘤功能活动相关的症状。而主动脉肺动脉副神经节瘤通常无症状,且多发生于 40 岁以上的人群。

主动脉肺动脉副神经节的典型位置为以下五个:升主动脉和肺动脉干之间,毗邻主动脉根部(冠状动脉副节);动脉导管与肺动脉之间(肺副神经

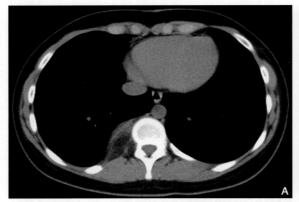
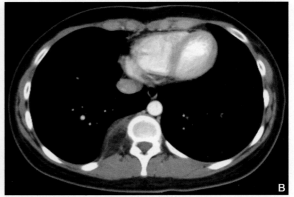
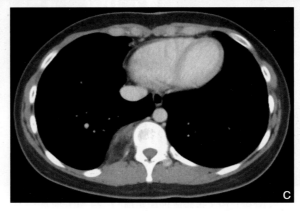

图 8-1-11 神经节细胞瘤 CT 表现

患者女,19 岁,体检发现椎旁阴影。CT 平扫图像(A)示右侧脊柱旁梭形影,增强后(B、C)可见病变不均匀强化,内部大量脂肪成分无强化,CT 值约-90Hu,右侧椎间孔较对侧稍扩大。病理为含脂肪的神经节细胞瘤。

节）；右锁骨下动脉和右颈总动脉之间；左锁骨下动
脉和左颈总动脉之间；左锁骨下动脉尾侧靠近主动
脉弓处（图 8-1-12）。后四个位置的副神经节也被称
为锁骨下-主动脉上副神经节。主动脉交感神经副
神经节瘤发生在纵隔上部和后纵隔（JART 分区）/椎
旁区（ITMIG 分区）。相反，主动脉肺动脉副神经节
瘤发生在纵隔上部、前纵隔（JART 分区）/血管前区
和内脏区（ITMIG 分区）。按其主细胞对铬盐的反
应，副神经节瘤分为嗜铬性副神经节瘤和非嗜铬性
副神经节瘤。纵隔嗜铬性副神经节瘤罕见，该部位
的副神经节瘤多为非嗜铬性的。

　　副神经节瘤边界清楚或不清，可能因出血或坏
死而呈现明显的异质性。与肾上腺嗜铬细胞瘤相
似，副神经节瘤血供丰富，CT 增强扫描可显示肿块
周围和肿块内的供血血管。动态增强 MRI 示肿瘤
快速强化。肿瘤内交错的高、低信号区在 T₂WI 上被
描述为"胡椒盐征"。"盐"代表高信号区域，由肿瘤
血管内血液流动缓慢或出血造成，"胡椒"代表肿瘤
血管内的高速血流（图 8-1-13）。

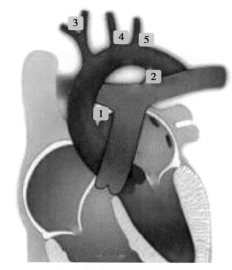

图 8-1-12　主动脉肺动脉副神经节的典型位置示意图
1 示升主动脉和肺动脉干之间（冠状动脉副节）；2 示动
脉导管与肺动脉之间（肺副神经节）；3 示右锁骨下动脉
和右颈总动脉之间；4 示左锁骨下动脉和左颈总动脉之
间；5 示左锁骨下动脉尾侧靠近主动脉弓处。

　　（2）髓脂肪瘤：参见本章第二节纵隔含脂肪
病变。

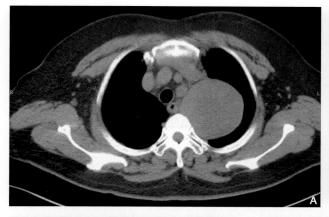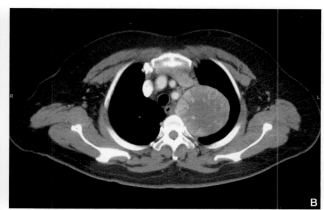
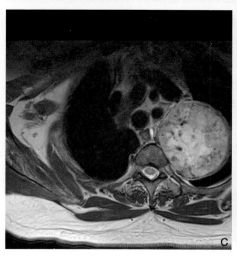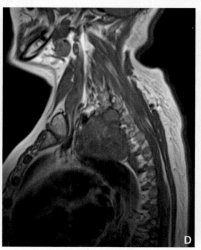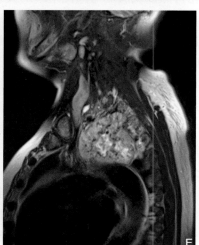

图 8-1-13　主动脉肺动脉副神经节瘤 CT 与 MRI 表现
患者女，57 岁，胸、背痛 7~8 年。A. CT 平扫图像示左锁骨下动脉尾侧靠近主动脉弓处软组织肿块影；B. CT 增强扫描中可
见肿块不均匀强化，中心为稍低密度区，周边见供血血管影；C. MRI 横轴位 T₂WI 中见肿瘤内交错的高、低信号区，即"胡椒
盐征"，D、E. 矢状位 T₁WI 和 T2WI 显示病灶与主动脉的关系及信号特征。病理为副神经节瘤。

（3）髓外造血：参见本章第二节纵隔含脂肪病变。

4. 跨区分布的肿瘤 纵隔内跨区分布的肿瘤主要起源于间叶组织，包括纤维、脂肪、平滑肌、骨骼肌、间皮、滑膜、血管、组织细胞及未分化的间充质细胞等。这些组织、细胞在胚胎时期均由中胚层演化而来。此类肿瘤的发病原因与全身其他部位的间叶源性肿瘤相似，包括基因突变、化学物质、辐射、免疫因素、病毒感染等。良性间叶组织肿瘤的组织形态与起源组织相似，仅在数量或结构排列上与其存在差异；而恶性间叶组织肿瘤与正常起源组织差异较大，分化程度多样，分化程度低者甚至难以追溯起源部位，须借助免疫组织化学、电镜等技术并结合临床信息、实验室检查，方可准确诊断。另外，脉管源性肿瘤、周围神经肿瘤、胸导管起源的肿瘤性囊肿以及淋巴瘤等肿瘤可跨区分布，了解其起源组织的胚胎演化和解剖走行有助于定位，结合典型影像学表现有助于定性诊断。

【分析思路】

导致纵隔结节/肿块的原因很多，不同纵隔分区，好发疾病不同，有些病变有一定特征性表现如副神经节瘤等，有些则没有，鉴别存在困难，须结合临床信息和实验室检查，具体分析思路如下。

第一，明确纵隔存在结节/肿块，在 X 线胸片上，多数小病变很难被发现，较大病变可引起纵隔轮廓改变及纵隔内结构受压等，间接提示纵隔结节/肿块，这时须行 CT 或 MRI 以明确。CT 和 MRI 可以清楚地显示结节/肿块的位置、范围、密度（信号）、强化特点以及病灶与周围组织的关系。

第二，对纵隔结节/肿块进行分区，2014 年的 JART 分区方案和 2017 年的 ITMIG 分区方案都是以 CT 影像为基础的分区，同样适用于 MRI 检查。最新纵隔分区按照前、中、后三分区法，前纵隔常见胸腺病变、胸内甲状腺、畸胎瘤、生殖细胞肿瘤和淋巴瘤；中纵隔最常见淋巴结来源病变；后纵隔则为神经源性肿瘤常见部位；肿块较大时也会跨区分布，这会为分区和鉴别诊断带来困难。

第三，根据结节/肿块的影像特点进行分析。如病变含有脂肪和钙化，则成熟畸胎瘤应该可以明确诊断；如为高密度病变，则应首先考虑甲状腺病变；

病变内明显坏死、囊变，可见于感染和淋巴结转移、胸腺癌、神经鞘瘤等。也可根据结节/肿块的血供来判断，例如，血供丰富常见于胸腺瘤、卡斯尔曼病、副神经节瘤及血管瘤等，也要注意纵隔动脉来源的假性动脉瘤等血管病变。还可观察结节/肿块有否钙化而进行分析（见本章第五节）。

第四，根据临床信息和实验室检查进行分析。患者伴发重症肌无力，应考虑胸腺来源结节/肿块；高血压、心动过速、发作性头痛等，可能与副神经节瘤相关。怀疑生殖细胞起源的纵隔肿瘤时，须检测血清 AFP、β-HCG 和乳酸脱氢酶（lactate dehydrogenase，LDH），卵黄囊瘤患者的 AFP 通常明显升高，甚至超出测量限值；含合体滋养细胞的肿瘤分泌 β-HCG，可通过监测发现异常；另外，精原细胞瘤患者的血清低密度脂蛋白（low-density lipoprotein，LDL）水平可能升高。对于纵隔肿瘤伴有药物难以控制的严重高血压者，应检查尿液中的儿茶酚胺含量，以排除交感神经副神经节瘤的可能性。

【疾病鉴别】

纵隔结节/肿块是一个非特异性征象，发病率低但病种繁多。对于该征象不能孤立看待，须识别纵隔的解剖结构，准确把握结节、肿块的位置，从而推断病灶的起源，并且应联合影像学特征（图 8-1-14～图 8-1-16）、临床信息和实验室检查（图 8-1-17）等进行诊断和鉴别，为临床提供合理的处理决策。

纵隔肿瘤的定位是准确诊断的前提和基础。采用基于 CT 的 ITMIG 三分区系统可以提高肿瘤定位的准确性，简化鉴别诊断，并且有助于制订诊疗方案。但部分病灶较大，跨区分布，难以确认起源。ITMIG 推荐两种方法用于帮助识别这些病变的起源位置。第一种是"中心法"，即以横轴向 CT 图像上病变最大层面的中心点所在的区域定位。第二种称为"结构置换法"，适用于巨大的纵隔病变推移毗邻病变的器官使之移位时；例如，巨大的血管前区肿块可能使内脏区的器官（气管、食管或心脏）向后移位。不典型的发病部位和不典型的组织构成会增加诊断的难度，MRI 的组织分辨力高、序列丰富，可能对疾病的定性诊断有一定的补充作用（图 8-1-18）。

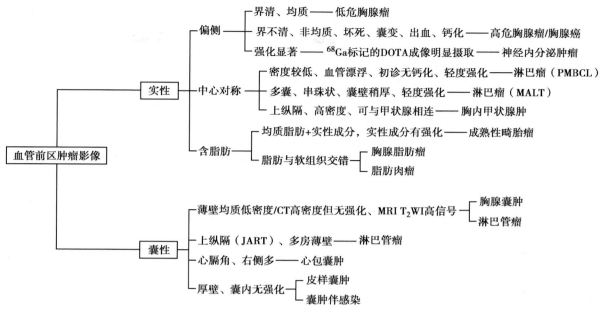

图 8-1-14　血管前区常见肿瘤的影像诊断思维导图

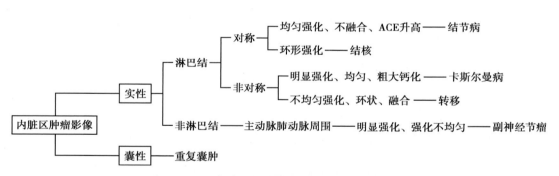

图 8-1-15　内脏区常见肿瘤的影像诊断思维导图

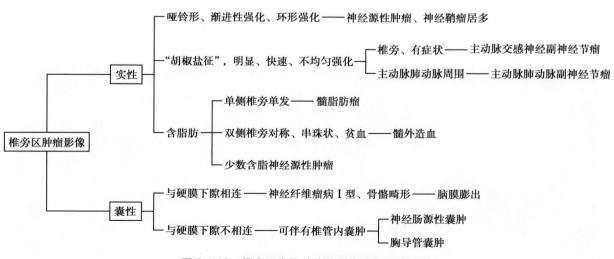

图 8-1-16　椎旁区常见肿瘤的影像诊断思维导图

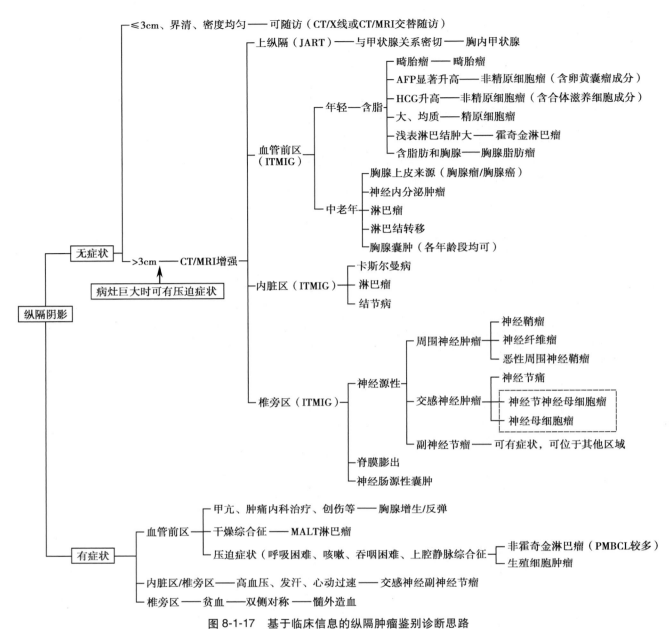

图 8-1-17 基于临床信息的纵隔肿瘤鉴别诊断思路
MALT：黏膜相关淋巴组织；AFP：甲胎蛋白；HCG：人绒毛膜促性腺激素。

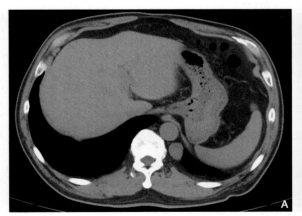
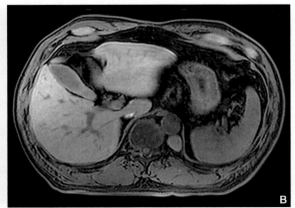

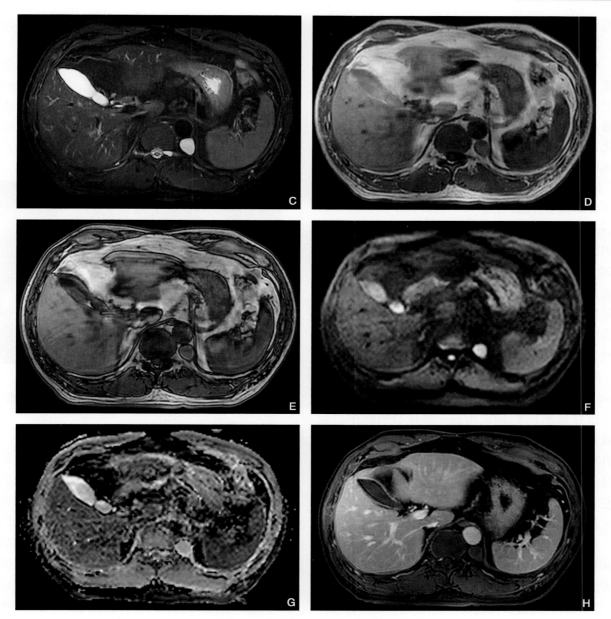

图 8-1-18　支气管源性囊肿 CT 与 MRI 表现

患者男,53 岁,体检发现纵隔阴影 3 个月余,无症状。A. CT 平扫纵隔窗图像示左后纵隔软组织结节;B. MRI T₁WI 示病变呈均匀等信号;C. MRI T₂WI 示病变呈均匀高信号;D、E. 同(D)、反相位(E)图像示病变无信号衰减;F、G. DWI(F)和 ADC 图(G)示病变无弥散受限;H. 增强 MRI 示病变无强化。病理为后纵隔囊肿性病变,囊壁部分内衬纤毛柱状上皮并可见少量软骨,考虑为支气管源性囊肿。

(叶晓丹)

第二节　纵隔含脂肪病变

【定义】

纵隔含脂肪病变是指在局灶性或弥漫性纵隔病变中发现脂肪密度成分(CT 值为 -130~-70Hu),纵隔含脂肪病变在临床上并不少见,包括纵隔脂肪沉积、胸腺脂肪瘤、脂肪肉瘤、成熟畸胎瘤、髓脂肪瘤、神经节细胞瘤、髓外造血等,正确认识和分析病理性脂肪的位置、形态和分布,可显著缩小鉴别诊断的范围。

【病理基础】

纵隔含脂肪病变的病理基础涵盖了多种疾病,常见的含脂肪病变有以下几种。

1. **非肿瘤性病变**　纵隔脂肪沉积和髓外造血。此类病变在病理上表现为无包膜的弥漫性脂肪组织,为成熟的脂肪细胞和细胞增生而无核异形。

2. **肿瘤性病变**　包括胸腺脂肪瘤、脂肪肉瘤、成熟畸胎瘤、神经节细胞瘤、髓脂肪瘤。

3. **腹部脂肪疝**　包括 Morgagni 疝和胸腹膜裂孔疝(Bochdalek hernia),此类疾病的诊断基于纵隔病变与腹腔内容物的连续性,以及小肠或肠系膜血管的识别。

【征象描述】

1. **X 线表现**　无症状患者大多在接受 X 线检查或 CT 检查时偶然发现病灶。此类病变在 X 线平片上表现为纵隔增宽，均一脂肪表现为一致、对称、边缘光滑的密度增高影。部分肿块内可出现高密度钙化，也可出现脂-液、液-液、气-液平面。肿块较大时出现占位效应，邻近结构受压移位。

2. **CT 表现**　CT 是目前诊断纵隔含脂肪病变的主要影像学方法，可显示 X 线检查中漏检的小病灶，亦能准确显示脂肪在病灶中的含量和分布。软组织窗图像显示单纯脂肪密度成分的 CT 值约为 −130～−70Hu。病灶内脂肪与软组织等成分的分布和关系有助于良恶性鉴别和定性诊断，均一脂肪密度常提示良性，脂肪内间有软组织时应考虑肉瘤的可能性。CT 多平面重建可多方位显示疝孔及疝内容物，还可显示膈神经麻痹导致的单侧膈肌抬高。

3. **MRI 表现**　MRI 组织分辨力高，脂肪在 T_1WI、T_2WI 序列中均呈高信号，在 T_2WI 脂肪抑制序列中信号显著下降，由此可进一步区分病灶中的脂肪成分。MRI 对成分复杂的病灶及其与周围组织关系具有更强的显示能力，因其多方位成像，故亦可清楚显示膈肌抬高、疝及疝内容物、器官组织受压或受侵犯等影像。

【相关疾病】

1. **纵隔脂肪沉积**　根据发病原因可分为生理性和病理性脂肪沉积。前者常见于肥胖者，大多数患者无明显临床表现。病理性的脂肪沉积可能与遗传、肾上腺增生、激素类药物的应用及脂肪类物质代谢紊乱有关。

该病在 X 线平片上多表现为上纵隔对称性增宽，边缘平滑，气管大多无狭窄或移位。范围较广者延伸至双侧心膈角，表现为一致、对称、边缘光滑的

密度增高影，为胸膜外脂肪沉积。少数患者可见胸腔积液。

CT 是目前诊断纵隔脂肪沉积的主要影像学方法，此类病变在软组织窗图像上显示为纵隔内血管、气管和食管周围弥漫性脂肪密度影，CT 值约为 −130～−70Hu。病灶呈中心对称分布，灶内无明显软组织成分，邻近组织结构不受侵犯（图 8-2-1）。

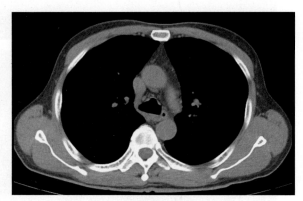

图 8-2-1　纵隔脂肪沉积 CT 表现
患者男，57 岁，体检发现纵隔阴影。CT 平扫图像示血管前区中心对称性脂肪密度影，无明显边界，未压迫邻近血管。

2. **胸腺脂肪瘤和脂肪肉瘤**　胸腺脂肪瘤是一种罕见的含有胸腺及脂肪组织的良性肿瘤。患者平均年龄为 22～26 岁，多无症状。胸腺脂肪瘤的典型表现为血管前区由软组织（胸腺组织）和脂肪组织混合而成的巨大肿块（图 8-2-2），其与纵隔脂肪瘤的区别在于前者含有胸腺组织而后者为单纯脂肪组织构成的。若病变含有较大的软组织成分并有实性成分的明显强化，则须考虑脂肪肉瘤（图 8-2-3）的可能性。

3. **成熟畸胎瘤**　超过 80% 的生殖细胞肿瘤为良性病变，其中绝大多数是成熟畸胎瘤。成熟畸胎瘤在男性和女性中发病率相当。在 CT 上，成熟畸胎瘤通常表现为厚壁、单房或多房的囊性病变（图 8-2-4）。

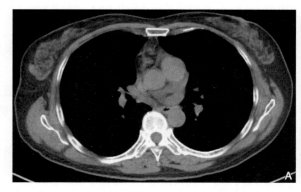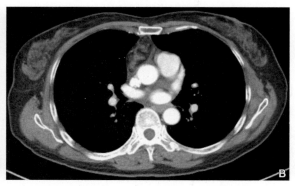

图 8-2-2　胸腺脂肪瘤 CT 表现
患者女，54 岁，体检发现血管前区阴影。CT 平扫图像（A）和增强扫描图像（B）分别示纵隔血管前区偏右侧类三角形边界清楚的脂肪密度伴有散在少许软组织成分的肿块，软组织成分为颗粒状表现。

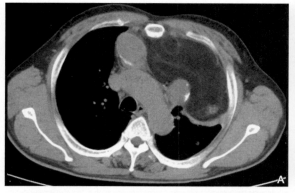
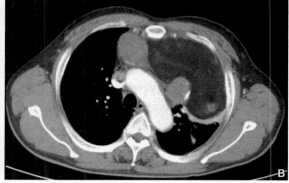

图 8-2-3　脂肪肉瘤 CT 表现

患者男,52 岁,胸闷、胸痛、气促 2 个月余,加重 1 周。A. CT 平扫图像示纵隔血管前区偏左侧巨大混合密度肿块,部分为脂肪密度,内伴有散在多发结节、漩涡及条索状软组织成分;B. 增强扫描图像示实性成分不均匀强化,部分软组织影边缘见壳状钙化,中心见点状钙化。

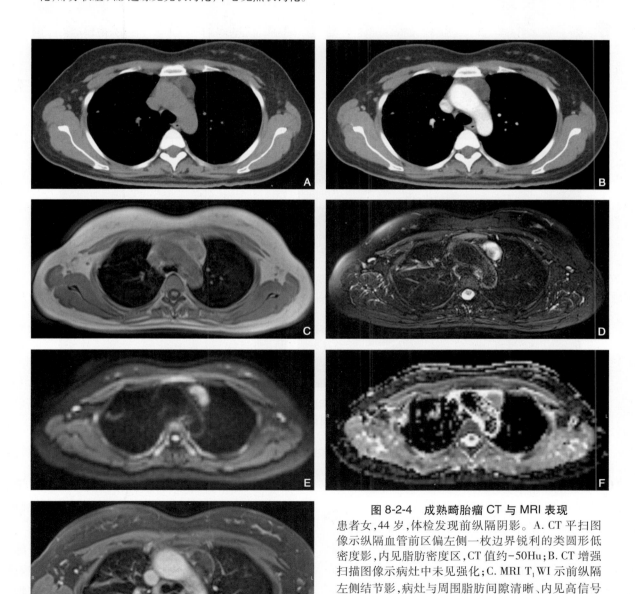

图 8-2-4　成熟畸胎瘤 CT 与 MRI 表现

患者女,44 岁,体检发现前纵隔阴影。A. CT 平扫图像示纵隔血管前区偏左侧一枚边界锐利的类圆形低密度影,内见脂肪密度区,CT 值约-50Hu;B. CT 增强扫描图像示病灶中未见强化;C. MRI T₁WI 示前纵隔左侧结节影,病灶与周围脂肪间隙清晰、内见高信号区;D. 该区在 MRI T₂WI 脂肪抑制图像中呈低信号;E. DWI 示病灶轻度弥散受限(b = 500s · mm⁻²);F. ADC 图示病灶信号不低;G. 增强后病灶未见强化。

囊性畸胎瘤又称皮样囊肿,壁薄而光滑,增强扫描中可见瘤壁及瘤体内分隔强化;实性畸胎瘤包膜完整,可呈浅分叶状,增强扫描中,瘤体呈轻度均匀强化,半数以上的此类肿块含脂肪密度成分。病灶内可有钙化,偶尔可见牙齿或骨。纵隔畸胎瘤不同于盆腔畸胎瘤,脂-液平面在纵隔病例中很少见。MRI 有助于检测病变内的脂肪组织。报道称,大约 30% 的成熟畸胎瘤会破裂到邻近结构中。

4. 神经节细胞瘤   参见本章第一节纵隔结节或肿块。

5. 髓脂肪瘤   髓脂肪瘤是含有造血组织和成熟脂肪组织的良性肿瘤,常发生于肾上腺,纵隔是其少见的发病部位(占所有髓脂肪瘤的 3%)。大多数纵隔髓脂肪瘤位于椎旁区(约 92%),血管前区少见(约 8%),表现为边界清楚的实性肿块,含有脂肪和造血组织。该病须与髓外造血鉴别(图 8-2-5)。

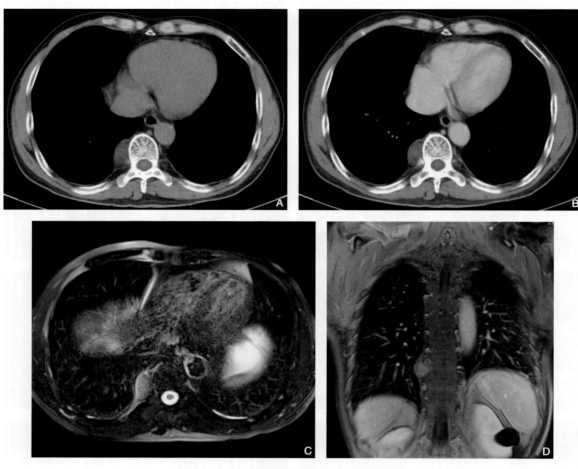

图 8-2-5   椎旁区髓脂肪瘤 CT 与 MRI 表现

患者男,54 岁,体检发现椎旁区软组织影。A. CT 平扫图像示右侧椎旁区梭形不均质软组织影,内含脂肪低密度区,局部 CT 值约−80Hu;B. CT 增强扫描图像示实性成分轻度强化,脂肪区无强化;C. MRI T_2WI 脂肪抑制序列图像示该区域呈低信号;D. 增强 MRI 冠状位图像显示梭形病灶中的实性成分轻度强化。

6. 髓外造血   髓外造血是一种生理代偿机制,骨髓产生的红细胞不能够满足身体需求时,机体会调动髓外造血。髓外造血患者常患有地中海贫血、遗传性球形红细胞增多症或其他血液系统疾病。髓外造血最常见于肝和脾,也可发生于纵隔。椎旁区髓外造血在影像上显示为边界清楚的椎旁区肿块,常见于下胸椎($T_7 \sim T_{10}$ 水平)旁,少数亦可蔓延至上胸椎旁,为双侧、多发病变,在冠状位图像中上下范围较大,可呈串珠状分布,陈旧性髓外造血的病灶内可见脂肪变性(图 8-2-6)。髓外造血与髓脂肪瘤的区别包括前者具有血液系统疾病病史并在影像学上表现为双侧对称的串珠状肿块,而后者多呈类圆形,单侧分布,且无血液系统疾病病史。

7. Morgagni 疝   通过膈肌前内侧孔的腹部内容物突出可导致心膈角肿物影,最常发生在右侧;影像学表现可因疝内容物的不同而不同,疝内容物可能包括腹腔中的网膜脂肪、肝脏或结肠。大多数患者无临床症状,少数患者偶尔出现胸骨后疼痛、呼吸系统症状或胃肠道不适。当疝中仅含有网膜脂肪时,其 CT 表现类似脂肪瘤或心包脂肪垫。网膜血管

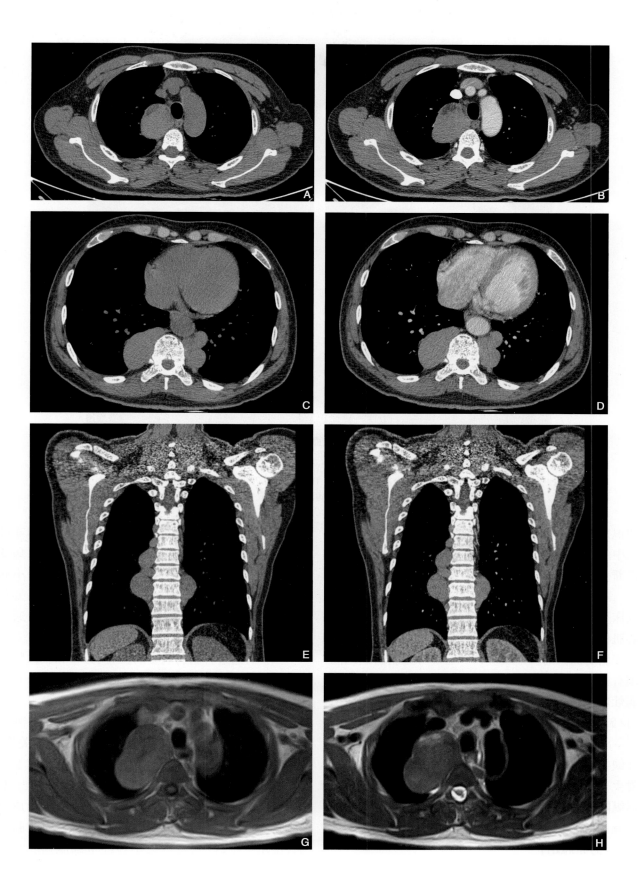

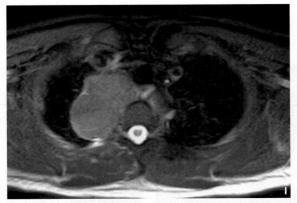

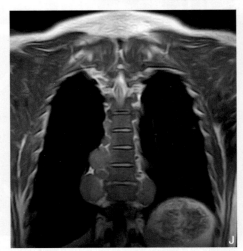
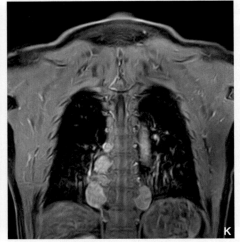

图 8-2-6　髓外造血 CT 与 MRI 表现

患者男,57 岁,患地中海贫血 20 余年,12 年前脾功能亢进而行脾切除术。A~D.CT 平扫及增强扫描图像示两侧椎旁区软组织影,部分不均质、内含脂肪低密度区,局部 CT 值约 -70Hu;E、F.CT 冠状位平扫及增强扫描图像中可见病灶呈串珠状分布;G~J.MRI T_1WI、T_2WI 及脂肪抑制序列图像亦提示病灶内有脂肪信号;K.增强 MRI T_1WI 冠状位图像显示串珠状病灶的实性成分大多均质,明显均匀强化。

的识别是网膜脂肪疝的诊断要点,其表现为脂肪组织中的细线样影。肿块与腹部脂肪的连续性有助于诊断。

　　本病须与纵隔脂肪坏死鉴别,纵隔脂肪坏死的临床表现为剧烈、突发的胸痛并向背部放射,症状与心肌梗死相似,C 反应蛋白偶尔升高,这可能反映了坏死脂肪周围的炎症反应,CT 上常可见脂肪组织周围有条带状或厚薄不均的软组织包膜,膈肌完整且病灶内无腹腔内容物。CT 多平面重建技术和 MRI 冠/矢状位序列对疝孔的识别可资确诊(图 8-2-7)。

　　8. 胸腹膜裂孔疝　为膈肌的腰肋三角处局限性缺损或薄弱所致的,多在胸部 CT 中偶然被发现,发生率随年龄增加而上升。胸腹膜裂孔疝常位于左后纵隔,腹腔脂肪和脏器可通过此缺损或薄弱区疝入胸腔(图 8-2-8)。无症状者无须治疗。

　　【分析思路】

　　纵隔含脂肪病变在临床上不少见,原因多样,大多有特征性表现或典型分布,具体分析思路如下。

　　第一,明确含脂肪病变的类型,根据其是否边界

明确、有无包膜而将此类病变分为肿瘤性的和非肿瘤性的;根据其与腹腔脏器及血管的关系而将病变诊断为疝并明确疝孔来源。X 线胸片易漏诊小病灶,对于较大病变,可通过纵隔密度变化、轮廓变化及结构受压移位等间接提示纵隔异常并提示通过 CT 或 MRI 进一步明确诊断的必要性。

　　第二,通过含脂肪病变的位置、分布和影像特点而进行鉴别诊断。位于血管前区、中心对称分布的均一脂肪密度病变为纵隔脂肪沉积,无纵隔组织的移位。对于偏侧生长的含脂肪结节或肿块影,须根据脂肪的形态、分布以及其与病灶周围组织的关系,鉴别肿瘤的性质,血管前区最常见的含脂肪病变为成熟畸胎瘤,含脂肪和钙化的畸胎瘤诊断不难。对于脂肪瘤和脂肪肉瘤,依据其是否含有软组织成分鉴别。椎旁区偏侧生长的含脂肪病灶多为髓脂肪瘤,在儿童中,该表现则见于神经节细胞瘤。对于 $T_7 \sim T_{10}$ 水平的双侧对称串珠样分布软组织影,须考虑髓外造血的可能性。

　　第三,根据临床信息为患者提供诊疗建议。纵

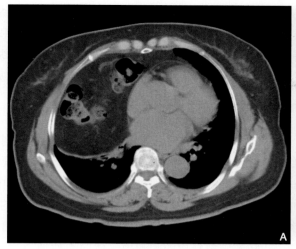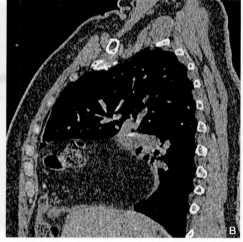

图 8-2-7　Morgagni 疝 CT 表现

患者女,59 岁,体检发现右侧胸腔大量脂肪密度影。A. CT 平扫纵隔窗图像上可见疝出的结肠,以及与网膜血管相对应的细线状软组织密度影;B. CT 矢状位重建图像上可见升结肠从腹腔疝入胸腔,亦见脂肪疝入胸腔。

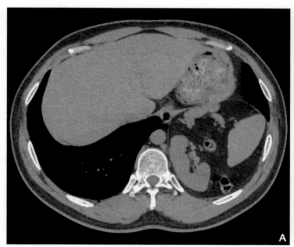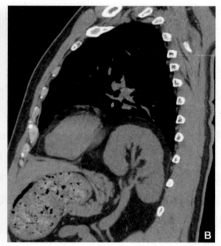

图 8-2-8　胸腹膜裂孔疝 CT 表现

患者男,34 岁,体检 CT 发现左后纵隔阴影。A. CT 平扫纵隔窗图像上可见疝出的腹腔脏器,包括左侧肾、胰腺和脾;B. CT 矢状位重建图像上可见左侧肾脏及肾血管从腹腔疝入胸腔,亦见脂肪疝入。

隔脂肪沉积无症状,临床亦无须治疗。对于成熟畸胎瘤,依据是否有症状选择随访或手术治疗,尤其对于分泌消化酶的畸胎瘤应积极手术,其表现为灶内有气-液平面或邻近肺的斑片影。对于初诊脂肪瘤者,应密切随访或通过增强扫描分析病灶内有无软组织成分及强化情况,以除外低级别脂肪肉瘤的可能性。对于拟诊髓外造血者,须关注原发疾病的治疗,严重贫血患者的胸部 CT 平扫图像上可见心腔内密度低于心肌。无症状的疝一般无须处理,Morgagni 疝并发肠梗阻或肠绞窄时,须进行行急诊手术,因此,对于胸骨后疼痛或胃肠道不适的患者,须进行 CT 增强扫描以评估肠管及其血供。

【疾病鉴别】

脂肪沉积导致影像上纵隔轮廓不清,该病以纵隔增宽为主要表现,X 线平片对软组织密度分辨力低,容易误诊。X 线检查可被用于鉴别引起上纵隔对称性增宽的其他疾病,包括肺不张、心功能不全(充血性心力衰竭)、心包积液、纵隔囊肿、纵隔淋巴结肿大、急性纵隔炎、纵隔出血或纵隔肿瘤等。

若将完善的影像学表现与临床病史、体格检查结合,则通常不难作出正确诊断。CT 和 MRI 可为纵隔脂肪沉积和其他含脂肪病变的鉴别提供重要的依据。

1. **纵隔脂肪瘤**　多位于前纵隔下部和心膈角区;脂肪密度,可含有少许纤维分隔,可见均匀包膜。

2. **含脂肪的疝**　Morgagni 疝位于心膈角区,多位于右侧;胸腹膜裂孔疝位于横膈后部,以左侧多见。

3. **纵隔肿瘤**　成熟畸胎瘤、胸腺脂肪瘤及脂肪肉瘤等,应注意在纵隔的脂肪密度影中寻找软组织成分。少见含脂肪肿瘤,例如神经节细胞瘤含脂肪,请参见本章第一节纵隔结节或肿块。

(叶晓丹)

第三节　纵隔积气

【定义】

纵隔积气(pneumomediastinum)是指气体在纵隔中的异常积聚,它也被称为纵隔气肿(mediastinal emphysema)。纵隔积气相对少见,其在急诊患者中的发病率约为 1/44 500,该病患者多为男性,占比约 76%。纵隔积气可分为自发性的和继发性的。

1. 自发性纵隔积气(spontaneous pneumomediastinum,SPM)　是指在没有明显致病因素的情况下,即否认手术、黏膜穿孔后的气体渗漏、感染或外伤史等的情况下,这类人群中出现的气体进入纵隔并聚集的现象,又称哈曼综合征(Hamman's syndrome)。

SPM 是良性、自限性疾病,主要发生于青年男性。SPM 没有明显的诱发事件,但其可能是纵隔结构损伤的征兆,如食管破裂或气管破裂。

2. 继发性纵隔积气(secondary pneumomediastinum)　存在确定的致病因素的纵隔积气被称为继发性纵隔积气。常见因素包括:导致严重咳嗽的气道疾病、胸部的损伤、气管或食管穿孔及破裂、手术区域的创伤或感染。

气体在纵隔内积聚时,周围的结构可能受压,患者可出现呼吸困难、胸部疼痛、声音嘶哑等症状。严重的纵隔积气可能影响心功能和肺功能,此类患者需要及时的医疗干预。

影像学检查对纵隔积气的确诊至关重要。在临床工作中如发现纵隔积气,则应关注有无纵隔结构损伤等。其治疗方法取决于积气的原因和严重程度,包括氧疗、抗生素治疗、减压、手术等;纵隔内的气体一般可被自行吸收,所以对于大多数纵隔积气患者采取保守治疗。

【病理基础】

纵隔积气的发生机制可能有三种:①创伤、手术或相关疾病等导致皮肤或黏膜(食管或气管)屏障的破裂,气体进入纵隔;②在纵隔或相邻胸腔中由厌氧菌感染产生的气体;③肺泡破裂,即所谓的 Macklin 效应,该效应由 Macklin 等人于 1944 年提出,描述了肺泡破裂释放的肺泡内气体向心性地通过肺间质沿着支气管血管鞘向肺门、纵隔分散的病理生理机制。

【征象描述】

1. X 线表现　通常,通过普通胸部 X 线正位平片即可确诊纵隔积气,一般不需要胸部 X 线侧位平片。纵隔内的气体常常表现为透亮的条纹影、纵隔结构间的气泡和纵隔胸膜的显现。纵隔积气有一系列的直接和间接征象。

(1)直接征象:即气体影勾勒出的直接影像的显示。X 线检查中,纵隔积气会呈现为明显的、位于纵隔区域的气体影,通常呈线状、条状或囊状分布。气体影的位置和范围可能取决于积气的原因和程度。其可表现为以下影像学征象。

1)心脏和心包之间有一条清晰的透亮线,在侧位片上表现为心脏和胸骨之间的透明线,其在儿童患者中可能勾勒出胸腺,形成"胸腺主帆征(thymic main-sail sign)"和"大三角帆征(spinnaker-sail sign)"(图 8-3-1)。

2)气体勾勒出大血管,可表现为气体勾勒出主动脉弓(图 8-3-2);气体围绕肺动脉干和右肺动脉

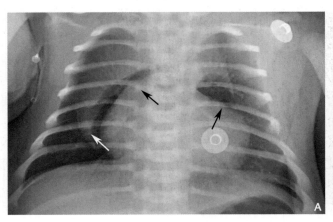
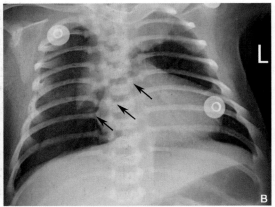

图 8-3-1　纵隔积气直接征象的 X 线表现

患儿男,出生后 39min,出生后明显呻吟、吐沫及哭声不畅。胸膜与心脏间见线状气体影(箭头);可见胸腺主帆征,胸腺轮廓呈帆状(A);可见胸腺大三角帆征,胸腺轮廓呈三角形(B)。

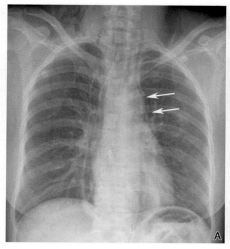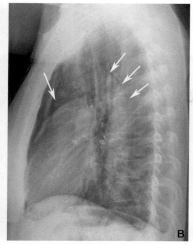

图 8-3-2　纵隔积气直接征象的 X 线表现

患者女,37 岁,贲门失弛缓症经口内镜食管下括约肌切开术(POEM)后。A. 后前位
片示气体勾勒主动脉弓(箭头);B. 胸部侧位片示气体勾勒主动脉弓(箭头)。

时,可在侧位片上观察到"动脉周围环形征(ring around the artery sign)";气体还可勾勒出上腔静脉、奇静脉和头臂静脉,有时它们之间会形成一个"V"字形的间隙。在胸部正位片上,纵隔积气可清晰地勾勒出主动脉弓部左侧缘向外突出的左侧上肋间静脉,呈乳头样外观,表现为典型的"主动脉乳头征(aortic nipple sign)"。

3)在膈肌左侧与脊髓旁组织相接的地方,可出现明显成角的"V"形气体聚集影,尤其在食管破裂时可见。

4)气体可将下肺韧带的两层分开,从而显示出透光线影。

5)气体向右肺和左肺下方的胸膜外间隙内侧延伸,特别是在儿童中多见,称之为"连续膈肌征"。

6)有时在侧位片上还可以看到气体勾勒出膈肌的上、下面,或勾勒出膈肌在胸骨上的起始点。

7)间质性肺气肿勾勒出气管、主支气管(尤其是左主支气管)和支气管血管束。

8)胸壁气肿和皮下气肿。

9)50% 纵隔积气病例伴随有气胸。

(2)间接征象:表现为重要纵隔结构的形态和位置的改变。

1)心脏位置改变:在 X 线检查中,心脏可能由于纵隔积气的压迫而显示出位置的后移或侧移。

2)肺野变窄:纵隔积气使得肺组织受到压迫,肺野变窄。在 X 线检查中,肺野的黑色区域(表示肺组织)可能会相对缩小。

3)气管位置改变:由于纵隔积气导致纵隔变宽,故气管可能会显示出位置的移位或压迫。在 X 线检查中,气管的位置可能偏离正常位置。

4)纵隔膨胀:在 X 线检查中,纵隔区域可能扩大、模糊或密度增加。

2. CT 表现　胸部 CT 扫描已经是一种常规影像诊断手段,被用于对胸部 X 线平片上的可疑纵隔积气的进一步确诊,并且可被用于评估纵隔积气的程度,分析致病因素或病理。此外,CT 在区分纵隔积气和心包积气、确认在严重皮下气肿病例中易漏诊的气胸等方面有重要价值。

(1)主要 CT 影像学表现

1)气体积聚:气体通常呈线状或囊状分布,可能在纵隔的不同区域中存在。在纵隔内可见明显的积气区域,与周围组织形成对比(图 8-3-3)。

2)评估积气的分布范围和程度:纵隔积气可仅限于局部区域,如食管周围或气管周围,也可广泛分布于纵隔不同区域。

3)评估积气的不同形态:如圆形、卵圆形或线状。圆形或卵圆形的积气可能是胸膜腔内积气或气胸,线状的积气可能是食管破裂或气管破裂导致的积气。

4)纵隔结构及周围器官受压:在 CT 图像上可观察到受压的食管、气管、心脏、大血管、淋巴结等器官结构移位或受压变形。

5)纵隔扩大:CT 图像可以显示气体积聚所致的纵隔延伸和膨胀。

6)肺组织受压:在 CT 图像上显示为肺组织的压缩或变窄。

(2)Macklin 效应描述的肺泡破裂在 SPM 患者中经常出现。因肺泡破裂而释放出来的肺泡内气体向心性地通过肺间质沿着支气管血管鞘向肺门和纵隔部位分散。此效应在 CT 图像上表现为与支气管血管鞘相连的线状气体集合(图 8-3-4)。Macklin 效

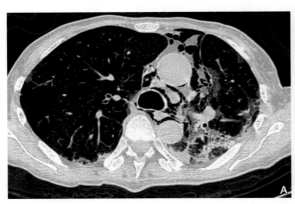
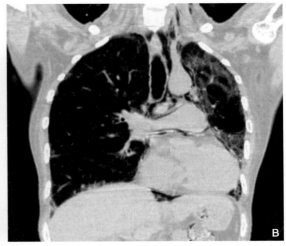

图 8-3-3　纵隔积气的 CT 表现

患者女,51 岁,皮肌炎、双肺间质性肺炎患者。CT 横轴位(A)、冠状位(B)图像示纵隔多发积气,纵隔内结构左偏。

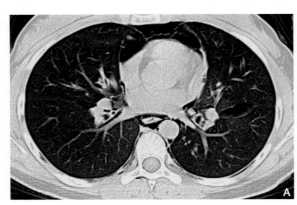
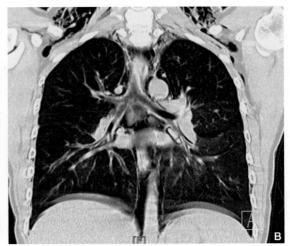

图 8-3-4　Macklin 效应的 CT 表现

患者女,16 岁,颈部疼痛伴咳嗽、咳痰 2d,吸烟 1 个月,有经气道吸毒史。CT 横轴位(A)、冠状位(B)图像显示纵隔、支气管血管鞘周围、胸膜外间隙、叶间裂的多发线状气体集合。

应有助于区分纵隔积气的呼吸性病因和其他病因。

【相关疾病】

导致纵隔积气的相关疾病包括但不限于以下几种。

1. **胸、腹部疾病**　肺气肿、支气管炎、支气管扩张、肺炎、肺脓肿、起源于肠穿孔的腹膜腔积气、纵隔积气等。

2. **胸部外伤**　肋骨骨折、肺挫裂伤、胸壁损伤、拳击运动损伤等创伤性胸部疾病。

3. **气管或食管损伤**　气管或食管的穿孔、创伤、破裂等损伤。

4. **呼吸机使用**　在某些疾病中,应用呼吸机进行呼气末正压通气,压力过高可导致肺的气压伤,引起气胸和纵隔积气。

5. **其他原因**　纵隔感染、胸部(包括纵隔)手术并发症(手术区损伤、感染等)、放射治疗并发症、纵隔恶性肿瘤等。

6. **其他导致纵隔积气的情况**　还包括吸食可卡因、大麻、甲基苯丙胺等,以及剧烈的瓦尔萨尔瓦动作(Valsalva maneuver)、分娩、潜水员快速上升、气道内异物堵塞、神经性厌食、体育活动和吸入有毒烟雾等。

7. **与 SPM 有关的病症和诱发因素**　如支气管哮喘、糖尿病酮症酸中毒、运动时过度用力、吸入药物、分娩、严重咳嗽/呕吐以及与瓦尔萨尔瓦动作有关的其他活动。最近有报道称 SPM 也发生于胃食管反流病、厌食症、吞咽异物、练习瑜伽等的患者,其偶尔与脊髓硬膜外隙积气相关,可能合并存在相关的神经症状和体征。

【分析思路】

在临床上,如果怀疑纵隔积气,则诊断分析思路应该综合病史、临床体征、影像学检查、实验室检查以及必要的进一步评估，以确定病因并制订相应的治疗方案。纵隔积气诊断思路见图8-3-5，主要包括以下几个方面。

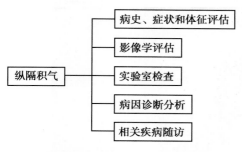

图 8-3-5　纵隔积气诊断思路

1. **病史、症状和体征评估**　询问病史，例如外伤、肺部疾病、吸毒史等；询问症状，例如胸痛、呼吸困难、咳嗽等；进行体格检查，观察是否有纵隔积气引起的体征，例如呼吸音减弱、心脏位置改变等。

2. **影像学检查**　X线检查和CT扫描是确诊纵隔积气的常用影像学检查。X线检查可以被用于初步评估纵隔内气体积聚的情况，而CT扫描则可以提供更详细、准确的相关解剖信息，包括积气的位置、范围和可能的病因。

3. **实验室检查**　血液检查可以被用于评估炎症指标，如白细胞计数、C反应蛋白等，从而可帮助排除感染等可能的病因。

4. **病因诊断**　根据患者的病史、症状、体征和影像学检查结果，尽可能确定纵隔积气的原因，例如肺部感染、外伤性损伤、气管破裂或食管破裂等。必要时采取进一步检查，如胸腔镜检查、纤维支气管镜检查或食管造影等。

5. **相关疾病处理、评估、随访**　根据病因诊断，制订相应的治疗方案，例如抗生素治疗、手术修复、放射治疗等，以处理引起纵隔积气的相关疾病。在治疗过程中，进行评估和随访，监测患者的症状改善情况和纵隔积气的消退情况。可进行定期的影像学检查和其他辅助检查，以评估治疗效果和疾病进展。

【疾病鉴别】

纵隔内在正常情况下不含气体影，无论是X线平片还是CT，只要发现气体聚积即为异常，鉴别和寻找纵隔积气的原因是最主要的。通过CT扫描显示气体分布的位置、范围，可提示可能的病因。对于外伤性纵隔损伤并发纵隔积气，CT扫描可直接显示纵隔内的损伤或穿通点。如气体主要集中在食管或支气管周围，则提示可能为食管穿孔或支气管穿孔。另外，纵隔积气还须与气管憩室鉴别。

（王　健）

第四节　纵隔囊性病变

【定义】

纵隔囊性病变指大部分呈液态，周围被软组织壁包裹的液性病变。纵隔囊性病变包括囊肿（cyst）与囊样病变（cyst-like lesion）。囊肿是一种非脓性病理性囊腔，内含囊液或半流质物质，一般由纤维结缔组织囊壁包绕，绝大多数囊壁有上皮细胞衬里。囊样病变系被人体正常组织或病理组织包裹的囊性病变。

【病理基础】

先天性纵隔囊肿包括支气管源性囊肿、心包囊肿、食管囊肿、淋巴管囊肿、囊性淋巴管瘤和胸腺囊肿等。支气管源性囊肿的囊壁具有呼吸道上皮，此类囊肿极少与支气管管腔连通；心包囊肿的内壁系单层间皮细胞，外壁为疏松结缔组织；食管囊肿，即食管重复畸形，其囊壁具有消化道上皮的黏膜层、黏膜下层与肌层结构；淋巴管囊肿或囊性淋巴管瘤，呈单房、多房或海绵状淋巴管瘤，其内壁为内皮细胞；神经肠源性囊肿（也称之为肠源性囊肿）罕见，此类病变主要位于后纵隔，多通过椎体缺损与椎管相连，其囊壁外层为纤维结缔组织，内衬柱状或立方上皮，呈单层、复层或假复层乳头状，部分有纤毛，少数上皮细胞呈鳞状上皮化生。囊样病变的囊壁可为纵隔的正常组织或实性病理组织，如感染性、炎性或肿瘤性病变。

【征象描述】

1. **X线表现**　纵隔囊性病变较小且没有向邻近肺野凸出时，其在正、侧位胸片上与纵隔结构重叠而难以被发现。病变较大时，纵隔影增宽，如凸向一侧或双侧肺野，病变表现为宽基底、自纵隔向外凸出的均匀软组织密度影，边缘光滑，与纵隔呈钝角（图8-4-1）。气管与支气管受到囊性病变推压时可移位，当病变位于气管隆嵴下并向上推移主支气管时，气管隆嵴上移，支气管夹角增大。在X线胸片上难以区分纵隔囊性病变与实性病变，如果气体进入囊内，则在气体的衬托、对比下可见气-液平面与部分囊壁。

2. **CT表现**　纵隔囊肿大多边缘清晰，大小不等，其横断面呈类圆形或椭圆形（图8-4-2A），少数

367

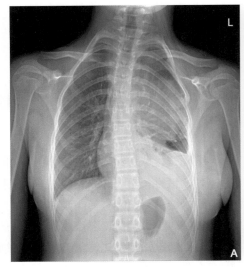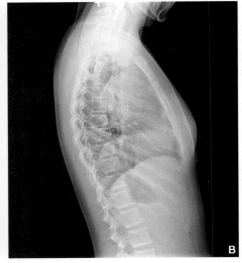

图 8-4-1 纵隔囊性病变 X 线表现

X 线胸片（A 为正位片，B 为侧位片）示中、上纵隔向左增宽，左肺野大部受遮挡、显示欠清，
左侧胸腔积液。

呈不规则形。囊肿的 CT 值接近水，其 CT 值的大小与囊液成分有关，一般位于 0～20Hu 之间。如囊液中蛋白质较多或合并出血，则其 CT 值增大，近似甚至高于肌肉的 CT 值。多数囊肿壁菲薄，外缘光整；当囊液密度较低或气体进入囊内时，内壁显示较清晰、规则。增强扫描中可见囊肿壁轻度强化或无明显强化，囊液无强化（图 8-4-2B～D）。纵隔病变继发的囊样病变，其囊壁常常厚薄不一，部分边缘不规则，增强扫描中，其强化程度与原发病变有关。CT 可以直观显示囊样病变对气管、支气管、血管、食管、心脏与邻近肺的推压以及继发改变（图 8-4-2）。当囊液密度与软组织无

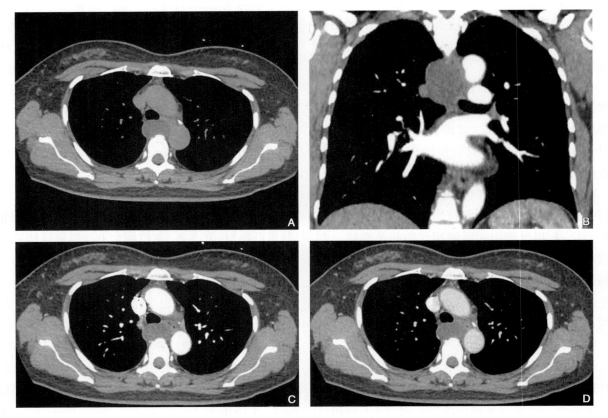

图 8-4-2 纵隔囊性病变 CT 表现

胸部 CT 平扫（A）及增强扫描（B 动脉期冠状位，C 动脉期横轴位，D 静脉期横轴位）图像示中纵隔大小约
31mm×19mm×38mm（横断面长径×横断面短径×上下径）的囊状低密度影，边界清晰，增强扫描中未见明显强化，
气管及邻近食管稍受压。

明显差别时,CT 平扫难以鉴别囊性与实性病变。部分纵隔肿瘤含囊性病变,如胸腺瘤(图 8-4-3)、生殖细胞肿瘤(图 8-4-4)、淋巴瘤(图 8-4-5)与胸腺癌(图 8-4-6),这些肿瘤包含实性成分与囊性成分两部分,少数可见钙化,而显示钙化是 CT 的优势,肿瘤囊性部分在增强扫描中无强化,实性部分的强化程度与其血供有关。

3. MRI 表现　绝大多数囊肿在 MRI 中表现为境界清晰、边缘锐利、具有一定张力的纵隔病变。多数囊肿的囊液在 T_1WI 中呈低信号,在 T_2WI 中呈高

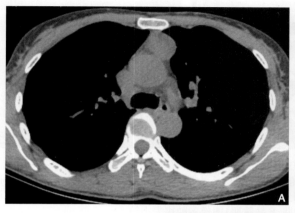
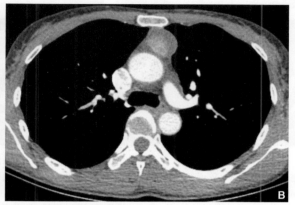
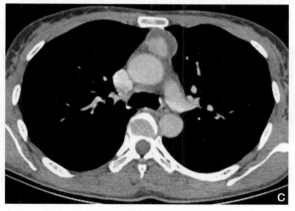

图 8-4-3　AB 型胸腺瘤 CT 表现

胸部 CT 平扫(A)及增强扫描(B 动脉期,C 静脉期)图像示前纵隔一囊实性低密度影,大小约 31mm×24mm×47mm(横断面长径×横断面短径×上下径),其内侧壁为一大小约 23mm×15mm×20mm(横断面长径×横断面短径×上下径)的实性结节,增强扫描中可见囊性部分无强化,实性结节持续强化。

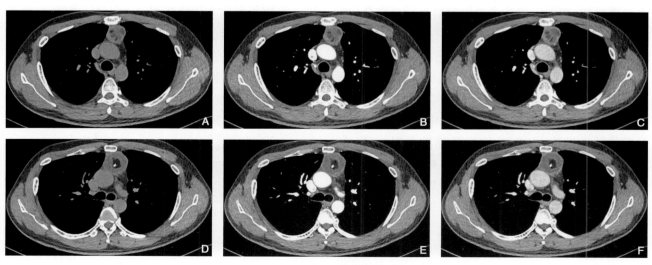

图 8-4-4　成熟性囊性畸胎瘤 CT 表现

胸部 CT(A、B、C 为同一层面,D、E、F 为同一层面)平扫(A、D)及增强扫描(B、E 动脉期,C、F 静脉期)图像示前纵隔类圆形混杂密度团块影,大小约 45mm×40mm,其内见脂肪密度影及结节状钙化密度影,增强扫描中可见边缘强化。

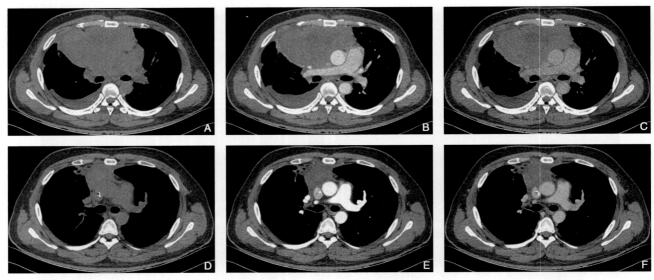

图 8-4-5　淋巴瘤 CT 表现

胸部 CT 平扫（A）及增强扫描（B 动脉期，C 静脉期）图像示前纵隔偏右侧巨大混杂密度肿块影，大小约 96mm×145mm× 134mm（横断面长径×横断面短径×上下径），侵及前下胸壁及上腹壁，与邻近血管分界欠清，增强扫描中可见肿块呈明显不均匀强化；化疗 4 次后的胸部 CT 平扫（D）及增强扫描（E 动脉期，F 静脉期）图像示肿块大小约 52mm×28mm×73mm（横断面长径×横断面短径×上下径），较前明显缩小。

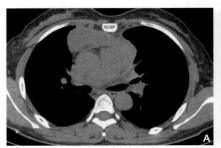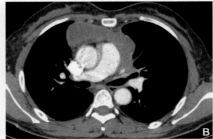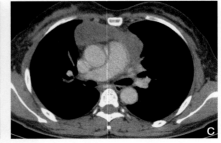

图 8-4-6　胸腺癌 CT 表现

胸腺癌化疗后 2 个月余，胸部 CT 平扫（A）及增强扫描（B 动脉期，C 静脉期）图像示前上纵隔囊实性肿块，大小约 45mm× 93mm×62mm（横断面长径×横断面短径×上下径），增强扫描中可见实性部分轻度强化，肿块与心脏大血管分界不清，部分向纵隔间隙延伸。

信号，在 DWI 中弥散不受限（图 8-4-7A～G）。也可由囊内黏液、蛋白质成分或出血致信号发生变化，极少数情况下可见液-液平面。增强扫描中可见囊内容物无强化，囊壁菲薄，无明显强化或轻度强化（图 8-4-7H、I）。如囊肿破裂或合并感染，则囊壁可增厚，边缘不规则。含囊性病变的囊实性肿瘤，其实性部分在 T_1WI 中呈低信号，在 T_2WI 中呈高信号且信号常常低于囊液，在 DWI 中常见弥散受限表现，在增强扫描中呈不同程度强化（图 8-4-8）。MRI 多平面成像可清晰显示纵隔囊性病变对周围结构的推压或侵犯。

4. PET/CT 表现　PET/CT 上，纵隔囊性病变的表现与其在常规 CT 平扫图像上的表现一致，其囊性部分不摄取[18]F-FDG，较厚的囊壁与实性部分对[18]F-FDG 的摄取有利于良恶性病变的鉴别、恶性肿瘤分期以及疗效的评价。

【相关疾病】

纵隔囊性病变占纵隔肿块的 15%～20%。先天性纵隔囊肿包括前肠囊肿、心包囊肿和胸腺囊肿，前肠囊肿包括支气管源性囊肿、食管重复畸形与肠源性囊肿。部分纵隔肿瘤含囊性病变而呈囊实性表现，脓肿、少数炎性病变的坏死、肿瘤放射治疗或化疗后也可出现囊变。纵隔囊性病变相关疾病详见表 8-4-1。

表 8-4-1　纵隔囊性病变相关疾病

先天性疾病	肿瘤性疾病	感染性或炎性疾病	肿瘤治疗后改变
支气管源性囊肿	胸腺瘤	脓肿	淋巴瘤
胸腺囊肿	畸胎瘤	淋巴结结核	获得性胸腺囊肿
心包囊肿	淋巴管瘤	胰腺假性囊肿	
食管重复畸形	神经鞘瘤		
肠源性囊肿			

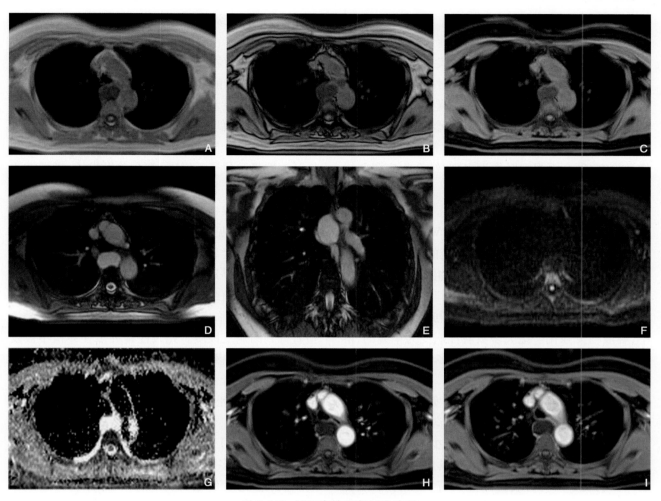

图 8-4-7　纵隔囊性病变 MRI 表现

　　胸部 MRI T_1WI（A 同相位，B 反相位，C 脂肪抑制）及 T_2WI（D 横轴位，E 冠状位）图像示后纵隔大小约 31mm×19mm×38mm（横断面长径×横断面短径×上下径）的囊状影，呈 T_1 低信号、T_2 高信号，边界清晰；DWI（F）及 ADC 图（G）中未见明显弥散受限；增强扫描（H 动脉期，I 静脉期）图像示病变未见明显强化；气管及邻近食管轻度受压。

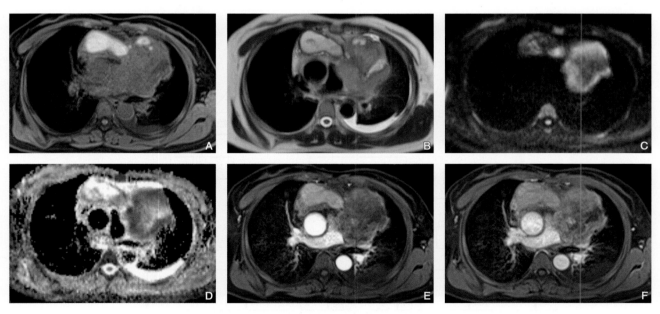

图 8-4-8　纵隔囊实性病变 MRI 表现

　　胸部 MRI T_1WI（A）及 T_2WI（B）图像示前纵隔软组织肿块影，大小约 73mm×130mm×82mm（横断面长径×横断面短径×上下径），病灶内信号混杂，以实性成分为主，内见条片状 T_1 高信号、T_2 高信号影及液性坏死区，DWI（C）及 ADC 图（D）示实性成分弥散受限，增强扫描（E 动脉期，F 静脉期）图像示病变明显不均匀强化，病灶毗邻周围血管。

【分析思路】

约 15%~20% 的纵隔肿块为囊性病变,包括囊肿与囊样病变,囊肿一般与胚胎的发育异常有关,且为良性病变;部分肿瘤、炎性/感染性疾病以及肿瘤治疗后改变也包含囊性病变;如果囊性病变较小,CT 值较高或 MRI 信号不典型,则其诊断具有一定难度。因此,诊断纵隔囊性病变时,常常需要完善的影像学检查,须全面观察影像学表现,结合临床资料进行鉴别诊断,分析思路如下。

第一,明确其是否为囊性病变。多数囊性病变的囊液 CT 值≤20Hu,在 MRI 的 T_1WI 中呈低信号、在 T_2WI 中呈高信号;少数囊性病变的囊液因出血或富含蛋白质而表现为 CT 值近似软组织密度,其 MRI 信号也因所含物质量的不同或不同时间的出血而改变,黏液在 T_1WI 中呈高信号。CT 与 MRI 增强扫描中,囊液均无强化。绝大多数囊性病变为单囊的,淋巴管瘤内可见纤细分隔而表现为多囊样,形态呈分叶状。

第二,基于囊壁区别囊肿与囊实性病变。囊肿壁菲薄,无明显继发病变者厚薄均匀,且境界清晰,因囊液的压力而呈膨胀状态,钙化少见或仅见局部钙化;囊壁在增强扫描中无明显强化或轻度强化。囊实性病变中则既有囊性病变又有实性病灶,囊性病变位于实性病灶内或边缘,囊壁较厚且厚薄不均,增强扫描中,实性成分强化,强化程度与病变血供相关。

第三,基于纵隔分区(前、中、后三分区),判断囊性病变来源。前纵隔常见囊肿为胸腺囊肿和心包囊肿,前者一般位于胸腺区;心包囊肿与心包腔不连通,多位于心膈角,少数位于大动脉根部的心包转折处。支气管源性囊肿多位于中纵隔,常见于气管隆嵴下或其周围,偶尔位于前纵隔或后纵隔。食管重复畸形主要见于婴幼儿,位于中纵隔,紧邻食管。神经肠源性囊肿位于后纵隔,常合并半椎体、蝴蝶椎或脊柱裂等畸形。含囊性病变的肿瘤或淋巴结,在前纵隔主要为胸腺瘤与畸胎瘤,部分胸腺癌也可合并囊变;中纵隔常见淋巴结结核、淋巴瘤;发生于后纵隔者主要为神经鞘瘤,纵隔脓肿少见。气道源性和食管源性病变早期主要位于中纵隔,随病变进展可跨区至纵隔的前或后分区内。

第四,结合临床病史、实验室检查、多次影像学检查等判断病变性质。先天性囊肿多在体检中被发现,脓肿患者有感染病史与生化检查炎症指标异常,淋巴结结核患者可合并肺结核或有结核病史,肿瘤治疗后出现坏死、囊变者有明确肿瘤诊断与治疗病史。

【疾病鉴别】

1. 纵隔众多疾病中均可见囊性成分,包括先天性疾病、良/恶性肿瘤、炎性/感染性疾病,其鉴别诊断参考图 8-4-9。

2. 纵隔囊性病变中几种常见疾病的鉴别要点,参考表 8-4-2。

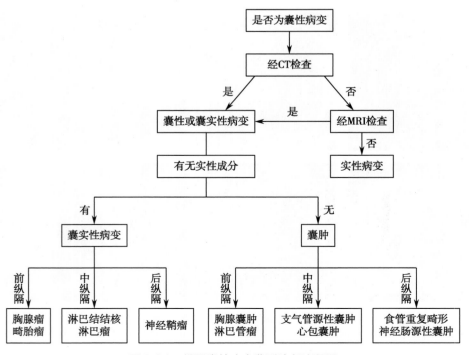

图 8-4-9 纵隔囊性病变鉴别诊断流程图

表 8-4-2　纵隔囊性病变常见疾病与鉴别要点

疾病	常见位置	囊壁与囊液	实性病变	随访复查
支气管源性囊肿	中纵隔,气管隆嵴周围	多为单囊,囊壁菲薄、均匀,囊液多呈典型水样密度或信号	无,继发感染则囊壁增厚	缓慢增大
心包囊肿	前纵隔,心膈角	多为单囊,囊壁菲薄、均匀,囊液多呈典型水样密度或信号	无,继发感染则囊壁增厚	缓慢增大
胸腺囊肿	前纵隔,胸腺区,多数病变的上下径>左右径>前后径	多为单囊,囊壁薄、均匀,厚度平均约2mm,偶见斑点状钙化,MRI 增强扫描中多数囊壁强化;囊液 CT 值不一,低于、等于或高于肌肉 CT 值,T_1WI 低信号 T_2WI 高信号为主	无,继发感染则囊壁增厚	缓慢增大,CT 值与 MRI T_1WI 信号可发生变化
胸腺瘤	前纵隔,胸腺区	囊变位于实性病变中央或边缘	部分钙化	缓慢增大
畸胎瘤	前纵隔,向一侧胸腔凸出	成熟性畸胎瘤或皮样囊肿,囊内成分不一,半数含脂肪,部分可见脂-液平面,囊壁弧形钙化	蛋壳样钙化或牙齿影	缓慢增大,偶见破裂
神经鞘瘤	后纵隔,椎间孔或椎旁	肿瘤内坏死、囊变,或因肿瘤含较多脂质与组织液而呈低密度,囊壁厚薄不一	常见	缓慢增大
胸腺癌	前纵隔,胸腺区	肿瘤内坏死、囊变,囊壁为肿瘤实性部分,较厚,常浸润纵隔脂肪、心包或纵隔胸膜	常见,部分外缘不清	增大,浸润生长,淋巴与血行转移
淋巴瘤	中纵隔或前纵隔	增大的淋巴结,部分融合,病灶内部分坏死、囊变	常见,推移或包绕血管	淋巴结增大

（史河水）

第五节　纵隔含钙化病变

【定义】

除骨与牙齿外的组织中的固态钙盐沉积被称为病理性钙化,即组织在某些因素的作用下发生坏死,继而钙盐沉积于坏死灶内,使病变局限而趋于稳定。钙磷代谢失调也可致钙盐沉积于正常或病理组织内而形成钙化。纵隔含钙化病变主要为炎症与肿瘤性病变。

【病理基础】

病理性钙化的主要成分是磷酸钙和碳酸钙,分两型。①转移性钙化:由全身钙磷代谢失调致钙盐沉积于正常组织内,主要见于甲状旁腺功能亢进症、维生素过多症、肾衰竭及某些骨肿瘤,常发生于血管、肾、肺和胃的间质组织。②营养不良性钙化:是指体内钙磷代谢正常,继发于局部变性、坏死或发生于濒死的组织内、其他异物内的钙化,如结核、动脉粥样硬化及肿瘤等中的钙化。

【征象描述】

1. X 线表现　胸片可以显示纵隔内较大的钙化病变,此类病变呈高密度结节状,单一或多发,边缘清晰,多数形态规则,大小不一,呈绿豆或蚕豆大小,也可呈蛋壳状或环状(图 8-5-1)。如钙化或含钙化病变较大,推移、压迫纵隔结构,则可致纵隔增宽、凸向肺野,气管支气管受压移位、管腔变窄,静脉受压、血液回流受阻。因纵隔内结构与胸壁的重叠,较小的钙化与含钙化的软组织肿块在 X 线胸片上难以被发现。

2. CT 表现　CT 的空间分辨力与密度分辨力均较高,是发现钙化及进行鉴别诊断的首选方法。钙化的 CT 值为 80～300Hu,多数大于 100Hu。纵隔淋巴结钙化主要见于感染性淋巴结炎或纤维性纵隔炎中的肉芽肿型,非肉芽肿型纤维性纵隔炎中偶见钙化。纵隔内其他含钙化病变包括甲状腺病变与纵隔肿瘤。纵隔淋巴结钙化呈斑点状、结节状或环状,细小者如针尖样,较大者整个淋巴结均可钙化(图 8-5-2)。甲状腺病变中钙化常见,胸内甲状腺病变主要为甲状腺肿,其内钙化可呈斑点状、线状、环状或结节状(图 8-5-3)。纵隔良、恶性肿瘤均可发生钙化,其大小与形态不一(图 8-5-4～图 8-5-6)。肺尘埃沉着病患者的纵隔淋巴结增多、肿大,其内钙化常见且较弥漫。纵隔含钙化病变较大时,推移、压迫邻近气管、支气管、动静脉致其移位、变形,严重时发生气道狭窄、血管狭窄。

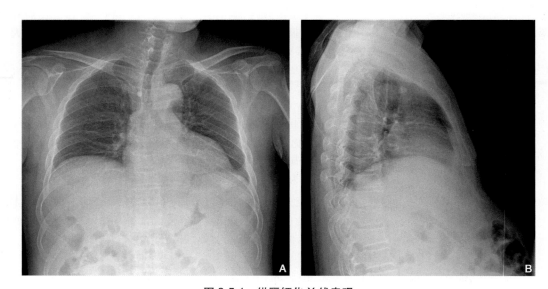

图 8-5-1　纵隔钙化 X 线表现

X 线胸片(A 正位片,B 侧位片)示纵隔偏右侧(侧位片前纵隔)致密结节影,直径约 10mm;心影增大,主动脉结突出。

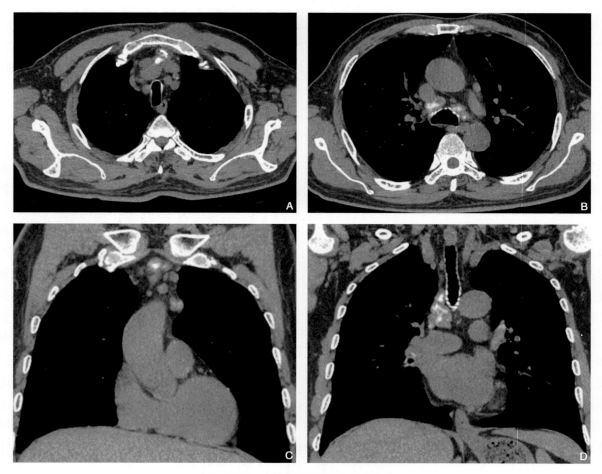

图 8-5-2　纵隔淋巴结钙化 CT 表现

胸部 CT 平扫(A、B 横轴位,C、D 冠状位)图像示纵隔多发肿大淋巴结影,部分见高密度钙化灶,呈结节状、半环状、斑点状或针尖样。

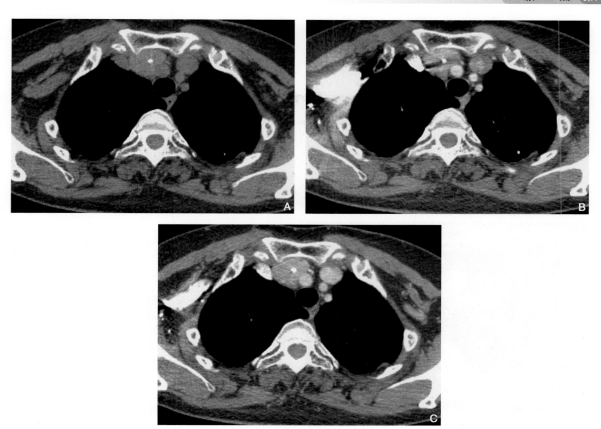

图 8-5-3 胸内结节性甲状腺肿 CT 表现

胸部 CT 平扫（A）及增强扫描（B 动脉期，C 静脉期）图像示前上纵隔软组织密度肿块影，最大横截面的面积约 30mm×26mm，边界清晰，在增强扫描中明显强化，其内可见结节状钙化灶。

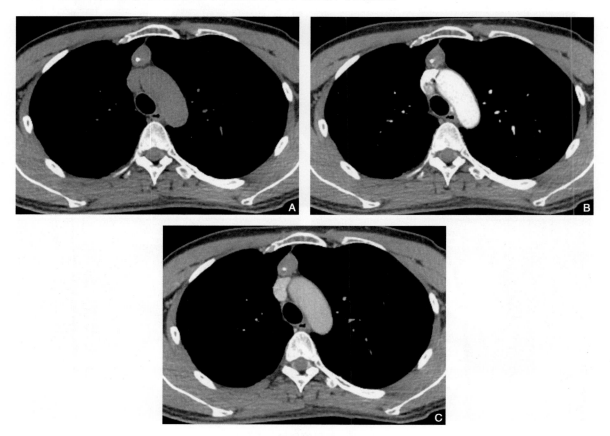

图 8-5-4 胸腺瘤伴钙化 CT 表现

胸部 CT 平扫（A）及增强扫描（B 动脉期，C 静脉期）图像示前纵隔中部一类圆形软组织密度结节影，密度不均，内见结节状钙化灶，增强扫描中可见软组织部分轻度强化。

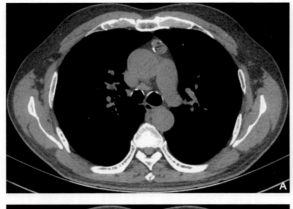
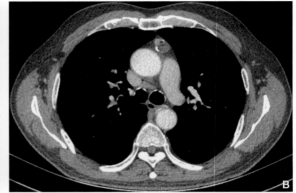
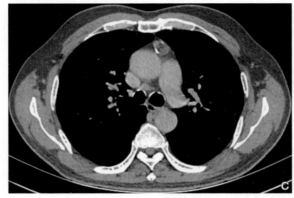

图 8-5-5 畸胎瘤伴钙化 CT 表现

胸部 CT 平扫（A）及增强扫描（B 动脉期，C 静脉期）图像示前纵隔混杂密度结节影，大小约 19mm×14mm，内见脂肪密度影及钙化影，增强扫描中可见实性成分部分明显强化。

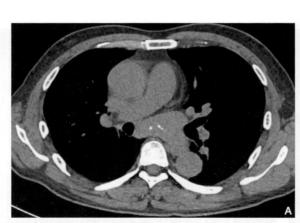
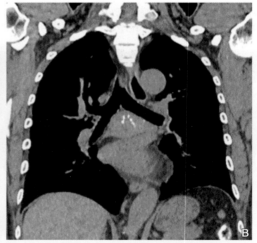
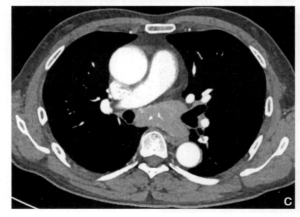
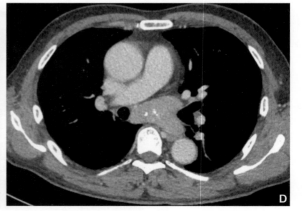

图 8-5-6 淋巴瘤伴钙化 CT 表现

胸部 CT 平扫（A 横轴位，B 冠状位）及增强扫描（C 动脉期，D 静脉期）图像示纵隔内气管隆嵴下方不规则软组织密度影，边缘清晰、规则，截面大小约 61mm×34mm，在增强扫描中较均匀强化，其内散在斑点状钙化影。

3. **MRI 表现**　MRI 显示钙化的能力有限,理论上,在 T_1WI 与 T_2WI 上钙化均表现为低信号或无信号,但临床上部分病例的钙化在 T_1WI 中表现为等信号,在 T_2WI 中表现为低信号,偶见在 T_1WI 中表现为高信号者,这可能与钙化中的某种钙盐化合物有关。

4. **PET/CT 表现**　PET/CT 中,纵隔含钙化病变的表现与其在常规 CT 平扫中的表现一致,在 ^{18}F-FDG PET/CT 图像上,纵隔含钙化病变中的非钙化部分对 ^{18}F-FDG 的摄取有利于良恶性病变的鉴别、恶性肿瘤分期以及疗效的评价。良性肿瘤对 ^{18}F-FDG 的摄取一般低于恶性肿瘤与活动性炎性病变(图 8-5-7,彩图见文末彩插)。

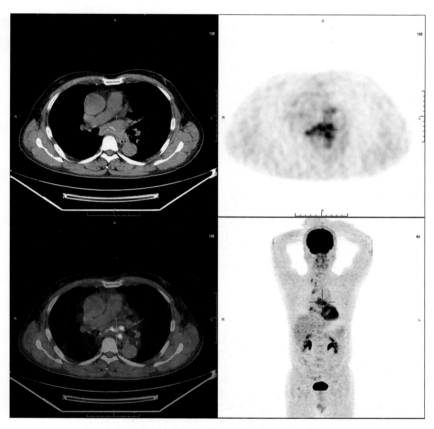

图 8-5-7　淋巴瘤伴钙化 PET/CT 表现
与图 8-5-6 为同一患者,PET/CT 示纵隔淋巴结融合伴钙化,大小约 51mm×34mm,放射性分布异常浓聚,SUV_{max}(最大标准摄取值)为 3.9~8.7。

【相关疾病】

纵隔含钙化病变中,既有炎性病变,如淋巴结结核、组织胞浆菌病,也有肿瘤性病变,包括良、恶性肿瘤,如胸腺瘤、胸腺癌等,还有其他病变,如胸腺囊肿、肺尘埃沉着病等。纵隔含钙化病变相关疾病详见表 8-5-1。

表 8-5-1　纵隔含钙化病变相关疾病

炎性疾病	肿瘤性疾病	其他病变
淋巴结结核	畸胎瘤	胸内甲状腺病变
组织胞浆菌病	胸腺瘤	胸腺囊肿
肺尘埃沉着病	胸腺癌	淀粉样变
	胸腺类癌	
	精原细胞瘤	
	海绵状血管瘤	

【分析思路】

纵隔病变众多,无论是良性病变还是恶性病变,无论是炎性病变还是肿瘤性病变,均可发生钙化。针对钙化的位置、形态与分布,结合原发病变及临床病史,有助于原发病变的诊断与鉴别诊断。对于纵隔含钙化病变,分析思路如下。

第一,判断其是否为淋巴结钙化。纵隔各个区内均可见淋巴结,但其主要见于中纵隔,结合淋巴结常见位置与形态,淋巴结在断面上一般呈圆形或椭圆形,边缘清晰、规则,同一区域常见多个淋巴结聚集,部分增大的淋巴结融合成软组织肿块。据此,一般容易判断观察到的结构是否为淋巴结。淋巴结内的钙化单发或多发,呈斑点状、结节状或爆米花样,占淋巴结大小的比例不等,大者整个淋巴结可完全钙化。炎性病变与肿瘤也可导致淋巴结钙化,如肿瘤淋巴结转移均可出现钙化。纵隔内非淋巴结常见区域的软组织结节,对于单发者须考虑肿瘤的可能;淋巴结常见区域内与正常淋巴结大小相近的软组织结节,一般难以判断其是否为淋巴结,随访复查观察病变的变化有助于鉴别。

第二,分析含钙化病变的良恶性。良、恶性病变与淋巴结的钙化并无明显的大小与形态的绝对分界,但爆米花样钙化常见于错构瘤。提示病变为良性的钙化形式多呈对称分布,如病变中心钙化、环状钙化、分层状钙化或弥漫性钙化,恶性钙化多呈非对称的无定形分布。良性病变的钙化一般大于恶性病变的钙化。

第三,患者的临床病史与影像学检查范围内的其他疾病有助于纵隔含钙化病变的鉴别诊断。结核或组织胞浆菌病患者的纵隔淋巴结常见钙化,如患者肺内、肺门淋巴结或腹部有明确的结核或组织胞浆菌病病灶,则可进一步明确诊断。同样,肺尘埃沉着病病史与肺内病变也有助于纵隔淋巴结钙化的诊断。淀粉样变一般累及多个组织、系统,纵隔以外其他系统明确的淀粉样变诊断,可为纵隔含钙化淋巴结的鉴别诊断增加新的线索。患者的原发肿瘤病史以及胸部以外淋巴结转移等,有助于判断纵隔含钙化淋巴结是否为转移瘤。对于纵隔原发性肿瘤或其他病变合并钙化,结合病变在纵隔不同分区内的位置、病变影像学特征,有利于原发肿瘤和其他病变的诊断与鉴别诊断。

【疾病鉴别】

纵隔众多疾病中均可见钙化,包括淋巴结病变与肿瘤,良性病变与恶性病变,其鉴别诊断参考图8-5-8。

纵隔含钙化病变中几种常见疾病的主要鉴别要点与钙化特征,参考表8-5-2。

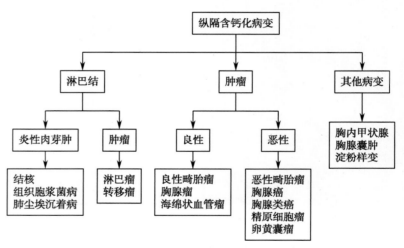

图 8-5-8　纵隔含钙化病变鉴别诊断流程图

表 8-5-2　纵隔含钙化病变的主要鉴别要点

疾病	临床特征	病变位置	形态特征	钙化特征
淋巴结结核	结核病史	中纵隔,肺门	多个淋巴结肿大,可融合成团,坏死常见	淋巴结中央,粗大钙化
肺尘埃沉着病	粉尘接触史	中纵隔,肺门	纵隔、肺门淋巴结肿大、钙化;双上肺为著及胸膜下小结节、融合团块(PMF)、两肺弥漫性间质纤维化	沙砾样、小结节状钙化
胸内甲状腺病变	甲状腺疾病病史,甲状腺增大	前纵隔上部	与甲状腺相连,正常甲状腺组织在增强扫描中明显均匀强化	结节状、斑点状或环状钙化
成熟畸胎瘤	较小时无临床症状,较大时出现压迫症状,发生支气管瘘时可出现咳嗽、咯血,典型时可咳出毛发、钙化物	前纵隔	圆形或类圆形,密度不均,可有脂肪、钙化、牙齿及骨骼影	环状钙化多见,多呈偏心性

续表

疾病	临床特征	病变位置	形态特征	钙化特征
胸腺瘤	胸腺瘤患者中的30%~50%伴有重症肌无力，15%重症肌无力患者可有胸腺瘤	前纵隔偏一侧	圆形或分叶状实性肿块，密度多均匀，可有坏死、钙化	约1/3的胸腺瘤可见钙化。B型胸腺瘤中钙化较多见，多为实质内、中心性、颗粒状或块状钙化，A型胸腺瘤中以被膜的条状钙化多见
胸腺癌	副瘤综合征具有特异表现，如局部或全身重症肌无力	前纵隔偏一侧	类圆形或巨大肿块，边界不清，边缘不规则，常有坏死、囊变、出血、钙化	约61%的胸腺癌存在钙化
胸腺囊肿	50%先天性胸腺囊肿于20岁前偶然被发现，常为单房的，获得性胸腺囊肿常为多房的	前纵隔	边缘光滑，单房或多房，获得性胸腺囊肿以多房多见，薄壁、水样密度肿块	少数病例的囊壁见弧形钙化
淋巴结转移	原发恶性肿瘤病史	中纵隔为主	纵隔多发淋巴结肿大，并且可侵及邻近结构	取决于原发肿瘤类型

（史河水）

第六节　纵隔淋巴结肿大

【定义】

纵隔淋巴结肿大（mediastinal lymphadenopathy）是指纵隔区域内的淋巴结异常增大，同时在形状和质地等方面表现出异常，这种异常的淋巴结在纵隔内的分布可以呈现出对称性或非对称性的特征。

评估淋巴结良恶性是一种挑战，其中，淋巴结大小是重要指标，但并非绝对标准。临床上有不同的淋巴结大小测量方案，包括最长和最短轴向直径，以及这两个值的比等。最短轴向直径更能得到大家的认可，通常被接受的纵隔淋巴结肿大的标准是＞10mm的最短轴向直径，该指标适用于所有分期淋巴瘤或支气管肺癌的患者。但是，对于不同的纵隔淋巴结区域或站点须使用不同的阈值。有作者提出，对于第7站使用12mm的阈值标准；对于第4站和10R站使用10mm的阈值标准；对于其他区域使用8mm的阈值标准。在评估儿童胸部的淋巴结时，还必须考虑淋巴结的位置和患儿年龄。在96%的儿童中可发现至少一个肿大淋巴结，其中，肿大淋巴结多见于气管隆嵴下（69%）、下气管旁（64%）和肺门（60%）。在10岁以下儿童中，大多数淋巴结的直径在7mm以下。在较大儿童中，已发现的最大淋巴结的最短轴向直径高达10mm。

Node-RADS（node reporting and data system）是一种用于淋巴结评估的标准分类系统，旨在提升影像报告的一致性和可比性。该系统基于大小和形态学标准，对可疑淋巴结使用1到5分来评估恶性肿瘤的可疑程度："1-非常低""2-低""3-中""4-高""5-非常高"。该系统主要适用于CT或MRI扫描图像，对于任何部位均可使用，当然也可用于纵隔淋巴结的评估。

实体肿瘤疗效评价标准（RECIST v1.1）被用于评估实体肿瘤的大小，包括对于淋巴结转移病灶大小的测量，从而体现肿瘤对治疗的反应。该系统也要求医生在轴位图像上沿短轴测量病灶的大小。为了解决免疫治疗过程中出现的暂时性淋巴结肿大而没有临床疾病进展的问题，学界对RECIST系统进行了改进，由此又提出了iRECIST（实体肿瘤免疫疗效评价标准）系统。

【病理基础】

纵隔淋巴结肿大的病理基础涵盖了多种疾病，其中，恶性肿瘤（肺癌、淋巴瘤和胸外恶性肿瘤）和肉芽肿性疾病（结节病和结核病）较常见。但这些疾病存在着地域分布差异，在欧洲、北美和日本，纵隔淋巴结肿大的最常见原因是恶性肿瘤，尤其是肺癌；在印度等发展中国家或地区，结核病和结节病等肉芽肿性疾病最为常见。常见的导致纵隔淋巴结肿大的病理基础主要有以下几种可能。

1. 感染性疾病　感染是引起淋巴结肿大的常见原因之一。例如，细菌感染（如细菌性肺炎、结核病）、病毒感染（如单核细胞增多症、HIV感染）、真菌感染和寄生虫感染等，都可导致纵隔淋巴结反应性增生。

2. 自身免疫系统疾病 某些自身免疫病,例如结缔组织病(如系统性红斑狼疮、类风湿关节炎等)等,会刺激免疫系统从而导致淋巴结反应性增生。

3. 肿瘤性疾病 恶性肿瘤(如肺癌、食管癌、淋巴瘤等)的淋巴结转移是常见的导致纵隔淋巴结肿大的病理基础。

4. 代谢性疾病 某些代谢性疾病,如甲状腺功能亢进症、结节性甲状腺肿等,也可引起纵隔淋巴结肿大。

5. 其他原因 例如间质性肺疾病、肉芽肿性疾病、持续性全身淋巴结肿大综合征等疾病,过敏反应(如过敏性淋巴结炎),某些化学物质或药物,以及环境暴露也可能引起淋巴结肿大。

【征象描述】

1. 纵隔淋巴结分区的解剖定义 精准的纵隔淋巴结定位对肺癌分期非常重要。临床推荐使用国际肺癌研究协会(International Association for the Study of Lung Cancer, IASLC)提出的标准化且重复性好的纵隔淋巴结分区图来评估淋巴结累及范围,并且建议将其与第八版肺癌 TNM 分期标准结合,该分区图共包括四区十一站(纵隔淋巴结不包括下颈部 1 区和肺区 10~14 区淋巴结),IASLC 纵隔淋巴结分区详见表 8-6-1。

表 8-6-1 IASLC 纵隔淋巴结分区

分区	分站	描述
上区(上纵隔淋巴结)	2R:右上气管旁淋巴结	延伸至气管左侧边界。上界:胸骨柄上缘,下界:左头臂静脉尾缘与气管交叉点的横截面
主肺动脉区	2L:左上气管旁淋巴结	位于气管左侧边界左侧。上界:胸骨柄上缘,下界:主动脉弓上缘
	3A:血管前淋巴结	不与气管紧邻,位于血管前。上界:胸骨柄上缘,下界:气管隆嵴
	3P:气管后淋巴结	不与气管紧邻,位于食管后、脊椎前。上界:胸骨柄上缘,下界:气管隆嵴
	4R:右下气管旁淋巴结	延伸至气管左侧边界。上界:左头臂静脉尾缘与气管交叉点的横截面,下界:奇静脉下缘
	4L:左下气管旁淋巴结	位于气管左侧边界左侧,包括所有位于肺韧带内侧的气管旁淋巴结。上界:主动脉弓上缘,下界:左肺动脉上缘
	5:主动脉弓下淋巴结	又称主-肺动脉窗淋巴结,位于肺韧带、主动脉或左肺动脉的外侧,处于左肺动脉第一分支的近端,由纵隔胸膜包绕。上界:主动脉弓下缘,下界:左肺动脉的上缘,右界:主-肺动脉窗淋巴结位于肺韧带的外侧。本站淋巴结不在主动脉和肺动脉干之间,而在这些血管的侧面
	6:主动脉旁淋巴结	是升主动脉或膈淋巴结,上界:淋巴结位于升主动脉和主动脉弓的侧前方、主动脉弓上缘,下界:主动脉弓下缘,前界:主动脉弓前缘之间
气管隆嵴下区	7:气管隆嵴下淋巴结	位于气管隆嵴末端,与下叶支气管或肺内动脉无关。上界:气管隆嵴。下界:在左侧,其下界为左下叶支气管的上缘;在右侧其下界为右中间段支气管的下缘
下区(下纵隔淋巴结)	8:食管旁淋巴结	上界:位于气管隆嵴下淋巴结下界,下界:延伸至膈肌
	9:肺韧带淋巴结	位于肺韧带内,包括后壁和下肺静脉下部的淋巴结。肺韧带是包绕肺门的纵隔胸膜反折后向下的延伸

2. 纵隔淋巴结肿大分布规律 纵隔淋巴结肿大的分布方式可以是对称性分布的,也可以是非对称性分布的。不同的分布方式可能涉及病变的不同病因、病程特点(图 8-6-1)。须指出的是,纵隔淋巴结肿大的分布和病变特点并非绝对的,其在疾病谱上可能会有一定的重叠和变异。因此,对于具体个案,应综合考虑病史、体征、影像学检查、实验室检查等多种信息,进行综合分析和判断。最终的诊断仍需要进一步的影像学检查和医生的临床判断。

(1)纵隔淋巴结肿大的对称性分布:当存在弥漫性病变或转移性肿瘤的晚期时,可见纵隔淋巴结肿大的对称分布特征,例如下列情况。

1)感染性疾病:常见的有病毒感染(如病毒感染所致的单核细胞增多症)、细菌感染(如结核病、细菌性肺炎、细菌性淋巴结炎)、真菌感染等。多器官受累的非肉芽肿性疾病(如结节病)也会形成对称性

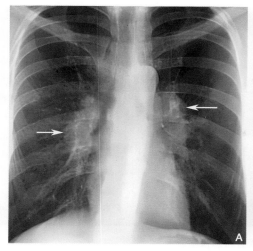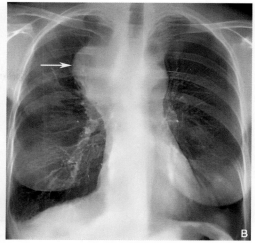

图 8-6-1　纵隔淋巴结肿大分布

A.结节病患者,男,64 岁,胸部后前位 X 线平片显示双肺门淋巴结对称性肿大(箭头);B.黑色
素瘤转移患者,女,56 岁,胸部后前位 X 线平片显示右上纵隔巨大软组织肿块影(箭头)。

分布特征。

2）免疫系统疾病:某些免疫系统疾病(如类风湿关节炎、系统性红斑狼疮)可引起全身性炎症反应,从而导致纵隔淋巴结对称性肿大。

3）一些肺部病变导致的反应性淋巴结肿大:如肺水肿、间质性肺疾病等。

4）肿瘤性病变的晚期:包括恶性肿瘤向对侧转移、淋巴增殖性疾病等。

5）累及双肺的肺尘埃沉着病:硅沉着病、煤工尘肺尘埃沉着病、肺铍沉积症等。

（2）纵隔淋巴结肿大的非对称性分布:在某些情况下,特定的局限性或局部病变可能导致纵隔淋巴结肿大的非对称性分布,常见的病变有以下几类。

1）恶性肿瘤的肿瘤转移:例如,肺癌、淋巴瘤等胸内恶性肿瘤,可通过淋巴转移或直接侵犯纵隔淋巴结;其他器官的恶性肿瘤如乳腺癌、食管癌等,可通过血行转移或淋巴转移而到达纵隔内的淋巴结,这些疾病通常在一个特定的纵隔区域引起淋巴结肿大,呈现非对称性分布。

2）局部感染和炎症:例如,局部肺部感染(如肺脓肿、肺结核)或食管炎,此类疾病可能导致特定区域的纵隔淋巴结肿大。

3. 纵隔淋巴结肿大征象描述

（1）X 线表现:胸部 X 线平片上可能不会有明确的异常发现,但纵隔淋巴结肿大可能造成纵隔轮廓的改变。在常规 X 线平片上评估纵隔淋巴结肿大是基于一些间接征象进行分析的,主要依靠的是胸膜-纵隔界面解剖形态的变化(图 8-6-2)。多环状、曲线状或分叶状轮廓是淋巴结肿大的典型 X 线表现,但并非其唯一的形式,鉴别诊断常常非常困难。

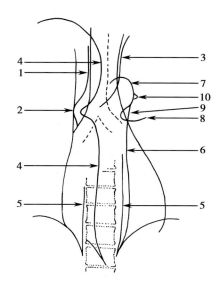

图 8-6-2　胸膜-纵隔界面示意图

1.右侧气管旁带(right paratracheal stripe);2.奇静脉弓(凹陷处);3.起于左锁骨下动脉和静脉的主动脉上双轮廓;4.右食管旁线,即上穹隆和下穹隆区域的后交界线;5.右侧和左侧脊柱旁线;6.腹主动脉旁线(降主动脉);7.主动脉弓;8.主动脉-肺动脉线;9.主-肺动脉窗;10.主动脉乳头。

其中,右侧气管旁带是在后前位胸片上所显示的气管与邻近右肺组织间由气管壁、纵隔结缔组织(及其内含物)和两层胸膜组成的一条水样密度的细带状影(图 8-6-3)。右侧气管旁带突出大于 4mm 为增宽,代表右气管旁淋巴结肿大的可能。但右侧气管旁带增宽不是特异性 X 线征象,许多疾病均能引起右侧气管旁带增宽,此征象是进一步检查的指征。

对于纵隔淋巴结肿大的 X 线征象表现,可以从以下几个方面进行分析,在部分疾病状态下还可观察到特定的典型淋巴结肿大方式。

1）纵隔宽度增加:纵隔淋巴结肿大会导致纵隔

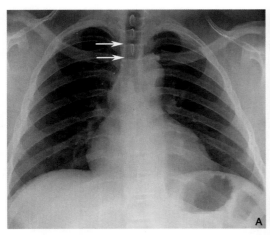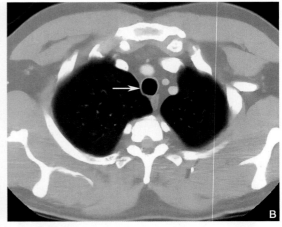

图 8-6-3　右侧气管旁带影像学表现

A. 后前位 X 线胸片显示右侧气管旁带（箭头）；B. 胸部 CT 平扫图像显示右侧气管旁带（箭头）。

的宽度增加，在后前位 X 线平片上表现为纵隔影宽度超过 6cm，或者在正位胸片上表现为主动脉弓水平处纵隔影宽度超过 8cm，代表气管旁或血管前的淋巴结肿大。

2）淋巴结影增大和密度增加：淋巴结肿大会使纵隔内的淋巴结影增大，并且在 X 线平片上呈现为肿块状阴影。肿大淋巴结的密度也可能增加，从而在 X 线平片上呈现为较浓密的阴影。

3）淋巴结的形态改变：肿大的淋巴结可能会呈现出不规则的形状，失去正常淋巴结的典型椭圆形外观。

4）淋巴结的位置和分布：纵隔淋巴结肿大可出现在不同的位置、呈现出不同分布，具体取决于疾病的病理基础。例如，肺部感染通常导致纵隔内上纵隔区域的淋巴结肿大，而淋巴瘤可能导致多组纵隔淋巴结的弥漫性肿大、融合，尤其是前纵隔。

（2）CT 表现：CT 是评估这些特征的首选方法。纵隔淋巴结肿大的 CT 表现常常是非特异性的，它可能与多种疾病有关，包括感染、炎症、肿瘤等。因此，为了做出准确的诊断，通常须结合临床资料、病史、实验室检查和其他影像学方法而进行综合评估。对于纵隔淋巴结肿大的 CT 征象表现，可以从以下几个特点进行分析。

1）淋巴结增大和数量增多：纵隔淋巴结肿大会导致纵隔内的淋巴结体积不同程度增大，CT 可以清晰地显示淋巴结的大小、数量。同时，淋巴结肿大是否均匀也有一定诊断价值，纵隔淋巴结的均匀增大通常见于结节病和淋巴瘤，表现为多组肿大淋巴结集合、融合；淋巴结的密度不均匀增大常见于结核感染及转移性淋巴结肿大。

2）淋巴结形态改变：肿大的淋巴结可呈现出不

规则的形状，失去正常淋巴结的典型椭圆形外观，也可能表现为圆形或分叶状等形态。肿大淋巴结的边界可清晰或模糊，须评估肿大淋巴结与周围脂肪组织或周围解剖结构分界是否清楚，周围结构是否受压变形。肿大的淋巴结可能会对纵隔内的相邻结构如气管、食管和大血管造成压迫。

3）淋巴结密度改变：淋巴结肿大时，CT 图像上的淋巴结密度常常改变，呈现出不同密度的结节/肿块，这可能是由增加的细胞数目、炎症反应的浸润、肿瘤细胞的浸润、钙化或矿物尘埃的存在等原因造成的。甲状腺癌和黏液腺癌的转移灶可能发生钙化，某些职业病如肺尘埃沉着病可表现为蛋壳样钙化。中央低密度区与周边边缘增强提示坏死淋巴结的存在，此征象最常见于结核病，也可见于真菌感染和恶性肿瘤转移。无症状个体中的钙化淋巴结提示已愈合的结核病、结节病或肺尘埃沉着病。均匀增大的淋巴结通常见于结节病和某些恶性肿瘤如淋巴瘤。

一般来说，呈现低密度改变的淋巴结常见于恶性肿瘤转移、分枝杆菌感染等；呈现高密度钙化改变者常见于结节病、肺尘埃沉着病、既往肉芽肿感染、淀粉样变、淋巴瘤治疗后改变等；在增强扫描中呈现明显强化的淋巴结常常提示富血管病变，如恶性肿瘤的转移、卡斯尔曼病、中纵隔（内脏区）卡波西肉瘤等。

4）淋巴结肿大的分布和位置：纵隔淋巴结肿大的分布和位置可根据病因和类型而有所不同，呈现出对称性或非对称性分布形式。例如，肺部感染通常引起纵隔上部或中纵隔区域的淋巴结肿大，而恶性肿瘤可能导致多组纵隔淋巴结的广泛受累，淋巴瘤容易累及纵隔前淋巴结。CT 可以清晰地显示淋巴结的分布和位置,并且有助于确定病变的范围和其侵犯其他结构的情况。

5)伴随肺内征象:在分析纵隔淋巴结肿大原因的时候,必须同时结合双肺内的影像学表现,这可以进一步缩小鉴别诊断的范围。如结节病,在纵隔淋巴结肿大的同时,其在肺内可表现为沿支气管血管束、小叶间隔和胸膜分布的小结节。结核性纵隔淋巴结肿大者,肺内可出现实变,伴或不伴空洞形成,或出现簇状分布的小叶中心结节(树芽征)。

(3)MRI表现:与CT扫描相比,由于MRI具有超高软组织分辨力及多参数、多体位、多序列、多期相等特性,故其可以检测到淋巴结坏死等更多细微征象。此外,MRI的另一大优点是受检者不会暴露于电离辐射,因此,其在诊断和随访中应用越来越多。常规MRI序列(T_1和T_2加权成像)可以与弥散加权成像和动态对比增强成像结合使用,以便更好地评估纵隔淋巴结的疾病活动性。淋巴结中的弥散受限和周边增强提示疾病活动性。DWI和弥散张量成像(diffusion tensor imaging,DTI)都是有用的非侵入性成像技术,能够无创鉴别纵隔淋巴结病变的良恶性,特别是DWI对鉴别淋巴瘤与结节病等意义较大。

(4)PET/CT表现:PET/CT可以同时提供结构成像数据和功能代谢特征。该检查方法可以被用于监测疾病的进展及指导治疗决策,还可被用于影像引导下的活检和随访等。标准摄取值(standard uptake value,SUV)大于2.5可能提示纵隔淋巴结肿大的恶性病因。但是,结核病和结节病等肉芽肿性疾病也可能显示出类似于恶性肿瘤的SUV。因此,PET/CT对于鉴别淋巴结肿大良恶性的特异度较差,尤其在高结核病患病率环境中更是如此。

【相关疾病】

1. 感染性疾病

(1)真菌感染:尤其是组织胞浆菌病和肺球孢子菌病,可引起淋巴结肿大。组织胞浆菌病常见在急性期发生淋巴结肿大,CT增强扫描显示淋巴结增大,外围强化、中央低密度。该病慢性期的影像学表现与继发性肺结核非常相似。临床影像学检查中发现腹部淋巴结增大、肝脾大伴有低密度区域和双侧肾上腺增大可能提示组织胞浆菌病,该特征与结核不同。肺球孢子菌病可以分为原发性、持续性和播散性三种类型,并包括2种发病形式,主要形式是因吸入孢子菌的数量不同而引起不同程度的急性、良性、自限性的呼吸系统感染;次要形式是慢性进行性

累及全身的恶性、严重的肉芽肿性疾病。不同的发病形式引起不同的影像学表现,其中约40%存在与肺实质异常相关的肺门或纵隔淋巴结肿大,纵隔淋巴结肿大可能在肺实质异常消退后仍存在;播散性肺球孢子菌病患者常出现肺门和纵隔淋巴结肿大,伴有结节状病灶和融合的肺实质浸润;持续性肺球孢子菌病的表现包括残留结节、慢性空洞、胸腔积液以及伴有或不伴有淋巴结肿大的持续性肺炎。

(2)病毒感染:尤其是EB病毒(Epstein-Barr virus)所致的传染性单核细胞增多症病例中可出现纵隔淋巴结肿大。通常,感染性疾病引起纵隔淋巴结肿大,在感染得到有效控制后淋巴结可恢复正常。在新型冠状病毒感染的病例中,0~66%病例中可发现纵隔淋巴结病变。

(3)结核病:是由结核分枝杆菌引起的空气传播性传染病。肺内原发灶经淋巴引流而播散到区域淋巴结,导致肺门或纵隔淋巴结肿大。在CT上,原发性结核病最具提示性的特征是肺门及纵隔淋巴结肿大,通常,肿大淋巴结的直径大于2cm,中心呈低密度,为干酪样坏死,外围呈密度更高的区域为肉芽肿性炎症组织。

2. 肿瘤性病变

(1)肿瘤转移性纵隔淋巴结肿大:常见的原发性恶性肿瘤,包括支气管肺癌、食管癌、乳腺癌、胰腺癌、肝细胞癌等,均可转移至纵隔。肿瘤细胞可经淋巴管转移至纵隔淋巴结,或先经血液循环转移到肺或纵隔,再经淋巴引流转移至淋巴结。其表现为单发或多发的淋巴结肿大,受累范围常与原发肿瘤部位或受累淋巴通道分布相关。

(2)淋巴瘤:是发生于淋巴结或结外淋巴组织的全身性恶性肿瘤。淋巴瘤所致的纵隔淋巴结受累常为多发的,多发者可分散存在,境界清楚或模糊,也可融合成不规则肿块,甚至包绕、浸润纵隔结构。原发性纵隔大B细胞淋巴瘤(PMBCL)是一种起源于纵隔的侵袭性弥漫大B细胞淋巴瘤,以迅速增长的前纵隔肿块为特征,可导致对周围组织的压迫。

3. 自身免疫病 淋巴结肿大可见于系统性红斑狼疮、类风湿关节炎、IgG4相关性疾病等。

4. 代谢性疾病 如甲状腺功能亢进症、结节性甲状腺肿等。

5. 其他疾病

(1)结节病:是一种病因不明的多系统非干酪样肉芽肿性疾病,主要引起肺门和纵隔淋巴结肿大。双侧肺门淋巴结肿大的对称性是将结节病与其他诊

断(如淋巴瘤、真菌病和结核病)区分开的重要特征,但其也可表现为不对称性分布,多伴有肺内淋巴管周围分布的小结节。临床上,对于中年女性患者的多个对称增大、非坏死的纵隔淋巴结应考虑结节病。

(2) 肺尘埃沉着病:是由职业暴露(如采矿、石匠、钻井和喷砂等)导致的游离二氧化硅颗粒吸入引起的,其在肺内形成小结节,呈双上肺及淋巴管周围分布。肺尘埃沉着病患者的典型特征是双上肺分布为著的结节伴有肺门及纵隔淋巴结肿大,这些肿大的淋巴结多表现为完全钙化和斑点状钙化。

(3) 卡斯尔曼病:是一种以不明原因淋巴结肿大为特征的淋巴细胞增生性疾病,部分病例可伴全身症状和/或多系统损害。单中心型卡斯尔曼病表现为孤立的或某一组肺门/纵隔淋巴结肿大,在 CT 平扫图像上表现为肺门或纵隔内均质的、非侵袭性的、单发的软组织密度肿块,边界多清楚,病变的富血管特性导致其在对比剂注入后发生明显、均匀的强化。病灶内钙化不常见。多中心型卡斯尔曼病表现为纵隔和肺门多组淋巴结受累,其 CT 表现为多发软组织密度结节以及弥漫性网状结节状肺浸润。增强扫描显示病灶呈轻至中度强化。

(4) 肺淀粉样变:是由异常折叠蛋白质的沉积所导致的。它可能是局部性的,但更常见的是弥漫性的,此类病变通过取代正常细胞结构来影响器官功能。肺淀粉样变分为原发性的和继发性的。在原发性肺淀粉样变中,纵隔淋巴结肿大相当常见。纵隔淋巴结肿大,单独存在或伴有间质病变,是原发性肺淀粉样变最常见的 CT 表现。该病有时表现为与结节病相似的模式。钙化通常表现为粗糙或非特异性的,并且可能会出现蛋壳样钙化。与肾病综合征、充血性心力衰竭和神经病变的关联性可以帮助确定这种疾病。

(5) 心力衰竭:慢性左心衰竭可导致纵隔淋巴结肿大。该病涉及多个纵隔淋巴结,但气管隆嵴下淋巴结、气管旁淋巴结和肺门淋巴结更常受累。心源性肺水肿引起淋巴结肿大的发病机制尚不完全清楚,但有人认为其可能是由于弥漫性胸内水肿影响了肺实质和邻近结构(包括纵隔和相关淋巴结)而产生的表现。

(6) 特发性肺纤维化:纵隔淋巴结肿大与间质性肺疾病(ILD)患者的预后相关,可由此预测进行性肺纤维化(PPF)的发生。有报道称,特发性肺纤维化患者中纵隔淋巴结肿大的患病率可高达

66%~70%。

(7) 慢性阻塞性肺疾病:约 50% 的慢性阻塞性肺疾病(chronic obstructive pulmonary disease,COPD)患者出现肺门和纵隔淋巴结肿大。这些肿大的淋巴结主要位于下气管旁间隙、主-肺动脉窗和气管隆嵴下。在有严重支气管炎的患者中,淋巴结肿大的发现更为频繁。COPD 患者的所有淋巴结肿大都有清晰的轮廓,大多数为椭圆形。在大多数 COPD 患者中,没有发现淋巴结钙化或中央低密度。

(8) 肺栓塞:在超过三分之一的慢性肺血栓栓塞症患者中,CT 显示有肿大的淋巴结,肺门淋巴结肿大与胸腔积液、心包积液的频繁关联,可能是因为上述表现具有由纵隔淋巴流动减慢,导致体循环静脉压升高,从而引起的共同病理生理机制。

(9) 药物诱发淋巴结肿大:对药物的过敏反应可导致纵隔或肺门淋巴结肿大。抗癫痫药,特别是苯妥英,除发热、皮疹、嗜酸性粒细胞增多和肝脾大外,还可能导致表现为广泛淋巴结肿大的假性淋巴瘤综合征。氨甲蝶呤、磺胺类药、青霉素、丙戊酸、阿司匹林和红霉素等都是具有这种作用的药物。这些反应往往在用药几个月后出现,并且在停药后减轻。

【分析思路】

纵隔淋巴结肿大在临床上十分常见,但往往难以定性。淋巴结肿大通常是由潜在疾病引起的,但也可能是反应性的。对于可疑或确认的纵隔淋巴结肿大患者的处理始于对临床相关性资料的回顾,临床病史提供了关于淋巴结肿大最可能原因的线索,年龄、职业、吸烟状况和居住地区等各种因素有助于将临床可能性缩小到感染性、炎症性、良性或恶性病因。当在胸部 X 线平片上怀疑淋巴结肿大时,应建议患者行进一步的胸部 CT 增强扫描。

在评估纵隔淋巴结肿大时,须进行系统性的分析。建议使用以下流程来处理纵隔淋巴结肿大的诊断和鉴别诊断(图 8-6-4)。

1. 在胸部 CT 上确定病变是否源于淋巴结?是否是异常的淋巴结? 单纯依据大小标准来确定淋巴结是否异常有一定局限性,这是因为正常大小的淋巴结可能发生异常,而淋巴结的增大也可能是由类肉芽肿性疾病等良性病变引起的。相比 CT,PET/CT 可更准确地反映淋巴结的转移受累情况。还要注意正常心包隐窝和血管变异与淋巴结肿大的鉴别,注意测量 CT 值或连续多层面判读。

2. 采集病史信息、体格检查、实验室检查 纵隔淋巴结肿大通常是由潜在疾病引起的,但它也可能是

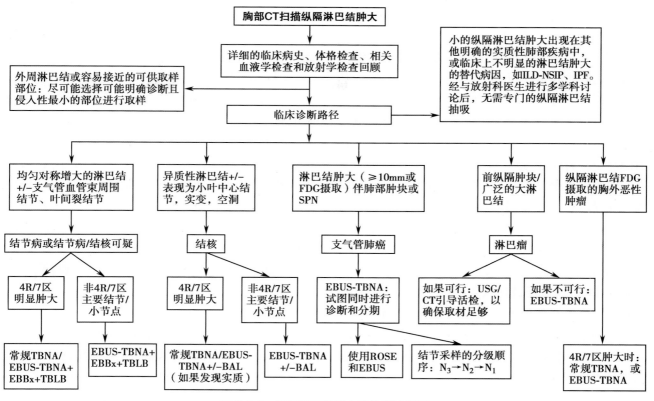

图 8-6-4 纵隔淋巴结肿大的诊断流程图

ILD-NSIP：间质性肺疾病-非特异性间质性肺炎；IPF：特发性肺间质纤维化；FDG：¹⁸F-氟代脱氧葡萄糖；SPN：孤立性肺结节；EBUS：超声支气管镜；TBNA：经支气管镜针吸活检术；EBUS-TBNA：超声引导下经支气管针吸活检；USG：超声引导；TBLB：经支气管镜肺活检术；EBBx：支气管内淋巴结活检；BAL：支气管肺泡灌洗；ROSE：快速现场［病理］评估。

反应性淋巴结肿大。临床病史可以提示淋巴结肿大的最可能原因，如感染、原发肿瘤病史等。年龄、职业、吸烟状况和居住地区等各种因素有助于将临床可能性缩小为感染性、炎症性、良性或恶性病因之一。

3. **影像学评估** 对于纵隔淋巴结肿大的影像诊断，建议可以从以下几个方面开始。

（1）观察淋巴结肿大的程度和分布特征：首先，评估淋巴结肿大的程度并注意观察肿大淋巴结的大小和数量。其次，观察淋巴结肿大的分布情况，判断其是否呈对称性分布在纵隔两侧。

（2）分析淋巴结的外观特征：评估淋巴结的形态特征，包括形状、轮廓和边缘的清晰度。正常的淋巴结通常呈长椭圆形，轮廓清晰，部分可见淋巴结门。注意淋巴结是否存在不规则形状或模糊的轮廓、边缘。

（3）分析淋巴结的内部密度、强化程度与强化方式：检查淋巴结内部的密度特征。正常的淋巴结通常显示出均匀的密度和均匀强化。异常密度和异常强化则可能为坏死、出血或钙化等的表现，与特定的病理过程有关。

（4）分析淋巴结与周围结构的关系：评估肿大淋巴结对纵隔内周围结构的影响，例如对气管、食

管、大血管等产生的压迫或推移。

4. **综合评估分类** 将影像学表现与患者的临床信息相结合，包括症状、病史、实验室检查结果和其他辅助检查结果，综合分类，判断肿大淋巴结性质，这有助于缩小诊断范围，并且有助于最终确定可能的疾病原因。如将临床可能性范围缩小为感染性疾病、炎症性疾病、良性疾病或诊断明确的恶性肿瘤转移，可避免不必要的有创穿刺活检。对于诊断不明的恶性倾向病变（如淋巴瘤、纵隔型肺癌、纵隔肿瘤伴转移等）或明确诊断才能合理治疗的病变（如不典型表现结节病），可能须行穿刺活检以明确诊断。

须注意的是，纵隔淋巴结肿大的影像诊断是一项复杂的任务，常可能须综合多种影像学技术。

【疾病鉴别】

病理过程所致的纵隔淋巴结肿大须与某些正常或变异的解剖结构、先天性异常、早期纵隔肿瘤进行鉴别，有时还须行活检进行鉴别。然而，某些特征性表现有助于鉴别，从而可避免有创的活检操作。

1. **正常的解剖结构**

（1）血管解剖变异：被误诊为淋巴结肿大的较常见的血管变异有左肺上叶异常肺静脉回流、永存左上腔静脉、主动脉弓下左头臂静脉和迷走左锁骨

下动脉。CT 增强扫描可以显示血管走行,由此进行鉴别。

（2）正常解剖结构——心包窦和隐窝:发生在大血管之间的心包反折,形成了心包腔内的各种窦和隐窝,其中形同管道者称为窦、不规则形者称为隐窝。心包窦包括心包横窦、心包斜窦和心包前下窦,心包隐窝包括心包上隐窝、主动脉下隐窝、上腔静脉后隐窝、左/右肺静脉隐窝、左肺隐窝,上述结构内常有心包滑液积聚,易被误诊为纵隔淋巴结、肿块、胸腺或变异血管。然而,其典型的位置和特定的影像学表现有助于诊断。如心包上隐窝形成于心包横窦的最高处,位于升主动脉后方,在左肺动脉的水平。有时,心包上隐窝可延伸入右侧气管旁带,在 7% 的正常人中可见,可能被误认为淋巴结异常;左/右肺静脉隐窝位于双侧的上、下肺静脉之间。当下肺静脉汇入左心房时,心包反折包裹住肺静脉,心包液可在其中积聚,易被误认为淋巴结异常。然而,心包隐窝常呈水样密度,无明确的壁,且邻近结构无占位效应,多平面重建技术也可帮助显示心包隐窝和心包腔之间的联系。

2. 先天性异常

（1）异位甲状腺、甲状腺肿:甲状腺下降、位于气管前方,可表现为前纵隔肿块,偶尔会向大血管和气管后方移动（称为后降甲状腺肿）,大约 90% 的后降甲状腺肿位于右侧,多平面重建有助于显示纵隔甲状腺肿是固有甲状腺的延续。甲状腺组织呈高密度（CT 值常高达 100Hu）是其在 CT 平扫检查中的另一个特征。CT 增强扫描时,甲状腺组织呈早期、明显强化。

（2）前肠囊肿:是各种起源于胚胎前肠的先天性囊肿的总称,包括支气管源性囊肿和肠源性囊肿,是由原始前肠或气管支气管树的异常出芽引起的。支气管源性囊肿通常位于气管隆嵴附近,在 CT 中表现为边缘清晰锐利、圆形或椭圆形肿块,边缘光滑或呈分叶状。根据囊内容物的不同,其密度可能有所不同,但 40% 病例的密度与水相似;对于密度较高的病变,可以通过 MRI T_2 加权成像显示其内部高信号,这是所有支气管源性囊肿的特征,内部气-液平面可能提示伴有感染。食管重复畸形比支气管源性囊肿少见,常见于婴儿或儿童。其 CT 和 MRI 特征与支气管源性囊肿相似,但与食管的关系可能更密切。

（3）心包囊肿:心包囊肿通常无症状,常偶然被发现。CT 图像上,心包囊肿边界清楚,无强化,呈均

匀液体密度,壁薄,无间隔。如果囊液中蛋白质含量较高或有出血,则密度较高,可以通过囊液在 MRI T_2 加权成像中呈高强度信号来确认囊性。

（4）胸腺囊肿:胸腺囊肿可以是先天的,也可以是后天的。CT 显示胸腺囊肿为单房或多房、边缘清晰的囊性肿块。

3. 纵隔肿瘤
胸腺瘤、生殖细胞瘤、胸腺癌、神经源性肿瘤等,在肿瘤早期阶段,病变较小时,须与纵隔淋巴结病变进行鉴别,前纵隔正常淋巴结较少见,且正常淋巴结的形态与肿瘤不同。

（王　健）

第七节　弥漫性纵隔密度增高

【定义】

弥漫性纵隔密度增高（diffuse mediastinal increased attenuation）是指纵隔间隙内脂肪密度弥漫增高,且无区域分布趋势和界限,形成弥漫性病变,与纵隔固有结构分界模糊不清。纵隔内除气管、心血管、食管、胸腺、淋巴组织、神经等固有脏器和结构外,纵隔间隙基本为脂肪所包绕、充填,在 CT 上,正常脂肪表现为低密度并清晰勾勒出固有脏器的轮廓。纵隔内肿瘤性病变大多为局限性的,且按前、中、后纵隔分区有易发区域,但有些病变如炎症、创伤、肿瘤浸润等也可造成纵隔脂肪密度弥漫增高。

【病理基础】

在病理学上,导致非肿瘤性弥漫性纵隔密度增高的最常见疾病为纵隔炎,其分为急性纵隔炎（acute mediastinitis）和慢性纵隔炎（chronic mediastinitis）。纵隔炎的急性期表现为结缔组织内炎性渗出、水肿,严重时可有脓肿形成,最常见于细菌感染;该病的慢性过程也叫纤维性纵隔炎（fibroid mediastinitis）,是一种不正常的免疫反应,为纵隔内广泛的纤维组织增生和纤维化,可导致纵隔脏器如食管、动脉、静脉、气道的束紧,可源于急性纵隔炎或非感染性肉芽肿性疾病。血管淋巴管畸形（vascular and lymphatic malformation）可表现为纵隔内血管扩张或淋巴管扩张伴淋巴液渗出。创伤后纵隔出血、纵隔脏器破裂等也会造成纵隔弥漫性异常。肿瘤性弥漫性纵隔密度增高为肿瘤直接浸润纵隔或转移至纵隔所致的;纵隔肿瘤放射治疗后可出现纵隔炎性改变及纤维化。

【征象描述】

1. X 线表现　病变不严重时,在 X 线胸片上,

纵隔可显示正常,尤其是在仰卧位胸片上,正常纵隔影也会略增宽,很容易漏诊。对于范围较大的病变,X线胸片上可见轻微异常但无特异性,主要表现为纵隔增宽(图8-7-1)。弥漫性纵隔密度增高并不像纵隔局限性病变,后者可造成明显的纵隔轮廓突出

改变且在X线胸片上容易显示。总之,X线胸片对纵隔弥漫性病变的显示并不灵敏,但其可以发现并发的其他异常,如肺内和胸廓骨的伴发改变以及心包积液、胸腔积液等。如在X线胸片上发现可疑异常,则应建议患者行CT平扫或增强扫描。

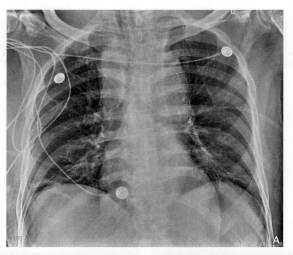

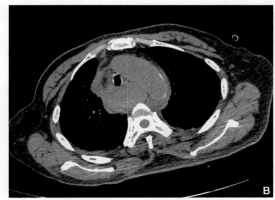
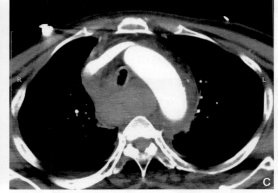

图 8-7-1　纵隔增宽的 X 线表现

患者男,78 岁,车祸 6h。A.胸部 X 线平片显示上纵隔增宽,气管中断、受压、略向左移位;B. CT 平扫图像显示气管后方及主动脉弓周围软组织密度影;C. CT 增强扫描图像可显示增强的主动脉周围及气管后方的软组织影,增强后无强化,提示出血。

2. **CT 表现**　CT 是纵隔病变的首选影像学检查方法,其快速、便捷的特点使其尤其适于急重症和外伤患者。急性纵隔炎可表现为纵隔间隙脂肪密度增高、模糊(图8-7-2),有时可伴有纵隔内气体,如伴发脓肿,则增强扫描可显示脓肿呈环状强化;慢性纵隔炎可表现为弥漫软组织密度影,包绕纵隔内结构,增强扫描中可见其发生不同程度强化;血管瘤(hemangioma)可表现为弥漫管状结构伴点状钙化,增强后可见增粗血管影(图8-7-3);淋巴管病变表现为水样密度影,可累及多部位如胸腔、腹膜后等,增强后无强化;肿瘤性病变可使纵隔轮廓外突,也可包绕纵隔内血管结构,增强后可见强化(图8-7-4)。

CT 还可显示其他纵隔内及纵隔外的伴发异常,

如气管、支气管管腔狭窄,气管、食管外伤后破裂,食管管壁增厚,肺内支气管血管束增粗、小叶间隔增厚,胸腔积液,以及胸廓骨异常如术后胸骨钢丝固定、椎体/肋骨骨折等。CT 增强扫描可显示纵隔弥漫性病变的血供情况,有助于判断病变的囊性或实性,以及其与血管的关系,还可显示伴发的心脏和血管异常改变如管腔扩张/狭窄、管壁增厚、撕裂,如对比剂外溢还可提示破裂,在很大程度上能明确病因。二维和三维重建图像可显示伴发的血管、气道狭窄的范围和程度,还可显示病变累及范围及其与周围结构的关系,为介入治疗提供帮助,此类图像对伴发骨折的显示也有很大帮助。另外,CT 还可以通过特殊造影技术显示病变,如口服对比剂以显示食管破

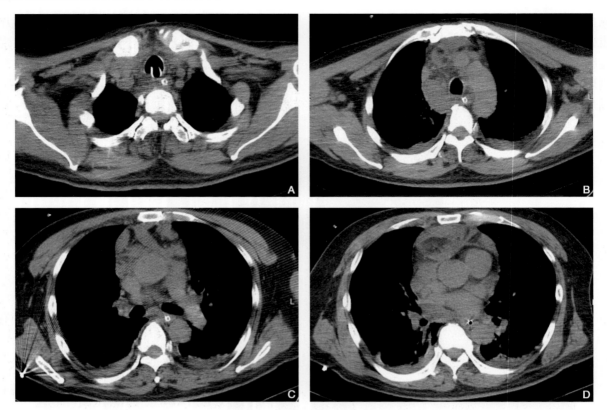

图 8-7-2　急性纵隔炎的 CT 表现

患者男,55 岁,咽部疼痛伴发热半个月,呼吸困难一周,体温 38.6℃,右扁桃体脓肿切开引流后。A. CT 平扫图像显示颈部双侧软组织间隙内密度增高;B~D. 上、中、下部纵隔内也可见液体密度影,提示颈部脓肿蔓延至纵隔内。

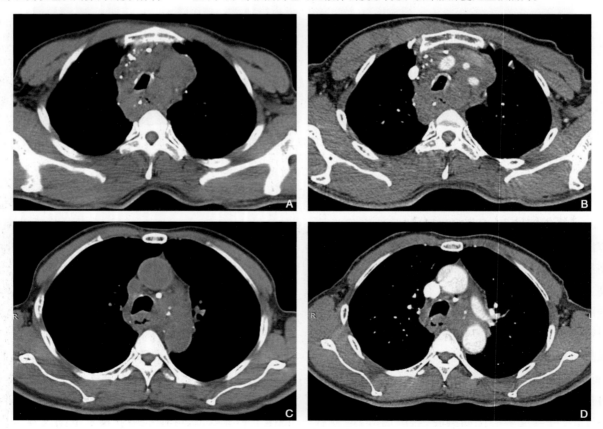

图 8-7-3　纵隔血管瘤的 CT 表现

患者男,56 岁,咽部不适、呼吸困难 2 个月,喉镜示喉咽部血管瘤,活检病理为下咽部海绵状血管瘤。胸部 CT 平扫和增强扫描主动脉弓上层面(A、B)图像和主-肺动脉窗层面(C、D)图像显示纵隔密度增高,与血管结构分界不清,内见点状钙化,增强后动脉期轻度强化。

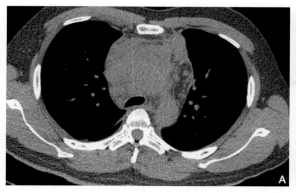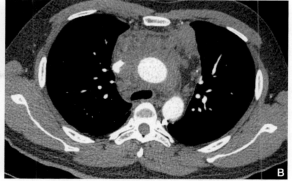

图 8-7-4　纵隔淋巴瘤的 CT 表现

患者男,22 岁,吞咽困难伴面颈部肿胀,胸闷、憋气 1 个月。胸部 CT 平扫图像(A)显示前纵隔及中纵隔弥漫密度增高软组织影,与主动脉分界不清,增强后(B)密度均匀;左前纵隔另见软组织结节。

口,CT 淋巴管造影以显示、确定淋巴管病变。

3. MRI 表现　MRI 有良好的软组织对比度,且可多序列成像,能被用于鉴别纵隔弥漫性病变的性质如实性、囊性、脉管样结构以及病变的良恶性等。增强 MRI 可帮助评价病变范围,确定活检部位,显示感染、脓肿等(图 8-7-5)。对于 CT 对比剂过敏的患者,可采用 MRI 代替 CT,但由于 MRI 成像时间较长,且易受心跳和呼吸影响,故成像质量有时欠佳,

也不适合被用于急诊和重症患者的检查。

【相关疾病】

急性纵隔炎多见于心血管术后和胸外科操作后,也见于食管穿孔患者以及颈部感染如口腔、咽后感染蔓延至纵隔者,感染血行播散偶尔也会引起急性纵隔炎。慢性纵隔炎常见于真菌感染和结核感染患者,也可见于非感染性肉芽肿性病变如结节病、血管炎和 IgG4 相关性疾病等的患者。纵隔内脉管性

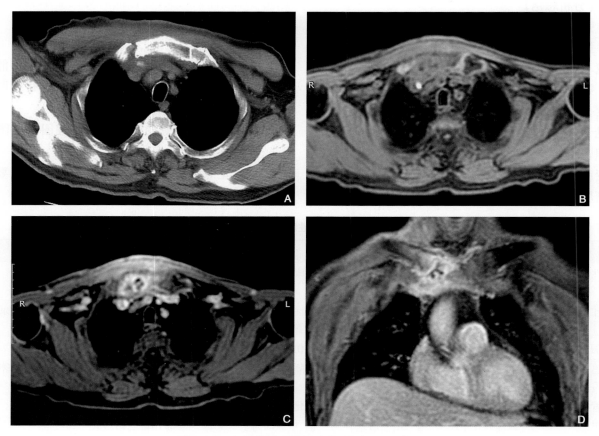

图 8-7-5　急性纵隔炎伴脓肿的 CT 与 MRI 表现

患者女,61 岁,气短、乏力 2 个月,乳腺癌术后放化疗后,胸部转移灶切除放化疗后,胸壁窦道感染。A. CT 平扫图像示胸骨后血管间隙内密度增高,胸骨右侧骨质密度增高;B. MRI 平扫图像显示胸骨后软组织呈等信号;C、D. 增强 MRI 横轴位及冠状位图像显示其内见环状强化,中央低信号影,提示脓肿形成。

病变主要见于淋巴管瘤病或血管瘤患者。无论是钝性伤还是穿透伤,多表现为纵隔内出血,此类损伤主要是血管损伤,包括大的动、静脉和小血管损伤。创伤性气道或食管破裂引起的继发性感染,可表现为弥漫性纵隔密度增高。肿瘤在纵隔间隙内浸润也可造成纵隔脂肪密度增高,如淋巴细胞增生性疾病、恶性肿瘤转移等。弥漫性纵隔密度增高的常见相关疾病详见表 8-7-1。

表 8-7-1　弥漫性纵隔密度增高常见相关疾病

感染性纵隔炎	创伤性改变	脉管性病变	肿瘤性病变
急性纵隔炎 慢性纵隔炎	心血管术后 胸外科操作 感染血行播散 急性感染后 结节病 肉芽肿性多血管炎 IgG4 相关性疾病 结缔组织病	纵隔出血 气道、食管破裂 —	淋巴瘤 淋巴管瘤病 胸腺瘤 血管瘤 癌性淋巴管炎 —

【分析思路】

弥漫性纵隔密度增高不常见,其分析思路如下。

第一步,观察纵隔间隙脂肪密度是否普遍增高,伴或不伴局限性结节、肿块。

第二步,判断密度增高是水样密度还是软组织密度,也可通过 CT 增强扫描或 MRI 确定。水样密度见于急性纵隔炎、淋巴管病变,增强后无强化;软组织密度见于慢性纵隔炎、出血、血管瘤、肉芽肿性病变或肿瘤浸润等;新鲜出血在 CT 平扫中可表现为高密度;多数病变在增强后可见不同程度强化,无强化则多考虑血肿的可能。

第三步,分析纵隔内其他影像学表现,如是否伴有脓肿,是否存在钙化,是否存在气道和食管的异常改变,是否存在血管管壁和管腔的改变等。例如,增强扫描见坏死伴环状强化,结合临床病史可考虑急性纵隔炎;病变内的点状钙化最常见于血管瘤;气道和食管的改变多与创伤相关;血管管腔狭窄改变多见于慢性纵隔炎或肉芽肿性病变;对于血管管壁增厚改变,则须注意其可能与创伤相关(除外动脉斑块)。

第四步,分析肺内、胸廓骨及胸腔的伴发改变,如支气管血管束增厚、小叶间隔增厚、胸腔积液、胸骨切开固定、胸廓骨骨折等表现。如有小叶间隔和支气管血管束增厚,则提示伴有间质改变,应该考虑淋巴管病变和免疫性肉芽肿性疾病;如有手术史伴发热,则应考虑急性纵隔炎;如有胸廓骨骨折,则须考虑创伤后出血;胸腔积液则没有特异性。

第五步,结合患者的临床症状、实验室检查、诊疗过程、影像学检查前后对比等临床信息,可有助于鉴别诊断。如有发热及实验室炎症指标增高,则应该先考虑急性纵隔炎;影像前后对比显示病变的增大、加重,须考虑肿瘤性病变。

【疾病鉴别】

弥漫性纵隔密度增高只是一个征象,决不能孤立看待,须联合影像学特征和临床信息进行诊断和鉴别诊断。

1. 基于临床信息的鉴别诊断流程图　见图 8-7-6。

2. 常见纵隔弥漫性病变的主要鉴别诊断要点　见表 8-7-2。

表 8-7-2　常见纵隔弥漫性病变的主要鉴别诊断要点

疾病	主要影像特征	鉴别要点	其他伴发表现
急性纵隔炎	纵隔脂肪呈水样密度,增强后无强化,脓肿形成时可见环状强化	临床症状,实验室指标	术后征象,胸腔积液
慢性纵隔炎	纵隔脂肪呈软组织密度,增强后呈中等至明显强化,包绕血管	急性感染病史或无症状,血管管腔狭窄	侧支血管形成,肺内支气管血管束和小叶间隔增厚,肺纤维化改变
纵隔出血	纵隔软组织密度影,增强后无强化	外伤史	血管改变,胸廓骨骨折
淋巴管瘤病	纵隔内细管状结构,水样密度,增强后无强化	纵隔和肺内病变	支气管血管束增厚,小叶间隔增厚
血管瘤	迂曲管状结构并强化,点状钙化	强化血管及点状钙化	沿纵隔上、下延伸
淋巴瘤	纵隔内软组织密度影,增强后呈轻到中度均匀强化	前、中纵隔为主	多组淋巴结增大
肿瘤转移、浸润	纵隔或肺内结节、肿块,增强后呈不均匀强化	纵隔或肺原发病变	支气管血管束增厚,小叶间隔增厚

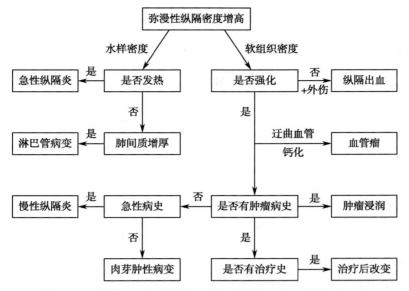

图 8-7-6　基于临床信息的弥漫性纵隔密度增高鉴别诊断流程图

（赵绍宏）

参 考 文 献

[1] RODEN A C, JUDGE M, DEN BAKKER M A, et al. Dataset for reporting of thymic epithelial tumours: recommendations from the International Collaboration on Cancer Reporting (ICCR)[J]. Histopathology, 2023, 83(6): 967-980.

[2] NAKAZONO T, YAMAGUCHI K, EGASHIRA R, et al. CT-based mediastinal compartment classifications and differential diagnosis of mediastinal tumors[J]. Jpn J Radiol, 2019, 37(2): 117-134.

[3] STRANGE C D, TRUONG M T, AHUJA J, et al. Imaging evaluation of thymic tumors[J]. Mediastinum, 2023, 7: 28.

[4] TATEISHI Y, HORITA N, NAMKOONG H, et al. Postoperative radiotherapy for completely resected Masaoka/Masaoka-Koga stage Ⅱ/Ⅲ thymoma improves overall survival: an updated Meta-analysis of 4 746 patients[J]. J Thorac Oncol, 2021, 16(4): 677-685.

[5] HENSCHKE C I, LEE I J, WU N, et al. CT screening for lung cancer: prevalence and incidence of mediastinal masses [J]. Radiology, 2006, 239(2): 586-590.

[6] KOGA K, MATSUNO Y, NOGUCHI M, et al. A review of 79 thymomas: modification of staging system and reappraisal of conventional division into invasive and non-invasive thymoma[J]. Pathol Int, 1994, 44: 359-367.

[7] PASCHOU E, SABANIS N. Mediastinal lipomatosis in a patient with Bardet-Biedl syndrome: more diverse than previously thought[J]. Pan Afr Med J, 2023, 45: 82.

[8] BATTA A, SINGHAL M, GAWALKAR A A, et al. Unusual cause of mediastinal widening and atrial fibrillation: mediastinal lipomatosis with infiltration into the interatrial septum [J]. BMJ Case Rep, 2021, 14(11): e246980.

[9] PEEK D. Extensive mediastinal lipomatosis in a patient with severe aortic valve stenosis[J]. Eur J Cardiothorac Surg, 2002, 21(3): 564-565.

[10] GAERTE S C, MEYER C A, WINER-MURAM H T, et al. Fat-containing lesions of the chest[J]. Radiographics, 2002, 22: S61-78.

[11] HOCHHEGGER B, ZANON M, PATEL P P, et al. The diagnostic value of magnetic resonance imaging compared to computed tomography in the evaluation of fat-containing thoracic lesions[J]. Br J Radiol, 2022, 95(1140): 20220235.

[12] GAYER G, SHROFF G S, TRUONG M T. Two unusual fat-containing mediastinal entities: Pearls and pitfalls in imaging of Morgagni hernia and fat necrosis[J]. Semin Ultrasound CT MR, 2022, 43(3): 267-278.

[13] AGUT A, TAVERA J, BUENDIA A, et al. Imaging diagnosis-spontaneous pneumomediastinum secondary to primary pulmonary pathology in a dalmatian dog[J]. Vet Radiol Ultrasound, 2015, 56(5): E54-E57.

[14] KANEKI T, KUBO K, KAWASHIMA A, et al. Spontaneous pneumomediastinum in 33 patients: yield of chest computed tomography for the diagnosis of the mild type[J]. Respiration, 2000, 67(4): 408-411.

[15] MOSELEY J E. Loculated pneumomediastinum in the newborn. A thymic "spinnaker sail" sign[J]. Radiology, 1960, 75: 788-790.

[16] HAMMOND D I. The "ring-around-the-artery" sign in pneumomediastinum[J]. J Can Assoc Radiol, 1984, 35(1): 88-89.

[17] CYRLAK D, MILNE E N, IMRAY T J. Pneumomediasti-

num:a diagnostic problem[J]. Crit Rev Diagn Imaging, 1984,23(1):75-117..

[18] NACLERIO E A. The V sign in the diagnosis of spontaneous rupture of the esophagus (an early roentgen clue) [J]. Am J Surg,1957,93(2):291-298.

[19] LEVIN B. The continuous diaphragm sign. A newly-recognized sign of pneumomediastinum[J]. Clin Radiol,1973, 24(3):337-338.

[20] MURAYAMA S,GIBO S. Spontaneous pneumomediastinum and Macklin effect:overview and appearance on computed tomography[J]. World J Radiol,2014,6(11):850-854.

[21] KOURITAS V K,PAPAGIANNOPOULOS K,LAZARIDIS G,et al. Pneumomediastinum[J]. J Thorac Dis,2015,7 (Suppl 1):S44-S49.

[22] QUERESHY F A,BULCHER C M. Spontaneous pneumomediastinum following orthognathic surgery [J]. J Oral Maxillofac Surg,2021,79(10):e6-e8.

[23] CAGLE K J. Pneumomediastinum in the neonate[J]. Neonatal Netw,2014,33(5):275-282.

[24] MILLARD C E. Pneumomediastinum[J]. Dis Chest,1969, 56(4):297-300.

[25] SERINDERE M,ERSEN M,BALYEMEZ U. Spontaneous pneumomediastinum and Macklin effect:three rare case reports with computed tomography findings[J]. Niger J Clin Pract,2023,26(4):528-530.

[26] FERNANDES F,PAUPÉRIO G,RODRIGUES A. Pneumomediastinum:a brief review of literature apropos of a case report[J]. Port J Card Thorac Vasc Surg,2022,29(3): 67-69.

[27] MARCHIORI E,HOCHHEGGER B,ZANETTI G. Pneumomediastinum[J]. J Bras Pneumol,2019,45(4): e20190169.

[28] SAKAI M,HIYAMA T,KUNO H,et al. Thoracic abnormal air collections in patients in the intensive care unit:radiograph findings correlated with CT[J]. Insights Imaging, 2020,11(1):35.

[29] TABOTTA F,FERRETTI G R,PROSCH H,et al. Imaging features and differential diagnoses of non-neoplastic diffuse mediastinal diseases[J]. Insights Imaging,2020,11(1): 111.

[30] ODEV K,ARIBAS B K,NAYMAN A,et al. Imaging of cystic and cyst-like Lesions of the mediastinum with pathologic correlation[J]. J Clin Imaging Sci,2012,2:33.

[31] ACKMAN J,CHINTANAPAKDEE W,MENDOZA D P,et al. Longitudinal CT and MRI characteristics of unilocular thymic cysts[J]. Radiology,2021,301(2):443-454.

[32] JEUNG M Y,GASSER B,GANGI A,et al. Imaging of cystic masses of the mediastinum[J]. Radiographics,2002, 22:S79-S93.

[33] KIM J H,CHOE J,KIM H K,et al. MRI-based stepwise approach to anterior mediastinal cystic lesions for diagnosis and further management[J]. Korean J Radiol,2023,24 (1):62-78.

[34] KIM J H,GOO J M,LEE H J,et al. Cystic tumors in the anterior mediastinum,radiologic-pathological correlation [J]. J Comput Assist Tomogr,2003,27(5):714-723.

[35] GARRANA S H,BUCKLEY J R,ROSADO-DE-CHRISTENSON M L,et al. Multimodality imaging of focal and diffuse fibrosing mediastinitis[J]. Radiographics,2019,39 (3):651-667.

[36] LIN J,JIMENEZ C A. Acute mediastinitis, mediastinal granuloma, and chronic fibrosing mediastinitis:a review [J]. Semin Diagn Pathol,2022,39(2):113-119.

[37] MCNEELEY M F,CHUNG J H,BHALLA S,et al. Imaging of granulomatous fibrosing mediastinitis[J]. AJR,2012, 199(2):319-327.

[38] HARRIS K,ELSAYEGH D,AZAB B,et al. Thymoma calcification:is it clinically meaningful? [J]. World J Surg Oncol,2011,9:95.

[39] JUNG K J,LEE K S,HAN J,et al. Malignant thymic epithelial tumors:CT-pathologic correlation[J]. AJR,2001, 176(2):433-439.

[40] TOMIYAMA N. Approach to the prevascular mass[J]. Mediastinum (Hong Kong,China),2019,3:17.

[41] FUJIMOTO S,ODA N,TAKI T,et al. Aspergillus nodule with hilar and mediastinal lymphadenopathy mimicking lung cancer[J]. Am J Med,2021,134(3):339-340.

[42] CHOPRA A,MODI A,CHAUDHRY H,et al. Assessment of mediastinal lymph node size in pneumococcal pneumonia with bacteremia[J]. Lung,2018,196(1):43-48.

[43] NAKAZONO T,YAMAGUCHI K,EGASHIRA R,et al. CT-based mediastinal compartment classifications and differential diagnosis of mediastinal tumors[J]. Jpn J Radiol, 2019,37(2):117-134.

[44] ABDEL RAZEK A A K,BAKY K A,HELMY E. Diffusion tensor imaging in characterization of mediastinal lymphadenopathy[J]. Acad Radiol,2022,Suppl 2:S165-S172.

[45] ABOU YOUSSEF H A,ELZORKANY M A,HUSSEIN S A,et al. Evaluation of mediastinal lymphadenopathy by diffusion weighted MRI:correlation with histopathological results[J]. Adv Respir Med,2019,87(3):175-183.

[46] BOURGOUIN P P,MADAN R. Imaging of the middle and visceral mediastinum[J]. Radiol Clin North Am,2021,59 (2):193-204.

[47] CARTER B W,BENVENISTE M F,MADAN R,et al. ITMIG classification of mediastinal compartments and multidisciplinary approach to mediastinal masses[J]. Radiographics,2017,37(2):413-436.

［48］ ÇINAR H G,GULMEZ A O,ÜNER Ç,et al. Mediastinal lesions in children［J］. World J Clin Cases,2023,11(12): 2637-2656.

［49］ ZHAI L Y,GONG H H,YU W C. Mediastinal lymph node enlargement predicts progressive pulmonary fibrosis［J］. Int J Tuberc Lung Dis,2023,27(5):395-400.

［50］ TAWEESEDT P T,SURANI S. Mediastinal lymphadenopathy in COVID-19:a review of literature［J］. World J Clin Cases,2021,9(12):2703-2710.

［51］ MASCALCHI M,ZOMPATORI M. Mediastinal lymphadenopathy in lung cancer screening:a red flag［J］. Radiology,2022,302(3):695-696.

［52］ IYER H,ANAND A,SRYMA P B,et al. Mediastinal lymphadenopathy:a practical approach［J］. Expert Rev Respir Med,2021,15(10):1317-1334.

［53］ BIKO D M,LICHTENBERGER J P,RAPP J B,et al. Mediastinal masses in children:radiologic-pathologic correlation［J］. Radiographics,2021,41(4):1186-1207.

［54］ LAURENT F,LATRABE V,LECESNE R,et al. Mediastinal masses:diagnostic approach［J］. Eur Radiol,1998,8 (7):1148-1159.

［55］ UNIYAL R,GARG R K,PANDEY S,et al. Mediastinal widening in a patient with paraplegia:an unusual cause ［J］. Neurol India,2020,68(5):1201-1202.

［56］ WALTERS A,CASSIDY L,MUHLEMAN M,et al. Pneumomediastinum and the aortic nipple:the clinical relevance of the left superior intercostal vein［J］. Clin Anat, 2014,27(5):757-763.

［57］ JAWAD H,CHUNG J H. Pulmonologist's road map to mediastinal lymph node imaging［J］. Clin Chest Med,2018, 39(1):17-30.

［58］ SASAKI H,MIYATA J,SUEMATSU R,et al. Radiological significance of mediastinal lymphadenopathy in eosinophilic granulomatosis with polyangiitis［J］. Allergol Int,2022, 71(4):536-538.

［59］ WALLIS T J M,GUDMUNDSSON E,PONTOPPIDAN K, et al. Temporal progression of mediastinal lymphadenopathy in idiopathic pulmonary fibrosis［J］. Eur Respir J, 2022,59(4):2200024.

［60］ KALSDORF B,LANGE C. Tuberculous mediastinal lymphadenopathy:Reaching the target［J］. Respirology,2019,24 (7):622-623.

［61］ ELSHOLTZ F H J,ASBACH P,HAAS M,et al. Introducing the Node Reporting and Data System 1.0 (Node-RADS):a concept for standardized assessment of lymph nodes in cancer［J］. Eur Radiol,2021,31(8):6116-6124.

［62］ LIN J L,JIMENEZ C A. Acute mediastinitis, mediastinal granuloma, and chronic fibrosing mediastinitis:a review ［J］. Semin Diagn Pathol,2022,39(2):113-119.

［63］ RAPTIS C A,MCWILLIAMS S R,RATKOWSKI K L,et al. Mediastinal and pleural MR imaging:practical approach for daily practice［J］. Radiographics,2018,38 (1):37-55.

［64］ PINA-OVIEDO S. Mediastinal lymphoproliferative disorders［J］. Adv Anat Pathol,2021,28(5):307-334.

［65］ LILLARD R L,ALLEN R P. The extrapleural air sign in pneumomediastinum［J］. Radiology,1965,85(6):1093- 1098.

第九章　胸膜、横膈与胸壁

第一节　胸腔积液

【定义】

胸膜腔在正常情况下含有少量液体,约 5～10mL,其产生和吸收保持动态平衡。当任何病理原因使胸膜腔内液体产生增多或吸收减少,导致液体积聚时,即形成胸腔积液(pleural effusion)。肺部疾病、胸膜疾病、肺外疾病和药物等均可引起胸腔积液。

根据积液在胸膜腔内是否自由流动,胸腔积液分为游离性和包裹性两种。胸膜腔内的液体随体位变动而自由流动,始终处于最低处,此类胸腔积液称为游离性胸腔积液。包裹性胸腔积液是由于脏/壁胸膜增厚、粘连,使大量液体局限于胸腔的某一部位而形成的。

【病理基础】

胸腔积液形成的机制有以下几种:①微循环流体静水压增高(充血性心力衰竭);②微循环胶体渗透压降低(低蛋白血症);③胸膜腔压力降低(肺不张);④微循环血管通透性增强(胸膜炎症和肿瘤);⑤肿瘤或纤维化致淋巴系统阻塞,使胸膜腔的淋巴引流通路受损;⑥腹腔液体经膈肌淋巴管或膈肌缺损区进入胸膜腔。

胸腔积液分为渗出液和漏出液两类。渗出液是由恶性肿瘤、感染、血栓栓塞性疾病、结缔组织病及胰腺炎等导致毛细血管通透性增强所致的。漏出液的形成是左心衰竭、肝硬化、肾病综合征等引起的低蛋白血症使毛细血管静水压升高而胶体渗透压降低的结果。Light 标准是区分渗出液和漏出液时最常用的标准,其诊断渗出液的标准为:①积液中总蛋白浓度/血清总蛋白浓度的比值>0.5;②胸腔积液中 LDH 浓度/血清 LDH 浓度的比值>0.6;③胸腔积液 LDH 浓度大于血清 LDH 浓度正常值上限的 2/3。

对于积液,只要其满足三个条件中的任意一个,就可诊断为渗出液,三个条件均不满足者为漏出液。

【征象描述】

1. **X 线表现**　肋膈角变钝是在 X 线胸片上诊断游离性胸腔积液时最早出现的征象。胸腔积液超过 50mL 时,在侧位胸片上可见后肋膈角变钝;超过 200mL 时,在正位胸片上可见侧肋膈角变钝;超过 500mL 时,肋膈角消失,积液侧膈肌被遮盖。侧卧位水平投照图像可以显示 50mL 以上的微量游离性胸腔积液。进行该检查时,患者侧卧于检查床,臀部略抬高,中心线与预期液体平面平行,可见与胸壁平行的、略均匀增厚的密度增高影。

随积液量的增加,其典型表现为胸腔下方的均匀致密阴影,其上缘呈外高内低的凹面,伴有肋膈角消失,膈面模糊(图 9-1-1)。存在大量积液时可见膈肌下移,因右侧有肝阻挡,故此征象多见于左侧。纵隔可向积液的对侧移位,如无纵隔移位,则提示伴有患侧肺不张或胸膜粘连。

由于患者采取仰卧位时液体平铺于背侧,所以即使是大量积液也可能漏诊,其征象包括患侧肺透明度降低、肋膈角变钝、膈肌抬高及下肺纹理显示不

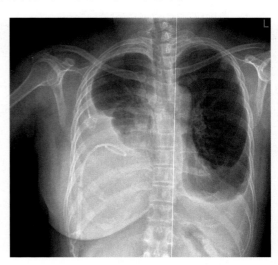

图 9-1-1　游离性胸腔积液 X 线表现

清等。"肺尖帽(apical cap)"也提示积液的存在。

包裹性胸腔积液多见于下胸部侧后胸壁,在切线位 X 线平片上表现为自胸壁向肺野突出的半圆形或丘状影,与胸壁成钝角,密度均匀,边缘清楚(图 9-1-2)。叶间积液为局限于叶间裂的积液,其典型表现是位于叶间裂的梭形影,密度均匀,边缘清楚。肺底积液为位于肺底与横膈之间的胸腔积液,右侧较多见;被肺底积液向上推挤的肺下缘呈圆顶形,易被误诊为膈肌抬高。肺底积液所致"膈肌抬高"的圆顶最高点位于偏外 1/3 处,且肋膈角深而锐利。

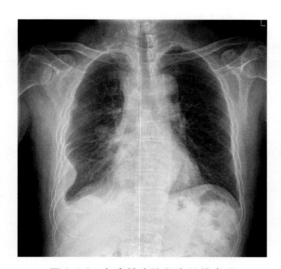

图 9-1-2　包裹性胸腔积液 X 线表现

2. **CT 表现**　游离性胸腔积液的 CT 表现为胸廓下方的镰刀状阴影(sickle-shaped opacity),呈液体密度(图 9-1-3)。CT 增强扫描更容易区分强化的软组织与不强化的液体,可清楚显示胸膜增厚、胸膜结节、积液内分隔以及胸膜外脂肪受累等病变。根据以下 4 个征象可从 CT 上区别少量胸腔积液与腹水:①胸腔积液将膈脚推向前方,使之远离脊柱,称为膈

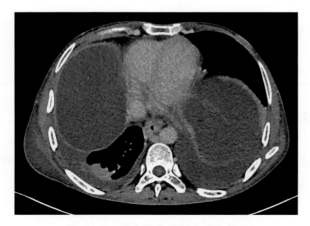

图 9-1-3　游离性胸腔积液 CT 表现

CT 图像上可见膈肌征,液体在膈肌内侧为腹水,在膈肌外侧为胸腔积液。

脚移位征(displaced crus sign);②液体在膈肌内侧则为腹水,在膈肌外侧则为胸腔积液,即膈肌征(diaphragm sign);③腹水与肝的界面清晰,而胸腔积液与肝的界面略模糊,即界面征(interface sign);④由于肝的裸区处无腹膜被覆,故腹水不会出现在裸区的后方,但由于右侧后肋膈角在裸区后方,所以裸区水平后方的积液为胸腔积液,即裸区征(bare-area sign)。包裹性胸腔积液表现为局限性均匀液体密度影,可存在于多部位(图 9-1-4)。增强扫描中可见胸膜强化,炎性病变多呈均匀一致的强化,恶性病变可表现为胸膜厚薄不一或呈多结节状。

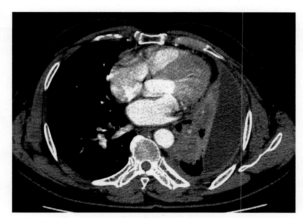

图 9-1-4　包裹性胸腔积液 CT 表现

包裹性胸腔积液的 CT 表现为左侧胸腔局限性类梭形水样密度影,增强扫描图像上可见胸膜强化。

3. **MRI 表现**　MRI 能够对部分渗出液和漏出液进行鉴别。DWI 可以区分良、恶性胸腔积液,其灵敏度为 71.4%,符合率为 87.1%,而动态增强 MRI 能进一步提升诊断效能。在 T_2WI 上,高信号的积液(图 9-1-5)和胸膜外脂肪反衬出相对低信号的脏胸膜、胸膜结节和间隔线,而这些结构在 CT 上可能难以被分辨。亚急性和/或慢性出血在 T_1WI 和 T_2WI 上均呈高信号,在 T_2WI 上还可见薄的分层,下方低信号影为含铁血黄素成分。

【相关疾病】

引起胸腔积液的相关疾病非常多,详见表 9-1-1。

【分析思路】

胸腔积液是由各种病因所致的胸膜腔内的积液,其只是疾病的临床表现和体征,是一种伴随或继发征象,并非一种疾病。诊断胸腔积液的步骤,应先确定胸腔积液是否存在,继而定性,最后确定病因。在整个诊断思路中,须恰当地应用循证思维、整体思维、动态思维。

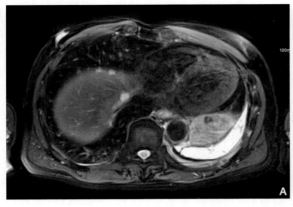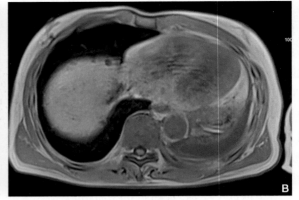

图 9-1-5　胸腔积液 MRI 表现

左侧胸腔积液，积液在 T_2WI 上呈高信号（A）在 T_1WI 上呈低信号（B）。

表 9-1-1　漏出性胸腔积液和渗出性胸腔积液的相关疾病

病因类别	渗出性胸腔积液	漏出性胸腔积液
非常见病因	感染：肺炎旁胸腔积液、脓胸 肿瘤：胸膜转移性肿瘤、间皮瘤、淋巴瘤 结核性胸膜炎	充血性心力衰竭 肝硬化 低白蛋白血症
常见病因	类肿瘤性胸腔积液：肺癌所致反应性胸膜炎、放射性胸膜炎、气道阻塞、肺不张 腹部疾病：胰腺炎、胆囊炎、肝/脾脓肿、食管静脉曲张硬化治疗后食管穿孔 心脏或心包损伤：心肌梗死后（冠状动脉旁路移植术、心脏手术或心脏消融术后）、肺动脉狭窄 妇科疾病：卵巢过度刺激综合征、梅格斯综合征（Meigs syndrome）、子宫内膜异位症、产后并发症 结缔组织病：类风湿关节炎、系统性红斑狼疮、嗜酸性粒细胞增多症、肉芽肿性多血管炎 反应性：肺炎引起的反应性胸膜炎 血胸 良性石棉性胸腔积液 肺栓塞	肾性疾病：肾病综合征、肾小球肾炎 腹膜透析 甲状腺功能减退 二尖瓣狭窄 上腔静脉阻塞 肺不张 肺动脉高压/肺栓塞 缩窄性心包炎
少见病因	药物：胺碘酮、白细胞介素-2、氨甲蝶呤、氯氮平、苯妥英、β 受体阻滞剂等 淋巴管疾病：淋巴管平滑肌瘤病 胆固醇性胸腔积液：常见于肺结核、类风湿性胸腔积液和其他慢性胸腔积液 淋巴浆细胞淋巴瘤 结节病 其他：尿毒症、溺水、淀粉样变、电烧伤、医源性、黄甲综合征等	尿胸 梅格斯综合征 中心静脉导管的血管外迁移 结节病 陷闭肺 脑脊液漏或脑室-胸膜分流

1. 观察 X 线胸片上的双侧肋膈角、膈肌形态有无变化，结合肺野、纵隔、气管及心影的改变，判断胸腔积液的有无，是游离性还是包裹性，以及大致积液量。

2. 胸部 CT 可以显示肺内、胸膜、膈肌、肺门和纵隔等部位的病变，有助于评估胸腔积液的部位、积液的密度、积液量以及是否有胸膜增厚或结节。

3. CT 增强扫描中可显示增厚的胸膜是否有异常强化及其与周围结构的关系，有助于病因判断。

4. 结合患者病史、临床症状、诊疗经过、多次影像学检查的前后对比结果等临床资料，可缩小病因诊断的鉴别诊断范围。

【疾病鉴别】

胸腔积液是疾病的临床表现和体征，须结合其他影像学特征和临床信息进行诊断和鉴别诊断（表9-1-2，图9-1-6）。

表 9-1-2　根据影像学特征推测胸腔积液病因

影像学特征	胸腔积液潜在病因
大量积液	恶性胸腔积液,肺炎旁胸腔积液/积脓,结核,肝性胸腔积液
单侧大量积液但纵隔无移位	肺癌(由于肺不张或纵隔固定而表现为该特征),胸膜间皮瘤
双侧胸腔积液	心力衰竭,恶性胸腔积液,狼疮性胸腔积液
包裹性胸腔积液	肺炎旁胸腔积液/积脓,结核,血胸,心力衰竭(叶间积液、假瘤征)
胸腔气-液平面	支气管-胸膜瘘,自发性气胸合并胸腔积液,创伤,胸部术后,食管撕裂
伴胸膜钙化	慢性结核性胸膜炎,石棉沉着病,创伤愈合
胸膜结节或肿块	恶性病变(转移或胸膜间皮瘤)
胸膜增厚	恶性病变(转移或胸膜间皮瘤),血胸或脓胸机化,结核,石棉沉着病,尿毒症,冠状动脉旁路移植术后,胸膜固定术后
胸膜表面强化	脓胸,肺炎旁胸腔积液,结核,恶性病变
伴心包积液	肺炎,脓胸,结核,恶性病变

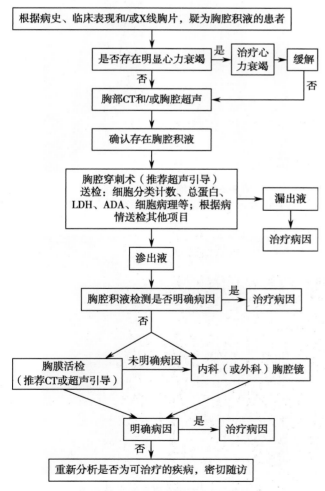

图 9-1-6　基于临床信息的胸腔积液鉴别诊断
LDH:乳酸脱氢酶;ADA:腺苷脱氨酶。

（李　琼　胡春洪）

第二节　气胸及液气胸

【定义】

气胸(pneumothorax,PTX)是指脏胸膜或壁胸膜破裂,气体进入胸膜腔造成积气。气胸可分成自发性、创伤性和医源性三类。自发性气胸又可分为原发性和继发性两类,前者发生于无基础肺疾病的健康人,继发性自发性气胸是发生于有基础肺疾病的患者的。创伤性气胸系胸壁的直接或间接损伤引起的。医源性气胸则由诊断和治疗操作所致。

特殊气胸有以下两类。①包裹性气胸,是气胸的一种形式,其中,胸膜空气袋被困在局部区域内;此类气胸可发生在多种情况下,比如接受机械通气治疗的急性呼吸系统疾病患者,以及在既往胸膜炎或胸膜固定术的背景下进行胸膜腔穿刺后的状态。②叶间局限气胸,局限于叶间裂内的包裹性气胸。

液气胸(hydropneumothorax)是指胸膜腔内同时存在积液和积气。

【病理基础】

正常情况下,胸膜腔是不含气体、密闭的潜在性腔隙。呼吸周期的胸膜腔内压均为负压,系胸廓向外扩张与肺向内弹性回缩相对抗而产生的。胸腔内出现气体仅在三种情况下发生:①肺泡与胸腔之间产生破口;②胸壁创伤产生外界与胸腔的交通;③胸腔内有产气的微生物。其中,前两种情况在临床上多见。由于气体进入改变了胸腔的负压状态,故而肺呈现为部分或完全压缩。若胸膜裂口呈活瓣样,气体只进不出,则形成张力性气胸,张力性气胸可引起纵隔移位。

原发性自发性气胸(primary spontaneous pneumothorax,PSP)多见于瘦高体型的男性年轻成人,常规 X 线检查显示其肺部无显著病变,但可有胸膜下肺大疱(bullae),多在肺尖部。PSP 也可能有遗传因素,主要包括:马方综合征、埃勒斯-当洛斯综合征、α1-抗胰蛋白酶缺乏症、高胱氨酸尿症。

继发性自发性气胸(secondary spontaneous pneumothorax,SSP)多见于有基础肺部病变者,包括以下几类肺部病变。

1. **肺囊性病变**　慢性阻塞性肺疾病、耶氏肺孢子菌肺炎、终末期间质性肺疾病、淋巴管平滑肌瘤病、朗格汉斯细胞组织细胞增生症等。

2. **肺实质坏死**　肺脓肿、坏死性肺炎、脓毒性栓塞、真菌病、结核病、空洞性肿瘤、转移性成骨肉瘤、放射性坏死及肺梗死等。

3. **非医源性气胸** 在直接或间接创伤后发生。主要见于肺撕裂伤、气管支气管破裂、针刺伤及食管破裂等。

4. **其他病因** ①月经性气胸:发生于月经期间的复发性自发性气胸,发生在月经开始后 24～72h 内,在大多数情况下,与子宫内膜异位症相关的膈肌异常通常在胸腔镜检查中被发现;②罕见的胸膜肺实质弹力纤维增生症。

医源性气胸(iatrogenic pneumothorax,IP)多见于医疗操作导致的胸腔积气,常见的相关医疗操作有:胸腔穿刺术、经皮穿刺肺活检术、气管切开术及中央静脉置管术等。

液气胸多由外伤引起,也可以是医源性的。胸膜粘连带撕裂、支气管-胸膜瘘和食管胸膜瘘也可引起液气胸。

诱发气胸的因素可为剧烈运动,咳嗽,提重物或上臂高举,举重运动,用力解大便和钝器伤等。当剧烈咳嗽或用力解大便时,肺泡压升高,致使原有病损或缺陷的肺组织破裂从而引起气胸。使用人工呼吸器时,若送气压力太高,就可能发生气胸。

气胸症状的轻重取决于起病快慢、肺压缩程度和肺部原发疾病的情况。其典型症状为突发性胸痛,继之有胸闷和呼吸困难,并且可有刺激性干咳。这种胸痛常为针刺样或刀割样,持续时间很短暂。刺激性干咳由气体刺激胸膜所致。大多数起病急骤,胸腔中气体量大,或伴肺部原有病变者,其气促明显。部分患者在气胸发生前有剧烈咳嗽、用力屏气大便或提重物等诱因,但也有不少患者在正常活动或安静休息时发病。年轻健康人群中的中等量气胸患者很少有不适,有时此类患者仅在体格检查或接受常规胸部透视时才被发现;而有肺气肿的老年人,即使肺压缩不到 10%,亦可产生明显的呼吸困难。张力性气胸患者常表现为精神高度紧张、恐惧、烦躁不安、气促、有窒息感、发绀、出汗,并且有脉搏细弱而快、血压下降、皮肤湿冷等休克状态表现,甚至出现意识不清、昏迷,若不及时抢救,往往引起患者死亡。气胸患者一般无发热、白细胞计数升高或血沉增快,若有这些表现,则常提示存在原有的肺部感染,如结核性或化脓性炎症,或发生了并发症,如渗出性胸膜炎或脓胸。

【征象描述】

1. **X 线表现** 胸部 X 线检查是确诊气胸、评估气体量的大小、初步评估任何潜在病因以及寻找并发症的首选检查方法。立位胸部 X 线平片上,典型气胸的三个主要特征:①无肺纹理的透亮区;②可见被压缩的脏胸膜;③肺组织向肺门压缩。发生小量气胸时,气体多位于肺尖,气胸区为呈线状或带状的无纹理区,可见被压缩肺的边缘,呼气时显示较清楚(图 9-2-1),须仔细观察,以防漏诊;发生大量气胸时,肺向肺门压缩,呈圆球形密度增高影。发生大量气胸时,气胸区可占据肺野的中外带,内带为压缩的肺,呈密度均匀软组织影;同侧肋间隙增宽,横膈下降,纵隔向健侧移位(图 9-2-2);发生液气胸时,立位胸部 X 线平片上,在上述表现的基础上出现气-液平面,液体呈均匀高密度影,其上方为气体,同侧肺被压缩,肋膈角消失。气-液平面可横贯患侧整个胸腔(图 9-2-3)。如脏胸膜、壁胸膜粘连,则可形成局限性或多房性气胸或液气胸。

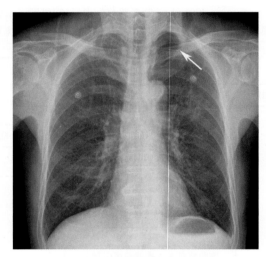

图 9-2-1　左侧小量气胸 X 线表现
X 线平片示左上肺野外带见新月形透亮影(箭头)。

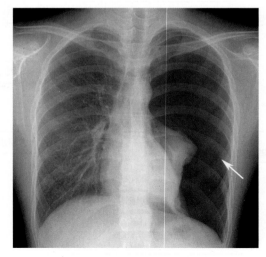

图 9-2-2　左侧大量气胸 X 线表现
X 线平片示左侧胸腔见大片状无肺纹理的透亮影(箭头),肺组织向肺门压缩呈软组织密度;左侧肋间隙增宽、横膈下降,纵隔稍向健侧移位。

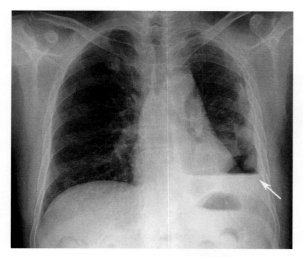

图 9-2-3 左侧液气胸 X 线表现

X 线平片示左侧胸腔见气-液平面(箭头),内可见置管影。

在患者无法站立的情况下,可采取:①侧卧位 X 线平片,应使疑似气胸侧朝上,将片盒置于背外侧成45°,X 线球管倾斜、垂直于片盒;②呼气胸片,肺变小、密度增大,气胸大小保持不变。

仰卧位摄片影像学征象:空气聚集在心膈角和肋膈角处并勾勒出心脏边缘,以下征象可提示气胸。①两肺野密度不均,受累侧肺野透亮度增高;②同侧肋膈角深沟征;③前肋膈角处可见一斜线影或季肋区界面形成,与相邻的横膈相似(双膈征);④纵隔/横膈风化征,纵隔或横膈周围积聚了空气致纵隔/横膈的轮廓显示得特别清楚;⑤肺纹理消失;⑥纵隔或横膈移位。

气胸容量评估可为临床治疗方案提供依据,可根据 X 线胸片判断气胸容量。由于气胸容量近似于肺直径的立方和单侧胸腔直径的立方的比,故在肺门水平侧胸壁至肺边缘的距离为 1cm 时,气胸容量约占单侧胸腔容量的 25%,该距离为 2cm 时,气胸容量约占 50%。当侧胸壁与肺边缘的距离≥2cm 者为大量气胸,<2cm 者为小量气胸。如以从肺尖气胸线至胸腔顶部的距离估计气胸大小,则距离≥3cm 者为大量气胸,<3cm 者为小量气胸(图 9-2-4)。目前,临床人工智能 AI 辅助测定气胸容量的大小更准确。

2. **CT 表现** 观察肺窗图像,气胸为胸膜腔内可见低密度的气体影,伴有肺组织不同程度的压缩、萎缩改变(图 9-2-5)。CT 对于小量气胸、局限性气胸以及肺大疱与气胸的鉴别比 X 线胸片更灵敏和准确。其对气胸容量大小的评价也更为准确。发生液气胸时,由于重力关系,液体分布于背侧,气体分布于腹侧,可见明确的气-液平面及萎陷的肺边缘(图

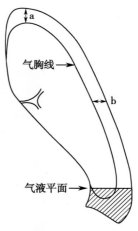

图 9-2-4 气胸容量测量法示意图

肺门水平侧胸壁至肺边缘的距离为 b,b≥2cm 者为大量气胸,b<2cm 者为小量气胸。从肺尖气胸线至胸腔顶部的距离为 a,a≥3cm 者为大量气胸,a<3cm 者为小量气胸。

9-2-6)。

3. **MRI 表现** 此检查方法较少被用于气胸及液气胸的诊断,但 MRI 在了解胸腔液体成分上优于 CT,如血性胸腔积液在 T_1WI 与 T_2WI 上均呈高信号(图 9-2-7)。

【相关疾病】

引起气胸的常见疾病有肺大疱、慢性阻塞性肺气肿、肺炎、肺脓肿等,详见表 9-2-1;引起液气胸的常见疾病有胸腔穿刺术、胸部创伤、支气管-胸膜瘘及食管胸膜瘘。

表 9-2-1 引起气胸的常见原因

原因分类	疾病
创伤性	贯通伤或钝挫伤
医源性	经皮穿刺肺活检术、锁骨下静脉导管插入术、胸腔穿刺术、经支气管肺活检、胸膜活检、正压通气、内镜下食管穿孔
肺部感染	结核、金黄色葡萄球菌性肺炎、真菌感染、AIDS 等
通气障碍	COPD、哮喘、囊性纤维化
先天畸形	肺先天性畸形(叶性肺气肿)、先天性肺囊肿、马方综合征
其他	异物吸入、肺淋巴管平滑肌瘤病、朗格汉斯细胞组织细胞增生症及转移性肉瘤等

【分析思路】

X 线检查或 CT 显示气胸线是确诊依据,根据临床症状、体征及影像学表现,气胸的诊断通常并不困难。

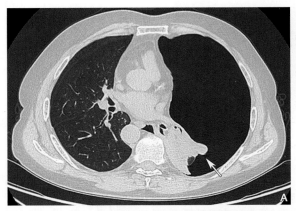

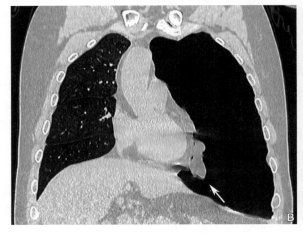
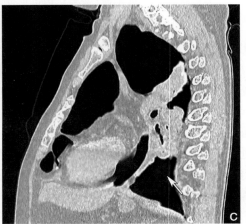

图 9-2-5　左侧大量气胸 CT 表现

胸部 CT 肺窗水平横断面（A）、冠状面（B）、矢状面（C）图像示左侧胸腔见大片透亮影，肺组织被压缩至肺门并呈球状（箭头），伴纵隔向对侧移位，横膈下移。

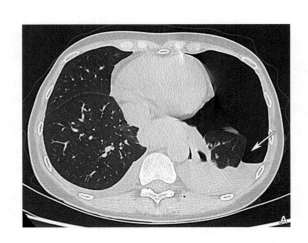

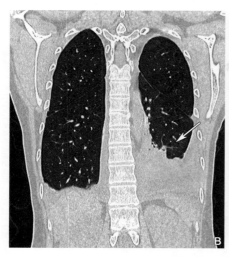
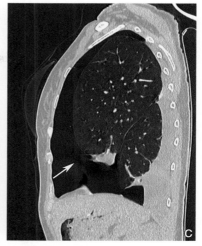

图 9-2-6 左侧液气胸及右侧胸腔积液 CT 表现
胸部 CT 肺窗水平横断面（A）、冠状面（B）、矢状面（C）图像示左侧胸腔内见弧形气体密度影及液体密度影，内侧见受压的肺边缘影，局部肺不张呈条片状实变影（箭头）；右侧胸腔见少量积液密度影。

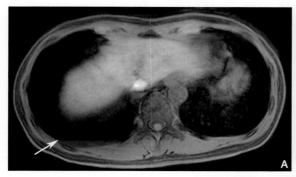
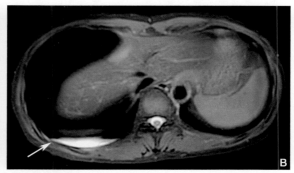

图 9-2-7 右侧液气胸 MRI 表现
MRI T_1WI（A）、T_2WI（B）示右侧胸腔可见气-液平面、液体信号影（箭头）。

识别、寻找气胸线或观察到脏胸膜线以外为无肺纹理的透亮区是确诊气胸的关键。发生小量气胸时，气体多位于肺尖，X 线平片上，气胸区呈线状或带状无纹理区，须仔细观察，以防漏诊，呼气时显示较清楚。

仰卧位投照图像显示空气聚集在心膈角和肋膈角处并勾勒出心脏边缘，须对气胸的特征性征象加以认识，必要时 CT 检查可帮助鉴别。气胸的诊断流程见图 9-2-8。

【疾病鉴别】

皮肤皱褶、肺大疱、胸膜钙化斑、被单/衣物皱褶、乳腺组织外缘以及肩胛骨内缘等在正位图像上形成的阴影易被误诊为气胸，而脓气胸、血气胸、肺囊肿、肺脓肿须与液气胸加以鉴别。

1. 皮肤皱褶伪影 须寻找皮肤皱褶以外的肺纹理，皮肤褶皱的边缘往往要比正常、纤薄的脏胸膜线宽，其边界可延伸到胸腔之外。

2. 肺大疱 气胸的脏胸膜线是呈弧形向胸壁方向凸出并平行于胸壁的曲线。在 CT 图像上，肺大疱中存在分隔和血管。

3. 胸膜钙化斑 胸膜钙化斑的切面位征象类似气胸的脏胸膜线。胸膜钙化斑产生的白线较厚，而且不沿肺轮廓走行。

4. 脓气胸 X 线平片上可见气-液平面或胸膜腔穹顶的轮廓消失。脓气胸与非感染性液气胸可能难以鉴别。前者可表现为胸膜增厚。CT 能清楚地描绘病灶的位置、胸膜增厚和潜在疾病的进展。

5. 血气胸 血气胸的 X 线表现可能与液气胸相似。在 CT 检查中，可通过测量胸腔积液的信号衰减来判断创伤性胸腔积液的性质。胸膜腔内的血液通常有 35~70Hu 的衰减。

6. 肺脓肿 其 CT 表现为相对低密度的中央坏死成分以及边界清楚的纤维性包膜，可呈不规则增厚，增强扫描中，囊壁呈明显强化，可与液气胸鉴别。

7. 肺囊肿 表现为肺实质内的薄壁囊腔，含有气体，可具有各种大小和外观。它们可能含有气-液平面，通常是新生儿或感染后呼吸机引起的肺损伤的结果。

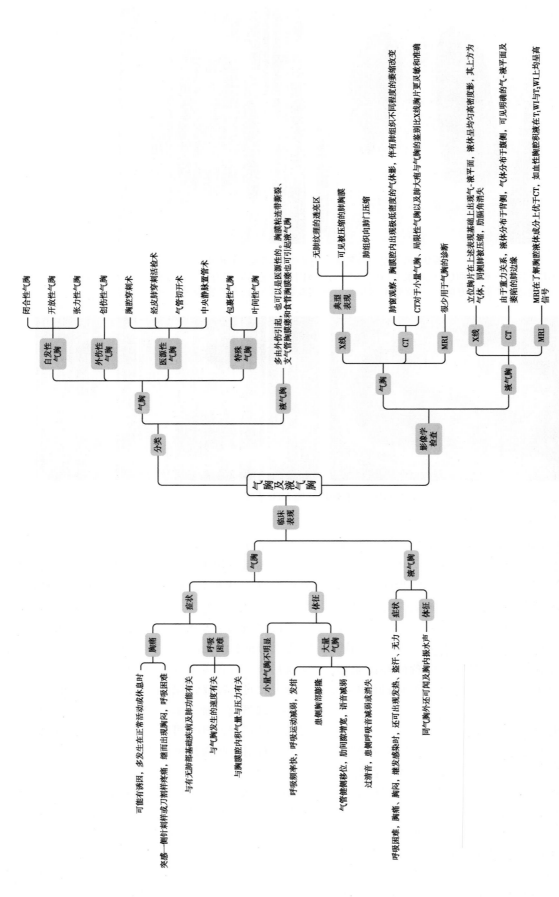

图 9-2-8　气胸诊断思维导图

（彭德昌　胡春洪）

第三节　胸膜增厚

【定义】

正常脏胸膜和壁胸膜的总厚度约为 0.2～0.3mm。因正常情况下肋骨内侧没有肋间条索，故肋骨内侧出现的条索影通常为增厚的胸膜。胸膜增厚最容易在 CT 图像上得到显示。鉴于正常胸膜无法在 CT 图像上得到显示，故只要 CT 上发现了胸膜影像即可认为发生了胸膜增厚。增厚的胸膜在 CT 增强扫描图像上显示得最为清晰。

根据长度，胸膜增厚分为节段性或弥漫性：节段性胸膜增厚的定义为胸膜增厚段的长度小于 5cm，而弥漫性胸膜增厚的定义为胸膜增厚段的长度大于 5cm。

胸膜增厚程度分为三级。Ⅰ级：3～<7mm，Ⅱ级：7～10mm，Ⅲ级：>10mm。肋胸膜厚度分为三个等级。Ⅰ级：局部胸膜增厚，可见肋间血管；Ⅱ级：弥漫性胸膜增厚，几乎看不到肋间血管；Ⅲ级：弥漫性胸膜增厚，看不到肋间血管。

【病理基础】

除胸膜原发性肿瘤、继发性肿瘤或肿瘤直接侵犯能直接导致胸膜增厚外，胸膜增厚的病理基础也可为纤维蛋白附着于胸膜上或肉芽组织增生继发纤维化。具体机制如下：间皮细胞的损伤导致了中性粒细胞涌入、血管通透性增加，凝血/纤维化级联反应激活，从而引起胸膜间隙炎症。在对细菌内毒素和细胞因子的反应中，白细胞介素-8（interleukin-8，IL-8）被认为是招募中性粒细胞的主要趋化因子。IL-8 已被证明可在兔的胸膜间隙和体外间皮细胞中产生，也可在气胸患者的胸膜液中产生，其水平与胸膜中性粒细胞计数、肿瘤坏死因子-α（TNF-α）水平相关。

细菌细胞壁成分和炎症介质都会增加血管通透性，还会诱导间皮细胞和内皮细胞对组织因子的表达，启动凝血级联反应。所有这些产物都不能轻易地从胸膜腔中排出，如果不进行引流治疗，就会发生纤维蛋白沉积和成纤维细胞增殖，若肺实质炎症/感染持续，则可发生细菌侵入胸膜，引起胸膜腔纤维蛋白溶解能力下降，导致纤维蛋白沉积，最终导致胸膜粘连。

胸膜间隙感染的特征是液体和炎症细胞的过度积聚，研究表明中性粒细胞胞外诱捕网（neutrophil extracellular trap，NET）为这种积液的重要组成部分，而不是其他积液的组成部分，如恶性积液或变性积液，因此，脱氧核糖核酸酶（DNase）因可以降低胸膜液的黏度而被用于治疗脓胸。

【征象描述】

1. X 线表现　胸膜增厚、粘连常常同时出现。局限性胸膜增厚常发生在肋膈角处，正位 X 线胸片上可见肋膈角变钝、变浅或变平，透视下可见该处横膈运动减弱，由此可以鉴别局限性胸膜增厚与少量胸腔积液。发生较广泛的胸膜层样增厚及粘连时，若胸膜增厚不明显，又位于前胸壁或后胸壁，则其可不引起明显的正位 X 线胸片上的改变。若胸膜增厚达到一定程度，则使患侧肺野密度增高。透视或摄片转至切线位时，可在胸廓内缘和肺野之间见一边界清楚、密度增高的软组织影。广泛的脏胸膜粘连会影响肺的呼吸功能，广泛的壁胸膜粘连会导致肋间隙变狭窄，胸廓体积缩小，纵隔向患侧移位，脊柱向对侧侧凸，横膈上升（如图 9-3-1 所示）。严重者可使患侧肺门上提，气管向患侧移位。索状胸膜粘连在发生气胸和肺受压萎陷时较易见到，显示为胸壁与一处肺表面之间有一条边缘清晰的索状致密影相连，其往往是贴近胸膜的肺部病灶所引起的胸膜改变，常见于结核并好发于上肺。

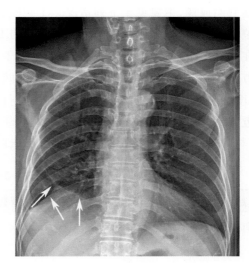

图 9-3-1　胸膜增厚、粘连 X 线表现
正位 X 线胸片。右下肺术后，右侧膈胸膜增厚伴右膈面粘连、牵拉，伴右膈面抬高、右侧肋间隙稍变窄（箭头）。

2. CT 表现　CT 扫描对胸膜病变的诊断具有重要价值，能检出常规 X 线胸片上难以分辨的病灶，其可以显示肿块、结节、胸膜斑钙化、包裹性积液的大小、部位、密度和增强后强化幅度，以及胸腔积液周围胸膜增厚、结节状胸膜增厚、纵隔胸膜受累、膈胸膜受累（图9-3-2）等常规X线平片不易显示的区域病灶，CT及其增强扫描还有助于胸膜病变良恶性的鉴别。壁胸膜厚度>1cm，其恶性征象的特异性度为94.0%，因此，以胸膜厚度1cm为阈值鉴别良、恶性胸膜增厚具有重要临床意义。

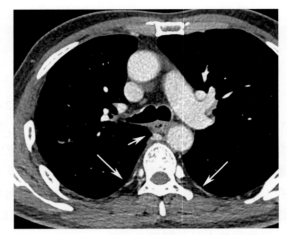

图9-3-3　胸部正常肋间静脉CT表现
与图9-3-1为同一患者。胸部CT增强扫描静脉期水平横断面图像清晰显示双侧肋间静脉（长箭头），易被误认为胸膜增厚，上下连贯观察，其形态呈血管走行，汇入奇静脉（短箭头）。

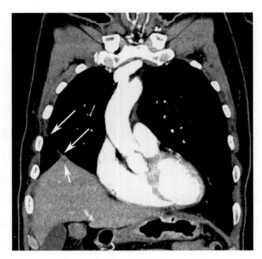

图9-3-2　胸膜增厚、粘连CT表现
与图9-3-1为同一患者。CT冠状面重建图像清晰显示右侧膈胸膜增厚伴右膈面粘连、牵拉及膈面抬高（长箭头）。强化的增厚胸膜与膈肌之间见液性间隙（短箭头）。

须注意，正常的解剖结构可能被误认为胸膜增厚的横截面成像，主要见于下列情况。①胸横肌：几乎总位于第2~6肋、肋骨和肋软骨交界处的下方，附着在胸骨上；肋下肌位于同一水平，但可见于后肋骨下方；与胸膜增厚或胸膜斑不同，这些肌肉两侧对称，厚度均匀，只有几毫米厚；②肋间静脉：走行于椎体附近，当肋间静脉显影或汇入奇静脉、半奇静脉时，可与胸膜增厚区别（图9-3-3）；③胸膜外脂肪：通

常为双侧对称的，与胸膜增厚的区别在于其边缘光滑，呈波浪状，肋膈角胸膜不受累，邻近的肺组织没有瘢痕形成或肺不张。

3. **MRI表现**　当胸膜增厚明显，良性与恶性难以鉴别时可以考虑使用MRI。MRI图像上，纤维化和钙化都呈低信号，所以MRI对这两种情况的检出不如CT；但这时如果有肿瘤在增厚的胸膜当中或者肿瘤靠近增厚的胸膜，则都很容易通过MRI平扫和增强扫描而检出或加以区分。

【相关疾病】
导致胸膜增厚的常见疾病包括：结核性胸膜炎（图9-3-4）、其他炎症、外伤、肺癌侵犯、肺尘埃沉着病（石棉沉着病、滑石粉尘肺）、术后改变以及胸膜转移瘤。导致胸膜增厚的少见疾病包括：胸膜间皮瘤、胶原血管性疾病（如类风湿关节炎、干燥综合征）、药物因素等（表9-3-1）。

表9-3-1　胸膜增厚相关疾病

感染性	外伤性	职业暴露	肿瘤性	胶原血管性疾病	药物因素
急性肺炎	手术后	石棉沉着病	转移瘤	类风湿关节炎	胺碘酮
急/慢性胸腔脓肿	外伤	滑石粉尘肺	间皮瘤	硬皮病	白细胞介素-2
结核		其他肺尘埃沉着病	纤维瘤	系统性红斑狼疮	溴隐亭
肺曲菌病			肺癌	干燥综合征	呋喃西林
组织胞浆菌病			淋巴瘤	皮肌炎	麦角新碱

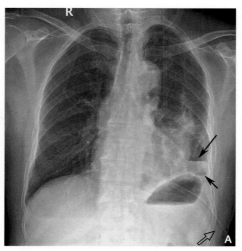

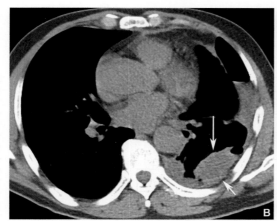
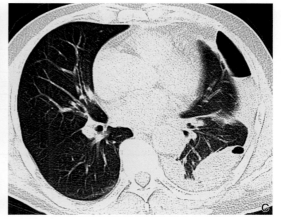

图 9-3-4 结核性胸膜炎伴胸膜增厚、粘连 CT 表现

患者男,56 岁。A.后前位 X 线胸片示左侧肋膈角消失,左外带见液气胸(长黑箭头)引流管(空心箭头)引流中,左下肺野透亮度不均匀降低、肺纹理结构紊乱、左下胸膜增厚伴左膈面粘连与抬高(短黑箭头)、左侧肋间隙稍狭窄;B、C.横轴位 CT 平扫纵隔窗与肺窗图像,左侧液气胸伴胸膜增厚、粘连(短白箭头),部分胸腔积液呈包裹状态(长白箭头)。

【分析思路】

胸膜增厚在本质上只是一种伴随或继发征象,它可由诸多疾病引起。影像学检查中,在发现胸膜增厚时,先要有"拉网式发散"思维,结合临床信息及患者症状、体征,再以"收网式归纳"思维进行病因分析,以提供临床治疗时的重要参考(图 9-3-5)。

1. 观察 X 线胸片,双侧肋膈角形态有无变化、透视时横膈运动有无减弱;观察双侧肋间隙是否对称,肋间隙狭窄或一侧胸廓缩窄时是否伴有局部胸膜增厚表现。

2. 观察 X 线胸片或 CT,胸膜有无增厚以及增厚胸膜的厚度、分布、形态,增厚胸膜表面是否光整,增厚胸膜密度等。观察增厚胸膜周围结构包括相邻肺组织、胸壁软组织及骨质结构等是否正常。

3. CT 增强扫描中,增厚的胸膜是否有异常强化灶以及其与周围结构的关系。

4. 结合患者病史及临床信息,进行病因诊断、提示性诊断或征象描述性诊断。

【疾病鉴别】

1. **胸膜斑** 石棉暴露的最常见表现,是石棉相关良性疾病中最常见的一种类型,发生在第一次接触石棉后 15~20 年。石棉纤维从肺到达壁胸膜,引起炎症反应,引起透明胸膜纤维化。胸膜斑多为局限性胸膜增厚,受影响的患者无症状,也没有恶性变的风险。职业暴露史是重要的诊断线索之一。

2. **胸膜鼠** 又称纤维蛋白体、纤维蛋白球、胸膜结石。渗出性胸腔积液或血胸可在胸腔内留下纤维凝块,类似于孤立的结节。血块可钙化,常在胸膜腔内移动。其可能会随着时间的推移而消失、保持稳定或扩大,可能为单个或多个。

3. **胸腔脾种植** 外伤后,自体脾组织的胸膜腔内移植,脾组织可通过膈肌撕裂或先天性缺损进入胸腔。受影响的患者一般无症状,但在很少情况下出现咯血。其 CT 表现为小胸膜结节(<3cm),在 MRI 中的信号强度与脾组织一致,通常位于左下胸膜腔和后胸膜腔。具有远隔性外伤体征(如左上腹

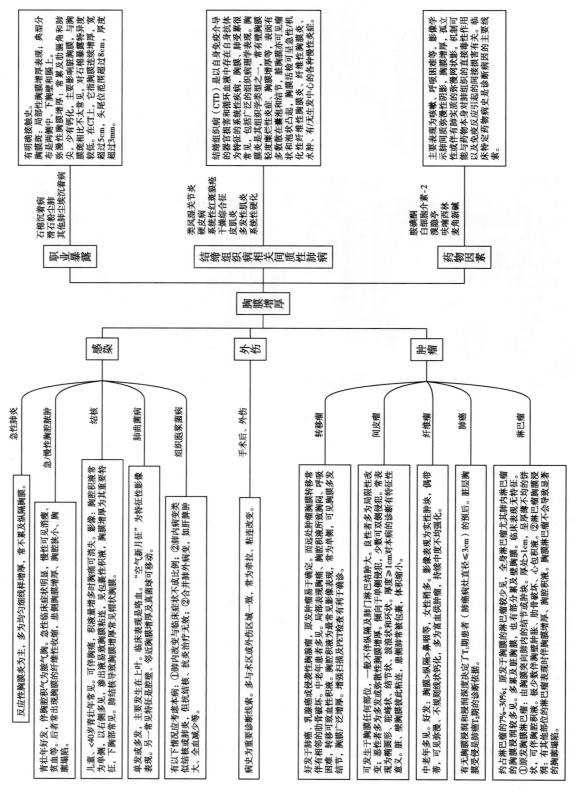

图 9-3-5 基于临床与病史结合的胸膜增厚病因诊断思维导图

脾缺如或多发脾种植,左侧肋骨骨折愈合)时,应考虑到胸腔脾种植的可能。

4. **胸膜外血肿**　最常见于老年男性的钝性或医源性创伤。常伴有肋骨骨折,双凸血肿提示动脉出血,可能须进行手术或经皮栓塞;非凸形血肿提示静脉出血,可保守治疗。微量出血时,其易与局部胸膜增厚混淆,这可能延误胸膜外血肿的及时诊断。当少量胸膜外血肿或少量胸腔积液的表现与胸膜增厚类似时,薄层三维重建、增强扫描有助于鉴别。此外,少量游离液体通常位于重力方向的最低处,如立位胸片的肋膈角处、患者处于仰卧位时横轴位 CT 图像的背侧胸腔或后肋膈区等。

5. **脂肪肉芽肿病**　胸部受累时的 CT 表现为光滑的环形胸膜增厚、胸膜下肺组织增厚、心包增厚、小叶间隔增厚、支气管周围血管增厚和小叶中心结节。当肾周和主动脉周围软组织增厚并伴随胸部影像学表现时,可提示此诊断。

6. **胸膜脂肪瘤**　常在 CT 图像上被偶然发现。其 CT 上具有特征性脂肪密度,内部密度较均匀,无强化。病灶较小时常易误诊为局部胸膜增厚或少量胸腔积液,通过调节适当窗宽、窗位以及薄层图像能够准确诊断。

(胡晓云　胡春洪)

第四节　胸膜肿块

【定义】

胸膜肿块是指突出于胸膜和胸膜间隙的圆形、类圆形或其他形状的具有非正常组织结构的块状物。通常,最大径在 3cm 以上者被称为肿块,1~3cm 者被称为结节,1cm 以下者被称为"微结节"。胸膜肿块可以是肿瘤、感染、增生等,以肿瘤居多。其分原发性和转移性,转移性肿瘤占胸膜肿瘤的 90%~95%。原发性肿瘤仅占全部胸膜肿瘤的约 5%,其中以胸膜间皮瘤居多,其他有纤维瘤、淋巴瘤、血管源性肿瘤、脂肪瘤和神经纤维瘤等。

【病理基础】

不同病因和起源的肿块,其病理基础有所不同。原发的胸膜肿瘤起源于胸膜间皮或胸膜下层疏松结缔组织(胶原等蛋白质、血管、淋巴管等),具有不同的病理学和病因学特点。

胸膜最常见的原发性肿瘤是起源于胸膜间皮细胞的胸膜间皮瘤,其发生与石棉接触有很强的相关性且潜伏期长(20~40 年)、侵袭性强、预后极差。其组织学发生、发展过程经历了单层增生—复层增生—多形性增生—间皮瘤的过程,单层增生属于单

纯反应性增生,复层及多形性增生为癌前病变。恶性胸膜间皮瘤(MPM)细胞由于分化程度和分化方向不同,故而构成了光镜下的不同类型和特有的免疫组化特点,其特点不仅在阐明肿瘤的组织发生上有理论意义,且有临床实用价值,可被用于诊断和鉴别诊断。胸膜间皮瘤的组织学亚型包括上皮样型、肉瘤样型、双相(混合)型。须依靠免疫组织化学检测 BAP1 和/或 MTAP 的缺失并/或依靠荧光原位杂交检测 CDKN2A 的纯合缺失来识别胸膜间皮瘤的组织学亚型。胸膜间皮瘤的大体病理改变从胸膜斑到局灶性肿块最后形成弥漫性胸膜增厚,甚至环绕和包裹整个肺表面而导致胸腔和纵隔固定。其具有形态多样性、病变广泛性、数量多发性,恶性浸润性及转移少、血性胸腔积液多是其特征表现。

起源于胸膜下疏松结缔组织的肿块中,孤立性纤维瘤最具代表性,其占所有胸膜肿瘤的 5%。胸膜下疏松结缔组织是孤立性纤维瘤最好发的部位。此类肿瘤常表现为边界清楚的孤立结节或肿块,多数肿瘤有包膜,病理学上以致密的圆形或梭形肿瘤细胞以及丰富、厚实的胶原纤维为特征,伴有玻璃样变性。肿瘤较大时,由于发生黏液样变性或囊变、出血或坏死,故肿瘤内部不均质,免疫组织化学显示此类肿瘤中 CD34、CD99、波形蛋白(vimentin)和 BCL2 呈阳性表达,STAT6 的强核表达具有特异性。当缺乏细胞的纤维胶原基质伴有沙砾样钙化或营养不良性钙化时,肿瘤称为钙化性纤维瘤。

起源于血管内皮细胞的上皮样血管内皮瘤表现为弥漫性胸膜受累、增厚,与弥漫性恶性间皮瘤相似,并且伴有肺、肝和区域淋巴转移,须通过标准血管内皮细胞免疫标记物 CD34、CD31 以及内皮分化标记物 ER 的表达加以区分。

转移瘤或邻近肿瘤侵犯胸膜等继发性肿瘤是胸膜最多见、最常见的肿瘤。大约 40% 的胸膜转移瘤来自肺癌,20% 来自乳腺癌,10% 来自淋巴瘤,其余 30% 来自其他原发部位,另外,部分肺癌、胸腺恶性肿瘤以及淋巴瘤植入胸膜生长也常表现为胸膜肿块,这些转移瘤和原发病灶具有相似的病理学及免疫组织化学特征,当原发灶较小或不典型时,难以对胸膜转移瘤和弥漫性胸膜间皮瘤进行区分,须依靠免疫组织化学来标记、区分,例如,支持诊断肺腺癌的主要标志物包括甲状腺转录因子-1(TTF-1)、天冬氨酸蛋白酶(napsin A)、癌胚抗原(CEA)、BerEP4 和密封蛋白-4(claudin-4)等。

【征象描述】

胸膜和肺组织间有较大的可压缩空间,大部分局限性胸膜肿块表现为从胸壁向胸腔内突起的肿物,其

宽基底与胸壁相贴因而与胸壁间呈钝角(除肿块较大外),具有清晰的边界及肺部血管推移等特征。弥漫性胸膜肿块表现为弥漫性胸膜增厚或多发胸膜肿块,影像学检查能清晰显示肿块侵犯范围和边界,还可显示胸腔积液的性质以及淋巴结、肺内转移情况。

1. X线表现　后前位胸部X线平片上,局限性胸膜肿块表现为边界清楚的圆形、梭形或斜坡状稍

高密度影。其靠近肺组织的部分边界清楚,但靠近胸壁侧的部分边界不清晰(图9-4-1)。当病灶位于膈胸膜时,其表现可能与膈膨升相似;如果伴有胸腔积液或肿块位于心影、肋膈角重叠区域,则肿块可能难以显示。弥漫性胸膜肿块表现为多发的胸膜肿块或结节状胸膜增厚,当范围较大或伴有胸腔积液时,其可表现为一侧胸腔完全白肺样改变。

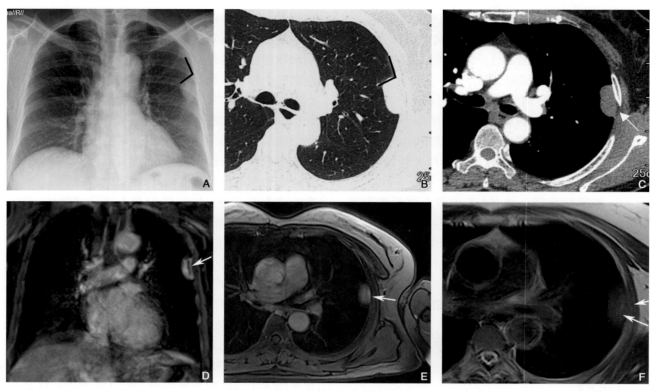

图9-4-1　胸膜孤立性纤维瘤影像学表现

A、B. 胸部后前位X线平片(A)及CT肺窗图像(B)显示胸膜局限性肿块,靠近肺组织侧边界清楚,靠近胸壁侧分界不清并与胸壁呈钝角,这些特征有助于排除肺内肿块;C. CT纵隔窗图像显示胸膜肿块外侧见胸膜外脂肪并稍向外推移(箭头),肿块均匀强化并可见其内点状血管样强化;D~F. MRI T₂WI序列显示肿块呈稍低信号影像(F中箭头),可见无强化的肿瘤囊变区(D中箭头),胸壁肌肉和肋骨未受侵犯(E中箭头)。

2. CT表现　CT是评价胸膜肿块的主要影像学方法,其可以清晰显示肿块的位置、形态、大小、密度以及增强后的强化程度。局限性良性胸膜肿块通常呈局限性、边界清楚、密度均匀的软组织肿块。当肿块较小时,肿块均匀强化、宽基底与胸膜相贴且与胸壁呈钝角,可以观察到肺血管和胸膜外脂肪受压外移,靠近肿块的壁胸膜下脂肪层通常是清晰的。当肿块较大时,其可能由于继发的缺血性坏死或黏液变性而呈不均匀强化(图9-4-1)。弥漫性胸膜肿块多表现为弥漫性胸膜增厚或多发肿块,密度可不均匀,伴或不伴有胸腔积液、肋骨破坏或胸壁软组织受累等(图9-4-2)。CT对肿块内部的脂肪成分、出血、坏死等有一定提示作用,CT增强扫描可以清晰显示肿块的供血动脉,为判断肿块的来源和性质提供有价值的信息。

3. MRI表现　MRI能够准确显示肿块发生的部位、形态以及其与周围血管、神经和胸壁软组织的关系。此外,MRI还能显示肿块内部的脂肪、胶原纤维、黏液变性和出血等成分,如脂肪成分在T₂WI和T₁WI中呈高信号,在脂肪抑制序列中显示为低信号。

4. PET/CT　¹⁸F-葡萄糖正电子发射计算机断层显像(¹⁸F-FDG PET/CT)是确定肿瘤分期和可切除性的有效补充工具,其可有效提高胸内和胸外转移瘤的检出率,并且¹⁸F-FDG摄取的程度与肿瘤进展及其中位存活时间呈正相关。

【相关疾病】

表现为胸膜肿块的疾病以胸膜转移瘤最常见,胸膜原发性肿瘤主要为胸膜间皮瘤,较为少见。其他胸膜肿瘤包括孤立性纤维瘤、钙化性纤维瘤、韧带样纤维瘤病、上皮样血管内皮瘤以及血管肉瘤等。

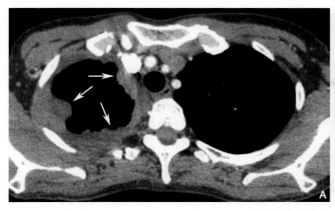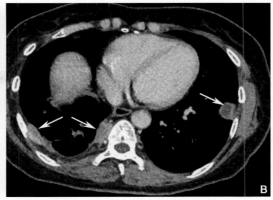

图 9-4-2　多发胸膜肿块伴胸膜增厚 CT 表现

A. CT 增强扫描图像显示右侧胸膜多发肿块合并胸膜环状增厚并累及纵隔（箭头），病理证实为恶性胸膜间皮瘤；

B. CT 增强扫描图像显示双侧局限性胸膜增厚并形成肿块，肺内环形强化结节（箭头），病理证实为肺腺癌胸膜转移。

相关肿瘤样病变包括：胸膜子宫内膜异位症、不典型胸膜结核、胸腔脾种植、胸膜假瘤和胸膜斑等。

【分析思路】

胸膜肿块可表现为局限性或弥漫性，不同病变的胸膜肿块在影像上有较多重叠之处，难以鉴别，须结合临床信息及组织病理学信息进行分析。分析思路如图 9-4-3 所示。

首先，认识征象，判断病变属于肿块、胸膜增厚还是胸膜斑，肿块通常表现为有清晰边界的团块状影。

其次，定位病变，对于局限性胸膜肿块，重点分析肿块在肺内还是肺外。肺内肿块以肺组织为中心，与胸壁呈锐角，增强扫描图像显示肺血管被包绕或吞噬；肺外肿块与胸壁呈钝角（除较大肿块外），靠近胸壁侧边界不完整，肺血管呈受压外移改变。

随后，进一步区分肺外肿块是胸膜病变还是胸膜外病变。胸膜肿块以胸膜腔为中心，通常不累及胸壁，胸膜外脂肪向外移位；胸膜外肿块以胸膜外区域为中心（如肋骨、肌肉等），胸膜外脂肪向内移位。

最后，确定病变性质，判断肿块是肿瘤还是肿瘤样病变，是良性肿瘤还是恶性肿瘤，结合多学科会诊确定具体的病理类型。临床病史和肿块特征有助于筛选出一部分肿瘤样病变。恶性肿瘤常为多发肿块且伴有胸膜增厚、胸腔积液、淋巴结转移、肋骨侵犯和纵隔侵犯等征象，多见于转移瘤及恶性胸膜间皮瘤。良性肿瘤多为孤立的边界清楚的软组织肿块，无周围侵犯，无胸腔积液及远处转移。

【疾病鉴别】

1. 胸膜转移瘤　同时累及脏胸膜和壁胸膜，典型表现为胸膜多发结节或肿块，伴或不伴有双侧胸腔积液及胸膜增厚。根据原发灶性质不同，转移瘤的表现有一定差异，如侵袭性胸腺瘤转移可不合并胸腔积液而表现为扁豆形胸膜肿块；腺癌则表现为广泛的结节状胸膜增厚，结节状胸膜增厚或胸膜肿块之间的胸膜通常是正常的，常伴有肺门和纵隔淋巴结转移、肺内血行转移等征象。

2. 胸膜间皮瘤　80% 患者有石棉接触史，男性发病率高于女性，好发年龄约为 50～70 岁，胸膜间皮瘤常表现为单侧单发或多发胸膜肿块伴胸膜弥漫性环状、结节状增厚，75% 患者有胸腔积液，同侧胸廓体积缩小或纵隔固定为其特征表现，偶尔可见胸膜斑，可侵犯邻近结构。局限性胸膜间皮瘤表现为边缘光滑锐利的软组织肿块，部分病例可见肿块有蒂与胸膜相连，密度均匀并明显强化，肿块内有钙化、缺乏胸腔积液有一定提示作用。弥漫性胸膜间皮瘤一般不形成钙化，其与胸膜转移瘤及胸膜结核的鉴别点见表 9-4-1。

3. 胸膜孤立性纤维瘤　少见的梭形细胞软组织肿瘤。影像学表现为单发（孤立性）、光滑、圆形或椭圆形的均质肿块，少数有分叶；与胸膜表面呈钝角，瘤体呈宽基底与胸膜相连，增厚的胸膜被牵拉而呈"胸膜尾征"，可带蒂并与胸膜相连，在胸膜腔内滑动，具有特征性。增强后，此类肿瘤多呈不均匀轻、中度强化，少数可明显强化，以动脉期早期强化为主，且静脉期强化的 CT 值高于动脉期，呈现不均匀渐进式强化。肿瘤较大时容易出现坏死、囊变，坏死区域无增强；肿块内可出现增强的簇状、线状小血管影，部分肿块可有丰富的异常供血血管，在增强扫描延迟期呈"地图样"强化。MRI 中，约半数肿瘤呈低 T_2 信号，而呈高信号者较少，仅占约 10%。CT 提示恶性可能的征象：①肿瘤无蒂，肿瘤体积较大；②肿瘤伴有出血、坏死和丰富钙化；③肿瘤无包膜或包膜不完整，有周围组织浸润、合并胸腔积液或其他远处转移等。

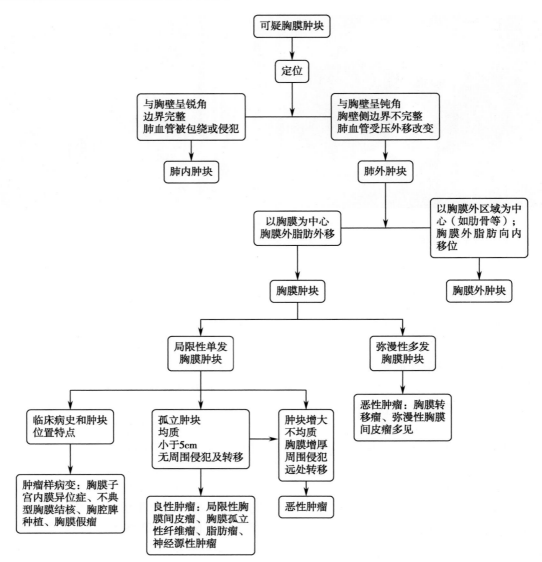

图 9-4-3　胸膜肿块的分析思路流程图

表 9-4-1　弥漫性胸膜间皮瘤与胸膜转移瘤及胸膜结核的鉴别

鉴别点	胸膜间皮瘤	胸膜转移瘤	结核性胸膜炎
病因	接触石棉	无	结核分枝杆菌
年龄	中老年	中老年	中青年男性
胸膜斑	可有	无	无
其他部位恶性肿瘤	无	有或无	—
胸膜肿块	常多发,弥漫性胸膜增厚伴连续驼峰状大结节阴影,无正常区间隔	单发或多发,各自分离的多个小结节状阴影,有正常区间隔	少有
胸膜增厚	弥漫性,胸膜厚度大于 1cm,常较转移瘤更厚或形成肿块,	局限性,胸膜厚度大于 1cm 或形成肿块	轻度、规则胸膜增厚,很少形成肿块
胸腔积液	多见,血性、黏稠	多见,血性	黄色,单侧
纵隔胸膜	受累,冰冻纵隔为较典型的表现	无	少有
淋巴结转移	少见	多见	结核性钙化或环形强化淋巴结
其他部位转移	常无	可有	无

续表

鉴别点	胸膜间皮瘤	胸膜转移瘤	结核性胸膜炎
胸壁及骨质侵犯和转移	少见	常见	可有脊柱结核
肺内转移	无,但可有直接浸润	常见	结核病变
患侧胸廓容积缩小	常有	无	无
叶间胸膜肿块	肿块	结节小、多、密集	无
心包受累	常有	常无	可有
胸腔积液细胞涂片	较多间皮细胞或恶性间皮细胞	非间皮恶性细胞	无恶性细胞
肿块间皮细胞相关抗体（MC/VIM/CR）	（+）	（-）	（-）
肿块上皮细胞相关抗体（CEA/TTF-1/半乳凝素-4）	（-）	腺癌(+)	（-）

MC:间皮细胞;VIM:波形蛋白;CR:钙结合蛋白;CEA:癌胚抗原。

4. 原发性胸膜淋巴瘤 胸膜淋巴瘤分为原发性胸膜淋巴瘤和淋巴瘤胸膜浸润,其中原发性胸膜淋巴瘤罕见。该病变起源于脏胸膜下淋巴组织,最多累及脏胸膜,也有部分累及壁胸膜。脏、壁胸膜是否受累与其相应的引流淋巴管阻塞与否有关。脏胸膜受累的病例常伴纵隔和肺门淋巴结肿大,而壁胸膜受累的病例大多没有纵隔和肺门淋巴结肿大。原发性胸膜淋巴瘤的影像学表现为单发肿块、多发结节或宽基底胸膜斑,常伴有胸腔积液,极少出现胸壁肿胀、肋骨破坏及心包积液。增强后,病灶呈轻、中度渐进式强化,由肋间动脉供血,肿瘤包绕血管呈"血管漂浮征"为本病的特征性表现,因其典型表现为增强后走行自然的血管从胸膜软组织影中间穿过,形似两片面包中的夹心,故又被称为"三明治征",此征象的发生率为55.6%。此类肿瘤的MRI表现有一定特异性,其在DWI中呈高信号,在ADC图中信号较低,小于$1.01×10^{-3}mm^2/s$。

5. 胸膜滑膜肉瘤 起源于原始间叶细胞,其患者以青、中年多见,常表现为直径>5cm的圆形或类圆形肿块,生长较慢的肿瘤,其表面可由受压的邻近组织形成假包膜,生长较快的肿瘤呈浸润性生长、侵犯邻近组织,肿块分叶不明显,多呈切迹样或铸型改变,肿块容易出血、坏死并多有钙化,常伴有同侧胸腔积液,多发生血行转移,很少有纵隔或肺门淋巴结肿大。

6. 上皮样血管内皮瘤 主要发生于30~50岁的女性,该肿瘤介于血管瘤和血管肉瘤之间,影像学检查显示其表现为弥漫性胸膜受累增厚或形成肿块,伴有胸腔积液,与恶性胸膜间皮瘤相似,该病通常表现为局部进展迅速并伴有肺、肝和区域淋巴转移。

7. 胸膜子宫内膜异位症 大多数胸膜受累病例表现为实性或囊实性肿块,并且在月经周期中发生变化,伴有胸膜增厚、粘连和出血,胸腔积液含有血液成分而在MRI T_1WI图像上表现为高信号。

8. 不典型胸膜结核 该病在CT增强扫描中表现为中央坏死、边缘强化的肿块,其内可见层状钙化,与淋巴结结核或寒性脓肿相似,大部分发生在没有肺结核病史或抗结核治疗史的患者。

9. 胸膜假瘤 "胸膜假瘤"被用来描述叶间裂的胸腔积液,可能被误诊为胸膜肿块或肺部肿块,其表现为叶间裂位置的典型透镜状或双凸形轮廓的包裹性积液,具有锐利的边缘。当积液较浓稠、蛋白质含量较高或有出血时,MRI可区分液体成分,具有较好的诊断及鉴别价值。

（韩 丹 胡春洪）

第五节 胸膜钙化

【定义】

胸膜是一薄层浆膜,可分为脏胸膜与壁胸膜两部分。胸膜钙化是胸膜内的钙盐沉着,是外伤、感染、肺尘埃沉着病、结缔组织病及肿瘤等的并发症或后遗改变,并非独立的疾病。胸膜钙化常和胸膜增厚、粘连同时存在。根据病变范围不同,胸膜钙化一般分为广泛性胸膜钙化和局限性胸膜钙化。

【病理基础】

胸膜钙化的发生机制多为营养不良性钙化,直接由病变组织变性、坏死所引起,如胸膜腔内血块机化、炎性纤维素沉积或肉芽组织增生等可有钙盐沉着,导致胸膜钙化。营养不良性钙化的机制尚未被阐明,其可能与局部碱性磷酸酶水平升高有关:碱性磷酸酶能水解有机磷酸酯,使局部磷酸根增多,超过常值,于是形成磷酸钙沉淀。此外,钙化与局部组织的 pH 变化有关。变性、坏死组织的酸性环境可使局部钙盐溶解,钙离子浓度升高,而后由于组织液的缓冲作用,局部组织碱化,故钙盐析出沉积。钙磷代谢障碍导致的钙化及其他原因导致的钙化较少见。

胸膜钙化是一个慢性过程,故局限性胸膜钙化患者一般没有任何症状或仅有轻微症状。当受累面积较大时,胸膜钙化可导致胸廓塌陷、肺部扩张受限,患者可能会出现呼吸困难。

【征象描述】

1. **X 线表现**　胸膜钙化在 X 线胸片上表现为肺野边缘的片状、点状或条片状致密影(图 9-5-1),包裹性胸腔积液引起的胸膜钙化可呈弧形或环形,较小的或密度不是很高的钙化灶有可能在 X 线胸片上被漏诊。广泛的胸膜增厚、粘连并钙化者,其 X 线胸片上可见肋间隙变窄、横膈上抬、纵隔向患侧移位,甚至脊柱侧弯。

2. **CT 表现**　CT 显示胸膜钙化比普通 X 线检查灵敏,其可以更准确地定位钙化灶并显示周围情况,胸膜钙化表现为点状、线状、条状、片状或多个钙

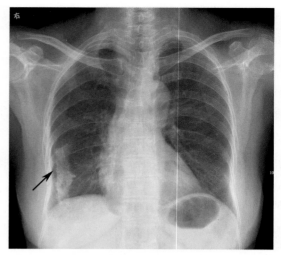

图 9-5-1　胸膜钙化 X 线表现
正位 X 线胸部平片示右侧胸膜条片状致密影(箭头)。

化斑聚集成的斑块状,密度甚高,CT 值在 80Hu 以上(图 9-5-2)。有的胸膜钙化呈套壳样包在脏胸膜的外面,与骨性胸廓间有一定的距离。胸膜钙化在良性病变中更多见,但钙化并不总是良性疾病的征兆。骨肉瘤的胸膜转移可先表现为钙化的小病灶,然后发展为广泛的钙化。

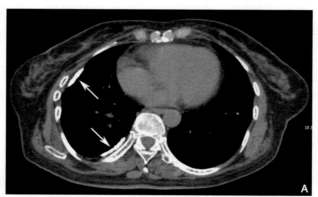

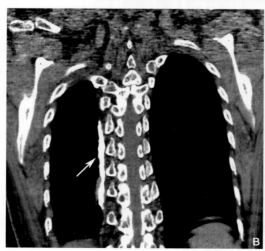

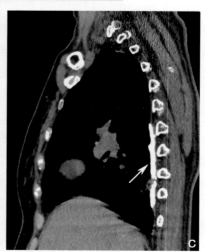

图 9-5-2　胸膜钙化 CT 表现
胸部 CT 横轴位(A)、冠状位(B)、矢状位(C)图像显示右侧胸膜增厚伴钙化(箭头)。

石棉相关的胸膜钙化常为双侧的,通常累及后外侧胸壁、第6~9肋间、膈穹隆、纵隔胸膜,尤其是膈肌处(图9-5-3),膈肌钙化高度提示石棉暴露,此类钙化罕见于肺尖部和肋膈角,可伴肺间质纤维化。

脓胸导致的胸膜钙化常为单侧的,结核是最常见的原因,此类患者的脏、壁胸膜均增厚,胸膜钙化可呈大片状,后外侧最广泛(图9-5-4),可伴残存积液,可发展为纤维胸,广泛性胸膜钙化。

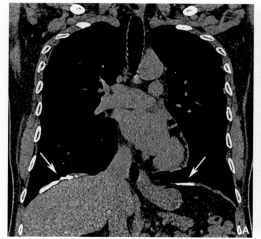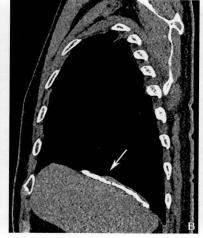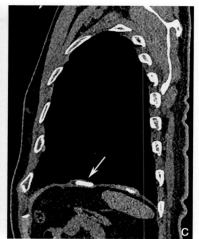

图9-5-3 胸膜钙化CT三维重建图像
冠状位(A)、矢状位(B、C)图像示双侧膈肌处胸膜增厚伴钙化(箭头)。

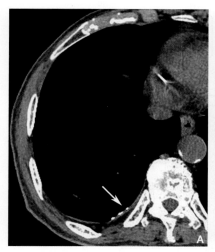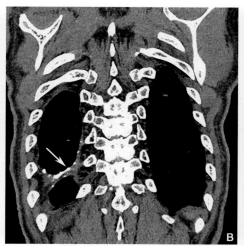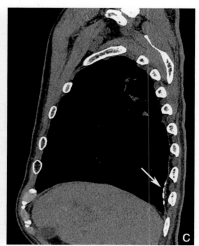

图9-5-4 胸膜钙化CT三维重建图像
结核患者,横轴位(A)、冠状位(B)、矢状位(C)图像示右后侧胸膜增厚伴钙化(箭头)。

3. MRI表现 此检查方法对胸膜钙化的显示不如普通X线检查和CT。如果合并胸膜增厚,则可以考虑使用MRI鉴别良、恶性疾病。

【相关疾病】

常见相关疾病:结核性胸膜炎、累及胸膜的感染、肺尘埃沉着病(石棉沉着病、滑石粉尘肺)。少见相关疾病:外伤、术后、放射治疗以及胸膜转移瘤。罕见相关疾病:胸膜纤维瘤、结缔组织病(如系统性红斑狼疮、类风湿关节炎、干燥综合征)等。胸膜钙化相关疾病详见表9-5-1。

表9-5-1 胸膜钙化的相关疾病

感染性疾病	职业暴露	肿瘤性疾病	结缔组织病	治疗因素	其他
结核	石棉沉着病	转移瘤	类风湿关节炎	手术后	外伤
脓胸	滑石粉尘肺	间皮瘤	硬皮病	放射治疗	尿毒症
肺吸虫病	其他肺尘埃沉着病	纤维瘤	系统性红斑狼疮		
		骨外骨肉瘤	干燥综合征		
			皮肌炎		

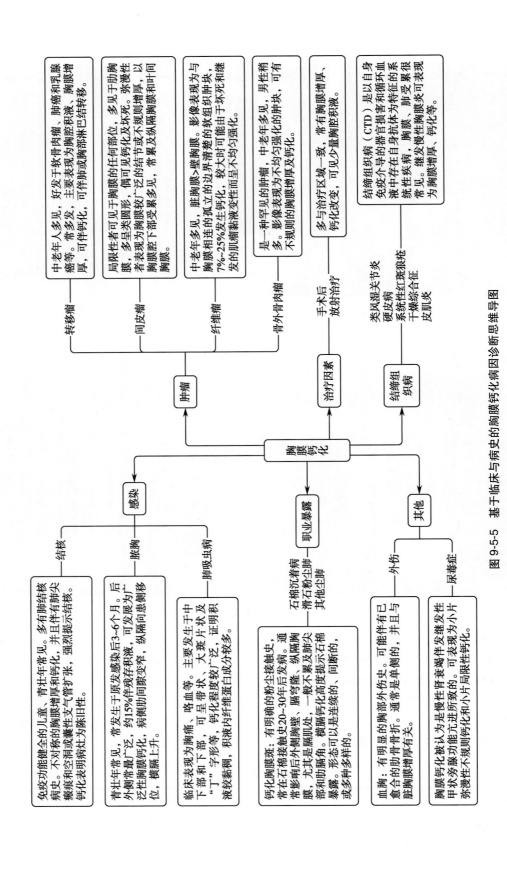

图 9-5-5 基于临床与病史的胸膜钙化病因诊断思维导图

【分析思路】

胸膜钙化本质上只是一种并发症或后遗改变,任何原因所致胸膜增厚均可钙化。CT 对其的灵敏度明显高于 X 线平片,发现胸膜钙化时应按以下步骤分析。

1. **钙化定位** 发现钙化,明确钙化位于肺内、胸膜还是胸膜外,胸膜钙化表现为肺野边缘的片状、点状或条片状致密影。

2. **钙化病因提示** 根据 X 线检查或 CT 所示胸膜钙化的部位、钙化的范围以及肺内伴随的病灶,结合患者病史及临床信息,进行病因提示性诊断。感染、出血和石棉接触史是胸膜钙化的常见原因;胸膜斑常由石棉接触史所致;严重钙化常由结核所致;伴随的肺部或胸壁病变可提示病因。石棉沉着病所致胸膜钙化多累及纵隔胸膜,尤其是膈肌处,膈肌钙化高度提示石棉暴露。结核所致胸膜钙化多位于后外侧,可广泛分布,常伴胸膜增厚,肺内可见结核征象。血胸所致胸膜钙化多位于后外侧,呈大片状,邻近有肋骨陈旧性骨折等外伤史。

【疾病鉴别】

1. **石棉相关的胸膜病变** 常在有石棉接触史的 20 ~ 30 年后发病,常单侧,位于后外侧胸壁、第 6~9 肋间、膈穹隆、累及纵隔胸膜,尤其是膈肌处,膈肌钙化高度提示石棉暴露,罕见于肺尖部和肋膈角,可伴肺间质纤维化。

2. **脓胸** 常单侧,结核是最常见的原因,发生结核性脓胸时常可见肺结核征象,其常发生于原发感染后 3 ~ 6 个月,由胸膜下结核灶破裂入胸膜腔所致。脏、壁胸膜均增厚,钙化可呈大片状,后外侧最广泛,可伴残存积液。可发展为纤维胸、广泛性胸膜钙化、受累胸廓容积缩小、压迫性肺不张和圆形肺不张。

3. **渗出性胸腔积液** 常单侧,钙化的发生少于脓胸,伴胸膜增厚,起初可有邻近肺炎。

4. **胸膜转移** 常多发,可为骨肉瘤、软骨肉瘤等的钙化性转移,多伴胸腔积液,可伴肺或胸部淋巴结转移。

基于临床与病史的胸膜钙化病因诊断思维导图,详见图 9-5-5。

(彭德昌　胡春洪)

第六节　叶间胸膜膨隆征

【定义】

叶间胸膜膨隆征(bulging fissure sign 或 interlo-bar pleural distension sign)是指由肺叶实变导致受影响的肺部分扩张,或由受累肺实质内存在大量炎性渗出物,引起的邻近叶间胸膜移位征象。社区获得性感染中,肺炎克雷伯菌肺炎的患者易出现叶间胸膜膨隆征,此征象为肺炎克雷伯菌肺炎的典型但非特异性的影像特征。该征象偶可见于肺结核、肺炎球菌性肺炎、流感嗜血杆菌肺炎、肺脓肿和肺肿瘤(尤其是炎症型肺癌)等。由于对疑似肺炎患者给予及时的抗生素干预治疗,此征象的出现概率已明显下降。

【病理基础】

叶间胸膜膨隆征是实变肺组织的大面积内小区域坏死、肺实质破坏和肺弹性回缩力丧失的结果。由于克雷伯菌易导致肺组织产生大量的炎性渗出物,渗出液黏稠而重,故而受累的肺叶扩张并对邻近的叶间裂产生占位效应,扩张的肺上叶向未受影响的肺叶异常膨出,导致叶间裂随体位沿重力方向膨隆。

【征象描述】

叶间胸膜膨隆征,在患者站立时,在后前位 X 线胸片上表现为叶间胸膜向足侧(向下)膨隆。而在仰卧位 CT 上,受累叶间胸膜则向背侧(向后)凸出。当叶间胸膜膨隆时,须通过对窗宽与窗位的调节及责任病灶的密度、形态变化而判断病因。比如,叶间裂占位、叶间裂包裹性积液(血)、术后叶间裂牵拉、肺肿瘤推压邻近叶间裂时也易导致局部叶间胸膜膨隆或凸出,但其膨隆的方向与重力方向一般不存在一致性,这是防范误判肺炎克雷伯菌肺炎所致叶间膨隆征的主要依据之一。MRI 的多序列、多参数成像对于叶间胸膜膨隆征的病因有一定的诊断价值。

肺炎克雷伯菌肺炎通常有三种表现:肺叶实变、肺小叶实变和慢性肺脓肿。但仅在肺叶实变伴或不伴大范围肺脓肿时,受影响的肺组织扩张且炎性渗出物黏稠、厚重,其才有可能使邻近的叶间裂移位而导致叶间胸膜膨隆征的出现(图 9-6-1 ~ 图 9-6-3)。此时,根据叶间胸膜膨隆征,结合临床特点,要先考虑肺炎克雷伯菌肺炎的诊断。

若出现叶间胸膜膨隆征,且短期内小叶性肺实变快速进展为大叶性大片肺实变并伴大片坏死或短期内多发脓肿腔形成的话,则更是诊断"肺炎克雷伯菌肺炎"的重要线索。由于肺炎克雷伯菌生长繁殖快、更具破坏性,故其易导致脓肿形成和胸腔积液。这些病例往往一开始的表现是肺实变,然后的表现便是空洞形成。

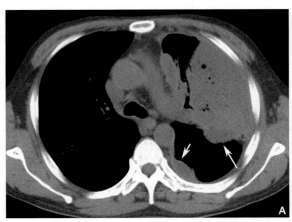
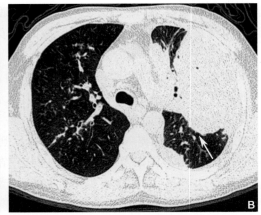

图 9-6-1　叶间胸膜膨隆征 CT 表现

患者男，47 岁，因持续发热来就诊。CT 纵隔窗（A）与肺窗（B）图像示左上肺大片致密肺实变伴同侧斜裂向后下膨隆改变，呈叶间胸膜膨隆征（长箭头）伴左侧少量胸腔积液（短箭头）。病灶内见少许残存含气肺组织。痰培养证实为肺炎克雷伯菌肺炎。

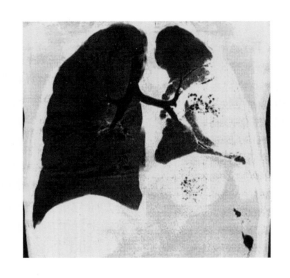

图 9-6-2　肺炎克雷伯菌肺炎 CT 表现

与图 9-6-1 为同一患者。最小密度投影冠状位重建图像，提示左肺上、下叶支气管及主支气管通畅，未见明显截断、破坏或狭窄征象。因左上肺病变呈大片实变伴坏死及占位效应（斜裂膨隆），故须理清病灶与支气管的关系，以便进行鉴别诊断。

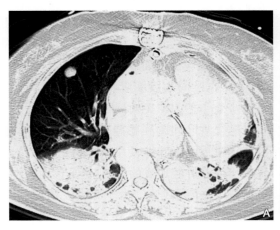
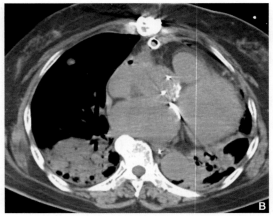

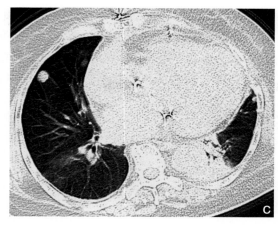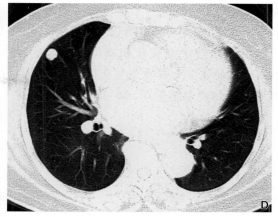

图 9-6-3 双侧肺炎克雷伯菌肺炎 CT 表现

患者女,66 岁,经胸心瓣膜修复术后一周持续发热,连续 4d 的 3 次痰培养均证实为肺炎克雷伯菌肺炎。A. 肺窗图像示术后 1 周两下肺大片实变,边缘模糊,其中右下肺病灶前缘即右斜裂向前凸起,呈现叶间胸膜膨隆征改变;B. 纵隔窗图像示病灶与肺窗图像所示病灶形态、大小相似,实变区密度同胸壁肌层,相对较高(25~45Hu),提示实变区渗出液较为黏稠、密度较高,另见左、右下胸膜增厚、粘连;C. 抗炎治疗 12d 后,右下肺病灶基本吸收,残存少许条索影及邻近胸膜增厚,左下肺病灶亦较前好转;D. 3 年前胸部 CT 平扫图像显示右下肺实性小结节。

典型的急性肺炎克雷伯菌肺炎的影像学表现除叶间胸膜膨隆征(图 9-6-1)外,常伴胸腔积液,牵拉性支气管扩张,以及气管旁、气管支气管和气管隆嵴下淋巴结肿大等征象,相邻支气管一般无截断或偏心性破坏、狭窄等恶性征象(图 9-6-2)。复杂性肺炎克雷伯菌肺炎在 CT 中还可表现为坏死性肺炎伴胸膜异常(图 9-6-3),脓肿可快速进展并破坏部分肺组织,多个空洞合并成一个大空洞,提示肺组织的破坏与坏疽的发生较快速。

【相关疾病】

叶间胸膜膨隆征是肺部一些疾病的影像学表现,是一种伴随或继发征象,并非一种疾病,其相关疾病较多,详见表 9-6-1。

表 9-6-1 叶间胸膜膨隆征的相关疾病

病因分类	相关疾病
感染性原因	常见 肺炎链球菌肺炎,约占叶间胸膜膨隆征病例的 14% 肺炎克雷伯菌肺炎,约占叶间胸膜膨隆征病例的 62% 铜绿假单胞菌肺炎 金黄色葡萄球菌性肺炎 少见 军团菌肺炎 流感嗜血杆菌肺炎 鼠疫耶尔森菌所致肺炎 结核性肺炎
非感染性原因	常见 肺肿瘤 局限性肺气肿 少见 肺出血 吸入性肺炎

【分析思路】

叶间胸膜膨隆征为一种非特异性的影像特征,出现此征象时通常提示病变与感染病有关,在排除肿瘤的基础上先要考虑到肺炎克雷伯菌感染。儿童患者和合并有慢性疾病(如合并有酗酒、糖尿病、慢性阻塞性疾病、肺部疾病、脑卒中,老年病例使用空调或暴露于潮湿环境)的患者也会出现该征象。此外,对于一些恶性肿瘤的高危人群,须鉴别、排查是否由恶性肿瘤导致叶间裂膨出。

出现叶间胸膜膨隆征,尤其在其合并空洞时,通常与病变肺组织内大量炎性渗出物的产生及肺组织急性坏死有关。这些渗出物可能迅速渗透到整个受累及的肺叶,从而引起肺叶在短期内扩大、过度扩张,产生所谓"叶间胸膜膨隆征"。

免疫力低下或免疫缺陷患者出现大片肺实变伴叶间胸膜膨隆征,且短期内肺组织破坏较明显、形成多发肺组织坏死或空洞,是诊断肺炎克雷伯菌肺炎的重要线索。因为肺炎克雷伯菌肺炎是一种侵袭性肺炎,有短期内脓肿形成的趋势,所以其主要症状除突发的畏寒、寒战、发热伴咳嗽等一般性炎症表现外,咳棕红色的胶冻样的痰及病情发作迅速也是其重要临床特点。出现叶间胸膜膨隆征,往往提示病情较严重,若不能及时诊断与治疗,即使用抗菌药物治疗,其病死率也接近 50%。

【疾病鉴别】

在排除肿瘤引起的叶间胸膜膨隆征后,不同类型肺炎在影像学上多无特征性,其鉴别诊断主要依赖病原学的检查。气管抽吸物和血培养标本中有革兰氏阴性杆菌,常用于高黏液表型检测的拉丝试验

（String test），均有助于高毒力型肺炎克雷伯菌感染的诊断。支气管镜检查可被用于鉴别肺肿瘤性病变。急性肺炎伴严重中毒症状和咳棕红色胶冻样痰，痰涂片发现大量带荚膜的革兰氏阴性杆菌或 2 次以上痰培养获肺炎克雷伯菌，即可确诊肺炎克雷伯菌肺炎（图 9-6-4）。确诊败血症时，可有赖于血液中检出肺炎克雷伯菌，且宜在抗菌治疗前或寒战、高热时抽出血液作培养。从肺外受累组织器官的脓液或分泌物中发现或培养出本菌也可确诊本菌肺外感染。

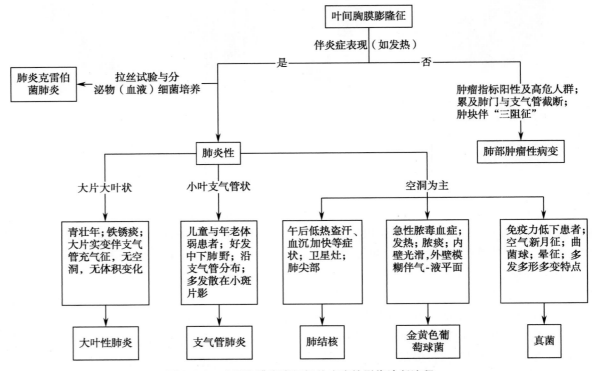

图 9-6-4　叶间胸膜膨隆征相关疾病的影像诊断流程

1. 肿瘤性疾病　常见恶性肿瘤侵犯段或段以上支气管时引起的局部阻塞性肺不张与肿瘤边缘形成类似叶间胸膜膨隆征的改变；部分周围型肿瘤较大时直接推压邻近叶间胸膜也可造成类似征象。例如，当发生右侧中央型肺癌时，其在正位胸部 X 线平片上形成横 S 征，在 CT 上表现为局部水平裂明显受压膨隆，易被误认为叶间胸膜膨隆征。此时的鉴别要点在于与支气管相关的实性肿块、肿块的不均匀强化、受累支气管的支气管截断征等直接征象，以及肿块远侧的阻塞性肺改变、肺门或纵隔淋巴结肿大、骨转移等间接征象。通过 PET、MRI、支气管镜检查、穿刺活检或胸腔积液细胞学检查等技术能够进一步定性诊断。

2. 肺炎性疾病　常见于肺炎链球菌肺炎、金黄色葡萄球菌性肺炎，少见于结核等。只有这些病灶较严重且"恰巧"推压邻近叶间胸膜时，才会形成所谓的"叶间胸膜膨隆征"。上述病变的临床症状及血象指标有一定的特点，其中，分泌物细菌培养是鉴别诊断的关键之一。影像诊断的主要作用在于诊断方向的提出以及治疗后的动态观察与评估。

3. 免疫力低下宿主的肺部感染　其临床特点常常是起病隐匿，其在部分患者中也可突发起病，呈暴发性经过而易致呼吸衰竭；临床症状多变，高热常见，皮质激素使用者可无发热。干咳居多、寒战少见。体征较少，呈症状与体征分离现象。导致免疫力低下的原发疾病史对于诊断具有重要作用，鉴别诊断的思路须扩展到临床相关病史及实验室检查等方面，以提高诊断的符合率。

4. 特殊类型的疾病　叶间胸膜膨隆征偶发于肺出血、吸入性肺炎等特殊状态患者。由于大量出血或吸入物充填肺泡，以及重力作用，这些患者可出现局部受累叶间胸膜膨隆征。肺出血患者常常有支气管扩张或血管性疾病等基础原发病史，吸入性肺炎患者则有明确的吸入性肺炎病史。

（胡晓云　胡春洪）

第七节　横膈抬高

【定义】

横膈抬高（elevation of diaphragm）是指横膈上

升,导致胸膜腔内压增高,限制了肺部呼吸功能的一种影像学上的描述性诊断术语。在处于正常立位时,大多数人的横膈位于第5~7肋骨前端水平,右侧膈顶略高于左侧1~2cm,平静呼吸时,横膈的运动范围约为1~3cm。

横膈膜是由成对的胸膜/腹膜皱襞、食管系膜、横膈和肌壁四种结构融合而成的。横膈抬高可以由膈肌本身的问题或胸腔、上腹部的病变引起,其可导致膈肌位置、连续性、形态和运动的异常。当患侧膈肌较正常膈肌平面升高2个肋间隙时,可以诊断为横膈抬高。如果横膈过度抬高,则会导致胸腔有效容积显著减小,胃、食管的正常解剖关系发生改变,以及心脏和大血管的移位,从而出现一系列与呼吸系统、消化系统和循环系统相关的症状。

【病理基础】

横膈抬高相关疾病的病因和病理基础并不完全相同。先天性膈膨升是由于膈肌未发育、发育不完全(膈肌肌层粗大胶原纤维层缺失),或原发性膈神经未发育,导致膈肌变得薄弱而发生的,由于胸、腹腔内的压力差异,异常发育的膈肌会不断上抬并凸向胸腔。完全性膈膨升在大多数情况下是先天性

的,并且常常伴随其他先天性畸形,如同侧肺发育不全、胃扭转等。膈肌麻痹是由先天或后天的膈神经损伤引起的,膈神经损伤后传导受阻,神经冲动无法到达膈肌,使其失去张力,从而引发其异常上升和运动障碍。

膈疝是指腹腔内或腹膜后的器官通过膈肌的薄弱孔隙或缺口进入胸腔。例如,食管裂孔疝是由食管裂孔扩大,导致胃底通过裂孔向上疝入胸腔引起的;胸骨旁裂孔疝(Morgagni疝)常发生在膈肌右前方,其是由剑突和第7~12肋骨内侧的肌肉发育障碍,未能与邻近的膈肌完全融合所致的。胸腹膜裂孔疝通常位于左侧后方,其是由胸膜、腹膜皱襞的发育缺陷或横膈与胸、腹膜未完全融合所导致的。

【征象描述】

1. X线表现　横膈抬高的后前位胸部X线平片表现为一侧或局限性膈肌抬高,双侧横膈抬高较少见,抬高的膈肌呈半圆形密度增高影,凸向胸腔,密度均匀,边缘光整,肋膈角位置变深、变尖(图9-7-1)。一侧完全性膈膨升表现为膈肌位置显著升高,可达第3、4前肋水平,其形态大致正常,伴随膈肌麻痹时,膈肌活动减弱或消失,甚至在做鼻吸试验时出

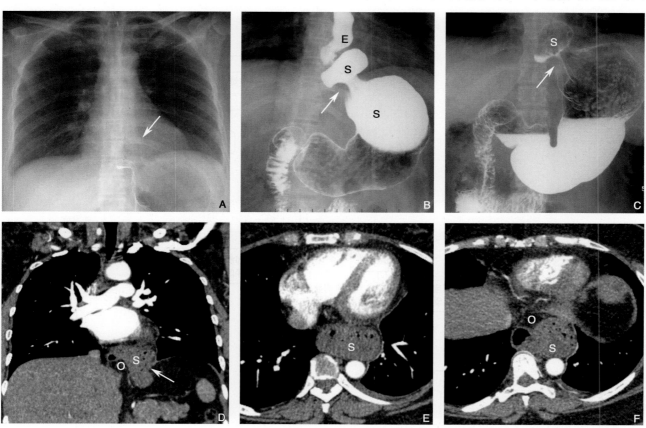

图9-7-1　短食管型食管裂孔疝X线与CT表现

A. X线检查中可以观察到心膈角区局限性左侧膈肌抬高,局部可见半圆形稍高密度影及气体影(箭头);B、C. 消化道造影显示部分胃底及贲门位于膈上并在膈平面形成狭窄的疝囊颈(箭头);D~F. CT冠状位、横轴位图像显示胃底及网膜经扩大的食管裂孔疝入胸腔,左侧膈肌近心膈角处不连续并形成狭窄的疝囊颈,导致胃底呈"束腰征"改变(D图箭头)。E:食管,S:胃,O:网膜。

现矛盾运动（横膈反向偏移2cm）。其间接征象为邻近结构的改变，包括心脏、大血管的受压移位，邻近肺组织的继发性感染、肺不张，胃上移甚至胃扭转表现为心影后的含气或气-液平面的阴影。消化道造影可以显示疝入胸腔的胃肠道与膈肌的关系。

2. CT 表现　CT 检查能更清楚地显示膈肌发育情况，膈肌缺损位置、大小，疝入内容物（图 9-7-1），以及胸腔、膈肌及膈下占位性病变。CT 检查可直观显示经膈肌疝入胸腔的疝内容物和疝囊颈的狭窄程度，疝入物为网膜或腹膜后脂肪组织时表现为脂肪密度影，疝入物为胃肠道时表现为连续走行的、含气或含液结构。CT 也可以显示心脏（或纵隔）的移位情况、肺的发育不全以及肺血管情况等。

【相关疾病】

膈肌本身病变及胸腔、上腹部病变均可导致横膈抬高，相关疾病见表 9-7-1。

表 9-7-1　表现为横膈抬高的相关疾病

膈肌本身病变			胸腔病变	腹腔病变
膈膨升/膈肌麻痹	膈疝	膈肌肿瘤		
先天性	食管裂孔疝	脂肪瘤	肺不张	膈下脓肿
后天获得性	胸骨旁裂孔疝	平滑肌瘤	肺纤维化	腹腔肿块
	胸腹膜裂孔疝	血管瘤	肺术后改变	腹腔脏器肿大
	创伤性膈疝	纤维肉瘤	胸膜肿瘤	

【分析思路】

横膈抬高在临床诊疗中极其常见，明确病史、分析致病原因和进一步检查有重要意义。通过胸片及胸部透视可以明确诊断膈肌的位置与运动情况，通过 CT 检查可以确定膈肌的连续性及厚度，影像诊断的核心是横膈抬高继发或伴随的邻近结构改变（包括心脏、大血管、邻近肺组织、胃肠道结构等的改变）以及有无合并胸腔、膈下肿瘤性病变等，影像诊断可为进一步临床决策提供影像学依据，具体分析思路见图 9-7-2。须着重注意以下几点。

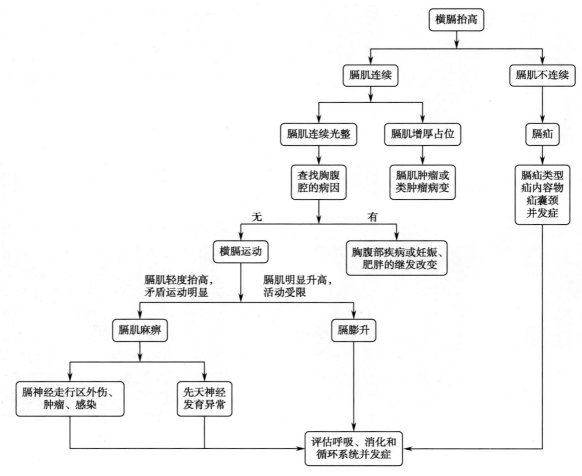

图 9-7-2　横膈抬高的分析思路流程

1. **横膈抬高的类型和程度** 横膈抬高中最常见的为局限性和单侧型。局限性横膈抬高通常与局部病变相关,如膈下感染或腹腔、胸膜、膈肌肿瘤等。单侧型横膈抬高可能与广泛的胸、腹部病变相关,如肺纤维化、肺不张、肺切除术等。通过结合病史和相关检查,可以判断引起横膈抬高的病因及其类型。

2. **横膈活动度和矛盾运动** 通过观察横膈的活动度和矛盾运动的幅度可以判断膈神经是否受损。正常情况下,横膈在呼吸过程中应有适度的活动,膈神经受损可能导致横膈活动减弱或消失,甚至在做鼻吸试验时出现矛盾运动(横膈反向偏移)。观察膈神经走行区域是否有外伤、炎症、肿瘤病变等情况也是重要的。

3. **膈肌厚度和连续性** 通过观察膈肌的增厚和连续性中断情况可以判断膈肌病变和缺损的位置。膈肌增厚可能与炎症、纤维化等病变相关。膈肌连续性中断可能提示膈肌的缺损,通过进一步观察有无疝内容物和疝囊颈的狭窄程度可以判断膈疝的类型和严重程度。

4. **肺发育、肺通气-灌注、心脏及纵隔的移位** 通过观察肺的发育情况、肺通气-灌注情况以及心脏和纵隔的移位情况可以评估横膈抬高对呼吸系统和心血管系统的影响。

【疾病鉴别】

表现为横膈抬高的常见疾病(膈肌麻痹、膈膨升与膈疝)的鉴别诊断要点见表9-7-2。表现为横膈抬高的几种膈疝的鉴别诊断要点见表9-7-3。

表 9-7-2 膈肌麻痹、膈膨升与膈疝的鉴别诊断要点

鉴别要点	膈肌麻痹	膈膨升	膈疝
膈神经受损情况	有	少有	无
膈肌受损情况	膈肌连续、完整	膈肌连续,部分受损	膈肌不完整,有裂口
膈肌升高程度	比较显著	非常显著	不显著,多为局限性
矛盾运动	常有,幅度大	常无,幅度小	无
疝囊	无	无	有
腹腔内容物	膈面以下	膈面以下	膈面以上

表 9-7-3 引起横膈抬高的几种膈疝的鉴别诊断

膈疝种类	病因	流行病学特征	部位	疝内容物	影像特点
食管裂孔疝	膈肌右脚缺失、食管裂孔松弛、腹压增大	好发于成人	膈肌食管裂孔	内容物为胃底、贲门和网膜,根据其位置、可复性分为滑动性、食管旁、短食管型食管裂孔疝	在胸片上表现为心后软组织肿块,其内可见气-液平面;CT显示食管裂孔扩大并见通过裂孔疝入胸腔的胃、贲门及网膜
创伤性膈疝	胸腹部贯通伤、间接挤压伤、挫伤等引起膈肌破裂	无显著差别	大部分位于左侧	大网膜、胃、肠管、脾、肾脏和胰腺等	单侧膈肌升高,膈面不光整合并膈肌运动减弱或反常运动;急性期表现除通过膈肌破裂孔进入胸腔的胃肠道和实质脏器外,还伴有血胸、气胸、肺挫伤和肋骨骨折
胸腹膜裂孔疝	位于膈肌后方的胸腹裂孔闭合不全(横膈与胸腹膜未完全融合)	婴幼儿,占先天性膈疝的80%~90%	一般见于左侧后外部	裂孔较小时,其疝内容物多为腹膜后脂肪或肾脏;当疝较大时,内容物为胃肠道、肾脏、腹腔脂肪	多表现为后外侧膈上肾和脂肪组织、含气或含液结构,疝孔较大时邻近心肺结构受推挤,并且伴有肺发育不全
胸骨旁裂孔疝(Morgagni疝)	剑突和第7~12肋内侧的肌肉发育障碍,未能与邻近膈肌相融合	婴幼儿,约占先天性膈疝的10%	右侧胸骨旁或胸骨后	疝入胸腔的脏器有胸膜或腹膜包绕,有疝囊,疝内容物为大网膜、肝、结肠或胆囊	心前区膈肌连续性中断,根据疝内容物不同而表现为胸骨后外侧膈上的脂肪密度影、含气体或气-液平面的结构、均匀强化的肝组织

(韩 丹 胡春洪)

第八节 膈肌周围肿块

【定义】

膈肌是呼吸运动中的主要肌肉,也是胸腔和腹腔之间的解剖隔离屏障,食管、重要血管和神经结构穿行其中。膈肌周围肿块是指肿块来自相邻的器官而不是膈肌本身,肝、肺部和胸膜的膈肌旁病变以及膈疝均可表现为膈肌周围肿块。

【病理基础】

膈肌周围肿块按照发生位置可分为心后肿块、左肋脊角肿块以及心膈角肿块。其中,膈疝较为常见,它是腹腔内或腹膜后脏器或组织通过横膈的先天性缺陷、后天性缺陷以及创伤性膈肌裂口进入胸腔所形成的。心后肿块常见类型:食管裂孔疝、降主动脉瘤、纵隔淋巴结肿大、主动脉迂曲以及食管术后状态。左肋脊角肿块常见类型:胸腹膜裂孔疝、主动脉瘤、肺隔离症以及左肺下叶萎陷。心膈角肿块常见类型:心包囊肿、心包脂肪垫、Morgagni 疝、淋巴结肿大等。

【征象描述】

1. X 线表现 此类病变在胸部 X 线平片上呈现为膈肌周围(常为膈上)肿块。如为食管裂孔疝,则其内可见气体或气-液平面(图 9-8-1)。其在上消化道造影中的典型表现为膈上的胸腔胃黏膜征,即膈上疝囊中出现粗大胃黏膜皱襞。

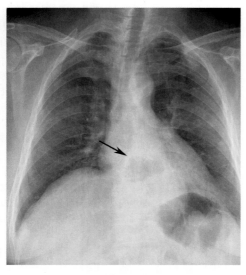

图 9-8-1 食管裂孔疝 X 线表现
正位胸部 X 线平片示心影重叠区见大梭状浓密影,内见气-液平面(箭头)。

2. CT 表现 CT 是目前最有效的评估膈疝的成像技术。CT 可直接显示食管裂孔疝和疝内容物,

可明确胃食管连接部与疝囊之间的关系(图 9-8-2)。CT 增强扫描可明确肿块是否为囊性抑或主动脉源性的、血供是否来源于体循环等,对诊断具有重要的价值。

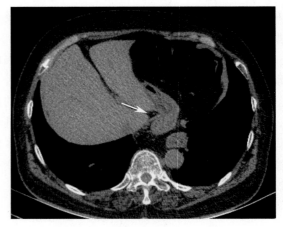

图 9-8-2 食管裂孔疝 CT 表现
胸部 CT 示部分胃经膈肌食管裂孔疝入胸腔(箭头)。

3. MRI 表现 MRI 无需对比剂即可显示主动脉瘤的形态、大小、类型、范围、附壁血栓、瘤体与主动脉及其分支的关系。MRI 对囊肿诊断及囊液成分的识别具有优势,此类病变一般在 T_1WI 中呈低信号,在 T_2WI 中呈均匀高信号,在增强扫描中未见强化表现。如果囊内充填血液或蛋白质时,其在 T_1WI 中可呈高信号。

【相关疾病】

膈肌周围肿块相关疾病见表 9-8-1。

表 9-8-1 膈肌周围肿块类型及相关常见、少见疾病

类型	常见疾病	少见疾病
心后肿块	食管裂孔疝	贲门失弛缓症
	降主动脉瘤	食管旁静脉曲张
	主动脉迂曲(老年性)	良性食管肿瘤
	食管术后状态	食管癌
		囊性肿块,如支气管源性囊肿
		食管囊肿
左肋脊角肿块	胸腹膜裂孔疝	神经鞘膜肿瘤
	主动脉瘤	交感神经节细胞瘤
	叶内型肺隔离症	髓外造血
	左肺下叶萎陷	
心膈角肿块	心包囊肿	胸腺瘤
	心包脂肪垫	右肺中叶萎陷
	Morgagni 疝	胸膜纤维瘤
	淋巴结肿大	

【分析思路】

膈肌周围肿块类型多样,观察到膈肌周围肿块时应按以下思路分析。

首先,观察其与邻近组织的位置关系、对其进行定位,区分心后区、左肋脊角区还是心膈角区病变。

其次,根据肿块的形态学特征、血供情况以及其与周围组织的关系来进行定性分析。例如,心后肿块伴气-液平面是食管裂孔疝的特征性表现。动脉瘤边缘可见弧形钙化,CT 增强扫描可准确评估该表现。对于脊柱旁肺内肿块,若发现体循环供血,则可诊断肺隔离症。心包边缘凸起的不强化的水样囊性肿块多为心包囊肿,对于均匀的脂肪密度肿块考虑为心包脂肪垫。

最后,在影像定位、影像特征分析的基础上,结合患者的病史、临床症状和体征,进行综合诊断。

【疾病鉴别】

1. 食管裂孔疝(esophageal hiatus hernia) 该病分为四种类型:滑动型食管裂孔疝(Ⅰ型)、食管旁裂孔疝(Ⅱ型)、混合型食管裂孔疝(Ⅲ型)及复合型食管裂孔疝(Ⅳ型),如图 9-8-3 所示。Ⅰ型是最常见的类型,其特点是胃食管结合部和近侧胃通过扩大的膈肌食管裂孔进入胸腔、纵隔。其次常见的是Ⅱ型,其表现为胃的一部分通过增宽、松弛的裂孔进入胸腔而位于食管左前方。胃食管结合部通常保持在膈下正常位置。Ⅲ型表现为同时存在滑动型食管裂孔疝和食管旁裂孔疝。Ⅳ型表现为

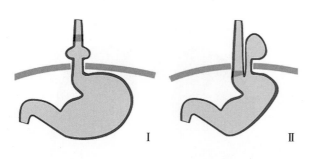

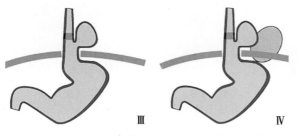

图 9-8-3 食管裂孔疝分型示意图

除胃外,其他腹腔脏器如结肠、网膜、小肠或脾等也疝入胸腔。此类病变在胸部 X 线平片上呈现为位于心影后的肿块,其特征常包括气体或气-液平面。上消化道造影表现:膈上的胸腔胃黏膜征,即膈上疝囊中出现粗大胃黏膜皱襞;疝囊上缘可见到食管下括约肌的收缩区,称为 A 环;疝囊的侧壁可见对称性切迹,即齿状线所在处,称为食管胃环或 B 环,深约 1~5mm。

2. 降主动脉瘤 指降主动脉局部发生扩张或膨胀,其内径超过 4cm 被称为主动脉扩张,内径超过 5cm 就被认为是动脉瘤。此类病变表现为左侧纵隔旁或后纵隔的软组织影。CT MPR 和 3D 图像可被用于评估动脉瘤的大小、长度、角度、钙化和附壁血栓。影像评估的内容包括以下几项。①动脉瘤的形态:主动脉增宽,直径超过正常值的 50%,真性动脉瘤呈囊状、梭形或梭囊状,与主动脉腔相连续(图 9-8-4);②主动脉管壁广泛粥样硬化和溃疡形成,动脉瘤体管壁增厚,密度增高,可见钙化;③动脉瘤腔内附壁血栓。

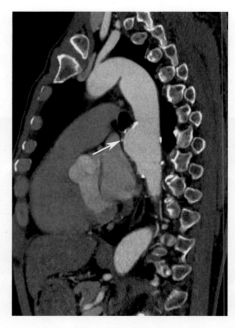

图 9-8-4 降主动脉瘤 CT 表现

CT 矢状位图像示降主动脉上段明显增宽,呈囊状扩张,管壁多发钙化及混合斑块(箭头)。

3. 主动脉迂曲 主动脉迂曲通常在体检、影像学检查中被发现。其影像学表现为主动脉局部扩张、迂曲、扭曲等,严重时可能会引发主动脉瘤、主动脉夹层等严重并发症(图 9-8-5)。

4. 胸腹膜裂孔疝(Bochdalek hernia) 该病是一种先天性膈疝,这种疝发生在膈肌的后部,通常在

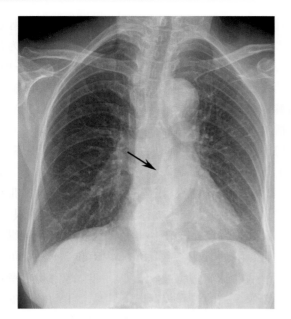

图 9-8-5　主动脉迂曲 X 线表现
正位胸部 X 线平片示主动脉迂曲（箭头）。

左侧。其呈现为一侧膈面局部凸起或近后中部的肿块，在 CT 中常可看到左侧膈面局部不连续及大网膜、部分左肾疝入胸腔。胸部 X 线平片或 CT 扫描可能显示胸腔中的肠管、胃或脾。在严重的情况下，疝可能会压迫肺部，导致肺部的部分或全部塌陷。疝可能会改变心脏的位置和形状，导致心脏偏离中线（图 9-8-6）。

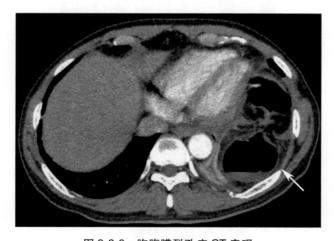

图 9-8-6　胸腹膜裂孔疝 CT 表现
CT 示左侧膈肌局部中断，部分肠管及肠系膜疝入左侧胸腔（箭头）。

5. **肺隔离症**（pulmonary sequestration）　指部分没有功能的肺芽组织从支气管树分离出来，与正常气管、支气管相通或不相通，并且由异常的体循环动脉供血。其 CT 表现为肺下叶脊柱旁单发或多发的囊性、实性或混合性肿块，病灶大小

不等，形态不规则，边缘清晰或模糊，其特点为经抗炎治疗后肺内阴影缩小，但长期不消失并呈动态变化。CT 增强扫描可直观显示异常供血体循环动脉的起源、走行、分支以及回流静脉（图 9-8-7）。

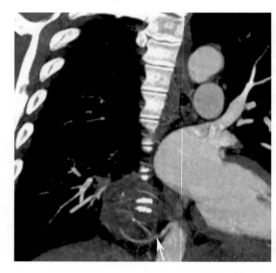

图 9-8-7　右下肺隔离症 CT 表现
CT 冠状位斜位 MIP 重建图像示右肺下叶不规则软组织密度影，伴直接起自主动脉的供血血管（箭头）。

6. **左肺下叶萎陷**　该病是指左肺下叶部分或全部发生萎陷或塌陷的情况，常由阻塞性因素、压迫性因素、胸腔手术或创伤、先天性异常等引起。其影像学表现为左肺下叶向脊柱方向的后部和中部塌陷、低位肺门、膈肌轮廓的显示以及脊柱旁三角形阴影遮盖膈肌内侧和降主动脉轮廓（图 9-8-8）。

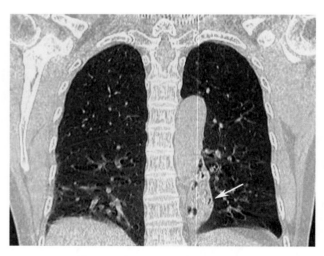

图 9-8-8　左肺下叶萎陷 CT 表现
CT 冠状位重建图像示左肺下叶脊柱旁片状密度增高影，为萎陷的左肺下叶（箭头）。

7. 心包囊肿（pericardial cyst） 该病是由于部分心包早期发育中断而形成的先天性疾病，被认为是腹侧心包壁层隐窝的盲端残留。该病可发生在心包任何部位，但大多数心包囊肿位于右侧心膈角区。心包囊肿在 CT、MRI 上均表现为正常心包包裹的充满液体的囊肿。当存在感染时，可见囊壁钙化或囊腔突然增大的表现。囊肿在 CT 上呈水样密度影，在 MRI T_1WI 中呈低信号，在 T_2WI 中呈均匀高信号，在增强扫描中无强化。囊内充填血液或蛋白质时，其在 CT 上呈软组织密度影，在 T_1WI 中可呈高信号（图 9-8-9）。

8. 心包脂肪垫（fat pad of pericardium） 其为在胸部 X 线检查中有时可看到的心膈角处较淡三角形阴影（图 9-8-10）。通过正位胸片诊断心包脂肪垫主要有两个依据。一是脂肪垫与心脏外界自然延续、密度均匀，其宽阔的基底部必须紧贴心脏，在侧位片上，脂肪垫在心脏的前下方，胸骨的后下方。二是透视下转动体位，无论被检查者姿势如何，脂肪垫始终与心脏相贴。若除外脂肪瘤，则 CT 易识别心包脂肪垫。

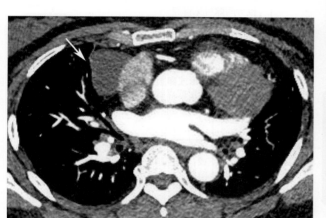

图 9-8-9 心包囊肿 CT 表现
CT 增强扫描横轴位图像示右心膈角区边缘锐利的水样密度病变（箭头）。

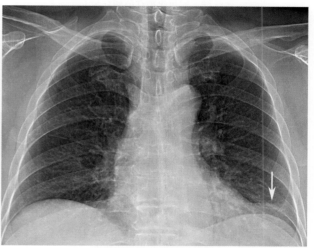

图 9-8-10 心包脂肪垫 X 线表现
正位胸部 X 线平片示左侧心膈角处较淡三角形阴影（箭头）。

9. Morgagni 裂孔疝（Morgagni hiatus hernia） 为先天性膈疝的一种，也被称为胸骨旁疝、Morgagni 疝。X 线胸片上，Morgagni 裂孔疝通常被显示为在膈肌前部中线的一个或多个圆形或椭圆形的软组织密度影，位于心脏阴影的前下方，这些影像可能是腹腔内脂肪、肠管或其他腹腔器官。CT 扫描可以提供更详细的信息。CT 检查可以清楚地显示膈肌前部中线的裂孔，以及通过裂孔进入胸腔的脂肪、肠管或其他腹腔器官。此外，CT 扫描还可以被用于评估疝囊的大小、形状和内容物。

10. 胸膜纤维性肿瘤（pleural fibrous tumor，PFT） 此类肿瘤为少见的原发性胸膜间叶源性肿瘤，多为良性肿瘤，少部分为恶性肿瘤，常位于一侧下胸部，体积常较大（直径>7cm），极缓慢地生长多年，影像学表现为分叶状、边缘锐利的肿块，纵轴与胸壁平行。带蒂病变随体位变动位置，是其特征性的影像学表现。恶性病变常伴胸腔积液。

膈肌周围肿块影像诊断思维流程图，详见图 9-8-11。

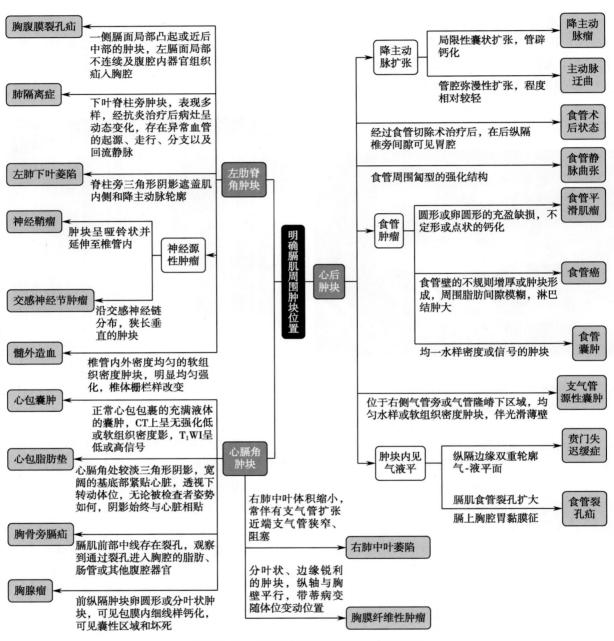

图 9-8-11　膈肌周围肿块影像诊断思维流程

（彭德昌　胡春洪）

第九节　胸壁肿块

【定义】

胸壁由浅层的皮肤、浅筋膜和深层的深筋膜、胸廓外肌层、骨性胸廓(胸椎、肋骨、胸骨及其间的骨连接)、肋间隙软组织(肋间肌、血管和神经)、胸内筋膜等结构构成。广义的胸壁肿块是指发生在上述胸壁结构内的肿块样病变。胸壁肿块的分类方法较多,可以根据肿块的病因而将其分为肿瘤性肿块和非肿瘤性肿块;也可以根据肿块的组织学来源而将其分为骨来源肿块和软组织来源肿块;还可以根据肿块的发生部位而将其分为突向肺内的软组织肿块(Ⅰ型)、以肋骨为中心的软组织肿块(Ⅱ型)、肋骨外方软组织肿块(Ⅲ型)以及单纯的肋骨膨胀性或密度改变(Ⅳ型)。不同类型胸壁肿块的疾病谱存在差异。

【病理基础】

胸壁非肿瘤性肿块主要为胸壁炎症,可由结核、化脓性细菌感染及化脓性真菌感染等引起,以前两者较多见。致病菌通过淋巴、血液或直接扩散等途径累及胸壁,形成骨髓炎、软组织水肿、脓肿或肿块。胸壁肿瘤性肿块可分为原发性肿瘤和继发性肿瘤,其中以邻近的肺、纵隔、胸膜或乳腺肿瘤的局部侵犯或全身其他部位肿瘤转移等继发性肿瘤较多见。原发性胸壁肿瘤少见,仅占全身肿瘤的 5%~10%,该类肿瘤可来源于胸壁的骨、软骨、肌肉、血管、神经及脂肪等组织,根据其生物学行为可以将其分为良性胸壁肿瘤和恶性胸壁肿瘤。

【征象描述】

1. X 线表现　胸部 X 线平片在胸壁肿块的检查中的应用较为局限,主要被用于确定肿块的位置和大小,多作为初步检查方法,但其对于单纯的肋骨病变具有一定的鉴别诊断价值(图 9-9-1)。胸壁肿块在 X 线平片上可表现为病灶局部密度增高或减低,部分病变可见骨质受累,表现为骨骼形态改变、骨质增生以及骨质破坏。应用低电压 X 线技术可以更好地显示肿块内的钙化、骨化,也可以更好地显示肿块内的脂肪成分。

2. CT 表现　通过 CT 能够更准确地评估肿块的来源,并且可以发现 X 线平片上难以分辨的病灶,该检查方法对胸壁肿块内的钙化、骨化、脂肪成分以及肿块与周围组织结构的关系较 X 线平片显示更佳。软组织来源胸壁肿块中,脂肪瘤、纤维瘤或皮脂

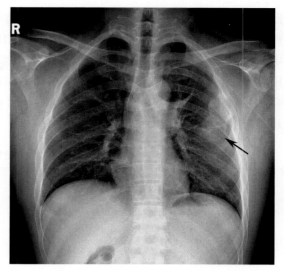

图 9-9-1　左侧胸壁肿块 X 线表现
患者诊断为淋巴瘤。X 线胸片示左肺中野外带高密度影,左侧第 3 前肋骨质膨大(箭头)。

腺囊肿等可完全位于软组织内,不影响周围骨质;神经源性肿瘤等良性肿瘤以及胸壁结核可部分位于软组织内,同时压迫、刺激周围骨质,表现为骨质增生硬化;而未分化多形性肉瘤、横纹肌肉瘤等恶性肿瘤以及转移瘤等继发性肿瘤可侵蚀邻近骨骼,出现溶骨性骨质破坏。骨来源胸壁肿块中,良性的骨来源肿块如骨软骨瘤、骨纤维结构不良可完全局限于骨骼内,不突破骨皮质;恶性的骨来源肿块以骨骼为中心,侵蚀、突破骨皮质并形成骨旁软组织肿块,如转移瘤、骨髓瘤、骨肉瘤、软骨肉瘤等,但较为早期的转移瘤、骨髓瘤也可局限在骨质内;胸壁骨结核等可以局限在骨质内,但引起周围软组织肿胀。CT 增强扫描可以明确肿块的血供以及周围血管的分布,多平面重建等后处理技术可以更加清晰地显示肿块与周围解剖结构的关系。

3. MRI 表现　MRI 具有多平面、多序列成像以及软组织分辨力较高等特点,在胸壁肿块鉴别诊断中具有较高的价值。MRI 对于软组织水肿的显示具有非常高的灵敏度,其对于早期骨质改变的显示也优于 X 线检查及 CT,MRI 还可显示 X 线检查及 CT 中难以发现的病灶。胸壁肿块一般表现为在 T_1WI 中呈等、稍低信号,在 T_2WI 中呈高、稍高信号;囊变、坏死表现为在 T_1WI 中呈低信号,在 T_2WI 中呈高信号;脂肪成分在 T_1WI 中显示为高信号,在脂肪抑制序列中显示为低信号,化学位移 MRI 的同相、反相位序列中,脂肪成分的反相位信号较同相位减低;钙化及气体在各序列中均可显示为低信号;肿块内出血根据其出

血时间长短而表现为信号有所差异。DWI 序列有助于鉴别肿块的良恶性，脓肿、恶性肿瘤均可表现为弥散受限，即在 DWI 中呈高信号，在 ADC 图中呈低信号，但脓肿的弥散受限区域为脓腔，利用 MRI 增强扫描可以对两者进行鉴别。MRI 增强扫描可显示肿块的血供，还能更准确地区分肿块与邻近炎症、水肿的范围。

【相关疾病】

胸壁非肿瘤性肿块中，以各种病因引起的胸壁感染多见，包括化脓性、结核性、真菌性和其他一些不寻常的感染。胸壁肿瘤性肿块中，以转移瘤等继发性肿瘤多见，原发性肿瘤及肿瘤样病变少见，胸壁原发性肿瘤及肿瘤样病变的具体病理类型参见表 9-9-1。

表 9-9-1　胸壁原发性肿瘤及肿瘤样病变

软组织来源		骨来源	
良性	恶性	良性	恶性
脂肪瘤	未分化多形性肉瘤	骨软骨瘤	软骨肉瘤
神经鞘瘤	脂肪肉瘤	骨纤维结构不良	骨髓瘤
神经纤维瘤	恶性神经源性肿瘤	动脉瘤样骨囊肿	骨肉瘤
海绵状血管瘤	横纹肌肉瘤	骨巨细胞瘤	
表皮样囊肿	原始神经外胚层肿瘤	软骨瘤	
淋巴管瘤		软骨母细胞瘤	
韧带样纤维瘤病			
背部弹力纤维瘤			
错构瘤			

【分析思路】

胸壁的诸多非肿瘤性病变和肿瘤性病变都可在影像学上表现为肿块，在进行疾病鉴别时要对肿块的各种特征性影像学表现进行分析和归纳，必要时还要结合患者的临床信息、症状及体征，从而做出恰当的诊断。具体的诊断思路如下。

1. **明确胸壁肿块**　来源于胸壁的肿块，其中心位于胸壁，边缘与胸壁成钝角，基底紧贴胸壁，长轴与胸壁一致，肿块两端可见胸膜反褶线或胸膜掀起；瘤-肺交界面因有胸膜包绕而多光滑，邻近肺野清晰；肋间隙的肿块可使肋间隙增宽，肋骨可吸收或硬化。根据以上征象，胸壁肿块可与胸膜肿块、肺内肿块相鉴别（图 9-9-2）。

2. **明确肿块的组织来源**　软组织来源和骨来源的肿块具有不同的影像特征（图 9-9-3）。软组织来源肿块的中心位于软组织内，可对周围的骨质无

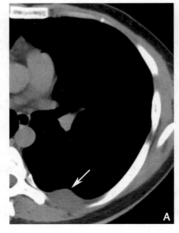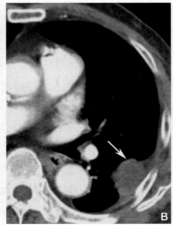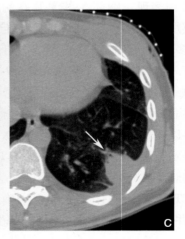

图 9-9-2　胸壁肿块定位的 CT 表现

A. 肿块起源于胸壁（箭头）；B. 肿块来源于胸膜（箭头）；C. 肿块位于肺内，形态呈方形，内侧有血管进入并略增粗（箭头）。

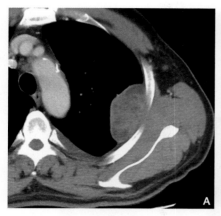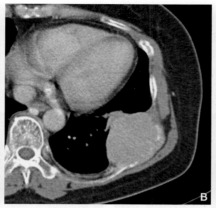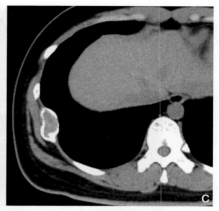

图 9-9-3 胸壁肿块组织来源不同的 CT 表现

A. 软组织来源肿块,肿块中心位于肋骨内侧胸壁;B. 骨来源肿块,肿块中心位于肋骨内,邻近骨质破坏;C. 单纯的肋骨来源的骨质膨胀性改变。

影响或仅引起周围骨质反应性增生、硬化,也可侵蚀邻近骨质,出现溶骨性骨质破坏;骨来源肿块的中心位于骨内,可伴有周围软组织肿胀,肿块突破骨皮质时,可出现骨旁软组织肿块。

3. 明确肿块的良恶性 胸壁感染性病变可存在明显的软组织水肿,肿块内出现气体成分更有助于胸壁感染的诊断。胸壁肿瘤性肿块的良恶性鉴别较为困难,须对肿块的特征性表现进行分析、归纳。一般,良性胸壁肿瘤多呈膨胀性生长,内部密度或信号均匀,含有脂肪成分时,脂肪成分单一,无软组织成分,肿块边缘光整,有包膜,周围骨质可受压迫、吸收,肿块在增强扫描中无强化或呈均匀强化。恶性胸壁肿瘤生长速度快,体积多较大,形态不规则,内部密度或信号不均匀,可对周围骨质形成侵蚀性骨质破坏,肿块在增强扫描中呈不均匀强化。恶性胸壁肿瘤还可引起邻近肺、纵隔的继发性病变及胸腔积液。DWI 序列上肿块弥散受限情况有助于肿瘤的良恶性鉴别。

4. 明确恶性肿块为原发性还是继发性 胸壁的转移瘤远较原发性恶性肿瘤多见,此类患者常有原发灶及多器官受累的证据,结合患者的原发病史及其他影像学检查可有助于明确诊断。

对胸壁肿块的影像特征进行归纳,结合各疾病的特征性影像学表现,可得出初步诊断。

【疾病鉴别】

1. 胸壁感染

(1)胸壁结核:好发于青壮年,大多继发于肺结核、胸膜结核和纵隔淋巴结结核。其病理为结核分枝杆菌感染胸壁导致组织受到破坏,形成结核肉芽肿、干酪样坏死及脓肿。其影像学表现为位于胸壁的梭形、不规则形或类圆形软组织肿块或脓肿,可完全囊变;脓液常沿肌间隙蔓延而形成多发病灶,而胸壁间及外侧无明显变化;DWI 序列中见脓腔内弥散受限;增强扫描中,脓腔无强化,脓肿壁呈均匀环形强化;周围骨质增生或有溶骨性骨质破坏(图 9-9-4)。

(2)胸壁化脓性感染:多见于糖尿病、免疫缺陷或术后患者,常见的致病菌为金黄色葡萄球菌及铜绿假单胞菌等。患者有高热、胸痛等临床症状,实验室检查中,白细胞计数、C 反应蛋白等细菌性感染指标增高。此类病变的影像学表现为胸壁软组织内单发或多发肿块,形态可不规则,增强扫描中可见肿块内呈环形强化,肿块内出现气体为典型表现(图 9-9-5)。其他胸壁脓肿与胸壁结核性脓肿有时难以鉴别,须结合临床资料。

2. 良性软组织来源肿瘤

(1)脂肪瘤(lipoma):成人最常见的胸壁良性软组织肿瘤,好发于 50 岁以上人群,多见于肥胖患者。其特征性影像学表现为肿块内含有脂肪,肿块内可有不规则纤维组织间隔或钙化,分隔厚度小于 2mm,增强扫描中,分隔可有轻度强化(图 9-9-6)。

(2)神经源性肿瘤:包括神经鞘瘤(neurilemmoma)、神经纤维瘤(neurofibroma)等,大多为良性肿瘤。胸壁神经鞘瘤起源于脊神经根和肋间神经,通常发生于 20~50 岁患者,生长缓慢,无浸润性,临床表现为无痛性肿块,大小一般小于 5cm,不伴有神经症状。神经纤维瘤起源于神经,呈孤立性(最常见,约 90%)、弥漫性或丛状生长。病理上,神经源性肿瘤可分为梭形细胞组成的富细胞区(Antoni A区)和黏液成分组成的乏细胞区(Antoni B 区)。影

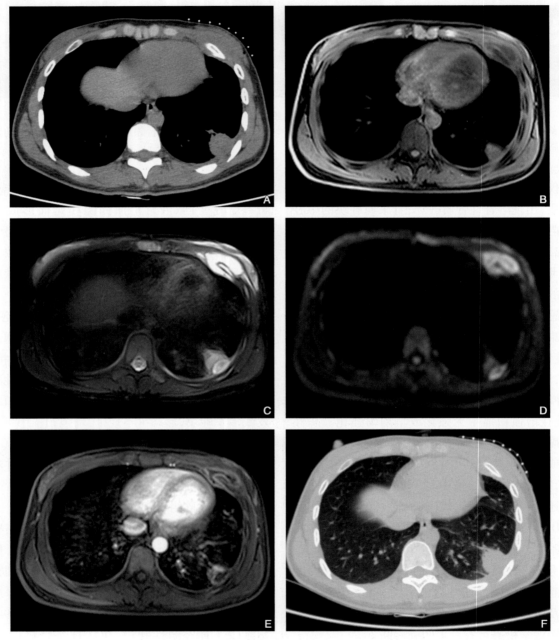

图 9-9-4 左侧胸壁结核 CT 与 MRI 表现

A. CT 纵隔窗图像示左侧胸壁皮下不规则低密度肿块,包绕肋骨;B~E. MRI 示病灶在 T_1WI 中呈低信号(B),在 T_2WI 中呈高信号,周围软组织及肿块内肋骨水肿(C),DWI 示肿块内部明显弥散受限(D),增强扫描示囊壁呈均匀环形强化、囊液无强化(E);F. CT 肺窗图像示患者左肺下叶胸膜下类圆形软组织密度肿块,边缘不规则。

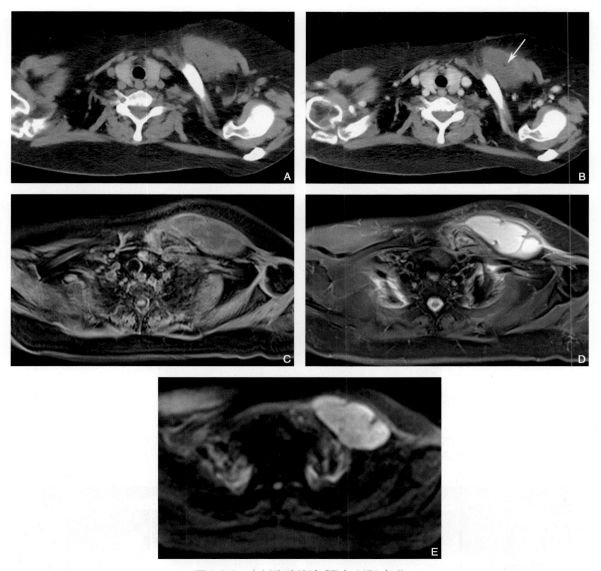

图 9-9-5　左侧胸壁脓肿 CT 与 MRI 表现

A. CT 示左侧胸壁胸大肌内侧不规则低密度肿块，与胸大肌分界不清；B. CT 增强扫描示肿块边缘环形强化，内部可见分隔样强化并见气体密度影（箭头）；C～E. MRI 示肿块在 T_1WI 中呈低信号（C），在 T_2WI 中呈高信号，内见分隔，邻近胸大肌水肿（D），DWI 示脓腔内弥散受限（E）。

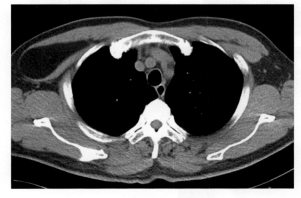

图 9-9-6　右侧胸壁脂肪瘤 CT 表现

CT 示右侧胸大肌内侧脂肪密度肿块，密度均匀，有包膜，内部无分隔。

像学上，此类肿瘤多表现为位于肋间隙内的软组织肿块，边缘光滑，沿着神经或肌间隙走行或分布，推

压周围结构而形成"脂肪分裂征"；Antoni A 区呈软组织密度、信号，在增强扫描中呈明显强化，Antoni B 区为囊变区域，在增强扫描中无强化，上述表现具有一定的特征性（图 9-9-7、图 9-9-8）。神经鞘瘤和神经纤维瘤在影像学表现上存在较强的相似性，但巨大神经鞘瘤常发生变性，而神经纤维瘤变性少见。此外，神经鞘瘤常见"束状征"，即在 T_2WI 中表现为高信号背景下的多发环状不均质低信号影，而神经纤维瘤常见"靶征"，即在 T_2WI 中表现为肿块中央呈低信号，周边呈高信号，这些征象可作为两者的鉴别点。

（3）海绵状血管瘤（cavernous hemangioma）：为不常见的胸壁肿瘤样病变，好发于 30 岁以前人群。病理上，肿块内除血管组织外，还可含有脂肪、平滑

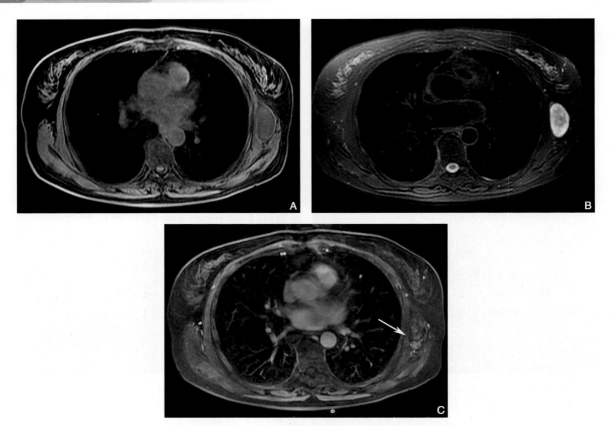

图 9-9-7 左侧胸壁神经鞘瘤 MRI 表现

MRI 示左侧胸壁肌间隙内梭形软组织肿块。A. 肿块在 T_1WI 中呈低信号；B. 肿块在 T_2WI 中呈不均匀高信号，边缘光滑；C. 增强扫描中，病灶内见斑点状明显强化（箭头）。

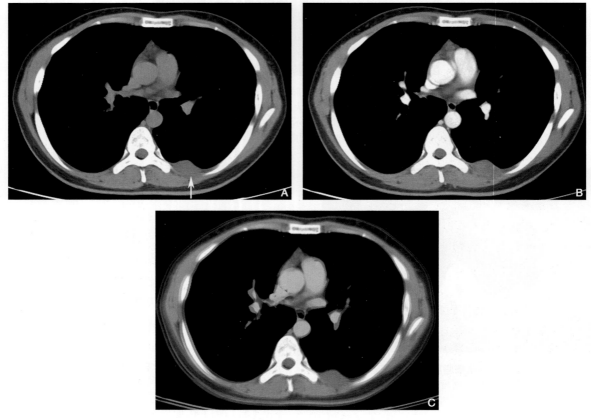

图 9-9-8 左侧胸壁神经纤维瘤 CT 表现

A. CT 平扫图像示左侧胸壁肋间隙内梭形软组织肿块，密度稍低于胸壁肌肉，密度均匀，边缘光滑（箭头）；
B、C. CT 增强扫描动脉期（B）及静脉期（C）图像示肿块呈中度渐进性均匀强化。

肌、血栓、纤维组织等成分。其影像学表现为胸壁肌肉内或肌间隙内肿块，可呈弥漫性生长，界限欠清，

在增强扫描中呈延迟性明显强化（图 9-9-9），部分病灶内可见特征性的静脉石。

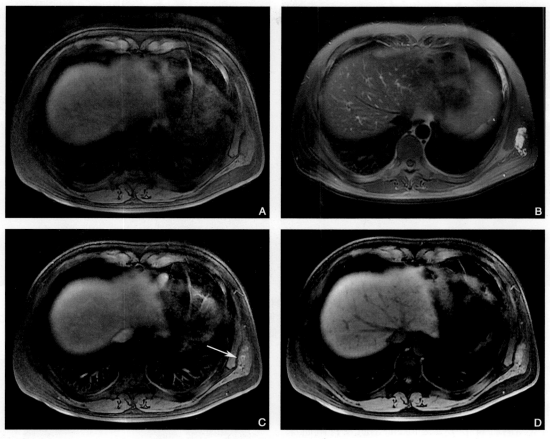

图 9-9-9　左侧胸壁海绵状血管瘤 MRI 表现
MRI 示左侧胸壁类圆形肿块，边缘不光滑。A. 肿块在 T_1WI 中呈稍低信号；B. 肿块在 T_2WI 中呈高信号；C、D. 增强扫描早期病灶内可见斑点状强化（C，箭头），延迟期病灶呈明显均匀强化（D）。

（4）表皮样囊肿（epidermoid cyst）：胸壁是该病常见的发病部位，其病理为真皮层内表皮细胞增殖，病变内充满角蛋白碎片，周围有复层扁平上皮包绕。其影像学表现为皮下囊性结节，密度或信号均匀（图 9-9-10），增强扫描中可见囊液无强化。

（5）淋巴管瘤（lymphangioma）：系不常见的先天性疾病，大部分见于 2 岁以下幼儿。肿块内含大量扩张的淋巴管。其影像学表现为密度或信号均匀的囊性肿块（图 9-9-11），增强扫描中可见肿块无强化。

（6）韧带样纤维瘤病（desmoid-type fibromatosis）：起源于胸壁肌肉中的结缔组织、筋膜、创伤或术后瘢痕处，常发生于青少年，偶见于老年人。该病的影像学表现为境界不清、无包膜的肿块，沿肌肉长轴呈浸润性生长，可有一定的侵袭性，但不会发生转移，内部密度、信号基本均匀；因肿瘤含有较多的纤维成分，故在 T_2WI 中病灶可呈低信号，部分病灶内可见条状的低信号基质条；增强扫描中可见肿块呈

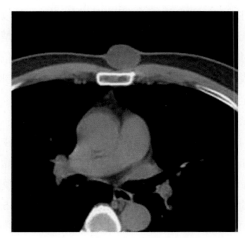

图 9-9-10　前胸壁表皮样囊肿 CT 表现
CT 示前胸壁皮下类圆形低密度肿块，位置表浅，局部突出于胸壁轮廓，内部密度均匀，边缘光滑，与周围组织分界清晰。

中度至明显强化，基质条强化不明显。其与其他恶性胸壁软组织肿瘤鉴别较困难。

（7）背部弹力纤维瘤（elastofibroma dorsi）：肩

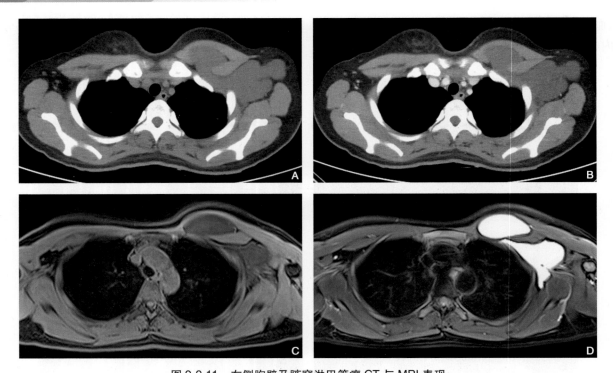

图 9-9-11 左侧胸壁及腋窝淋巴管瘤 CT 与 MRI 表现
A. CT 平扫图像示左侧胸壁及腋窝内不规则低密度囊性肿块, 形态不规则; B. CT 增强扫描中可见肿块无强化;
C、D. MRI 示病灶呈均匀囊性水样信号, 其在 T_1WI 中呈低信号(C), 在 T_2WI 中呈高信号(D)。

胛骨与胸壁反复摩擦、损伤, 导致胸壁组织发生胶原变性或弹力纤维组织过度增生而形成的肿瘤样病变, 好发于 40~80 岁女性, 临床多无症状。其影像学表现为双侧胸壁与肩胛骨下 1/3 之间、前锯肌及背阔肌深层内的含脂肿块, 脂肪成分沿肿块长轴呈条纹状与弹力纤维组织间隔排列, 周围肌肉受压外移。

（8）错构瘤（hamartoma）: 为罕见的胸壁肿瘤样病变, 由增生的成熟正常骨样组织构成, 主要发生于婴幼儿, 成人少见。其影像学表现为边界清楚的肿块, 内见钙化或骨化（图 9-9-12）, 肿块密度或信号依内部成分不同而有所变化, 增强扫描中, 肿块部分可见轻至中度强化。

3. 恶性软组织来源肿瘤

（1）未分化多形性肉瘤（undifferentiated pleomorphic sarcoma, UPS）: 即恶性纤维组织细胞瘤（malignant fibrous histiocytoma）, 此类肿瘤是成人胸壁最常见的软组织起源恶性肿瘤, 好发年龄约为 55 岁, 略倾向于女性多见。其影像学表现为位于肌肉和筋膜的不均匀强化肿块, 在 CT 中呈等、低密度, 在 T_1WI 中呈等、低信号, 在 T_2WI 中呈等、高信号, 密度、信号不均匀, 胶原成分于 MRI 各序列中均呈低信号, 黏液成分在 T_1WI 中呈低信号, 在 T_2WI 中呈高信号, 可见钙化、出血, DWI 中可见肿块内弥散受限, 增强扫描中可见肿块呈明显不均匀强化（图 9-9-13）。UPS 的影像学表现无特征性, 须与其他胸壁恶

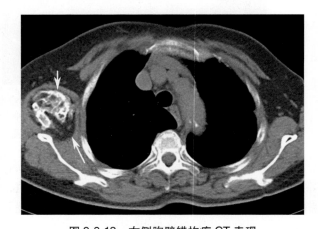

图 9-9-12 右侧胸壁错构瘤 CT 表现
CT 示右侧胸壁肿块, 内部伴脂肪密度影（长箭头）及不规则骨组织密度影（短箭头）, 肿块边缘光滑, 周围肌肉组织受压移位。

性肿瘤鉴别。

（2）脂肪肉瘤（liposarcoma）: 成人第二常见的胸壁恶性软组织肿瘤, 其特征性影像学表现为肿块内含有脂肪成分。相较于脂肪瘤, 脂肪肉瘤的形态明显不规则, 肿块内分隔较厚, 厚度常大于 2mm, 肿块中软组织成分较多, 可呈结节状, 增强扫描中可见不同程度的强化, 肿块无包膜并侵及邻近组织。

（3）恶性神经源性肿瘤: 占所有软组织肉瘤的 5%~10%, 多见于 20~50 岁成人。恶性神经源性肿瘤体积一般较大, 生长速度快, 边界不清, 可见"脂肪分裂征"及较特征性的 Antoni A、B 区表现。相较于

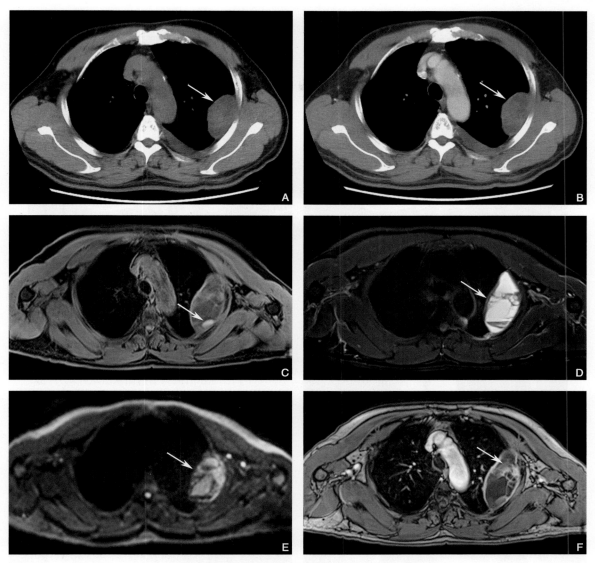

图 9-9-13　左侧胸壁未分化多形性肉瘤 CT 与 MRI 表现

A. CT 纵隔窗示左侧胸壁内侧软组织肿块,密度欠均匀(箭头),左侧胸腔内见积液;B. CT 增强扫描示肿块呈明显不均匀强化(箭头);C. MRI T_1WI 示肿块呈等、低混杂信号,内部可见结节状高信号,提示病灶内出血(箭头);D. MRI T_2WI 示肿块呈高信号,内部见分隔样低信号影(箭头);E. DWI 示病灶呈明显弥散受限(箭头);F. MRI 增强扫描示肿块边缘及内部分隔呈明显强化(箭头)。

良性神经源性肿瘤,恶性神经源性肿瘤缺乏"靶征"或"束状征",这可作为两者的鉴别点。

(4) 横纹肌肉瘤(rhabdomyosarcoma):儿童最常见的胸壁软组织起源恶性肿瘤,少见于成人。其临床表现为不断生长的肿块,可引起疼痛和其他压迫神经的症状。其影像学表现为胸壁巨大肿块,常有坏死或囊变,在增强扫描中呈环状或边缘强化(图9-9-14)。此类肿瘤的影像学表现无特异性,须与其他胸壁恶性肿瘤鉴别。

(5) 原始神经外胚层肿瘤(primitive neuroecto-dermal tumor):源于胸壁周围原始神经外胚层的侵袭性恶性肿瘤,属于尤因肉瘤家族,常出现在儿童和青少年中。其影像学表现无特异性,表现为单发或多发的软组织肿块,较大者侵犯纵隔和交感干,伴或

不伴胸腔积液和肋骨骨质破坏,须与其他胸壁恶性肿瘤鉴别。

4. 骨来源肿瘤及肿瘤样病变　参见《中华影像鉴别诊断学——骨肌分册》。

5. 继发性肿瘤　胸壁最常见的肿瘤性病变,多见于乳腺癌、肺癌、甲状腺癌、肝癌、肾癌及消化道恶性肿瘤转移者,血行转移多见,淋巴瘤等血液系统肿瘤也可浸润、累及胸壁。转移瘤大多侵犯胸壁骨质,也可侵犯胸壁软组织,表现为胸壁内单发或多发软组织肿块,密度、信号可均匀或不均匀,可见局部骨质破坏、骨质增生(图9-9-15,彩图见文末彩插)。结合患者的临床肿瘤病史及 PET/CT 等其他影像学检查可协助诊断。

胸壁肿块的鉴别诊断思维导图,详见图9-9-16。

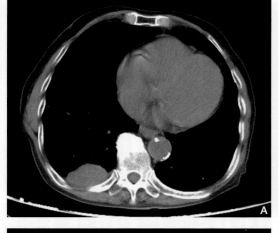
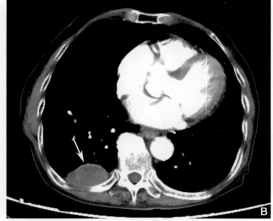
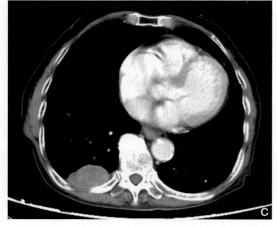

图 9-9-14　右侧胸壁横纹肌肉瘤 CT 表现
A. CT 平扫图像示右侧胸壁内侧软组织肿块,内部密度均匀;B. CT 增强扫描动脉期图像示肿块周边肺组织受压、不张,呈明显强化(箭头);C. CT 增强扫描静脉期图像示肿块呈渐进性中度强化。

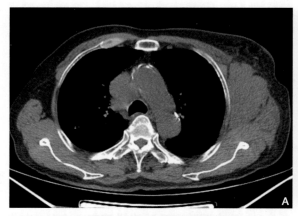
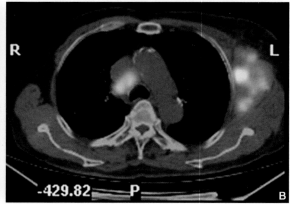
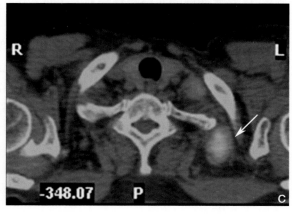

图 9-9-15　左侧胸壁淋巴瘤浸润 PET/CT 表现
A. PET/CT 示左侧胸壁类圆形软组织密度灶,边缘尚规整,周围可见脂肪密度间隙,纵隔内可见肿大淋巴结;B. 融合图像示左侧胸壁及纵隔肿大淋巴结高摄取;C. 左侧锁骨后内侧也可见高摄取(箭头)。

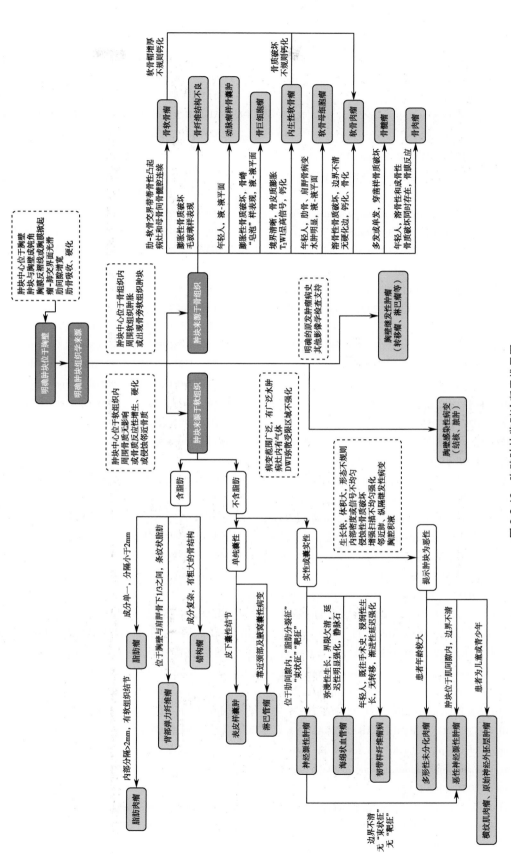

图 9-9-16 胸壁肿块鉴别诊断思维导图

（胡春洪）

参 考 文 献

[1] 中华医学会呼吸病学分会胸膜与纵隔疾病学组（筹）. 胸腔积液诊断的中国专家共识[J]. 中华结核和呼吸杂志, 2022, 45(11): 1080-1096.

[2] NA M J. Diagnostic tools of pleural effusion[J]. Tuberc Respir Dis (Seoul), 2014, 76(5): 199-210.

[3] 刘士远, 陈起航, 吴宁. 实用胸部影像学[M]. 北京: 人民军医出版社, 2012: 672-676.

[4] HUAN N C, SIDHU C, THOMAS R. Pneumothorax: classification and etiology[J]. Clin Chest Med, 2021, 42(4): 711-727.

[5] GOTTLIEB M, LONG B. Managing spontaneous pneumothorax[J]. Ann Emerg Med, 2023, 81(5): 568-576.

[6] LALANI I, SHAMAN Z, KOUROUNI I. A hydropneumothorax that was![J]. Chest, 2022, 161(6): 387-390.

[7] KOUROUNI I, PAREKH K, MATHEW J P. A hydropneumothorax that never was![J]. Chest, 2021, 160(3): 305-309.

[8] PASKARADEVAN J, SAYAD E, SOCKRIDER M. What is a spontaneous pneumothorax?[J]. Am J Respir Crit Care Med, 2020, 202(12): P33-P34.

[9] CHANG C H, KO H J. Giant bulla or pneumothorax[J]. Postgrad Med J, 2022, 98(e1): e51.

[10] 安德烈亚斯·亚当. 格-艾放射诊断学[M]. 张敏鸣, 译. 北京: 人民卫生出版社, 2018: 187-194.

[11] LIGHT R W. Pleural diseases[M]. Philadelphia: Lippincott Williams & Wilkins, 2007: 1-5.

[12] ZHOU B R, ZHANG X M. The effect of pleural fluid layers on lung surface wave speed measurement: experimental and numerical studies on a sponge lung phantom[J]. J Mech Behav Biomed Mater, 2019, 89: 13-18.

[13] ARAKAWA H, HONMA K, SAITO Y, et al. Pleural disease in silicosis: pleural thickening, effusion, and invagination[J]. Radiology, 2005, 236(2): 685-693.

[14] HUSSEIN S A M, KAMEL K M, ELKORASHY R I M, et al. Role of transthoracic ultrasonography in evaluation of pleural thickening observed during medical thoracoscopy[J]. Egypt J Chest Dis Tuberc, 2020, 69(4): 708-715.

[15] KARPATHIOU G, PÉOC'H M, SUNDARALINGAM A, et al. Inflammation of the pleural cavity: a review on pathogenesis, diagnosis and implications in tumor pathophysiology[J]. Cancers, 2022, 14(6): 1415.

[16] JEGANATHAN N, SATHANANTHAN M. Connective tissue disease-related interstitial lung disease: prevalence, patterns, predictors, prognosis, and treatment[J]. Lung, 2020, 198(5): 735-759.

[17] LEE C T, STREK M E. The other connective tissue disease-associated interstitial lung diseases: Sjogren's syndrome, mixed connective tissue disease, and systemic lupus erythematosus[J]. Curr Opin Pulm Med, 2021, 27(5): 388-395.

[18] BARTLETT E C, RENZONI E A, SIVARASAN N, et al. Imaging of lung disease associated with connective tissue disease[J]. Semin Respir Crit Care Med, 2022, 43(6): 809-824.

[19] SAUTER J L, DACIC S, GALATEAU-SALLE F, et al. The 2021 WHO classification of tumors of the pleura: advances since the 2015 classification[J]. J Thorac Oncol, 2022, 17(5): 608-622.

[20] KUMAR S, GOYAL K, BHATT R, et al. Primary pleural synovial sarcoma: a rare cause of hemorrhagic pleural effusion[J]. Adv Respir Med, 2020, 89(1): 60-62.

[21] ARMATO S G, NOWAK A K, FRANCIS R J, et al. Imaging in pleural mesothelioma: a review of the 15th International Conference of the International Mesothelioma Interest Group[J]. Lung Cancer, 2022, 164: 76-83.

[22] KLEBE S, GALATEAU SALLE F, BRUNO R, et al. The highlights of the 15th International Conference of the International Mesothelioma Interest Group -do molecular concepts challenge the traditional approach to pathological mesothelioma diagnosis?[J]. Lung Cancer, 2022, 163: 1-6.

[23] SZCZYREK M, BITKOWSKA P, JUTRZENKA M, et al. Pleural neoplasms-what could MRI change?[J]. Cancers, 2023, 15(12): 3261.

[24] FERNANDES DE PAULA M C, ESCUISSATO D L, BELÉM L C. Focal pleural tumorlike conditions: nodules and masses beyond mesotheliomas and metastasis[J]. Respir Med, 2015, 109(10): 1235-1243.

[25] ALI M, AFTAB G, AKRAM A. Solitary fibrous tumors of the pleura[J]. Cureus, 2021, 13(1): e12998.

[26] 刘士远, 郭佑民. 中华影像医学: 呼吸系统卷[M]. 3版. 北京: 人民卫生出版社, 2019: 675-750.

[27] 斯特恩·格内. 影像专家鉴别诊断: 胸部分册[M]. 刘士远, 董伟华, 译. 北京: 人民军医出版社, 2012: 9-27.

[28] HALLIFAX R J, TALWAR A, WRIGHTSON J M, et al. State-of-the-art: Radiological investigation of pleural disease[J]. Respir Med, 2017, 124: 88-99.

[29] 豪二. 胸膜CT特征对良恶性胸腔积液鉴别的价值[J]. 中国卫生产业, 2011, 8(31): 25-27.

[30] ZHU Y, GAO Y H, ZOU J N, et al. Beware of pleural thickening and calcification: an enlightenment from a case of tuberculous pleurisy[J]. Risk Manag Healthc Policy, 2021, 14(4): 1551-1554.

[31] LIM C K, CHEN Y F. Asbestos-related pleural plaques[J]. QJM, 2014, 107(5): 403-404.

[32] 蔡博韬, 李晓光, 李晔, 等. 基于高分辨率CT特征鉴别早期恶性胸膜间皮瘤与胸膜转移瘤[J]. 医学影像学杂

志,2023,33(6):988-992.

［33］MC AULEY G, JAGANNATHAN J, O'REGAN K, et al. Extraskeletal osteosarcoma: spectrum of imaging findings[J]. AJR Am J Roentgenol,2012,198(1):W31.

［34］ALHASSAN S, FASANYA A, THIRUMALA R. Extensive calcified fibrothorax[J]. Am J Respir Crit Care Med, 2017,195(4):25-26.

［35］BENDAYAN D, BARZIV Y, KRAMER M R. Pulmonary calcifications: a review[J]. Respir Me,2000,94(3):190-193.

［36］BAJAJ S K, TOMBACH B. Respiratory infections in immunocompromised patients: lung findings using chest computed tomography[J]. Radiol Infect Dis,2017,4(1):29-37.

［37］PATIL S, TANDEL N, BHANGDIYA O. "Bulging fissure sign" on chest radiograph: strong predictor of central airway malignancy[J]. J Associa Pulmonol Tamil Nadu, 2023,6(1):22.

［38］RAFAT C, FIHMAN V, RICARD J D. A 51-year-old man presenting with shock and lower-lobe consolidation with interlobar bulging fissure[J]. Chest, 2013, 143(4):1167-1169.

［39］OKADA F, ANDO Y, HONDA K, et al. Clinical and pulmonary thin-section CT findings in acute Klebsiella pneumoniae pneumonia[J]. Eur Radiol, 2009, 19(4):809-815.

［40］MCCOOL F D, MANZOOR K, MINAMI T. Disorders of the diaphragm[J]. Clin Chest Med, 2018, 39(2):345-360.

［41］李为民,刘伦旭. 呼吸系统疾病基础与临床[M]. 北京: 人民卫生出版社,2017:1032-1042.

［42］KALLIANOS K G, BURRIS N S. Imaging thoracic aortic aneurysm[J]. Radiol Clin North Am, 2020, 58(4):721-731.

［43］SAMHOURI B F, TANDON Y K, HARTMAN T E, et al. Presenting clinicoradiologic features, causes, and clinical course of exogenous lipoid pneumonia in adults[J]. Chest, 2021,160(2):624-632.

［44］WONG C X, GANESAN A N, SELVANAYAGAM J B. Epicardial fat and atrial fibrillation: current evidence, potential mechanisms, clinical implications, and future directions [J]. Eur Heart J,2017,38(17):1294-1302.

［45］ZHANG J W, LIU J M, ZHANG Z H, et al. Solitary fibrous tumors of the chest: an analysis of fifty patients[J]. Front

Oncol,2021,11:741181.

［46］KAVIC S M, SEGAN R D, GEORGE I M, et al. Classification of hiatal hernias using dynamic three-dimensional reconstruction[J]. Surg Innov,2006,13(1):49-52.

［47］DUBÉ B P, DRES M. Diaphragm dysfunction: diagnostic approaches and management strategies[J]. J Clin Med, 2016,5(12):113.

［48］TATEISHI U, GLADISH G W, KUSUMOTO M, et al. Chest wall tumors: radiologic findings and pathologic correlation: part 1. Benign tumors[J]. Radiographics, 2003, 23(6): 1477-1490.

［49］TATEISHI U, GLADISH G W, KUSUMOTO M, et al. Chest wall tumors: radiologic findings and pathologic correlation: part 2. Malignant tumors[J]. Radiographics, 2003, 23(6): 1491-1508.

［50］O'SULLIVAN P, O'DWYER H, FLINT J, et al. Soft tissue tumors and mass-like lesions of the chest wall: a pictorial review of CT and MR findings[J]. Br J Radiol, 2007, 80 (955):574-580.

［51］SMITH S E, KESHAVJEE S. Primary chest wall tumors [J]. Thorac Surg Clin,2010,20(4):495-507.

［52］MULLAN C P, MADAN R, TROTMAN-DICKENSON B, et al. Radiology of chest wall masses[J]. AJR Am J Roentgenol,2011,197(3):460-470.

［53］CARTER B W, BENVENISTE M F, BETANCOURT S L, et al. Imaging evaluation of malignant chest wall neoplasms [J]. Radiographics,2016,36(5):1285-1306.

［54］BUENO J, LICHTENBERGER J P, RAUCH G, et al. MR imaging of primary chest wall neoplasms[J]. Top Magn Reson Imaging,2018,27(2):83-93.

［55］NAM S J, KIM S, LIM B J, et al. Imaging of primary chest wall tumors with radiologic-pathologic correlation[J]. Radiographics,2011,31(3):749-770.

［56］SOUZA F F, DE ANGELO M, O'REGAN K, et al. Malignant primary chest wall neoplasms: a pictorial review of imaging findings[J]. Clin Imaging,2013,37(1):8-17.

［57］PAVLUS J D, CARTER B W, TOLLEY M D, et al. Imaging of thoracic neurogenic tumors[J]. AJR Am J Roentgenol, 2016,207(3):552-561.

［58］CHELLI BOUAZIZ M, JELASSI H, CHAABANE S, et al. Imaging of chest wall infections[J]. Skeletal Radiol, 2009,38(12):1127-1135.

第十章 肺术后影像学

第一节 肺切除术式

一、常用肺切除术术式和肺移植

肺切除术(pulmonary resection)是指一种通过开胸术(thoracotomy)、电视辅助胸腔镜手术(video-assisted thoracoscopic surgery,VATS)或机器人辅助胸腔镜手术(robot-assisted thoracoscope surgery,RATS)切除病变肺组织及近端相关支气管并结扎肺组织供血血管的手术方式。其中,肺切除术包括如下几种手术方式:肺叶切除术、肺段切除术、肺楔形切除术以及全肺切除术(图10-1-1,彩图见文末彩插)。目前,对于终末期肺病患者可采用肺移植的方式进行治疗,它可延长生命、提高生活质量。进行胸部影像诊断的放射科医生,应充分了解常用肺切除术术式、肺移植及其应用范畴,这有助于正确观察、合理评估肺术后相应的CT表现并作出准确的影像诊断。

自1950年起,肺叶切除术即为早期非小细胞肺癌外科治疗的标准术式。其具体的手术方法是牵开肋骨并进行开胸术。此术式常采用经第5肋间隙的后外侧切口进入胸腔,包括离断部分背阔肌和不离断前锯肌这两种方法。但由于肋骨牵开会造成大切口(8~10cm),故该术式通常易导致潜在并发症。而VATS具有切口小(3~4cm)、视野宽、对肺功能影响小、患者恢复快、住院时间短等优点。自1993年被成功应用于肺叶切除术以来,VATS逐步取代了开胸术。此术式可采用一至三个小切孔,在第3到5肋

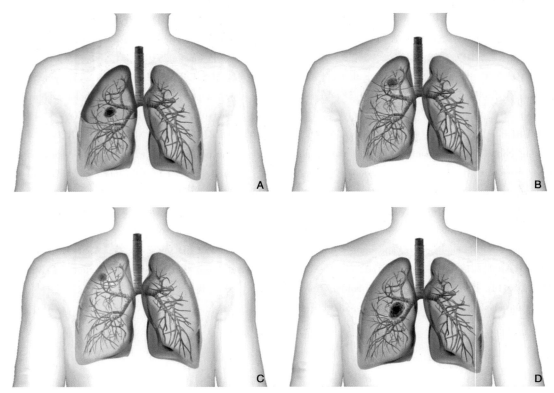

图 10-1-1　常用肺切除术术式示意图
A. 肺叶切除术;B. 肺段切除术;C. 肺楔形切除术;D. 全肺切除术。

间隙沿腋前线和腋后线所做的切口处放置光纤摄像头和手术器械,以完成传统开胸术中进行的操作。目前,越来越多的胸外科手术已使用单孔 VATS,该方法进一步减少了术后并发症的发生,因而在胸外科领域得到了广泛应用。随着机器人技术的进步,VATS 术式与机器人系统合并,形成当前胸外科领域最先进的 RATS。该术式是一种全新的微创手术方式,相较于传统的胸腔镜手术,其具有三维内镜系统、灵活度更高的机械手,在操作台前便可完成手术等诸多优点,能以更微创、精准的方式完成复杂的胸外科手术,因此近年来得到了飞速发展。

1. 肺楔形切除术 肺楔形切除术(wedge resection of lung)也被称为非解剖性亚肺叶切除术,它是指切除体积较小而呈楔形的肺组织,该术式常通过 VATS 而被实施、完成。该术式适用于肺部呈纯磨玻璃结节样的原位腺癌、诊断不明的肺小结节、孤立性肺转移瘤以及 I 期肺癌且不能耐受大范围手术切除的患者等。目前,肺楔形切除术多通过单孔 VATS

进行,该方法不仅操作简洁、手术时间短、出血少,而且术后并发症也很少。当然,肺楔形切除术也可通过 RATS 等手术方法进行。

2. 肺段切除术 肺段切除术(pulmonary segmentectomy)是指解剖性切除患有病变的某些肺段,保留该肺叶其余正常肺组织的手术,可通过作一个小切口的开胸术或 VATS 进行。目前,该术式可适用于长径≤2cm,位于肺段中央,且切缘≥2cm 或肿瘤长径的病灶。对于这类肺癌,肺段切除术相较于肺叶切除术,既能保证病灶的完全切除,又能更大程度地保护患者肺功能;但由于肺段之间缺少明显解剖学间隙,手术操作难度相对较大,故术后并发症如出血、漏气的发生率较高。如今,术前 CT 三维重建可清晰显示病灶位置及其与周围支气管、血管的关系,并且可被用于进行段间分割以及预估切除范围,从而判断是行单个肺段还是联合肺段切除,同时术中可结合荧光导航系统,从而保障胸外科医生可实现对病变肺段的安全、精准切除(图 10-1-2,彩图见文末彩插)。

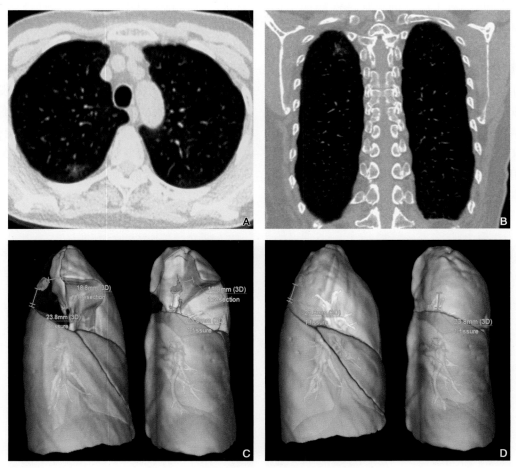

图 10-1-2 右肺上叶后段肺结节手术切除计划

患者女,71 岁,临床诊断为右肺上叶肺结节。A、B 分别为胸部 CT 横轴位与冠状位图像,示右肺上叶后段单发磨玻璃结节,直径约 18.8mm,位居肺段中央;C、D. 术前行胸部 CT 三维重建,肺叶切除示意图(C)及肺段切除示意图(D)显示该结节距右肺上叶后段切缘>20mm,符合肺段切除术要求。故通过 VATS 行右肺上叶后段切除术。手术后病理为右肺上叶浸润性腺癌。

3. **肺叶切除术**　肺叶切除术（pulmonary lobectomy）所切除的范围包括一个完整的肺叶、脏胸膜、相关气道和肺血管，该术式可通过开胸术、VATS 或 RATS 完成。该术式为局部早期非小细胞肺癌的首选外科治疗方法。其中，支气管袖状肺叶切除术是一种特殊的肺叶切除术术式，它是将一个肺叶连同有病变的一段支气管切除后，用余肺的支气管进行再吻合重建的术式；该术式适用于治疗累及右肺上叶、左肺上叶及左肺下叶支气管分叉处的肿瘤。在许多情况下，通过开展支气管袖状肺叶切除术，可避免原本须实施的全肺切除术或为原本肺功能不能耐受手术的患者提供一个可切除病变的治疗方法，但该术式对技术要求很高。

4. **全肺切除术**　全肺切除术（pneumonectomy）常通过后外侧切口开胸术、VATS 或 RATS 进行，其操作包括切除一侧肺叶及脏胸膜，还包括切开肺门和结扎同侧主支气管、肺动脉、上肺静脉和下肺静脉。其主要适应证包括附着于肺门结构或跨叶间裂生长的中央型肺癌，对于广泛的炎症性疾病偶尔也可进行全肺切除术，既往手术治疗的肺部肿瘤复发后亦可行全肺切除术。

5. **肺移植**　肺移植（lung transplantation）是终末期肺病的有效治疗方法。临床上，最常采用的移植方式是单肺移植。其具体过程包括三个步骤，即提取供肺、切除受体病变肺以及将供肺植入受体胸腔。①供肺提取步骤为：分离供肺与胸腔附着处、切断其与左心房相连的肺静脉并分离肺动脉及支气管动脉。②受体肺的切除手术：该术式不同于其他的肺切除术，其肺动脉结扎须选择在更远端、超出上叶支气管，以便与供肺动脉进行吻合。③供体植入受体胸腔：须进行三处吻合，由后向前依次吻合支气管、肺动脉和肺静脉-左心房。为了降低支气管吻合口裂开的风险，有时可用肋间肌皮瓣、心包或大网膜等覆盖支气管吻合口。近年来为了满足临床需求，胸外科已逐步开展了双肺移植以及心肺联合移植，以便更好地提高患者的生存质量、延长患者的生命。

二、影像学发展与肺切除术式演进

肺切除术术式的发展与医学影像技术及相关学科的进步密不可分。早在 1895 年，德国物理学家 Roentgen 发现 X 射线并将其应用于临床，胸部 X 线检查便成为了胸外科手术的必备条件，极大程度地促进了胸外科手术的开展。1922 年，Sicard、Forestier 发明了支气管碘油造影技术，该技术可明确显示病变范围、助力外科医生治疗支气管扩张并得到了广泛推广，后因胸部 CT 可无创、清晰地显示病变部位、范围及程度，故该项技术被胸部 CT 取代。1943 年，Huber 和 Jackson 详尽描述了各肺叶血管、支气管的解剖结构并系统地对肺段、肺血管分支和支气管分支进行了命名，为现代胸外科的进一步发展奠定了解剖学基础。近 30 年来，数字 X 射线成像技术不断发展，它具有使用方便、图像后处理功能强大、图像质量高和辐射剂量低等特点，已将传统 X 射线摄影取代，成为了手术前、后评估及重症监护室常规使用的影像学检查手段（图 10-1-3）。

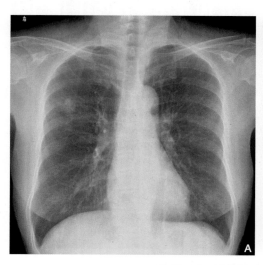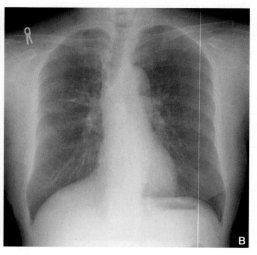

图 10-1-3　肺切除术前、后胸部 X 线检查

患者女，69 岁，手术病理为右肺上叶浸润性腺癌。A. 术前胸部 X 线平片示右肺上叶/野实性结节灶，直径约 2.0cm，边缘可见分叶征及毛刺征，病灶与周围肺组织分界清楚；B. 术后 1 个月复查胸部 X 线平片示右肺上野术区原实性肺结节消失，可见高密度吻合钉影，余肺膨胀良好。

自 1972 年 Housfield 发明计算机断层扫描(computed tomography,CT)以来,胸部 CT 得以被应用于临床,由于它可提供无重叠、连续的横断面图像,并且可清晰地显示病变的解剖部位、直观形态以及其与周围组织结构的关系等信息,故而明显提高了肺结节诊断的符合率并推动了现代胸外科开胸术技术的快速发展。随着 CT 设备及扫描技术的不断进步,1998 年出现了 4 层螺旋 CT,它具有扫描时间短、层厚薄、后处理功能多等特点,可为临床提供更详细、准确的病灶细节信息,同时其图像质量基本达到具备各向同性,可提供多种后处理重建技术,如 CT 仿真内镜(computed tomography virtual endoscopy,CTVE)、多平面重建(multiplanar reconstruction,MPR)、容积重建(volume reconstruction)等,并且该技术能较好地仿真显示气道腔内病变(图 10-1-4),准确定位肺内病变,清晰显示病灶周围血管和支气管结构,评估其与胸膜的关系(图 10-1-5),提供 TNM 分期的影像学依据。临床可据此选择最佳手术方式,同时最大限度地保留患者肺功能,因此,该技术不断推动着胸外科手术技术的发展和手术安全性的提高。

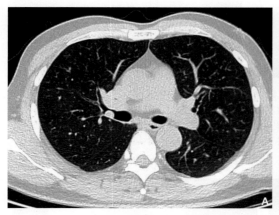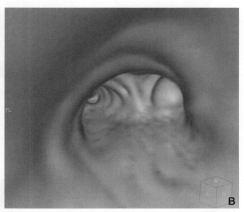

图 10-1-4　大气道腔内病变的 CT 三维重建表现
患者男,53 岁,手术病理诊断为"大气道内平滑肌瘤"。A. 胸部 CT 肺窗图像示右肺上叶支气管腔内小结节影,直径约 1.0cm,距气管隆嵴约 2.3cm,与支气管后壁呈宽基底接触,相邻气管后壁未见受侵;B. CT 后处理重建仿真内镜图像示右侧支气管管腔狭窄,管腔内可见突起的结节灶,其表面光滑,与支气管后壁呈宽基底接触。

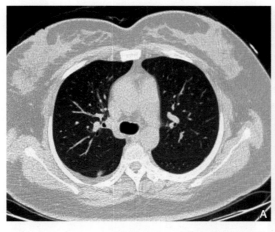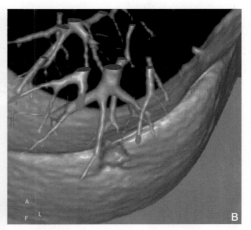

图 10-1-5　肺结节与周围结构关系的 CT 与三维重建表现
患者男,67 岁,手术病理诊断为"浸润性腺癌"。A. 胸部 CT 横轴位图像示右肺下叶上段贴近胸膜处实性小结节,直径约 9.6mm,边缘见毛刺征;B. CT 三维容积重建(VR)图像示该小结节病灶内侧见小血管进入,外侧可见胸膜凹陷征。

21 世纪多学科模式的开展,尤其是肺部疾病相关的临床、影像及病理学科的充分融合,不断提升着学界对肺癌谱的多维度认识和解读,此外,全世界范围内广泛开展低剂量 CT(low-dose computed tomography,LDCT)从而对肺癌高危患者进行筛查,使得各种肺结节的检出率越来越高;同时,现代高端 CT 技术快速发展和创新,双源 CT、256 层螺旋 CT、CT 能谱成像、640 层螺旋 CT 和光子 CT 等被相继研制出来,并且展现出 CT 扫描层厚更薄、时间分辨力更快、单圈扫描覆盖范围更广、辐射剂量更低和后处理功能更强大等独特优势,这些高端CT技术尤其对术前制订肺结节手术计划具有更强的辅助作用,它可依据肺结节丰富的影像学特征来模拟手术切除的范围(图10-1-6、图10-1-7,彩图见文末彩插),有助于个性化选择相应的肺切除术术式,极大程度上推动了肺段切除术的开展。

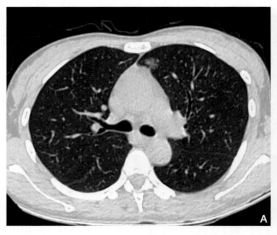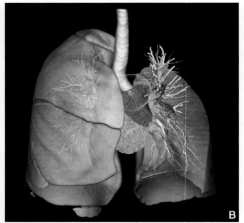

图 10-1-6　CT 三维重建模拟手术切除肺范围

患者女,38 岁,行左肺上叶前段切除术,病理为左肺微浸润性腺癌。A. 胸部 CT 肺窗图像示左肺上叶前段混合磨玻璃结节,直径约 1.3cm,边缘见毛刺征,内见空泡征,病灶贴近纵隔胸膜;B. 获取 CT 三维重建图像并采用肺结节手术计划软件进行处理,显示其中的小结节(呈绿色)及其周围 2cm 范围的情况,提示手术切除的范围。

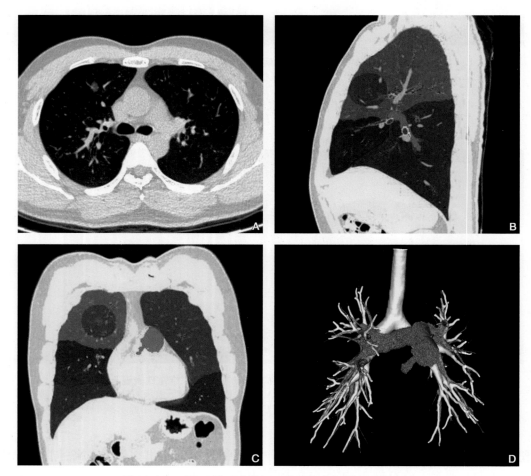

图 10-1-7　CT 三维重建模拟手术切除支气管及血管范围

患者男,39 岁,行解剖性肺段切除术,病理为右肺上叶原位腺癌。A. 胸部 CT 横轴位图像示右肺上叶前段纯磨玻璃结节,直径约 1.2cm,CT 值为 −596Hu;B、C. 进行 CT 三维重建并采用肺结节手术计划软件处理图像,其正、侧位图像上的绿泡为小结节及其周围 2cm 范围;D. 显示该小结节病灶与周围支气管、肺动脉的关系。

正电子发射计算机断层显像(positron emission tomography and computed tomography,PET/CT)可作为较大的肺实性结节术前评估的重要辅助手段,它可根据肺结节的标准摄取值(standard uptake value,SUV)对其良恶性进行定性诊断(但部分炎性结节亦可表现为高摄取),同时可明确胸内淋巴结转移等情况,尤其可显示和明确全身有无转移(图10-1-8,彩图见文末彩插),这些信息对手术计划的制订至关重要。

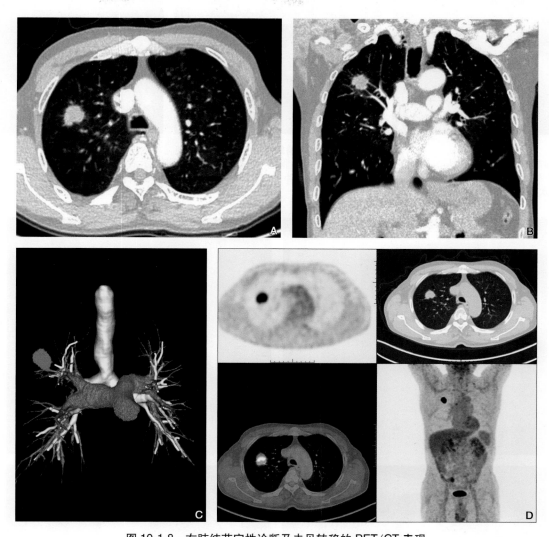

图10-1-8 右肺结节定性诊断及未见转移的PET/CT表现

患者男,53岁,行右肺上叶切除术,病理诊断为"肺鳞状细胞癌"。A、B分别为胸部CT横轴位与冠状位图像,示右肺上叶实性结节,直径约2.1cm,边缘可见分叶征、血管集束征;C.肺结节手术计划软件显示病灶与支气管、肺动脉间关系密切;D.PET/CT示右肺上叶病灶SUV为15.15,其他部位未见明显转移灶。

磁共振成像(magnetic resonance imaging,MRI)具有多序列、多方位成像和组织分辨力高等特点,但通常不作为肺小结节的一线影像学检查方法;如明确肺癌病灶并疑及脑转移,则MRI具有明显的优势且为常规检查方法(图10-1-9)。迄今为止,MRI设备和技术也在快速进展和不断优化,例如,超短回波(UTE)序列、超极化气体肺部MRI及PET/MRI等正逐渐成熟并被不断应用于临床,这些技术可提供更多关于肺结节及肺的功能信息,同时,通过PET/MRI可为患者一次性完成全身检查,既方便患者检查又提高诊断的符合率,该技术尤其在肺癌的TNM分期方面具有广阔的前景。

肺移植术式的发展也与影像学检查技术的进步密不可分。影像学检查在肺移植的供/受体选择、术前评估、围手术期监测以及术后随访等方面起着至关重要的作用。随着成像设备和技术的发展,通过胸部X线检查和CT可以在术前全面评估供/受体的肺部疾病程度、存在的解剖变异、全身疾病情况并发现潜在的移植禁忌证,同时可评估供、受体器官大小匹配程度,为后续制订手术计划提供依据(图10-1-10)。由于终末期肺病最终会形成慢性肺源性心脏病,所以,在肺移植前还须通过心电图、动态心电

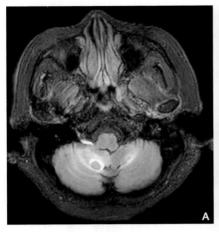
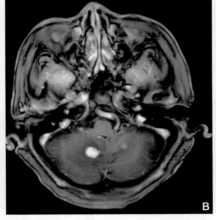
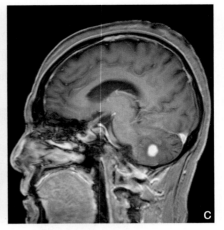

图 10-1-9　肺癌脑转移的颅脑 MRI 表现

患者男,67 岁,体检发现肺结节,手术后病理诊断为"浸润性腺癌"。A. 颅脑 MRI T_2WI 示双侧小脑半球的小灶性高信号影,较大者位于右侧小脑蚓部旁,直径约 1.0cm,周围可见脑水肿;B、C. 增强 MRI 横轴位、矢状位图像示小病灶呈明显结节状强化,周围水肿未见强化,提示肺癌脑转移。

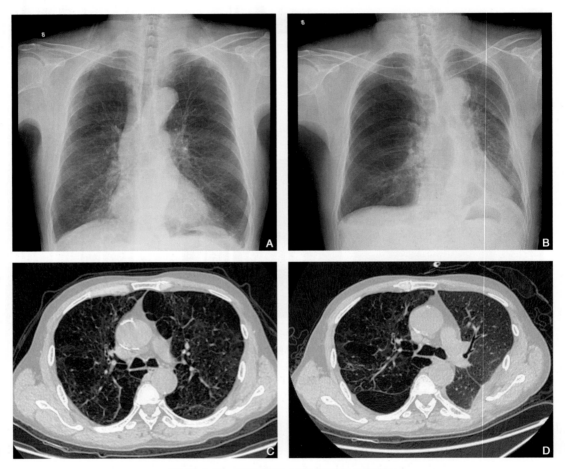

图 10-1-10　肺移植前、后的 X 线及 CT 检查

患者男,66 岁,慢性阻塞性肺疾病,肺功能 GOLD 分级 4 级,行左侧肺移植。A、C. 术前胸部 X 线平片与 CT 肺窗图像,示双侧肺呈明显肺气肿、肺大疱改变,纵隔右移;B、D. 术后 1 个月后复查胸部 X 线平片与 CT 肺窗图像,示纵隔位置基本恢复正常,左侧移植肺的纹理和密度明显好于右侧,左后胸壁肿胀。

图、心脏超声检查及心功能评分等整体评估心脏功能:①通过超声心动图、心导管检查可评估肺动脉压和右心功能;②通过冠状动脉造影及 CT 血管成像(CTA),可评估冠状动脉供血能力;③在围手术期监测移植肺的状态、评估肺移植是否成功以及早期发现并发症;④在术后规律随访以早期发现同种异体移植物的排斥反应以及其他并发症,从而提高肺移植的成功率。

　　总之,随着医学影像技术的不断发展,相关学科的交叉融合、不断进步,胸外科治疗理念、手术设备及操作技术的不断提高,目前在临床上,一方面可针对肺切除术实现术前对肺小结节病灶的精准显示和诊断,并且可准确选择肺切除术的最佳术式,从而使肺切除术更加微创、患者肺功能损失更少。另一方面肺移植也为终末期肺病患者提供了一种有效的治疗方式,两者均明显改善了患者的预后和生活质量,使更多的肺部疾病患者不断获益。

(史景云　伍建林)

第二节　肺术后影像学表现及并发症

一、肺术后常见影像学表现

目前,CT检出肺结节的增多也不同程度地导致了肺微创手术数量的增加。在肺术后患者的长期随访中,放射科医生承担着肺术后改变的影像学征象观察及其分析、解读等任务。因此,放射科医生和外科医生就所使用的手术方式及术后改变进行沟通、学习是必要的,其原因在于每种手术方式及过程在胸部CT上都可能具有相对特定的术后常规性或病理性改变。尤其在肺术后的早期随访和有关并发症的发现、描述中,影像学科发挥着重要作用。

随着外科精准医疗理念的提出和先进技术方法的应用,现代胸外科治疗进入了微创、精准和智能化的新时代,其中以多孔或单孔电视辅助胸腔镜手术(video-assisted thoracoscopic surgery,VATS)的应用较为普及。根据肺组织切除的范围和方式,肺切除术可分为肺楔形切除术、肺段切除术、肺叶切除术和全肺切除术,其他类似手术还包括肺影像引导射频消融术等。尽管手术和治疗方式不同,但大体上肺手术后的常见影像学表现主要包括以下三个方面,即手术材料的显示、部分肺组织的缺失及术后(或治疗后)改变(如早期可能出现的局部肺或胸膜损伤等)。此外,手术材料的显示和中央肺门区解剖结构的变化也有助于分析和确定局限性肺切除术的类型和被切除肺组织的解剖位置等信息。胸部X线检查常作为术后几天内早期变化的基本影像学评估手段,而CT检查已成为肺术后最常用且最有效的随访检查手段之一。

(一)楔形或肺段切除术
【定义】

肺楔形切除术(wedge resection of lung)是指非解剖性叶下切除术,而肺段切除术(pulmonary seg-

mentectomy)则是对应于解剖性叶下切除1~4个肺段的术式。目前,肺段切除术已成为治疗早期非小细胞肺癌的日益成熟的胸外科常用微创治疗方法。

【征象描述】

1. X线表现　通常在患者术后24h左右进行胸部X线摄影,一是观察术后余肺复张的状况与程度,二是观察胸腔引流管位置及其引流情况,三是观察有无胸腔积液及其量的多少。当出现明显的漏气或肺部感染等较严重并发症时,则进一步行胸部CT检查(图10-2-1、图10-2-2)。

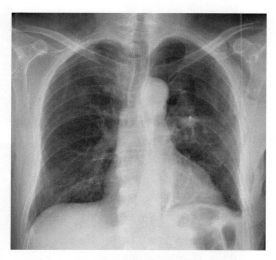

图10-2-1　左肺上叶肺段切除术后X线表现
患者男,75岁,行左肺上叶肺段切除术。术后1d胸部X线平片示左肺门旁见高密度吻合线影;左侧气胸(肺组织受压约50%);左侧少量胸腔积液;左侧肩胛区及胸壁皮下见少量气肿。

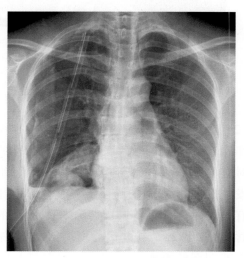

图10-2-2　右肺下叶上段楔形切除术后X线表现
患者女,34岁,行右肺下叶上段楔形切除术。术后1d胸部X线平片示右侧胸腔见胸腔引流管影,头端位于肺尖区;右肺下野可见线条状吻合线影;右侧胸腔可见液气胸。

2. CT 表现 行肺楔形切除术或肺段切除术患者的 CT 复查时,主要观察以下 3 方面相关征象。

(1) 手术材料:主要包括切割闭合器及血管夹等(多为钛合金材料)。在术区可见类似"钙化"样的高密度影,但仔细观察时可见其密度甚高、质地均匀,呈短钉线影排列,其 CT 值可达 1 000Hu,此类高密度影常被条索状的软组织密度影所包裹。如不了解临床手术的病史或缺乏相应的临床经验,则易将其误诊为肉芽肿或慢性炎性病变伴钙化形成;当在多平面 CT 图像和最大密度投影重建 CT 图像上观察时,易于观察到高密度的短钉影呈连续的线样排列走行,这有助于提示正确的诊断(图 10-2-3)。

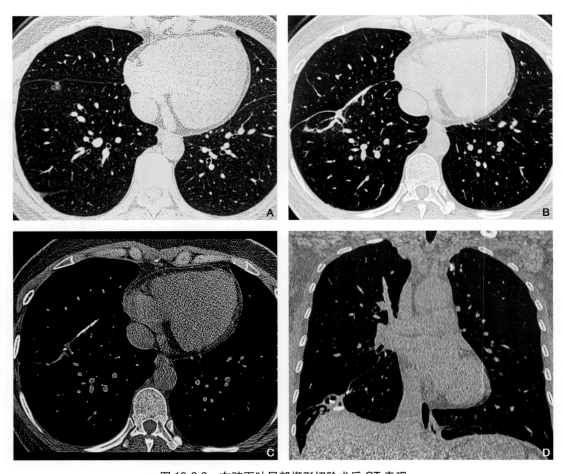

图 10-2-3 右肺下叶局部楔形切除术后 CT 表现
患者女,45 岁,行右肺下叶前底段楔形切除术;病理为右肺下叶微浸润性腺癌。A. 术前 CT 肺窗图像示右肺下叶前底段大小约 8mm 的混合磨玻璃结节;B~D. 均为术后 3 个月 CT 复查图像,可见右肺下叶高密度线样影,邻近叶间胸膜增厚(B);纵隔窗图像示高密度线样影为手术材料(C);冠状位图像示右肺下叶短条状致密影及不规则软组织密度影,右侧膈肌局部上抬(D)。

(2) 肺组织或体积缺失:非解剖性的肺楔形切除术切除范围的形状呈 U 形或 V 形,被切除的肺组织不对应解剖上的肺叶或肺段。尽管术后肺组织形态可发生扭曲,但典型的肺段支气管与肺动脉仍存在并有助于辨识;当实施肺段切除术时,相应的肺段支气管和肺动脉被结扎并进行横切,在被切除的原肺段的解剖部位不能见到相应的支气管与肺动脉(图 10-2-4)。

(3) 术后肺改变或可能的肺损伤:在术区多可见类似纤维化或机化病灶的术后改变;但在术后早期的 CT 上有时可见小范围的磨玻璃影或实变影,这可能反映了局部肺挫伤或出血性改变,此类改变随时间的推移可逐渐吸收;邻近胸膜多可出现增厚、粘连等改变,多为术后反应所致的(图 10-2-5)。

【疾病鉴别】

肺楔形切除术或肺段切除术后改变的 CT 征象有时易于混淆为其他病变,须鉴别的疾病或征象主要包括:肺结核、肉芽肿钙化及感染性病变所导致的局部纤维化(或索条状阴影)等。在了解临床病史的基础上,应注意观察和分析上述病变的形态、密度与手术材料阴影的异同;上述病变也无肺体积缺失及术区局部肺损伤等改变。

1. 肺结核 须鉴别者主要是稳定期肺结核,其具有好发部位(双肺上叶的尖、后段与下叶上段等)

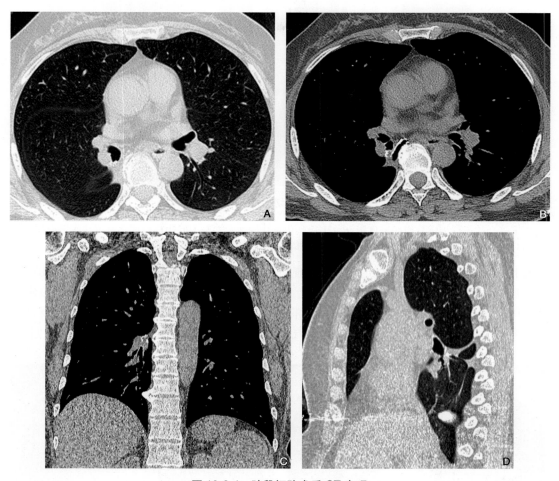

图 10-2-4 肺段切除术后 CT 表现

患者女,47岁,行右肺下叶上段切除术,病理为右肺下叶上段肺腺癌。A、B. CT 横轴位图像示右肺下叶上段支气管近端高密度缝合线影,右肺下叶上段肺组织缺失;C. CT 冠状位重建图像示右肺下叶上段支气管截断,吻合口区高密度线影;D. CT 矢状位重建图像示右肺下叶体积缩小,可见多发索条影,邻近胸膜局部增厚。

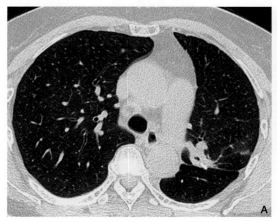

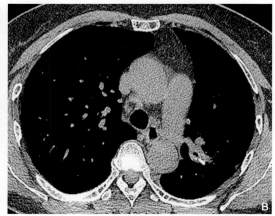

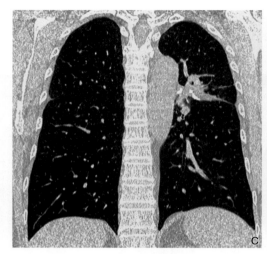
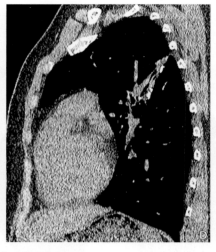

图 10-2-5　肺段切除术后 CT 表现

患者女,57 岁,行左肺上叶尖后段切除术,病理为左肺上叶微浸润性腺癌。A、B.CT 横轴位图像示左肺上叶体积缩小,术区见高密度缝合线影伴周围软组织密度影;C.CT 冠状位重建图像示左肺上叶吻合口区高密度线影及软组织影,左侧膈肌略上抬;D.CT 矢状位重建图像示左肺上叶高密度缝合线影伴周围软组织密度条索样影。

和多样性多灶性征象等特点;其在 CT 上常见的表现为结节或斑块状病灶伴钙化(CT 值多在 100Hu 以上,但不会接近 1 000Hu)、边缘锐利的条索状影、空洞、邻近支气管聚拢扭曲、牵拉性支气管扩张、局限性肺气

肿、邻近胸膜钙化或不规则增厚等(图 10-2-6)。

2. **肉芽肿钙化**　除多见于肺结核病灶外,亦可见于肺尘埃沉着病(又称尘肺)、肺淀粉样变等肺部良性病变;其在 CT 上表现为圆形或类圆形的结节或

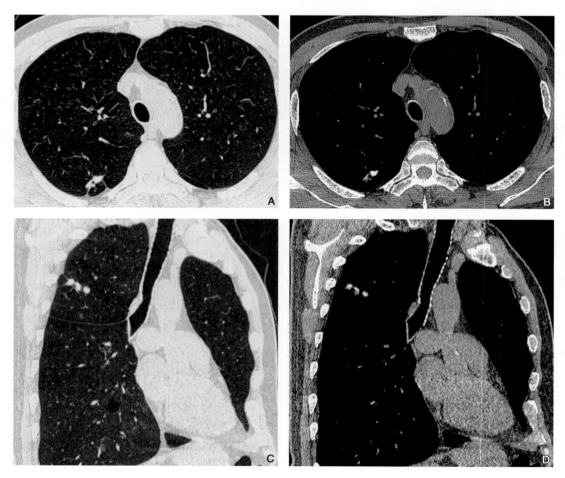

图 10-2-6　右肺上叶稳定期肺结核病灶 CT 表现

患者男,69 岁,体检发现右肺上叶陈旧性肺结核病灶。A、B.CT 横轴位肺窗与纵隔窗图像示右肺上叶后段近胸膜下可见数个实性结节伴内部钙化灶,边缘清晰,邻近胸膜略增厚伴胸膜凹陷征;C、D.CT 斜矢状位肺窗与纵隔窗图像,显示串珠状排列结节及钙化。

肿块影,界限清晰,其内可夹杂不同大小、不同形状的钙化灶,有时可见"卫星灶"。

3. 纤维化或机化病灶 常见于肺部感染或损伤后的残余或修复病灶,其 CT 表现为僵硬而锐利的线状及条索状影,较大者多牵拉邻近胸膜,伴钙化者少见。

(二) 肺叶切除术

【定义】

肺叶切除术(pulmonary lobectomy)系指完全按照解剖性肺叶切除的方式进行病灶切除的术式。目前,临床多通过 VATS 技术实现肺叶的微创切除术并解剖性地离断肺叶的支气管、肺动脉和肺静脉,从而完整切除整个病变的肺叶;同时,对于肺癌患者,还可评估其肺门及纵隔淋巴结是否转移等信息。

【征象描述】

1. X 线表现 胸部 X 线检查主要被用于肺叶切除术后 24h 的监测,主要评估引流管的位置、剩余肺叶的复张情况及有无大量的胸腔积液等。此外,有时此类患者的胸部 X 线平片还可显示膈上尖峰征或假性肺叶萎陷征,如果放射科医生不了解其手术病史,则可能将上述征象误认为相应的肺不张等病变,此时行 CT 检查及多方位重建有助于鉴别诊断。

2. CT 表现 在特定的部位、患侧肺门术区可见明确的手术材料影,其表现为密度甚高的短钉线影(CT 值高达 1 000Hu);由于切除一个或两个肺叶导致手术侧胸腔体积明显减小,故而剩余肺叶将发生代偿性扩张和重新定位,并且伴有纵隔、横膈和余肺叶间裂向术区的明显移位,相应的支气管血管束亦扭曲、移位。此外,早期 CT 复查尚可见局部肺或胸膜术后的相应表现,如小量气胸或液气胸、胸壁少量气肿等。数周后,上述征象逐渐消失,剩余肺组织发生代偿性扩张;在随后数月的 CT 随访中,可见术侧胸廓不同程度回缩、纵隔向术侧移位、膈肌明显升高、肺透亮度增强等术后改变(图 10-2-7)。

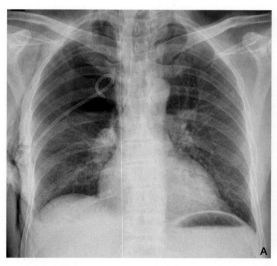
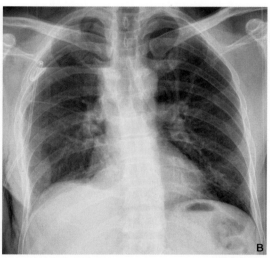
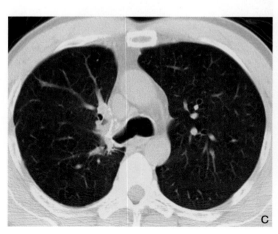
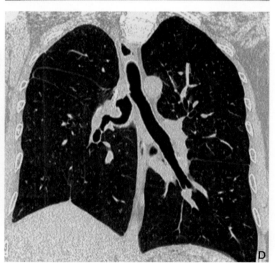

图 10-2-7 右肺上叶切除术后 X 线与 CT 表现

患者男,58 岁,行右肺上叶切除术,术后病理为"右肺上叶肺腺癌"。A、B 分别为术后 1d 和 1 周的胸部 X 线平片,示右侧胸腔引流管影,右侧气胸,右侧剩余肺组织膨胀不全至逐渐复张;C. 术后 3 个月 CT 横轴位图像,示右肺体积减小,右肺上叶支气管截断,右肺门旁短钉线影;D. 术后 1 年 CT 冠状位图像,示右肺体积减小,右侧膈肌明显抬高,右肺门区软组织影及气道扭曲改变,右上叶支气管未见显示。

3. 不同肺叶切除术后 CT 表现

（1）左肺上叶切除术：左肺上叶缺如，左侧胸腔体积减小，多不可见残存的叶间裂；左肺门结构

升高，气管权角度减小；纵隔向左侧移位，左侧膈肌抬高，可出现膈上尖峰征，左肺下叶明显膨胀（图 10-2-8）。

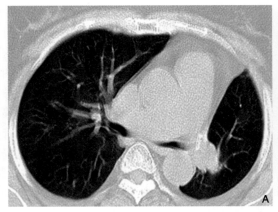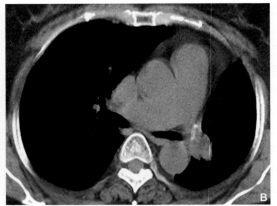

图 10-2-8　左肺上叶切除术后 CT 表现

患者女，68 岁，行左肺上叶切除术，术后病理为浸润性腺癌。A、B 分别为 CT 肺窗与纵隔窗图像，示左肺上叶缺如，左侧胸腔体积减小，左肺门区见手术材料影；纵隔明显左移，右肺和左肺下叶代偿性膨胀。

（2）左肺下叶切除术：左肺下叶缺如，左侧胸腔体积减小，多不可见残存的叶间裂；左肺门结构下

移，纵隔向左侧移位，左侧横膈抬高；左肺小舌向下、后膨胀和移位，支气管分支角度变大（图 10-2-9）。

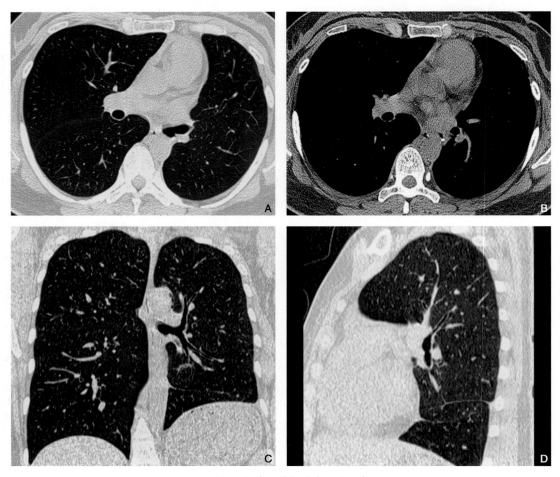

图 10-2-9　左肺下叶切除术后 CT 表现

患者女，31 岁，行左肺下叶切除术，术后病理为浸润性腺癌。A、B 分别为 CT 横轴位肺窗与纵隔窗图像，示左肺下叶缺如，左侧胸腔体积减小，未见叶间裂影，左肺下叶支气管未见显示，左肺门区见手术材料影，纵隔明显左移；C、D 分别为 CT 冠状位、矢状位肺窗图像，示左侧横膈明显抬高，左肺小舌膨胀、下移，支气管分支角度明显变大。

（3）右肺上叶切除术：右肺上叶缺如，右侧胸腔体积减小，右肺门结构升高；右主支气管和中间段支气管向上/侧方移位；右肺中叶和下叶上段

向上膨胀、位移；纵隔移位不明显，右侧膈肌明显抬高，可见膈上尖峰征，气管权角度减小（图10-2-10）。

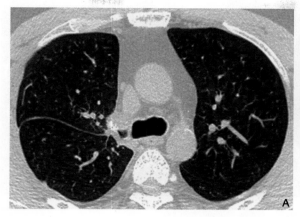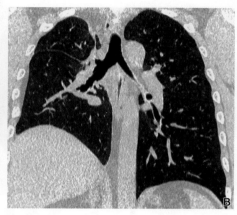

图 10-2-10　右肺上叶切除术后 CT 表现

患者男，46 岁，行右肺上叶切除术，术后病理为浸润性肺腺癌。A、B 分别为 CT 横轴位与冠状位肺窗图像，示右肺上叶缺如，右侧胸腔体积缩小，右肺斜裂扭曲、上移；右肺门结构上移，并且见高密度手术材料影；纵隔无明显移位，右侧膈肌明显抬高；右肺下叶及中叶代偿性膨胀并向上移位。

（4）右肺中叶切除术：右肺中叶缺如，水平裂无显示，右侧胸腔体积减小不显著；右侧斜裂向下延伸并向前移位，右侧主支气管和右肺叶间肺动脉轻度侧向移位；纵隔与横膈多无明显移位。

（5）右肺下叶切除术：右肺下叶缺如，右侧胸腔体积减小，右肺门结构下移，右主支气管向下移位；右肺上叶膨胀并向下移位，右肺中叶膨胀并向后移位，纵隔结构可向右侧移位，右侧膈肌可明显抬高。总体改变类似左肺下叶切除术。

【分析思路】

在肺叶切除术后复查的 CT 图像上，判断和识别哪个肺叶被切除及相应术后改变的推荐诊断思路为：在不同方位重建的 CT 图像上，仔细观察肺门区有无某个支气管残端或哪个肺叶支气管缺如，如未见或缺如相应的肺叶支气管、肺动脉和肺静脉，则可判断该肺叶行手术切除，当然，了解临床手术病史和对比术前影像资料也十分重要；此外，还须依据肺叶解剖关系和肺叶切除后余肺代偿的规律进行相应征象的识别与分析。

【疾病鉴别】

肺叶切除术所引起的相应改变及 CT 表现还应与如下疾病进行鉴别。

1. 肺未发育　该病为罕见的先天性肺发育异常。肺未发育的 CT 表现为患侧主支气管或某肺叶支气管仅部分显示，其远端呈盲端改变，患侧肺组织无充气；CT 增强扫描中可见患侧肺组织及肺血管完全缺如。

2. 肺叶发育不全　该病相对较常见，可在成人时期偶然被发现。其 CT 表现为患侧肺叶支气管不同程度狭窄、扭曲，肺实质体积较正常者不同程度减小，肺透亮度增强；相应肺的支气管及血管分支减少、纤细，或相应的支气管分支扩张；上述两种情况下均见不到手术材料所形成的高密度金属影（图10-2-11）。

3. 大叶性肺不张　该病亦可引起肺叶体积明显减小，但无手术后改变（尤其不可见手术材料的影像证据）；仍保留叶间裂的栓系作用并限制了肺组织的空间再分布；肺体积减小程度通常较轻微；如为肺癌阻塞所致肺不张，则可见近端肿块影及支气管阻塞性改变，相应肺叶内的血管结构未见缺失（图10-2-12）。

（三）全肺切除术

【定义】

全肺切除术（pneumonectomy）是指胸外科手术中针对患者单侧全肺的切除术式，常用于累及范围较广泛的中央型支气管肺癌的手术治疗；此外，该术式偶可用于肺转移瘤和部分肺良性疾病的外科治疗，如肺结核、真菌感染和支气管扩张等。全肺切除术主要包括胸膜内全肺切除术和胸膜外全肺切除术。

【征象描述】

1. X 线表现　由于全肺切除术后患者早期病情较重，故常选择通过胸部 X 线检查进行每日监测，以观察和评估全肺切除术后的残腔演变过程（图10-2-13）。

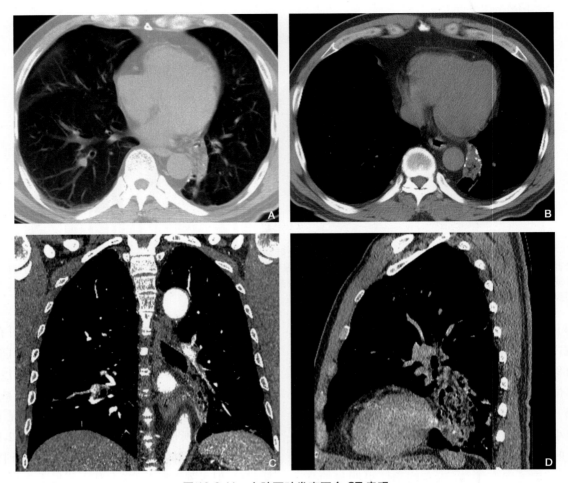

图 10-2-11 左肺下叶发育不全 CT 表现

患者男,56 岁,临床诊断为左肺下叶发育不全。A、B 分别为 CT 肺窗与纵隔窗图像,示左下肺门区可见楔形软组织密度影,内部见小灶性含气区,边缘见多发点状钙化,外缘清晰,未见左肺斜裂及左肺下叶结构,纵隔向左移位;C、D 分别为 CT 增强扫描动脉期的冠状位图像、静脉期的矢状位图像,示左肺下叶体积明显缩小,其内肺血管稀疏、纤细,支气管残缺不全。

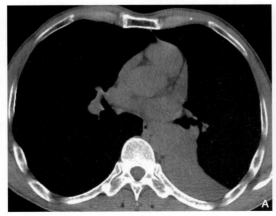
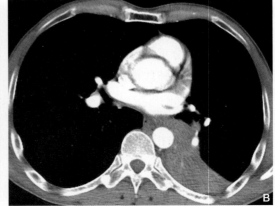

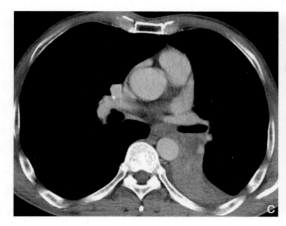
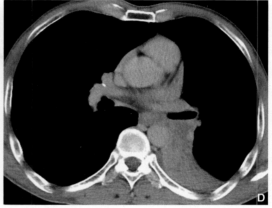

图 10-2-12　左肺下叶阻塞性肺不张的 CT 表现

患者男,46 岁,临床诊断为左肺下叶中央型肺癌(鳞状细胞癌)伴阻塞性肺不张。A. CT 平扫纵隔窗图像示左肺下叶支气管近端呈锥形截断,左肺下叶体积缩小、呈三角形;B~D. CT 增强扫描的动脉期、静脉期和延迟期图像,示左下肺门区见轻度增强肿块影,左肺下叶支气管闭塞,远端肺组织呈肺不张改变,呈楔形等、高密度影,未见支气管影,但可见其内肺血管。

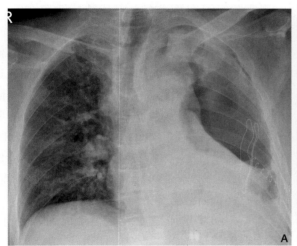
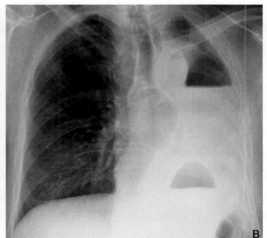
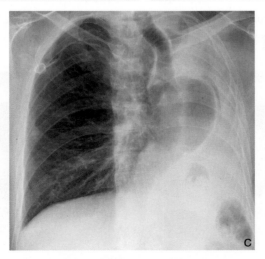

图 10-2-13　全肺切除术后的动态 X 线表现

患者男,60 岁,行左侧全肺切除术,术后病理为左肺鳞状细胞癌。A. 术后 5d 床旁卧位胸部 X 线平片,示左侧胸腔可见气体与液体影,无肺组织结构,纵隔未见明显移位;B. 术后 4 周胸部 X 线平片,示左侧胸腔可见大量液体充填,上部可见气-液平面,左侧膈肌明显向上抬高,纵隔结构向左侧移位,右肺代偿性过度充气;C. 术后 4 个月胸部 X 线平片,示左侧胸腔气体吸收,仍可见液体充填,纵隔结构明显移入左侧胸腔,右肺明显代偿性过度充气并疝入左侧胸腔,左侧膈肌明显向上抬高。

（1）早期 X 线表现：全肺切除术后多不留置胸腔引流管，因此，胸腔内气体并未排出，X 线平片上可见胸腔内气体影，此时气管和纵隔仍处于中线。随着时间推移，可出现如下表现，即术侧膈肌抬高、余肺过度充气以及纵隔向术侧胸腔偏移等，这些改变均导致术侧胸腔缩小。与此同时，术侧胸腔内的气体逐渐再吸收并被液体取代，术后早期液体积聚的速度约为每日上升 1~2 个肋间隙。

（2）晚期 X 线表现：随着胸膜腔内压增高，液体积聚速度下降。在 2 周后，术侧胸腔内 80%~90% 的空间被渗出液填满。通常，胸部 X 线平片上显示术侧胸腔呈完全不透明表现约需要 3 周至 7 个月，平均约需要 4 个月。同时，纵隔移位和患侧膈肌抬高使得心脏、大血管、肝、脾的位置亦发生明显变化，如心脏向全肺切除术后的胸腔后方旋转，对侧肺过度膨胀并占据患侧胸腔的前部等。

（3）并发症 X 线表现：首先，在术后早期（24~48h），如果术后胸腔内即出现液体快速积聚，则应疑及术后胸腔内出血、感染或者乳糜胸；其次，也须及时关注支气管吻合口裂开、支气管-胸膜瘘或食管胸膜瘘等。晚期并发症还可包括放射性肺炎/纤维化、机化性肺炎、肿瘤复发等。

2. CT 表现 患侧肺组织完全缺如，术后不同时期图像上可显示胸腔内不等量的气体与液体征象，后期征象主要为包裹性积液；气管及纵隔结构呈进行性向患侧胸腔移位，该侧胸廓亦逐渐缩小、塌陷，患侧膈肌明显升高；对侧肺发生进行性代偿性膨胀并呈肺野透亮度增强，部分肺组织可越过纵隔而疝入患侧胸腔。通常在特定的部位（中央肺门区）可显示手术金属材料影（如闭合器等）。总体上，全肺切除术后的 CT 表现规律与上述 X 线表现类同，但 CT 可以显示和提供更加详细、直观的解剖结构与生理功能等方面的重要信息，详述如下。

（1）术后胸腔气体与液体的交替变化：在术后早期，CT 上主要显示患侧胸腔充满空气和较少量的液体，有时伴胸壁气肿和/或纵隔积气。在随后的复查中，术侧胸腔内气体逐渐吸收、减少，而液体逐渐积聚、增多，在前上部出现气-液平面，液体量通常在术后 4~7d 可达患侧胸腔的 1/2 或 2/3，患侧胸腔多在数周或数月后方可完全被液体充填。如未按照上述交替变化的规律，出现液体的充盈缺损或气-液平面降低则应警惕并发症发生的可能性。随着时间推移，约 1/3 全肺切除术患者的患侧胸腔可逐渐吸收大量或全部液体，其余 2/3 患者在患侧胸腔内可留存一定量液体；更长时间的随访中，CT 可显示患侧术后胸腔中的液体完全吸收，出现脂肪组织充填或有少许残腔持续存在等（图 10-2-14、图 10-2-15）。

（2）邻近正常结构空间位置的变化：患侧全肺切除术后，解剖上的生理及病理改变导致邻近正常结构空间位置发生明显的变化，如气管和纵隔其他结构向术侧胸腔的渐进性移位，术侧膈肌的明显上移和抬高，术侧胸廓不同程度的塌陷和肋间隙收缩、变窄等；此外，对侧肺发生代偿性膨胀并随着纵隔的移位而向术侧胸腔推移和疝入，其肺野透亮度增强，肺血管纹理稀疏、分散等。

（3）CT 增强扫描：术后复查时通常进行 CT 平扫观察，当疑及如下情况时应进行 CT 增强扫描，如出现并发症、肿瘤复发（或转移）、感染或其他继发疾病等。

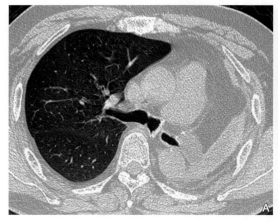
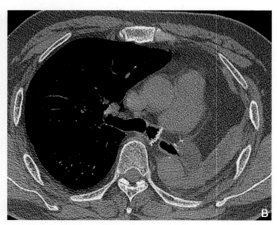

图 10-2-14 左侧全肺切除术后的 CT 表现

患者男，60 岁，行左侧全肺切除术，术后病理为左侧中央型肺鳞状细胞癌。A、B 分别为 CT 平扫肺窗与纵隔窗图像，示左侧胸腔肺组织缺如，左肺门区主支气管截断，断端见致密的金属缝合线影；左侧胸腔可见少量包裹性积液及残腔影，可见胸膜增厚及脂肪组织增生充填；纵隔结构明显向左移位，患侧肋间隙变窄。

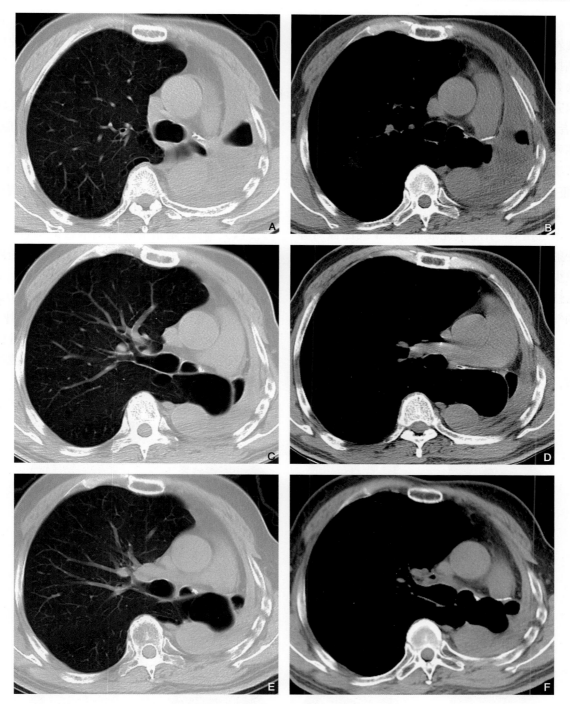

图 10-2-15 全肺切除术后动态变化的 CT 表现

患者男,60 岁,行左侧全肺切除术,术后病理"左侧中央型肺鳞状细胞癌"。A、B. 术后 2 个月 CT 肺窗与纵隔窗图像,示左侧胸腔见大量液体,其中见气-液平面,肺门区见手术金属材料影,纵隔结构向左移位;C、D. 术后 6 个月 CT 肺窗与纵隔窗图像,示左侧胸腔内液体减少,气体吸收,纵隔结构明显向左移位,右肺代偿性过度充气,右肺下叶上段肺组织向左侧疝入(前端为胸膜下肺大疱);E、F. 术后 2 年 CT 肺窗与纵隔窗图像,示左侧胸腔内液体几乎完全吸收,纵隔结构完全疝入左侧胸腔,右肺代偿性膨胀并随纵隔左移而突入左侧胸腔,左侧胸廓缩小且肋间隙明显变窄。

(四) 影像引导射频消融术

【定义】

影像引导射频消融术(image-guided radiofrequency ablation)是肺部疾病微创治疗的一种临床方法,近年来也日益受到临床工作者和患者的关注。有时其治疗后的肺部改变也须与肺术后的影像学表现进行鉴别,故在此予以简要阐述。

依据治疗方法,射频消融术可分为热消融术和冷冻消融术两种类型。其中的热消融术是通过使组织温度升高而导致其损伤坏死,可被用于治疗无法耐受手术、局限期的肺部恶性肿瘤、仅有少量转移灶(<3~5 个)和放疗(或手术)后复发的恶性肿瘤患者

等;而冷冻消融术是使用压缩氩气诱导细胞内结冰和细胞外结冰而实现治疗的目的。同时,根据治疗目的,射频消融术还可分为治愈性消融和姑息性消融两大类,前者是指通过射频消融等技术使肺部肿瘤组织完全坏死,进而实现治愈和延长生存期等目的;后者是指通过射频消融,最大限度地诱导肿瘤凝固性坏死,以达到减轻肿瘤负荷、缓解症状和提高患者生活质量的目的。

【征象描述】

1. **X 线表现**　目前,影像引导的肺内病变射频消融术多是在 CT 引导下完成的,而 X 线图像对肺内病变射频消融术后变化细节的显示明显不足,因此也较少被用于消融术后的复查。但由于 X 线设备的灵活性与便携性,有时其亦可用于消融术后可能出现的气胸、胸壁气肿、胸腔积液等并发症的检查与评估。

2. **CT 表现**　依据肺内病变射频消融术后时间的长短,可将其 CT 表现分为以下三期。

（1）早期:是指射频消融术后术后 1 个月内（含 24h）。由于消融区范围至少应较目标肿瘤病灶大 1.0cm,以达到涵盖周围潜在微小病灶的目的,故消融后即刻可出现病灶中央实变+同心磨玻璃环影（也称面包圈征,Cockade sign）,中心区代表坏死的肿瘤和肺组织,中间层代表充满液体的肺泡腔,外层则代表充血或出血;如消融后即刻出现厚度≥5mm 的磨玻璃晕影,则表示治疗成功。如为冷冻消融术,则期间的"冰球"形成可表现为低密度区周围环绕高密度影,后者提示肺泡出血。

（2）中期:是指射频消融术后 1~3 个月期间。此时,早期出现的磨玻璃晕影吸收消失,而消融区主要呈高密度实变影,代表肉芽组织和纤维化,其中心可出现空洞;此外,邻近处可出现局限性胸膜增厚和/或少量胸腔积液;有时可出现反应性局部淋巴结肿大。

（3）晚期:系指射频消融术后的 3 个月以上时期。此时,消融区可遗留类圆形、不规则形或线条状致密影,为纤维化或瘢痕改变(图 10-2-16)。

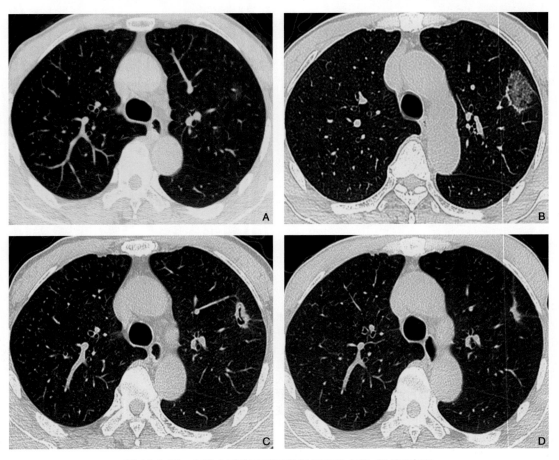

图 10-2-16　左肺上叶磨玻璃结节射频消融术前、后 CT 表现
患者男,63 岁,左肺上叶磨玻璃结节,行射频消融术。A. 基线 CT 肺窗图像,示左肺上叶纯磨玻璃结节,直径约 1.0cm;图 B. 射频消融术后 2d CT 肺窗图像,示左肺上叶消融区类圆形、扩大的磨玻璃影,边界清晰伴内侧小血管影包绕;C. 射频消融术后 2 个月 CT 肺窗图像,示左肺上叶消融区病灶范围较前缩小、密度增高,其内见"J"形低密度影,周围见索条影;D. 射频消融术后 1.5 年 CT 肺窗图像,示左肺上叶消融区病灶明显缩小,呈条索状致密影,考虑为瘢痕灶所致。

【疾病鉴别】

在影像引导射频消融术后相关疾病的鉴别诊断中,首先,应依据接受射频消融术的患者的临床病史及治疗前的影像学资料进行对照;其次,考虑到射频消融术后不同时期的影像学特点,对于其鉴别诊断也应进行不同考量。例如,早期改变须与肺部感染或脓肿相鉴别;晚期改变须与局部纤维化或机化病灶相鉴别;姑息性消融术后改变须与恶性肿瘤复发相鉴别等。

1. **肺部感染或脓肿** 如局灶性肺炎、金黄色葡萄球菌肺脓肿等,通常,此类患者在临床上具有发热、咳嗽、咳痰及白细胞增多等相应的临床症状或体征。此类病变在 CT 上表现为局限性或多灶性的斑片状、大片状或团片状不均匀实变影伴边缘模糊影,如肺脓肿形成则可见厚壁空洞和气-液平面;在抗炎治疗和较短期随访时,其病灶形态和密度均可出现不同程度的快速变化;典型者通常不难鉴别。

2. **局部纤维化或机化病灶** 其 CT 表现为肺部局限性、高密度的、边缘清晰或锐利的线样及条索状影,部分可伴钙化灶,范围较大者可导致牵拉性支气管扩张及邻近胸膜凹陷征等改变;追问病史,此类患者在临床上无射频消融术病史,或曾有肺部感染病史,以肺结核较多见。

3. **恶性肿瘤复发** 通常多发生在直径>3.0cm肺癌病灶的姑息性消融术后;当多次影像学复查显示在消融区出现新发或逐渐增长的结节病灶时,应高度怀疑为肿瘤复发。对于肿瘤复发病灶,如行[18]F-FDG PET/CT 检查则可出现该病灶的[18]F-FDG 摄取增高等改变。

总之,肺切除术后的影像学表现与征象具有多样性、多变性等特点,但也具有一定的规律性和可遵循性(如不同术式对应相应的影像学表现等)。作为合格的影像诊断医生,不仅应能够准确识别客观的影像学征象并认识其规律性,而且还要能够在了解和熟悉常用肺切除术术式的基础上,努力做到正确解读征象背后的病理改变及其病理机制,熟悉和掌握不同肺切除术术式的影像学表现特点,充分结合临床信息并前后纵向观察和对比分析影像学征象的演变规律,从而作出科学合理且个性化的影像诊断。不同术式的肺切除术后的常见影像学表现及其相应的鉴别诊断疾病,详见表 10-2-1、表 10-2-2。

表 10-2-1　不同术式肺切除术后的常见影像学表现

手术方式	影像学表现		
	术区手术材料	目标肺组织缺失	术区继发性改变
肺楔形切除术	术区可见实性短钉线影,在 MPR 和 MIP 上呈线性走行	术后肺实质形态发生扭曲,但是,典型的肺节段性支气管和肺动脉仍然存在	早期表现:周围小面积磨玻璃影和实变影 晚期表现:磨玻璃影和实变影完全吸收或出现纤维索条影
肺段切除术	术区可见实性短钉线影,在 MPR 和 MIP 上呈线性走行	术后存在肺体积损失,相应肺段支气管和肺动脉不可见	同肺楔形切除术
肺叶切除术	近中央肺门术区可见实性吻合线影	肺体积明显减小,剩余肺叶的扩张和重新定位	纵隔移位,膈肌升高,肺门移位、肺透亮度增高
全肺切除术	近中央肺门术区可见实性吻合线影	单侧肺体积完全缺失	术后早期可见术侧胸腔的积液、积气;积液、积气最终完全吸收或有残留囊腔的持续存在
射频消融术	无	无	早期:中央实变影+同心磨玻璃环影;中期:高密度实变影;晚期:残留圆形影或线条影

表 10-2-2　肺术后常见的相关疾病鉴别

肺部手术术式	肺楔形切除术或肺段切除术	肺叶切除术	影像引导射频消融术
相关疾病鉴别	稳定期肺结核病灶 肉芽肿伴钙化 纤维化或机化病灶	肺未发育 肺叶发育不全 大叶性肺不张 毁损肺(肺叶)	肺部感染或脓肿 纤维化或机化病灶 恶性肿瘤复发

(李智勇　伍建林)

二、肺术后近期并发症

目前,对于早期非小细胞肺癌,微创肺切除术是最行之有效的治疗方法。该术式不但可完整切除病灶,还可提高患者生活质量、延长患者生存期,因而在临床上得到了广泛开展。但其术后近期并发症(多指肺术后 0～30d 的并发症)的出现与否也决定着手术的成败,其中严重者可危及患者生命,因此须对其特别关注。肺切除术后近期并发症的发生率多为 1%～25%,主要包括:持续性漏气(15%～25%)、支气管-胸膜瘘(2%～13%)、胸腔内出血、肺部感染(2%～20%)、肺不张、肺水肿、急性呼吸窘迫综合征(ARDS)、肺扭转(<0.4%)、乳糜胸(约 1%)、喉返神经及膈神经损伤(<1%)等。这些并发症的发生与患者的体质、基础疾病及手术方式等因素有关。影像学检查(主要指胸部 X 线平片和 CT 扫描)在及时发现术后并发症及其诊治方面起着至关重要的作用。因此,了解并熟悉术后改变、各种近期并发症与远期并发症的影像学表现及其规律对影像科诊断医生作出及时、准确的诊断十分重要。在此,针对肺切除术后近期并发症有关内容阐述如下。

(一)持续性漏气

【定义】

持续性漏气(prolonged air leak,PAL)是指肺切除术后空气从肺实质逸出到胸膜腔,且持续超过 7d 者。尽管肺切除术中对可能出现的肺泡胸膜瘘(alveolar-pleural fistula,APF,也称漏气)已进行仔细检测与处理,但术后漏气在肺切除术后患者中仍较为常见,其发生率约为 15%～25%,它可成为任何肺切除术的并发症。如果患者的胸腔引流管位置正常且通畅,则大多数患者出现的漏气可在术后几小时至 3d 内自行停止,无须进行特别处理;但其中部分患者可发生 PAL,它可提高患者的术后病死率,延长其住院时间,并且会提高脓胸、肺炎等并发症的发生率。

PAL 可由肺实质严重损伤所导致,也可由肺切除术后肺容积减小、无法填充一侧胸腔并出现内脏胸膜粘连所致。与接受肺楔形切除术者相比,接受肺叶切除术及肺段切除术的患者出现 PAL 的风险更高,这主要是由部分患者叶间裂不完整或须进行解剖性肺段切除,故术中须使用闭合器进行分离,吻合边缘易漏气,进而形成 PAL 所致的;其他多种因素也可引起 PAL 的发生,例如:慢性阻塞性肺疾病(COPD)、长期吸烟史,以及胸膜粘连、肥厚等,其中

最常见的因素即为 COPD,这种情况下,主要是由于肺泡管、肺泡结构被破坏且弹性回缩力下降,导致术后肺吻合部位愈合较慢,故而极易发生 PAL;研究显示肺气肿程度与发生漏气的风险之间存在一定相关性。

PAL 的诊断主要侧重于临床护理与观察,若肺切除术后行胸腔闭式水封瓶引流的胸腔引流管口,在术后 2～6d 内无气泡冒出,且患者症状轻、体征良好,则说明其术后恢复良好且无漏气的发生,可适时拔胸腔引流管;若胸腔引流管口持续 7d 仍有气泡冒出,则说明存在 PAL,须进行相应处理。此时行影像学检查对 PAL 的判断与评估具有重要的临床辅助诊断价值。

【征象描述】

1. X 线表现　胸部 X 线平片对 PAL 的显示与诊断价值有限,在早期或漏气较少的情况下多无明显异常发现。少数患者仅表现为术后患侧胸腔内出现气胸征象,须进行多次复查和对比观察,如显示患侧气胸容量逐渐增加即可作出 PAL 判断;部分患者可伴有不同程度的纵隔积气和/或胸壁皮下气肿。此外,X 线平片还可被用于观察胸腔积液的有无及其量的多少。通常来说,对于术后多次行胸部 X 线检查显示气胸未吸收或逐渐增多并持续超过 7d 者,应先考虑 PAL 的可能并建议患者行 CT 等进一步检查以明确诊断。

2. CT 表现　在胸部 CT 上,术后患侧胸腔内可见脏胸膜线影,其外侧为无肺纹理的低密度区(含气区),其内侧为膨胀不全的剩余肺组织;部分患者可伴纵隔积气和/或胸壁皮下气肿(图 10-2-17);胸部 CT 还可被用于观察和判断胸腔引流管的位置及胸腔积液的量。此外,通过 CT 检查不但可对气胸进行定量评估、将其与肺大疱等疾病进行鉴别,而且还可发现脓胸、肺炎等并发症,从而指导临床及时对症处理,以提高手术治疗的成功率。

【疾病鉴别】

肺切除术后胸腔内可短期(2～6d)存在小量气胸,并且可逐渐吸收;如术后 7d 以上仍存在气胸,并且在胸腔引流管口可见气体溢出,则应考虑持续性漏气的可能。但持续性漏气须与如下情况进行鉴别。

1. 气胸　两者在胸部 X 线平片上表现相似。主要鉴别要点在于,正常肺切除术后的气胸多可在几天内吸收,如果其持续超过 7d 且逐渐增多则应考虑 PAL。

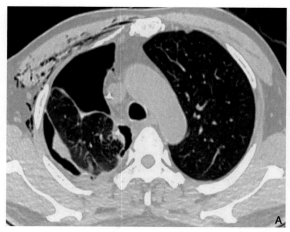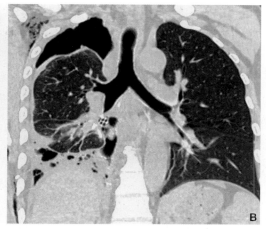

图 10-2-17 肺切除术后持续性漏气 CT 表现

患者男,57 岁,右肺术后 7d,右侧胸壁局部皮肤肿胀,触之仍可闻及捻发音;临床诊断为 PAL。A、B 分别为胸部 CT 横轴位与冠状位图像,示右侧胸腔中等量气胸,剩余肺组织受压而膨胀不良,右侧胸壁皮下气肿,纵隔无明显移位;右侧胸廓缩小。

2. 肺大疱 典型者在优质的胸部 X 线平片上可表现为肺内或胸膜下的薄壁含气囊腔影,有时可能与 PAL 表现相似;但在胸部 CT 上可明确显示和判断病变到底是肺大疱还是气胸,且可评估其大小、数量及范围,通常不难与 PAL 区分。

(二) 支气管-胸膜瘘

【定义】

支气管-胸膜瘘(bronchopleural fistula,BPF)是指各级支气管与胸膜腔之间所形成的瘘管。BPF 多见于肺叶切除术后,可发生于术后的近期或远期。发生于近期者常在术后 8~12d 出现,可能由全肺切除术或肺叶切除术中局部支气管周围淋巴结清扫术、残端过长或吻合口存在张力所致。根据瘘管的位置不同,其可以分为周围型和中心型。

在肺叶切除术与肺段切除术后,BPF 的发生率 ≤1%,但全肺切除术后,BPF 发生率可高达 4%~20%。而且右肺切除术后发生 BPF 的风险较左肺切除术后为高,这可能与右主支气管的解剖特征(直径大、纵隔覆盖少)等因素有关。在临床上,BPF 患者可出现咳出胸腔积液样痰、不同程度发热、呼吸困难等症状。当患者出现持续刺激性剧烈咳嗽并咳出胸腔积液样痰,尤在健侧卧位明显,患侧卧位减轻或缓解时,应高度怀疑本并发症的诊断。若在行胸腔穿刺抽液术时抽出与咳痰性状相同的脓液,或从胸腔注入亚甲蓝,随后痰中出现亚甲蓝,对于有上述表现的患者即可确定诊断。

尽管肺切除术后的 PAL 较常见,但若出现大量持续漏气则应立即考虑 BPF 而非 PAL;故疑似 BPF 者均应行胸部 CT 检查和纤维支气管镜检查,其中,通过纤维支气管镜可直接观察到气管和支气管的黏膜情况,了解局部是否存在炎症、溃疡、支气管-胸膜瘘等,同时还可行纤维支气管镜下封闭剂直接封堵、黏膜下注射聚桂醇等或放置封堵器进行治疗。

【征象描述】

1. X 线表现 在优质的胸部 X 线平片上,BPF 可表现为患侧肺野透亮度增高及液气胸征象,其典型征象为气-液平面随时间推移而逐渐降低(≥2cm),其机制主要是由于 BPF 的存在,故而胸腔内气体逐渐增多、压力不断增大;但该表现并无明显特异性。

2. CT 表现 胸部 CT 是疑及 BPF 患者的首选影像学检查方法,在薄层 CT 与后处理多平面重建图像上,可明确脓腔的部位、大小,还可明确是否存在 BPF、纵隔移位、吸入性肺炎等。BPF 中的典型者显示为自支气管至胸腔的瘘管影,以及胸腔内可见气-液平面等(图 10-2-18)。当瘘口显示不佳或未见明确显示时,间接征象,如患侧肺组织内出现斑片状密度增高影或实变影、支气管残端周围出现厚壁空洞及气-液平面、胸腔内气-液平面形成等征象,可提示 BPF。

【疾病鉴别】

在临床上,依据患者术后出现的临床症状及患侧胸腔漏气的状况,可将 BPF 与其他疾病进行鉴别。例如,可根据呼吸时不同状况下水封瓶出现气泡的情况,将漏气分成四级。1 级:如仅在剧烈咳嗽时,水封瓶出现气泡溢出,则视为 1 级漏气,为肺切除术后最常见漏气类型。2 级:如在出现轻微咳嗽时,水封瓶即出现气泡溢出,则为 2 级漏气,为 APF 患者常见表现。3 级:如在吸气时,水封瓶即出现气泡溢出,则为 3 级漏气,常见于接受机械通气的患者、有较大 APF 者或有较小 BPF 者。4 级:在平静

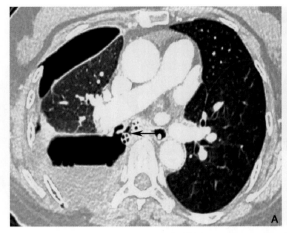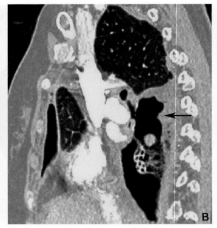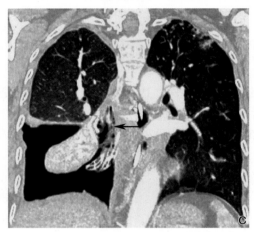

图 10-2-18 肺切除术后支气管-胸膜瘘 CT 表现

患者女,63 岁,右肺下叶切除术后 20d 仍存在右侧胸壁皮肤肿胀。A~C 为胸部 CT 横轴位图像及矢状位、冠状位后处理重建图像,示右侧胸腔前上部可见包裹性积气,后下部可见液气胸征象(气-液平面)及压缩实变的肺组织;在右肺下叶的残端似可见支气管与胸腔的沟通(箭头);局部胸膜明显不均匀增厚。临床诊断为支气管-胸膜瘘(BPF)。

呼吸时,水封瓶即可出现气泡溢出,则为 4 级漏气,临床上最少见,可见于接受机械通气者或 BPF 患者。通常,1 级漏气轻微,可自愈;2~3 级漏气较严重,可通过保守疗法治愈;4 级漏气很严重,应采取手术方式进行治疗。

在影像学上,如胸部 CT 明确显示支气管-胸膜瘘的瘘口,则多可明确诊断。但当瘘口显示不佳或未见明确显示时,如出现患侧肺内斑片状密度增高影或实变影、支气管残端周围出现厚壁空洞及气-液平面、胸腔内形成气-液平面等征象,则应考虑 BPF 的可能,但也须与如下情况进行有效鉴别。

1. PAL PAL 和 BPF 病例中均可出现气胸的影像学表现,在 X 线平片上主要表现为肺野透亮度增高,可伴气-液平面,但显示效果不如 CT 清晰、可靠。通常,在肺切除术后一段时间内的持续性漏气(PAL)较常见,但大量的持续性漏气则相对少见,此时应高度怀疑 BPF 的可能,并且应进一步检查而明确诊断、适时治疗。

2. 气胸 与 BPF 影像学表现相似,但肺切除术后的气胸多会随着时间的延长而逐渐减少和吸收,而 BPF 可随时间的延长而逐渐进展,从而有助于两者鉴别。

(三)胸腔内出血

【定义】

在肺切除术后早期的出血主要表现为胸腔内出血。传统开胸术后,胸腔内出血的发生率约为 2%~3%,随着电视辅助胸腔镜微创手术的广泛开展,其发生率已降至 1% 左右。虽然胸腔内出血发生率不高,但出现胸腔大出血(单次出血量大于 1 000mL 或大于 200mL/h)是造成二次手术及围手术期死亡的主要原因之一。

胸腔内出血可由解剖变异、炎症或肿瘤引起的组织粘连等因素所导致。术中不慎引起的肺动脉及其分支损伤系胸腔内出血的主要原因;此类损伤主要由肺门区肺动脉及肺静脉管壁薄、肺动脉分支变异、肺门存在致密粘连或肺动脉与支气管之间粘连所致。此外,其他血管损伤、肺实质及气管残端渗血、淋巴结清扫术创面渗血、切口出血等亦可导致胸腔内出血。

临床上,胸腔内出血的表现因出血量不等而异,少量出血者仅心率加快,大量出血者则可出现循环衰竭表现。在胸腔引流管保持留置且引流通畅的状况下,胸腔内出血易诊断,若有持续或新发的血性引流液即可诊断该并发症;当引流管已拔除或被血块堵塞后,若在胸部 X 线平片或 CT 上发现新出现的胸腔积液伴肺组织受压及纵隔移位等,且伴血红蛋白下降,则应考虑胸腔内出血的可能。

【征象描述】

1. X 线表现 胸腔内出血在胸部 X 线平片上可表现为患侧胸腔积液的征象,如多次 X 线检查显示逐渐增多的胸腔积液,则应结合临床有关指标,如心率变化、血压变化、血红蛋白下降及引流管持续引流新鲜血液等,适时考虑胸腔内出血的可能并提示进一步检查和确诊。此外,如 X 线平片显示异位的吻合钉,则提示有吻合钉脱落导致出血的可能。

2. CT 表现 当胸腔引流管拔除或被血块堵塞后,影像学检查就在胸腔内出血诊断中起到了关键作用,尤其是胸部 CT 可明确显示密度不均的新增胸腔积液,其平均 CT 值可超过 50Hu,同时伴局部肺组织明显受压,大量出血可导致纵隔移位。对于部分迟发性出血或反复少量出血者,CT 增强扫描有助于发现假性动脉瘤征象;进一步行数字减影血管造影(DSA)检查可发现假性动脉瘤或对比剂外渗等征象(图 10-2-19)。

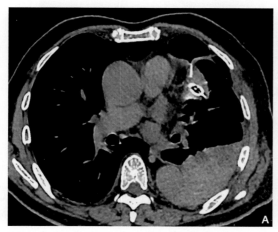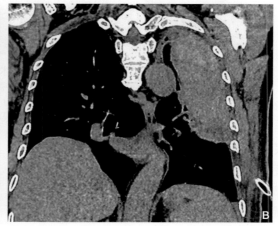

图 10-2-19　肺切除术后胸腔内出血 CT 表现
患者男,77 岁,左肺术后合并左侧胸腔持续数天引流血性液体,临床诊断为胸腔内出血。A、B 分别为胸部 CT 横轴位与冠状位纵隔窗图像,示左侧胸腔积液呈包裹性趋势,其内密度较高且不均匀,平均 CT 值为 74.2Hu,提示为存在新近出血。

【疾病鉴别】

胸腔内出血须与肺切除术后的其他类型胸腔积液相比较、鉴别,主要包括以下两类。

1. 术后胸腔积液 肺切除术后早期常可见一定量的胸腔积液,常为渗出液,其密度呈液体性状且较均匀,CT 平扫图像显示其密度接近于水;如行穿刺引流术,则引流液为淡黄色稀薄液体。

2. 乳糜胸 少数患者在肺切除术后如损伤了胸导管则可有大量淋巴液漏入患侧胸腔,在 CT 平扫图像上可见液体的密度较均匀,但 CT 值可为负值,上述表现提示该病的诊断;如行胸腔穿刺术则可引流出呈乳白色的液体。

(四) 肺部感染

【定义】

肺切除术后的肺部感染是指在术后 30d 之内新出现的感染病灶,主要原因系胃液误吸和/或肺叶萎陷区的继发性感染等,常见于需要长时间机械通气或气道分泌物排出困难者;气管插管和机械通气可提高误吸的发生率进而导致肺炎;其他相关因素包括:术前住院时间、免疫功能低下、手术类型(全肺切除术>肺叶切除术)、吸烟和肺不张等。

在临床上,对于术后肺部感染,可根据患者症状、体征以及相关实验室检查进行诊断。影像学检查可进一步明确肺部感染的诊断及其累及范围等。在胸外科 ICU 中,因移动式 X 线机摄片简便、快捷,故其常作为肺部感染的首选影像学检查方法,对于大多数患者,可根据 X 线平片并结合临床而作出诊断;对于部分不易显示的病变须行胸部 CT 检查。

【征象描述】

1. X 线表现 在 X 线平片上,早期的术后肺部感染可无异常所见,或仅表现为局部肺纹理增多、模糊等。随着病情进展,X线平片上可见患侧肺野出现边缘模糊的斑片影及局灶性肺实变影,甚至可累及整个肺叶或表现为弥漫性肺实变;其他少见X线表现为实变病灶内空洞影、肺门及纵隔淋巴结肿大、胸腔积液等。

2. **CT表现** 在胸部CT肺窗图像上,早期的术

后肺部感染可表现为大小不等的磨玻璃影、小叶中心结节影及肺实变影,可伴支气管充气征;严重者可表现为累及多肺叶或肺段的实变影,如其内部出现密度减低区,则可提示坏死或脓肿的形成,行CT增强扫描可进一步明确;此外,肺部感染还可伴有患侧胸腔积液等征象(图10-2-20)。

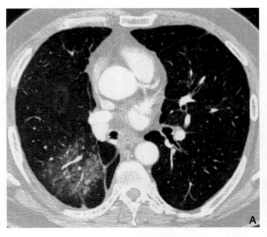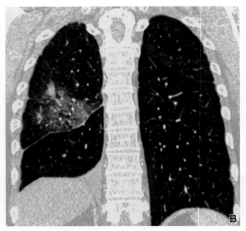

图10-2-20 肺切除术后肺部感染CT表现

患者男,63岁,右肺下叶切除术后出现发热、咳嗽、咳痰等症状并加重3d;实验室检查显示白细胞计数升高,临床诊断为术后肺部感染。A、B分别为胸部CT横轴位与冠状位增强图像,示手术侧的右肺上叶后段可见大片状磨玻璃影,边界模糊,密度欠均匀,邻近胸膜受牵拉和粘连。

【疾病鉴别】

术后肺部感染具有相对典型的影像学表现,如临床出现相应的症状及实验室检查结果异常,由此多可确定该并发症的诊断。但部分表现为磨玻璃影或实变影且临床症状不明显者,仍须与其他有关疾病进行鉴别。

1. **肺水肿** 该病常具有典型的临床症状及影像学表现,且短期内病灶可发生快速变化,多伴心影增大等表现;尽管早期的术后肺部感染亦可表现为磨玻璃影,与肺水肿表现颇为相似,但其常呈单叶或多叶分布,较少累及肺门区,且以肺外带分布为主;临床上,肺部感染患者可出现发热、咳嗽、咳痰等症状、实验室检查中WBC计数可增高,且病变的变化相对缓慢,上述特点有助于提示肺部感染的诊断。

2. **肺不张** 该病也是肺切除术后常见的并发症,此时患者可出现胸闷、气促、呼吸困难等症状。在胸部X线平片与CT上,可显示肺不张的典型表现,如肺体积缩小、密度增高、叶间裂移位等;而肺部感染病灶在靠近肋胸膜面时,呈基底较宽,尖端指向肺门,其内可见支气管充气征,叶间裂无明显凹陷、移位等表现,加之临床上出现发热、咳嗽等症状及实验室检查中可见WBC计数增高等,有助于该并发症的诊断。

(五)肺不张

【定义】

发生于肺切除术后的肺不张多由术后气道内分泌物阻塞及其导致的剩余肺实质通气不足所致,易发生于支气管袖状肺叶切除术后,发生率约为5%~10%;其可为吻合口局部水肿、纤毛上皮中断和淋巴管中断等原因所致的。此外,肺下叶支气管袖状肺叶切除术后易发生肺不张,这可能是由主支气管与上叶支气管间的吻合角度较大,气道分泌物更加不易排出所致。

由于术后肺不张的发生可进一步导致肺部感染、急性呼吸窘迫综合征等其他并发症的出现,甚至可危及患者生命,所以应及时发现和提示肺不张的诊断。导致术后肺不张形成的主要危险因素除上述外,还可为患者术后痰液分泌增多,多见于COPD患者及术前6周未戒烟者;其他相关因素还包括:气道内凝血块、术后支气管狭窄等。在临床上,该类患者的主要症状为咳嗽、咳痰、呼吸困难等,如出现发热则应考虑继发肺部感染的可能。

【征象描述】

1. **X线表现** 胸部X线平片可显示术后肺不张情况,其可表现为受累肺叶体积缩小、密度增高,可伴相应叶间裂的移位,邻近肺组织可代偿性膨胀,

可见肋间隙变窄等;严重者可出现患侧膈肌抬高、纵隔移位及心脏大血管移位等征象。

2. CT表现　胸部CT是发现和显示术后肺不张的最佳影像学方法。表现为受累肺段或肺叶的体积不同程度缩小、密度增高,边缘清楚锐利,叶间裂向患

处内移;CT增强扫描中可见明显的强化及其内部血管聚集征象;当不张肺叶内气体未完全吸收或充填液体时,部分肺不张内可见含气或含液的征象;有时,CT可显示肺不张内支气管管腔内黏液栓、血块或支气管狭窄等,故有助于阻塞原因的判断(图10-2-21)。

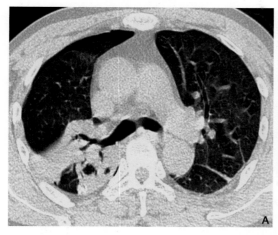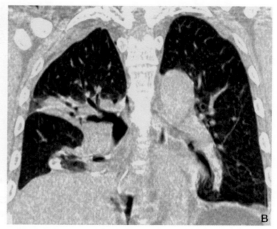

图10-2-21　肺切除术后肺不张CT表现

患者男,59岁,右肺下叶切除术+纵隔淋巴结清扫术,术后1d出现胸闷。A、B分别为胸部CT横轴位与冠状位肺窗图像,示右肺上叶体积缩小、密度增高,周围叶间裂向患处移位,其内可见支气管充气征;右侧横膈位置升高。

【疾病鉴别】

肺切除术术式对于术后肺不张的明确诊断有重要的指导作用,尤其是支气管袖状肺叶切除术后,结合胸部CT所见,多可明确该并发症的诊断。由于术后肺不张的原因多为气道阻塞,故其他引起气道阻塞的原因,如肺出血、肺部感染也须与肺不张进行鉴别。

1. **肺出血**　术后肺出血多由吻合创面渗血所致,常局限于一个肺叶或肺段范围内;其在CT上可表现为剩余肺叶内的斑片状高密度影,边缘模糊,可相互融合成实变状,大量出血可引起肺不张,甚至可累及多个肺叶;其原因多为手术中闭合器闭合不当或肺血管处理不当。通常,肺出血具有较典型的临床表现及影像学征象,多可与肺不张进行鉴别;但大量出血也可引起肺不张,有时两者之间的重叠难以区分。

2. **肺部感染**　肺切除术后肺部感染多由气道分泌物阻塞或误吸引起,患者在临床上可出现发热、咳嗽、咳痰等症状,实验室检查中可见白细胞计数升高;其在CT上表现为沿支气管走行分布的、边缘模糊的小叶中心结节、斑片影及肺叶实变影等;经系统抗感染治疗后可逐步缩小和吸收。在了解手术术式、临床表现和实验室检查结果的情况下,再结合影像学表现特点,多不难与肺不张进行鉴别。

（六）肺水肿

【定义】

肺切除术后的肺水肿是一种严重并发症,常发生于肺切除术后的2~3d,多见于全肺切除术、肺叶切除术或双肺叶切除术后,发病率约为1%~5%。常见原因可能与手术期间过度补液有关,其他原因还包括:急性心肌梗死引起的左心衰竭、血清蛋白浓度降低,败血症引起的毛细血管损伤,或长期吸入高浓度氧、新鲜冰冻血浆输入、心律失常等。右肺切除术患者较左肺切除术者更易发生术后肺水肿。

临床上,术后肺水肿患者可出现快速进展的呼吸困难和低氧血症等;由于余肺出现渗出性病变并快速进展,故可形成弥漫性间质性肺水肿、肺实变和急性呼吸窘迫综合征等。若不能及时治疗,则可能危及患者生命。当肺切除术后出现呼吸窘迫时,应先排除其他原因才能诊断为肺切除术后肺水肿。

【征象描述】

1. **X线表现**　术后肺水肿在胸部X线平片上的表现与心源性肺水肿相似,包括"蝶翼征"、Kerley B线、支气管袖口征和血管纹理模糊等,这些表现变化较快,可在数天内消失;严重者可表现为肺部大范围渗出与实变影,其表现与成人呼吸窘迫综合征相似。

2. **CT表现**　在胸部CT上,轻度肺水肿表现为

肺内斑片状磨玻璃影,边缘模糊,以下肺和肺门区分布为主;随着其进一步发展,可见双侧或单侧肺内斑片影及实变影、光滑型小叶间隔增厚、支气管周围间质增厚等;严重者可表现为双肺弥漫性实变及磨玻璃影,典型者呈"蝶翼征"表现,可伴心影增大、双侧胸腔积液等表现(图10-2-22)。

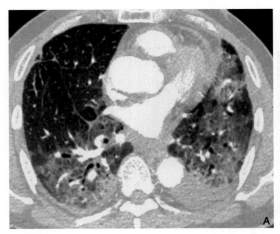
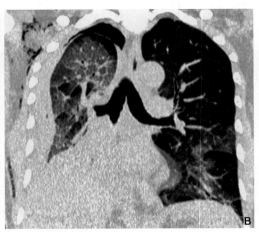

图10-2-22　肺切除术后肺水肿CT表现

患者男,52岁,肺切除术后7d出现咳嗽、胸闷及呼吸急促等症状,临床考虑为肺水肿。A、B分别为胸部CT横轴位与冠状位肺窗图像,示双肺弥漫性分布的斑片影、大片状磨玻璃影及间隔线影,密度不均,以下肺和肺门区分布为主,伴胸腔积液征象。

【疾病鉴别】

术后肺水肿具有较典型的影像学表现,结合临床症状及实验室检查结果,多可作出相应诊断;但部分表现为磨玻璃影或肺实变影者,尚需与肺部感染、急性呼吸窘迫综合征等疾病进行鉴别。

1. **肺部感染**　患者在临床上可出现发热、咳嗽、咳痰等症状,实验室检查中有白细胞计数升高、C反应蛋白升高等表现。其CT表现为沿支气管走行分布的、边缘模糊的小叶中心结节、斑片影或肺实变影,中央可有坏死或空洞;经抗感染治疗后,感染病灶可逐渐吸收、缩小。典型者与肺切除术后肺水肿不难鉴别,结合临床信息很重要。

2. **急性呼吸窘迫综合征**　又称ARDS,系临床上严重的急性病症;在影像学上的表现与严重肺水肿表现类似,但依据病因、典型临床表现,有助于两者的鉴别。

(七)急性呼吸窘迫综合征
【定义】

急性呼吸窘迫综合征(ARDS)是一种肺切除术后早期发生的病情危重的急性并发症,常发生于术后1~3d。其发生机制与大范围肺切除术及淋巴结清扫术造成淋巴回流受阻,进而快速导致肺间质水肿等因素有关;此外,新辅助放化疗、大量输血补液、术后感染等也是增加ARDS发生的危险因素。该并发症的发生率随肺切除范围增大而增高,如其在肺段切除术后的发生率为0.9%~4.1%,在肺叶切除术后为1%~3.3%,而在全肺切除术后为5%~15%。

在临床上,ARDS患者早期可出现躁动、心动过速,继而出现呼吸急促和顽固性低氧血症,若发现、诊断和治疗不及时,则其病死率可高达25%。值得注意的是,术后ARDS的影像学表现常早于临床症状,起初其表现可能无特征,但48~72h内即可出现典型征象,故影像学检查对发现ARDS并提示临床及时诊断与干预治疗的价值十分明显。

【征象描述】

1. **X线表现**　在ARDS发病初的24h内,其胸部X线平片表现可能正常;但24h后可逐渐出现双肺纹理增粗、模糊,48~72h内可迅速进展为双肺弥漫性分布的斑片影或大片状影,边缘模糊,进展快速,可融合成累及多肺叶的大范围实变影。

2. **CT表现**　当胸部X线平片表现正常而临床高度怀疑ARDS时,应及时行胸部CT检查。ARDS在CT上可表现为两肺散在分布的磨玻璃影及小叶间隔增厚,随后可快速出现弥漫性分布的大片状磨玻璃影伴部分肺实变影,可呈典型重力依赖区分布的特点,同时常伴有胸腔积液(图10-2-23)。

【疾病鉴别】

依据ARDS的演变特点与较典型的影像学征象,如临床病情进展迅速,CT表现呈两肺弥漫性分布磨玻璃影及部分实变影伴小叶间隔增厚等,通常

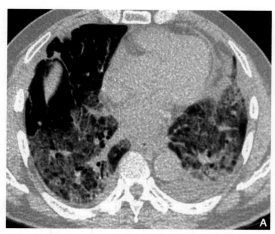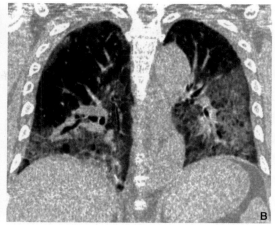

图 10-2-23 肺切除术后 ARDS 的 CT 表现

患者男,63 岁,行右肺上叶+左肺上叶切除术后 10d,患者突然出现呼吸困难、低氧血症,临床考虑为 ARDS。A、B 分别为胸部 CT 横轴位与冠状位肺窗图像,示双肺弥漫性分布大片状磨玻璃影及部分实变影,其内小叶间隔增厚、支气管血管束增粗,以下肺和后肺部重力依赖区分布为主;并且可见双侧胸腔积液征象。

不难考虑该并发症发生的可能性,但仍须排除心源性肺水肿及术后肺部感染等。

1. **心源性肺水肿** 患者在临床上常有高血压、冠心病等病史,多可出现典型的活动后气促、端坐呼吸等症状。该病在胸部 CT 上可表现为小叶间隔增厚、双肺弥漫性分布的磨玻璃影或实变影,以肺门区分布为主,常伴心脏影增大和/或双侧胸腔积液等。充分结合临床病史及相关症状,多可对二者进行鉴别诊断。

2. **术后肺部感染** 肺切除术后肺部感染亦可表现为较广泛分布的磨玻璃影与实变影,部分亦可伴胸腔积液。但根据临床上疾病进展的速度和有关症状的不同,再结合相应的实验室检查结果,多可对二者作出鉴别诊断;同时,经系统性抗炎治疗后,肺部感染病灶多可逐渐吸收和缩小。

(八) 肺扭转

【定义】

肺扭转是指肺切除术后残余肺实质绕其近端支气管或血管蒂发生旋转,导致肺叶静脉回流受阻、动脉供血受损和/或支气管狭窄甚至闭塞的罕见并发症,其发生率约为 0.09%~0.3%。但肺扭转易漏诊,如发现不及时,则可导致扭转肺组织的出血性梗死或坏疽,进而可危及患者生命,因此,早期发现肺扭转是改善预后的重要措施。肺扭转发生的危险因素包括术中淋巴结清扫术、肺门结构破坏、肺韧带游离及右肺中叶体积较小等;以右肺上叶切除术后发生中叶扭转最为常见。临床上,肺扭转时患者可出现呼吸困难、发热、胸痛等非特异性症状,因此,通过影像学检查发现并显示其典型的征象有助于早期作

出肺扭转的诊断。

【征象描述】

1. **X 线表现** 在胸部 X 线平片上可见剩余肺组织内的密度增高影,伴叶间裂、肺门影的移位及肺门周围模糊影。如进行连续胸部 X 线检查,则可见剩余肺组织内的密度增高影的位置在短期内发生显著变化,异位的肺叶可出现萎陷或实变。

2. **CT 表现** 在胸部 CT 上,肺扭转可表现为扭转肺叶的移位,相应的叶间裂走行异常,小叶间隔增厚伴周围磨玻璃影等;严重者可出现肺不张或肺实变,扭转肺叶的近端出现支气管扭曲、狭窄和/或闭塞;怀疑该并发症时,进行 CT 增强扫描是必要的,CT 肺动脉造影(CTPA)上可显示扭转肺叶近端的肺动脉狭窄、闭塞等征象。

【疾病鉴别】

肺切除术后的肺扭转这一并发症罕见,尽管其影像学表现具有较典型特点,但该病由于罕见、医生缺乏临床意识及经验而易于被忽视、发生漏诊现象。本并发症主要须与肺不张伴感染进行鉴别,二者的影像学表现存在相似之处。

通常,肺切除术后的肺不张常见于支气管袖状肺叶切除术后继发感染或误吸等患者中,依据临床病史、实验室检查、手术方式和 CTPA 表现,多不难与肺扭转相鉴别。

(九) 乳糜胸

【定义】

乳糜胸是肺切除术后由于胸导管或其主要分支破裂而发生的淋巴液在胸腔积聚所致的,它也是肺切除术后的少见并发症,多发生于术后 1~4d。其主

要原因与手术操作损伤胸导管或其主要分支有关，如在 T₅ 椎体以下水平损伤胸导管，则可出现右侧乳糜胸；如在 T₅ 椎体以上损伤胸导管，则可产生左侧或双侧乳糜胸。此外，也有学者认为乳糜胸与胸导管解剖变异有关，在大约 20% 的发生双干型胸导管变异的患者中，出现乳糜胸的概率显得更高。

乳糜胸患者在临床上可出现胸闷、呼吸困难、心率加快等症状。依据临床症状、实验室检查和影像学表现有助于乳糜胸的提示性诊断，但胸腔积液乳糜试验为主要诊断依据。此外，淋巴管造影是诊断乳糜胸的有效方法，但该方法属有创性方法（详见第七章第二节有关内容）。胸部 X 线平片可先发现此类病变，而胸部 CT 检查有助于其病因诊断。

【征象描述】

1. **X 线表现**　当肺切除术后患者出现相应症状且临床怀疑该并发症时，胸部 X 线平片可显示或证实胸腔积液的快速、大量填充特点，高度提示乳糜胸的可能。

2. **CT 表现**　胸部 CT 检查是发现和显示乳糜胸征象的十分灵敏且有效的影像学方法。乳糜胸可表现为术侧胸腔积液征象，且呈快速增多的发展特点，大量者可伴纵隔移位（图 10-2-24）。此外，由于淋巴液中含有大量蛋白质和脂肪成分，故乳糜胸的积液密度相对较低，测量 CT 值有助于乳糜胸的提示性诊断，其典型者表现为 CT 值呈负值，但数值变异度较大。淋巴管造影可显示对比剂渗漏到胸腔内，有时可在淋巴管造影后再进行 CT 检查，亦可见胸腔内对比剂的渗漏征象（详见第七章第二节有关内容）。

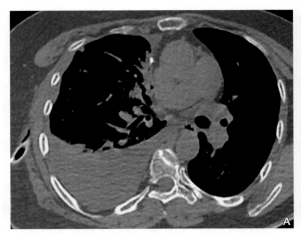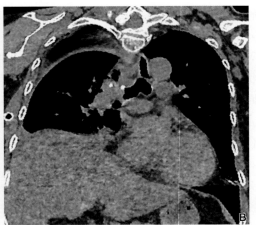

图 10-2-24　肺切除术后乳糜胸 CT 表现

患者女，56 岁，行右肺上叶切除术后 1 个月，出现持续性胸闷等症状，诊断疑及乳糜胸。A、B 分别为胸部 CT 横轴位与冠状位纵隔窗图像，示右侧胸腔可见游离性中等量积液征象，其内密度较低，测量其 CT 值为 -50Hu；行穿刺引流术，引流出大量白色液体，得以确诊。

【疾病鉴别】

乳糜胸相对少见，应先与其他原因形成的胸腔积液进行鉴别。

1. **术后胸腔积液**　肺切除术后的早期常可见胸腔积液征象，且积液常为渗出液，在 CT 上显示为密度较均匀而接近于水；如行穿刺引流术，则可见积液为淡黄色液体，从而可与乳糜胸进行有效鉴别。

2. **胸腔内出血**　肺切除术后，可由血管损伤引起胸腔内出血或积血，在胸部 CT 上多表现为密度偏高且不均匀的胸腔积液征象，其 CT 值范围为 40~90Hu；行胸腔穿刺术可引流出血性液体，从而与乳糜胸进行有效鉴别。

（十）喉返神经或膈神经损伤

【定义】

喉返神经或膈神经损伤通常发生在肺切除术中的淋巴结清扫术时，也可由术后出血、瘢痕压迫等原因所导致，其发生率<1%。临床上，当拔除气管插管后患者出现声音嘶哑时，应高度怀疑喉返神经损伤的可能，及时行喉镜检查即可发现和提示诊断；双侧声带损伤可引起患者的吞咽困难，严重者可导致吸入性肺炎。如为单侧喉返神经损伤，则一般数月至一年方能恢复，但大部分患者可逐渐自行恢复，无须进行特殊治疗。此外，膈神经损伤可表现为肺切除术后出现同侧膈肌上升、腹式呼吸减弱等症状；对于此类患者，多可通过胸部 X 线平片及胸部 CT 检查

发现患侧膈肌抬高,从而提示该并发症的诊断。

【征象描述】

1. **X 线表现** 在胸部 X 线平片上,喉返神经损伤患者常无明显异常表现;而膈神经损伤者可见患侧膈肌明显抬高,如行 X 线透视检查则可显示膈肌矛盾运动现象。

2. **CT 表现** 其总体的 CT 表现与胸部 X 线平片大致相同,但 CT 显示肺切除术后的胸部影像细节更加清晰和准确,并且可提供有关神经损伤的重要征象或相关信息。

【疾病鉴别】

对于喉返神经损伤,可根据临床症状及辅助检查进行诊断;膈神经损伤须与其他原因引起的单侧膈肌抬高相鉴别,结合临床病史有助于鉴别诊断。

(史景云　伍建林)

三、肺移植后并发症及影像学征象

临床肺移植在 40 年的历程中已取得长足发展,但其并发症对患者的早期和长期生存仍构成重大障碍。这些并发症主要与手术、免疫排斥反应以及免疫抑制治疗相关。肺移植后早期最常见的严重并发症包括:原发性移植物功能不全(primary graft dysfunction,PGD)、胸腔内出血、血管吻合口狭窄、支气管吻合口愈合不良或狭窄等。此外,免疫抑制治疗所致的病原微生物易感性,致使感染成为肺移植后 1 年内患者的主要死亡原因。急性排斥反应、慢性排斥反应以及移植后淋巴增殖性疾病(post transplant lymphoproliferative disorder,PTLD)也是肺移植后的常见并发症,这些并发症对患者的长期存活率有重要影响。影像科医生掌握这些并发症的影像学表现及诊断原则,有助于为临床决策提供重要的参考和依据,也有利于提高患者生存率及生活质量。

(一)肺移植后并发症的类型

1. **原发性移植物功能不全(PGD)** PGD 是一种急性炎症反应,通常在术后 72h 内出现,在术后 24h 达顶峰,最长时间延至 72h。临床上,其主要表现为进行性加重的呼吸困难和肺水肿,在排除感染、肺栓塞、呼吸机相关肺损伤之后可确定其临床诊断。根据胸部影像学检查和氧合指数,即动脉血氧分压与吸入氧浓度比值(PaO_2/FiO_2),亦可作出临床诊断。PGD 的病理基础为急性炎症反应和弥漫性肺泡损伤,但详细的发病机制尚不明确,可能与缺血再灌注损伤、供肺和受者的某些特征以及手术因素有关;目前尚缺乏有效的预防和治疗策略,主要治疗方法

是支持治疗,包括肺保护性通气策略、液体平衡管理和肺血管扩张治疗,对于重症者,可考虑体外膜氧合(ECMO)或肺再移植。

2. **胸腔内出血** 该并发症常由胸壁创面渗血和凝血功能异常引起。在临床上,此类患者可出现血压进行性降低、脉搏持续加快,补充血容量后仍血压不稳定,可出现低血容量性休克症状,此时若引流量不多,则可在怀疑胸腔引流管阻塞时,行胸部 X 线检查以判断有无胸腔积液的征象。

3. **血管吻合口狭窄** 该并发症可包括肺动脉狭窄和肺静脉/左心房血栓形成;前者表现为气短、肺动脉高压、右心室功能不全和通气血流比例异常,须行肺动脉造影以确定诊断;后者中,大的血栓可阻塞肺静脉流出道,导致严重的顽固性肺水肿,小血栓可引发体循环栓塞或脑血管意外,最终因移植肺衰竭、多器官功能衰竭或系统抗凝后出血而死亡。目前对于血管吻合口并发症尚缺乏标准的治疗指南。

4. **支气管吻合口愈合不良或狭窄** 此类并发症可主要包括如下内容:支气管吻合口缺血性坏死、裂开、狭窄和软化,总的发生率约为 15%。在临床上,其可表现为不同程度的咳嗽、咯血、呼吸困难及肺部感染等。

(1)支气管吻合口裂开:是肺移植后 1~6 周内因严重气道缺血而发生的并发症。患者可出现气胸、纵隔积气及急性大量咯血;严重者可发生急性呼吸衰竭。支气管镜检查是诊断该并发症的"金标准"。

(2)肺移植后支气管狭窄:较为常见,可分 2 种类型。①位于支气管吻合口或在吻合口 2cm 范围内,称中央气道狭窄(central airway stenosis,CAS);②位于吻合口远端或肺叶支气管的气道,称为远端气道狭窄(distal airway stenosis,DAS),可伴或不伴 CAS。此并发症最常见于中间段支气管,可导致其完全性狭窄。

(3)气管支气管软化症:是指呼气时支气管管腔缩小超过 50% 的病理状态。软化是由于气道内软骨支持的丧失而发生的,这些变化可发生在吻合口甚至更广泛的气道。临床上,此类患者主要可出现呼吸困难(尤其是处于卧位时)、呼吸频率增加、分泌物清除困难、反复感染以及慢性咳嗽等,常伴有哮鸣音。行呼吸时相 CT 动态扫描可有效显示气管支气管软化症的存在,但支气管镜检查仍是诊断的"金标准"。

5. **感染** 肺移植后感染可发生于术后任何时

间段,但各种类型感染的好发时间有所不同,如细菌感染是肺移植后最常见的感染类型,术后第 1 个月是细菌感染发生的高峰期;真菌感染以曲霉菌感染为主,其也是肺移植后早期常见的并发症,曲霉菌感染可分为支气管感染、吻合口感染、侵袭性肺部感染和全身播散性感染等,此类感染发生的高峰期集中在术后 3 个月内,其中以烟曲霉感染最常见。此外,肺移植后的病毒感染包括 CMV 感染、社区获得性呼吸道病毒感染等。

肺移植后感染的诊断通常须结合临床症状、影像学检查(胸部 X 线检查或 CT 检查)、痰培养、血液检查以及可行的肺组织活检术等,通过识别病原体并确定感染是否为社区获得性感染、医院获得性感染或机会性感染。抗感染治疗通常是根据病原体的类型和药物敏感试验结果而定的,同时应平衡免疫抑制程度。除了本身的危害,感染也会显著增加急、慢性排斥的风险,因此,积极防治此并发症对改善患者预后至关重要。

6. 急性排斥反应 同种异体肺移植的急性排斥反应多发生在术后 1 年内,初期可表现为非特异性症状,如呼吸困难、咳嗽、胸痛和发热等,继而症状加重,可表现为进行性呼吸衰竭。其确诊手段多为经支气管镜肺活检术,其典型病理特征是大量外周血单个核细胞(淋巴细胞为主)在肺的小动脉周围形成鞘状浸润。临床上,患者可出现发热等症状,胸部 X 线平片或 CT 检查中可见肺部浸润影,经激素冲击治疗可迅速缓解。尽管感染也可有类似表现,但感染常伴有咳痰、外周血中性粒细胞计数增高等特点,血培养及痰培养也可帮助识别感染病原体。

7. 慢性排斥反应 该并发症又称慢性同种异基因移植肺失功(chronic lung allograft dysfunction, CLAD),早期表现为呼吸困难,后期发展为严重呼吸衰竭而导致患者死亡。肺功能可表现为进行性/持续性下降,通常在移植后 1 年发生。根据肺功能下降的类型,CLAD 主要分为闭塞性细支气管炎综合征(bronchiolitis obliterans syndrome, BOS)及限制性移植物综合征(restrictive allograft syndrome, RAS)两种亚型。

(1) BOS:通常在肺移植后数月至几年内发生,最常见于术后前两年内。BOS 主要指肺移植半年后受者出现慢性、进行性阻塞性肺通气功能障碍,而对普通治疗无反应或反应差等相关临床综合征。在病理学上,BOS 主要表现为肺内细支气管的纤维化瘢痕形成、狭窄和闭塞。在影像学上,BOS 可表现为典型三联征,即空气潴留、马赛克征及肺过度通气。作为 CLAD 的主要亚型,BOS 是肺移植后受者最主要的远期并发症和主要死亡原因之一,可严重影响受者的远期存活率。

(2) RAS:其特点是病程进展较快,通常发生于肺移植后 1 至 2 年内。RAS 为受者出现的限制性肺通气功能障碍,对常规治疗无反应或反应差,患者预后差。BOS 的治疗主要是增加或调整免疫抑制,而RAS 目前尚无明确有效的治疗方法。

8. 移植后淋巴增殖性疾病 肺移植后淋巴增殖性疾病(PTLD)是指肺移植后的一种严重的晚期并发症,其发生率约为 10%,但病死率高达 50%。PTLD 常发生在肺移植后 1 年内。其发病机制主要是 EB 病毒诱导 B 淋巴细胞增生,由免疫抑制状态下 T 淋巴细胞对 B 淋巴细胞的免疫监视作用减弱所致。PTLD 的诊断须依靠肺组织活检术、免疫组化等病理学检查。

(二) 肺移植后并发症的影像学征象

1. PGD PGD 在组织病理学上的特征主要包括弥漫性肺泡损伤、血管通透性增强、肺泡水肿、小叶间隔增厚;而影像学上相应的主要表现特征为肺水肿征象。通常,在术后 1 周内常规采用胸部 X 线检查来监测肺部变化,仅在必要时才行 CT 检查。

在胸部 X 线平片上,PGD 可表现为不同程度的移植肺纹理增粗模糊、斑片影、肺门模糊、增大,以及胸腔积液等征象;在连续 X 线平片上可观察肺水肿程度加重或好转的过程(图 10-2-25)。

在胸部 CT 上,PGD 可表现为移植肺的多发斑片影、小叶间隔增厚、肺实变及胸腔积液等征象。但PGD 引起的肺水肿影像学征象与其他类型的肺水肿表现类似,缺乏特异性,因此,要明确 PGD 的诊断须排除其他原因所导致的肺水肿。

在 2016 年,国际心肺移植协会依据受体氧合指数(即动脉血氧分压与吸入氧浓度的比值:PaO_2/FiO_2)、胸部 X 线平片出现肺水肿的程度而将 PGD 分为如下 4 级:0 级,为胸部 X 线平片上无肺水肿表现;1 级,为胸部 X 线平片上出现肺水肿表现,$PaO_2/FiO_2>300mmHg$;2 级,为胸部 X 线平片上出现肺水肿表现,PaO_2/FiO_2 介于 $200\sim300mmHg$;3 级,为胸部 X 线平片上出现肺水肿表现,$PaO_2/FiO_2<200mmHg$。通常在移植后常规行 0、24h、48h 和 72h 的四次分级评估,影像学表现和肺功能指标可指导 PGD 的治疗及疗效评价。

2. 胸腔内出血 与上述的肺切除术后该并发

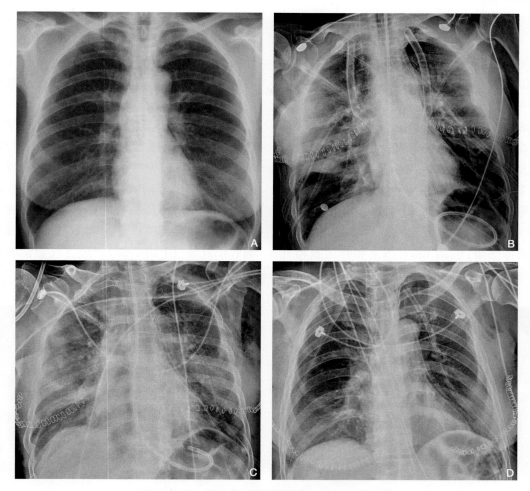

图 10-2-25　肺移植后 PGD 的多次胸部 X 线表现

患者女,56 岁,因慢性阻塞性肺疾病行双肺移植。A. 术前胸部 X 线平片,示双肺呈现肺气肿表现;B. 术后第 1 天胸部 X 线平片,示双肺可见散在斑片影,双侧胸腔积气;C. 术后第 3 天胸部 X 线平片,示双肺斑片影增多,肺门影增大;D. 术后第 7 天胸部 X 线平片,示双肺斑片影较前明显吸收,仅双下肺纹理增粗、可见少许斑片影。

症的影像学表现相同,即在胸部 X 线平片上可见胸腔积液影,通过连续胸部 X 线检查可观察其动态变化;通过胸部 CT 可进一步观察和量化评估其液体的 CT 值变化,同时可见局部肺组织受压、纵隔移位等征象。

3. 血管吻合口并发症　在进行 CT 肺动脉造影时可见吻合口处血管管腔狭窄、管壁不规则等表现,但肺动脉造影仍是血管吻合口狭窄诊断的"金标准",该方法还可精确测量吻合口压力梯度并指导其功能评估。此外,肺静脉血栓形成可阻塞流出道,在胸部 CT 增强扫描图像上可见严重的顽固性肺水肿表现。

4. 支气管吻合口愈合不良或狭窄　与肺切除术后该并发症的影像学表现类似。胸部 CT 还有助于检测和评估少量漏气,也可显示支气管周围空气征、支气管管壁不规则、支气管管壁缺损、动态或固定的支气管狭窄、纵隔积气或其组合,还可显示支气

管吻合口裂开等影像学表现;同时还可被用于判断支气管狭窄的程度和范围,尤其对判断 CAS 是否合并 DAS 而言,较支气管镜检查更为简便和直观。

胸部呼吸时相 CT 动态扫描对气管支气管软化症的测量与诊断方法如下。①在动态呼气相 CT 影像上气道塌陷最明显处的内壁计算气道横断面的面积(以 mm^2 为单位)。②用同样方法计算吸气末同一水平气道内腔的横断面面积。③计算气道内腔的塌陷百分比,即吸气末横断面面积减去动态呼气相横断面面积后,再除以吸气末横断面面积,而后乘以 100。如在动态呼气相 CT 上的气道内腔塌陷的百分比 ≥50%,则可提示气管支气管软化症。但目前的支气管镜检查仍是诊断该并发症的"金标准"。

5. 感染　肺移植后感染可包括细菌感染、真菌感染和病毒感染等。其诊断原则通常为结合临床症状、影像学检查(胸部 X 线检查或 CT 检查)、痰培

养、血液检查以及可行的肺组织活检术等,具体描述如下。

(1)细菌感染:临床表现为发热、咳嗽、咳痰、胸闷、气短和乏力等;影像学表现为胸部 X 线平片或 CT 检查中可见新近出现或进展性的肺部浸润性病灶阴影,如磨玻璃影或实变影等。

(2)真菌感染:临床表现为发热、咳嗽、咳拉丝样黏液痰、胸闷和喘息等;影像学检查以 CT 最为灵敏和有效,其在 CT 上可表现为肺结节影、实变影、空洞和晕征等;最终确定诊断仍须依靠组织病理学证据。

(3)病毒感染:包括 CMV 感染和社区获得性呼吸道病毒感染等,前者是肺移植后最常见的病毒感染类型。在临床上,此类患者可出现 CMV 综合征,可表现为如发热、乏力、骨髓抑制以及组织侵袭性病变等;在影像学上,其在 CT 上可表现为小叶中心结节、小叶间隔增厚、磨玻璃影和/或斑片状肺实变影等。

6. **急性排斥反应** 急性排斥反应在组织病理学上的特征为小血管周围淋巴细胞浸润;其在影像学上的典型征象为肺水肿表现,即在 X 线平片上表现为双肺门阴影增大伴肺内较大范围的斑片状阴影,典型者呈"蝶翼征";其在 CT 上可表现为双肺多发的磨玻璃影及斑片影、小叶间隔增厚、肺实变以及胸腔积液等(图 10-2-26)。经支气管镜肺活检术是诊断急性排斥反应的"金标准"。

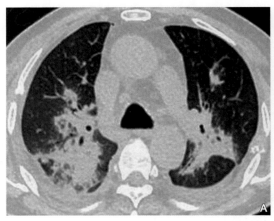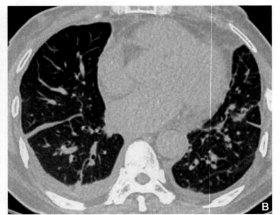

图 10-2-26 肺移植后急性排斥反应的 CT 表现
患者 58 岁,因慢性阻塞性肺疾病行双肺移植,术后 1 个月出现呼吸困难、低热等,诊断为急性排斥反应。A、B 分别为不同层面 CT 肺窗图像,示以双侧肺门为中心的斑片状实变影,并且见双下肺小叶间隔增厚,双侧胸腔少量积液。

7. **慢性排斥反应** 该并发症主要表现为慢性、进行性移植肺功能丧失,可分为 BOS 及 RAS 两种亚型。其中,BOS 的病理生理过程为细支气管的自身免疫性损伤,导致局部炎症细胞浸润、纤维组织增生和细支气管闭塞等。胸部 X 线平片对 BOS 的影像学改变不灵敏。在胸部 CT 上,典型者可表现为三联征:空气潴留、马赛克征及肺过度通气;还可见细支气管扩张、管壁增厚、树芽征、小叶中心结节等征象(图 10-2-27);呼气相 CT 上更易显示典型的空气潴留征,有助于早期发现 BOS。而 RAS 主要表现为限制性通气功能障碍,其在 CT 上主要表现为肺间质改变,如磨玻璃影、小叶间隔增厚、小结节影或肺间质纤维化,并且可快速进展、预后较差。

8. **PTLD** PTLD 可包含多种病变,如从良性淋巴组织增生至恶性侵袭性淋巴瘤等多种疾病。胸部 X 线平片上可见肺内结节影,但不易发现较小的肺结节;在 CT 上可见多发、随机分布的大小不等肺结节病灶,还可见肺实变影、磨玻璃结节及支气管管腔内孤立结节等(图 10-2-28)。PTLD 的最终确诊有赖于组织病理学检查。

(三)肺移植后并发症的相关疾病鉴别

综上所述,肺移植后的并发症显得较多而颇为复杂,其中胸腔内出血、血管吻合口狭窄、支气管吻合口愈合不良/狭窄等为外科并发症,而 PGD、感染、急性排斥反应、CLAD 及 PTLD 为内科并发症。其中的外科并发症与肺切除术后的并发症表现相近,但须按照欧洲胸外科学会(ESTS)和加速康复外科(ERAS)的推荐指南进行评价与处理;而内科并发症在此基础上还须与其他肺部疾病相鉴别。例如,PGD 好发于肺移植后 72h 内的移植肺,于术后 24h 达顶峰,5~10d 好转或吸收;其在 X 线平片及 CT 上主要表现为肺水肿征象;结合临床表现及实验室检

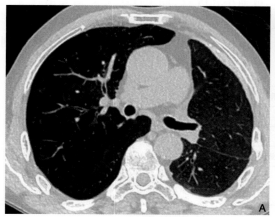
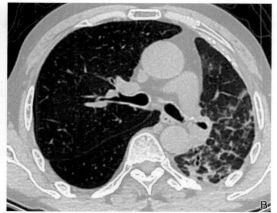
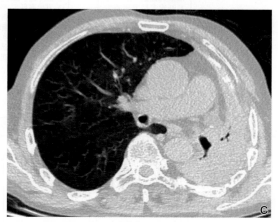

图 10-2-27　肺移植后慢性排斥反应的 CT 表现

患者男,69 岁,因慢性阻塞性肺疾病行左肺移植。A. 术后半年胸部 CT 肺窗图像,示左侧移植肺形态、密度及肺纹理走行均正常;B. 术后 1 年胸部 CT 肺窗图像,示移植肺纹理增多、紊乱,伴局部条索影及小叶间隔增厚;C. 术后 2 年胸部 CT 肺窗图像,示左侧移植肺呈明显肺不张状态,临床上,其肺功能亦呈进行性显著下降。

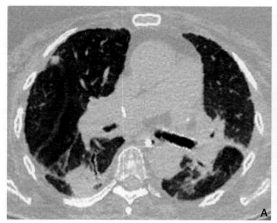
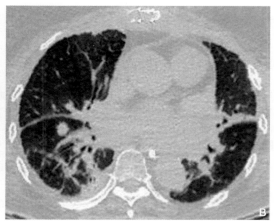

图 10-2-28　肺移植后淋巴增殖性疾病的 CT 表现

患者女,59 岁,因间质性肺疾病行双肺移植。A、B 为术后 4 个月不同层面的胸部 CT 肺窗图像,示右肺内新发 3 个结节灶,双肺可见散在斑片状影及条索影;后期随访显示肺结节增大,结合临床病史考虑为肺移植后淋巴增殖性疾病。

查有助于将 PGD 与感染、肺栓塞、呼吸机相关肺损伤、血管吻合口狭窄进行鉴别。急性排斥反应与 PGD 在临床上发生时间不同，且前者在加强免疫抑制治疗后可好转，由此可与 PGD 相鉴别。尽管 CLAD 中的 BOS 具有相对典型的影像学表现，但仍须与其他小气道疾病进行鉴别；病理活检及抗感染

治疗后随访有助于二者鉴别。此外，PTLD 还应与感染性多发结节相鉴别：经抗感染治疗后，感染性结节可缩小和吸收，而 PTLD 对抗感染治疗无反应。但确诊仍需行组织病理学检查。

1. 关于肺切除术后近期并发症的鉴别流程图
详见图 10-2-29。

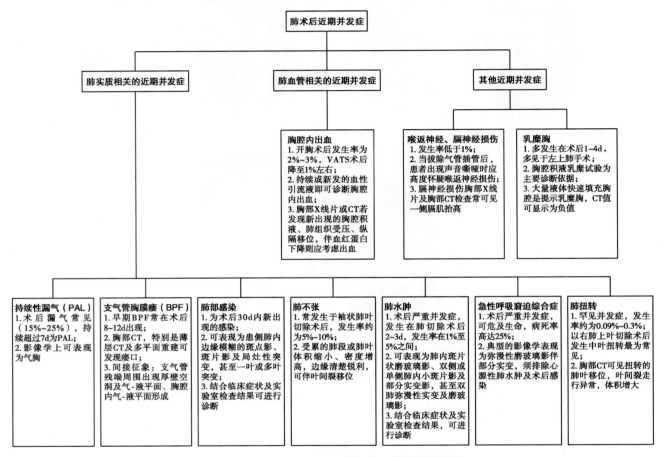

图 10-2-29 肺切除术后近期并发症的鉴别流程图

2. 关于肺移植后并发症的鉴别流程图 详见图 10-2-30。

3. 关于肺切除术后近期并发症的类型与影像学表现要点 详见表 10-2-3。

4. 关于肺移植后并发症的类型及其影像学表现要点 详见表 10-2-4。

表 10-2-3 肺切除术后近期并发症的影像学表现特征

肺切除术后近期并发症类型		影像学表现特征
肺实质相关的近期并发症	持续性漏气	气胸表现，且未吸收或发现增多并持续超过 7d
	支气管-胸膜瘘	通过薄层 CT 及多平面重建可发现瘘口
	肺部感染	边缘模糊的磨玻璃影、小叶中心结节影及实变影等，可伴支气管充气征
	肺不张	受累的肺段或肺叶体积缩小、密度增高，边缘清楚锐利，可伴叶间裂移位
	肺水肿	轻度者与心源性肺水肿表现相似，重度者与 ARDS 表现相似
	急性呼吸窘迫综合征	弥漫性磨玻璃影伴部分实变
	肺扭转	余肺内密度增高影，叶间裂、肺门移位。
肺血管相关的近期并发症	胸腔内出血	新增密度不均的胸腔积液
其他近期并发症	乳糜胸	大量胸腔积液快速填充胸腔
	喉返神经、膈神经损伤	影像常无异常，膈神经损伤时可见患侧膈肌反常运动

表 10-2-4　肺移植后并发症的影像学表现特征

肺移植后并发症类型		影像学表现特征
内科并发症	原发性移植物功能不全	在胸部 X 线平片及 CT 上表现为肺水肿
	感染	可表现为浸润影或磨玻璃结节影、实变、空洞和晕征等
	急性排斥反应	典型的影像学征象为肺水肿
	慢性排斥反应	BOS：影像学表现为典型的三联征：空气潴留、马赛克征及肺过度通气 RAS：在胸部 CT 上主要表现为肺间质改变
	移植后淋巴增殖性疾病	多发、随机分布的肺结节，也可表现为肺内实变、磨玻璃结节、支气管管腔内孤立结节等
外科并发症	胸腔内出血	新增密度不均的胸腔积液
	血管吻合口狭窄	CT 肺动脉造影；吻合口处血管管腔狭窄、管壁不规则
	支气管吻合口愈合不良或狭窄	支气管周围空气征和支气管管壁不规则、管壁缺损、动态或固定的支气管狭窄、纵隔积气或其组合

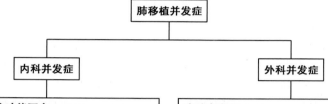

肺移植并发症

内科并发症

原发性移植物功能不全
1. 通常在手术后72h内出现，术后24h达到顶峰，最长时间延至72h；
2. 临床上主要表现为进行性加重的呼吸困难和肺水肿，在排除感染、肺栓塞、呼吸机相关肺损伤之后可确定临床诊断

感染
1. 细菌感染最常见，术后第一个月是感染高峰期；
2. 诊断感染通常须结合临床症状、影像学检查（如胸部X线检查或胸部CT检查）、痰培养、血液检查以及可进行的肺组织活检等

急性排斥反应
1. 多发生在术后1年以内；
2. 确诊通常需要支气管镜下肺活检；
3. 胸部X线片或胸部CT检查可见肺部浸润影

慢性排斥反应
1. 通常在移植后1年发生。可表现为BOS和RAS两种亚型，BOS发病率相对较高；
2. BOS影像学表现为典型的三联征：空气潴留、马赛克征及肺过度通气

移植后淋巴增殖性疾病
1. 严重晚期并发症，发生率约10%，死亡率高达50%。PTLD常发生在术后1年内；
2. 胸部CT可见多发、随机分布的肺结节等；
3. 确诊有赖于病理学检查

外科并发症

胸腔内出血
1. 胸部X线片可见胸腔积液。连续胸部X线检查可观察其变化；
2. 胸部CT还可进一步观察到其内的CT值变化，同时可见局部肺组织受压、纵隔移位等征象

血管吻合口狭窄
1. 肺动脉血管造影是血管吻合口狭窄诊断的"金标准"；
2. 肺动脉血管造影可见吻合口处血管管腔狭窄、管壁不规则等表现并可精确测量吻合口压力梯度，从而指导其功能评估

支气管吻合口愈合不良或狭窄
1. 主要包括支气管吻合口缺血坏死、裂开、狭窄和软化，总发生率约15%；
2. 胸部CT检查可检测和评估少量漏气，可判断支气管狭窄的程度和范围，特别对于判断CAS是否合并DAS较支气管镜检查更为直观

图 10-2-30　肺移植后并发症的鉴别流程图

（史景云）

四、肺术后远期并发症

肺部微创切除术已成为胸外科治疗肺部恶性肿瘤及部分良性病变（如支气管扩张、肺结核、肺脓肿等）的常规方法，但术后并发症也并不少见，其发生率约为 20%～60%。与肺切除术后并发症发生率有关的影响因素包括：患者年龄、基础疾病、身体状况和手术方式等，其中部分并发症可对患者的预后及生命健康产生较大的影响，须及时诊断、有效治疗。因此，在肺术后患者的随访中，放射科医生应充分熟知各种并发症的影像学表现及其发生的特定临床环境，这对于及时、准确地作出分析和诊断十分重要，也将有助于临床采取有效的应对和治疗措施。

按照手术并发症发生的时间进行划分，其可分为术中并发症和术后并发症两大类型，其中术后并发症又可分为近期并发症和远期并发症。近期并发症一般系指发生于术后 1 个月内的各种并发症，通常包括手术后住院期间和出院后的一段时间内发生的并发症。而远期并发症则是指发生于术后 1 个月以后者，可为术后几个月，亦可为术后几年才发生的并发症，包括支气管残端缝线肉芽肿、支气管袖状肺叶切除术后吻合口狭窄等。本部分主要对肺术后远期并发症影像学表现进行介绍。

（一）肿瘤术后复发

肺部恶性肿瘤切除术后的复发易发生在手术后的 2 年内，患者可无或出现相关的临床症状，肿瘤复发有时可在定期影像学检查的随诊中被发现。其中，胸部 X 线平片对支气管残端的肿瘤复发不灵敏，有时纵隔移位可能是唯一的发现；而 CT 检查在显示支气管残端、胸膜或胸壁的局部复发等方面具有较大的优势。

1. 支气管结扎口肿瘤复发

【定义】

肺癌切除术后的肿瘤复发率取决于其组织学亚型、初始肿瘤分期和手术类型等，其中以支气管结扎口肿瘤复发较多见。此外，在手术方式的比较中，与行肺叶切除术或全肺切除术者比较时，行亚肺叶切除术、肺楔形切除术的患者的肿瘤复发率较高，一般在手术后的前 2 年内肿瘤易于复发。

【征象描述】

（1）X 线表现：行肺叶切除术者多可在肺门区（含支气管残端结扎口）形成软组织影，其多为术后改变常见的影像学表现，但如果该阴影过大、其内密度不均，尤其是术后 2～3 个月时仍持续增大者，应考虑肿瘤复发的可能。但胸部 X 线平片对较隐蔽的肿瘤复发或早期复发的显示不灵敏，其检查价值与诊断效能有限，如怀疑复发则应进一步行胸部 CT 检查。

（2）CT 表现：CT 是肺切除术后常规且十分有效的影像学随访手段，其价值明显高于 X 线平片，但应强调 CT 平扫与增强扫描相结合，这可以更灵敏地显示和检出肺门区结节与肿块影，尤其是当 CT 增强扫描中出现较明显、不均匀强化时，该表现有助于提示肿瘤复发的可能性。但有时术区金属夹附近的软组织影亦可在术后早期显示出强化的特点（术后 3 个月内），应注意结合其他资料将其与肿瘤复发进行有效鉴别。其中，连续 CT 随访有助于区分肿瘤复发和术后改变；如手术残端结扎口处的强化结节出现间隔性生长多提示肿瘤复发；肿瘤复发有时亦可表现为外围肺野术区缝合线影或条索影逐渐增大而形成肿块影（图 10-2-31、图 10-2-32）。此外，PET/CT 检查也有助于鉴别肿瘤复发和术后改变。

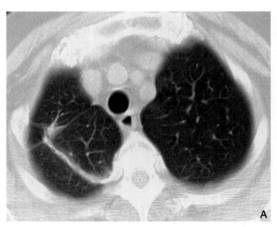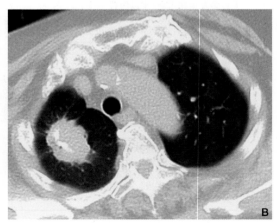

图 10-2-31　肺切除术后局部复发 CT 表现

患者女，79 岁，因右肺上叶肺腺癌行肺楔形切除术。A. 术后 1 年 CT 肺窗图像，示右上肺缝合线处条索影；B. 术后 5 年 CT 肺窗图像，示右上肺缝合线处出现软组织肿块影，截面大小约 3.7cm×2.9cm，CT 值约 41Hu，边缘见分叶征及毛刺征，考虑为支气管结扎口残端的肿瘤复发。病理：浸润性腺癌。

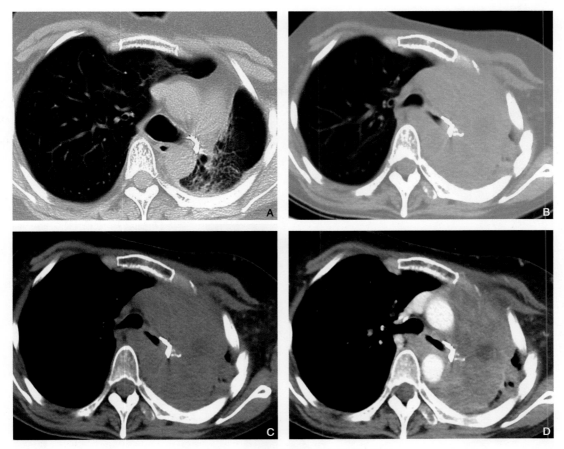

图 10-2-32　肺切除术后局部复发 CT 表现

患者女,42 岁,左肺肺癌肺叶切除术后 3 年出现声音嘶哑、吞咽困难。A. 术后 1 年 CT 肺窗图像,示左肺呈术后改变,肺门区见缝合线影,未见明显结节影;B、C 分别为术后 3 年 CT 肺窗与纵隔窗图像,示左侧余肺区出现明显肿块影,内部见低密度区;D. 术后 3 年 CT 增强扫描静脉期图像,示左侧余肺区巨大肿块呈不均匀强化伴内部变性、坏死,结合临床病史考虑为肿瘤复发。

（3）DWI 表现:对于肿瘤性病变而言,其在 DWI 中显示为高信号,这与水分子弥散受限有关,因此,DWI 有助于鉴别肺癌术后缝线肉芽肿与缝合线处肿瘤复发。有研究显示 DWI 对于肺癌术后缝合处肿瘤复发与缝线肉芽肿的鉴别比[18]F-FDG PET/CT 更具有价值;但 DWI 也存在一定限制,如肺黏液型腺癌通常在 DWI 上呈低信号,其 ADC 较高,故容易被误判为良性病变。

【疾病鉴别】

（1）缝线肉芽肿:表现为吻合口处条索影、软组织密度结节或肿块影,也可出现较明显的强化。因此,在术后早期阶段判断病变是术区肉芽肿性改变抑或复发肿瘤时应慎重,须掌握规律、进行定期随诊并密切结合临床其他有关资料而综合判定。通常来说,术后肉芽肿病灶相对稳定,并且随着时间的延长而逐渐机化或缩小;而肿瘤复发则呈动态变化且逐渐增大,必要时须行穿刺活检、在病理上予以证实（图 10-2-33）。

（2）肺脓肿:CT 平扫图像上可见结节或团块状

影,早期边缘模糊,中央可出现坏死并逐渐液化而形成厚壁空洞,空洞内多可见气-液平面;CT 增强后,该病灶可呈明显强化,其中央区为斑片状无强化坏死区,或空洞壁呈环状明显强化;临床上多有发热、咳痰、白细胞增多等感染证据。

（3）多原发肺癌:对于多原发肺癌（multiple primary lung cancer）,依据其各原发病灶发生时间顺序的不同,又将其再分为同时性的和异时性的。随着肺癌患者术后影像学随访资料的积累,该型肺癌的检出率显示出上升趋势。因此,对于每个病灶均应按 TNM 分期评估,以最大病灶的病理分期或最高病理分期为最终 TNM 分期。如肺一侧或双侧同时出现多个亚实性结节,则应先考虑同时性多原发肺癌。此外,异时性多原发肺癌相对不常见,但也须密切关注。多原发肺癌尤其须与单发或多发肺转移瘤相鉴别。一是依据原发癌主病灶的特点、TNM 分期,初步判断转移风险的高低;二是依据新病灶的影像学特点,评估其是否存在转移瘤的表现特点。Fleischner 学会指出,对于多发磨玻璃结节的持续存

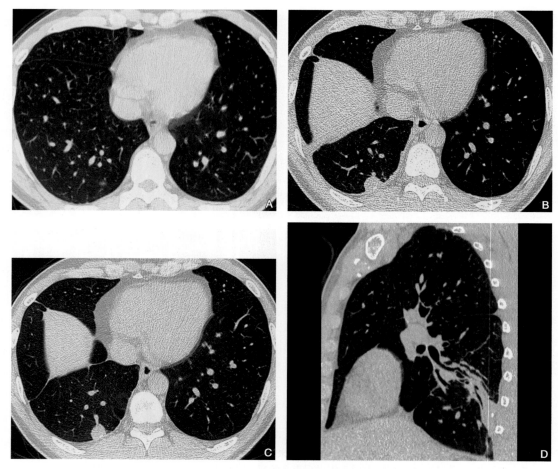

图 10-2-33　缝线肉芽肿的 CT 表现

患者男,34 岁,行右肺下叶肺段切除术。A. 术前 CT 肺窗图像,示右肺下叶微小磨玻璃结节;B. 术后 3 个月 CT 肺窗图像,示右下余肺胸膜下缝合线处见大小为 1.6cm×1.3cm、边界光滑的实性结节灶;C、D 分别为术后 1.5 年 CT 横轴位与矢状位肺窗图像,示该实性结节大小、形态均无明显变化,其周围见胸膜下条片状影及点状致密影(D)。

在应考虑多原发肺癌,而不是肺内转移。但如有实性结节的出现,则应高度警惕,须除外转移瘤的可能,必要时进行活检证实(图 10-2-34)。

2. 胸膜或胸壁切口复发

【定义】

目前,单孔胸腔镜微创肺切除术中仅在胸壁开口 3~4cm 即可实现过去传统手术中通过 10cm 以上切口才能完成的切除目标。但有时该胸壁切口及其内侧胸膜亦成为肿瘤复发的好发部位。在术后短期内复查,胸壁切口处出现肿胀及组织结构层次紊乱等改变多属于正常现象,并且在数月后该处软组织肿胀逐渐消退,如仍残留肿胀且出现硬性结节或肿块则应警惕肿瘤复发的可能。

【征象描述】

(1) X 线表现:在肿瘤复发的早期阶段或病变较小时,在胸部 X 线平片上可无异常发现,其诊断价值不大。

(2) CT 表现:此类肿瘤复发在 CT 上可表现为

胸壁切口处软组织肿胀,密度不均匀,多呈等、低密度改变,其内组织结构显示欠清。当进行 CT 增强扫描时,其内肿瘤病灶可呈较明显强化而清楚显露出来。当该肿瘤侵犯邻近的骨骼时,可见相应肋骨、胸骨或椎体骨质的不规则破坏,该表现更有助于切口处肿瘤复发的提示诊断。

【疾病鉴别】

(1) 切口感染或脓胸:部分患者因特殊体质或其他原因可出现切口延迟愈合甚或延迟感染,临床上可出现相应全身症状和局部症状。其在 CT 上可表现为局部软组织肿胀,脂肪层等结构模糊、紊乱,以及胸膜粘连、增厚等改变;CT 增强扫描可显示明显强化及坏死、液化等改变。少数患者可出现脓胸,其多与支气管-胸膜瘘有关,亦可由感染灶的血行播散所致,CT 上可见胸膜明显增厚、局部包裹性积液,且呈明显强化,有时可见多房性改变。

(2) 术后局部胸膜增厚粘连:包括结缔组织薄膜、小血管及神经等组织所形成的厚纤维钙化桥;在

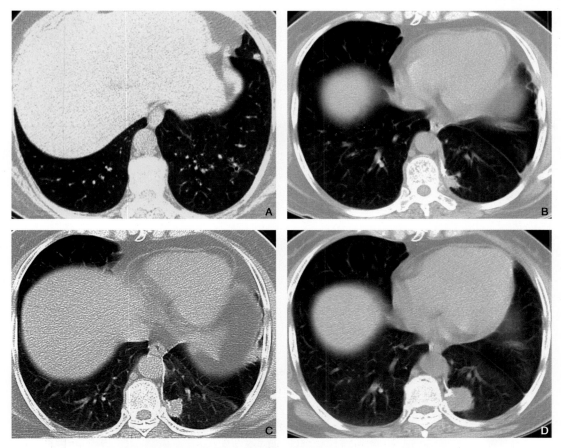

图 10-2-34 肺术后随访发现异时性多原发肺癌的 CT 表现
患者,60 岁,以左肺下叶 GGN 行肺段切除术,术后病理为肺原位腺癌;随后长期随访观察。A. 术前 CT 肺窗图像,示左肺下叶欠规则磨玻璃结节,直径为 1.3cm,内见空泡征;B. 术后 5 个月 CT 肺窗图像,示左肺下叶术后改变,可见胸椎旁胸膜下缝合线处条索影;C. 术后 2 年 CT 肺窗图像,示左肺下叶缝合线处呈实性结节样增大,直径约为 1.8cm;D. 术后 4 年 CT 肺窗图像,示该实性结节进一步增大呈类圆形,直径为 2.7cm。最终经穿刺活检病理诊断为"肺腺癌",考虑为异时性多原发肺癌。

CT 上表现为术区局部胸膜或胸壁切口附近的局限性包裹性积液,或与侧胸壁走行同向、条带状的稍高密度影,界限清晰,局部胸廓或肋间隙略缩窄,长期 CT 随访中变化不显著,甚至范围缩小。

(二)气道、食管相关远期并发症

1. 迟发性支气管-胸膜瘘

【定义】

支气管-胸膜瘘(bronchopleural fistula,BPF)是近端支气管与胸膜间隙之间的异常通道。BPF 既可发生于肺癌术后的早期,亦可以发生于术后 30d以上的远期,后者也称迟发性支气管-胸膜瘘并可继发肺部感染或脓肿,严重者可导致患者死亡。通常,BPF 以右侧全肺切除术后相对常见,这可能与右侧支气管残端更短、较宽、更易发生支气管动脉缺血等因素有关;其主要危险因素包括:术后机械通气、肺部感染和类固醇使用等;此外,术前放射治疗和广泛纵隔淋巴结清扫术导致的血供障碍亦可促使 BPF 发生。

【征象描述】

(1)X 线表现:在胸部 X 线平片上,可见 BPF导致的持续存在或不断扩大的气胸征象,以及余肺膨胀不足等改变;但此方法对于细节的显示不如 CT准确。

(2)CT 表现:CT 可更加灵敏地显示瘘管的发生与存在,其表现为气道和胸膜间隙之间直接相通的条状含气体密度影(图 10-2-35);同时,CT 还可显示肺部或胸腔伴发的病变,如感染、脓胸等。全肺切除术后的 BPF 在 CT 中还可表现为肺切除术后胸腔未能充液、胸腔引流管引流充分但仍出现进行性气胸、气-液平面下降伴纵隔移位等改变。

此外,根据临床需要还可进行支气管镜检查,通过灌注生理盐水而观察胸壁瘘口处是否有气泡溢出,经胸探查,或在正压通气下以盐水浸泡胸壁瘘口而进行气泡试验,即可作出明确的诊断。

【疾病鉴别】

(1)脓胸:BPF 可成为引起脓胸的病因,也可与

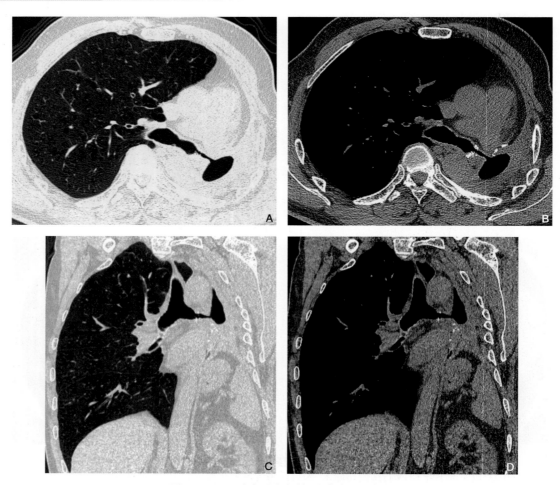

图 10-2-35　肺术后支气管-胸膜瘘 CT 表现

患者男,64 岁,左侧全肺切除术后 1 年余,近期出现活动后胸闷不适。A、B. CT 横轴位肺窗与纵隔窗图像,示左侧全肺切除术后改变,纵隔及大血管明显向左移位,左主支气管残端与左侧胸腔之间呈管线状相交通,可见左侧胸腔内含气影;C、D. CT 冠状位肺窗与纵隔窗图像,更清晰地显示瘘管的存在,并且见左侧膈肌明显抬高,部分腹腔脏器随之上移。

脓胸并发。当支气管残端完好时,脓胸通常是由感染的血行播散引起的。其在 CT 中表现为切口局部肿胀、脂肪层模糊等改变,CT 增强扫描可更清晰地显示局限性胸膜增厚和/或包裹性积液等征象,脓胸在增强后呈显著强化区及多发、无强化坏死区的相互混合性存在等改变。

(2)食管胸膜瘘:其影像学征象与 BPF 类似,通常须行食管镜检查以明确食管破裂部位。食管 X 射线钡剂造影可显示瘘管的存在,但有时可能遗漏微小瘘管;薄层 CT 及后处理多平面重建图像有助于显示食管与胸膜之间的瘘管影。

(3)单纯气胸:该病表现为胸膜下弧形含气影,其内无支气管血管束结构,脏胸膜向内移位而无增厚,其内侧被推挤的肺组织正常,无支气管瘘管的影像学征象。

2. 食管胸膜瘘

【定义】

食管胸膜瘘(esophagopleural fistula)是全肺切除

术后罕见的并发症,其发生率仅为 0.2%~1.0%,该类瘘管可在术后早期或后期形成。在早期,其可能由手术损伤或术中食管下段血供障碍所致;在后期,其可能与肿瘤复发或食管、支气管残端、周围组织的慢性炎症综合作用有关。在临床上,当较大的瘘管导致引流液中出现食物颗粒时,该病诊断较容易;而较小瘘管的渗漏往往易导致慢性脓胸,且其很难被及时发现、明确诊断。

【征象描述】

(1)X 线表现:X 线平片可显示患侧先前的气-液平面出现降低或重新出现新气-液平面的现象;食管 X 射线钡剂造影多可显示食管与胸膜腔间的较大瘘管,但患者采取立位时可能遗漏较小的瘘管。

(2)CT 表现:薄层 CT 及后处理多平面重建图像有助于显示瘘管征象以及其他相应表现,如液气胸、肺部感染、纵隔感染、肿瘤复发及淋巴结肿大等(图 10-2-36)。

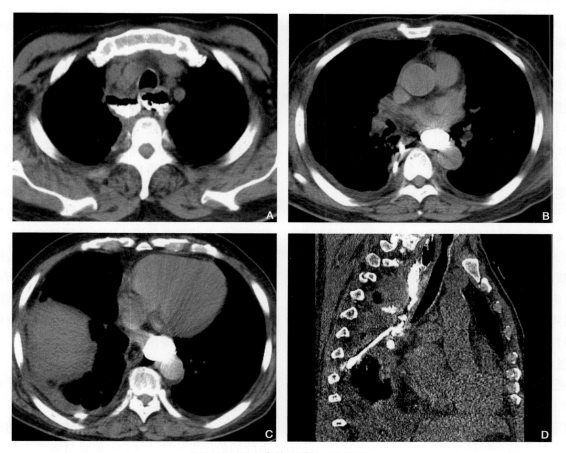

图 10-2-36　食管胸膜瘘 CT 表现

患者男,71 岁,食管癌术后 3 个月,近期出现喘憋、呼吸困难;口服对比剂后行造影 CT 提示食管胸膜瘘。A~C. 不同层面 CT 横轴位纵隔窗图像,示食管走行区可见连续走行的高密度对比剂影,另在右侧纵隔旁与右侧胸膜腔内亦可见连续走行、线条样高密度对比剂影;D. CT 斜矢状位纵隔窗图像,示食管后方线条样对比剂影延续至右侧后下胸膜腔内。

【疾病鉴别】

(1) 支气管-胸膜瘘:其影像学征象与食管胸膜瘘相似,CT 可更加灵敏地显示瘘管的有无,瘘管表现为气道和胸膜间隙之间直接相通的线条状含气影;在通过支气管镜灌注生理盐水时可观察胸壁瘘口处是否有气泡溢出,经胸探查,或在正压通气下以盐水浸泡胸壁瘘口而进行气泡试验,亦可作出明确的诊断。

(2) 气道食管瘘:包括气管食管瘘和支气管食管瘘,使用对比剂行食管造影依旧是诊断气道食管瘘的主要影像学手段。目前多使用碘对比剂以减少可能的并发症或后遗症,但该对比剂滞留时间很短,应熟练操作并捕捉最佳显影时相。此外,薄层 CT 与后处理多平面重建图像有助于显示气管、食管间瘘管的形态及其伴随征象。

3. 全肺切除术后综合征

【定义】

全肺切除术后综合征(postpneumonectomy syndrome,PPS)是一种罕见且难以预测的远期并发症。

该并发症常发生于手术后数月或数年后,多见于老年患者,发生率约为 2%,亦有报道称其在右侧全肺切除术后的妇女、儿童中较多见。其主要特点为胸内主要气道受外力压迫,导致进行性呼吸困难。右侧全肺切除术后,左主支气管可被左侧降主动脉弓拉伸、下压并在左肺动脉之间受到挤压而出现相应症状。其治疗原则主要为纠正移位(如放置生理盐水或硅胶植入物以重新定位纵隔结构等)、减轻或消除气道狭窄等。

【征象描述】

(1) X 线表现:胸部 X 线平片可显示纵隔内大气道、大血管和心脏等结构向患侧的明显移位,还可显示患侧胸廓塌陷及膈肌抬高等改变。

(2) CT 表现:CT 更有助于提示该病的诊断,并且可对气道移位和受压的范围及程度等情况提供较准确的信息,还可客观地显示全肺切除术导致的异常空间结构变化,如纵隔结构及其大血管、支气管的移位,支气管梗阻部位,以及胸膜腔继发性改变等。推荐在呼气相进行 CT 扫描,部分轻微的支气管受压有时仅在吸气相 CT 上难以发现或可能出现漏诊。

【疾病鉴别】

随着先进影像学检查方法的临床应以及疾病的早期发现与及时诊断、治疗，目前 PPS 已越来越少见。根据手术病史和较典型的临床表现作出本病的诊断多不难。但医生须提高对该病的临床认识和对其影像诊断的敏感性，以避免误诊的发生。

4. 支气管吻合口狭窄

【定义】

支气管吻合口狭窄（bronchial anastomotic stenosis）是支气管袖状肺叶切除术后最常见的远期并发症之一，其发生率可达 18%；患者可出现呼吸困难、咳嗽、咳痰及运动耐量降低等临床症状。其发生原因与气道外病变压迫或气道内病变阻塞有关，前者如气道周围血肿、脓肿或淋巴结肿大等，后者包括气道内慢性炎症、肉芽肿、异物，吻合口远端缺血性坏死，继发性感染，以及愈合狭窄等。

【征象描述】

（1）X 线表现：胸部 X 线平片显示支气管狭窄不够灵敏、价值有限，如出现阻塞性肺不张，则可见相应部位体积减小的肺实变影。

（2）CT 表现：CT 有助于显示支气管吻合口狭窄，狭窄明显者可发生阻塞性肺炎、肺不张等改变。如局部支气管狭窄 >70%，且不随吸气或呼气而改变，则其通常被认为是严重的狭窄。CT 后处理重建技术如虚拟支气管镜、多平面重建和最小密度投影均有助于大气道狭窄的位置、程度的判定并可提示相应的诊断。有时，支气管吻合口狭窄也可能继发于反应性纵隔淋巴结肿大。

【疾病鉴别】

（1）吻合口感染：影像学检查对吻合口感染通常欠灵敏或不特异。在 CT 平扫图像上可见吻合口处支气管管壁增厚、管腔不规则和/或软组织致密影；此类病变在增强扫描中可呈明显强化并显示坏死区；同时亦可出现肺部感染等征象。

（2）支气管吻合口肿瘤复发：X 线平片对其不灵敏，CT 为其主要检查方法，但应采取平扫结合增强扫描。此类病变在 CT 图像上表现为吻合口处结节或肿块影，在 CT 增强扫描中可出现较明显、不均匀强化；动态 CT 随访有助于甄别肿瘤复发与吻合口瘢痕影，前者呈不断进展、增大的改变。

（3）气管支气管软化症：是指气道软化及易塌陷性增强，很少见，受累范围多呈弥漫性或限于吻合口处；在 CT 和纤维支气管镜检查中，从吸气至呼气

时的气道管腔缩小 >70%，可诊断该病；亦可表现为月牙形或新月形的气道外观。

（三）肺血管相关远期并发症

1. 肺动脉残端血栓

【定义】

肺动脉残端血栓（pulmonary artery stump thrombosis）是指在全肺切除术或肺叶切除术后的左、右肺动脉或肺叶动脉残端管腔内出现的充盈缺损。以全肺切除术后更常见，其发生率约为 12%，而肺叶切除术后，其发生率仅为 4%，其形成原因可能是肺动脉残端发生血流停滞和湍流而导致原位血栓形成。区分肺栓塞和肺动脉残端血栓具有临床意义，这是因为后者的临床治疗尚存在争议。多数研究表明，该征象多在影像学随访中偶然被发现，属良性病程，血栓多保持稳定或消退；当随访显示肺动脉残端血栓扩大时可考虑抗凝治疗。

【征象描述】

（1）X 线表现：胸部 X 线平片对该并发症的显示和诊断的价值有限。

（2）CT 表现：CT 增强扫描是显示肺动脉残端血栓的最佳影像学方法，此类病变表现为邻近吻合口处肺动脉管腔内的低密度、无强化的充盈缺损影，形态上呈凸缘或凹缘，长度范围不等，该处管腔呈不同程度狭窄（图 10-2-37）。有研究表明，在长达 2 年的随访期间，如未出现肺动脉残端血栓向外扩展，则提示良性自然史。尽管右肺动脉残端较左肺动脉残端长，但两侧血栓的发生率几乎相同。此外，出现肺动脉残端血栓的患者的残端长度多长于无血栓患者。

【疾病鉴别】

（1）肺动脉肿瘤：虽然亦表现为肺动脉腔内充盈缺损影，但多呈膨胀性外凸改变，可呈多发的结节样或肿块状，尤其可出现延迟强化，并且可见其中肿瘤性血管影；在 PET/CT 检查中，肺动脉肿瘤可因高代谢而显影，而血栓无代谢也不显影。在 DWI 上可见肿瘤呈高信号影（图 10-2-38）。

（2）肺血管炎：主要表现为血管壁增厚、管腔不同程度狭窄并可见强化，而与上述肺动脉残端血栓的表现有所不同。

2. 肺静脉残端血栓

【定义】

肺静脉残端血栓（pulmonary vein stump thrombosis）是肺切除术后另一种少见的肺血管相关并发症。其在肺叶切除术后患者中的平均发生率约为 3.6%，

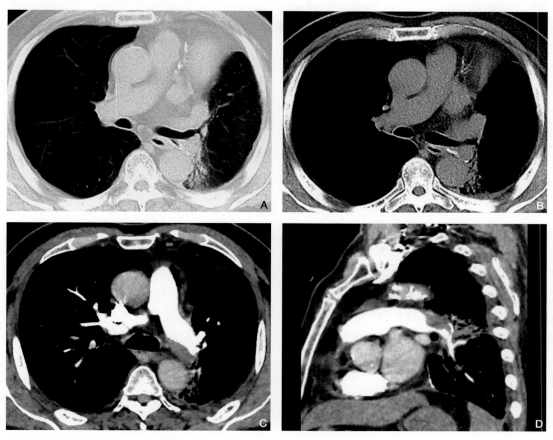

图 10-2-37　肺术后肺动脉残端血栓形成 CT 表现

患者男,71 岁,因左肺下叶肺癌行肺叶切除术后 3 年复查。A、B 分别为 CT 肺窗与纵隔窗图像,示左余肺的肺门旁见斑片状密度增高影,内见支气管充气征;C、D 分别为 CT 增强扫描动脉期的横轴位与矢状位图像,示左侧肺动脉主干管腔内见条片状充盈缺损影,管腔呈不均匀变窄,周围伴斑片状肺实变影。

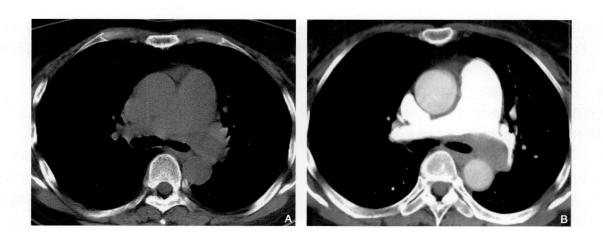

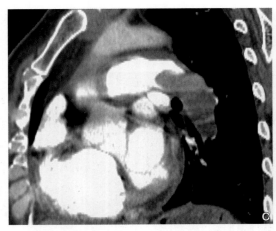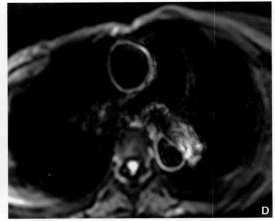

图 10-2-38　肺动脉肉瘤 CT 表现

患者女，57 岁，胸闷、气短 6 个月余。A~C 分别为 CT 平扫纵隔窗图像及 CT 增强扫描动脉期的横轴位与矢状位图像，示左肺动脉腔内见外凸的充盈缺损影，截面大小为 3.9cm×1.5cm，平扫 CT 值为 22Hu，增强后该充盈缺损影出现较明显强化，动脉期 CT 值 78Hu；D. DWI 图像，示左肺动脉主干远段呈条片状高信号影。

但在左肺上叶切除术后患者中的发生率可高达 18%，这可能与左上肺静脉走行相对漫长、血流缓慢、静脉内膜发生变化等因素有关；此外，凝血功能亢进也在该并发症的发生中起到重要作用。在临床上，这些患者通常需接受抗凝治疗。

【征象描述】

（1）X 线表现：胸部 X 线平片诊断价值不大，很少被用于本病的检查。

（2）CT 表现：目前，CT 增强扫描被推荐为发现肺静脉残端血栓和提示其诊断的首选影像学方法，该病主要表现为肺静脉残端内不同大小、形态各异的充盈缺损影，其自身无强化，偶可见左心房外凸。在增强早期应注意将该病与对比剂导致的伪影进行鉴别，应在静脉期或延迟期进行观察和评估，更有助于提高该病诊断的可信度。

【疾病鉴别】

本并发症十分少见。当在 CT 增强扫描的静脉期图像上显示肺静脉残端腔内出现不同大小、形态各异且无强化的充盈缺损影时，多可提示本病诊断，其灵敏度与特异度均较高，故相应的鉴别诊断甚少，在此不予赘述。

（四）其他并发症

1. 肋间肺疝

【定义】

肋间肺疝（intercostalpulmonary hernia）是指肺实质及相应位置胸膜经胸壁缺损或薄弱处向外突出至胸腔以外所形成的异常改变。其原因可与先天性或后天性损伤有关，后者即包括肺部手术等。患者中的大多数无临床症状，少数可在疝出部位出现疼痛；

体检可触及肿物，其大小可随呼吸、咳嗽或瓦尔萨尔瓦动作而变化。对于疝口较小且无症状者无须进行任何干预；若发生肺绞窄、坏死则须进行手术修复，包括网状植入物或肌瓣胸壁缺损重建术等。

【征象描述】

（1）X 线表现：当疝口和疝出物较大时，胸部 X 线平片可显示局部肋骨缺如、肋间隙异常增宽或软组织肿物等，但其对胸廓内肺组织的显示能力有限。

（2）CT 表现：如疝口和疝出物较小，则需要胸部 CT 来显示和评估缺损位置、大小和疝出物的情况。有学者认为，CT 是发现和提示该病诊断的首选和最佳影像学方法，尤其是多平面重建图像，其可从多个方位更好地显示疝出肺组织与胸壁结构的关系（图 10-2-39）。值得强调的是，肺疝是随着呼吸运动而动态变化的，故可采取呼、吸气相 CT 扫描来进行仔细观察，通常，在深吸气末进行 CT 扫描更有助于肺疝的显示。

【疾病鉴别】

（1）局限性气胸：表现为胸膜下的弧形含气影，内侧有受压的肺组织边缘（脏胸膜），在含气影内并无支气管血管束等结构的显示；而肋间肺疝的疝出物是正常的肺组织，其内可见支气管血管束等结构。

（2）局限性皮下气肿：在壁胸膜以外区域散在分布的或局限性的含气影，其与正常肺组织之间没有任何直接联系。

2. 缝线肉芽肿

【定义】

缝线肉芽肿（suture granuloma）也称异物肉芽肿，其是由局部异物（如手术缝合线等）的刺激所导

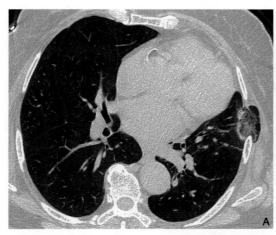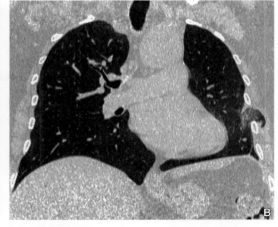

图 10-2-39　肺术后肋间肺疝 CT 表现

患者女,66 岁,左肺腺癌肺叶切除术后 1 年。A、B 分别为 CT 横轴位与冠状位肺窗图像,示左肺体积减小,纵隔左移,左侧横膈升高;左侧第 5~6 肋间隙局部缺如并见肺组织膨出,截面大小为 4.3cm×2.1cm,疝出肺组织内见斑片状密度增高影。

致的围绕异物的反应性增生所形成的结节或肿物。

目前,胸外科已常规采用微创手术对目标肺进行切除,并且直接通过钛合金等材质的闭合器达到切口缝合和止血等目的。该金属材料在人体生理环境中被认为是惰性且相容的;但对部分体质特殊的患者来说,明显的异物反应或分枝杆菌感染可引起较明显的异物肉芽肿改变,病变处可见大量巨噬细胞、异物巨细胞、成纤维细胞和淋巴细胞的聚集。有时,缝线肉芽肿在肺段切除术后患者中较在肺楔形切除术或肺叶切除术后患者中更为常见。有学者认为,局部血流和通气的改变可能是导致肺切除部位炎症或感染的主要原因。

【征象描述】

(1) X 线表现:较明显的术区缝线肉芽肿病灶在胸部 X 线平片上亦可表现为条索影、软组织密度结节或肿块影,但难以据此作出病因诊断。

(2) CT 表现:CT 是直观显示和客观评价该并发症的最灵敏影像学检查方法,也是其定期随访的首选一线影像学检查方法。CT 不仅可显示术后闭合器的

高密度金属影,还可显示肉芽肿病变的结构与累及范围;CT 增强扫描中,肉芽肿可出现轻至中度强化。但有时难以区分肉芽肿或肿瘤复发,须定期随访并密切结合临床其他检查资料从而加以甄别(图 10-2-40)。

(3) PET/CT 表现:尽管 PET/CT 检查有助于评估或提示恶性肿瘤复发,但其在精准区分术后肉芽肿和局部肿瘤复发上的价值也是有限的,这是因为上述两种情况下均可能出现 ^{18}F-FDG 摄取增加;必要时须行经皮穿刺活检病理检查来进一步确诊。

(4) DWI 表现:肉芽肿在 DWI 上显示为高信号,这与水分子弥散受限有关,故 DWI 有助于鉴别肺术后缝线肉芽肿与局部肿瘤复发。有研究表明,DWI 可能较 PET/CT 更有助于肺术后缝线肉芽肿与肿瘤复发的鉴别。

【疾病鉴别】

(1) 缝合口肿瘤复发:CT 的检查价值高于 X 线平片,此类病变可表现为缝合口处结节或类肿块影,在 CT 增强扫描中可出现较明显、欠均匀强化。定期 CT 随访可有助于该病和缝线肉芽肿的鉴别,如

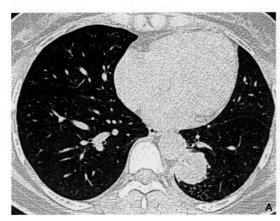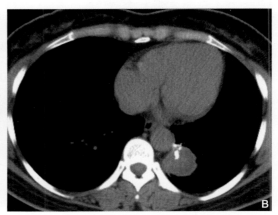

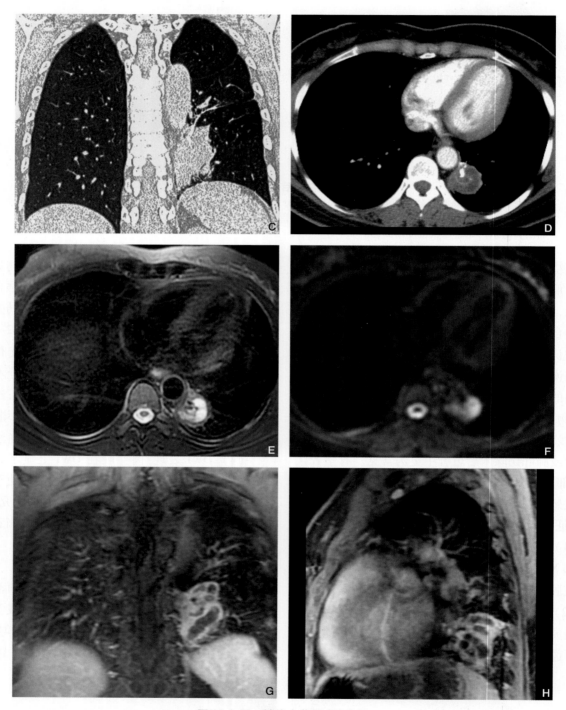

图 10-2-40　缝线肉芽肿 CT 表现

患者女,48 岁,左肺下叶微浸润性腺癌术后 2 年。A~C 分别为 CT 平扫横轴位肺窗、纵隔窗图像与冠状位肺窗图像,示左下肺缝合线处见结节样影,界限清晰,内见高密度缝合线影;D. CT 增强扫描动脉期图像,示结节呈轻度、不均匀边缘性强化;E. T₂WI 图像,示该结节呈欠均匀的高信号影,而缝合线呈条索样低信号影;F. DWI 图像,示结节呈稍高信号;G、H 分别为增强 MRI 冠状位与矢状位图像,示该病灶呈分隔状的多房、环形强化。经穿刺活检病理诊断为"肉芽组织"。

术区强化的结节呈持续性生长多提示肿瘤复发;此外,PET/CT 也有助于两者的鉴别,肿瘤复发多呈更明显的代谢增高。

（2）缝合口感染:由于个体素质与状态不同,故部分患者可在缝合口或术区出现异物反应或继发感染性病变,此类病变可表现为结节状、斑片状实变或磨玻璃影,甚至中央可出现坏死及空洞,如出现相应临床症状及实验室检查结果异常的证据则应考虑缝合口感染的可能;经抗炎治疗后,影像学随诊显示该病变缩小也是重要的佐证(图 10-2-41)。

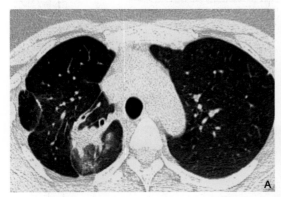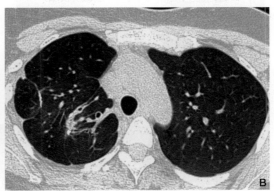

图 10-2-41　缝合口感染 CT 表现

患者女,41 岁,因右肺上叶磨玻璃结节行肺楔形切除术后 2 年,近期突然发热、咳嗽。A. CT 横轴位肺窗图像,示右肺上叶余肺缝合线处见斑片状与索条状致密影,边缘模糊不清伴磨玻璃影;B. 抗炎治疗 20d 后 CT 横轴位肺窗图像,示右肺上叶余肺缝合口处的病变明显缩小、大部分吸收,提示为感染性病变。

3. 纱布瘤

【定义】

纱布瘤(gossypiboma)是指手术时将纱布误留在患者体内并因周围组织包裹及反应性增生而形成的瘤样肿物。既往较常见于腹腔或盆腔手术,目前随着微创手术和规范的精准医疗的开展,发生纱布瘤的机会明显减少。由于纱布无菌,故而纱布瘤也极少引起继发性感染,仅在肿物较大或出现临床症状时可再次实施手术进行治疗。

【征象描述】

（1）X 线表现:当纱布瘤体积较大时,X 线平片可显示相应的较高密度影。

（2）CT 表现:在术后早期,由于医生缺乏认识和经验,纱布瘤可能与肺部感染、脓肿或局部血肿等相混淆,这些病变均可表现为类圆形致密影。CT 检查是描述和提示该病诊断的重要手段,该病的 CT 表现可分为囊性与实性两种表现类型。纱布瘤大小多在 5~13mm 之间,形态上呈圆形或椭圆形,边缘可因具有假纤维包膜或较厚的壁而显示得较为清晰;其内部密度不均,早期者可出现"蜂窝征""飘带征"或可见到折叠、分层状纱布样改变,具有一定特征性;时间足够长者,其边缘可见"钙化性网状外壳征"。CT 增强扫描时可见包膜出现较显著且持续性的强化,而内容物无增强。结合临床手术病史并基于上述影像学表现,多不难作出本病的诊断。

【疾病鉴别】

（1）局部感染或脓肿:影像学上亦可见斑片状或肿块状影,边缘模糊;CT 增强扫描可显示其中坏死、液化的无强化区;若坏死、液化组织被咳出,则可出现厚壁空洞影,有时见气-液平面。临床上多有高热、咳嗽、脓痰及白细胞增多等证据;经抗炎治疗,在动态随访中可出现病灶缩小等改变(图 10-2-42)。

（2）局部肿瘤复发:易发生于术后 2~3 年。如在术后定期 CT 随访观察中发现,术区逐渐出现单发、结节样并逐渐增大的实性阴影,且难以解释为肉芽肿或感染性病变时,应考虑局部恶性肿瘤复发的可能。必要或位置合适时可行穿刺活检进一步病理证实;有时 PET/CT 检查亦可提供重要的鉴别诊断信息。

此外,关于肺切除术后的远期并发症类型及其影像学特征,详见表 10-2-5;关于肺切除术后的远期并发症及须鉴别的相关疾病,详见表 10-2-6。

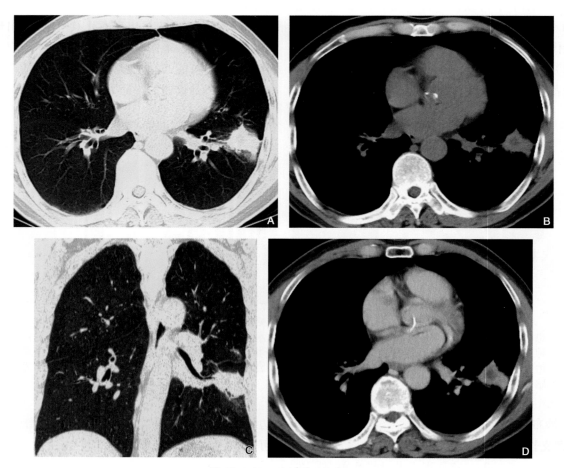

图 10-2-42 肺脓肿 CT 表现

患者男,65 岁,因咳嗽、咯血 2 个月入院,具有长期吸烟史。A～C 分别为 CT 平扫横轴位肺窗、纵隔窗图像与冠状位肺窗图像,示左肺下叶胸膜下见不规则软组织密度肿块影,直径约 3.6cm,边缘呈分叶状伴模糊影,肿块内见小圆形稍低密度影;D. CT 增强扫描静脉期图像,示该肿块呈边缘性显著强化,内部见无强化的坏死区。经手术后病理诊断为"肺脓肿"。

表 10-2-5 肺切除术后远期并发症类型与影像学特征

肺切除术后远期并发症类型		影像学特征
肿瘤术后复发	支气管结扎口肿瘤复发	持续性增大、PET/CT 扫描中摄取增加
	胸膜或胸壁切口复发	软组织密度,明显强化
气道、食管相关远期并发症	迟发性支气管-胸膜瘘	新发、持续或扩大的气胸
	食管胸膜瘘	引流液中出现食物颗粒
	全肺切除术后综合征	主支气管受压
	支气管吻合口狭窄	吻合部位支气管狭窄
肺血管相关远期并发症	肺动脉残端血栓	吻合口处充盈缺损,良性自然史
	肺静脉残端血栓	肺静脉残端充盈缺损
其他远期并发症	肋间肺疝	CT 是首选方法,可见疝口和疝出肺组织
	缝线肉芽肿	缝合线区结节或肿块影,活检证实
	纱布瘤	折叠或分层状的纱布致密影

表 10-2-6　肺切除术后远期并发症及相关的鉴别疾病

肺切除术后远期并发症		相关的鉴别疾病
肿瘤术后复发	支气管结扎口肿瘤复发	缝线肉芽肿 肺脓肿 多原发肺癌
	胸膜或胸壁切口复发	切口感染或脓胸 术后局部胸膜增厚与粘连
气道-食管相关远期并发症	迟发性支气管-胸膜瘘	脓胸 食管胸膜瘘 闭合性气胸
	食管胸膜瘘	支气管-胸膜瘘 气道食管瘘
	全肺切除术后综合征	无
	支气管吻合口狭窄	吻合口感染 支气管吻合口肿瘤复发 气管支气管软化症
肺血管相关远期并发症	肺动脉残端血栓	肺动脉肿瘤 肺血管炎
	肺静脉残端血栓	无
其他并发症	肋间肺疝	局限性气胸 局限性皮下气肿
	缝线肉芽肿	缝合口肿瘤复发 缝合口感染
	纱布瘤	局部感染或脓肿 局部肿瘤复发

（李智勇　伍建林）

第三节　肺术后的余肺代偿与气道改变

一、肺术后的余肺代偿改变

　　了解和认识肺切除术后余肺代偿的功能及其膨胀轨迹改变的规律,有助于术前制订科学化与个性化的肺切除计划。同时,对部分因肺功能差而无法接受手术的患者进行相关肺功能的评价,也可综合评估并帮助其获得手术的机会。因此,科学、准确地评估肺叶/段切除术后余肺代偿的解剖与功能性变化对患者的预后及生活质量也起到了十分重要的作用。

　　目前,肺通气/灌注显像(pulmonary ventilation/perfusion imaging)仍是评估肺功能的主要影像学方法,它可对患者术后的肺功能进行预测和评估。具体方法是让患者经气道吸入一定量放射性气体(如 ^{99m}Tc-DTPA、^{99m}Tc-SC),然后使用 γ 照相机或 SPECT 观察其在肺及支气管内的分布情况而评估肺功能。对肺手术患者,术前在肺通气显像的前位像和后位像上,对于两肺的放射性计数通过勾画感兴趣区(ROI)而进行定量分析。通常将单侧肺分成 3 个相等的矩形 ROI;即上、中、下肺野。通过计算各 ROI 的放射性计数值了解被切除肺(目标肺)和残余肺占全部通气分布的比例,再结合肺功能检查,从而可以相对准确地估测目标肺对整体肺功能的贡献。但目前的肺通气显像方法在评估肺功能上仍存在一定局限性,主要表现在外科是按照肺叶、段来进行手术方案制订的,但通过肺通气显像评估肺功能时的分区是按照上、中、下肺野来划分的,两者的位置是不匹配的,故不能精确地按照手术方案来进行肺功能评估,这可造成术前肺功能评估与术后实际肺功能之间存在误差,从而可增加临床决策的复杂性和难度,因此须探寻更好、更实用的新技术评估方法来对该问题加以解决。

随着薄层 CT 和肺结节三维重建技术的发展与应用,通过肺结节手术计划软件处理,处理后所得图像在术前可很好地展示肺结节与支气管、肺动脉的关系,还可展示其与胸膜间距离,进而可由此评估解剖性肺段切除术的可能性。另外,通过对既往肺叶切除术及解剖性肺段切除术患者术后余肺恢复轨迹的研究,可了解肺段切除术后余肺代偿的情况,因此,其可对外科手术方案的制订和患者预后评估具有一定指导意义。

实际上,肺术后患者的肺功能受多种因素影响,例如切除部位(肺上叶切除或肺下叶切除)、肺气肿严重程度、手术方式(开放式或微创)以及患者术后康复情况等。既往研究普遍认为,肺叶切除术后肺功能丧失的程度与肺切除量成正比,然而近期研究表明,肺叶切除术后余肺功能在术后第 1 年会随着时间的推移而较术前预估明显提高。其原因在于两方面。一方面,对肺叶切除术后患者进行长期观察时发现,其第 1 秒用力呼气量(FEV1)比标准段计数的预测值高 250mL 左右、较术前值降低 8.8% ~ 17.6%,这种 FEV1 与预测值之间的差异可能是由传导气道和肺泡组织之间不成比例的反应所致的,因此,通过 FEV1 评估肺功能可能会导致对术后肺功能丧失的高估;另一方面,虽然术后 FEV1 降低,但肺一氧化碳弥散量($D_L CO$)和最大耗氧量(VO_{2max})并未降低或仅略有降低。因此,深入了解患者术后肺功能情况,对临床医生术前评估患者在术后的余肺代偿实际状况与演变规律同样具有现实指导意义。

肺切除术式的不同可引起术后余肺代偿所发生的轨迹变化亦不同。例如,在开展肺楔形切除术时,由于仅切除部分肺组织,对肺结构总体影响不大,故而其术后残腔主要由邻近肺组织的膨胀而填充;而在全肺切除术后,可发生对侧肺叶的明显代偿性扩张,气管及纵隔明显向患侧移位,以及患侧胸腔积液、膈肌抬高、胸廓缩小、肋间隙变窄等一系列改变,以填充全肺切除术后遗留的空间。目前,肺叶切除术是肺切除的标准术式,而肺段切除术是针对磨玻璃结节及亚实性结节采取的一种特殊术式,故本节主要针对肺叶切除术及肺段切除术的术后恢复轨迹及其表现阐述如下。

(一) 肺叶切除术后的余肺代偿轨迹

在肺叶切除术后,既往研究对余肺代偿轨迹的变化通常采用胸部 X 线平片进行观察,以了解余肺等相关结构发生改变的情况,但其影像的重叠性和密度分辨力低等不足限制了其临床广泛应用。目前,薄层 CT 的广泛应用以及强大的后处理技术(如三维重建等)可以更加直观、形象、准确地显示肺切除术后的胸腔及余肺结构发生变化的详细情况,这些技术已成为肺切除术后定期随访的常规影像学方法。

1. 左肺上叶切除术后 左肺上叶体积较大,其被切除所导致的余肺代偿恢复的轨迹呈如下改变,即左肺下叶上移,左侧横膈抬高,右肺上、中及下叶可发生代偿性扩张并向左侧胸腔移位(图 10-3-1,彩图见文末彩插)。

2. 右肺上叶切除术后 因较大体积的右肺上叶被切除而缺如,故右肺中叶及下叶出现明显扩张、膨胀,其中,右肺中叶填充术前的上叶尖段(S I)和前段(S III)前部的残腔;而右肺下叶扩张至术前的

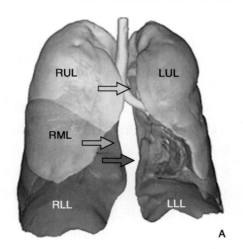
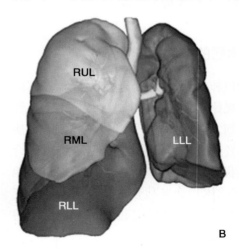

图 10-3-1 左肺上叶切除术前、后 CT 表现

A、B 分别为左肺上叶切除术前、后的 CT 三维重建图像,术后 CT 三维重建图像(B)示左肺上叶缺如,左肺下叶上移,左侧横膈明显抬高;右肺各叶均发生不同程度代偿性扩张并向左侧胸腔移位。RUL:右肺上叶;RML:右肺中叶;RLL:右肺下叶;LUL:左肺上叶;LLL:左肺下叶。

上叶尖段（SⅠ）和后段（SⅡ）后部的残腔（图10-3-2，彩图见文末彩插）。

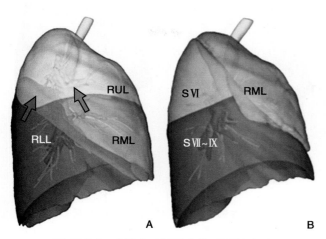

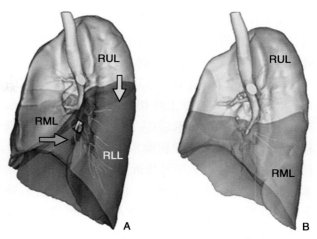

图 10-3-3　右肺下叶切除术前、后 CT 表现

A、B 分别为右肺下叶切除术前、后的 CT 三维重建图像，示术后右肺下叶缺如，右肺上叶向下代偿性扩张，以填充术前的下叶上段（SⅥ）残腔；而右肺中叶发生明显代偿性膨胀并向后扩张，以填充术前下叶各个底段（SⅦ~SⅩ）的残腔。

图 10-3-2　右肺上叶切除术前、后 CT 表现

A、B 分别为右肺上叶切除术前、后的 CT 三维重建图像，示术后右肺上叶缺如，右肺中、下叶明显扩张和膨胀，其中的右肺中叶填充术前上叶尖段（SⅠ）和前段（SⅢ）前部的残腔；右肺下叶扩张至术前上叶尖段（SⅠ）和后段（SⅡ）后部的残腔。

3. 右肺中叶切除术后　右肺中叶的体积较小，且处于右肺上叶与下叶的中前部位置；当其被切除后，余肺的膨胀代偿轨迹为，右肺上叶前段沿身体矢状轴向下移位，而右肺下叶前、内侧底段向前上扩张。

4. 右肺下叶切除术后　右肺下叶体积大致占右肺全部体积的 50%。当实施该肺叶切除术后，右肺上叶向下扩张和膨胀，主要填充术前下叶上段（SⅥ）残腔；而右肺中叶明显向后扩张、膨胀，填充术前下叶各底段（SⅦ~SⅩ）所占据的空间残腔（图 10-3-3，彩图见文末彩插）。

5. 左肺下叶切除术后　左肺下叶体积约占左

肺的 60%，当其被切除之后，左肺上叶向下移位并沿身体长轴的逆时针方向明显扩张、膨胀加以代偿，纵隔结构也向左侧胸腔移位，左侧横膈前部抬高；同时，右肺也发生一定代偿（图 10-3-4，彩图见文末彩插）。

综上所述，不同肺叶被切除之后，其残留空腔将由邻近剩余余肺叶、肺段通过膨胀、扩张、旋转移位等改变来进行填充和代偿。肺切除术后的基本余肺代偿恢复的轨迹规律如下。①左肺上叶切除术后，左肺下叶填充，纵隔移位明显。②左肺下叶切除术后，左肺上叶填充，纵隔移位较小。③右肺上叶切除术后，右肺中叶及下叶上段填充，纵隔移位。④右肺下叶切除术后，右肺上叶向后下扩张，而右肺中叶向后下填充更大空间，故中叶代偿能力颇强；尽管右肺中叶体积很小，但其在右肺下叶切除术后的代偿过程

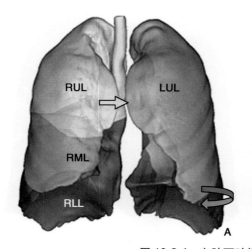

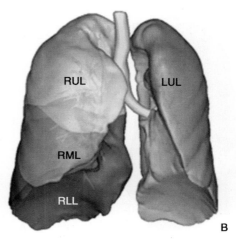

图 10-3-4　左肺下叶切除术前、后 CT 表现

A、B 分别为左肺下叶切除术前、后的 CT 三维重建图像，示术后左肺下叶缺如，致使左肺上叶向下移位并沿体长轴扩张、膨胀，纵隔向左侧胸腔移位，左侧横膈前部抬高。

中起重要作用,因此在临床上和手术中保护右肺中叶具有十分重要的意义。⑤右肺中叶切除术后,右肺上叶前段向下移位,下叶前、内侧底段向前上扩张。

既往的比较研究结果与笔者在临床上观察到的规律基本一致,即右肺上叶切除术后的横膈抬高幅度大于右肺下叶切除术后;左肺上叶切除术后纵隔移位程度大于左肺下叶切除术后。据测算,肺上叶切除术后的肺容积丢失可接近20%,而肺下叶切除术后的肺容积丢失不足6%。值得强调的是,右肺下叶切除术后的中叶扩张容量大于上叶,甚至右肺下叶切除术后中叶的有效肺容积增幅大于上叶和左肺之和。总之,充分熟悉和掌握上述余肺的膨胀、代偿和移位轨迹的规律,将有助于放射科医生针对肺叶切除术后患者CT复查的表现进行客观的分析并作出正确的判断。

（二）肺段切除术后的余肺代偿轨迹

肺段切除术具有严格的适应证,开展此类手术前应综合考虑肺癌病灶的大小、CT表现、病理亚型和肿瘤位置等多维度信息和资料。根据《中华医学会肺癌临床诊疗指南（2023版）》推荐,对于直径≤2cm,含GGO成分或者肿瘤体积倍增时间≥400d的早期肺癌可行意向性肺段切除术。它既可以达到切除病灶的目的,又可以最大程度地保留肺功能。

1. 左肺各段切除术后的改变

（1）左肺上叶尖后段（SⅠ+SⅡ）切除术后:左肺下叶向上扩张,下叶上段（SⅥ）向上扩张并填充残腔后部,而上叶前段（SⅢ）和舌段（SⅣ+SⅤ）沿身体冠状轴顺时针移位（图10-3-5,彩图见文末彩插）。

（2）左肺上叶前段（SⅢ）切除术后:左肺下叶向上、向前进行代偿性扩张,而左肺上叶剩余部分向

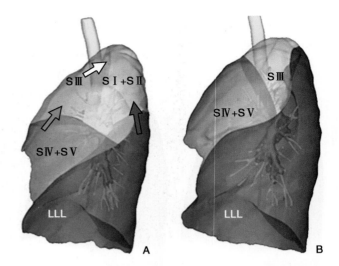

图 10-3-5　左肺上叶 SⅠ+SⅡ 切除术前、后 CT 表现
A、B 分别为左肺上叶尖后段（SⅠ+SⅡ）切除术前、后的CT三维重建图像,示术后左肺下叶向上扩张,下叶上段（SⅥ）向上扩张并填充残腔后部,上叶前段（SⅢ）和舌段（SⅣ+SⅤ）沿身体冠状轴顺时针移位。

前移位,由上叶尖后段（SⅠ+SⅡ）和舌段（SⅣ+SⅤ）共同来填充残腔（图10-3-6,彩图见文末彩插）。

（3）左肺上叶尖后段和前段（SⅠ+SⅡ+SⅢ）联合切除术后:纵隔向左侧胸腔移位,左肺下叶上段（SⅥ）填充肺尖处残腔,上叶舌段（SⅣ+SⅤ）向前上方移位（图10-3-7,彩图见文末彩插）。

（4）左肺上叶上舌段与下舌段（SⅣ+SⅤ）联合切除术后:主要由左肺下叶各段向前代偿性扩张以填充相应的残腔（图10-3-8,彩图见文末彩插）。

（5）左肺下叶上段（SⅥ）切除术后:纵隔略向左侧胸腔移位,左肺上叶尖后段（SⅠ+SⅡ）向下代偿性扩张,上叶舌段（SⅣ+SⅤ）向后扩张、膨胀,与下叶后底段（SⅩ）共同填充残腔（图10-3-9,彩图见文末彩插）。

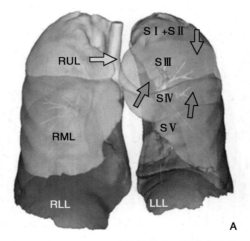
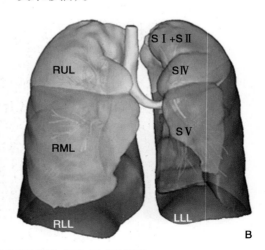

图 10-3-6　左肺上叶前段（SⅢ）切除术前、后 CT 表现
A、B 分别为左肺上叶前段（SⅢ）切除术前、后的CT三维重建图像,示术后左肺下叶向上、向前扩张,左肺上叶剩余部分向前移位,其中上叶尖后段（SⅠ+SⅡ）和舌段（SⅣ+SⅤ）共同填充残腔。

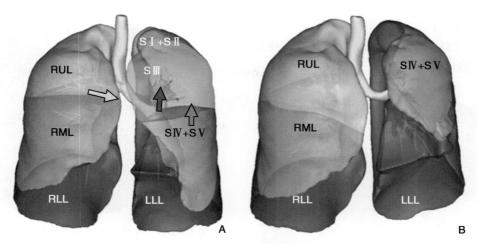

图 10-3-7　左肺上叶尖后段和前段联合切除术前、后 CT 表现
A、B 分别为左肺上叶 S I +S II +S III 联合切除术前、后的 CT 三维重建图像,示术后纵隔向左侧胸腔移位,左肺下叶上段(S VI)填充肺尖处残腔,而上叶舌段(S IV +S V)也向前上方移位、填充残腔。

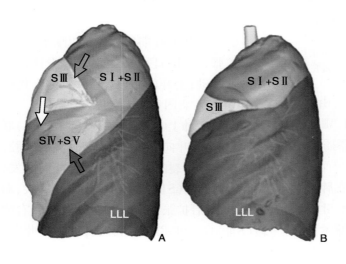

图 10-3-8　左肺上叶 S IV+S V 联合切除术前、后 CT 表现
A、B 分别为左肺上叶上舌段与下舌段联合切除术前、后的 CT 三维重建图像,示术后由左肺下叶各段向前扩张、膨胀以代偿和填充相应的残腔。

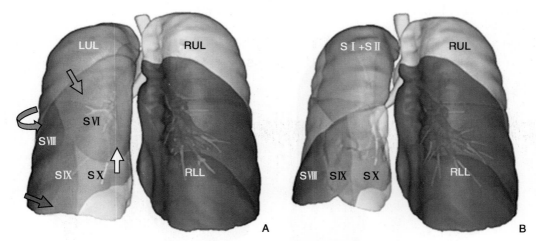

图 10-3-9　左肺下叶 S VI 切除术前、后 CT 表现
左肺下叶 S VI 切除术前(A)和术后(B)CT 三维重建图像对照显示:纵隔略向左侧胸腔移位,左肺上叶尖后段(S I +S II)向下扩张,上叶舌段(S IV +S V)向后扩张,与下叶后底段(S X)共同填充残腔。

（6）左肺下叶前底段（SⅧ）切除术后：主要由左肺上叶向下、向后代偿性扩张，部分由上叶舌段（SⅣ+SⅤ）和下叶外侧底段（SⅨ）扩张以填充残腔（图10-3-10，彩图见文末彩插）。

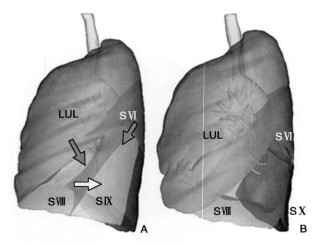

图10-3-11 左肺下叶外侧底段切除术前、后CT表现
A、B分别为左肺下叶外侧底段（SⅨ）切除术前、后的CT三维重建图像，示术后由左肺上叶向下、向后代偿性扩张，下叶邻近的各底段（SⅦ、Ⅷ、Ⅹ）亦发生扩张以填充残腔。

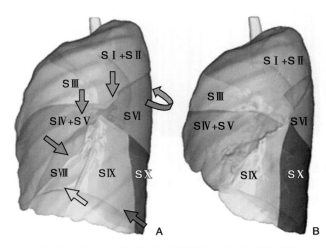

图10-3-10 左肺下叶前底段切除术前、后CT表现
A、B分别为左肺下叶前底段（SⅧ）切除术前、后的CT三维重建图像，示术后由左肺上叶向下、向后代偿性扩张，部分上叶舌段（SⅣ+SⅤ）和下叶外侧底段（SⅨ）膨胀以填充残腔。

（7）左肺下叶外侧底段（SⅨ）切除术后：由左肺上叶向下、向后扩张，下叶邻近各底段（SⅦ、Ⅷ、Ⅹ）亦扩张以填充残腔（图10-3-11，彩图见文末彩插）。

2. 右肺各段切除术后的改变

（1）右肺上叶尖段（SⅠ）切除术后：右肺下叶向上扩张，而右肺中叶向后上扩张，右肺上叶后段（SⅡ）和前段（SⅢ）亦代偿性扩张以填充原术前尖段处残腔（图10-3-12，彩图见文末彩插）。

（2）右肺上叶后段（SⅡ）切除术后：通过右肺中叶和下叶的扩张进行代偿，而实际上术后的残腔主要由下叶上段（SⅥ）扩张以填充（图10-3-13，彩图见文末彩插）。

（3）右肺上叶前段（SⅢ）切除术后：右肺中叶向上扩张，上叶后段（SⅡ）沿垂直身体长轴的方向逆时针移动；上叶的尖段（SⅠ）也向下代偿性扩张（图10-3-14，彩图见文末彩插）。

（4）右肺上叶尖段和后段（SⅠ+SⅡ）联合切除术后：右肺下叶向上扩张，填充肺尖的残腔，具体轨迹取决于叶间裂的发育状态。①叶间裂发育良好：右肺上叶前段（SⅢ）向上扩张，占据肺尖，而右肺中叶向上、向后扩张；②叶间裂发育不良：右肺上叶前段（SⅢ）向上扩张，占据肺尖，右肺中叶向上、向后扩张，右肺中叶外侧段（SⅣ）向上扩张、填充肺尖，右肺上叶前段（SⅢ）也向上方移位（图10-3-15，彩图见文末彩插）。

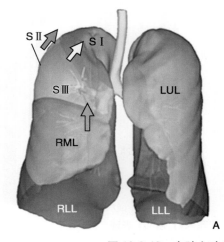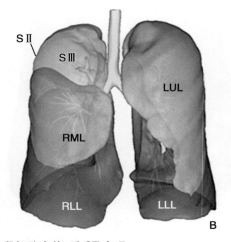

图10-3-12 右肺上叶尖段切除术前、后CT表现
A、B分别为右肺上叶尖段（SⅠ）切除术前、后的CT三维重建图像，示术后右肺下叶向上扩张，右肺中叶亦向后上代偿性扩张；而右肺上叶后段（SⅡ）和前段（SⅢ）均发生代偿性扩张以填充原术前尖段处的残腔。

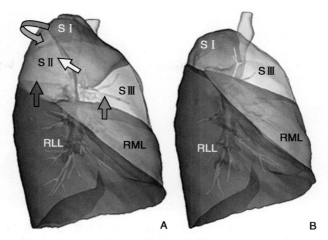

图 10-3-13　右肺上叶后段（SⅡ）切除术前、后 CT 表现

A、B 分别为右肺上叶后段（SⅡ）切除术前、后的 CT 三维重建图像，示术后右肺中叶和下叶发生较明显的代偿性扩张，但术后残腔主要由下叶的上段（SⅥ）进行填充。

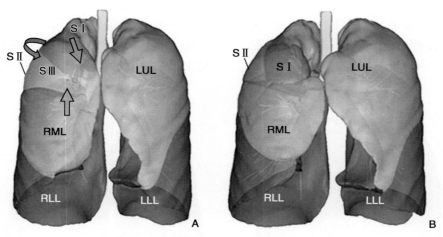

图 10-3-14　右肺上叶前段切除术前、后 CT 表现

A、B 分别为右肺上叶前段（SⅢ）切除术前、后的 CT 三维重建图像，示术后右肺中叶向上扩张，上叶后段（SⅡ）沿垂直身体长轴的方向逆时针移动，上叶尖段（SⅠ）亦向下代偿性扩张。

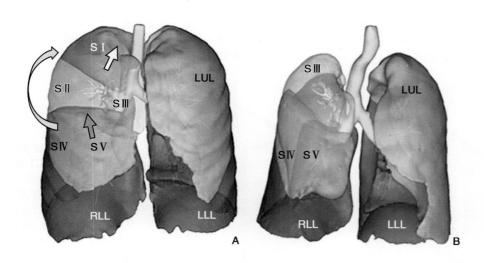

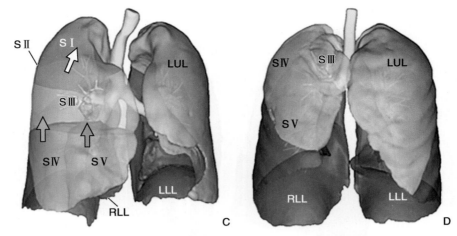

图 10-3-15 右肺上叶尖段和后段联合切除术前、后 CT 表现

A、B. 叶间裂发育良好的手术前、后 CT 三维重建图像,示术后右肺上叶前段(SⅢ)向上扩张、填充肺尖,右肺中叶向上、向后扩张;C、D. 叶间裂发育不良的手术前、后 CT 三维重建图像,示术后右肺上叶前段(SⅢ)向上扩张、充填肺尖,右肺中叶向上、向后扩张,右肺中叶外侧段(SⅣ)向上扩张、填充肺尖,右肺上叶前段(SⅢ)也向上方移位。

(5)右肺下叶上段(SⅥ)切除术后:纵隔略向右侧胸腔移位,右肺上叶向下扩张、填充残腔,右肺中叶向后代偿性扩张(图 10-3-16,彩图见文末彩插)。

(6)右肺下叶内侧底段(SⅦ)切除术后:由右肺中叶向后代偿性扩张,下叶外侧底段、后底段(SⅨ、SⅩ)亦向前扩张、填充残腔(图 10-3-17,彩图见文末彩插)。

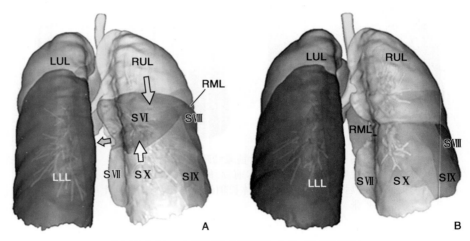

图 10-3-16 右肺下叶上段切除术前、后 CT 表现

A、B 分别为右肺下叶上段(SⅥ)切除术前、后 CT 三维重建图像,示术后纵隔略向右侧胸腔移位,右肺上叶向下扩张、填充残腔,右肺中叶亦向后代偿性扩张。

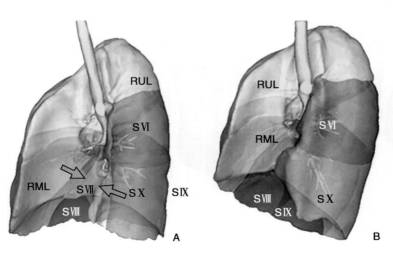

图 10-3-17 右肺下叶内侧底段切除术前、后 CT 表现

A、B 分别为右肺下叶内侧底段(SⅦ)切除术前、后 CT 三维重建图像,示术后由右肺中叶向后代偿性扩张,右肺下叶外侧底段、后底段(SⅨ、SⅩ)亦向前扩张、填充残腔。

（7）右肺下叶前底段（SⅧ）切除术后：右肺上叶和中叶向下、向后代偿性扩张，而下叶的外侧底段、后底段（SⅨ、SⅩ）向前移位、填充残腔（图10-3-18，彩图见文末彩插）。

（8）右肺下叶后底段（SⅩ）切除术后：由右肺上叶和中叶向下、向后代偿性扩张，而部分下叶的前、外侧底段（SⅧ、SⅨ）代偿性地填充残腔（图10-3-19，彩图见文末彩插）。

（9）右肺下叶外侧底段、后底段（SⅨ+SⅩ）联合切除术后：右肺上叶和中叶向下、向后代偿性扩张，并且由下叶的内侧底段、前底段（SⅦ、Ⅷ）向后移位以填充残腔（图10-3-20，彩图见文末彩插）。

综上所述，左肺上叶尖后段切除术后，由左肺下叶上段填充残腔；右肺上叶后段切除术后，由右肺下叶上段填充残腔；其余上叶肺段切除术后均由相邻肺段扩张以填充残腔。而左肺上叶舌段、右肺下叶上段切除术后，由左肺上叶尖后段、右肺上叶后段扩张以填充残腔。除此以外，其余肺下叶肺段切除术后均由相邻肺段进行代偿性填充。由此可见，下叶上段在上

叶尖后段、后段切除术后的代偿过程中起着重要作用；因此，在临床上或手术中应注意保护下叶上段，其在术后代偿和填充过程中具有十分重要的作用。

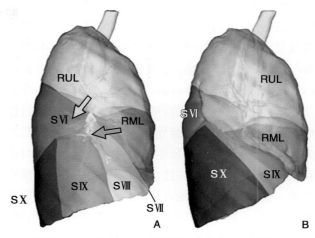

图 10-3-18　右肺下叶前底段切除术前、后 CT 表现
A、B 分别为右肺下叶前底段（SⅧ）切除术前、后 CT 三维重建图像，示术后右肺上叶和中叶均向下、向后代偿性扩张，而下叶的外侧底段、后底段（SⅨ、SⅩ）向前移位、填充残腔。

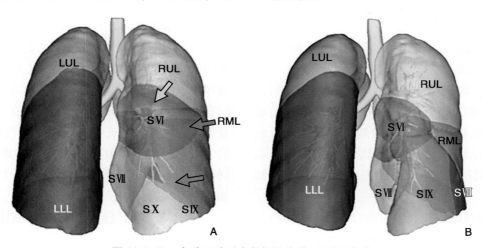

图 10-3-19　右肺下叶后底段切除术前、后 CT 表现
A、B 分别为右肺下叶后底段（SⅩ）切除术前、后 CT 三维重建图像，示术后由右肺上叶和中叶向下、向后代偿性扩张，而部分下叶的前、外侧底段（SⅧ、SⅨ）代偿性地填充残腔。

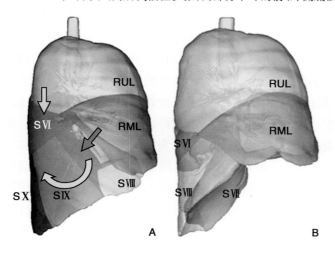

图 10-3-20　右肺下叶外侧底段、后底段联合切除术前、后 CT 表现
A、B 分别为右肺下叶外侧底段、后底段（SⅨ+SⅩ）联合切除术前、后 CT 三维重建图像，示术后由右肺上叶和中叶向下、向后代偿性扩张，而下叶的内侧底段、前底段（SⅦ、Ⅷ）向后移位以填充残腔。

（史景云）

二、肺术后的气道适应性改变

随着 CT 设备的普及以及薄层扫描技术与 AI 辅助诊断软件的逐渐应用，各种肺结节的检出率不断攀升，这些技术与设备的应用也促进了早期肺癌的发现与诊断，并且推进了现代胸外科微创技术的进步与临床应用。目前，通过电视辅助胸腔镜手术（video-assisted thoracoscopic surgery，VATS）进行肺切除术已成为肺癌常规的微创治疗方法之一。目标病变肺组织的切除可能导致术后部分肺功能的丧失，其程度不仅与切除肺组织的体积成比例，同时也和剩余肺及气道的适应性重塑与功能的代偿性修复有关。除剩余肺组织的有效代偿性膨胀和移位填充外，肺术后实际上也伴随着相应气道的位置、角度、形态与功能等多方面的适应性变化，而后者恰恰与患者术后恢复期间的呼吸道症状息息相关。

（一）肺术后的支气管形态改变

1. **支气管变形** 支气管变形（bronchial deformation）是指肺切除术后由于纵隔、横膈及剩余肺组织发生的代偿性移位、扩张和适应性重塑等复杂变化，而自然发生的残余支气管解剖形态上的扭曲变形。术后支气管的扭曲变形通常易发生于单侧肺上叶切除术后的患者；其可能的机制为，肺上叶切除术后由下叶肺组织膨胀并向上移位以填补空隙。通常情况下，肺上叶切除术后的上端胸膜腔再填充机制可包括以下 4 方面：①剩余肺组织的代偿性膨胀；②纵隔结构向术侧移位；③同侧胸廓肋间隙变窄；④同侧膈肌明显抬高。

2. **支气管扭曲** 支气管扭曲（bronchial kink）是肺切除术后剩余支气管树变形中较常见的特殊表现形式。尽管支气管变形不一定伴有扭曲，但支气管扭曲通常伴随其变形。有研究对肺癌患者行单侧肺上叶切除术后的气道改变进行观察后发现，约 41% 患者发生了不同程度的支气管扭曲（以右肺中叶支气管多见），并且认为其与术后患者长期咳嗽及呼吸困难存在直接联系。同时，支气管扭曲也是术后患者肺功能下降的原因之一，但目前针对肺叶切除术后支气管扭曲机制和临床意义的研究相对较少。

3. **支气管角度异常** 支气管角度异常系指在肺切除术后伴随着剩余支气管的扭曲变形而发生的相应支气管角度的异常改变，既可扩大，亦可缩小，往往可导致不同程度的支气管狭窄或阻塞。针对右肺上叶切除术后改变的研究发现，该术式常常易导致右肺中叶支气管发生扭曲变形、移位及角度异常；

其可能机制是剩余肺组织发生的被动性移位及体积变化，引起右肺中叶和左肺体积的增大，进而引起右肺中叶支气管发生明显的向后外侧移位，最终可导致主支气管与右侧中间段支气管之间的夹角变小。

4. **支气管管口变形** 肺上叶切除术后的剩余支气管形态上的扭曲变形及分支角度的异常变化，势必导致相应支气管管腔形态（横截面）的异常改变。例如，有研究针对右肺上叶切除术后的气道改变进行观察，发现右肺中叶支气管管口出现了弯曲、变形，其管腔的截面形态有时呈圆形，有时呈异常形态，主要可表现为以下 4 种组合：①右肺上叶切除术前、术后均为圆形；②术前呈圆形、术后发生变形；③术前、术后均为半圆形；④术前为半圆形、术后发生变形。右肺中叶支气管管口在术前呈半圆形，而在上叶切除术后发生形态的异常改变是最常出现的组合形式，该类患者的术后康复过程应引起注意。

5. **支气管软化** 支气管软化（bronchomalacia）也是单侧肺上叶切除术后伴随支气管变形而出现的一种较少见的气道改变表现形式。如肺上叶切除术后患者出现较长时期的无法解释的呼吸困难，则应考虑到该种气道异常的可能，尤其是伴有 COPD 等基础疾病的老年男性患者；可通过支气管镜检查和/或呼、吸气相 CT 扫描进行判断，前者多可显示呼气时右侧支气管管腔塌陷，而吸气时支气管形态则恢复正常；对于后者，支气管软化表现为呼气相图像上的气道管腔塌陷 ≥70%，此时即可考虑本病的诊断，同时，本病多伴随相应气道管腔形态上的异常改变，如月牙形、新月形或"皱眉征"等。

（二）肺术后气道改变的征象描述

胸部 X 线平片与 CT 检查是肺术后常用的影像学检查方法。在术后的近期通常使用 X 线平片进行观察，随后的复查多以 CT 检查为主，必要时辅以 CT 增强扫描以鉴别是否出现局部肿瘤复发或转移等改变。在对余肺的支气管树进行评估时应注意使用薄层 CT 及冠、矢状位后处理重建图像进行观察。在肺切除术后的影像学检查随访中，主要征象表述包括以下几方面。①被切除的病变肺组织的缺如，其范围依据不同术式可表现为局部楔形、肺段、肺叶或单侧全肺等。②如为肺楔形切除术则在切口缝合处、如为肺叶切除术则在其肺门区可见到术后的高密度金属夹影或缝线影。③在肺楔形切除术后的切口局部可见剩余肺组织的纤维化或瘢痕改变，邻近胸膜可出现粘连、肥厚与牵拉改变。④患侧肺门区多可见支气管结构的异常改变，尤以肺叶切除术后的改变更加明显,可出现剩余气道的角度缩小或开大、扭曲变形、管腔狭窄等征象。⑤由患侧术后局部肺组织缺如而引起的胸腔内肺组织体积较小可导致纵隔移位、横膈升高及胸廓不同程度塌陷等。

此外,对于各肺叶切除术后可能的气道改变的影像学复查中,应着重观察和评估剩余气道的形态学异常改变,尤其是在两肺上叶切除术后,此类患者的影像学检查中更易显示出术侧肺门区剩余气道的异常表现,并且这些异常表现通常与患者术后咳嗽、呼吸困难等呼吸系统的症状密切相关。其可能的机制为,当肺上叶被切除后,剩余肺叶(下叶、中叶)的代偿性膨胀及上升移位,通常可导致相应肺叶的扭转和支气管的多种变形,例如剩余支气管的扭曲、角度异常、管腔狭窄和/或阻塞等异常改变。上述的剩余支气管的异常改变可通过横轴位的 CT 薄层扫描、冠状位重建图像、支气管树重建图像或纤维支气管镜等检查被发现和显示出来;如

伴有明显的胸部整体结构的异常变化或由剩余支气管局部或完全性闭塞所导致的阻塞性肺不张等改变,则这些改变可在胸部 X 线平片上有所体现。总之,上述主要征象描述(X 线平片与 CT)如图 10-3-21～图 10-3-23 所示。

(1) 两侧肺门影显示呈非对称性改变并向术侧移位;多在该肺门区可见术后高密度缝线影或金属夹影,有时可见术后改变呈软组织密度影。

(2) 在术侧肺门区的软组织密度影内多可见剩余支气管形态的异常改变,如扭曲、狭窄、角度异常等,尤以 CT 冠状位重建图像和支气管树重建图像显示更为清晰。

(3) 伴随着气道的各种异常改变,剩余肺动脉系统也从正常位置发生移位,CT 增强扫描与 CTA 对其显示更加灵敏和准确,如显示剩余的肺动脉影自肺门处向外侧、向上移位,则可提示存在肺叶扭转的可能。

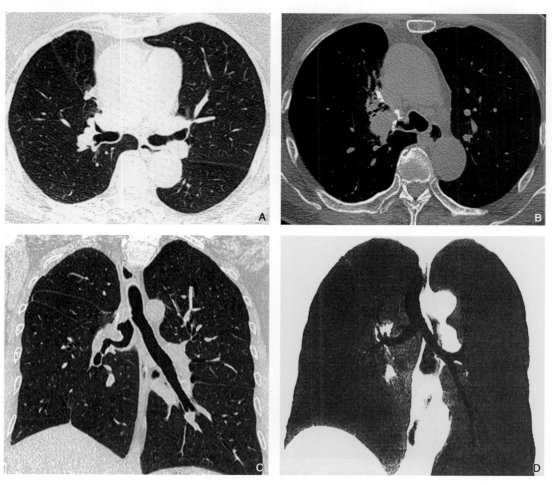

图 10-3-21 右肺上叶切除术后 CT 表现

A、B 分别为 CT 横轴位肺窗与纵隔窗图像,示右肺门区阴影增大呈术后改变并见金属夹影,右肺中叶支气管管腔狭窄、夹角缩小;C、D 分别为 CT 冠状位重建图像与最小密度投影(MinIP)图像,示右肺中间段支气管管腔内见结节样凸起,可能与支气管扭曲变形及瘢痕形成有关,并且可见其与下叶支气管夹角变小,气管向右侧偏曲、移位(D)。

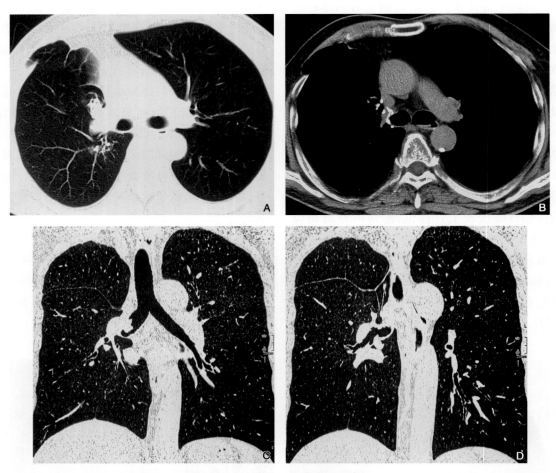

图 10-3-22　右肺上叶切除术后 CT 表现

A、B 分别为 CT 横轴位肺窗与纵隔窗图像,示右肺上叶缺如,右肺门区阴影增大呈术后改变并见高密度金属夹影,右前侧胸壁处可见局部肺组织向外疝出改变;C、D 分别为不同层面 CT 冠状位重建图像,示右肺中间段支气管管腔内见结节样凸起,可能与支气管扭曲变形及瘢痕形成有关,右肺门区可见剩余支气管的扭曲、变形及狭窄改变(D)。

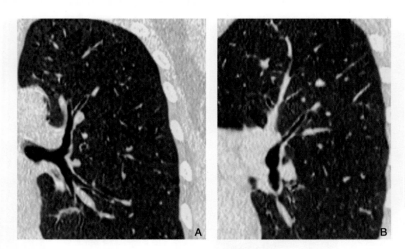

图 10-3-23　左肺下叶切除术后 CT 表现

A、B 分别为不同层面 CT 冠状位肺窗图像,示左肺下叶缺如,左肺上叶代偿性膨胀并向下移位,致使肺门区剩余的左肺上叶支气管与左肺小舌支气管之间的夹角明显开大。

（4）当剩余支气管发生较明显的扭曲、狭窄时，其所属肺组织可在代偿性膨胀的基础上因气道不全阻塞而发生阻塞性肺气肿（影像学征象为肺野透亮度增高）；如气道完全闭塞则出现阻塞性肺不张，其影像学征象为肺叶体积缩小、密度增高，周围结构呈向心性塌陷。

（三）肺术后气道的流体动力学

肺切除术后，医生不仅应观察和分析患者剩余肺组织结构的适应性变化，还要关注和评估其肺功能的变化，肺功能的变化也是判定肺术后是否发生严重并发症的重要指标之一。传统的肺功能检查依然是临床上常用且视为"金标准"的手段，但其存在一定局限性，且不能定向检测某特定肺组织的通气状况，亦无法检测余肺支气管细微结构的变化及定量检测气流动力学信息等指标。近些年，随着CT大数据、计算机与人工智能技术的快速发展，基于胸部CT影像的计算流体动力学（computational fluid dynamics，CFD）不断成熟并逐渐被尝试应用于临床应用、研究。它不仅可对气道内空气流动状态进行模拟仿真，还可利用CT扫描大数据提取支气管树的特定结构模型，并且能定量获取支气管内部空气流动的相关参数，从而实现分析、评估支气管结构和通气功能等目标，但目前将该方法应用于单肺叶切除术后余肺气道结构与流体动力学改变规律及其与患者临床症状康复的相关性的研究尚少见。

笔者团队基于肺部CT大数据并应用CFD方法，针对通过VATS行左或右侧单肺叶切除术后患者的气道结构及流体动力学适应性变化进行了探索与研究。本团队收集了符合标准且经VATS行左侧、右侧肺上叶切除术的患者（各30例）术前2周和术后3个月、6个月的薄层CT数据资料。本团队利用CFD技术先获得患者支气管树的结构图并测量有关特征参数，其中对左肺上叶切除者测量其3个时间节点的气管与左主支气管夹角以及左肺下叶支气管截面积；对右肺上叶切除者测量3个时间节点的气管与右肺中间段支气管夹角、右肺中叶支气管与中间段支气管夹角、右肺中间段支气管截面积以及右肺中叶支气管截面积。同时，本团队还针对上述支气管树模型进行了流体动力学仿真分析并测量了3个时间节点的流体动力学参数，包括支气管树平均壁面压力（wall pressure，WP）、平均空气流速（velocity）及支气管树末端对于气管入口的平均压降（pressure drop，PD）。

1. 肺上叶切除术后剩余气道流体动力学参数变化 研究显示，基于肺上叶切除术患者术前2周及术后3个月、6个月的CT数据所构建的支气管树流体动力学参数（如气管树的平均壁面压力、平均空气流速和对于气管入口的平均压降等）均在手术后发生不同程度的异常变化，主要表现为数值的增大，并且在术后3个月时均较术前出现了明显变化（图10-3-24，彩图见文末彩插），而在术后6个月时较术后3个月变化不明显；上述结果表明，在肺上叶切除术后的3个月时（短期内），剩余支气管树结构与功能即发生了明显的重构与适应性变化，而其在术后6个月时则基本趋于稳定。引起气道流体动力学指标增高的可能原因，一是由于

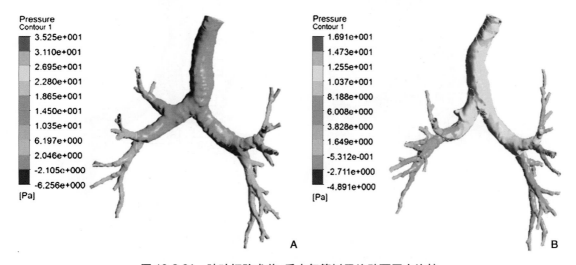

图10-3-24　肺叶切除术前、后支气管树平均壁面压力比较
A、B分别为利用CFD技术构建的右肺上叶切除术前、后（3个月）支气管树结构及功能参数图（平均壁面压力：WP图），示右肺上叶支气管缺如，术后的WP相关参数值及功能参数颜色（橘黄）均较术前增高。

肺上叶切除术引起整体支气管树体积减小,故而在吸入空气总量不变的情况下,气体对支气管树的壁面压力势必增大;二是手术引起支气管树结构的变形,致使其远端管壁不规整、管腔狭窄及扭曲、涡流形成,最终导致支气管树末端气流压力局部降低,在吸入气体压力恒定的情况下,上述改变自然导致支气管树整体压降增大;三是为满足呼吸功能的需求,剩余支气管树内气流流速也会相应增大。

2. 肺上叶切除术后剩余气道夹角与截面积的变化

(1)左肺上叶切除术:术后 3 个月的气管与左主支气管夹角较术前者均显示缩小(图 10-3-25,彩图见文末彩插);同时,在 93.3% 患者中左肺下叶支气管横截面积显示减小,其机制可能为左肺上叶切除术后,左主支气管向上部移动,而左肺下叶支气管收缩、向上成角,部分可发生扭曲,导致了左肺下叶支气管横截面积的减小。

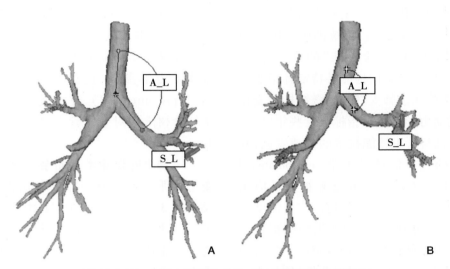

图 10-3-25　左肺上叶切除术前、后支气管树夹角的变化
A、B 分别为利用 CFD 技术构建的左肺上叶切除术前、后(3 个月)支气管树结构图,示左肺上叶支气管缺如,左肺下叶支气管向上移动;其中的 A_L 为气管与左主支气管夹角,术后显示缩小;S_L 为左肺下叶支气管截面积,术后亦减小。

(2)右肺上叶切除术:术后 3 个月时的气管与右肺中间段支气管夹角较术前有 86.7% 患者显示缩小,而右肺中间段支气管最窄处截面积亦在 83.3% 患者中出现减小(图 10-3-26,彩图见文末彩插),其可能是由右肺上叶切除术后,剩余气道为适应足够气体流量而发生代偿性右肺中间段支气管截面积扩

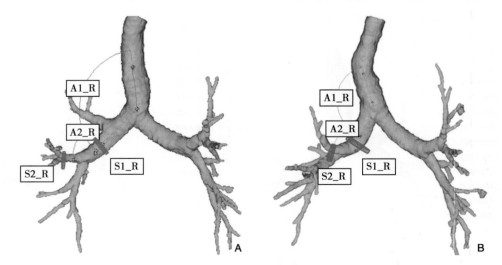

图 10-3-26　右肺上叶切除术前、后支气管树夹角的变化
A、B 分别为利用 CFD 技术构建的右肺上叶切除术前、后(3 个月)支气管树结构图,示右肺上叶支气管缺如,气管向右弯曲、移位;其中,A1_R 为气管与右肺中间段支气管之间的夹角,A2_R 为右肺中叶支气管与中间段支气管夹角,术后二者均显示较术前缩小;而 S1_R、S2_R 分别为右肺中间段支气管、右肺中叶支气管截面积,术后二者亦显示较术前减小。

大所致的。此外,右肺中叶支气管与右肺中间段支气管夹角不同程度缩小,且右肺中叶支气管最窄处截面积在80%患者中出现缩小,这可能与右肺上叶切除术后右肺中叶整体向上代偿性移位、扭曲和右肺中叶支气管局部成角并发生截面积减小有关。

通常在较大的支气管管壁内具有支气管软骨的支撑以保持其稳定的弹性和相应形态,但在长期、强力异常因素的作用下可发生支气管管壁结构上的变化,这些变化最终可能导致支气管机械力的丧失和支气管软化。已有研究证实,在肺癌患者行单侧肺上叶切除术后的随访中,约有41%患者可发生不同程度的剩余支气管形态的异常变形,严重者可进一步发生支气管的扭曲、成角和/或阻塞,甚至出现术后肺萎陷与肺不张等,这可能与管壁中支气管软骨的异常改变不无关系。

3. 肺术后支气管变形及流体动力学改变的临床意义 实际上,肺术后支气管变形和扭曲等形态学上的异常改变与伴随的气道流体动力学参数异常,均与术后患者的长期咳嗽及呼吸困难等临床症状息息相关。笔者研究证实,在术后3个月时剩余支气管的流体动力学各指标变化最为显著,并且与患者的呼吸道症状关系密切;例如,肺上叶切除术后气管与剩余支气管夹角缩小的程度与患者术后咳嗽评分具有相关性,而右肺上叶切除术后中叶支气管最窄截面积的减小与咳嗽评分呈线性相关,这可能与上述变化引起的"支气管摆动"、支气管软化及咳嗽反射增强等因素有关。此外,在左或右肺上叶切除术后,剩余支气管树的压降均有不同程度升高,并且与术后3个月时患者的呼吸困难评分呈线性相关;其机制可能为剩余支气管树变形引起末端气流压力局部降低,在入口压力不变的情况下,其平均压降自然升高;而剩余支气管树末端气流压力局部降低也反映了其通气不良或功能减低,从而促进了患者呼吸困难症状的加重。

对肺上叶切除术后6个月时CT数据的分析,总体上显示左或右肺上叶剩余气道流体动力学的多数指标与咳嗽及呼吸困难无明显相关性,仅发现右肺中间段支气管截面积和支气管树平均壁面压力两个指标与咳嗽症状具有一定相关性,这可能与术后6个月时剩余支气管树的结构及流体动力学趋于稳定,机体对咳嗽及呼吸困难发生了适应性改变,咳嗽反射功能也逐步趋于正常等因素有关。此外,肺叶切除术后患者的呼吸道症状还可能与患者术后康复锻炼、心理因素及社会环境等诸多原因有关。

总之,临床上顺利的VATS微创肺叶切除术并不能代表医学诊疗过程与最终效果的圆满成功,围绕其下游的患者身心康复以及脏器在形态与功能上的适应性修复也显得十分重要;在此过程中,无论是使用先进的成像设备与技术,还是掌握和分析大数据图像的放射科医生,无疑都是不可或缺、发挥重要积极作用的"侦察兵"与"参谋长"。相信现代的影像人将不断自强,不辱使命。

(伍建林)

参 考 文 献

[1] THAI A A,SOLOMON B J,SEQUIST L V,et al. Lung cancer[J]. Lancet,2021,398(10299):535-554.

[2] SIHOE A D L. Video-assisted thoracoscopic surgery as the gold standard for lung cancer surgery[J]. Respirology, 2020,25 Suppl 2:49-60.

[3] AIOLFI A,NOSOTTI M,MICHELETTO G,et al. Pulmonary lobectomy for cancer:Systematic review and network meta-analysis comparing open,video-assisted thoracic surgery,and robotic approach[J]. Surgery,2021,169(2):436-446.

[4] 中华医学会肿瘤学分会,中华医学会杂志社. 中华医学会肺癌临床诊疗指南(2023版)[J]. 中华医学杂志, 2023,103(27):2037-2074.

[5] Chang SH,Chan J,Patterson GA. History of lung transplantation[J]. Clin Chest Med,2023,44(1):1-13.

[6] BUREL J,EL AYOUBI M,BASTE J M,et al. Surgery for lung cancer:postoperative changes and complications-what the Radiologist needs to know[J]. Insights Imaging,2021, 12(1):116.

[7] ALPERT J B,GODOY M C,DEGROOT P M,et al. Imaging the post-thoracotomy patient:anatomic changes and postoperative complications[J]. Radiol Clin North Am,2014,52 (1):85-103.

[8] DE GROOT P M,SHROFF G S,CARTER B W,et al. Lung cancer posttherapy imaging and complications[J]. J Thorac Imaging,2017,32(5):276-287.

[9] DE GROOT P M,TRUONG M T,GODOY M C B. Postoperative imaging and complications in resection of lung cancer [J]. Semin Ultrasound CT MR,2018,39(3):289-296.

[10] GELFAND G,BARBER E. Recognition and management of acute and late complications of pneumonectomy:clinical cases and treatment[J]. Thorac Surg Clin,2021,31(3): 293-302.

[11] CHAE E J,SEO J B,KIM S Y,et al. Radiographic and CT findings of thoracic complications after pneumonectomy [J]. Radiographics,2006,26(5):1449-1468.

[12] MURPHY M C,WROBEL M M,FISHER D A,et al. Update on image-guided thermal lung ablation:society guide-

lines, therapeutic alternatives, and postablation imaging findings[J]. Am J Roentgenol, 2022, 219(3):471-485.

[13] USUDA K, IWAI S, YAMAGATA A, et al. Differentiation between suture recurrence and suture granuloma after pulmonary resection for lung cancer by diffusion-weighted magnetic resonance imaging or FDG-PET-CT[J]. Transl Oncol, 2021, 14(2):100992.

[14] GUREL DURMUS Z, BULBUL Y, TEKINBAS C, et al. Frequency and predictors of pulmonary arterial stump thrombosis following pneumonectomy or lobectomy[J]. Med Princ Pract, 2022, 31(2):174-179.

[15] STRANGE C D, VLAHOS I, TRUONG M T, et al. Pearls and pitfalls in postsurgical imaging of the chest[J]. Semin Ultrasound CT MR, 2021, 42(6):563-573.

[16] DERENONCOURT P R, FELDER G J, ROYAL H D, et al. Ventilation-perfusion scan: a primer for practicing radiologists[J]. Radiographics, 2021, 41(7):2047-2070.

[17] KIM SJ, AZOUR L, HUTCHINSON BD, et al. Imaging course of lung transplantation: from patient selection to postoperative complications[J]. RadioGraphics, 2021, 41(4):1043-1063.

[18] 巨春蓉, 练巧燕, 徐鑫, 等. 慢性移植肺功能丧失的诊治新进展[J]. 中华器官移植杂志, 2020, 41(8):504-508.

[19] DAI J, SUN F H, BAO M W, et al. Pulmonary function recovery and displacement patterns after anatomic segmentectomy versus lobectomy[J]. Ann Thorac Surg, 2024, 1:S0003-4975(24)00078-X.

[20] XU D M, DE LA HOZ R E, STEINBERGER S R, et al. Postoperative CT surveillance in the evaluation of local recurrence after sub-lobar resection of neoplastic lesions of the lung[J]. Clin ImaginG. 2024, 106:110030.

[21] MACKE R A, SCHUCHERT M J, ODELL D D, et al. Parenchymal preserving anatomic resections result in less pulmonary function loss in patients with stage Ⅰ non-small cell lung cancer[J]. J Cardiothorac Surg, 2020, 10:49.

[22] FAN Z Y, ZHAO S L, WANG L, et al. Comparison between functional lung volume measurement and segment counting for predicting postoperative pulmonary function after pulmonary resection in lung cancer patients[J]. BMC Pulm Med, 2023, 23(1):6.

[23] GU Q T, QI S L, YUE Y, et al. Structural and functional alterations of the tracheobronchial tree after left upper pulmonary lobectomy for lung cancer[J]. Biomed Eng Online, 2019, 18(1):105.

[24] SENGUL A T, SAHIN B, CELENK C, et al. Postoperative lung volume change depending on the resected lobe[J]. Thorac Cardiovasc Surg, 2013, 61(2):131-137.

[25] YAMAGISHI H, CHEN-YOSHIKAWA TF, OGUMA T, et al. Morphological and functional reserves of the right middle lobe: radiological analysis of changes after right lower lobectomy in healthy individuals[J]. J Thorac Cardiovasc Surg, 2021, 162(5):1417-1423.

[26] UEDA K, TANAKA T, HAYASHI M, et al. Clinical ramifications of bronchial kink after upper lobectomy[J]. Ann Thorac Surg, 2012, 93(1):259-265.

[27] UEDA K, TANAKA T, HAYASHI M, et al. Compensation of pulmonary function after upper lobectomyversus lower lobectomy[J]. J Thorac Cardiovasc Surg, 2011, 142(4):762-767.

[28] JANSSENS A, VOS W, VAN HOLSBEKE C, et al. Estimation of post-operative forced expiratory volumeby functional respiratory imaging[J]. Eur Respir J, 2015, 45(2):544-546.

中英文名词对照索引

登录中华临床影像征象库步骤

| 公众号登录 >>

扫描二维码
关注"临床影像及病理库"公众号

点击"影像库"菜单
进入中华临床影像库首页

| 网站登录 >>

输入网址 medbooks.ipmph.com/yx
进入中华临床影像库首页

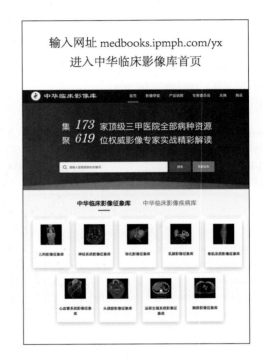

进入中华临床影像库首页

注册或登录

PC端点击首页"兑换"按钮
移动端在首页菜单中选择"兑换"按钮

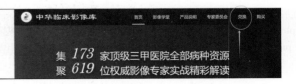

输入兑换码,点击"激活"按钮
开通中华临床影像征象库的使用权限

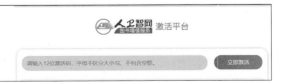

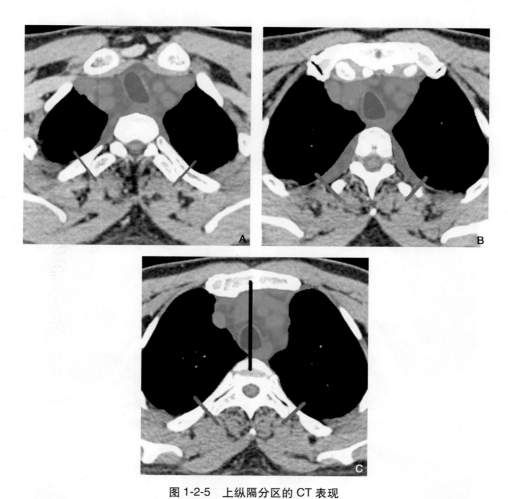

图 1-2-5　上纵隔分区的 CT 表现

图 A、B、C 示不同层面的上纵隔区域(蓝色),其中图 A 为上界的胸廓入口,图 C 为下界的左头臂静脉;黑线为中央线,红线为双侧胸椎横突。

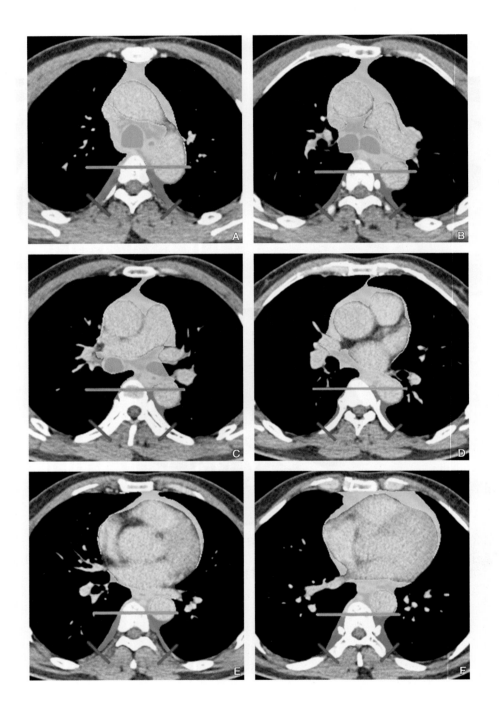

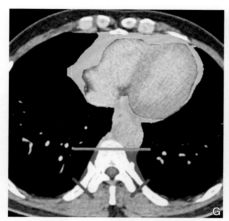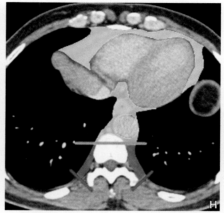

图 1-2-6　前、中、后纵隔分区的 CT 示意图
图 A~H 示不同层面的 CT 横轴位图像,其中的前、中、后纵隔分区以不同颜色标识,
黄色区域为前纵隔,粉色区域为中纵隔,绿色区域为后纵隔;橘黄水平线为胸椎前缘
后 1.0cm,代表中、后纵隔的分界线;后方的红色线为双侧胸椎横突外缘。

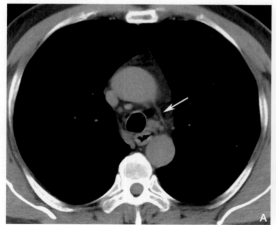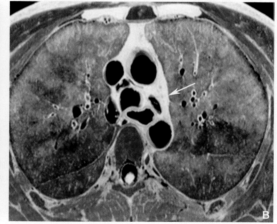

图 1-2-9　主肺窗结构 CT 与大体解剖图比较
图 A 为经主动脉弓下缘的 CT 层面,示主肺窗内可见动脉导管韧带(箭头)、小淋巴结和脂肪组织等;图 B
为胸部横断面大体解剖图的主肺窗层面,可见脂肪组织和其内的小淋巴结等(箭头)。

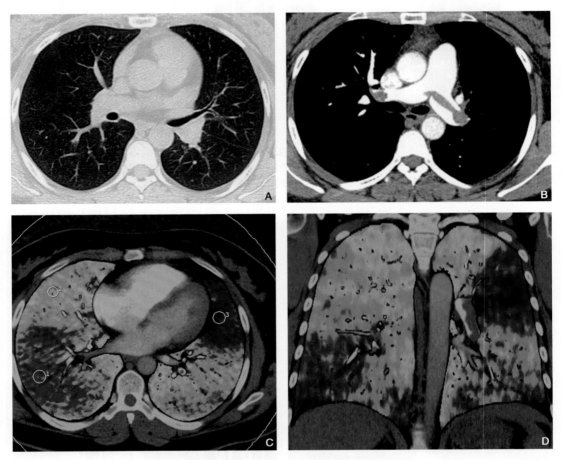

图 1-3-18　肺动脉栓塞及肺灌注异常的双能 CT 表现

患者女,31 岁,急性胸痛 2 小时入院检查。图 A、B 分别为 CT 平扫与增强,示双侧肺动脉内充盈缺损影(提示急性血栓);图 C、D 为双能 CT 碘灌注图像,示右肺下叶和左肺上叶局部肺灌注明显减低(蓝色区)。

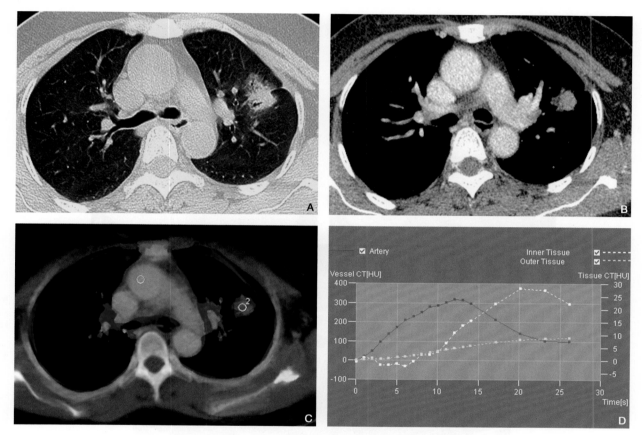

图 1-3-19 肺癌双能 CT 灌注增强与碘基测量时间密度曲线

患者男,62 岁,左肺上叶周围型肺癌。图 A、B 分别为 CT 平扫与增强,示左肺上叶混合密度肿块影,边界清楚,直径约
3.3cm,呈中度强化;图 C 为碘基图、病灶测量兴趣区及数值;图 D 为碘基测量时间密度曲线,示肿瘤实性部分增强为速
升速降型(白线),升主动脉与肺野曲线分别为红线及黄线。

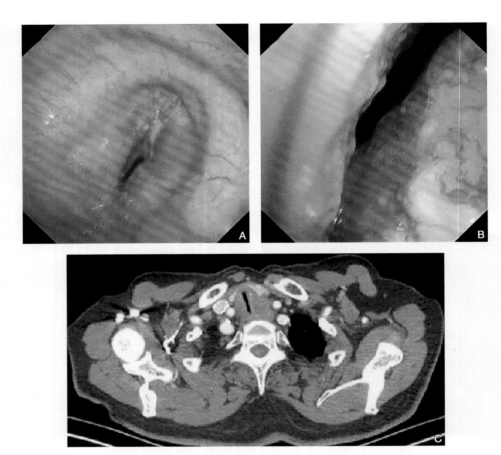

图 3-1-10　气管局限性狭窄的纤维支气管镜及 CT 表现

患者男,79 岁,病理证实为气管鳞状细胞癌。图 A、B 为纤维支气管镜检查,示气管管壁
增厚、管腔狭窄,表面隆起;图 C 为 CT 增强图像,示气管上端明显局限性狭窄,管壁明显
增厚并向外浸润形成肿块影。

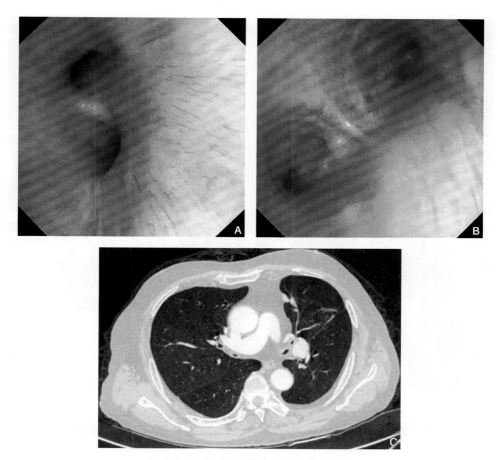

图 3-1-14　大气道弥漫性狭窄 CT 表现

患者男，76 岁，间断咳嗽、胸闷一年余。图 A、B 为纤维支气管镜检查，示左右主支气管及各叶段支气管软骨环呈退缩样改变；图 C 为 CT 肺窗图像，示支气管管壁弥漫性不均匀增厚、管腔弥漫不规则狭窄。

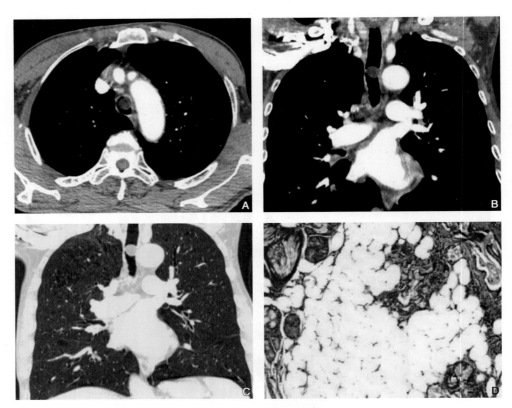

图 3-2-8　气管肿瘤的 CT 表现

患者男,67 岁,间断咳嗽、咳痰 8 年余,再发加重 6 天。胸部 CT 动脉期增强纵隔窗横轴位
(A)、冠状位(B)及肺窗冠状位(C)示气管内可见一脂肪密度无强化结节,大小约 13mm×
16mm,CT 值约-45Hu,局部突向管腔,边缘清晰,管腔狭窄;病理(D)诊断气管脂肪瘤。

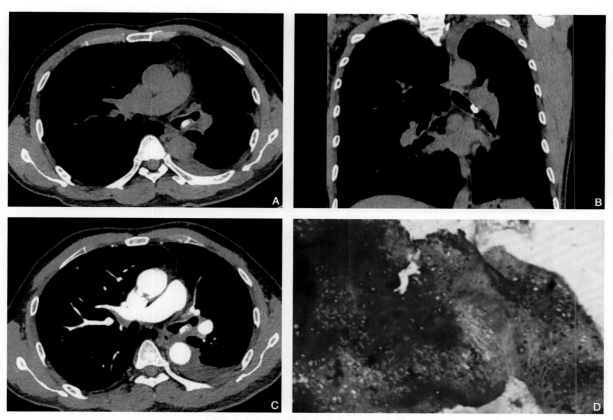

图 3-2-9　左主支气管肿瘤的 CT 表现

患者男,50 岁,胸闷、咳嗽 5 年余。胸部 CT 平扫纵隔窗横轴位(A)、冠状位(B)示左主支气管内可见低密度影及斑片状钙化影,大小约 8mm×14mm;动脉期增强横轴位(C)示气管内结节边缘轻度强化;病理(D)诊断左主支气管内软骨瘤型错构瘤。

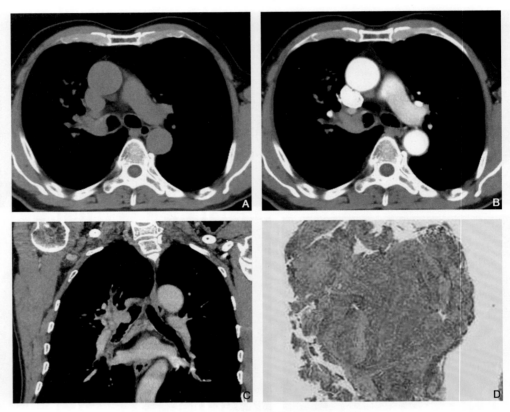

图 3-2-10 右主支气管肿瘤的 CT 表现

患者男,60 岁,咳血 3 个月余。胸部 CT 平扫纵隔窗横轴位(A)示右主支气管管壁增厚并见软组织密度占位,CT 值约 43Hu,最大横截面约 24mm×19mm;动脉期增强横轴位(B)示右主支气管占位明显均匀强化,CT 值约 102Hu;静脉期冠状位(C)示占位持续强化,CT 值约 108Hu;病理(D)诊断右主支气管鳞状细胞癌。

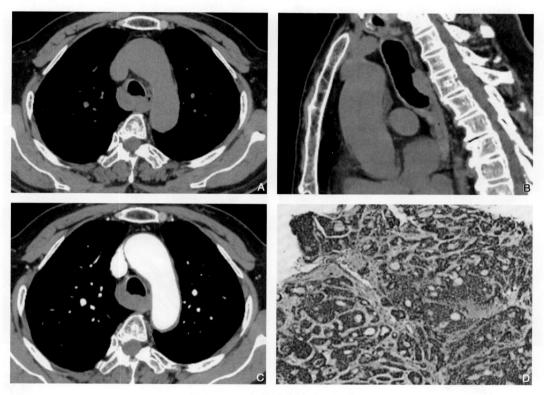

图 3-2-11 气管肿瘤的 CT 表现

患者男,57 岁,阵发性刺激性干咳 3 年余。胸部 CT 平扫纵隔窗横轴位(A)、矢状位(B)示气管中下段管壁明显增厚,并可见团状软组织密度影,向管腔内外生长,CT 值约 48Hu;动脉期增强横轴位(C)示该病灶轻度不均匀强化,CT 值约 51Hu;病理(D)诊断气管下段腺样囊性癌。

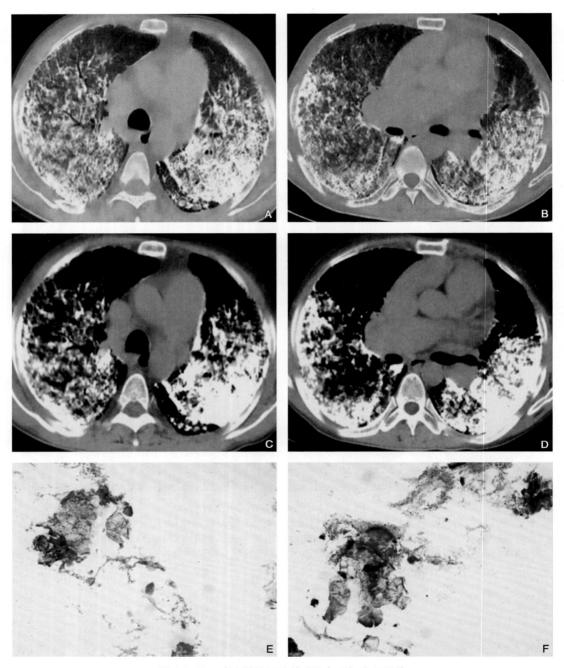

图 6-3-49 肺泡微结石症的 CT 表现与病理图片

患者男,46 岁,活动后气短。胸部 CT 平扫肺窗图像(A、B)示双肺弥漫性钙化微结节及网状影,多发小叶间隔增厚,部分区域可见钙化融合,内见支气管充气征;纵隔窗图像(C、D)显示双肺下叶及后部钙化较重且融合;病理活检图片(E、F)可见肺泡内结晶形成。

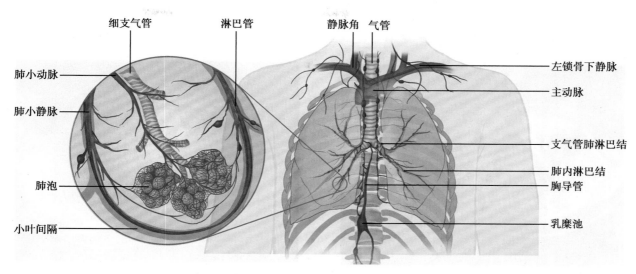

图 7-1-1　胸部淋巴系统及肺小叶淋巴管示意图

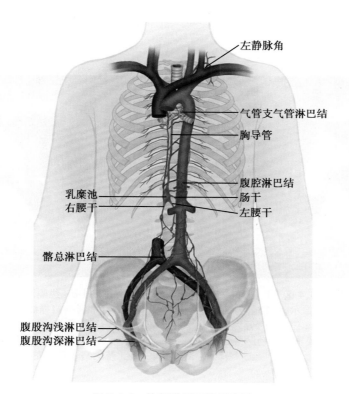

图 7-1-4　体部淋巴系统示意图

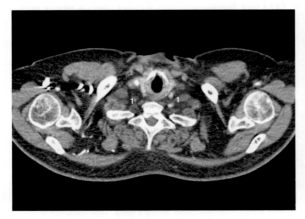

图 7-1-5　纵隔淋巴结 1 区 CT 表现

横轴位 CT 增强扫描纵隔窗图像示，双侧锁骨上区（紫色区）可见多发淋巴结肿大，为 1 区淋巴结。

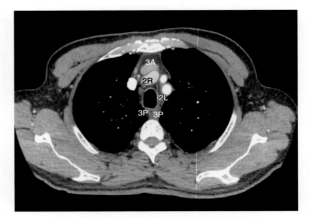

图 7-1-6　纵隔淋巴结 2、3 区 CT 表现

横轴位 CT 增强扫描纵隔窗图像示，右上气管旁为 2R 区（紫色）；左上气管旁为 2L 区（绿色）；血管前为 3A 区（粉色）；气管后为 3P 区（黄色）。

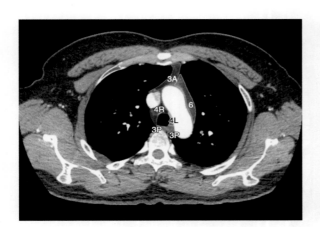

图 7-1-7　纵隔淋巴结 3、4 区 CT 表现

横轴位 CT 增强扫描纵隔窗图像示，血管前为 3A 区（粉色）；气管后为 3P 区（橘黄）；右下气管旁为 4R 区（红色）；左下气管旁为 4L 区（淡黄）；主动脉弓旁为 6 区（绿色）。

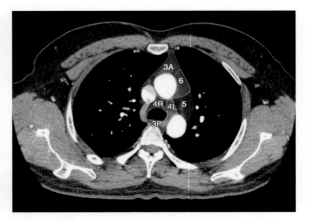

图 7-1-8　纵隔淋巴结 3 至 6 区 CT 表现

横轴位 CT 增强扫描纵隔窗图像示，血管前为 3A 区（粉色）；气管后为 3P 区（橘黄）；右下气管旁为 4R 区（红色）；左下气管旁为 4L 区（淡黄）；主-肺动脉窗为 5 区（蓝色）；主动脉左旁为 6 区（绿色）。

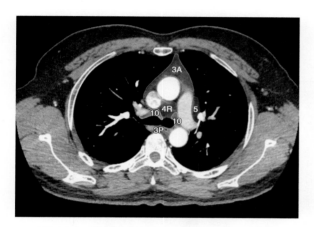

图7-1-9　纵隔淋巴结3、4、5及10区CT表现
横轴位CT增强扫描纵隔窗图像示,血管前为3A区(粉色);气管后为3P区(橘黄);气管隆嵴前及升主动后为4R区(红色);左肺动脉旁为5区(蓝色);双侧肺门淋巴结为10区(淡黄)。

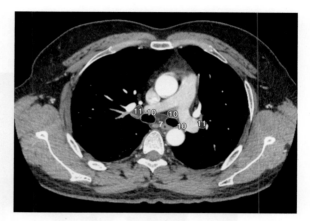

图7-1-10　纵隔淋巴结7、10及11区CT表现
横轴位CT增强扫描纵隔窗图像示,气管隆嵴下为7区(蓝色);肺门内为10区(淡黄);双肺门区的叶间淋巴结为11区(绿色)。

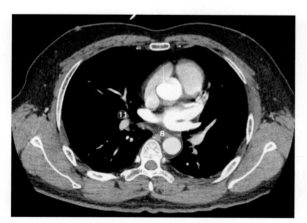

图7-1-11　纵隔淋巴结8、11区CT表现
横轴位CT增强扫描纵隔窗图像示,食管旁为8区(紫色);肺门区叶间淋巴结为11区(绿色)。

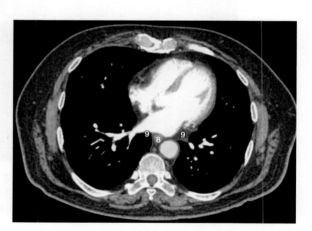

图7-1-12　纵隔淋巴结8、9区CT表现
横轴位CT增强扫描纵隔窗图像示,食管旁为8区(紫色);肺韧带淋巴结为9区(蓝色)。

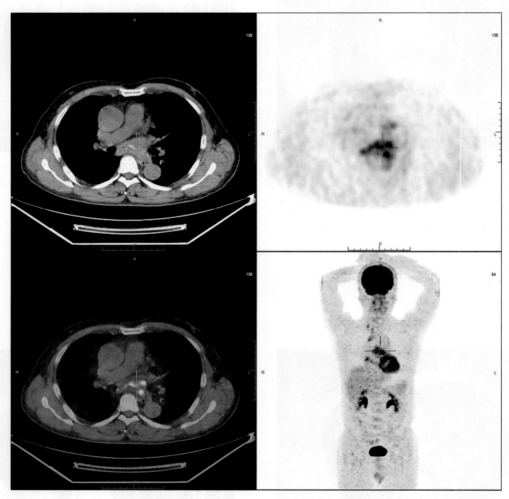

图 8-5-7　淋巴瘤伴钙化 PET/CT 表现

与图 8-5-6 为同一患者,PET/CT 示纵隔淋巴结融合伴钙化,大小约 51mm×34mm,放射性分布异常浓聚,SUV$_{max}$(最大标准摄取值)为 3.9~8.7。

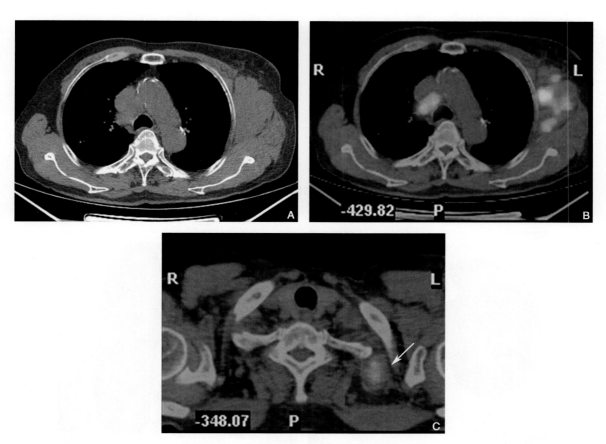

图 9-9-15 左侧胸壁淋巴瘤浸润 PET/CT 表现
A. PET/CT 示左侧胸壁类圆形软组织密度灶, 边缘尚规整, 周围可见脂肪密度间隙, 纵隔内可见肿大淋巴结;
B. 融合图像示左侧胸壁及纵隔肿大淋巴结高摄取; C. 左侧锁骨后内侧也可见高摄取(箭头)。

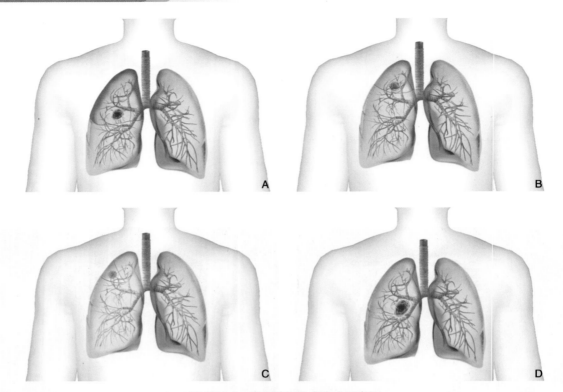

图 10-1-1 常用肺切除术术式示意图
A. 肺叶切除术;B. 肺段切除术;C. 肺楔形切除术;D. 全肺切除术。

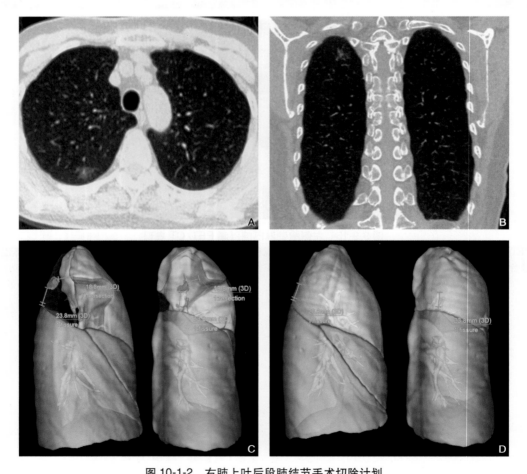

图 10-1-2 右肺上叶后段肺结节手术切除计划
患者女,71 岁,临床诊断为右肺上叶肺结节。A、B 分别为胸部 CT 横轴位与冠状位图像,示右肺上叶后段单发磨玻璃结节,直径约 18.8mm,位居肺段中央;C、D. 术前行胸部 CT 三维重建,肺叶切除示意图(C)及肺段切除示意图(D)显示该结节距右肺上叶后段切缘>20mm,符合肺段切除术要求。故通过 VATS 行右肺上叶后段切除术。手术后病理为右肺上叶浸润性腺癌。

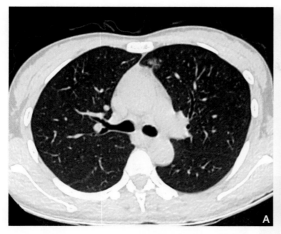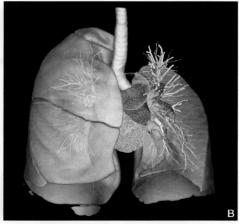

图 10-1-6　CT 三维重建模拟手术切除肺范围

患者女,38 岁,行左肺上叶前段切除术,病理为左肺微浸润性腺癌。A.胸部 CT 肺窗图像示左肺上叶前段混合磨玻璃结节,直径约 1.3cm,边缘见毛刺征,内见空泡征,病灶贴近纵隔胸膜;B.获取 CT 三维重建图像并采用肺结节手术计划软件进行处理,显示其中的小结节(呈绿色)及其周围 2cm 范围的情况,提示手术切除的范围。

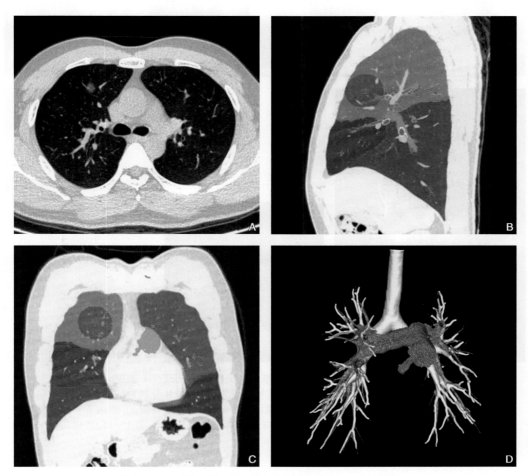

图 10-1-7　CT 三维重建模拟手术切除支气管及血管范围

患者男,39 岁,行解剖性肺段切除术,病理为右肺上叶原位腺癌。A.胸部 CT 横轴位图像示右肺上叶前段纯磨玻璃结节,直径约 1.2cm,CT 值为-596Hu;B、C.进行 CT 三维重建并采用肺结节手术计划软件处理图像,其正、侧位图像上的绿泡为小结节及其周围 2cm 范围;D.显示该小结节病灶与周围支气管、肺动脉的关系。

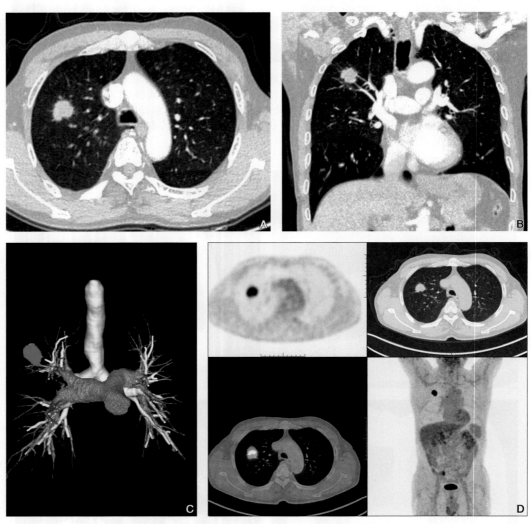

图 10-1-8 右肺结节定性诊断及未见转移的 PET/CT 表现

患者男,53 岁,行右肺上叶切除术,病理诊断为"肺鳞状细胞癌"。A、B 分别为胸部 CT 横轴位与冠状位图像,示右肺上叶实性结节,直径约 2.1cm,边缘可见分叶征、血管集束征;C. 肺结节手术计划软件显示病灶与支气管、肺动脉间关系密切;D. PET/CT 示右肺上叶病灶 SUV 为 15.15,其他部位未见明显转移灶。

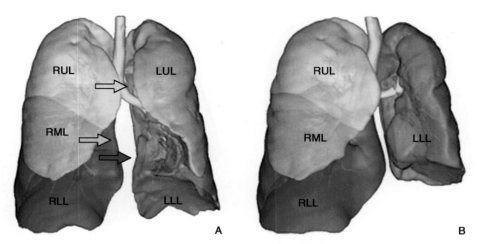

图 10-3-1　左肺上叶切除术前、后 CT 表现

A、B 分别为左肺上叶切除术前、后的 CT 三维重建图像，术后 CT 三维重建图像（B）示左肺上叶缺如，左肺下叶上移，左侧横膈明显抬高；右肺各叶均发生不同程度代偿性扩张并向左侧胸腔移位。RUL：右肺上叶；RML：右肺中叶；RLL：右肺下叶；LUL：左肺上叶；LLL：左肺下叶。

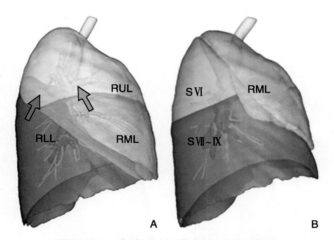

图 10-3-2　右肺上叶切除术前、后 CT 表现

A、B 分别为右肺上叶切除术前、后的 CT 三维重建图像，示术后右肺上叶缺如，右肺中、下叶明显扩张和膨胀，其中的右肺中叶填充术前上叶尖段（SⅠ）和前段（SⅢ）前部的残腔；右肺下叶扩张至术前上叶尖段（SⅠ）和后段（SⅡ）后部的残腔。

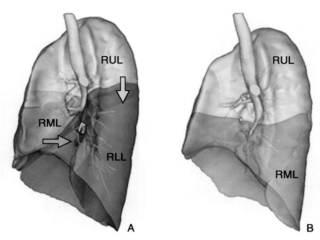

图 10-3-3　右肺下叶切除术前、后 CT 表现

A、B 分别为右肺下叶切除术前、后的 CT 三维重建图像,示术后右肺下叶缺如,右肺上叶向下代偿性扩张,以填充术前的下叶上段(SⅥ)残腔;而右肺中叶发生明显代偿性膨胀并向后扩张,以填充术前下叶各个底段(SⅦ~SⅩ)的残腔。

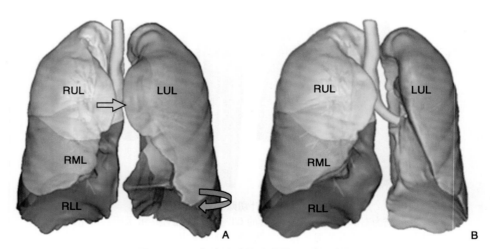

图 10-3-4　左肺下叶切除术前、后 CT 表现

A、B 分别为左肺下叶切除术前、后的 CT 三维重建图像,示术后左肺下叶缺如,致使左肺上叶向下移位并沿体长轴扩张、膨胀,纵隔向左侧胸腔移位,左侧横膈前部抬高。

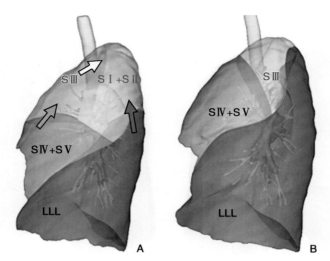

图 10-3-5　左肺上叶 S Ⅰ +S Ⅱ 切除术前、后 CT 表现

A、B 分别为左肺上叶尖后段（S Ⅰ +S Ⅱ）切除术前、后的 CT 三维重建图像，示术后左肺下叶向上扩张，下叶上段（S Ⅵ）向上扩张并填充残腔后部，上叶前段（S Ⅲ）和舌段（S Ⅳ +S Ⅴ）沿身体冠状轴顺时针移位。

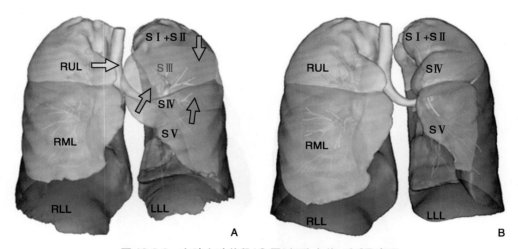

图 10-3-6　左肺上叶前段（S Ⅲ）切除术前、后 CT 表现

A、B 分别为左肺上叶前段（S Ⅲ）切除术前、后的 CT 三维重建图像，示术后左肺下叶向上、向前扩张，左肺上叶剩余部分向前移位，其中上叶尖后段（S Ⅰ +S Ⅱ）和舌段（S Ⅳ +S Ⅴ）共同填充残腔。

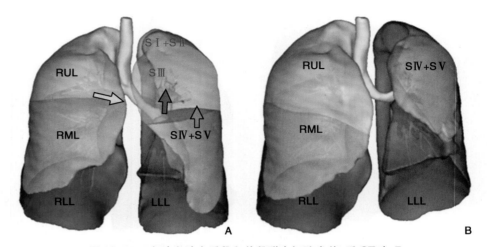

图 10-3-7　左肺上叶尖后段和前段联合切除术前、后 CT 表现

A、B 分别为左肺上叶 SⅠ+SⅡ+SⅢ联合切除术前、后的 CT 三维重建图像,示术后纵隔向左侧胸腔移位,左肺下叶上段(SⅥ)填充肺尖处残腔,而上叶舌段(SⅣ+SⅤ)也向前上方移位、填充残腔。

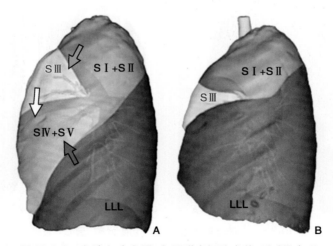

图 10-3-8　左肺上叶 SⅣ+SⅤ联合切除术前、后 CT 表现

A、B 分别为左肺上叶上舌段与下舌段联合切除术前、后的 CT 三维重建图像,示术后由左肺下叶各段向前扩张、膨胀以代偿和填充相应的残腔。

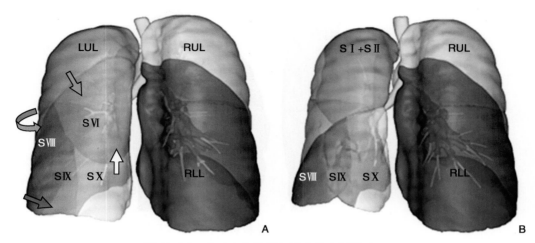

图 10-3-9　左肺下叶 SⅥ切除术前、后 CT 表现

左肺下叶 SⅥ切除术前（A）和术后（B）CT 三维重建图像对照显示：纵隔略向左侧胸腔移位，左肺上叶尖后段（SⅠ+SⅡ）向下扩张，上叶舌段（SⅣ+SⅤ）向后扩张，与下叶后底段（SⅩ）共同填充残腔。

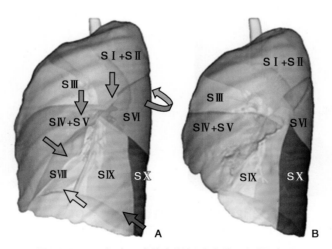

图 10-3-10　左肺下叶前底段切除术前、后 CT 表现

A、B 分别为左肺下叶前底段（SⅧ）切除术前、后的 CT 三维重建图像，示术后由左肺上叶向下、向后代偿性扩张，部分上叶舌段（SⅣ+SⅤ）和下叶外侧底段（SⅨ）膨胀以填充残腔。

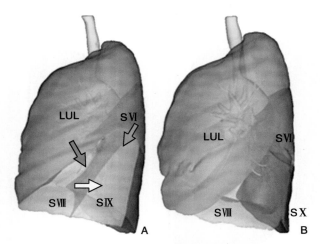

图 10-3-11　左肺下叶外侧底段切除术前、后 CT 表现
A、B 分别为左肺下叶外侧底段(SⅨ)切除术前、后的 CT 三维重建图像,示术后由左肺上叶向下、向后代偿性扩张,下叶邻近的各底段(SⅦ、Ⅷ、Ⅹ)亦发生扩张以填充残腔。

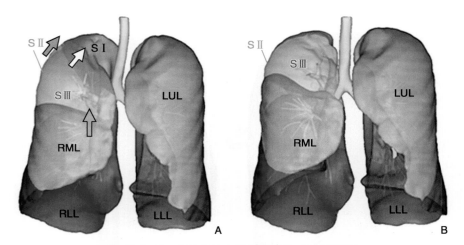

图 10-3-12　右肺上叶尖段切除术前、后 CT 表现
A、B 分别为右肺上叶尖段(SⅠ)切除术前、后的 CT 三维重建图像,示术后右肺下叶向上扩张,右肺中叶亦向后上代偿性扩张;而右肺上叶后段(SⅡ)和前段(SⅢ)均发生代偿性扩张以填充原术前尖段处的残腔。

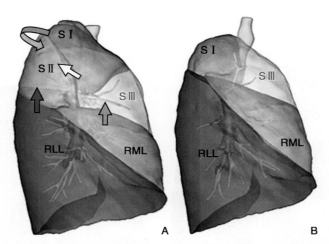

图 10-3-13 右肺上叶后段（SⅡ）切除术前、后 CT 表现

A、B 分别为右肺上叶后段（SⅡ）切除术前、后的 CT 三维重建图像，示术后右肺中叶和下叶发生较明显的代偿性扩张，但术后残腔主要由下叶的上段（SⅥ）进行填充。

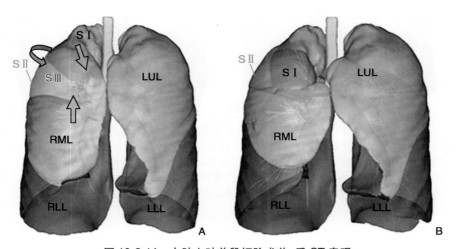

图 10-3-14 右肺上叶前段切除术前、后 CT 表现

A、B 分别为右肺上叶前段（SⅢ）切除术前、后的 CT 三维重建图像，示术后右肺中叶向上扩张，上叶后段（SⅡ）沿垂直身体长轴的方向逆时针移动，上叶尖段（SⅠ）亦向下代偿性扩张。

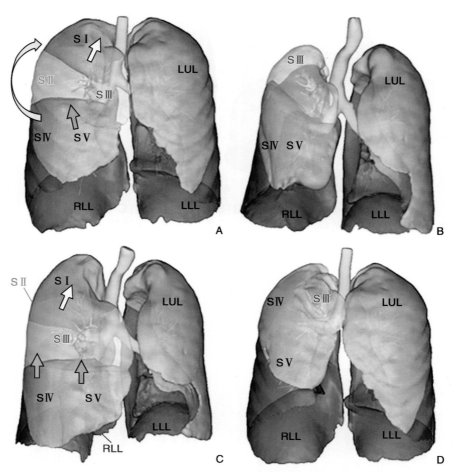

图 10-3-15　右肺上叶尖段和后段联合切除术前、后 CT 表现

A、B.叶间裂发育良好的手术前、后 CT 三维重建图像,示术后右肺上叶前段(SⅢ)向上扩张、填充肺尖,右肺中叶向上、向后扩张;C、D.叶间裂发育不良的手术前、后 CT 三维重建图像,示术后右肺上叶前段(SⅢ)向上扩张、充填肺尖,右肺中叶向上、向后扩张,右肺中叶外侧段(SⅣ)向上扩张、填充肺尖,右肺上叶前段(SⅢ)也向上方移位。

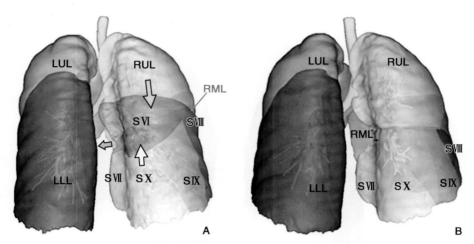

图 10-3-16　右肺下叶上段切除术前、后 CT 表现

A、B 分别为右肺下叶上段（SⅥ）切除术前、后 CT 三维重建图像，示术后纵隔略向右侧胸腔移位，右肺上叶向下扩张、填充残腔，右肺中叶亦向后代偿性扩张。

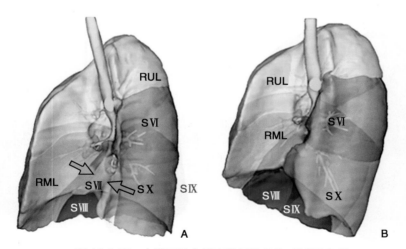

图 10-3-17　右肺下叶内侧底段切除术前、后 CT 表现

A、B 分别为右肺下叶内侧底段（SⅦ）切除术前、后 CT 三维重建图像，示术后由右肺中叶向后代偿性扩张，右肺下叶外侧底段、后底段（SⅨ、SⅩ）亦向前扩张、填充残腔。

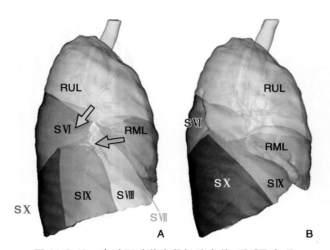

图 10-3-18 右肺下叶前底段切除术前、后 CT 表现
A、B 分别为右肺下叶前底段（SⅧ）切除术前、后 CT 三维重建图像，示术后右肺上叶和中叶均向下、向后代偿性扩张，而下叶的外侧底段、后底段（SⅨ、SⅩ）向前移位、填充残腔。

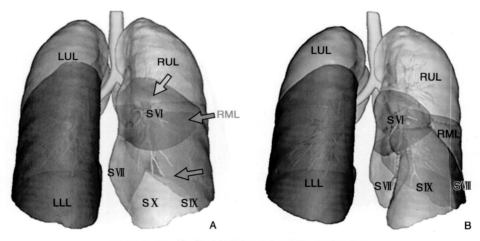

图 10-3-19 右肺下叶后底段切除术前、后 CT 表现
A、B 分别为右肺下叶后底段（SⅩ）切除术前、后 CT 三维重建图像，示术后由右肺上叶和中叶向下、向后代偿性扩张，而部分下叶的前、外侧底段（SⅧ、SⅨ）代偿性地填充残腔。

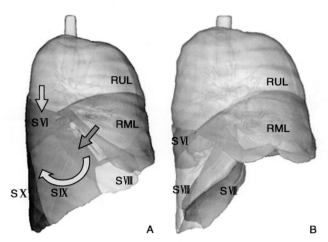

图 10-3-20　右肺下叶外侧底段、后底段联合切除术前、后 CT 表现

A、B 分别为右肺下叶外侧底段、后底段（SⅨ+SⅩ）联合切除术前、后 CT 三维重建图像，示术后由右肺上叶和中叶向下、向后代偿性扩张，而下叶的内侧底段、前底段（SⅦ、Ⅷ）向后移位以填充残腔。

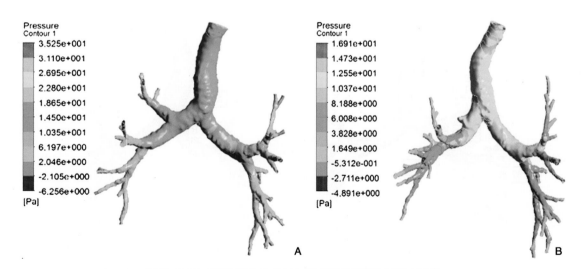

图 10-3-24　肺叶切除术前、后支气管树平均壁面压力比较

A、B 分别为利用 CFD 技术构建的右肺上叶切除术前、后（3 个月）支气管树结构及功能参数图（平均壁面压力：WP 图），示右肺上叶支气管缺如，术后的 WP 相关参数值及功能参数颜色（橘黄）均较术前增高。

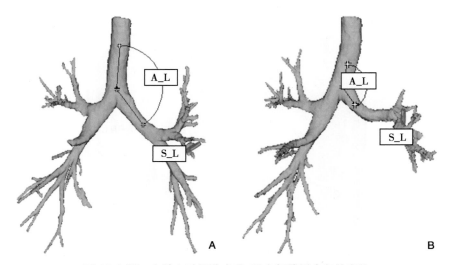

图 10-3-25　左肺上叶切除术前、后支气管树夹角的变化

A、B 分别为利用 CFD 技术构建的左肺上叶切除术前、后(3 个月)支气管树结构图,示左肺上叶
支气管缺如,左肺下叶支气管向上移动;其中的 A_L 为气管与左主支气管夹角,术后显示缩小;
S_L 为左肺下叶支气管截面积,术后亦减小。

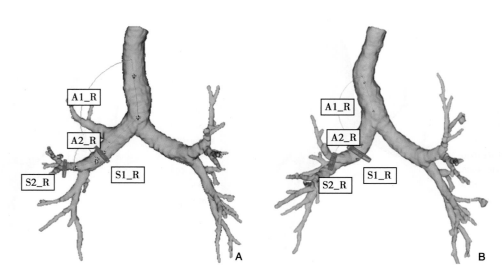

图 10-3-26　右肺上叶切除术前、后支气管树夹角的变化

A、B 分别为利用 CFD 技术构建的右肺上叶切除术前、后(3 个月)支气管树结构图,示右肺上叶支气管缺
如,气管向右弯曲、移位;其中,A1_R 为气管与右肺中间段支气管之间的夹角,A2_R 为右肺中叶支气管与
中间段支气管夹角,术后二者均显示较术前缩小;而 S1_R、S2_R 分别为右肺中间段支气管、右肺中叶支
气管截面积,术后二者亦显示较术前减小。